Traducido al español del texto autorizado en inglés
Translated into Spanish from the authorized English text

SCIENCE AND HEALTH
WITH KEY TO THE SCRIPTURES

BY MARY BAKER EDDY

President of Massachusetts Metaphysical College and
Pastor Emeritus of The First Church of Christ, Scientist
Boston, Massachusetts

Español — impresión 1995
Spanish — 1995 printing

CIENCIA Y SALUD

CON CLAVE DE LAS ESCRITURAS

POR MARY BAKER EDDY

Mary Baker Eddy

Presidenta del Colegio Metafísico de Massachusetts y
Pastora Emérita de La Primera Iglesia de Cristo, Científico
Boston, Massachusetts

Marcas Registradas

THE WRITINGS OF | **MaryBakerEddy**

BOSTON

ISBN 0-87952-269-0 (Paperback) edición en rústica
ISBN 0-87952-226-7 (Hardcover) edición en tela

Conoceréis la verdad,
y la verdad os hará libres.

JUAN 8:32

No hay nada bueno ni malo,
sino que el pensamiento lo hace así.

SHAKESPEARE

¡Oh! Tú has oído mi oración,
y ¡me has bendecido!
Ésta es Tu sublime promesa: —
Tú aquí, y *en todas partes.*

MARY BAKER G. EDDY

Ye shall know the truth,
and the truth shall make you free.

JOHN viii. 32

There is nothing either good or bad,
but thinking makes it so.

SHAKESPEARE

Oh! Thou hast heard my prayer;
And I am blest!
This is Thy high behest: —
Thou here, and *everywhere.*

MARY BAKER G. EDDY

Note

For many years *Science and Health with Key to the Scriptures* by Mary Baker Eddy was published in English only. As interest in this book spread, the author concluded that it would be advantageous to provide for authorized translations. She specified procedures to be followed, and this revision of the Spanish translation has been prepared with the same care as the initial translation. In accordance with the rule established by Mrs. Eddy, the English text always appears opposite the translated pages.

The transfer of the English text to other languages brings with it a challenge, for choices must be made in the translation process to retain the meaning of the English. The greatest care has been exercised to insure that the nearest Spanish equivalent to the original English meaning has been chosen, so as to provide an accurate statement of Christian Science.

The citations from the Bible are generally taken from the Versión Reina-Valera, revisión de 1960. However, in instances where the meaning differs from that of the English translation of the Bible used by Mary Baker Eddy (King James Version) the citations are either translated from the English or taken from an alternate Spanish version.

Wherever the term "Christian Science" occurs in the English text, the literal translation "Ciencia Cristiana" is employed in the Spanish text, except where Mrs. Eddy refers to Christian Science as the name given by her to her discovery. In those instances the English term is retained.

Nota

Durante muchos años, *Ciencia y Salud con Clave de las Escrituras* por Mary Baker Eddy se publicó en inglés solamente. Debido a que el interés por este libro se extendió, la autora llegó a la conclusión que sería conveniente publicar traducciones autorizadas. Especificó los procedimientos a seguirse, y esta traducción revisada se preparó con el mismo esmero con que se hizo la traducción inicial. De acuerdo con la regla establecida por la Sra. Eddy, el texto en inglés siempre aparece en páginas opuestas a la traducción.

La traducción del texto en inglés a otros idiomas presenta un problema, pues para conservar el significado del inglés tienen que hacerse selecciones en el curso de la traducción. Se ha tenido el máximo cuidado para estar seguro de que se eligió el equivalente en español más cercano al significado original en inglés, para presentar así una exposición exacta de la Ciencia Cristiana.

Las citas de la Biblia se tomaron generalmente de la Versión Reina-Valera, revisión de 1960. Sin embargo, en casos en que el significado es diferente de la traducción inglesa de la Biblia usada por Mary Baker Eddy (versión *King James*), se tradujeron las citas directamente del inglés o se tomaron de otra traducción, al español, de la Biblia.

Siempre que el término "Christian Science" (pronunciado crischan sáiens) aparece en el texto inglés, se emplea la traducción literal "Ciencia Cristiana", excepto donde la Sra. Eddy usa el término Christian Science para indicar el nombre dado por ella a su descubrimiento. En esos casos se conserva el término en inglés.

Contents

Índice

CLAVE DE LAS ESCRITURAS

Preface

To those leaning on the sustaining infinite, to-day is big with blessings. The wakeful shepherd beholds the first faint morning beams, ere cometh the full radiance of a risen day. So shone the pale star to the prophet-shepherds; yet it traversed the night, and came where, in cradled obscurity, lay the Bethlehem babe, the human herald of Christ, Truth, who would make plain to benighted understanding the way of salvation through Christ Jesus, till across a night of error should dawn the morning beams and shine the guiding star of being. The Wisemen were led to behold and to follow this daystar of divine Science, lighting the way to eternal harmony.

The time for thinkers has come. Truth, independent of doctrines and time-honored systems, knocks at the portal of humanity. Contentment with the past and the cold conventionality of materialism are crumbling away. Ignorance of God is no longer the stepping-stone to faith. The only guarantee of obedience is a right apprehension of Him whom to know aright is Life eternal. Though empires fall, "the Lord shall reign forever."

A book introduces new thoughts, but it cannot make them speedily understood. It is the task of the sturdy pioneer to hew the tall oak and to cut the rough granite. Future ages must declare what the pioneer has accomplished.

Since the author's discovery of the might of Truth in

Prefacio

PARA los que se apoyan en el infinito sostenedor, el día
de hoy está lleno de bendiciones. El pastor vigilante
ve los primeros tenues rayos del alba, antes de que llegue
el pleno resplandor de un nuevo día. Así brilló la pálida
estrella a los pastores profetas; mas atravesó la noche, y
llegó donde, en la oscuridad de una cuna humilde, se hallaba el niño de Belén, el heraldo humano del Cristo, la
Verdad, quien había de aclarar al entendimiento oscurecido el camino de la salvación mediante Cristo Jesús, hasta
que a través de una noche de error alborearan los rayos de
la mañana y brillara la estrella guiadora del ser. Los Magos fueron guiados a contemplar y a seguir ese lucero matutino de la Ciencia divina, que ilumina el camino hacia la
armonía eterna.

Ha llegado la hora de los pensadores. La Verdad, independiente de doctrinas y sistemas consagrados por el
tiempo, llama a las puertas de la humanidad. La conformidad con el pasado y el frío convencionalismo del materialismo se están desmoronando. La ignorancia de lo que
es Dios ya no es el puente hacia la fe. La única garantía de
obediencia a Dios es una comprensión correcta de Él, y
conocerle a Él correctamente significa Vida eterna. Aunque caigan imperios, "reinará Jehová para siempre".

Un libro presenta pensamientos nuevos, pero no puede
hacerlos rápidamente comprensibles. Es tarea del explorador tenaz derribar el alto roble y cortar el tosco granito.
Las generaciones futuras tendrán que declarar lo que ha
logrado el explorador.

Desde que la autora descubrió el poder de la Verdad en

1 the treatment of disease as well as of sin, her system has
   been fully tested and has not been found wanting; but
3 to reach the heights of Christian Science, man must live
   in obedience to its divine Principle. To develop the full
   might of this Science, the discords of corporeal sense
6 must yield to the harmony of spiritual sense, even as the
   science of music corrects false tones and gives sweet concord to sound.

9   Theology and physics teach that both Spirit and
   matter are real and good, whereas the fact is that
   Spirit is good and real, and matter is Spirit's oppo-
12 site. The question, What is Truth, is answered by
   demonstration, — by healing both disease and sin; and
   this demonstration shows that Christian healing con-
15 fers the most health and makes the best men. On this
   basis Christian Science will have a fair fight. Sickness
   has been combated for centuries by doctors using ma-
18 terial remedies; but the question arises, Is there less
   sickness because of these practitioners? A vigorous
   "No" is the response deducible from two connate
21 facts, — the reputed longevity of the Antediluvians,
   and the rapid multiplication and increased violence of
   diseases since the flood.

24   In the author's work, RETROSPECTION AND INTROSPEC-
   TION, may be found a biographical sketch, narrating
   experiences which led her, in the year 1866, to the dis-
27 covery of the system that she denominated Christian
   Science. As early as 1862 she began to write down and
   give to friends the results of her Scriptural study, for
30 the Bible was her sole teacher; but these compositions
   were crude, — the first steps of a child in the newly discovered world of Spirit.

el tratamiento tanto de la enfermedad como del pecado, su   1
sistema ha sido puesto a prueba plenamente, sin en-
contrársele deficiencia alguna; mas para alcanzar las al-   3
turas de la Ciencia Cristiana*, el hombre tiene que vivir
en obediencia al Principio divino de esa Ciencia. Para
desarrollar todo el poder de esa Ciencia, las discordias del   6
sentido corporal tienen que ceder a la armonía del sentido
espiritual, así como la ciencia de la música corrige las notas falsas y da dulce concordancia a los sonidos.   9

La teología y la física enseñan que tanto el Espíritu
como la materia son reales y buenos, mientras que lo cierto
es, que el Espíritu es bueno y real y la materia es lo opues-   12
to del Espíritu. La pregunta: ¿Qué es la Verdad? se contesta con la demostración —sanando la enfermedad así
como el pecado; y esa demostración enseña que la cura-   15
ción cristiana confiere el máximo de salud y produce los
mejores hombres. Sobre esa base la Ciencia Cristiana
tendrá una lucha imparcial. La enfermedad ha sido com-   18
batida durante siglos por los médicos usando remedios
materiales, pero se suscita la pregunta: ¿Hay acaso menos
enfermedades gracias a esos médicos? Un enérgico "No"   21
es la respuesta que se deduce de dos hechos correlativos —
la reconocida longevidad de los antediluvianos y la rápida
multiplicación y creciente virulencia de las enfermedades   24
después del diluvio.

En la obra RETROSPECCIÓN E INTROSPECCIÓN, de la autora, se encuentra un bosquejo biográfico que narra las ex-   27
periencias que la guiaron, en el año 1866, al descubrimiento del sistema que denominó Christian Science*. Ya
antes, en 1862, empezó a escribir y a distribuir entre sus   30
amistades los resultados de su estudio de las Escrituras,
pues la Biblia fue su único maestro; pero esas composicio-
nes eran inmaturas —los primeros pasos de un niño en el   33
recién descubierto mundo del Espíritu.

* Véase "Nota" en la página que antecede al Índice.

1   She also began to jot down her thoughts on the
main subject, but these jottings were only infantile
3 lispings of Truth. A child drinks in the outward world
through the eyes and rejoices in the draught. He is
as sure of the world's existence as he is of his own; yet
6 he cannot describe the world. He finds a few words,
and with these he stammeringly attempts to convey his
feeling. Later, the tongue voices the more definite
9 thought, though still imperfectly.

So was it with the author. As a certain poet says of
himself, she "lisped in numbers, for the numbers
12 came." Certain essays written at that early date are
still in circulation among her first pupils; but they are
feeble attempts to state the Principle and practice of
15 Christian healing, and are not complete nor satisfac-
tory expositions of Truth. To-day, though rejoicing
in some progress, she still finds herself a willing dis-
18 ciple at the heavenly gate, waiting for the Mind of
Christ.

Her first pamphlet on Christian Science was copy-
21 righted in 1870; but it did not appear in print until
1876, as she had learned that this Science must be
demonstrated by healing, before a work on the subject
24 could be profitably studied. From 1867 until 1875,
copies were, however, in friendly circulation.

Before writing this work, SCIENCE AND HEALTH, she
27 made copious notes of Scriptural exposition, which
have never been published. This was during the years
1867 and 1868. These efforts show her comparative
30 ignorance of the stupendous Life-problem up to that
time, and the degrees by which she came at length
to its solution; but she values them as a parent

Empezó también a hacer breves apuntes de sus pensa- 1
mientos referentes al tema principal, mas esas notas eran
sólo balbuceos infantiles acerca de la Verdad. Un niño 3
embebe el mundo exterior con la vista y se regocija con
ello. Está tan seguro de la existencia del mundo como de
la suya; sin embargo, no puede describir el mundo. Halla 6
unas cuantas palabras y con éstas, balbuciente, trata de comunicar sus sentimientos. Más tarde la lengua expresa
pensamientos más definidos, aunque todavía de una ma- 9
nera imperfecta.

Así fue con la autora. Como cierto poeta dice de sí
mismo, también ella "balbucía en versos, porque le venían 12
los versos". Ciertos ensayos escritos en aquellos primeros
tiempos circulan todavía entre sus primeros alumnos, pero
son débiles intentos de exponer el Principio y la práctica 15
de la curación cristiana, y no exposiciones completas ni satisfactorias de la Verdad. Hoy, aunque gozando de algún
progreso, todavía se considera una discípula dócil que 18
aguarda a la puerta celestial la llegada de la Mente de
Cristo.

Su primer folleto sobre Ciencia Cristiana fue registrado 21
como propiedad literaria en 1870, pero no se publicó hasta
1876, porque la autora había comprendido que esta Ciencia tenía que ser demostrada mediante la curación antes de 24
que una obra sobre este tema pudiera estudiarse con provecho. Sin embargo, desde 1867 hasta 1875, circularon
entre sus amistades algunos ejemplares. 27

Antes de escribir esta obra, CIENCIA Y SALUD, la autora
hizo cuantiosos apuntes de explicaciones de la Biblia que
nunca se han publicado. Eso fue durante los años 1867 y 30
1868. Esos esfuerzos muestran la relativa ignorancia que
tenía hasta esa fecha respecto al estupendo problema de la
Vida y la forma gradual en que llegó por fin a resolverlo; 33
pero la autora los aprecia como una madre o un padre

x Preface

1 may treasure the memorials of a child's growth, and
she would not have them changed.

3   The first edition of SCIENCE AND HEALTH was published in 1875. Various books on mental healing have
since been issued, most of them incorrect in theory
6 and filled with plagiarisms from SCIENCE AND HEALTH.
They regard the human mind as a healing agent,
whereas this mind is not a factor in the Principle of
9 Christian Science. A few books, however, which are
based on this book, are useful.

The author has not compromised conscience to suit
12 the general drift of thought, but has bluntly and honestly given the text of Truth. She has made no effort
to embellish, elaborate, or treat in full detail so in-
15 finite a theme. By thousands of well-authenticated
cases of healing, she and her students have proved the
worth of her teachings. These cases for the most part
18 have been abandoned as hopeless by regular medical
attendants. Few invalids will turn to God till all
physical supports have failed, because there is so little
21 faith in His disposition and power to heal disease.

The divine Principle of healing is proved in the
personal experience of any sincere seeker of Truth. Its
24 purpose is good, and its practice is safer and more potent than that of any other sanitary method. The un-
biased Christian thought is soonest touched by Truth,
27 and convinced of it. Only those quarrel with her
method who do not understand her meaning, or discerning the truth, come not to the light lest their
30 works be reproved. No intellectual proficiency is requisite in the learner, but sound morals are most desirable.

Prefacio x

puede atesorar los recuerdos del desarrollo de un hijo, y no desearía que fueran alterados. 1

La primera edición de Ciencia y Salud se publicó en 1875. Varios libros se han publicado desde entonces sobre la curación mental, la mayoría de ellos incorrectos en sus teorías y llenos de plagios de Ciencia y Salud. Ellos consideran que la mente humana es un agente curativo, mientras que, por el contrario, esa mente no es factor en el Principio de la Ciencia Cristiana. Sin embargo, algunos libros basados en este libro son útiles. 3 6 9

La autora no ha comprometido su conciencia para satisfacer la corriente general de ideas, sino que ha dado el texto de la Verdad llana y honradamente. No ha hecho ningún esfuerzo por embellecer, elaborar o desarrollar en todos sus detalles un tema tan infinito. Con miles de casos de curaciones bien comprobadas, ella y sus alumnos han demostrado el valor de sus enseñanzas. Esos casos en su mayoría habían sido abandonados por incurables por los médicos que los atendían. Pocos enfermos recurren a Dios antes de que todos los recursos materiales hayan fallado, porque se tiene tan poca fe en Su disposición y poder para sanar la enfermedad. 12 15 18 21

El Principio divino de la curación se comprueba en la experiencia personal de cualquier investigador sincero de la Verdad. Su objetivo es bueno, y su práctica más segura y más eficaz que la de cualquier otro método curativo. El pensamiento cristiano sin prejuicios es el que responde más rápidamente a la Verdad y es convencido por ella. Sólo aquellos que no comprenden lo que la autora quiere decir, o los que, percibiendo la verdad, no vienen a la luz por temor a que sus obras sean reprendidas, están en desacuerdo con su método. No es necesario que tenga pericia intelectual el que estudie esta Ciencia, mas es sumamente deseable que tenga sanos principios morales. 24 27 30 33

xi   Preface

1   Many imagine that the phenomena of physical healing in Christian Science present only a phase of the
3 action of the human mind, which action in some unexplained way results in the cure of disease. On the contrary, Christian Science rationally explains that all
6 other pathological methods are the fruits of human
faith in matter, — faith in the workings, not of Spirit,
but of the fleshly mind which must yield to Science.

9   The physical healing of Christian Science results
now, as in Jesus' time, from the operation of divine
Principle, before which sin and disease lose their real-
12 ity in human consciousness and disappear as naturally
and as necessarily as darkness gives place to light and
sin to reformation. Now, as then, these mighty works
15 are not supernatural, but supremely natural. They are
the sign of Immanuel, or "God with us," — a divine
influence ever present in human consciousness and re-
18 peating itself, coming now as was promised aforetime,

> To preach deliverance to the captives [of sense],
> And recovering of sight to the blind,
21 > To set at liberty them that are bruised.

When God called the author to proclaim His Gospel
to this age, there came also the charge to plant and
24 water His vineyard.

The first school of Christian Science Mind-healing
was started by the author with only one student in
27 Lynn, Massachusetts, about the year 1867. In 1881,
she opened the Massachusetts Metaphysical College in
Boston, under the seal of the Commonwealth, a law
30 relative to colleges having been passed, which enabled
her to get this institution chartered for medical pur-

Prefacio   xi

Muchos suponen que los fenómenos de la curación física en la Ciencia Cristiana presentan sólo una fase de la acción de la mente humana, de cuya acción resulta, de algún modo inexplicable, la curación de las enfermedades. La Ciencia Cristiana, por el contrario, explica racionalmente que todos los otros métodos patológicos son los frutos de la fe humana en la materia —de la fe en la acción, no del Espíritu, sino de la mente carnal, que tiene que someterse a la Ciencia.

La curación física en la Ciencia Cristiana resulta ahora, como en tiempos de Jesús, de la operación del Principio divino, ante la cual el pecado y la enfermedad pierden su realidad en la consciencia humana y desaparecen tan natural y tan inevitablemente como las tinieblas ceden lugar a la luz y el pecado a la reforma. Ahora, como entonces, estas obras poderosas no son sobrenaturales, sino supremamente naturales. Son la señal de Emanuel, o "Dios con nosotros" —una influencia divina que está siempre presente en la consciencia humana y se repite, viniendo ahora como fue prometida antaño:

> A pregonar libertad a los cautivos [de los sentidos],
> Y vista a los ciegos;
> A poner en libertad a los oprimidos.

Cuando Dios llamó a la autora para proclamarle a esta época Su Evangelio, también le dio el encargo de plantar y regar Su viña.

La primera escuela de curación por la Mente según la Ciencia Cristiana fue inaugurada por la autora con sólo un alumno en Lynn, Massachusetts, alrededor de 1867. En 1881 abrió en Boston el Colegio Metafísico de Massachusetts con la autorización del Estado, por haberse aprobado entonces una ley relativa a colegios que le permitió establecer legalmente esa institución para fines médicos.

1 poses. No charters were granted to Christian Scientists for such institutions after 1883, and up to that
3 date, hers was the only College of this character which
had been established in the United States, where
Christian Science was first introduced.

6   During seven years over four thousand students
were taught by the author in this College. Meanwhile
she was pastor of the first established Church of
9 Christ, Scientist; President of the first Christian Scientist Association, convening monthly; publisher of
her own works; and (for a portion of this time) sole
12 editor and publisher of the Christian Science Journal,
the first periodical issued by Christian Scientists. She
closed her College, October 29, 1889, in the height of
15 its prosperity with a deep-lying conviction that the
next two years of her life should be given to the preparation of the revision of SCIENCE AND HEALTH, which
18 was published in 1891. She retained her charter, and
as its President, reopened the College in 1899 as auxil-
iary to her church. Until June 10, 1907, she had never
21 read this book throughout consecutively in order to elucidate her idealism.

In the spirit of Christ's charity, — as one who "hopeth
24 all things, endureth all things," and is joyful to bear
consolation to the sorrowing and healing to the sick, —
she commits these pages to honest seekers for Truth.

MARY BAKER EDDY

Prefacio

Después de 1883 no se concedieron licencias a los Científi- 1
cos Cristianos para tales instituciones y, hasta esa fecha, el
suyo era el único colegio de esta índole que se había esta- 3
blecido en los Estados Unidos, país donde la Ciencia Cristiana fue introducida por primera vez.

Durante siete años, más de cuatro mil alumnos fueron 6
enseñados por la autora en este colegio. Al mismo tiempo
era ella pastora de la primera Iglesia de Cristo, Científico,
que fue establecida; Presidenta de la primera Asociación 9
de Científicos Cristianos, la cual se reunía mensualmente;
editora de sus propias obras; y (durante parte de este
tiempo) la única directora y editora del Christian Science 12
Journal, la primera publicación periódica de los Científicos Cristianos. El día 29 de octubre de 1889 cerró su colegio, entonces en el apogeo de su prosperidad, porque tenía 15
la profunda convicción de que los dos años siguientes de
su vida debía dedicarlos a la preparación de una edición
revisada de CIENCIA Y SALUD, la que se publicó en 1891. 18
Retuvo su licencia para el colegio, y como Presidenta del
mismo lo abrió de nuevo en 1899 como una institución
auxiliar de su iglesia. Hasta el 10 de junio de 1907 ella 21
misma no había leído nunca este libro consecutivamente
desde el comienzo hasta el fin para elucidar su idealismo.

En el espíritu del amor de Cristo —como quien "todo lo 24
espera, todo lo soporta", y se regocija en llevar consuelo a
los afligidos y curación a los enfermos— ella dedica estas
páginas a los que sinceramente buscan la Verdad. 27

MARY BAKER EDDY

Science and Health

Prayer

For verily I say unto you, That whosoever shall say
unto this mountain, Be thou removed, and be thou cast
into the sea; and shall not doubt in his heart, but
shall believe that those things which he saith shall
come to pass; he shall have whatsoever he saith.
Therefore I say unto you, What things soever
ye desire when ye pray, believe that ye receive them,
and ye shall have them.
     Your Father knoweth what things ye have need of,
before ye ask Him. — CHRIST JESUS.

1   THE prayer that reforms the sinner and heals the
sick is an absolute faith that all things are
3 possible to God, — a spiritual understanding of Him,
an unselfed love. Regardless of what another may say
or think on this subject, I speak from experience.
6 Prayer, watching, and working, combined with self-immolation, are God's gracious means for accomplishing
whatever has been successfully done for the Christian-
9 ization and health of mankind.

    Thoughts unspoken are not unknown to the divine
Mind. Desire is prayer; and no loss can occur from
12 trusting God with our desires, that they may be
moulded and exalted before they take form in words
and in deeds.

1

Ciencia y Salud

CAPÍTULO I

La oración

Porque de cierto os digo que cualquiera que dijere
a este monte: Quítate y échate en el mar,
y no dudare en su corazón, sino creyere que
será hecho lo que dice, lo que diga le será hecho.
Por tanto, os digo que todo lo que pidiereis orando,
creed que lo recibiréis, y os vendrá.
Vuestro Padre sabe de qué cosas tenéis necesidad,
antes que vosotros Le pidáis. — CRISTO JESÚS.

LA oración que reforma al pecador y sana al enfermo 1
es una fe absoluta en que todas las cosas son posibles para Dios —una comprensión espiritual de Él, un 3
amor desinteresado. Sin hacer caso de lo que otros puedan decir o pensar sobre ese tema, hablo por experiencia. La oración, la vigilancia y el trabajo, combinados con la inmolación de sí mismo, son los medios misericordiosos de 6
Dios para lograr todo lo que se ha hecho con éxito para la cristianización y la salud del género humano. 9

Los pensamientos inexpresados no los ignora la Mente divina. El deseo es oración; y nada se puede perder por confiar nuestros deseos a Dios, para que puedan ser modelados y elevados antes que tomen forma en palabras y en 12
acciones.

1

2   Prayer

1   What are the motives for prayer? Do we pray to make ourselves better or to benefit those who hear us, 3   Right motives   to enlighten the infinite or to be heard of men? Are we benefited by praying? Yes, the desire which goes forth hungering after righteous- 6 ness is blessed of our Father, and it does not return unto us void.

God is not moved by the breath of praise to do more 9 than He has already done, nor can the infinite do less Deity un- changeable   than bestow all good, since He is unchang- ing wisdom and Love. We can do more for 12 ourselves by humble fervent petitions, but the All-lov- ing does not grant them simply on the ground of lip- service, for He already knows all.

15   Prayer cannot change the Science of being, but it tends to bring us into harmony with it. Goodness at- tains the demonstration of Truth. A request that 18 God will save us is not all that is required. The mere habit of pleading with the divine Mind, as one pleads with a human being, perpetuates the belief in God as 21 humanly circumscribed, — an error which impedes spirit- ual growth.

God is Love. Can we ask Him to be more? God is 24 intelligence. Can we inform the infinite Mind of any- God's standard   thing He does not already comprehend? Do we expect to change perfection? Shall 27 we plead for more at the open fount, which is pour- ing forth more than we accept? The unspoken desire does bring us nearer the source of all existence and 30 blessedness.

Asking God to *be* God is a vain repetition. God is "the same yesterday, and to-day, and forever;" and

La oración 2

¿Cuáles son los motivos para orar? ¿Oramos para mejorarnos o para beneficiar a los que nos oyen, para iluminar al infinito o para ser oídos por los hombres? ¿Nos beneficiamos con la oración? *Motivos justos* Sí, el deseo que se eleva, hambriento de justicia, es bendecido por nuestro Padre, y no vuelve a nosotros vacío.

Dios no es movido por el aliento de la alabanza para que haga más de lo que ya ha hecho, ni puede el infinito hacer menos que otorgar todo lo bueno, ya que Él es sabiduría y Amor inmutables. Podemos hacer más por nosotros mismos mediante peticiones fervorosas y humildes; pero el que es todo Amor no las concede meramente por la devoción de los labios, pues Él ya lo sabe todo. *Deidad inmutable*

La oración no puede cambiar la Ciencia del ser, pero sí tiende a ponernos en armonía con ella. La bondad logra la demostración de la Verdad. El pedir a Dios que nos salve no es todo lo que se requiere. El mero hábito de suplicar a la Mente divina, como se suplica a un ser humano, perpetúa la creencia de que Dios está humanamente circunscrito —error que impide el desarrollo espiritual.

Dios es Amor. ¿Podemos pedirle que sea más? Dios es inteligencia. ¿Podemos informar a la Mente infinita de algo que no comprenda ya? ¿Esperamos cambiar la perfección? ¿Pediremos más al manantial abierto, que ya está vertiendo más de lo que aceptamos? El deseo inexpresado sí nos acerca más a la fuente de toda existencia y bienaventuranza. *La norma de Dios*

Pedir a Dios que *sea* Dios es vana repetición. Dios es "el mismo ayer, y hoy, y por los siglos"; y Aquel que es in-

3 Prayer

1 He who is immutably right will do right without being
reminded of His province. The wisdom of man is not
3 sufficient to warrant him in advising God.

Who would stand before a blackboard, and pray the
principle of mathematics to solve the problem? The
6 *The spiritual* rule is already established, and it is our
mathematics task to work out the solution. Shall we
ask the divine Principle of all goodness to do His own
9 work? His work is done, and we have only to avail
ourselves of God's rule in order to receive His blessing, which enables us to work out our own salvation.

12 The Divine Being must be reflected by man, — else
man is not the image and likeness of the patient,
tender, and true, the One "altogether lovely;" but to
15 understand God is the work of eternity, and demands
absolute consecration of thought, energy, and desire.

How empty are our conceptions of Deity! We admit
18 theoretically that God is good, omnipotent, omni-
Prayerful present, infinite, and then we try to give
ingratitude information to this infinite Mind. We plead
21 for unmerited pardon and for a liberal outpouring of
benefactions. Are we really grateful for the good
already received? Then we shall avail ourselves of the
24 blessings we have, and thus be fitted to receive more.
Gratitude is much more than a verbal expression of
thanks. Action expresses more gratitude than speech.

27 If we are ungrateful for Life, Truth, and Love, and
yet return thanks to God for all blessings, we are insincere and incur the sharp censure our Master pro-
30 nounces on hypocrites. In such a case, the only
acceptable prayer is to put the finger on the lips and
remember our blessings. While the heart is far from

mutablemente justo hará lo justo, sin que haya que recor- 1
darle lo que es de Su incumbencia. La sabiduría del
hombre no es suficiente para que lo justifique a dar conse- 3
jos a Dios.

¿Quién se pondría ante una pizarra rogando al principio
de las matemáticas que resuelva el problema? La regla ya 6
está establecida, y es nuestra tarea hallar la so-   Matemáticas
lución. ¿Le pediremos al Principio divino de   espirituales
toda bondad que haga Su propio trabajo? Su obra está 9
acabada, y sólo tenemos que valernos de la regla de Dios
para recibir Su bendición, la cual nos capacita para ocuparnos en nuestra salvación.   12

El Ser Divino tiene que ser reflejado por el hombre —de
lo contrario el hombre no es la imagen y semejanza de
Aquel que es paciente, compasivo y fiel, el Único "del 15
todo amable"*; mas el comprender a Dios es obra de la
eternidad y exige absoluta consagración de pensamientos,
energías y deseos.   18

¡Cuán huecos son nuestros conceptos de la Deidad! Teóricamente admitimos que Dios es bueno, omnipotente,
omnipresente e infinito, y luego tratamos de in-   Ingratitud 21
formar a esa Mente infinita. Pedimos un per-   en la oración
dón inmerecido y una efusión generosa de bendiciones.
¿Estamos realmente agradecidos por el bien ya recibido? 24
Entonces aprovecharemos las bendiciones que tenemos, y
eso nos capacitará para recibir más. La gratitud es mucho
más que una mera expresión verbal de agradecimiento. 27
Las acciones expresan más gratitud que las palabras.

Si no sentimos gratitud por la Vida, la Verdad y el
Amor, y no obstante damos gracias a Dios por toda bendi- 30
ción, somos insinceros e incurrimos en la censura severa
que nuestro Maestro dirige a los hipócritas. En tal caso, la
única oración aceptable es poner el dedo sobre los labios 33
y recordar nuestras bendiciones. Mientras el corazón está

*Según Versión Moderna de la Biblia

4   Prayer

1 divine Truth and Love, we cannot conceal the ingratitude of barren lives.

3   What we most need is the prayer of fervent desire
for growth in grace, expressed in patience, meekness,
Efficacious love, and good deeds. To keep the com-
6 *petitions*   mandments of our Master and follow his
example, is our proper debt to him and the only
worthy evidence of our gratitude for all that he has
9 done. Outward worship is not of itself sufficient to
express loyal and heartfelt gratitude, since he has
said: "If ye love me, keep my commandments."

12 The habitual struggle to be always good is unceas-
ing prayer. Its motives are made manifest in the
blessings they bring, — blessings which, even if not
15 acknowledged in audible words, attest our worthiness
to be partakers of Love.

Simply asking that we may love God will never
18 make us love Him; but the longing to be better
Watchfulness and holier, expressed in daily watchful-
requisite   ness and in striving to assimilate more of
21 the divine character, will mould and fashion us
anew, until we awake in His likeness. We reach the
Science of Christianity through demonstration of the
24 divine nature; but in this wicked world goodness
will "be evil spoken of," and patience must bring
experience.

27 Audible prayer can never do the works of spiritual
understanding, which regenerates; but silent prayer,
Veritable   watchfulness, and devout obedience enable
30 *devotion*   us to follow Jesus' example. Long prayers,
superstition, and creeds clip the strong pinions of love,
and clothe religion in human forms. Whatever mate-

La oración 4

lejos de la Verdad y el Amor divinos, no podemos ocultar 1
la ingratitud de una vida estéril.

Lo que más necesitamos es la oración del deseo fer- 3
viente de crecer en gracia, oración que se expresa en paciencia, humildad, amor y buenas obras. Guar- *Peticiones*
dar los mandamientos de nuestro Maestro y *eficaces* 6
seguir su ejemplo, es nuestra deuda justa para con él y lo
único digno de evidenciar nuestra gratitud por todo lo que
ha hecho. El culto externo no es suficiente de por sí para 9
expresar gratitud leal y sincera, ya que él ha dicho: "Si me
amáis, guardad mis mandamientos".

El esfuerzo constante por ser siempre buenos es oración 12
incesante. Sus motivos se manifiestan en las bendiciones
que traen —bendiciones que, aun cuando no sean reconocidas con palabras audibles, atestiguan que somos dignos 15
de participar del Amor.

Simplemente pedir que podamos amar a Dios, nunca
nos hará amarle; pero el anhelo de ser mejores y más san- 18
tos, expresado en vigilancia diaria y en el es- *Vigilancia*
fuerzo por asimilar más del carácter divino, nos *indispensable*
modelará y formará de nuevo, hasta que despertemos a Su 21
semejanza. Alcanzamos la Ciencia del cristianismo demostrando la naturaleza divina; pero en este mundo malvado será "vituperado vuestro bien", y la paciencia tiene 24
que traer experiencia.

La oración audible nunca puede hacer las obras de la
comprensión espiritual, que regenera; mas la oración en si- 27
lencio, la vigilancia y la obediencia devota nos *Devoción*
capacitan para seguir el ejemplo de Jesús. Ora- *verdadera*
ciones largas, supersticiones y credos cercenan las fuertes 30
alas del amor y revisten la religión de formas humanas.
Todo lo que materialice la adoración, obstruye el desa-

5   Prayer

1 rializes worship hinders man's spiritual growth and keeps
him from demonstrating his power over error.

3   Sorrow for wrong-doing is but one step towards reform
and the very easiest step. The next and great step re-

Sorrow and   quired by wisdom is the test of our sincerity,
6 reformation   — namely, reformation. To this end we are
placed under the stress of circumstances. Temptation
bids us repeat the offence, and woe comes in return for
9 what is done. So it will ever be, till we learn that there
is no discount in the law of justice and that we must pay
"the uttermost farthing." The measure ye mete "shall
12 be measured to you again," and it will be full "and running over."

Saints and sinners get their full award, but not always
15 in this world. The followers of Christ drank his cup.
Ingratitude and persecution filled it to the brim; but God
pours the riches of His love into the understanding and
18 affections, giving us strength according to our day. Sinners flourish "like a green bay tree;" but, looking farther,
the Psalmist could see their end, — the destruction of sin
21 through suffering.

Prayer is not to be used as a confessional to cancel sin.
Such an error would impede true religion. Sin is forgiven
24 Cancellation   only as it is destroyed by Christ, — Truth and
of human sin   Life. If prayer nourishes the belief that sin is
cancelled, and that man is made better merely by praying,
27 prayer is an evil. He grows worse who continues in sin
because he fancies himself forgiven.

An apostle says that the Son of God [Christ] came to
30 Diabolism   "destroy the *works* of the devil." We should
destroyed   follow our divine Exemplar, and seek the destruction of all evil works, error and disease included.

rrollo espiritual del hombre y le impide que demuestre su 1
poder sobre el error.

El remordimiento por haber obrado mal no es sino un 3
paso hacia la enmienda, y el más fácil de todos. El
próximo y gran paso que exige la sabiduría es   Remordi-
la prueba de nuestra sinceridad —a saber, la re-   miento y 6
forma. Con ese fin se nos pone bajo el peso de   reforma
las circunstancias. La tentación nos incita a repetir la
falta, y el pesar viene como resultado de lo que hemos he- 9
cho. Así será siempre, hasta que aprendamos que no hay
descuento en la ley de la justicia, y que tenemos que pagar
hasta "el último cuadrante". Con la medida que medís "os 12
volverán a medir", y estará llena "y rebosando".

Santos y pecadores reciben su plena retribución, pero no
siempre en este mundo. Los seguidores de Cristo bebieron 15
de su copa. La ingratitud y persecución la llenaron hasta
el borde; empero Dios derrama las riquezas de Su amor en
el entendimiento y los afectos, dándonos fuerzas según 18
nuestros días. Los pecadores florecen "como laurel
verde"; pero, mirando más lejos, el Salmista pudo ver su
fin —la destrucción del pecado por medio del sufrimiento. 21

La oración no ha de utilizarse como un confesionario
para absolver el pecado. Tal error impediría la religión
verdadera. El pecado es perdonado sólo   Absolución 24
cuando es destruido por Cristo —la Verdad y la   del pecado
Vida. Si la oración fomenta la creencia de que   humano
el pecado se absuelve y que el hombre se enmienda tan 27
sólo por orar, entonces la oración es un mal. Se vuelve
peor el que continúa pecando porque se imagina perdonado.   30

Un apóstol dice que el Hijo de Dios [Cristo] vino para
"deshacer las *obras* del diablo". Debiéramos   El satanismo
seguir a nuestro Modelo divino y procurar la   destruido 33
destrucción de todas las obras malas, incluso errores y en-

6 Prayer

1 We cannot escape the penalty due for sin. The Scriptures say, that if we deny Christ, "he also will deny us."
3 Divine Love corrects and governs man. Men may
pardon, but this divine Principle alone reforms the
Pardon and sinner. God is not separate from the wis-
6 amendment dom He bestows. The talents He gives we
must improve. Calling on Him to forgive our work
badly done or left undone, implies the vain supposition
9 that we have nothing to do but to ask pardon, and
that afterwards we shall be free to repeat the offence.

To cause suffering as the result of sin, is the means
12 of destroying sin. Every supposed pleasure in sin
will furnish more than its equivalent of pain, until belief in material life and sin is destroyed. To reach
15 heaven, the harmony of being, we must understand
the divine Principle of being.

"God is Love." More than this we cannot ask,
18 higher we cannot look, farther we cannot go. To
Mercy with- suppose that God forgives or punishes sin
out partiality according as His mercy is sought or un-
21 sought, is to misunderstand Love and to make prayer
the safety-valve for wrong-doing.

Jesus uncovered and rebuked sin before he cast it
24 out. Of a sick woman he said that Satan had bound
Divine her, and to Peter he said, "Thou art an of-
severity fence unto me." He came teaching and
27 showing men how to destroy sin, sickness, and death.
He said of the fruitless tree, "[It] is hewn down."

It is believed by many that a certain magistrate,
30 who lived in the time of Jesus, left this record: "His
rebuke is fearful." The strong language of our Master confirms this description.

fermedades. No podemos evadir la pena que corresponde
al pecado. Las Escrituras dicen que si negamos a Cristo,
"él también nos negará".

El Amor divino corrige y gobierna al hombre. Los
hombres pueden perdonar, pero sólo ese Principio divino
reforma al pecador. Dios no está separado de **Perdón y**
la sabiduría que confiere. Tenemos que apro- **enmienda**
vechar los talentos que Él nos da. Suplicarle que perdone
nuestro trabajo mal hecho o que dejamos de hacer, implica
la vana suposición de que nada tenemos que hacer sino pedir perdón y que después quedaremos libres para repetir la
ofensa.

Causar sufrimiento como consecuencia del pecado es el
medio de destruir el pecado. Todo supuesto placer en el
pecado proporcionará más de su equivalente en dolor,
hasta que la creencia en la vida material y en el pecado sea
destruida. Para alcanzar el cielo, la armonía del ser, tenemos que comprender el Principio divino del ser.

"Dios es Amor". Más que eso no podemos pedir, más
alto no podemos mirar, más allá no podemos ir. Suponer
que Dios perdona el pecado si se recurre a Su **Misericordia**
misericordia o lo castiga si no se recurre a ella, **imparcial**
es interpretar mal al Amor y hacer de la oración la válvula
de escape para evadir los efectos de las malas obras.

Jesús desenmascaraba y reprendía el pecado antes de
echarlo fuera. De una mujer enferma dijo que Satanás la
había atado, y a Pedro le dijo: "Me eres tro- **Severidad**
piezo". Vino a enseñar y a demostrar a los **divina**
hombres la manera de destruir el pecado, la enfermedad y
la muerte. Del árbol que no da fruto, dijo: "Es cortado".

Muchos creen que cierto magistrado, que vivió en la
época de Jesús, dejó este testimonio: "Su reprensión es terrible". El lenguaje enérgico de nuestro Maestro confirma
esa descripción.

7 Prayer

1   The only civil sentence which he had for error was, "Get thee behind me, Satan." Still stronger evidence
3 that Jesus' reproof was pointed and pungent is found in his own words, — showing the necessity for such forcible utterance, when he cast out devils and healed
6 the sick and sinning. The relinquishment of error deprives material sense of its false claims.

   Audible prayer is impressive; it gives momentary
9 solemnity and elevation to thought. But does it pro-
     Audible   duce any lasting benefit? Looking deeply
     praying   into these things, we find that "a zeal . . .
12 not according to knowledge" gives occasion for reaction unfavorable to spiritual growth, sober resolve, and wholesome perception of God's requirements. The mo-
15 tives for verbal prayer may embrace too much love of applause to induce or encourage Christian sentiment.

   Physical sensation, not Soul, produces material ec-
18 stasy and emotion. If spiritual sense always guided
     Emotional   men, there would grow out of ecstatic mo-
     utterances   ments a higher experience and a better life
21 with more devout self-abnegation and purity. A self-satisfied ventilation of fervent sentiments never makes a Christian. God is not influenced by man. The "di-
24 vine ear" is not an auditory nerve. It is the all-hearing and all-knowing Mind, to whom each need of man is always known and by whom it will be supplied.

27   The danger from prayer is that it may lead us into temptation. By it we may become involuntary hypocrites, ut-
               tering desires which are not real and consoling
     Danger
30 *from audible* ourselves in the midst of sin with the recollection
     prayer   that we have prayed over it or mean to ask forgiveness at some later day. Hypocrisy is fatal to religion.

La única frase cortés que tenía para el error era: "¡Quí- 1
tate de delante de mí, Satanás!" Otra prueba aun más evidente de que la reprensión de Jesús era incisiva y pungente 3
se halla en sus propias palabras —mostrando la necesidad
de tan enérgica expresión, cuando echaba fuera demonios
y sanaba a enfermos y a pecadores. Al abandonar el error 6
se despoja al sentido material de sus falsas pretensiones.

La oración audible impresiona; da al pensamiento solemnidad y elevación momentáneas. Pero ¿produce algún 9
beneficio duradero? Profundizando en esas
cosas, hallamos que el "celo... no conforme   Oración
                                                   audible
a ciencia" ocasiona una reacción desfavorable al desa- 12
rrollo espiritual, a la resolución sobria y a la percepción
saludable de las exigencias de Dios. Los motivos de la
oración verbal tal vez contengan demasiado amor por los 15
elogios como para inducir o alentar el sentimiento cristiano.

La sensación física, no el Alma, produce el éxtasis y la 18
emoción materiales. Si el sentido espiritual siempre guiara
a los hombres, surgirían de los momentos extá-   Expresiones
ticos una experiencia más elevada y una vida   emotivas 21
mejor, con más devota abnegación y pureza. El desahogo
de sentimientos fervorosos de satisfacción propia nunca
hace a un cristiano. Dios no es influido por el hombre. El 24
"oído divino" no es un nervio auditivo. Es la Mente que
todo lo oye y todo lo sabe, quien siempre conoce toda necesidad del hombre y la satisfará. 27

Lo peligroso de la oración es que es posible que nos
meta en tentación. Debido a ella es posible que nos
volvamos hipócritas involuntarios, expresando   Peligro de 30
deseos que no son verdaderos y consolándonos   la oración
en medio del pecado con el recuerdo de que   audible
hemos orado al respecto, o que tenemos la intención de 33
pedir perdón algún día futuro. La hipocresía es funesta
para la religión.

8 Prayer

1   A wordy prayer may afford a quiet sense of self-justification, though it makes the sinner a hypocrite.
3 We never need to despair of an honest heart; but there is little hope for those who come only spasmodically face to face with their wickedness and then seek to
6 hide it. Their prayers are indexes which do not correspond with their character. They hold secret fellowship with sin, and such externals are spoken of by Jesus as "like
9 unto whited sepulchres . . . full . . . of all uncleanness."

   If a man, though apparently fervent and prayerful, is impure and therefore insincere, what must be the
12 *Aspiration and love*   comment upon him? If he reached the loftiness of his prayer, there would be no occasion for comment. If we feel the aspiration, hu-
15 mility, gratitude, and love which our words express, — this God accepts; and it is wise not to try to deceive ourselves or others, for "there is nothing covered that
18 shall not be revealed." Professions and audible prayers are like charity in one respect, — they "cover the multitude of sins." Praying for humility with what-
21 ever fervency of expression does not always mean a desire for it. If we turn away from the poor, we are not ready to receive the reward of Him who blesses
24 the poor. We confess to having a very wicked heart and ask that it may be laid bare before us, but do we not already know more of this heart than we are
27 willing to have our neighbor see?

   We should examine ourselves and learn what is the affection and purpose of the heart, for in this way
30 *Searching the heart*   only can we learn what we honestly are. If a friend informs us of a fault, do we listen patiently to the rebuke and credit what is said? Do we not

La oración   8

Una oración verbosa puede que produzca una sensación   1
apacible de justificación propia, aunque haga del pecador
un hipócrita. No hay que desesperar jamás de un corazón   3
sincero; pero hay pocas esperanzas para quienes se enfren-
tan sólo esporádicamente con su maldad y luego tratan de
ocultarla. Sus oraciones son índices que no corresponden   6
con su carácter. Participan secretamente en el pecado, y
Jesús dijo que tales apariencias eran "semejantes a sepul-
cros blanqueados... llenos... de toda inmundicia".   9

Si un hombre, aunque en apariencia fervoroso y entregado a la oración, es impuro y por tanto insincero, ¿cuál
debe de ser el comentario acerca de él? Si al-   *Aspiración*   12
canzara la excelsitud de sus plegarias, no   *y amor*
habría razón para comentarios. Si sentimos la aspiración,
humildad, gratitud y amor que nuestras palabras expresan   15
—esto Dios acepta; y es prudente no tratar de engañarnos
ni engañar a los demás, porque "nada hay encubierto, que
no haya de ser manifestado". Las profesiones de fe y las   18
oraciones audibles son, en cierto aspecto, como la caridad
—cubren "multitud de pecados". Rogar para tener humildad, por fervorosa que sea la forma de expresión, no   21
siempre significa que se la desea. Si damos la espalda a los
pobres, no estamos preparados para recibir la recompensa
de Aquel que bendice a los pobres. Confesamos tener un   24
corazón muy malvado, y pedimos que nos lo descubran,
pero ¿no ya sabemos más acerca de este corazón de lo que
estamos dispuestos a dejar que vea nuestro prójimo?   27

Debiéramos examinarnos para saber cuáles son los afectos y propósitos del corazón, porque sólo de ese modo podemos saber lo que verdaderamente somos. Si   *Examen de*   30
un amigo nos informa de alguna falta, ¿escu-   *conciencia*
chamos el reproche con paciencia y damos crédito a lo que
se nos dice? ¿No más bien damos gracias de que no somos   33

9 Prayer

1 rather give thanks that we are "not as other men"?
During many years the author has been most grateful
3 for merited rebuke. The wrong lies in unmerited censure, — in the falsehood which does no one any good.

The test of all prayer lies in the answer to these
6 questions: Do we love our neighbor better because of
Summit of   this asking? Do we pursue the old selfish-
aspiration   ness, satisfied with having prayed for some-
9 thing better, though we give no evidence of the sincerity of our requests by living consistently with our
prayer? If selfishness has given place to kindness,
12 we shall regard our neighbor unselfishly, and bless
them that curse us; but we shall never meet this great
duty simply by asking that it may be done. There is
15 a cross to be taken up before we can enjoy the fruition
of our hope and faith.

Dost thou "love the Lord thy God with all thy
18 heart, and with all thy soul, and with all thy mind"?
Practical   This command includes much, even the sur-
religion   render of all merely material sensation, affec-
21 tion, and worship. This is the El Dorado of Christianity.
It involves the Science of Life, and recognizes only the
divine control of Spirit, in which Soul is our master,
24 and material sense and human will have no place.

Are you willing to leave all for Christ, for Truth, and
so be counted among sinners? No! Do you really desire
27 The chalice   to attain this point? No! Then why make long
sacrificial   prayers about it and ask to be Christians,
since you do not care to tread in the footsteps of our
30 dear Master? If unwilling to follow his example, why
pray with the lips that you may be partakers of his
nature? Consistent prayer is the desire to do right.

"como los otros hombres"? Durante muchos años la au-   1
tora se ha sentido muy agradecida por reprensiones mere-
cidas. El mal está en la censura inmerecida —en la false-   3
dad que a nadie beneficia.

La prueba de toda oración consiste en la respuesta a estas preguntas: ¿Amamos más a nuestro prójimo debido a   6
este ruego? ¿Seguimos con el viejo egoísmo, sa-   *Cumbre de*
tisfechos con haber orado por algo mejor, aun-   *la aspiración*
que no demos pruebas de la sinceridad de nuestras peti-   9
ciones viviendo en conformidad con nuestra oración? Si el
egoísmo se ha sometido a la bondad, seremos generosos
con nuestro prójimo, y bendeciremos a los que nos maldi-   12
cen; pero nunca cumpliremos con ese gran deber simplemente pidiendo que se haga. Hay una cruz que tomar
antes de que podamos gozar de los frutos de nuestra fe y   15
esperanza.

¿Amas "al Señor tu Dios con todo tu corazón, y con
toda tu alma, y con toda tu mente"? Ese mandato incluye   18
mucho, hasta la renuncia a toda sensación,   *Religión*
afecto y culto meramente materiales. Ése es El   *práctica*
Dorado del cristianismo. Incluye la Ciencia de la Vida y   21
reconoce sólo el dominio divino del Espíritu, en el cual el
Alma nos gobierna y los sentidos materiales y la voluntad
humana no tienen cabida.   24

¿Estáis dispuestos a dejar todo por Cristo, por la Verdad, y a ser contados así entre pecadores? ¡No! ¿Deseáis
realmente lograr ese punto? ¡No! ¿Por qué en-   *El cáliz del*   27
tonces hacéis largas plegarias al respecto y   *sacrificio*
pedís que seáis cristianos, ya que no tenéis interés por seguir las huellas de nuestro amado Maestro? Si no estáis   30
dispuestos a seguir su ejemplo ¿por qué rogar con los labios que podáis participar de su naturaleza? La oración

10 Prayer

1 Prayer means that we desire to walk and will walk in
the light so far as we receive it, even though with bleed-
3 ing footsteps, and that waiting patiently on the Lord,
we will leave our real desires to be rewarded by Him.

The world must grow to the spiritual understanding
6 of prayer. If good enough to profit by Jesus' cup of
earthly sorrows, God will sustain us under these sorrows. Until we are thus divinely qualified and are
9 willing to drink his cup, millions of vain repetitions
will never pour into prayer the unction of Spirit in
demonstration of power and "with signs following."
12 Christian Science reveals a necessity for overcoming the
world, the flesh, and evil, and thus destroying all error.

Seeking is not sufficient. It is striving that enables
15 us to enter. Spiritual attainments open the door to a
higher understanding of the divine Life.

One of the forms of worship in Thibet is to carry a
18 praying-machine through the streets, and stop at the
Perfunctory   doors to earn a penny by grinding out a
prayers   prayer. But the advance guard of progress has
21 paid for the privilege of prayer the price of persecution.

Experience teaches us that we do not always receive
the blessings we ask for in prayer. There is some mis-
24 Asking   apprehension of the source and means of
amiss   all goodness and blessedness, or we should
certainly receive that for which we ask. The Scrip-
27 tures say: "Ye ask, and receive not, because ye ask
amiss, that ye may consume it upon your lusts." That
which we desire and for which we ask, it is not always
30 best for us to receive. In this case infinite Love will
not grant the request. Do you ask wisdom to be merciful and not to punish sin? Then "ye ask amiss."

consecuente es el deseo de hacer el bien. Orar significa   1
que deseamos andar, y que andaremos, en la luz a medida
que la recibamos, aunque dejemos huellas sangrientas,   3
y que sirviendo con paciencia al Señor dejaremos que
nuestros verdaderos deseos sean premiados por Él.

El mundo tiene que llegar a la comprensión espiritual de   6
la oración. Si somos lo bastante buenos para sacar provecho de la copa de aflicciones terrenales de Jesús, Dios nos
sostendrá en esas aflicciones. Mientras no estemos así di-   9
vinamente calificados y dispuestos a beber su copa, millones de vanas repeticiones jamás infundirán a la oración
la unción del Espíritu en demostración de poder y "con las   12
señales que la siguen". La Ciencia Cristiana* revela la necesidad de vencer el mundo, la carne y el mal y de destruir
así todo error.   15

Buscar no es suficiente. Es el esforzarnos lo que nos capacita para entrar. Los progresos espirituales abren la
puerta a una comprensión más elevada de la Vida divina.   18

Una de las formas de culto en el Tibet consiste en llevar
por las calles una máquina de rezar y detenerse en las
puertas para ganar un centavo reproduciendo   Oraciones   21
una oración. Mas el precio que la vanguardia   superficiales
del progreso ha pagado por el privilegio de orar, ha sido la
persecución.   24

La experiencia nos enseña que no siempre recibimos las
bendiciones que pedimos en la oración. Hay cierta incom-
prensión acerca del origen de toda bondad y   27
bienaventuranza, y de los medios para alcan-   Pidiendo mal
zarlas, pues si así no fuera recibiríamos con seguridad lo
que pedimos. Las Escrituras dicen: "Pedís y no recibís,   30
porque pedís mal, para gastar en vuestros deleites". Lo
que deseamos y pedimos no es siempre lo que más nos
conviene recibir. En este caso el Amor infinito no conce-   33
derá la petición. ¿Pedís a la sabiduría que sea misericor-
diosa y que no castigue el pecado? Entonces "pedís mal".

* Véase "Nota" en la página que antecede al Índice.

11 Prayer

1 Without punishment, sin would multiply. Jesus' prayer, "Forgive us our debts," specified also the terms of
3 forgiveness. When forgiving the adulterous woman he said, "Go, and sin no more."

A magistrate sometimes remits the penalty, but this
6 may be no moral benefit to the criminal, and at best, it

Remission of penalty

only saves the criminal from one form of punishment. The moral law, which has the
9 right to acquit or condemn, always demands restitution before mortals can "go up higher." Broken law brings penalty in order to compel this progress.

12 Mere legal pardon (and there is no other, for divine Principle never pardons our sins or mistakes till they

Truth annihilates error

are corrected) leaves the offender free to re-
15 peat the offence, if indeed, he has not already suffered sufficiently from vice to make him turn from it with loathing. Truth bestows no pardon upon error, but
18 wipes it out in the most effectual manner. Jesus suffered for our sins, not to annul the divine sentence for an individual's sin, but because sin brings inevitable suffering.

21 Petitions bring to mortals only the results of mortals' own faith. We know that a desire for holiness is

Desire for holiness

requisite in order to gain holiness; but if we
24 desire holiness above all else, we shall sacrifice everything for it. We must be willing to do this, that we may walk securely in the only practical road
27 to holiness. Prayer cannot change the unalterable Truth, nor can prayer alone give us an understanding of Truth; but prayer, coupled with a fervent habitual
30 desire to know and do the will of God, will bring us into all Truth. Such a desire has little need of audible expression. It is best expressed in thought and in life.

Sin el castigo, el pecado se multiplicaría. La oración de   1
Jesús: "Perdónanos nuestras deudas" especificó también
las condiciones del perdón. Cuando perdonó a la mujer   3
adúltera, le dijo: "Vete, y no peques más".

A veces un magistrado condona la pena; pero eso puede
que no sea un beneficio moral para el criminal y, a lo   6
sumo, sólo salva al criminal de una clase de   *Remisión*
castigo. La ley moral, que tiene el derecho de   *de la pena*
absolver o condenar, siempre exige restitución antes que   9
los mortales puedan subir "más arriba". La violación de
la ley trae consigo la pena para obligarnos a ese progreso.

El mero perdón jurídico (y no hay otro, porque el Prin-   12
cipio divino jamás perdona nuestros pecados o equivocaciones hasta que sean corregidos) deja al   *La Verdad*
transgresor libre para repetir la ofensa, si es que   *aniquila*   15
aún no ha sufrido lo suficiente por el vicio para   *el error*
darle la espalda con repugnancia. La Verdad no otorga
perdón al error, sino que lo borra de la manera más eficaz.   18
Jesús sufrió por nuestros pecados, no para anular la sentencia divina por los pecados de los individuos, sino porque el pecado trae consigo sufrimiento inevitable.   21

Las peticiones traen a los mortales únicamente los resultados de su propia fe. Sabemos que un anhelo de santidad
es un requisito para alcanzar la santidad; pero   *Anhelo de*   24
si deseamos la santidad por encima de todo, sa-   *santidad*
crificaremos todo por ella. Tenemos que estar dispuestos a
hacer eso para poder andar con seguridad por el único ca-   27
mino práctico hacia la santidad. La oración no puede
cambiar la Verdad inalterable, ni puede la oración por sí
sola darnos una comprensión de la Verdad; mas la ora-   30
ción, unida a un deseo fervoroso y constante de conocer y
de hacer la voluntad de Dios, nos guiará a toda la Verdad.
Tal deseo poco necesita de la expresión audible. Se ex-   33
presa mejor en el pensamiento y en la vida.

12   Prayer

1   "The prayer of faith shall save the sick," says the
Scripture. What is this healing prayer? A mere re-
3   quest that God will heal the sick has no
Prayer for the sick   power to gain more of the divine presence
than is always at hand. The beneficial effect of
6   such prayer for the sick is on the human mind, making it act more powerfully on the body through a blind
faith in God. This, however, is one belief casting out
9   another, — a belief in the unknown casting out a belief
in sickness. It is neither Science nor Truth which
acts through blind belief, nor is it the human under-
12   standing of the divine healing Principle as manifested
in Jesus, whose humble prayers were deep and conscientious protests of Truth, — of man's likeness to
15   God and of man's unity with Truth and Love.

Prayer to a corporeal God affects the sick like a
drug, which has no efficacy of its own but borrows its
18   power from human faith and belief. The drug does
nothing, because it has no intelligence. It is a mortal
belief, not divine Principle or Love, which causes a
21   drug to be apparently either poisonous or sanative.

The common custom of praying for the recovery of the
sick finds help in blind belief, whereas help should come
24   from the enlightened understanding. Changes in belief
may go on indefinitely, but they are the merchandise of
human thought and not the outgrowth of divine Science.

27   Does Deity interpose in behalf of one worshipper,
and not help another who offers the same measure of
Love impartial and universal   prayer? If the sick recover because they
30   pray or are prayed for audibly, only peti-
tioners (*per se* or by proxy) should get well. In divine
Science, where prayers are mental, *all* may avail them-

"La oración de fe salvará al enfermo", dicen las Escri- 1
turas. ¿Cuál es esta oración sanadora? Un mero ruego de
que Dios sane al enfermo no tiene poder para   Oración por 3
alcanzar más de la presencia divina de lo que   los enfermos
está siempre a nuestro alcance. El efecto beneficioso de tal
oración por el enfermo se produce en la mente humana, 6
haciéndola obrar más poderosamente sobre el cuerpo por
medio de una fe ciega en Dios. Esto, sin embargo, es un
caso en el que una creencia expulsa a otra —en el que una 9
creencia en lo desconocido expulsa a una creencia en la
enfermedad. No es ni la Ciencia ni la Verdad lo que obra
mediante la creencia ciega, ni es tampoco la comprensión 12
humana del Principio divino sanador manifestado en
Jesús, cuyas humildes oraciones eran profundas y concien-
zudas declaraciones de la Verdad —de la semejanza del 15
hombre con Dios y de la unidad del hombre con la Verdad
y el Amor.

El orar a un Dios corpóreo afecta al enfermo como un 18
medicamento, el cual no tiene eficacia propia sino que deriva su poder de la fe y la creencia humanas. El medicamento no surte efecto de por sí, porque carece de inteligen- 21
cia. Una creencia mortal, y no el Principio o el Amor
divinos, es lo que hace que un medicamento sea, al parecer, venenoso o sanativo. 24

La costumbre corriente de orar por el restablecimiento
de los enfermos encuentra ayuda en la creencia ciega,
mientras que la ayuda debiera venir de la comprensión ilu- 27
minada. Cambios en las creencias pueden seguir indefini-
damente, pero ellos son mercancías del pensamiento humano, y no productos de la Ciencia divina. 30

¿Acaso interviene la Deidad en favor de cierto devoto, y
no ayuda a otro que ofrece la misma medida de oración?
Si los enfermos se restablecen porque oran o   Amor 33
porque se ora por ellos audiblemente, sólo los   imparcial
que piden (por sí o por delegado) debieran sa-   y universal
narse. En la Ciencia divina, donde las oraciones son men- 36

13   Prayer

1 selves of God as "a very present help in trouble."
Love is impartial and universal in its adaptation and
3 bestowals. It is the open fount which cries, "Ho,
every one that thirsteth, come ye to the waters."

In public prayer we often go beyond our convictions,
6 beyond the honest standpoint of fervent desire. If we
Public   are not secretly yearning and openly striv-
exaggerations ing for the accomplishment of all we ask,
9 our prayers are "vain repetitions," such as the heathen
use. If our petitions are sincere, we labor for what we
ask; and our Father, who seeth in secret, will reward
12 us openly. Can the mere public expression of our desires increase them? Do we gain the omnipotent ear
sooner by words than by thoughts? Even if prayer is
15 sincere, God knows our need before we tell Him or our
fellow-beings about it. If we cherish the desire honestly and silently and humbly, God will bless it, and
18 we shall incur less risk of overwhelming our real
wishes with a torrent of words.

If we pray to God as a corporeal person, this will
21 prevent us from relinquishing the human doubts and
Corporeal   fears which attend such a belief, and so we
ignorance   cannot grasp the wonders wrought by infi-
24 nite, incorporeal Love, to whom all things are possible.
Because of human ignorance of the divine Principle,
Love, the Father of all is represented as a corporeal
27 creator; hence men recognize themselves as merely
physical, and are ignorant of man as God's image or reflection and of man's eternal incorporeal existence. The
30 world of error is ignorant of the world of Truth, — blind
to the reality of man's existence, — for the world of sensation is not cognizant of life in Soul, not in body.

tales, *todos* pueden contar con Dios como "pronto auxilio   1
en las tribulaciones". El Amor es imparcial y universal en
su adaptación y en sus dádivas. Es el manantial abierto   3
que exclama: "Todos los sedientos: Venid a las aguas".

En la oración en público a menudo vamos más allá de
nuestras convicciones, más allá del punto de deseos fervo-   6
rosos y sinceros. Si no anhelamos en lo secreto
y no luchamos abiertamente por lograr todo lo   Exagera-
que pedimos, nuestras oraciones son "vanas re-   ciones en
público   9
peticiones", tales como las que usan los gentiles. Si nuestras peticiones son sinceras, nos esforzamos por lograr lo
que pedimos; y nuestro Padre, que ve en lo secreto, nos   12
recompensará en público. ¿Acaso la mera expresión
pública de nuestros deseos puede intensificarlos? ¿Gana-
mos el oído omnipotente más pronto con palabras que con   15
pensamientos? Aunque la oración sea sincera, Dios sabe
de lo que tenemos necesidad, antes de que se lo digamos a
Él o a nuestros semejantes. Si sincera, callada y humilde-   18
mente abrigamos el deseo, Dios lo bendecirá, y correremos
menos riesgo de abrumar nuestros deseos verdaderos con
un torrente de palabras.   21

Si suplicamos a Dios como si fuera una persona corpórea, eso nos impedirá desechar las dudas y temores humanos que acompañan tal creencia, y así no po-   La ignorancia   24
dremos comprender las maravillas realizadas   corporal
por el Amor infinito e incorpóreo, para quien todas las cosas son posibles. Debido a la ignorancia humana del Prin-   27
cipio divino, el Amor, el Padre de todos es representado
como un creador corpóreo; por esto los hombres se consideran meramente físicos y nada saben del hombre   30
como imagen o reflejo de Dios, como tampoco saben de la
existencia incorpórea y eterna del hombre. El mundo del
error ignora al mundo de la Verdad —está ciego a la reali-   33
dad de la existencia del hombre— porque el mundo de lo
sensorio no percibe que la vida está en el Alma y no en el
cuerpo.   36

14   Prayer

1   If we are sensibly with the body and regard omnipotence as a corporeal, material person, whose ear we

3 Bodily   would gain, we are not "absent from the
   presence   body" and "present with the Lord" in the
demonstration of Spirit. We cannot "serve two mas-

6 ters." To be "present with the Lord" is to have, not
mere emotional ecstasy or faith, but the actual demonstration and understanding of Life as revealed in

9 Christian Science. To be "with the Lord" is to be in
obedience to the law of God, to be absolutely governed
by divine Love, — by Spirit, not by matter.

12   Become conscious for a single moment that Life and
intelligence are purely spiritual, — neither in nor of

   Spiritualized   matter, — and the body will then utter no
15 consciousness   complaints. If suffering from a belief in
sickness, you will find yourself suddenly well. Sorrow
is turned into joy when the body is controlled by spir-

18 itual Life, Truth, and Love. Hence the hope of the
promise Jesus bestows: "He that believeth on me,
the works that I do shall he do also; . . . because I

21 go unto my Father," — [because the Ego is absent from
the body, and present with Truth and Love.] The
Lord's Prayer is the prayer of Soul, not of material

24 sense.

Entirely separate from the belief and dream of material living, is the Life divine, revealing spiritual under-

27 standing and the consciousness of man's dominion
over the whole earth. This understanding casts out
error and heals the sick, and with it you can speak

30 "as one having authority."

"When thou prayest, enter into thy closet, and,
when thou hast shut thy door, pray to thy Father

Si estamos sensoriamente con el cuerpo, considerando la 1
omnipotencia como una persona material y corpórea cuyo
oído quisiéramos ganar, no estamos "ausentes   Presencia 3
del cuerpo" y "presentes con el Señor"* en la   corpórea
demostración del Espíritu. No podemos "servir a dos señores". Estar "presentes con el Señor" es tener, no mera- 6
mente fe o éxtasis emotivos, sino la efectiva demostración
y comprensión de la Vida, tal como se revela en la Ciencia
Cristiana. Estar "con el Señor" significa obedecer la ley 9
de Dios, estar gobernados absolutamente por el Amor divino —por el Espíritu, no por la materia.

Estad conscientes por un solo momento de que la Vida y 12
la inteligencia son puramente espirituales —que no están
en la materia ni proceden de ella— y el cuerpo
no proferirá entonces ninguna queja. Si estáis   Consciencia
                                                   espirituali- 15
sufriendo a causa de una creencia en la enfer-   zada
medad, os encontraréis bien repentinamente. El pesar se
convierte en gozo cuando el cuerpo está gobernado por la 18
Vida, por la Verdad y por el Amor espirituales. De ahí la
esperanza que nos da la promesa de Jesús: "El que en mí
cree, las obras que yo hago, él las hará también;... porque 21
yo voy al Padre" —[porque el Ego está ausente del cuerpo
y presente con la Verdad y el Amor]. El Padre Nuestro es
la oración del Alma y no de los sentidos materiales. 24

Enteramente separada de la creencia y del sueño de la
existencia material, está la Vida divina, que revela la comprensión espiritual y la consciencia del señorío que el 27
hombre tiene sobre toda la tierra. Esa comprensión echa
fuera el error y sana a los enfermos, y con ella podéis
hablar "como quien tiene autoridad". 30

"Cuando ores, entra en tu aposento, y cerrada la puerta,

* Según Versión Moderna de la Biblia

15   Prayer

1 which is in secret; and thy Father, which seeth in
secret, shall reward thee openly."

3   So spake Jesus. The closet typifies the sanctuary of
Spirit, the door of which shuts out sinful sense but

Spiritual   lets in Truth, Life, and Love. Closed to
6 sanctuary   error, it is open to Truth, and *vice versa*.
The Father in secret is unseen to the physical senses,
but He knows all things and rewards according to
9 motives, not according to speech. To enter into the
heart of prayer, the door of the erring senses must be
closed. Lips must be mute and materialism silent,
12 that man may have audience with Spirit, the divine
Principle, Love, which destroys all error.

In order to pray aright, we must enter into the
15 closet and shut the door. We must close the lips and
Effectual   silence the material senses. In the quiet
invocation   sanctuary of earnest longings, we must
18 deny sin and plead God's allness. We must resolve to
take up the cross, and go forth with honest hearts to
work and watch for wisdom, Truth, and Love. We
21 must "pray without ceasing." Such prayer is answered, in so far as we put our desires into practice.
The Master's injunction is, that we pray in secret and
24 let our lives attest our sincerity.

Christians rejoice in secret beauty and bounty, hidden
from the world, but known to God. Self-forgetfulness,
27 Trustworthy   purity, and affection are constant prayers.
beneficence   Practice not profession, understanding not
belief, gain the ear and right hand of omnipotence and
30 they assuredly call down infinite blessings. Trustworthiness is the foundation of enlightened faith. Without a
fitness for holiness, we cannot receive holiness.

ora a tu Padre que está en secreto; y tu Padre que ve en lo 1
secreto te recompensará en público".

Así habló Jesús. El aposento simboliza el santuario del 3
Espíritu, cuya puerta se cierra al sentido pecaminoso, mas
deja entrar a la Verdad, la Vida y el Amor.

Santuario espiritual 6

Cerrada para el error, está abierta para la Verdad, y viceversa. El Padre en secreto es invisible a los sentidos corporales, pero sabe todas las cosas y recompensa
según los móviles, no según las palabras. Para entrar en el 9
corazón de la oración, la puerta de los sentidos errados
tiene que estar cerrada. Los labios tienen que enmudecer
y el materialismo callar, para que el hombre pueda tener 12
audiencia con el Espíritu, el Principio divino, o sea, el
Amor, que destruye todo error.

Para orar como se debe, hay que entrar en el aposento y 15
cerrar la puerta. Tenemos que cerrar los labios y silenciar
los sentidos materiales. En el santuario tranquilo de aspiraciones sinceras, tenemos que negar el pecado y afirmar que Dios es Todo. Tenemos que

Invocación eficaz 18

resolvernos a tomar la cruz y con sincero corazón salir a
trabajar y velar por la sabiduría, la Verdad y el Amor. 21
Tenemos que "orar sin cesar". Tal oración es respondida
en la proporción en que llevemos nuestros deseos a la
práctica. El mandato del Maestro es que oremos en secre- 24
to y dejemos que nuestra vida atestigüe nuestra sinceridad.

Los cristianos se regocijan en belleza y abundancia secretas, ocultas al mundo pero conocidas de Dios. El olvido 27
de sí mismo, la pureza y el afecto son oraciones
constantes. La práctica y no la profesión, la

Bondad confiable

comprensión y no la creencia, alcanzan el oído y la diestra 30
de la omnipotencia y ciertamente hacen descender bendiciones infinitas. La fidelidad es la base de la fe iluminada. Sin preparación para la santidad, no podemos re- 33
cibir la santidad.

16 Prayer

1   A great sacrifice of material things must precede this
advanced spiritual understanding. The highest prayer

3 Loftiest   is not one of faith merely; it is demonstra-
adoration   tion. Such prayer heals sickness, and must
destroy sin and death. It distinguishes between Truth

6 that is sinless and the falsity of sinful sense.

   Our Master taught his disciples one brief prayer,
which we name after him the Lord's Prayer. Our Mas-

9 The prayer of   ter said, "After this manner therefore pray
Jesus Christ   ye," and then he gave that prayer which
covers all human needs. There is indeed some doubt

12 among Bible scholars, whether the last line is not an
addition to the prayer by a later copyist; but this does
not affect the meaning of the prayer itself.

15   In the phrase, "Deliver us from evil," the original
properly reads, "Deliver us from the evil one." This
reading strengthens our scientific apprehension of the peti-

18 tion, for Christian Science teaches us that "the evil one," or
one evil, is but another name for the first lie and all liars.

   Only as we rise above all material sensuousness and

21 sin, can we reach the heaven-born aspiration and spiritual consciousness, which is indicated in the Lord's
Prayer and which instantaneously heals the sick.

24   Here let me give what I understand to be the spiritual sense of the Lord's Prayer:

Our Father which art in heaven,

27   *Our Father-Mother God, all-harmonious,*

Hallowed be Thy name.
   Adorable One.

30 Thy kingdom come.
   Thy kingdom is come; Thou art ever-present.

La oración   16

Una gran renuncia de cosas materiales tiene que pre- ceder a esta avanzada comprensión espiritual. La oración más elevada no es simplemente una oración de La adoración más elevada fe; es demostración. Tal oración sana la enfermedad y debe destruir el pecado y la muerte. Distingue entre la Verdad, que es incapaz de pecar, y la falsedad del sentido pecaminoso.

Nuestro Maestro enseñó a sus discípulos una sola y breve oración, el Padre Nuestro, que llamamos en su honor la Oración del Señor. Nuestro Maestro La oración de Jesucristo dijo: "Vosotros, pues, oraréis así", y luego dio esa oración que abarca todas las necesidades humanas. Hay, por cierto, algunas dudas entre los eruditos en estudios de la Biblia sobre si la última línea no fue añadida a la oración por algún copista posterior; pero esto no afecta el significado de la oración en sí.

En la frase: "Líbranos del mal", el original dice propiamente: "Líbranos del maligno". Esa versión fortalece nuestro concepto científico de la petición, porque la Ciencia Cristiana nos enseña que "el maligno", o el mal único, no es sino otro nombre para la primera mentira y todos los mentirosos.

Sólo a medida que nos elevamos por encima de toda sensación material y de todo pecado, podemos alcanzar la aspiración celestial y la consciencia espiritual que están indicadas en el Padre Nuestro y que sanan instantáneamente al enfermo.

Permítaseme dar aquí lo que considero que es el sentido espiritual del Padre Nuestro:

Padre nuestro que estás en los cielos:
Nuestro Padre-Madre Dios, del todo armonioso,

Santificado sea Tu nombre.
Único adorable.

Venga Tu reino.
Tu reino ha venido; Tú estás siempre presente.

17   Prayer

1 Thy will be done in earth, as it is in heaven.
       Enable us to know, — as in heaven, so on earth, — God is
3   *omnipotent, supreme.*

   Give us this day our daily bread;
       Give us grace for to-day; feed the famished affections;

6 And forgive us our debts, as we forgive our debtors.
       And Love is reflected in love;

   And lead us not into temptation, but deliver us from
9   evil;
       And God leadeth us not into temptation, but delivereth
       us from sin, disease, and death.

12 For Thine is the kingdom, and the power, and the
       glory, forever.
       For God is infinite, all-power, all Life, Truth, Love, over
15   *all, and All.*

La oración 17

Hágase Tu voluntad, como en el cielo, así también en la 1
tierra.

Capacítanos para saber que —como en el cielo, así tam- 3
bién en la tierra— Dios es omnipotente, supremo.

El pan nuestro de cada día, dánoslo hoy;

Danos gracia para hoy; alimenta los afectos hambrientos; 6

Y perdónanos nuestras deudas, como también nosotros
perdonamos a nuestros deudores.

Y el Amor se refleja en amor; 9

Y no nos metas en tentación, mas líbranos del mal.

Y Dios no nos mete en tentación, sino que nos libra del pe-
cado, la enfermedad y la muerte. 12

Porque Tuyo es el reino, y el poder, y la gloria, por todos
los siglos.

Porque Dios es infinito, todo poder, todo Vida, Verdad, 15
Amor, está por encima de todo, y es Todo.

CHAPTER II

Atonement and Eucharist

And they that are Christ's have crucified the
flesh with the affections and lusts. — PAUL.

For Christ sent me not to baptize,
but to preach the gospel. — PAUL.

For I say unto you, I will not drink
of the fruit of the vine, until the
kingdom of God shall come. — JESUS.

1 ATONEMENT is the exemplification of man's unity
with God, whereby man reflects divine Truth, Life,
3 and Love. Jesus of Nazareth taught and demonstrated
man's oneness with the Father, and for this we owe him
Divine endless homage. His mission was both in-
6 *oneness* dividual and collective. He did life's work
aright not only in justice to himself, but in mercy to
mortals, — to show them how to do theirs, but not to do
9 it for them nor to relieve them of a single responsibility.
Jesus acted boldly, against the accredited evidence of the
senses, against Pharisaical creeds and practices, and he
12 refuted all opponents with his healing power.

The atonement of Christ reconciles man to God, not
God to man; for the divine Principle of Christ is God,
15 *Human* and how can God propitiate Himself? Christ
reconciliation is Truth, which reaches no higher than itself.
The fountain can rise no higher than its source. Christ,
18 Truth, could conciliate no nature above his own, derived

Reconciliación y eucaristía

*Los que son de Cristo han crucificado
la carne con sus pasiones y deseos.* — PABLO.

*Pues no me envió Cristo a bautizar,
sino a predicar el evangelio.* — PABLO.

*Porque os digo que no beberé
más del fruto de la vid, hasta que
el reino de Dios venga.* — JESÚS.

L A reconciliación es la ejemplificación de la unidad
del hombre con Dios, por la cual el hombre refleja
la Verdad, la Vida y el Amor divinos. Jesús de Nazaret
enseñó y demostró la unidad del hombre con el Padre, y
por eso le debemos homenaje eterno. Su misión fue a la vez individual y colectiva. Él hizo
bien la obra de la vida, no sólo en justicia para consigo
mismo, sino por misericordia para con los mortales —para
enseñarles a hacerla ellos mismos pero no para hacerla por
ellos ni para eximirlos de una sola responsabilidad. Jesús
obró valientemente, en contra del testimonio acreditado
de los sentidos, en contra de los credos y las prácticas de
los fariseos, y refutó a todos los opositores con su poder
curativo.

Unidad divina

La expiación de Cristo reconcilia al hombre con Dios,
no a Dios con el hombre; porque el Principio divino de
Cristo es Dios, y ¿cómo puede Dios propiciarse
a Sí mismo? Cristo es la Verdad, que no se
eleva por encima de sí misma. La fuente no puede elevarse más alto que su origen. Cristo, la Verdad, no podía
conciliar una naturaleza superior a la suya, derivada del

Reconciliación humana

19   Atonement and Eucharist

1 from the eternal Love. It was therefore Christ's purpose
to reconcile man to God, not God to man. Love and
3 Truth are not at war with God's image and likeness.
Man cannot exceed divine Love, and so atone for himself. Even Christ cannot reconcile Truth to error, for
6 Truth and error are irreconcilable. Jesus aided in recon-
ciling man to God by giving man a truer sense of Love,
the divine Principle of Jesus' teachings, and this truer
9 sense of Love redeems man from the law of matter,
sin, and death by the law of Spirit, — the law of divine
Love.

12   The Master forbore not to speak the whole truth, declaring precisely what would destroy sickness, sin, and
death, although his teaching set households at variance,
15 and brought to material beliefs not peace, but a
sword.

Every pang of repentance and suffering, every effort
18 for reform, every good thought and deed, will help us to
Efficacious   understand Jesus' atonement for sin and aid
repentance   its efficacy; but if the sinner continues to pray
21 and repent, sin and be sorry, he has little part in the atonement, — in the *at-one-ment* with God, — for he lacks the
practical repentance, which reforms the heart and enables
24 man to do the will of wisdom. Those who cannot demonstrate, at least in part, the divine Principle of the teachings and practice of our Master have no part in God. If
27 living in disobedience to Him, we ought to feel no security, although God is good.

Jesus urged the commandment, "Thou shalt have no
30 Jesus' sin-   other gods before me," which may be ren-
less career   dered: Thou shalt have no belief of Life as
mortal; thou shalt not know evil, for there is one Life, —

Reconciliación y eucaristía 19

Amor eterno. Por tanto, el propósito de Cristo fue reconci- 1
liar al hombre con Dios, no a Dios con el hombre. El
Amor y la Verdad no están en guerra con la imagen y se- 3
mejanza de Dios. El hombre no puede exceder al Amor
divino y así alcanzar la reconciliación por sí mismo. Ni
aun el Cristo mismo puede reconciliar la Verdad con el 6
error, porque la Verdad y el error son irreconciliables.
Jesús ayudó a reconciliar al hombre con Dios dando al
hombre un concepto más verdadero del Amor, el Principio 9
divino de las enseñanzas de Jesús, y ese concepto más verdadero del Amor redime al hombre de la ley de la materia,
del pecado y de la muerte, por la ley del Espíritu —la ley 12
del Amor divino.

El Maestro no se abstuvo de decir toda la verdad, declarando exactamente lo que destruiría a la enfermedad, al 15
pecado y a la muerte, aunque sus enseñanzas provocaron
disensión en las familias y trajeron a las creencias materiales no la paz, sino una espada.
18

Toda angustia de arrepentimiento y sufrimiento, todo
esfuerzo por reformarnos, todo pensamiento bueno y obra
buena, nos ayudarán a comprender la expia-   *Arrepenti-* 21
ción de Jesús por el pecado, y contribuirán a su   *miento eficaz*
eficacia; pero si el pecador continúa orando y arrepintién-
dose, pecando y apenándose, participa poco de la reconci- 24
liación —de la unión con Dios— porque le falta el arrepentimiento práctico que reforma al corazón y capacita al
hombre para hacer la voluntad de la sabiduría. Quienes 27
no pueden demostrar, por lo menos en cierta medida, el
Principio divino de las enseñanzas y de la práctica de
nuestro Maestro, no tienen parte en Dios. Si vivimos en 30
desobediencia a Él, no debiéramos sentir seguridad, aunque Dios sea bueno.

Jesús insistió en el mandamiento: "No   *Carrera* 33
tendrás dioses ajenos delante de mí", lo que   *sin pecado*
puede interpretarse: No tendrás creencia de que   *de Jesús*
la Vida es mortal; no conocerás el mal, porque hay una 36

1 even God, good. He rendered "unto Cæsar the things
which are Cæsar's; and unto God the things that are
3 God's." He at last paid no homage to forms of doctrine
or to theories of man, but acted and spake as he was moved,
not by spirits but by Spirit.

6   To the ritualistic priest and hypocritical Pharisee
Jesus said, "The publicans and the harlots go into the
kingdom of God before you." Jesus' history made a
9 new calendar, which we call the Christian era; but he
established no ritualistic worship. He knew that men
can be baptized, partake of the Eucharist, support the
12 clergy, observe the Sabbath, make long prayers, and yet
be sensual and sinful.

    Jesus bore our infirmities; he knew the error of mortal
15 belief, and "with his stripes [the rejection of error] we are

Perfect
example

healed." "Despised and rejected of men,"
returning blessing for cursing, he taught mor-
18 tals the opposite of themselves, even the nature of God;
and when error felt the power of Truth, the scourge and
the cross awaited the great Teacher. Yet he swerved not,
21 well knowing that to obey the divine order and trust God,
saves retracing and traversing anew the path from sin to
holiness.

24   Material belief is slow to acknowledge what the
spiritual fact implies. The truth is the centre of all

Behest of
the cross

religion. It commands sure entrance into
the realm of Love. St. Paul wrote, "Let us
27 lay aside every weight, and the sin which doth so
easily beset us, and let us run with patience the race that
30 is set before us;" that is, let us put aside material self
and sense, and seek the divine Principle and Science of
all healing.

sola Vida, a saber, Dios, el bien. Dio "a César lo que es de 1
César, y a Dios lo que es de Dios". Por último, no rindió
ningún homenaje a formas de doctrina ni a teorías hu- 3
manas, sino que actuó y habló según se sentía movido, no
por espíritus, sino por el Espíritu.

Al sacerdote ritualista y al fariseo hipócrita, Jesús dijo: 6
"Los publicanos y las rameras van delante de vosotros al
reino de Dios". La historia de Jesús hizo un nuevo calen-
dario que llamamos la era cristiana; pero él no estableció 9
ningún culto ritualista. Sabía que los hombres pueden ser
bautizados, participar de la eucaristía, mantener al clero,
observar el día de reposo, hacer largas oraciones y, sin em- 12
bargo, ser sensuales y pecaminosos.

Jesús llevó nuestras enfermedades; conocía el error de la
creencia mortal, y "por sus llagas [el rechazo del error] no- 15
sotros sanamos".* "Despreciado y desechado   Ejemplo
entre los hombres", devolviendo bendiciones   perfecto
por maldiciones, enseñó a los mortales lo opuesto de ellos 18
mismos, o sea, la naturaleza de Dios; y cuando el error sintió el poder de la Verdad, el azote y la cruz esperaban al
gran Maestro. Sin embargo, no se desvió de su camino, sa- 21
biendo bien que obedecer el mandato divino y confiar en
Dios, nos evita desandar lo andado y recorrer de nuevo el
sendero que va del pecado a la santidad. 24

La creencia material es lenta en reconocer lo que la realidad espiritual da a entender. La verdad es el centro de
toda religión. Dispone una entrada segura al   Precepto 27
reino del Amor. San Pablo escribió: "Despojé-   de la cruz
monos de todo peso y del pecado que nos asedia, y corra-
mos con paciencia la carrera que tenemos por delante"; 30
esto es, echemos a un lado el yo material y el sentido material, y busquemos el Principio y la Ciencia divinos de toda
curación. 33

* Según Versión Moderna de la Biblia

21   Atonement and Eucharist

1   If Truth is overcoming error in your daily walk and
conversation, you can finally say, "I have fought a

3 Moral   good fight . . . I have kept the faith," be-
   victory   cause you are a better man. This is having
our part in the at-one-ment with Truth and Love.

6 Christians do not continue to labor and pray, expecting
because of another's goodness, suffering, and triumph,
that they shall reach his harmony and reward.

9   If the disciple is advancing spiritually, he is striving to enter in. He constantly turns away from material sense, and looks towards the imperishable things

12 of Spirit. If honest, he will be in earnest from the
start, and gain a little each day in the right direction,
till at last he finishes his course with joy.

15   If my friends are going to Europe, while I am *en
route* for California, we are not journeying together.

     Inharmonious We have separate time-tables to consult,
18   travellers   different routes to pursue. Our paths have
diverged at the very outset, and we have little opportunity to help each other. On the contrary, if my

21 friends pursue my course, we have the same railroad
guides, and our mutual interests are identical; or, if I
take up their line of travel, they help me on, and our

24 companionship may continue.

    Being in sympathy with matter, the worldly man is at
the beck and call of error, and will be attracted thither-

27 Zigzag   ward. He is like a traveller going westward
    course   for a pleasure-trip. The company is alluring
and the pleasures exciting. After following the sun for

30 six days, he turns east on the seventh, satisfied if he can
only imagine himself drifting in the right direction. By-
and-by, ashamed of his zigzag course, he would borrow

Reconciliación y eucaristía 21

Si la Verdad está venciendo al error en tu conducta y conversación diarias, finalmente puedes decir: "He peleado la buena batalla... he guardado la fe", Victoria moral porque eres un hombre mejor. Eso significa tener nuestra parte en la unión con la Verdad y el Amor. Los cristianos no continúan laborando y orando en expectativa de que gracias a la bondad, el sufrimiento y el triunfo de otro, han de alcanzar la armonía y la recompensa de éste.

Si el discípulo está progresando espiritualmente, está esforzándose por entrar. Se aparta constantemente del sentido material y mira hacia las cosas imperecederas del Espíritu. Si es sincero, será diligente desde el comienzo y ganará un poco cada día en la dirección correcta, hasta que al fin acabe su carrera con gozo.

Si mis amigos van a Europa, mientras voy rumbo a California, no estamos viajando juntos. Tenemos que consultar horarios distintos y seguir rutas diferentes. Viajeros divergentes Nuestros caminos han divergido desde la salida misma, y tenemos poca oportunidad de ayudarnos mutuamente. Por el contrario, si mis amigos siguen mi camino, tenemos las mismas guías ferroviarias, y nuestros intereses son idénticos; o si sigo su ruta, me ayudan en mi jornada, y nuestro compañerismo puede continuar.

Simpatizando con la materia, el hombre mundano está a las órdenes del error y se sentirá atraído hacia el error. Es como un viajero que va hacia el oeste en un Curso zigzagueante viaje de placer. La compañía es halagüeña y las diversiones nos animan. Después de seguir al sol durante seis días, se vuelve hacia el este en el séptimo, satisfecho con sólo imaginarse que va en la dirección correcta. Poco después, avergonzado de su curso zigzagueante,

22   Atonement and Eucharist

1 the passport of some wiser pilgrim, thinking with the aid
of this to find and follow the right road.

3   Vibrating like a pendulum between sin and the hope
of forgiveness, — selfishness and sensuality causing constant retrogression, — our moral progress will
6 be slow. Waking to Christ's demand, mortals
experience suffering. This causes them, even as drowning men, to make vigorous efforts to save themselves; and
9 through Christ's precious love these efforts are crowned
with success.

Moral retrogression

"Work out your own salvation," is the demand of
12 Life and Love, for to this end God worketh with you.
"Occupy till I come!" Wait for your re-
ward, and "be not weary in well doing." If
15 your endeavors are beset by fearful odds, and you receive
no present reward, go not back to error, nor become a
sluggard in the race.

Wait for reward

18   When the smoke of battle clears away, you will discern the good you have done, and receive according to
your deserving. Love is not hasty to deliver us from
21 temptation, for Love means that we shall be tried and
purified.

Final deliverance from error, whereby we rejoice in
24 immortality, boundless freedom, and sinless sense, is not
reached through paths of flowers nor by pinning
one's faith without works to another's vicarious
27 effort. Whosoever believeth that wrath is righteous or
that divinity is appeased by human suffering, does not
understand God.

Deliverance not vicarious

30   Justice requires reformation of the sinner. Mercy
cancels the debt only when justice approves. Revenge
is inadmissible. Wrath which is only appeased is not

Reconciliación y eucaristía   22

quiere pedir prestado el pasaporte a algún peregrino más   1
sabio, esperando, con esa ayuda, encontrar y seguir el
buen camino.   3

Si oscilamos cual péndulo entre el pecado y la esperanza de perdón —mientras el egoísmo y la sensualidad causan constantes retrocesos— nuestro progreso   *Retroceso*   6
moral será lento. Al despertar a las exigencias   *moral*
de Cristo, los mortales experimentan sufrimientos. Eso
los obliga, como a quienes se están ahogando, a hacer es-   9
fuerzos vigorosos por salvarse; y gracias al precioso amor
de Cristo, esos esfuerzos son coronados de éxito.

"Ocupaos en vuestra salvación", es la exigencia de la   12
Vida y el Amor, porque para este fin Dios obra con vosotros. "¡Negociad entre tanto que vengo!"   *Aguardad la*
Aguardad vuestra recompensa, y "no os canséis   *recompensa*   15
de hacer bien". Si vuestros esfuerzos son acosados por dificultades terribles y no recibís recompensa inmediata, no
volváis al error, ni corráis con pereza en la carrera.   18

Cuando el humo de la batalla se disipe, percibiréis el
bien que habéis hecho, y recibiréis conforme a vuestro
merecimiento. El Amor no se apresura a librarnos de la   21
tentación, porque el Amor quiere que seamos probados y
purificados.

Nuestra liberación final del error, gracias a la cual nos   24
regocijamos en inmortalidad, libertad ilimitada y sentido
sin pecado, no se alcanza por senderos de
flores, ni tampoco confiando nuestra fe sin   *La redención*
                                                no viene por   27
obras en el esfuerzo que otro haga por noso-   *delegado*
tros. Quienquiera que crea que la ira es justa o que la divinidad es apaciguada por el sufrimiento humano, no   30
comprende a Dios.

La justicia exige la reforma del pecador. La misericordia cancela la deuda solamente cuando la justicia lo   33
aprueba. La venganza es inadmisible. La ira que sólo está

23 Atonement and Eucharist

1 destroyed, but partially indulged. Wisdom and Love may require many sacrifices of self to save us from sin.

3 *Justice and substitution* One sacrifice, however great, is insufficient to pay the debt of sin. The atonement requires constant self-immolation on the sinner's part. That 6 God's wrath should be vented upon His beloved Son, is divinely unnatural. Such a theory is man-made. The atonement is a hard problem in theology, but its scien-9 tific explanation is, that suffering is an error of sinful sense which Truth destroys, and that eventually both sin and suffering will fall at the feet of everlasting Love.

12 Rabbinical lore said: "He that taketh one doctrine, firm in faith, has the Holy Ghost dwelling in him." *Doctrines and faith* This preaching receives a strong rebuke in 15 the Scripture, "Faith without works is dead." Faith, if it be mere belief, is as a pendulum swinging between nothing and something, having no fixity. Faith, 18 advanced to spiritual understanding, is the evidence gained from Spirit, which rebukes sin of every kind and establishes the claims of God.

21 In Hebrew, Greek, Latin, and English, *faith* and the words corresponding thereto have these two defini-*Self-reliance and confidence* tions, *trustfulness* and *trustworthiness*. One 24 kind of faith trusts one's welfare to others. Another kind of faith understands divine Love and how to work out one's "own salvation, with fear and trem-27 bling." "Lord, I believe; help thou mine unbelief!" expresses the helplessness of a blind faith; whereas the injunction, "Believe . . . and thou shalt be saved!" 30 demands self-reliant trustworthiness, which includes spiritual understanding and confides all to God.

The Hebrew verb *to believe* means also *to be firm* or

aplacada no está destruida, sino parcialmente consentida. 1
Es posible que la sabiduría y el Amor exijan muchos sacrificios de nuestro yo para salvarnos del pecado.   *Justicia y* 3
Un solo sacrificio, por grande que sea, no es su-   *sustitución*
ficiente para pagar la deuda del pecado. La reconciliación
exige del pecador la constante inmolación de su yo. Que la 6
ira de Dios se desahogara sobre Su Hijo amado es contrario a la naturaleza divina. Tal teoría es ideada por los
hombres. La reconciliación es un problema difícil en la 9
teología, pero su explicación científica es, que el sufrimiento es un error del sentido pecaminoso que la Verdad destruye, y que finalmente tanto el pecado como el sufrimien- 12
to caerán a los pies del Amor eterno.

La tradición rabínica decía: "Aquel que acepte una sola
doctrina, firme en la fe, tiene el Espíritu Santo morando en 15
él". Esa enseñanza recibe una fuerte repren-   *Doctrinas*
sión en el siguiente pasaje de las Sagradas   *y fe*
Escrituras: "La fe sin obras está muerta". La fe, si es mera 18
creencia, es como un péndulo que oscila entre nada y algo,
sin tener fijeza. La fe, elevada a comprensión espiritual, es
la evidencia obtenida del Espíritu, que reprende toda clase 21
de pecado y establece las reivindicaciones de Dios.

En hebreo, en griego, en latín y en inglés, el vocablo *fe* y
los términos que le corresponden tienen estas dos defini- 24
ciones: *estar lleno de confianza* y *ser digno de*
confianza. Con cierta clase de fe confiamos   *Fe y con-*
nuestro bienestar a otros. Con otra clase de fe   *fianza en*   *sí mismo* 27
comprendemos al Amor divino y cómo llevar a cabo la
obra de nuestra "salvación con temor y temblor". "¡Creo;
ayuda mi incredulidad!" expresa la ineficacia de una fe 30
ciega; mientras que el mandato: "¡Cree... y serás salvo!"
exige una seguridad en sí mismo digna de confianza, que
incluye comprensión espiritual y confía todo a Dios. 33

El verbo hebreo *creer* significa también *ser firme* o *ser*

24 Atonement and Eucharist

1 *to be constant.* This certainly applies to Truth and Love
understood and practised. Firmness in error will never
3 save from sin, disease, and death.

Acquaintance with the original texts, and willingness
to give up human beliefs (established by hierarchies, and
6 Life's healing instigated sometimes by the worst passions of
currents men), open the way for Christian Science to be
understood, and make the Bible the chart of life, where
9 the buoys and healing currents of Truth are pointed
out.

He to whom "the arm of the Lord" is revealed will
12 believe our report, and rise into newness of life with re-
Radical generation. This is having part in the atone-
changes ment; this is the understanding, in which
15 Jesus suffered and triumphed. The time is not distant
when the ordinary theological views of atonement will
undergo a great change, — a change as radical as that
18 which has come over popular opinions in regard to predestination and future punishment.

Does erudite theology regard the crucifixion of Jesus
21 chiefly as providing a ready pardon for all sinners who
Purpose of ask for it and are willing to be forgiven?
crucifixion Does spiritualism find Jesus' death necessary
24 only for the presentation, after death, of the material
Jesus, as a proof that spirits can return to earth? Then
we must differ from them both.

27 The efficacy of the crucifixion lay in the practical affection and goodness it demonstrated for mankind. The
truth had been lived among men; but until they saw that
30 it enabled their Master to triumph over the grave, his own
disciples could not admit such an event to be possible.
After the resurrection, even the unbelieving Thomas was

constante. Eso por cierto se aplica a la Verdad y al Amor 1
comprendidos y practicados. La firmeza en el error nunca
nos salvará del pecado, la enfermedad y la muerte. 3

El conocimiento de los textos originales y la disposición
de abandonar las creencias humanas (establecidas por je-
rarquías e instigadas a veces por las peores pa- 6
siones de los hombres) abren el camino para   Corrientes
que la Ciencia Cristiana* sea comprendida, y   sanadoras
                                                 de la Vida
hacen de la Biblia la carta de navegar para esta vida, 9
donde están señaladas las boyas y las corrientes sanadoras
de la Verdad.

Aquel a quien "el brazo del Señor" se ha revelado 12
creerá a nuestro anuncio, y, regenerado, se elevará en vida
nueva. Eso es tener parte en la reconciliación;   Cambios
ésa es la comprensión por la cual Jesús sufrió y   radicales 15
triunfó. No está lejos el tiempo en que los conceptos teológicos tradicionales respecto a la expiación sufrirán un gran
cambio —un cambio tan radical como el que se ha efec- 18
tuado en las opiniones populares sobre la predestinación y
el castigo futuro.

¿Considera la teología erudita que la crucifixión de 21
Jesús fue principalmente para proporcionar un perdón
fácil a todos los pecadores que lo pidan y estén   Objetivo de
dispuestos a ser perdonados? ¿Considera el   la crucifixión 24
espiritismo que la muerte de Jesús fue necesaria sólo para
la presentación del Jesús material después de la muerte,
como una prueba de que los espíritus pueden volver a la 27
tierra? Entonces tenemos que disentir de ambos.

La eficacia de la crucifixión descansó en el afecto y la
bondad prácticos que ella demostró para bien de la huma- 30
nidad. La verdad se había vivido entre los hombres; pero
hasta que no vieron que capacitaba a su Maestro para
triunfar sobre la tumba, sus propios discípulos no podían 33
admitir que tal acontecimiento fuera posible. Después de

* Véase "Nota" en la página que antecede al Índice.

25   Atonement and Eucharist

1 forced to acknowledge how complete was the great proof of Truth and Love.

3   The spiritual essence of blood is sacrifice. The efficacy of Jesus' spiritual offering is infinitely greater than can be expressed by our sense of human blood. The material blood of Jesus was no more efficacious to cleanse from sin when it was shed upon "the accursed tree," than when it was flowing in 9 his veins as he went daily about his Father's business. His true flesh and blood were his Life; and they truly eat his flesh and drink his blood, who partake of that divine 12 Life.

True flesh and blood

Jesus taught the way of Life by demonstration, that we may understand how this divine Principle heals 15 the sick, casts out error, and triumphs over death. Jesus presented the ideal of God better than could any man whose origin was less spiritual. By 18 his obedience to God, he demonstrated more spiritually than all others the Principle of being. Hence the force of his admonition, "If ye love me, keep my com- 21 mandments."

Effective triumph

Though demonstrating his control over sin and disease, the great Teacher by no means relieved others from giving 24 the requisite proofs of their own piety. He worked for their guidance, that they might demonstrate this power as he did and understand its divine Principle. Implicit faith 27 in the Teacher and all the emotional love we can bestow on him, will never alone make us imitators of him. We must go and do likewise, else we are not improving the 30 great blessings which our Master worked and suffered to bestow upon us. The divinity of the Christ was made manifest in the humanity of Jesus.

Reconciliación y eucaristía   25

la resurrección, hasta el incrédulo Tomás tuvo que admitir   1
cuán completa fue la gran prueba de la Verdad y el Amor.

La esencia espiritual de la sangre es el sacrificio. La efi-   3
cacia de la ofrenda espiritual de Jesús es infinitamente
mayor de lo que se puede expresar por nuestro   Carne y
concepto de sangre humana. La sangre mate-   sangre   6
rial de Jesús no era más eficaz para limpiar del   verdaderas
pecado cuando se derramó en el "madero maldito", que
cuando corría por sus venas, al estar diariamente en los ne-   9
gocios de su Padre. Su carne y sangre verdaderas eran su
Vida; y en verdad comen su carne y beben su sangre, los
que participan de esa Vida divina.   12

Jesús enseñó el camino de la Vida por medio de la demostración, para que pudiéramos comprender cómo ese
Principio divino sana enfermos, echa fuera el   Triunfo   15
error y triunfa sobre la muerte. Jesús presentó   efectivo
el ideal de Dios mejor de lo que podría haberlo hecho
cualquier hombre cuyo origen fuera menos espiritual. Por   18
su obediencia a Dios, demostró más espiritualmente
que todos los demás el Principio del ser. De ahí la fuerza
de su amonestación: "Si me amáis, guardad mis manda-   21
mientos".

Aunque demostraba su dominio sobre el pecado y la enfermedad, el gran Maestro de ningún modo eximió a los   24
demás de que por sí mismos dieran las pruebas indispensables de piedad. Trabajó para guiarles, a fin de que pudie-
sen demostrar ese poder como él lo demostró y com-   27
prender el Principio divino de ese poder. Una fe sin
reservas en el Maestro y todo el amor emotivo que podamos dedicarle, jamás nos harán, por sí solos, sus imita-   30
dores. Tenemos que hacer lo que él hizo, de lo contrario
no estamos aprovechando las grandes bendiciones que
el trabajo y el sufrimiento de nuestro Maestro nos otor-   33
garon. La divinidad del Cristo se manifestó en la humanidad de Jesús.

26 Atonement and Eucharist

1   While we adore Jesus, and the heart overflows with
gratitude for what he did for mortals, — treading alone
3   Individual   his loving pathway up to the throne of
experience   glory, in speechless agony exploring the way
for us, — yet Jesus spares us not one individual expe-
6   rience, if we follow his commands faithfully; and all
have the cup of sorrowful effort to drink in proportion
to their demonstration of his love, till all are redeemed
9   through divine Love.

The Christ was the Spirit which Jesus implied in his
own statements: "I am the way, the truth, and the life;"
12   Christ's dem-   "I and my Father are one." This Christ,
onstration   or divinity of the man Jesus, was his divine
nature, the godliness which animated him. Divine Truth,
15   Life, and Love gave Jesus authority over sin, sickness,
and death. His mission was to reveal the Science of
celestial being, to prove what God is and what He does
18   for man.

A musician demonstrates the beauty of the music he
teaches in order to show the learner the way by prac-
21   Proof in   tice as well as precept. Jesus' teaching and
practice   practice of Truth involved such a sacrifice
as makes us admit its Principle to be Love. This was
24   the precious import of our Master's sinless career and
of his demonstration of power over death. He proved
by his deeds that Christian Science destroys sickness, sin,
27   and death.

Our Master taught no mere theory, doctrine, or belief.
It was the divine Principle of all real being which he
30   taught and practised. His proof of Christianity was no
form or system of religion and worship, but Christian
Science, working out the harmony of Life and Love.

Aunque adoremos a Jesús, y el corazón rebose de grati- 1
tud por lo que hizo por los mortales —caminando a solas
en su jornada de amor hasta el trono de gloria,   Experiencia   3
explorando en silenciosa angustia el camino   individual
para nosotros— no obstante, Jesús no nos ahorra ni una
sola experiencia individual si seguimos fielmente sus man- 6
datos; y todos tienen que beber la copa del doloroso esfuerzo en la proporción en que lleguen a demostrar el
amor de él, hasta que todos sean redimidos por el Amor 9
divino.

El Cristo era el Espíritu a que Jesús aludió en sus propias declaraciones: "Yo soy el camino, y la verdad, y la 12
vida" y "Yo y el Padre uno somos". Este   Demostración
Cristo, o divinidad del hombre Jesús, era su na-   del Cristo
turaleza divina, la santidad que le animaba. La Verdad, la 15
Vida y el Amor divinos le daban a Jesús autoridad sobre el
pecado, la enfermedad y la muerte. Su misión fue revelar
la Ciencia del ser celestial, probar lo que Dios es y lo que 18
hace por el hombre.

El músico demuestra la belleza de la música que enseña,
para instruir a su alumno tanto por la práctica como por el 21
precepto. La enseñanza y la práctica de la Ver-   Prueba en la
dad por parte de Jesús implicaban tal sacrificio   práctica
que nos obliga a admitir que el Principio de ambas era el 24
Amor. Eso fue el precioso significado de la carrera impecable de nuestro Maestro y de su demostración de poder
sobre la muerte. Probó con sus obras que la Ciencia Cris- 27
tiana destruye la enfermedad, el pecado y la muerte.

Nuestro Maestro no enseñó una mera teoría, doctrina o
creencia. Fue el Principio divino de todo ser real lo que 30
enseñó y practicó. Su prueba del cristianismo no fue una
forma o un sistema de religión y culto, sino la Ciencia
Cristiana, demostrando con obras la armonía de la Vida y 33

27   Atonement and Eucharist

1 Jesus sent a message to John the Baptist, which was intended to prove beyond a question that the Christ had
3 come: "Go your way, and tell John what things ye have
seen and heard; how that the blind see, the lame walk,
the lepers are cleansed, the deaf hear, the dead are raised,
6 to the poor the gospel is preached." In other words:
Tell John what the demonstration of divine power is,
and he will at once perceive that God is the power in
9 the Messianic work.

That Life is God, Jesus proved by his reappearance
after the crucifixion in strict accordance with his scien-
12 Living   tific statement: "Destroy this temple [body],
temple   and in three days I [Spirit] will raise it up."
It is as if he had said: The I — the Life, substance,
15 and intelligence of the universe — is not in matter to
be destroyed.

Jesus' parables explain Life as never mingling with
18 sin and death. He laid the axe of Science at the root
of material knowledge, that it might be ready to cut
down the false doctrine of pantheism, — that God, or
21 Life, is in or of matter.

Jesus sent forth seventy students at one time, but only
eleven left a desirable historic record. Tradition credits
24 Recreant   him with two or three hundred other disciples
disciples   who have left no name. "Many are called,
but few are chosen." They fell away from grace because
27 they never truly understood their Master's instruction.

Why do those who profess to follow Christ reject the
essential religion he came to establish? Jesus' persecu-
30 tors made their strongest attack upon this very point.
They endeavored to hold him at the mercy of matter and
to kill him according to certain assumed material laws.

el Amor. Jesús envió un mensaje a Juan el Bautista, cuyo 1
objeto era probar fuera de toda duda que el Cristo había
venido: "Id, haced saber a Juan lo que habéis visto y oído: 3
los ciegos ven, los cojos andan, los leprosos son limpiados,
los sordos oyen, los muertos son resucitados, y a los pobres
es anunciado el evangelio". En otras palabras: Decid a 6
Juan lo que es la demostración del poder divino, y en seguida percibirá que Dios es el poder en la obra mesiánica.

Que la Vida es Dios, Jesús lo probó mediante su reapa- 9
rición después de la crucifixión, en estricta conformidad
con su declaración científica: "Destruid este   Templo
templo [el cuerpo], y en tres días [Yo, el Espí-   viviente 12
ritu] lo levantaré". Es como si hubiera dicho: El Yo —la
Vida, sustancia e inteligencia del universo— no está en la
materia para que pueda ser destruido.   15

Las parábolas de Jesús explican que la Vida jamás se
mezcla con el pecado y la muerte. Él puso el hacha de la
Ciencia a la raíz del conocimiento material, a fin de que 18
estuviera lista para derribar la falsa doctrina del panteísmo
—que supone que Dios, o la Vida, está en la materia o
procede de ella.   21

Jesús envió una vez setenta discípulos, pero sólo once
dejaron antecedentes históricos deseables. La tradición le
atribuye otros doscientos o trescientos discípu-   Discípulos 24
los, que no dejaron nombre. "Muchos son lla-   desleales
mados, y pocos escogidos". Cayeron de la gracia, porque
nunca comprendieron verdaderamente la instrucción de su 27
Maestro.

¿Por qué aquellos que profesan seguir a Cristo rechazan
la religión esencial que vino a establecer? Los persegui- 30
dores de Jesús hicieron su ataque más fuerte precisamente
contra este punto. Se esforzaron por mantenerlo a merced
de la materia y matarlo de acuerdo con ciertas supuestas 33
leyes materiales.

28   Atonement and Eucharist

1   The Pharisees claimed to know and to teach the divine will, but they only hindered the success of Jesus'
3   *Help and*   mission. Even many of his students stood
   hindrance   in his way. If the Master had not taken a
student and taught the unseen verities of God, he would
6 not have been crucified. The determination to hold Spirit
in the grasp of matter is the persecutor of Truth and
Love.

9   While respecting all that is good in the Church or out
of it, one's consecration to Christ is more on the ground
of demonstration than of profession. In conscience, we
12 cannot hold to beliefs outgrown; and by understanding
more of the divine Principle of the deathless Christ, we
are enabled to heal the sick and to triumph over sin.

15   Neither the origin, the character, nor the work of
Jesus was generally understood. Not a single compo-
   Misleading   nent part of his nature did the material
18   *conceptions*   world measure aright. Even his righteousness and purity did not hinder men from saying: He
is a glutton and a friend of the impure, and Beelzebub is
21 his patron.

   Remember, thou Christian martyr, it is enough if
thou art found worthy to unloose the sandals of thy
24   *Persecution*   Master's feet! To suppose that persecution
   prolonged   for righteousness' sake belongs to the past,
and that Christianity to-day is at peace with the world
27 because it is honored by sects and societies, is to mistake the very nature of religion. Error repeats itself.
The trials encountered by prophet, disciple, and apostle,
30 "of whom the world was not worthy," await, in some
form, every pioneer of truth.

   There is too much animal courage in society and not

Reconciliación y eucaristía 28

Los fariseos pretendían conocer y enseñar la voluntad 1
divina, pero sólo estorbaban el éxito de la misión de Jesús.
Hasta muchos de sus discípulos le obstruían el 3
camino. Si el Maestro no hubiera tenido discí- Ayuda y
pulos, ni enseñado las realidades invisibles de Dios, no hubiera sido crucificado. La determinación de mantener al 6
Espíritu en las garras de la materia es el perseguidor de la
Verdad y el Amor.

Aun cuando respetemos todo lo que es bueno en la Igle- 9
sia o fuera de ella, nuestra consagración a Cristo se basa
más en la demostración que en la profesión. En conciencia, no podemos aferrarnos a creencias que ya hemos su- 12
perado; y el comprender más del Principio divino del
Cristo inmortal nos capacita para sanar a los enfermos y
triunfar sobre el pecado. 15

Ni el origen, ni el carácter, ni la obra de Jesús fueron generalmente comprendidos. Ni una sola parte constitutiva
de su naturaleza fue juzgada con acierto por el Conceptos 18
mundo material. Ni siquiera su justicia y pure- engañosos
za impidieron que los hombres dijeran: Es un comilón y
amigo de los impuros, y Beelzebú es su patrón. 21

¡Recuerda, tú mártir cristiano, que es suficiente con que
se te juzgue digno de desatar las correas de las sandalias de
tu Maestro! Suponer que la persecución por Persecución 24
causa de la justicia pertenece al pasado, y que prolongada
hoy el cristianismo está en paz con el mundo porque es
venerado por sectas y sociedades, es equivocar la naturale- 27
za misma de la religión. El error se repite. Las pruebas
sufridas por profetas, discípulos y apóstoles, "de los cuales
el mundo no era digno", esperan, en alguna forma, a todo 30
explorador de la verdad.

Hay demasiado valor animal en el mundo y no sufi-

29   Atonement and Eucharist

1 sufficient moral courage. Christians must take up arms
against error at home and abroad. They must grapple
3 Christian
warfare   with sin in themselves and in others, and
continue this warfare until they have finished
their course. If they keep the faith, they will have the
6 crown of rejoicing.

Christian experience teaches faith in the right and disbelief in the wrong. It bids us work the more earnestly
9 in times of persecution, because then our labor is more
needed. Great is the reward of self-sacrifice, though we
may never receive it in this world.

12 There is a tradition that Publius Lentulus wrote to
the authorities at Rome: "The disciples of Jesus be-
The Father-
hood of God   lieve him the Son of God." Those instructed
15 in Christian Science have reached the glori-
ous perception that God is the only author of man.
The Virgin-mother conceived this idea of God, and
18 gave to her ideal the name of Jesus — that is, Joshua,
or Saviour.

The illumination of Mary's spiritual sense put to
21 silence material law and its order of generation, and
Spiritual
conception   brought forth her child by the revelation of
Truth, demonstrating God as the Father of
24 men. The Holy Ghost, or divine Spirit, overshadowed
the pure sense of the Virgin-mother with the full recognition that being is Spirit. The Christ dwelt forever
27 an idea in the bosom of God, the divine Principle of the
man Jesus, and woman perceived this spiritual idea,
though at first faintly developed.

30 Man as the offspring of God, as the idea of Spirit,
is the immortal evidence that Spirit is harmonious and
man eternal. Jesus was the offspring of Mary's self-

ciente valor moral. Los cristianos tienen que tomar las 1
armas contra el error en casa y fuera de ella. Tienen
que combatir el pecado en sí mismos y en   Lucha 3
los demás, y continuar esta milicia hasta que   cristiana
hayan acabado su carrera. Si guardan la fe, tendrán la
corona de regocijo.   6

La experiencia cristiana enseña a tener fe en lo justo y a
no creer en lo injusto. Nos ordena trabajar con mayor celo
en tiempos de persecución, porque entonces nuestra labor 9
es más necesaria. Grande es la recompensa del sacrificio
propio, aunque nunca se reciba en este mundo.

Hay una tradición que dice que Publio Léntulo escribió 12
a las autoridades en Roma: "Los discípulos de Jesús creen
que es el Hijo de Dios". Quienes están instrui-   La Paterni-
dos en la Ciencia Cristiana han alcanzado la   dad de Dios 15
gloriosa percepción de que Dios es el único autor del
hombre. La Virgen-madre concibió esa idea de Dios y
le dio a su ideal el nombre de Jesús —es decir, Josué, o 18
Salvador.

La iluminación del sentido espiritual de María silenció
la ley material y su sistema de generación, y dio a luz a su 21
hijo por la revelación de la Verdad, demos-   Concepción
trando que Dios es el Padre de los hombres. El   espiritual
Espíritu Santo, o Espíritu divino, cubrió con su sombra el 24
sentido puro de la Virgen-madre, dándole el pleno reconocimiento de que el ser es Espíritu. El Cristo siempre moró
como una idea en el seno de Dios, el Principio divino del 27
hombre Jesús, y la mujer percibió esta idea espiritual, aunque al principio tenuemente desarrollada.

El hombre como linaje de Dios, como idea del Espíritu, 30
es la evidencia inmortal de que el Espíritu es armonioso y
el hombre es eterno. Jesús procedió de la autoconsciente

30   Atonement and Eucharist

1 conscious communion with God. Hence he could give
a more spiritual idea of life than other men, and could
3 demonstrate the Science of Love — his Father or divine
Principle.

Born of a woman, Jesus' advent in the flesh partook
6 partly of Mary's earthly condition, although he was en-
Jesus the   dowed with the Christ, the divine Spirit, with-
way-shower   out measure. This accounts for his struggles
9 in Gethsemane and on Calvary, and this enabled him to
be the mediator, or *way-shower,* between God and men.
Had his origin and birth been wholly apart from mortal
12 usage, Jesus would not have been appreciable to mortal
mind as "the way."

Rabbi and priest taught the Mosaic law, which said:
15 "An eye for an eye," and "Whoso sheddeth man's blood,
by man shall his blood be shed." Not so did Jesus, the
new executor for God, present the divine law of Love,
18 which blesses even those that curse it.

As the individual ideal of Truth, Christ Jesus came to
rebuke rabbinical error and all sin, sickness, and death, —
21 Rebukes   to point out the way of Truth and Life. This
helpful   ideal was demonstrated throughout the whole
earthly career of Jesus, showing the difference between
24 the offspring of Soul and of material sense, of Truth and
of error.

If we have triumphed sufficiently over the errors of
27 material sense to allow Soul to hold the control, we
shall loathe sin and rebuke it under every mask. Only
in this way can we bless our enemies, though they
30 may not so construe our words. We cannot choose for
ourselves, but must work out our salvation in the way
Jesus taught. In meekness and might, he was found

comunión de María con Dios. De ahí que él pudo dar una   1
idea más espiritual de la vida que otros hombres y demostrar la Ciencia del Amor —su Padre o Principio divino.   3

Habiendo nacido Jesús de una mujer, su advenimiento
en la carne participó, en cierto grado, de las condiciones
terrenales de María, aunque estaba dotado del   Jesús el   6
Cristo, el Espíritu divino, sin medida. Eso ex-   mostrador
plica sus luchas en Getsemaní y en el Calvario,   del camino
y eso le habilitó para ser el mediador, o *mostrador del ca-*   9
mino, entre Dios y los hombres. Si su origen y nacimiento
se hubiesen apartado completamente de la costumbre de
los mortales, Jesús no hubiera sido percibido por la mente   12
mortal como "el camino".

Rabino y sacerdote enseñaron la ley mosaica que decía:
"Ojo por ojo", y "El que derramare sangre de hombre, por   15
el hombre su sangre será derramada". No fue así como
Jesús, el nuevo ejecutor de la voluntad de Dios, presentó la
ley divina del Amor, que bendice aun aquellos que la mal-   18
dicen.

Como el ideal individual de la Verdad, Cristo Jesús vino
a reprender el error rabínico y todo pecado, enfermedad y   21
muerte —a señalar el camino de la Verdad y la   Reprensiones
Vida. Este ideal fue demostrado durante toda   provechosas
la carrera terrenal de Jesús, señalando la diferencia entre   24
el linaje del Alma y el del sentido material, entre el linaje
de la Verdad y el del error.

Si hemos triunfado suficientemente sobre los errores del   27
sentido material para permitir que el Alma mantenga el
dominio, aborreceremos el pecado y lo reprobaremos bajo
toda máscara. Sólo de ese modo podemos bendecir a   30
nuestros enemigos, aunque éstos no interpreten así nuestras palabras. No podemos escoger por nosotros mismos,
sino que tenemos que ocuparnos en nuestra salvación de la   33
manera que lo enseñó Jesús. Con mansedumbre y poder,

1 preaching the gospel to the poor. Pride and fear are unfit
to bear the standard of Truth, and God will never place
3 it in such hands.

Jesus acknowledged no ties of the flesh. He said: "Call
no man your father upon the earth: for one is your Father,
6 Fleshly ties   which is in heaven." Again he asked: "Who
temporal   is my mother, and who are my brethren," implying that it is they who do the will of his Father. We
9 have no record of his calling any man by the name of
father. He recognized Spirit, God, as the only creator, and
therefore as the Father of all.

12   First in the list of Christian duties, he taught his followers the healing power of Truth and Love. He attached
Healing   no importance to dead ceremonies. It is the
15 primary   living Christ, the practical Truth, which makes
Jesus "the resurrection and the life" to all who follow him
in deed. Obeying his precious precepts, — following his
18 demonstration so far as we apprehend it, — we drink of
his cup, partake of his bread, are baptized with his purity; and at last we shall rest, sit down with him, in a full
21 understanding of the divine Principle which triumphs
over death. For what says Paul? "As often as ye eat
this bread, and drink this cup, ye do show the Lord's
24 death till he come."

Referring to the materiality of the age, Jesus said:
"The hour cometh, and now is, when the true wor-
27 Painful   shippers shall worship the Father in spirit
prospect   and in truth." Again, foreseeing the persecution which would attend the Science of Spirit, Jesus
30 said: "They shall put you out of the synagogues; yea,
the time cometh, that whosoever killeth you will think
that he doeth God service; and these things will they

anunciaba el evangelio a los pobres. El orgullo y el temor   1
son inadecuados para llevar el estandarte de la Verdad, y
Dios jamás lo pondrá en tales manos.   3

Jesús no reconocía parentescos carnales. Dijo: "No
llaméis padre vuestro a nadie en la tierra; porque uno es
vuestro Padre, el que está en los cielos". Otra   Los   6
vez preguntó: "¿Quién es mi madre, y quiénes parentescos
carnales son
son mis hermanos?" significando así que lo son temporales
quienes hacen la voluntad de su Padre. No hay constancia   9
de que llamara a hombre alguno por el nombre de *padre*.
Reconocía que el Espíritu, Dios, era el único creador, y
por tanto el Padre de todos.   12

Jesús enseñó a sus discípulos que el primer deber en la
lista de los deberes cristianos es el de aplicar el poder curativo de la Verdad y el Amor. No atribuía nin-   El sanar es 15
guna importancia a las ceremonias muertas. Es primordial
el Cristo viviente, la Verdad práctica, lo que hace que
Jesús sea "la resurrección y la vida" para todos los que le   18
siguen con sus propias obras. Obedeciendo sus preciosos
preceptos —siguiéndole en su demostración en la medida
que la comprendamos— bebemos de su copa, participa-   21
mos de su pan, somos bautizados con su pureza; y finalmente descansaremos, nos sentaremos con él, en plena
comprensión del Principio divino que triunfa sobre la   24
muerte. Pues ¿qué dice Pablo? "Todas las veces que co-
miereis este pan, y bebiereis esta copa, la muerte del Señor
anunciáis hasta que él venga".   27

Refiriéndose al materialismo de la época, Jesús dijo:
"La hora viene, y ahora es, cuando los verdaderos adoradores adorarán al Padre en espíritu y en ver-   Perspectiva 30
dad". Otra vez, previendo la persecución que   dolorosa
se había de levantar contra la Ciencia del Espíritu, Jesús
dijo: "Os expulsarán de las sinagogas; y aun viene la hora 33

1 do unto you, because they have not known the Father
nor me."

3   In ancient Rome a soldier was required to swear
allegiance to his general. The Latin word for this oath
Sacred   was *sacramentum,* and our English word
6 sacrament   *sacrament* is derived from it. Among the
Jews it was an ancient custom for the master of a
feast to pass each guest a cup of wine. But the
9 Eucharist does not commemorate a Roman soldier's
oath, nor was the wine, used on convivial occasions and
in Jewish rites, the cup of our Lord. The cup shows
12 forth his bitter experience, — the cup which he prayed
might pass from him, though he bowed in holy submission to the divine decree.

15   "As they were eating, Jesus took bread, and blessed
it and brake it, and gave it to the disciples, and said,
Take, eat; this is my body. And he took the cup, and
18 gave thanks, and gave it to them saying, Drink ye all
of it."

The true sense is spiritually lost, if the sacrament is
21 confined to the use of bread and wine. The disciples
Spiritual   had eaten, yet Jesus prayed and gave them
refreshment   bread. This would have been foolish in a
24 literal sense; but in its spiritual signification, it was natural and beautiful. Jesus prayed; he withdrew from the
material senses to refresh his heart with brighter, with
27 spiritual views.

The Passover, which Jesus ate with his disciples in
the month Nisan on the night before his crucifixion,
30 Jesus' sad   was a mournful occasion, a sad supper taken
repast   at the close of day, in the twilight of a
glorious career with shadows fast falling around; and

cuando cualquiera que os mate, pensará que rinde servicio   1
a Dios. Y harán esto porque no conocen al Padre ni a mí".

En la Roma antigua se exigía que el soldado declarara   3
bajo juramento lealtad a su general. La palabra latina
para este juramento era *sacramentum,* y nuestra   Sacramento
palabra *sacramento* deriva de ella. Entre los   sagrado   6
judíos era una antigua costumbre que en una fiesta, el
maestro de ceremonias pasara a cada convidado una copa
de vino. Pero la eucaristía no conmemora el juramento del   9
soldado romano, ni era el vino, servido en convites y usado
en ritos judaicos, la copa de nuestro Señor. La copa representa su amarga experiencia —la copa que suplicó pa-   12
sase de él, aunque se inclinó en santa sumisión al decreto
divino.

"Mientras comían, tomó Jesús el pan, y bendijo, y lo   15
partió, y dio a sus discípulos, y dijo: Tomad, comed; esto es
mi cuerpo. Y tomando la copa, y habiendo dado gracias,
les dio, diciendo: Bebed de ella todos".   18

El verdadero significado espiritual del sacramento se
pierde si éste se limita al uso de pan y de vino. Los discípulos habían comido; sin embargo, Jesús oró y   Refrigerio   21
les dio pan. Eso hubiera sido absurdo en un   espiritual
sentido literal; pero en su significado espiritual era natural
y bello. Jesús oró; se retiró de los sentidos materiales para   24
refrescar su corazón con vistas más luminosas, con vistas
espirituales.

La Pascua, que Jesús celebró con sus discípulos en el   27
mes de Nisán, en la víspera de su crucifixión, fue un acontecimiento pesaroso, una cena triste, tomada   La triste cena
al declinar el día, en el crepúsculo de una glo-   de Jesús   30
riosa carrera mientras las tinieblas descendían rápida-

33   Atonement and Eucharist

1 this supper closed forever Jesus' ritualism or concessions
to matter.

3   His followers, sorrowful and silent, anticipating the hour
of their Master's betrayal, partook of the heavenly manna,

Heavenly   which of old had fed in the wilderness the
6 supplies   persecuted followers of Truth. Their bread
indeed came down from heaven. It was the great truth
of spiritual being, healing the sick and casting out error.

9 Their Master had explained it all before, and now this
bread was feeding and sustaining them. They had borne
this bread from house to house, *breaking* (explaining) it to
12 others, and now it comforted themselves.

For this truth of spiritual being, their Master was about
to suffer violence and drain to the dregs his cup of sorrow.
15 He must leave them. With the great glory of an everlasting victory overshadowing him, he gave thanks and said,
"Drink ye all of it."

18   When the human element in him struggled with the
divine, our great Teacher said: "Not my will, but

The holy   Thine, be done!" — that is, Let not the flesh,
21 struggle   but the Spirit, be represented in me. This
is the new understanding of spiritual Love. It gives all
for Christ, or Truth. It blesses its enemies, heals the
24 sick, casts out error, raises the dead from trespasses
and sins, and preaches the gospel to the poor, the meek
in heart.

27   Christians, are you drinking his cup? Have you
shared the blood of the New Covenant, the persecutions

Incisive   which attend a new and higher understand-
30 questions   ing of God? If not, can you then say that
you have commemorated Jesus in his cup? Are all
who eat bread and drink wine in memory of Jesus willing

mente en derredor; y esa cena puso fin para siempre al ritualismo de Jesús, o sus concesiones a la materia. 1

Sus seguidores, tristes y silenciosos, presintiendo la hora 3 en que se le haría traición a su Maestro, participaron del maná celestial que antaño había alimentado en Provisión el desierto a los perseguidos partidarios de la celestial 6 Verdad. Su pan realmente descendió del cielo. Era la gran verdad del ser espiritual, que sanaba a los enfermos y echaba fuera al error. Su Maestro la había explicado 9 toda antes, y ahora ese pan los alimentaba y sostenía. Habían llevado ese pan de casa en casa, *partiéndolo* (explicándolo) a los demás, y ahora los confortaba a ellos 12 mismos.

Por esta verdad del ser espiritual su Maestro estaba a punto de sufrir violencia y apurar hasta el fondo su copa 15 de dolor. Tenía que dejarles. Anticipando la gran gloria de una victoria eterna, dio gracias y dijo: "Bebed de ella todos". 18

Cuando el elemento humano en él luchaba con el divino, nuestro gran Maestro dijo: "¡No se haga mi voluntad, sino la Tuya!" —a saber: No sea la carne, sino 21 el Espíritu, lo que esté representado en mí. Lucha santa Eso es la nueva comprensión del Amor espiritual. Da todo por Cristo, o la Verdad. Bendice a sus enemigos, 24 sana a los enfermos, echa fuera el error, resucita a los muertos en delitos y pecados y anuncia el evangelio a los pobres, a los mansos de corazón. 27

Cristianos, ¿estáis bebiendo su copa? ¿Habéis participado de la sangre del Nuevo Pacto, de las persecuciones que acompañan una comprensión nueva y más Preguntas elevada de Dios? Si no, ¿podéis decir que ha- incisivas 30 béis conmemorado a Jesús en su copa? ¿Están todos los que comen pan y beben vino en memoria de Jesús dispuestos a 33

34   Atonement and Eucharist

truly to drink his cup, take his cross, and leave all for the Christ-principle? Then why ascribe this inspiration to a dead rite, instead of showing, by casting out error and making the body "holy, acceptable unto God," that Truth has come to the understanding? If Christ, Truth, has come to us in demonstration, no other commemoration is requisite, for demonstration is Immanuel, or *God with us;* and if a friend be with us, why need we memorials of that friend?

If all who ever partook of the sacrament had really commemorated the sufferings of Jesus and drunk of his cup, they would have revolutionized the world. If all who seek his commemoration through material symbols will take up the cross, heal the sick, cast out evils, and preach Christ, or Truth, to the poor, — the receptive thought, — they will bring in the millennium.

Millennial glory

Through all the disciples experienced, they became more spiritual and understood better what the Master had taught. His resurrection was also their resurrection. It helped them to raise themselves and others from spiritual dulness and blind belief in God into the perception of infinite possibilities. They needed this quickening, for soon their dear Master would rise again in the spiritual realm of reality, and ascend far above their apprehension. As the reward for his faithfulness, he would disappear to material sense in that change which has since been called the ascension.

Fellowship with Christ

What a contrast between our Lord's last supper and his last spiritual breakfast with his disciples in the bright morning hours at the joyful meeting on the shore of the Galilean Sea! His gloom

The last breakfast

realmente beber su copa, tomar su cruz y dejarlo todo por 1
el Principio del Cristo? ¿Por qué entonces atribuir esa
inspiración a un rito muerto, en vez de demostrar, expul- 3
sando el error y haciendo al cuerpo "santo, agradable a
Dios", que la Verdad ha venido al entendimiento? Si
Cristo, la Verdad, ha venido a nosotros en la demostra- 6
ción, no se necesita otra conmemoración, pues la demostración es Emanuel, o *Dios con nosotros;* y, si un amigo
está con nosotros, ¿por qué necesitamos conmemorativos 9
de ese amigo?

Si todos los que alguna vez participaron del sacramento
hubieran realmente conmemorado los sufrimientos de 12
Jesús y bebido de su copa, habrían revolucio-   La gloria
nado al mundo. Si todos los que procuran con-   del milenio
memorarlo por medio de símbolos materiales tomaran la 15
cruz, sanaran enfermos, echaran fuera males y anunciaran
el Cristo, o la Verdad, a los pobres —los de pensamiento
receptivo— traerían el milenio. 18

Por todo lo que experimentaron los discípulos se espiri-
tualizaron más y comprendieron mejor lo que el Maestro
había enseñado. Su resurrección fue también   Comunión 21
la resurrección de ellos. Les ayudó a elevarse a   con el Cristo
sí mismos y a elevar a otros del embotamiento espiritual y
de la fe ciega en Dios a la percepción de posibilidades infi- 24
nitas. Necesitaban esa vivificación, pues pronto su querido Maestro iba a elevarse de nuevo en el reino espiritual
de la realidad y ascender mucho más alto que la percep- 27
ción de ellos. Como recompensa a su fidelidad, él iba a
desaparecer para los sentidos materiales, en aquel cambio
que desde entonces se ha llamado la ascensión. 30

¡Qué contraste entre la última cena de nuestro Señor y
su último desayuno espiritual con sus discípu-   El último
los en las radiantes horas matutinas, en aquella   desayuno 33.
gozosa reunión sobre la playa del mar de Galilea! Su tris-

35   Atonement and Eucharist

1 had passed into glory, and his disciples' grief into repentance, — hearts chastened and pride rebuked. Convinced
3 of the fruitlessness of their toil in the dark and wakened
by their Master's voice, they changed their methods, turned
away from material things, and cast their net on the right
6 side. Discerning Christ, Truth, anew on the shore of
time, they were enabled to rise somewhat from mortal
sensuousness, or the burial of mind in matter, into new-
9 ness of life as Spirit.

This spiritual meeting with our Lord in the dawn of a
new light is the morning meal which Christian Scientists
12 commemorate. They bow before Christ, Truth, to receive more of his reappearing and silently to commune
with the divine Principle, Love. They celebrate their
15 Lord's victory over death, his probation in the flesh
after death, its exemplification of human probation, and
his spiritual and final ascension above matter, or the flesh,
18 when he rose out of material sight.

Our baptism is a purification from all error. Our
church is built on the divine Principle, Love. We can
21 Spiritual   unite with this church only as we are new-
Eucharist   born of Spirit, as we reach the Life which
is Truth and the Truth which is Life by bringing forth
24 the fruits of Love, — casting out error and healing the
sick. Our Eucharist is spiritual communion with the one
God. Our bread, "which cometh down from heaven,"
27 is Truth. Our cup is the cross. Our wine the inspiration of Love, the draught our Master drank and com-
mended to his followers.

30   The design of Love is to reform the sinner. If the
sinner's punishment here has been insufficient to reform him, the good man's heaven would be a hell to

teza se había convertido en gloria, y la aflicción de sus 1
discípulos en arrepentimiento —sus corazones habían sido
depurados y reprendido su orgullo. Convencidos de la in- 3
fructuosidad de su labor en las tinieblas y despertados por
la voz del Maestro, cambiaron sus métodos, se apartaron
de las cosas materiales y echaron la red a la derecha. Per- 6
cibiendo de nuevo a Cristo, la Verdad, en la playa del
tiempo, pudieron elevarse un tanto sobre la sensibilidad
mortal, o el entierro de la mente en la materia, a vida 9
nueva como Espíritu.

Esa reunión espiritual con nuestro Señor, en el amanecer de una nueva luz, es el alimento matutino que los 12
Científicos Cristianos conmemoran. Se inclinan ante
Cristo, la Verdad, para recibir más de su reaparición y co-
mulgar en silencio con el Principio divino, el Amor. Cele- 15
bran la victoria de su Señor sobre la muerte, su probación
en la carne después de la muerte, su ejemplificación de la
probación humana, y su ascensión espiritual y final sobre 18
la materia, o la carne, cuando se elevó fuera del alcance de
la vista material.

Nuestro bautismo es una purificación de todo error. 21
Nuestra iglesia está edificada sobre el Principio divino, el
Amor. Podemos unirnos a esta iglesia sólo a   Eucaristía
medida que nazcamos de nuevo en el Espíritu,   espiritual 24
que alcancemos la Vida que es Verdad y la Verdad que es
Vida, produciendo los frutos del Amor —echando fuera el
error y sanando a los enfermos. Nuestra eucaristía es la 27
comunión espiritual con el único Dios. Nuestro pan, "que
desciende del cielo", es la Verdad. Nuestra copa es la
cruz. Nuestro vino, la inspiración del Amor, que nuestro 30
Maestro bebió y encomendó a sus seguidores.

El designio del Amor es reformar al pecador. Si el castigo del pecador aquí en la tierra no ha sido suficiente para 33
reformarle, el cielo del hombre bueno sería un infierno

1 the sinner. They, who know not purity and affection by
experience, can never find bliss in the blessed company of
3 Final   Truth and Love simply through translation
purpose   into another sphere. Divine Science reveals
the necessity of sufficient suffering, either before or after
6 death, to quench the love of sin. To remit the penalty
due for sin, would be for Truth to pardon error. Escape
from punishment is not in accordance with God's govern-
9 ment, since justice is the handmaid of mercy.

Jesus endured the shame, that he might pour his
dear-bought bounty into barren lives. What was his
12 earthly reward? He was forsaken by all save John,
the beloved disciple, and a few women who bowed in
silent woe beneath the shadow of his cross. The earthly
15 price of spirituality in a material age and the great moral
distance between Christianity and sensualism preclude
Christian Science from finding favor with the worldly-
18 minded.

A selfish and limited mind may be unjust, but the unlimited and divine Mind is the immortal law of justice as
21 Righteous   well as of mercy. It is quite as impossible for
retribution   sinners to receive their full punishment this
side of the grave as for this world to bestow on the right-
24 eous their full reward. It is useless to suppose that the
wicked can gloat over their offences to the last moment
and then be suddenly pardoned and pushed into heaven,
27 or that the hand of Love is satisfied with giving us only
toil, sacrifice, cross-bearing, multiplied trials, and mockery of our motives in return for our efforts at well doing.
30 Vicarious   Religious history repeats itself in the suf-
suffering   fering of the just for the unjust. Can God
therefore overlook the law of righteousness which de-

para el pecador. Quienes no conocen por experiencia la 1
pureza y el afecto, nunca podrán hallar felicidad en la bendita compañía de la Verdad y el Amor simple- Propósito 3
mente por la traslación a otra esfera. La Cien- final
cia divina revela la necesidad de sufrimiento suficiente, ya
sea antes o después de la muerte, para extinguir el amor al 6
pecado. Condonar la pena correspondiente al pecado, es
como si la Verdad estuviera perdonando al error. Escapar
del castigo no está de acuerdo con el gobierno de Dios, 9
puesto que la justicia es la sierva de la misericordia.

Jesús soportó la afrenta a fin de poder derramar sobre
vidas estériles sus tesoros caramente adquiridos. ¿Cuál fue 12
su recompensa terrenal? Todos le abandonaron excepto
Juan, el discípulo amado, y algunas mujeres que se incli-
naron en silenciosa angustia a la sombra de su cruz. El 15
precio terrenal de la espiritualidad en una época material y
la gran distancia moral entre el cristianismo y el sensualismo impiden que la Ciencia Cristiana sea aceptada por 18
los de ánimo mundano.

Una mente egoísta y limitada puede ser injusta, pero la
Mente ilimitada y divina es la ley inmortal de la justicia 21
así como de la misericordia. Tan imposible es Justa
que los pecadores reciban su pleno castigo de retribución
este lado de la tumba, como que el mundo dé a los justos 24
su plena recompensa. Es inútil suponer que los malvados
pueden deleitarse en sus delitos hasta el último momento y
luego ser perdonados de repente y empujados al cielo, o 27
que la mano del Amor se satisface en recompensar nuestros esfuerzos por obrar bien, sólo con fatigas, sacrificios,
cruces que llevar, múltiples pruebas y mofa de nuestros 30
móviles.

La historia de la religión se repite en el sufri- Sufrimiento
miento de los justos por los injustos. ¿Puede por culpa 33
Dios, por lo tanto, pasar por alto la ley de la ajena

1 stroys the belief called sin? Does not Science show that
sin brings suffering as much to-day as yesterday? They
3 who sin must suffer. "With what measure ye mete, it
shall be measured to you again."

History is full of records of suffering. "The blood of
6 the martyrs is the seed of the Church." Mortals try in

Martyrs
inevitable
vain to slay Truth with the steel or the stake,
but error falls only before the sword of Spirit.

9 Martyrs are the human links which connect one stage with
another in the history of religion. They are earth's lumi-
naries, which serve to cleanse and rarefy the atmosphere of
12 material sense and to permeate humanity with purer ideals.
Consciousness of right-doing brings its own reward; but
not amid the smoke of battle is merit seen and appreciated
15 by lookers-on.

When will Jesus' professed followers learn to emulate
him in *all* his ways and to imitate his mighty works?

18 Complete
emulation
Those who procured the martyrdom of that
righteous man would gladly have turned his
sacred career into a mutilated doctrinal platform. May
21 the Christians of to-day take up the more practical import of that career! It is possible, — yea, it is the duty
and privilege of every child, man, and woman, — to follow
24 in some degree the example of the Master by the demonstration of Truth and Life, of health and holiness. Christians claim to be his followers, but do they follow him in
27 the way that he commanded? Hear these imperative commands: "Be ye therefore perfect, even as your Father
which is in heaven is perfect!" "Go ye into all the world,
30 and preach the gospel to every creature!" *"Heal the
sick!"*

Why has this Christian demand so little inspiration

justicia que destruye la creencia llamada pecado? ¿Acaso 1
no enseña la Ciencia que, tanto hoy como ayer, el pecado
trae sufrimiento? Los que pecan tienen que sufrir. "Con 3
la medida con que medís, os será medido".

La historia está llena de relatos de sufrimiento. "La
sangre de los mártires es la simiente de la Iglesia". Los 6
mortales tratan en vano de matar a la Verdad   Mártires
con la espada o en la hoguera, mas el error cae   inevitables
solamente ante la espada del Espíritu. Los mártires son los 9
eslabones humanos que enlazan una etapa con otra en la
historia de la religión. Son los luminares de la tierra, que
sirven para depurar y enrarecer la atmósfera del sentido 12
material e infundir a la humanidad ideales más puros.
El estar consciente de que se está obrando bien trae su propia recompensa; pero los espectadores no ven ni aprecian 15
el mérito en medio del humo de la batalla.

¿Cuándo aprenderán los que profesan ser seguidores de
Jesús a emularlo en *todo* y a imitar sus poderosas obras? 18
Aquellos que causaron el martirio de aquel   Emulación
hombre justo, gustosamente hubieran conver-   completa
tido su sagrada carrera en una plataforma doctrinaria mu- 21
tilada. ¡Quieran los cristianos de hoy obrar de acuerdo con
el significado más práctico de aquella carrera! Es posible
—sí, es deber y privilegio de todo niño, hombre y mujer— 24
seguir, en cierto grado, el ejemplo del Maestro mediante la
demostración de la Verdad y la Vida, la salud y la santidad. Los cristianos pretenden ser sus seguidores, pero ¿le 27
siguen acaso de la manera que él mandó? Oíd estos impe-
riosos mandatos: "¡Sed, pues, vosotros perfectos, como
vuestro Padre que está en los cielos es perfecto!" "¡Id por 30
todo el mundo y predicad el evangelio a toda criatura!"
"*¡Sanad enfermos!*"

¿Por qué esa exigencia cristiana inspira tan poco a la 33

1 to stir mankind to Christian effort? Because men are
assured that this command was intended only for a par-
3 *Jesus' teach-* ticular period and for a select number of fol-
ing belittled lowers. This teaching is even more pernicious
than the old doctrine of foreordination, — the election of a
6 few to be saved, while the rest are damned; and so it will
be considered, when the lethargy of mortals, produced
by man-made doctrines, is broken by the demands of
9 divine Science.

Jesus said: "These signs shall follow them that believe; . . . they shall lay hands on the sick, and they
12 shall recover." Who believes him? He was addressing
his disciples, yet he did not say, "These signs shall follow
you," but *them* — "them that believe" in all time to come.
15 Here the word *hands* is used metaphorically, as in the text,
"The right hand of the Lord is exalted." It expresses
spiritual power; otherwise the healing could not have
18 been done spiritually. At another time Jesus prayed, not
for the twelve only, but for as many as should believe
"through their word."

21 Jesus experienced few of the pleasures of the physical
senses, but his sufferings were the fruits of other peo-
Material ple's sins, not of his own. The eternal Christ,
24 *pleasures* his spiritual selfhood, never suffered. Jesus
mapped out the path for others. He unveiled the Christ,
the spiritual idea of divine Love. To those buried in the
27 belief of sin and self, living only for pleasure or the grati-
fication of the senses, he said in substance: Having eyes
ye see not, and having ears ye hear not; lest ye should un-
30 derstand and be converted, and I might heal you. He
taught that the material senses shut out Truth and its
healing power.

humanidad a hacer un esfuerzo cristiano? Porque se les 1
asegura a los hombres que ese mandato estaba destinado
sólo a un período determinado y a un número _{Menosprecio} 3
selecto de seguidores. Tal enseñanza es aun _{de las
enseñanzas}
más perniciosa que la antigua doctrina de la _{de Jesús}
predestinación —la elección de unos pocos para ser salva- 6
dos, mientras que los demás son condenados; y así será
considerada, hasta que el letargo de los mortales, producido por doctrinas hechas por los hombres, sea roto por las 9
exigencias de la Ciencia divina.

Jesús dijo: "Estas señales seguirán a los que creen: ...
sobre los enfermos pondrán sus manos, y sanarán". 12
¿Quién le cree? Se dirigía a sus discípulos, empero no dijo:
"Estas señales *os* seguirán", sino *les* seguirán —"a los que
creen" en todo tiempo venidero. Aquí la palabra *manos* se 15
usa metafóricamente, como la palabra *diestra* se emplea en
el texto: "La diestra de Jehová es sublime". Expresa poder
espiritual; de otro modo la curación no habría podido efec- 18
tuarse espiritualmente. En otra ocasión Jesús oró, no sólo
por los doce, sino por todos los que creyeren "por la palabra de ellos". 21

Jesús experimentó pocos de los placeres de los sentidos
corporales, mas sus sufrimientos fueron los frutos de los
pecados de otros, no de los suyos. El Cristo _{Placeres} 24
eterno, su individualidad espiritual, jamás su- _{materiales}
frió. Jesús trazó el camino para los demás. Reveló al
Cristo, la idea espiritual del Amor divino. A los sepulta- 27
dos en la creencia del pecado y el egoísmo, que sólo vivían
para el placer o para la satisfacción de los sentidos, en
esencia les dijo: Teniendo ojos no veis, y teniendo oídos no 30
oís; no sea que entendáis y os convirtáis, y yo os sane. Enseñó que los sentidos materiales impiden entrada a la Verdad y a su poder sanativo. 33

39   Atonement and Eucharist

1   Meekly our Master met the mockery of his unrecog-
nized grandeur. Such indignities as he received, his fol-
3 Mockery   lowers will endure until Christianity's last
of truth   triumph. He won eternal honors. He overcame the world, the flesh, and all error, thus proving
6 their nothingness. He wrought a full salvation from sin,
sickness, and death. We need "Christ, and him crucified." We must have trials and self-denials, as well as
9 joys and victories, until all error is destroyed.

The educated belief that Soul is in the body causes
mortals to regard death as a friend, as a stepping-stone
12 A belief   out of mortality into immortality and bliss.
suicidal   The Bible calls death an enemy, and Jesus
overcame death and the grave instead of yielding to them.
15 He was "the way." To him, therefore, death was not
the threshold over which he must pass into living
glory.

18   "Now," cried the apostle, "is the accepted time; behold, now is the day of salvation," — meaning, not that
Present   now men must prepare for a future-world salva-
21 salvation   tion, or safety, but that now is the time in which
to experience that salvation in spirit and in life. Now is
the time for so-called material pains and material pleas-
24 ures to pass away, for both are unreal, because impossible
in Science. To break this earthly spell, mortals must get
the true idea and divine Principle of all that really exists
27 and governs the universe harmoniously. This thought is
apprehended slowly, and the interval before its attainment is attended with doubts and defeats as well as
30 triumphs.

Who will stop the practice of sin so long as he believes
in the pleasures of sin? When mortals once admit that

Mansamente nuestro Maestro enfrentó el escarnio a su   1
grandeza no reconocida. Afrentas tales como las que recibió, soportarán sus seguidores hasta el triunfo   Mofa a la   3
final del cristianismo. Ganó honores eternos.   verdad
Venció al mundo, a la carne y a todo error, demostrando
así la nulidad de estos. Llevó a cabo una completa salva-   6
ción del pecado, la enfermedad y la muerte. Necesitamos
a "Jesucristo, y a éste crucificado". Necesitamos de pruebas y de abnegaciones, así como de gozos y de victorias,   9
hasta que todo el error sea destruido.

La creencia, inculcada por la enseñanza, de que el Alma
está en el cuerpo, hace que los mortales consideren la   12
muerte como un amigo, como un medio para   Una creencia
pasar de la mortalidad hacia la inmortalidad y   suicida
la felicidad. La Biblia califica a la muerte de enemigo, y   15
Jesús venció a la muerte y a la sepultura en vez de rendirse
a ellas. Él era "el camino". Para él, por lo tanto, la muerte
no era el umbral que tenía que cruzar para entrar a la   18
gloria viviente.

Clamó el apóstol: "He aquí *ahora* el tiempo aceptable;
he aquí *ahora* el día de salvación" —queriendo decir, no   21
que los hombres tengan que prepararse ahora   Salvación
para la salvación o seguridad en un mundo fu-   presente
turo, sino que ahora es el tiempo de experimentar esa sal-   24
vación en espíritu y en vida. Ahora es el tiempo para que
los llamados dolores y placeres materiales desaparezcan,
pues ambos son irreales, por ser imposibles en la Ciencia.   27
Para romper este embeleso terrenal, los mortales tienen
que adquirir la verdadera idea y el Principio divino de
todo lo que realmente existe y gobierna armoniosamente al   30
universo. Este pensamiento se comprende poco a poco, y
el intervalo antes de adquirirlo es acompañado de dudas y
derrotas así como de triunfos.   33

¿Quién cesará de pecar mientras crea en los placeres del
pecado? Una vez que los mortales admiten que el mal no

1 evil confers no pleasure, they turn from it. Remove error
from thought, and it will not appear in effect. The ad-
3 Sin and   vanced thinker and devout Christian, perceiv-
  penalty   ing the scope and tendency of Christian healing
and its Science, will support them. Another will say:
6 "Go thy way for this time; when I have a convenient
season I will call for thee."

Divine Science adjusts the balance as Jesus adjusted
9 it. Science removes the penalty only by first removing
the sin which incurs the penalty. This is my sense of
divine pardon, which I understand to mean God's method
12 of destroying sin. If the saying is true, "While there's
life there's hope," its opposite is also true, While there's
sin there's doom. Another's suffering cannot lessen our
15 own liability. Did the martyrdom of Savonarola make
the crimes of his implacable enemies less criminal?

Was it just for Jesus to suffer? No; but it was
18 inevitable, for not otherwise could he show us the way
  Suffering   and the power of Truth. If a career so great
  inevitable   and good as that of Jesus could not avert a
21 felon's fate, lesser apostles of Truth may endure human
brutality without murmuring, rejoicing to enter into
fellowship with him through the triumphal arch of
24 Truth and Love.

Our heavenly Father, divine Love, demands that all
men should follow the example of our Master and his
27 Service and   apostles and not merely worship his personal-
  worship   ity. It is sad that the phrase *divine service*
has come so generally to mean public worship instead of
30 daily deeds.

The nature of Christianity is peaceful and blessed,
but in order to enter into the kingdom, the anchor of

confiere placer, se apartan de él. Expulsad el error del 1
pensamiento, y su efecto no aparecerá. El pensador avanzado y cristiano devoto, percibiendo la exten- *Pecado* 3
sión y la tendencia de la curación cristiana y su *y pena*
Ciencia, las apoyará. Otro dirá: "Ahora vete; pero cuando
tenga oportunidad te llamaré". 6
La Ciencia divina ajusta la balanza como la ajustó
Jesús. La Ciencia quita la pena sólo quitando primero el
pecado que merece la pena. Ese es mi concepto del 9
perdón divino, el cual comprendo que es el método de
Dios para destruir el pecado. Si es cierto el dicho: "Mientras hay vida, hay esperanza", lo contrario también es 12
cierto: Mientras hay pecado, hay perdición. El sufrimiento
de otro no puede reducir nuestra propia responsabilidad.
¿Acaso el martirio de Savonarola hizo menos criminales 15
los crímenes de sus implacables enemigos?

¿Fue justo que Jesús sufriera? No; pero era inevitable,
porque no de otro modo podía enseñarnos el camino y el 18
poder de la Verdad. Si una carrera tan grande *Sufrimiento*
y tan buena como la de Jesús no pudo evitar la *inevitable*
suerte que le corresponde a un criminal, apóstoles menores 21
de la Verdad bien pueden soportar la brutalidad humana
sin murmurar, regocijándose de entrar en comunión con él
por el arco triunfal de la Verdad y el Amor. 24

Nuestro Padre celestial, el Amor divino, exige que todos
sigan el ejemplo de nuestro Maestro y sus apóstoles y no
meramente que adoren su personalidad. Triste *Servicio* 27
es que la frase *servicio divino* haya llegado tan *y culto*
generalmente a significar culto público en vez de obras
diarias. 30

La naturaleza del cristianismo es apacible y bendita,
pero para entrar en el reino, hay que echar el ancla de la

41   Atonement and Eucharist

1 hope must be cast beyond the veil of matter into the
Shekinah into which Jesus has passed before us; and
3 Within   this advance beyond matter must come
the veil   through the joys and triumphs of the righteous as well as through their sorrows and afflictions.
6 Like our Master, we must depart from material sense
into the spiritual sense of being.

The God-inspired walk calmly on though it be with
9 bleeding footprints, and in the hereafter they will reap
The thorns   what they now sow. The pampered hypo-
and flowers   crite may have a flowery pathway here, but
12 he cannot forever break the Golden Rule and escape the
penalty due.

The proofs of Truth, Life, and Love, which Jesus gave
15 by casting out error and healing the sick, completed his
Healing   earthly mission; but in the Christian Church
early lost   this demonstration of healing was early lost,
18 about three centuries after the crucifixion. No ancient
school of philosophy, *materia medica,* or scholastic theology ever taught or demonstrated the divine healing of
21 absolute Science.

Jesus foresaw the reception Christian Science would have
before it was understood, but this foreknowledge hindered
24 Immortal   him not. He fulfilled his God-mission, and
achieval   then sat down at the right hand of the Father.
Persecuted from city to city, his apostles still went about
27 doing good deeds, for which they were maligned and
stoned. The truth taught by Jesus, the elders scoffed at.
Why? Because it demanded more than they were willing
30 to practise. It was enough for them to believe in a national
Deity; but that belief, from their time to ours, has never
made a disciple who could cast out evils and heal the sick.

esperanza más allá del velo de la materia en el Lugar   1
Santísimo, en el que Jesús ha entrado antes que nosotros; y
ese adelanto más allá de la materia ha de venir   3
por las alegrías y los triunfos de los justos así   Tras el velo
como por sus pesares y aflicciones. Como nuestro Maestro, tenemos que alejarnos del sentido material para entrar   6
en el sentido espiritual del ser.

Los inspirados por Dios avanzan serenos, aunque vayan
dejando huellas sangrientas, y en el más allá segarán lo   9
que ahora siembran. El hipócrita mimado es   Las espinas
posible que tenga aquí una senda florida, pero   y las flores
no podrá violar por siempre la Regla de Oro y escapar del   12
castigo merecido.

Las pruebas de la Verdad, la Vida y el Amor que dio
Jesús, echando fuera el error y sanando a los enfermos,   15
completaron su misión terrenal; pero en la Iglesia Cristiana esa demostración de curación   La curación
pronto se perdió, más o menos tres siglos des-   pronto se
pués de la crucifixión. Ninguna escuela antigua de filo-   perdió   18
sofía, materia médica o teología escolástica enseñó o demostró jamás la curación divina de la Ciencia absoluta.   21

Jesús previó cómo sería recibida la Ciencia Cristiana
antes de ser comprendida, pero esta presciencia no le de-
tuvo. Cumplió su misión divina y luego se   Hazaña   24
sentó a la diestra del Padre. Perseguidos de   inmortal
ciudad en ciudad, sus apóstoles aún seguían haciendo
buenas obras, por las cuales fueron calumniados y ape-   27
dreados. Los ancianos escarnecieron la verdad enseñada
por Jesús. ¿Por qué? Porque exigía más de lo que estaban
dispuestos a poner en práctica. Les bastaba creer en una   30
Deidad nacional; pero tal creencia, desde sus tiempos
hasta los nuestros, jamás ha producido un discípulo que
pudiera echar fuera males y sanar a enfermos.   33

42   Atonement and Eucharist

1   Jesus' life proved, divinely and scientifically, that God
is Love, whereas priest and rabbi affirmed God to be a
3 mighty potentate, who loves and hates. The Jewish theology gave no hint of the unchanging love of God.

The universal belief in death is of no advantage. It
6 A belief   cannot make Life or Truth apparent. Death
in death   will be found at length to be a mortal dream,
which comes in darkness and disappears with the light.

9   The "man of sorrows" was in no peril from salary or
popularity. Though entitled to the homage of the world
Cruel   and endorsed pre-eminently by the approval
12 desertion   of God, his brief triumphal entry into Jerusalem was followed by the desertion of all save a few friends,
who sadly followed him to the foot of the cross.

15   The resurrection of the great demonstrator of God's
power was the proof of his final triumph over body
Death   and matter, and gave full evidence of divine
18 outdone   Science, — evidence so important to mortals.
The belief that man has existence or mind separate from
God is a dying error. This error Jesus met with divine
21 Science and proved its nothingness. Because of the won-
drous glory which God bestowed on His anointed, temptation, sin, sickness, and death had no terror for Jesus.
24 Let men think they had killed the body! Afterwards he
would show it to them unchanged. This demonstrates
that in Christian Science the true man is governed by
27 God — by good, not evil — and is therefore not a mortal
but an immortal. Jesus had taught his disciples the
Science of this proof. He was here to enable them to
30 test his still uncomprehended saying, "He that believeth on me, the works that I do shall he do also." They
must understand more fully his Life-principle by casting

La vida de Jesús probó de una manera divina y cientí- 1
fica que Dios es Amor, mientras que sacerdote y rabino
afirmaron que Dios es un gran potentado, que ama y odia. 3
La teología judaica no dio ninguna indicación del amor invariable de Dios.

La creencia universal en la muerte no trae ningún bene- 6
ficio. No puede revelar la Vida o la Verdad. Creencia en
Al fin se encontrará que la muerte es un sueño   la muerte
mortal, que viene en las tinieblas y desaparece con la luz. 9

Para "el varón de dolores" los honorarios o la popularidad no constituían peligro. Aunque tenía derecho al homenaje del mundo y estaba acreditado por la   Deserción 12
aprobación suprema de Dios, su breve entrada   cruel
triunfal en Jerusalén fue seguida por la deserción de todos,
salvo unos pocos amigos que con tristeza le siguieron hasta 15
el pie de la cruz.

La resurrección del gran demostrador del poder de Dios
fue la prueba de su triunfo final sobre el cuerpo y la ma- 18
teria y dio prueba cabal de la Ciencia divina,   Superación
prueba tan importante para los mortales. La   de la muerte
creencia de que el hombre tiene existencia o mente separa- 21
das de Dios es un error que va desapareciendo. Con la
Ciencia divina Jesús enfrentó ese error y demostró su
nada. Gracias a la gloria maravillosa que Dios le había 24
conferido a Su ungido, la tentación, el pecado, la enfermedad y la muerte no aterraban a Jesús. ¡Le era igual que los
hombres pensasen que habían matado el cuerpo! Pues 27
más tarde se los mostraría inalterado. Eso demuestra que
en la Ciencia Cristiana el hombre verdadero está gobernado por Dios —por el bien, no por el mal— y que, por lo 30
tanto, no es un mortal sino un inmortal. Jesús les había
enseñado a sus discípulos la Ciencia de esa demostración.
Estaba aquí para capacitarlos a poner a prueba su dicho 33
aún no comprendido: "El que en mí cree, las obras que yo
hago, él las hará también". Ellos tenían que comprender
más cabalmente el Principio que era su Vida, echando 36

1 out error, healing the sick, and raising the dead, even as
they did understand it after his bodily departure.

3   The magnitude of Jesus' work, his material disappearance before their eyes and his reappearance, all enabled
Pentecost
repeated the disciples to understand what Jesus had
6 said. Heretofore they had only believed;
now they understood. The advent of this understanding
is what is meant by the descent of the Holy Ghost, — that
9 influx of divine Science which so illuminated the Pentecos-
tal Day and is now repeating its ancient history.

Jesus' last proof was the highest, the most convincing,
12 the most profitable to his students. The malignity of
Convincing
evidence brutal persecutors, the treason and suicide of
his betrayer, were overruled by divine Love to
15 the glorification of the man and of the true idea of God,
which Jesus' persecutors had mocked and tried to slay.
The final demonstration of the truth which Jesus taught,
18 and for which he was crucified, opened a new era for the
world. Those who slew him to stay his influence perpetuated and extended it.

21   Jesus rose higher in demonstration because of the cup
of bitterness he drank. Human law had condemned
Divine
victory him, but he was demonstrating divine Science.
24 Out of reach of the barbarity of his enemies,
he was acting under spiritual law in defiance of matter and mortality, and that spiritual law sustained him.
27 The divine must overcome the human at every point.
The Science Jesus taught and lived must triumph over
all material beliefs about life, substance, and intelli-
30 gence, and the multitudinous errors growing from such
beliefs.

Love must triumph over hate. Truth and Life must

fuera el error, sanando a los enfermos y resucitando a los 1
muertos, tal como en efecto lo comprendieron después de
su partida corporal. 3

La magnitud de la obra de Jesús, su desaparición material ante los ojos de los discípulos y su reaparición,
todo esto los capacitó para comprender lo que 6
Jesús había dicho. Hasta entonces sólo habían   Repetición
                                                     del
creído; ahora comprendían. El advenimiento   Pentecostés
de esa comprensión es lo que significa el descenso del 9
Espíritu Santo, aquel influjo de la Ciencia divina que iluminó el Día de Pentecostés con tanto resplandor y cuya
antigua historia se repite ahora. 12

La última demostración de Jesús fue la más elevada, la
más convincente, la más provechosa para sus discípulos.
La malignidad de sus brutales perseguidores, la   Evidencia 15
traición y el suicidio del traidor, fueron anula- convincente
dos por el Amor divino para la glorificación del hombre y
de la verdadera idea de Dios, que los perseguidores de 18
Jesús habían escarnecido y tratado de matar. La demostración final de la verdad que Jesús enseñó, y por la cual
fue crucificado, abrió una nueva era para el mundo. 21
Aquellos que le mataron para detener su influencia, la per-
petuaron y extendieron.

Jesús se elevó más en su demostración a causa de la 24
copa de amargura que bebió. La ley humana le había condenado, pero él estaba demostrando la Ciencia   Victoria
divina. Fuera del alcance de la barbarie de sus   divina 27
enemigos, actuaba bajo la ley espiritual en desafío a la materia y a la mortalidad, y esa ley espiritual lo sostenía. Lo
divino tiene que vencer lo humano en todo punto. La 30
Ciencia que Jesús enseñó y vivió tiene que triunfar sobre
todas las creencias materiales acerca de la vida, la sustancia y la inteligencia, y sobre la multitud de errores que re- 33
sultan de tales creencias.

El Amor tiene que triunfar sobre el odio. La Verdad y

44   Atonement and Eucharist

1 seal the victory over error and death, before the thorns
can be laid aside for a crown, the benediction follow,
3 "Well done, good and faithful servant," and the supremacy of Spirit be demonstrated.

The lonely precincts of the tomb gave Jesus a refuge
6 from his foes, a place in which to solve the great

Jesus in
the tomb

problem of being. His three days' work in
the sepulchre set the seal of eternity on time.
9 He proved Life to be deathless and Love to be the master of hate. He met and mastered on the basis of Christian Science, the power of Mind over matter, all the claims
12 of medicine, surgery, and hygiene.

He took no drugs to allay inflammation. He did not
depend upon food or pure air to resuscitate wasted
15 energies. He did not require the skill of a surgeon to
heal the torn palms and bind up the wounded side and
lacerated feet, that he might use those hands to remove
18 the napkin and winding-sheet, and that he might employ
his feet as before.

Could it be called supernatural for the God of nature
21 to sustain Jesus in his proof of man's truly derived power?

The deific
naturalism

It was a method of surgery beyond material
art, but it was not a supernatural act. On
24 the contrary, it was a divinely natural act, whereby divinity
brought to humanity the understanding of the Christ-
healing and revealed a method infinitely above that of
27 human invention.

His disciples believed Jesus to be dead while he was
hidden in the sepulchre, whereas he was alive, demon-
30 Obstacles
overcome

strating within the narrow tomb the power
of Spirit to overrule mortal, material sense.
There were rock-ribbed walls in the way, and a great

la Vida tienen que sellar la victoria sobre el error y la 1
muerte, antes que puedan reemplazarse las espinas por
una corona, antes que venga la bendición: "Bien, buen 3
siervo y fiel" y antes que pueda demostrarse la supremacía
del Espíritu.

El recinto solitario de la tumba le ofreció a Jesús un re- 6
fugio contra sus enemigos, un lugar en el cual resolver el
gran problema del ser. Su trabajo de tres días *Jesús en la*
en el sepulcro puso sobre el tiempo el sello de *tumba* 9
la eternidad. Él probó que la Vida no muere y que el
Amor triunfa sobre el odio. Hizo frente y venció, sobre la
base de la Ciencia Cristiana, o sea, el poder de la Mente 12
sobre la materia, todas las pretensiones de la medicina, cirugía e higiene.

No empleó medicamentos para aliviar la inflamación. 15
No dependió del alimento o del aire puro para resucitar
energías gastadas. No necesitó de la destreza de un cirujano para sanar las manos rasgadas y vendar el costado 18
herido y los pies lacerados, a fin de que pudiera usar esas
manos para quitarse el sudario y la mortaja y para que pudiera usar sus pies como antes. 21

¿Podría considerarse sobrenatural que el Dios de la naturaleza sostuviera a Jesús en su demostración de ese
poder que el hombre efectivamente deriva de *Naturalismo* 24
Dios? Fue un método de cirugía que sobrepasó *deífico*
la pericia material, pero no fue un acto sobrenatural. Al
contrario, fue un acto divinamente natural, por cuyo me- 27
dio la divinidad le trajo a la humanidad la comprensión de
la curación por el Cristo y reveló un método infinitamente
superior al del ingenio humano. 30

Los discípulos de Jesús lo creyeron muerto mientras
estuvo oculto en el sepulcro, siendo así que estaba vivo,
demostrando dentro de la estrecha tumba el *Obstáculos* 33
poder del Espíritu para anular el sentido mate- *vencidos*
rial y mortal. Paredes de peña le obstaculizaban el paso, y

45   Atonement and Eucharist

1 stone must be rolled from the cave's mouth; but Jesus
vanquished every material obstacle, overcame every law
3 of matter, and stepped forth from his gloomy resting-place,
crowned with the glory of a sublime success, an everlasting
victory.

6   Our Master fully and finally demonstrated divine Science in his victory over death and the grave. Jesus'
Victory over deed was for the enlightenment of men and
9 the grave for the salvation of the whole world from sin,
sickness, and death. Paul writes: "For if, when we were
enemies, we were reconciled to God by the [seeming] death
12 of His Son, much more, being reconciled, we shall be saved
by his life." Three days after his bodily burial he talked
with his disciples. The persecutors had failed to hide im-
15 mortal Truth and Love in a sepulchre.

Glory be to God, and peace to the struggling hearts!
Christ hath rolled away the stone from the door of hu-
18 The stone man hope and faith, and through the reve-
rolled away lation and demonstration of life in God, hath
elevated them to possible at-one-ment with the spiritual
21 idea of man and his divine Principle, Love.

They who earliest saw Jesus after the resurrection
and beheld the final proof of all that he had taught,
24 After the misconstrued that event. Even his disciples
resurrection at first called him a spirit, ghost, or spectre,
for they believed his body to be dead. His reply was:
27 "Spirit hath not flesh and bones, as ye see me have."
The reappearing of Jesus was not the return of a spirit.
He presented the same body that he had before his cru-
30 cifixion, and so glorified the supremacy of Mind over
matter.

Jesus' students, not sufficiently advanced fully to un-

tenía que rodarse una gran piedra de la entrada de la   1
cueva; pero Jesús venció todos los obstáculos materiales, se
sobrepuso a todas las leyes de la materia, y salió de su   3
lóbrego lugar de reposo coronado con la gloria de un éxito
sublime, una victoria eterna.

Nuestro Maestro demostró cabal y finalmente la Ciencia   6
divina en su victoria sobre la muerte y la tumba. La acción de Jesús tuvo por objeto iluminar a los   Victoria
hombres y salvar al mundo entero del pecado,   sobre la   9
la enfermedad y la muerte. Pablo escribe: "Si   tumba
siendo enemigos, fuimos reconciliados con Dios por la
muerte [aparente] de Su Hijo, mucho más, estando recon-   12
ciliados, seremos salvos por su vida". Tres días después de
su sepultura corporal habló con sus discípulos. Los perseguidores no habían logrado ocultar la Verdad y el Amor   15
inmortales en un sepulcro.

¡Gloria a Dios y paz a los corazones que luchan! Cristo
ha rodado la piedra de la puerta de la esperanza y fe hu-   18
manas, y mediante la revelación y la demostra-   Removida
ción de la vida en Dios, las ha elevado a una   la piedra
posible unión con la idea espiritual del hombre y su Princi-   21
pio divino, el Amor.

Los primeros en ver a Jesús después de la resurrección y
en presenciar la prueba final de todo lo que él había ense-   24
ñado, interpretaron equivocadamente ese acon-   Después de la
tecimiento. Hasta sus discípulos decían que era   resurrección
un espíritu, fantasma o espectro, pues creían que su cuerpo   27
estaba muerto. Su respuesta fue: "Un espíritu no tiene
carne ni huesos, como veis que yo tengo". La reaparición
de Jesús no fue el retorno de un espíritu. Él presentó el   30
mismo cuerpo que tenía antes de su crucifixión y así glori-
ficó la supremacía de la Mente sobre la materia.

Los discípulos de Jesús, no habiendo progresado lo sufi-   33

1 derstand their Master's triumph, did not perform many
wonderful works, until they saw him after his crucifixion
3 and learned that he had not died. This convinced them
of the truthfulness of all that he had taught.

In the walk to Emmaus, Jesus was known to his friends
6 by the words, which made their hearts burn within them,
Spiritual   and by the breaking of bread. The divine
interpretation Spirit, which identified Jesus thus centuries
9 ago, has spoken through the inspired Word and will speak
through it in every age and clime. It is revealed to the
receptive heart, and is again seen casting out evil and
12 healing the sick.

The Master said plainly that physique was not Spirit,
and after his resurrection he proved to the physical senses
15 Corporeality that his body was not changed until he himself
and Spirit   ascended, — or, in other words, rose even
higher in the understanding of Spirit, God. To convince
18 Thomas of this, Jesus caused him to examine the nail-
prints and the spear-wound.

Jesus' unchanged physical condition after what seemed
21 to be death was followed by his exaltation above all ma-
Spiritual   terial conditions; and this exaltation explained
ascension   his ascension, and revealed unmistakably a
24 probationary and progressive state beyond the grave.
Jesus was "the way;" that is, he marked the way for
all men. In his final demonstration, called the ascen-
27 sion, which closed the earthly record of Jesus, he rose
above the physical knowledge of his disciples, and the
material senses saw him no more.

30 His students then received the Holy Ghost. By this is
meant, that by all they had witnessed and suffered, they
were roused to an enlarged understanding of divine Sci-

ciente para comprender plenamente el triunfo de su Maes- 1
tro, no llevaron a cabo muchas obras maravillosas hasta
que lo vieron después de su crucifixión y comprendieron 3
que no había muerto. Eso los convenció de la veracidad
de todo lo que había enseñado.

En el camino a Emaús, los amigos de Jesús lo reco- 6
nocieron por sus palabras, las cuales hicieron arder sus
corazones en ellos, y cuando partió el pan. El
Espíritu divino, que así identificó a Jesús hace   Inter-
                                                     pretación 9
siglos, ha hablado por medio del Verbo inspi-   espiritual
rado, y por medio de éste hablará en toda época y en toda
región. Se revela al corazón receptivo y se ve de nuevo 12
que está expulsando el mal y sanando a los enfermos.

El Maestro dijo claramente que lo físico no era Espíritu,
y después de su resurrección demostró a los sentidos car- 15
nales que su cuerpo no había cambiado antes   Corporalidad
de su ascensión, o, en otras palabras, antes de y Espíritu
que se elevara más en su comprensión del Espíritu, Dios. 18
Para convencer a Tomás de eso, Jesús le hizo examinar la
señal de los clavos y la herida de la lanza.

El estado físico inalterado de Jesús, después de lo que 21
pareció ser su muerte, fue seguido por su exaltación sobre
todas las condiciones materiales; y esta exalta-   Ascensión
ción explicó su ascensión y reveló inequívoca-   espiritual 24
mente el estado probatorio y progresivo más allá de la
tumba. Jesús fue "el camino"; esto es, mostró el camino
para todos. En su demostración final, llamada la ascen- 27
sión, que concluyó su historia terrenal, Jesús se elevó más
allá de la percepción física de sus discípulos, y los sentidos
materiales no le vieron más. 30

Sus discípulos recibieron entonces al Espíritu Santo.
Eso significa que por todo lo que habían presenciado y
sufrido fueron despertados a una comprensión más amplia 33

47 Atonement and Eucharist

1 ence, even to the spiritual interpretation and discernment
of Jesus' teachings and demonstrations, which gave them
3 Pentecostal
power a faint conception of the Life which is God.
They no longer measured man by material
sense. After gaining the true idea of their glorified Master,
6 they became better healers, leaning no longer on matter,
but on the divine Principle of their work. The influx of
light was sudden. It was sometimes an overwhelming
9 power as on the Day of Pentecost.

Judas conspired against Jesus. The world's ingratitude
and hatred towards that just man effected his betrayal.
12 The traitor's
conspiracy The traitor's price was thirty pieces of silver
and the smiles of the Pharisees. He chose his
time, when the people were in doubt concerning Jesus'
15 teachings.

A period was approaching which would reveal the infinite distance between Judas and his Master. Judas
18 Iscariot knew this. He knew that the great goodness of
that Master placed a gulf between Jesus and his betrayer,
and this spiritual distance inflamed Judas' envy. The
21 greed for gold strengthened his ingratitude, and for a time
quieted his remorse. He knew that the world generally
loves a lie better than Truth; and so he plotted the be-
24 trayal of Jesus in order to raise himself in popular esti-
mation. His dark plot fell to the ground, and the
traitor fell with it.
27 The disciples' desertion of their Master in his last
earthly struggle was punished; each one came to a violent death except St. John, of whose death we have no
30 record.

During his night of gloom and glory in the garden,
Jesus realized the utter error of a belief in any possi-

de la Ciencia divina, o sea, la interpretación y el discerni- 1
miento espirituales de las enseñanzas y demostraciones de
Jesús, comprensión que les dio un tenue con- Poder como 3
cepto de la Vida que es Dios. Ya no medían al en el Día de
hombre según el sentido material. Después de Pentecostés
lograr la verdadera idea de su Maestro glorificado, se vol- 6
vieron mejores sanadores, no apoyándose más en la materia, sino en el Principio divino de su trabajo. El influjo
de luz fue repentino. Era a veces un poder irresistible 9
como en el Día de Pentecostés.

Judas conspiró contra Jesús. La ingratitud y el odio del
mundo hacia este hombre justo, llevaron a cabo 12
la traición. El precio que exigió el traidor fue La conspi-
treinta piezas de plata y la sonrisa de los fari- ración del
seos. Escogió el momento en que el pueblo estaba en duda 15
sobre las enseñanzas de Jesús.

Se acercaba un período que había de revelar la distancia
infinita entre Judas y su Maestro. Judas Iscariote lo sabía. 18
Sabía que la gran bondad de ese Maestro ponía un abismo
entre Jesús y su traidor, y esta distancia espiritual inflamó
la envidia de Judas. La codicia por el oro reforzó su ingra- 21
titud y temporalmente apaciguó su remordimiento. Sabía
que el mundo, por lo general, prefiere la mentira a la Verdad; y así tramó la entrega de Jesús para ganarse la estima 24
popular. Su tenebrosa maquinación se vino abajo, y con
ella cayó el traidor.

Por desertar a su Maestro en su última lucha terrenal, 27
los discípulos fueron castigados; cada uno de ellos tuvo
una muerte violenta excepto San Juan, de cuya muerte no
se tiene ningún dato. 30

Durante su noche de tristeza y gloria en el huerto, Jesús
se dio cuenta del error absoluto de creer en cualquier posi-

48 Atonement and Eucharist

1 ble material intelligence. The pangs of neglect and the
staves of bigoted ignorance smote him sorely. His stu-
3 Gethsemane dents slept. He said unto them: "Could ye
glorified not watch with me one hour?" Could they
not watch with him who, waiting and struggling in voice-
6 less agony, held uncomplaining guard over a world?
There was no response to that human yearning, and so
Jesus turned forever away from earth to heaven, from
9 sense to Soul.

Remembering the sweat of agony which fell in holy
benediction on the grass of Gethsemane, shall the hum-
12 blest or mightiest disciple murmur when he drinks from the
same cup, and think, or even wish, to escape the exalting ordeal of sin's revenge on its destroyer? Truth and
15 Love bestow few palms until the consummation of a
life-work.

Judas had the world's weapons. Jesus had not one
18 of them, and chose not the world's means of defence.
Defensive "He opened not his mouth." The great dem-
weapons onstrator of Truth and Love was silent before
21 envy and hate. Peter would have smitten the enemies of
his Master, but Jesus forbade him, thus rebuking re-
sentment or animal courage. He said: "Put up thy
24 sword."

Pale in the presence of his own momentous question,
"What is Truth," Pilate was drawn into acquiescence
27 Pilate's with the demands of Jesus' enemies. Pilate
question was ignorant of the consequences of his awful
decision against human rights and divine Love, knowing
30 not that he was hastening the final demonstration of what
life is and of what the true knowledge of God can do for
man.

bilidad de inteligencia material. El agudo dolor de la indi- 1
ferencia y los palos de la ignorancia intolerante le hirieron
cruelmente. Sus discípulos dormían. Les dijo: Getsemaní 3
"¿No habéis podido velar conmigo una hora?" glorificado
¿No podían velar con el que, esperando y luchando en silenciosa angustia, mantenía sin una queja su guardia sobre 6
un mundo? Ese anhelo humano no fue correspondido, y
por eso Jesús se volvió para siempre de la tierra al cielo, de
los sentidos al Alma. 9

Recordando el sudor de agonía que cayó en santa bendición sobre la hierba de Getsemaní, cuando el discípulo
más humilde o el más poderoso beba de la misma copa, 12
¿debiera murmurar y pensar en escapar, o hasta desear escapar, de las enaltecedoras ordalías con las que el pecado
se venga de su destructor? La Verdad y el Amor confieren 15
pocas palmas hasta la consumación de la obra de una vida.

Judas tenía las armas del mundo. Jesús no tenía ninguna de ellas y no escogió los medios con que se defiende 18
el mundo. "No abrió su boca". El gran demos- Armas
trador de la Verdad y el Amor estuvo silencioso defensivas
ante la envidia y el odio. Pedro se hubiera batido con los 21
enemigos de su Maestro, pero Jesús se lo prohibió, reprendiendo así el resentimiento o valor animal. Le dijo: "Mete
tu espada en la vaina". 24

Pálido ante su propia pregunta trascendental: "¿Qué es
la Verdad?", Pilato fue incitado a someterse a las exigencias de los enemigos de Jesús. Pilato ignoraba La pregunta 27
las consecuencias de su terrible decisión contra de Pilato
los derechos humanos y el Amor divino; no sabía que estaba apresurando la demostración final de lo que es la vida 30
y de lo que el verdadero conocimiento de Dios puede
hacer por el hombre.

1   The women at the cross could have answered Pilate's
question. They knew what had inspired their devotion,
3 winged their faith, opened the eyes of their understanding, healed the sick, cast out evil, and caused the disciples
to say to their Master: "Even the devils are subject
6 unto us through thy name."

Where were the seventy whom Jesus sent forth? Were
all conspirators save eleven? Had they forgotten the
9 Students'   great exponent of God? Had they so soon lost
ingratitude   sight of his mighty works, his toils, privations,
sacrifices, his divine patience, sublime courage, and unre-
12 quited affection? O, why did they not gratify his last
human yearning with one sign of fidelity?

The meek demonstrator of good, the highest instruc-
15 tor and friend of man, met his earthly fate alone with
Heaven's   God. No human eye was there to pity, no
sentinel   arm to save. Forsaken by all whom he had
18 blessed, this faithful sentinel of God at the highest
post of power, charged with the grandest trust of
heaven, was ready to be transformed by the renewing
21 of the infinite Spirit. He was to prove that the Christ
is not subject to material conditions, but is above the
reach of human wrath, and is able, through Truth,
24 Life, and Love, to triumph over sin, sickness, death, and
the grave.

The priests and rabbis, before whom he had meekly
27 walked, and those to whom he had given the highest
Cruel   proofs of divine power, mocked him on the
contumely   cross, saying derisively, "He saved others;
30 himself he cannot save." These scoffers, who turned
"aside the right of a man before the face of the Most
High," esteemed Jesus as "stricken, smitten of God."

Reconciliación y eucaristía   49

Las mujeres junto a la cruz hubieran podido contestar a ı
la pregunta de Pilato. Ellas sabían lo que había inspirado
su devoción, dado alas a su fe, abierto los ojos de su com- 3
prensión, sanado a los enfermos, echado fuera el mal y
movido a los discípulos a decir a su Maestro: "Aun los demonios se nos sujetan en tu nombre". 6

¿Dónde estaban los setenta que Jesús envió? ¿Fueron
todos ellos conspiradores excepto once? ¿Habían olvidado
al gran intérprete de Dios? ¿Tan pronto habían   Ingratitud de 9
perdido de vista sus obras portentosas, sus fati-   los discípulos
gas, privaciones y sacrificios, su divina paciencia, valor sublime y afecto no correspondido? ¡Oh! ¿por qué no satisfi- 12
cieron su último anhelo humano con una sola señal de
fidelidad?

El manso demostrador del bien, el más elevado instruc- 15
tor y amigo del hombre, afrontó su destino terrenal a solas
con Dios. No había allí ojo humano que se   El centinela
compadeciera de él, ni brazo que lo salvara.   del cielo 18
Abandonado por todos a quienes había bendecido, este fiel
centinela de Dios en el más alto puesto de poder, encargado de la misión más grandiosa del cielo, estaba prepa- 21
rado para ser transformado por la renovación mediante el
Espíritu infinito. Iba a probar que el Cristo no está sujeto
a condiciones materiales, sino que está fuera del alcance de 24
la ira humana y que puede, mediante la Verdad, la Vida y
el Amor, triunfar sobre el pecado, la enfermedad, la
muerte y la tumba. 27

Los sacerdotes y rabinos, ante quienes había andado con
humildad, y aquellos a quienes había dado las más altas
pruebas del poder divino, le escarnecieron en la   Ultraje cruel 30
cruz, diciendo con mofa: "A otros salvó, a sí
mismo no se puede salvar". Esos escarnecedores, que tor-
cieron "el derecho del hombre delante de la presencia del 33
Altísimo", tuvieron a Jesús por "herido de Dios y aba-

1 "He is brought as a lamb to the slaughter, and as a sheep
before her shearers is dumb, so he openeth not his mouth."
3 "Who shall declare his generation?" Who shall decide
what truth and love are?

The last supreme moment of mockery, desertion, tor-
6 ture, added to an overwhelming sense of the magnitude

A cry of
despair

of his work, wrung from Jesus' lips the awful
cry, "My God, why hast Thou forsaken me?"
9 This despairing appeal, if made to a human parent, would
impugn the justice and love of a father who could withhold a clear token of his presence to sustain and bless so
12 faithful a son. The appeal of Jesus was made both to
his divine Principle, the God who is Love, and to himself,
Love's pure idea. Had Life, Truth, and Love forsaken
15 him in his highest demonstration? This was a startling
question. No! They must abide in him and he in them,
or that hour would be shorn of its mighty blessing for the
18 human race.

If his full recognition of eternal Life had for a moment given way before the evidence of the bodily senses,
21 what would his accusers have said? Even

Divine
Science mis-
understood

what they did say, — that Jesus' teachings
were false, and that all evidence of their cor-
24 rectness was destroyed by his death. But this saying
could not make it so.

The burden of that hour was terrible beyond human
27 conception. The distrust of mortal minds, disbelieving

The real
pillory

the purpose of his mission, was a million
times sharper than the thorns which pierced
30 his flesh. The real cross, which Jesus bore up the hill
of grief, was the world's hatred of Truth and Love. Not
the spear nor the material cross wrung from his faithful

Reconciliación y eucaristía   50

tido". "Como cordero fue llevado al matadero; y como 1
oveja delante de sus trasquiladores, enmudeció, y no abrió
su boca". "Su generación ¿quién la contará?" ¿Quién de- 3
cidirá lo que son la verdad y el amor?

El último momento supremo de escarnio, abandono y
tortura, junto con un concepto abrumador de la magnitud 6
de su obra, arrancó de los labios de Jesús el   Un grito de
grito terrible: "¡Dios mío! ¿por qué me has de-   desesperación
samparado?" Si esa súplica desesperada se le hiciera a un 9
padre humano, impugnaría la justicia y el amor de un
padre que pudiera negarse a dar una clara señal de su presencia para sostener y bendecir a un hijo tan fiel. La 12
súplica de Jesús fue dirigida tanto a su Principio divino, el
Dios que es Amor, como a sí mismo, la idea pura del
Amor. ¿Le habían desamparado la Vida, la Verdad y el 15
Amor en su más alta demostración? Era esa una pregunta
inquietante. ¡No! Tenían que permanecer en él y él en
ellos, pues de lo contrario aquella hora hubiera quedado 18
despojada de su poderosa bendición para la raza humana.

Si su pleno reconocimiento de la Vida eterna hubiese cedido por un momento ante el testimonio de los sentidos 21
corporales, ¿qué hubiesen dicho sus acusa-   La Ciencia
dores? Precisamente lo que dijeron —que las   divina mal
enseñanzas de Jesús eran falsas y que toda evi-   comprendida 24
dencia de su veracidad fue destruida por su muerte. Pero
esa aseveración no pudo lograr que fuera así.

La carga de esa hora fue terrible, fuera de toda concep- 27
ción humana. La desconfianza de las mentes mortales,
que no creían en el propósito de su misión, fue   La verdadera
un millón de veces más aguda que las espinas   picota 30
que punzaron su carne. La verdadera cruz que Jesús soportó al subir la colina de dolor fue el odio del mundo
contra la Verdad y el Amor. Ni la lanza ni la cruz material 33

51 Atonement and Eucharist

1 lips the plaintive cry, *"Eloi, Eloi, lama sabachthani?"* It
was the possible loss of something more important than
3 human life which moved him, — the possible misapprehension of the sublimest influence of his career. This
dread added the drop of gall to his cup.

6 Jesus could have withdrawn himself from his enemies.
He had power to lay down a human sense of life for his
Life-power spiritual identity in the likeness of the divine;
9 indestructible but he allowed men to attempt the destruction of the mortal body in order that he might furnish
the proof of immortal life. Nothing could kill this Life
12 of man. Jesus could give his temporal life into his
enemies' hands; but when his earth-mission was accomplished, his spiritual life, indestructible and eternal,
15 was found forever the same. He knew that matter had
no life and that real Life is God; therefore he could no
more be separated from his spiritual Life than God could
18 be extinguished.

His consummate example was for the salvation of us
all, but only through doing the works which he did and
21 Example for taught others to do. His purpose in healing
our salvation was not alone to restore health, but to demonstrate his divine Principle. He was inspired by God, by
24 Truth and Love, in all that he said and did. The motives
of his persecutors were pride, envy, cruelty, and vengeance,
inflicted on the physical Jesus, but aimed at the divine Prin-
27 ciple, Love, which rebuked their sensuality.

Jesus was unselfish. His spirituality separated him
from sensuousness, and caused the selfish materialist
30 to hate him; but it was this spirituality which enabled
Jesus to heal the sick, cast out evil, and raise the
dead.

arrancaron de sus fieles labios el lamento: *"Eloi, Eloi,* 1
¿lama sabactani?" Fue la posible pérdida de algo más importante que la vida humana lo que lo conmovió —la posi- 3
ble falsa interpretación de la influencia más sublime de su
carrera. Ese temor añadió la gota de hiel a su copa.

Jesús podía haberse apartado de sus enemigos. Tenía el 6
poder de renunciar a un sentido humano de la vida por su
identidad espiritual a semejanza de lo divino;
pero permitió que los hombres intentaran la   El poder de
la Vida es 9
destrucción del cuerpo mortal, para que pu-   indestructible
diera dar la prueba de vida inmortal. Nada podía matar
esa Vida del hombre. Jesús pudo entregar su vida tempo- 12
ral en manos de sus enemigos; mas cuando su misión terrenal fue cumplida, verificó que su vida espiritual, indestructible y eterna, era por siempre la misma. Sabía que la 15
materia no tenía vida y que la Vida verdadera es Dios; por
tanto era tan imposible separarle de su Vida espiritual
como extinguir a Dios. 18

Su ejemplo consumado fue para la salvación de todos
nosotros, pero sólo a condición de que hagamos las obras
que él hizo y que enseñó a hacer a los demás.   Ejemplo 21
Su propósito al curar, no era sólo restaurar la   para nuestra
salvación
salud, sino demostrar su Principio divino. Estaba inspirado por Dios, por la Verdad y el Amor, en todo 24
lo que dijo e hizo. Los móviles de sus perseguidores eran
el orgullo, la envidia, la crueldad y la venganza, infligidos
al Jesús corpóreo, pero dirigidos contra el Principio divino, 27
el Amor, que reprendía la sensualidad de ellos.

Jesús no era egoísta. Su espiritualidad le separaba del
sensualismo e hizo que el materialista egoísta le odiase; 30
pero era esta espiritualidad lo que capacitaba a Jesús para
sanar a los enfermos, echar fuera el mal y resucitar a los
muertos. 33

52   Atonement and Eucharist

1   From early boyhood he was about his "Father's business." His pursuits lay far apart from theirs. His mas-
3 Master's   ter was Spirit; their master was matter. He
business   served God; they served mammon. His affections were pure; theirs were carnal. His senses drank in
6 the spiritual evidence of health, holiness, and life; their
senses testified oppositely, and absorbed the material evidence of sin, sickness, and death.

9   Their imperfections and impurity felt the ever-present
rebuke of his perfection and purity. Hence the world's
Purity's   hatred of the just and perfect Jesus, and the
12 rebuke   prophet's foresight of the reception error would
give him. "Despised and rejected of men," was Isaiah's
graphic word concerning the coming Prince of Peace.
15 Herod and Pilate laid aside old feuds in order to unite
in putting to shame and death the best man that ever
trod the globe. To-day, as of old, error and evil again
18 make common cause against the exponents of truth.

The "man of sorrows" best understood the nothingness of material life and intelligence and the mighty ac-
21 Saviour's   tuality of all-inclusive God, good. These were
prediction   the two cardinal points of Mind-healing, or
Christian Science, which armed him with Love. The high-
24 est earthly representative of God, speaking of human
ability to reflect divine power, prophetically said to his
disciples, speaking not for their day only but for all time:
27 "He that believeth on me, the works that I do shall he do
also;" and "These signs shall follow them that believe."

The accusations of the Pharisees were as self-contra-
30 Defamatory   dictory as their religion. The bigot, the deb-
accusations   auchee, the hypocrite, called Jesus a glutton
and a wine-bibber. They said: "He casteth out devils

Reconciliación y eucaristía 52

Desde su niñez se ocupaba de "los negocios de [su] 1
Padre". Sus ocupaciones eran muy diferentes de las de
ellos. Su señor era el Espíritu; el señor de ellos Los negocios 3
era la materia. Él servía a Dios, ellos a las ri- del Maestro
quezas. Sus afectos eran puros; los de ellos eran carnales.
Sus sentidos absorbían la evidencia espiritual de la salud, 6
la santidad y la vida; los sentidos de ellos atestiguaban lo
contrario y absorbían la evidencia material del pecado, la
enfermedad y la muerte. 9

Las imperfecciones e impurezas de ellos sentían la reprensión continua de la perfección y pureza de Jesús. De
aquí el odio del mundo contra el justo y per- La pureza 12
fecto Jesús, y la previsión del profeta de la re- reprende
cepción que el error le daría. "Despreciado y desechado
entre los hombres" fueron las palabras gráficas de Isaías 15
respecto al Príncipe de Paz que había de venir. Herodes y
Pilato hicieron a un lado sus viejas pendencias para que,
unidos, avergonzaran y dieran muerte al mejor hombre 18
que ha pisado esta tierra. Hoy, como antaño, el error y el
pecado hacen de nuevo causa común contra los intérpretes
de la verdad. 21

El "varón de dolores" comprendió mejor que nadie la
nada de la vida e inteligencia materiales y la poderosa realidad de Dios, el bien, que incluye todo. Esos Predicción 24
fueron los dos puntos cardinales de la curación del Salvador
por la Mente, o Ciencia Cristiana, que le armaron de
Amor. El más alto representante terrenal de Dios, ha- 27
blando de la capacidad humana para reflejar el poder divino, dijo proféticamente a sus discípulos, aludiendo no
sólo a su tiempo, sino a todos los tiempos: "El que en mí 30
cree, las obras que yo hago, él las hará también"; y "Estas
señales seguirán a los que creen".

Las acusaciones de los fariseos eran tan contradictorias 33
como su religión. El fanático, el libertino, el Acusaciones
hipócrita, llamaron a Jesús comilón y bebedor difamantes
de vino. Dijeron: "Por Beelzebú... echa fuera los demo- 36

1 through Beelzebub," and is the "friend of publicans and
sinners." The latter accusation was true, but not in their
3 meaning. Jesus was no ascetic. He did not fast as did
the Baptist's disciples; yet there never lived a man so far
removed from appetites and passions as the Nazarene.
6 He rebuked sinners pointedly and unflinchingly, because
he was their friend; hence the cup he drank.

The reputation of Jesus was the very opposite of his
9 character. Why? Because the divine Principle and
Reputation   practice of Jesus were misunderstood. He
and character was at work in divine Science. His words
12 and works were unknown to the world because above
and contrary to the world's religious sense. Mortals believed in God as humanly mighty, rather than as divine,
15 infinite Love.

The world could not interpret aright the discomfort
which Jesus inspired and the spiritual blessings which
18 Inspiring   might flow from such discomfort. Science
discontent   shows the cause of the shock so often produced by the truth, — namely, that this shock arises from
21 the great distance between the individual and Truth.
Like Peter, we should weep over the warning, instead of
denying the truth or mocking the lifelong sacrifice which
24 goodness makes for the destruction of evil.

Jesus bore our sins in his body. He knew the
mortal errors which constitute the material body, and
27 Bearing   could destroy those errors; but at the time
our sins   when Jesus felt our infirmities, he had not
conquered all the beliefs of the flesh or his sense of ma-
30 terial life, nor had he risen to his final demonstration of
spiritual power.

Had he shared the sinful beliefs of others, he would

nios" y es "amigo de publicanos y de pecadores". Esta 1
última acusación era verídica, pero no en el sentido que
ellos le daban. Jesús no era asceta. No ayunaba como los 3
discípulos de Juan el Bautista; y, sin embargo, jamás vivió
hombre más alejado de apetitos y pasiones que el Nazareno. Reprendió a los pecadores incisivamente y con 6
firmeza, porque era amigo de ellos; de aquí la copa que
bebió.

La reputación de Jesús era exactamente lo opuesto de 9
su carácter. ¿Por qué? Porque el Principio divino y la
práctica de Jesús fueron mal entendidos. Él es- Reputación
taba en acción en la Ciencia divina. Sus pala- y carácter 12
bras y obras eran desconocidas para el mundo, porque
eran superiores y contrarias a los conceptos religiosos del
mundo. Los mortales creían en Dios más bien como hu- 15
manamente poderoso que como Amor divino e infinito.

El mundo no podía explicarse con acierto el malestar
que Jesús infundía, ni las bendiciones espirituales que pu- 18
dieron haber resultado de ese malestar. La Infundiendo
Ciencia muestra la causa de la conmoción tan descontento
frecuentemente producida por la verdad, a saber, que esta 21
conmoción proviene de la gran distancia que hay entre el
individuo y la Verdad. Como Pedro, debiéramos llorar al
sentir la advertencia, en vez de negar la verdad o mofarnos 24
del sacrificio continuo que hace la bondad para la destrucción del mal.

Jesús llevaba nuestros pecados en su cuerpo. Conocía 27
los errores mortales que constituyen el cuerpo material, y
podía destruir esos errores; pero en el tiempo Llevando
en que Jesús sentía nuestras flaquezas, no había nuestros 30
vencido todas las creencias de la carne o su pecados
concepto de vida material, ni se había elevado a su demostración final del poder espiritual. 33

Si hubiera compartido las creencias pecaminosas de los

54   Atonement and Eucharist

1 have been less sensitive to those beliefs. Through the
magnitude of his human life, he demonstrated the divine
3 Life. Out of the amplitude of his pure affection, he defined Love. With the affluence of Truth, he vanquished
error. The world acknowledged not his righteousness,
6 seeing it not; but earth received the harmony his glorified
example introduced.

Who is ready to follow his teaching and example? All
9 must sooner or later plant themselves in Christ, the true
Inspiration   idea of God. That he might liberally pour
of sacrifice   his dear-bought treasures into empty or sin-
12 filled human storehouses, was the inspiration of Jesus'
intense human sacrifice. In witness of his divine commission, he presented the proof that Life, Truth, and
15 Love heal the sick and the sinning, and triumph over
death through Mind, not matter. This was the highest
proof he could have offered of divine Love. His hearers
18 understood neither his words nor his works. They
would not accept his meek interpretation of life nor
follow his example.

21 His earthly cup of bitterness was drained to the
dregs. There adhered to him only a few unpretentious
Spiritual   friends, whose religion was something more
24 friendship   than a name. It was so vital, that it enabled them to understand the Nazarene and to share
the glory of eternal life. He said that those who fol-
27 lowed him should drink of his cup, and history has confirmed the prediction.

If that Godlike and glorified man were physically on
30 Injustice to   earth to-day, would not some, who now pro-
the Saviour   fess to love him, reject him? Would they
not deny him even the rights of humanity, if he enter-

demás, hubiera sido menos sensible a esas creencias. Por 1
la magnitud de su vida humana demostró la Vida divina.
De acuerdo con la amplitud de su afecto puro definió al 3
Amor. Con la afluencia de la Verdad venció al error. El
mundo no reconoció su justicia, porque no la veía; pero
la tierra recibió la armonía que su ejemplo glorificado 6
introdujo.

¿Quién está dispuesto a seguir sus enseñanzas y su ejemplo? Todos tienen que plantarse tarde o temprano en 9
Cristo, la idea verdadera de Dios. Lo que ins- Lo que inspi-
piró el intenso sacrificio humano de Jesús, fue ra sacrificio
su deseo de derramar con liberalidad en graneros humanos 12
que estaban vacíos o que estaban llenos de pecado, sus riquezas tan caramente adquiridas. En testimonio de su
mandato divino, presentó la prueba de que la Vida, la Ver- 15
dad y el Amor sanan al enfermo y al pecador y triunfan
sobre la muerte por medio de la Mente, no de la materia.
Esa fue la prueba más grande del Amor divino que pudo 18
haber ofrecido. Sus oyentes no entendieron ni sus palabras ni sus obras. No quisieron aceptar su humilde interpretación de la vida, ni seguir su ejemplo. 21

Su copa terrenal de amargura fue apurada hasta el
fondo. Sólo le quedaron unos pocos amigos sin pretensiones, cuya religión era algo más que un nombre. Amistad 24
Tan vital era, que les capacitó para entender al espiritual
Nazareno y compartir la gloria de la vida eterna. Él dijo
que los que le siguieran beberían de su copa, y la historia 27
ha confirmado esa predicción.

Si aquel hombre divino y glorificado estuviera corporal-
mente en la tierra hoy en día, ¿no le desecha- Injusticia 30
rían algunos de los que ahora profesan amarle? al Salvador
¿No le negarían hasta los derechos humanos, si sustentara

55 Atonement and Eucharist

1 tained any other sense of being and religion than theirs?
The advancing century, from a deadened sense of the
3 invisible God, to-day subjects to unchristian comment and
usage the idea of Christian healing enjoined by Jesus; but
this does not affect the invincible facts.

6 Perhaps the early Christian era did Jesus no more
injustice than the later centuries have bestowed upon
the healing Christ and spiritual idea of being. Now
9 that the gospel of healing is again preached by the
wayside, does not the pulpit sometimes scorn it? But
that curative mission, which presents the Saviour in a
12 clearer light than mere words can possibly do, cannot be
left out of Christianity, although it is again ruled out of
the synagogue.

15 Truth's immortal idea is sweeping down the centuries,
gathering beneath its wings the sick and sinning. My
weary hope tries to realize that happy day, when man shall
18 recognize the Science of Christ and love his neighbor as
himself, — when he shall realize God's omnipotence and
the healing power of the divine Love in what it has done
21 and is doing for mankind. The promises will be fulfilled. The time for the reappearing of the divine healing
is throughout all time; and whosoever layeth his earthly
24 all on the altar of divine Science, drinketh of Christ's
cup now, and is endued with the spirit and power of
Christian healing.

27 In the words of St. John: "He shall give you another
Comforter, that he may abide with you *forever.*" This
Comforter I understand to be Divine Science.

conceptos de la existencia y religión distintos de los de ellos? Debido a un concepto entorpecido acerca del Dios invisible, el siglo que avanza somete hoy en día a comentarios y trato poco cristianos la idea de la curación cristiana encomendada por Jesús; pero eso no afecta los hechos invencibles.

Es posible que en los primeros tiempos de la era cristiana, no se le hiciera a Jesús más injusticia de la que los siglos posteriores le han hecho al Cristo sanador y a la idea espiritual del ser. Ahora que el evangelio de la curación se predica de nuevo junto al camino, ¿no le desdeña a veces el púlpito? Pero esa misión curativa, que presenta al Salvador en una luz más clara de lo que es posible hacerlo con meras palabras, no puede ser omitida del cristianismo, aunque es expulsada nuevamente de la sinagoga.

La idea inmortal de la Verdad recorre los siglos, cobijando bajo sus alas a enfermos y pecadores. Mi esperanza cansada trata de ver la realización de ese día feliz en que el hombre reconocerá la Ciencia del Cristo y amará a su prójimo como a sí mismo —en que comprenderá la omnipotencia de Dios y el poder sanador del Amor divino en lo que ha hecho y está haciendo por la humanidad. Las promesas se cumplirán. La hora de la reaparición de la curación divina se presenta en todo tiempo; y quienquiera que ponga su todo terrenal sobre el altar de la Ciencia divina, bebe ahora de la copa del Cristo y es dotado del espíritu y del poder de la curación cristiana.

En las palabras de San Juan: "Os dará otro Consolador, para que esté con vosotros *para siempre*". Entiendo que ese Consolador es la Ciencia Divina.

Marriage

*What therefore God hath joined together,
let not man put asunder.*
   *In the resurrection they neither marry,
nor are given in marriage, but are as
the angels of God in heaven.* — JESUS.

1 WHEN our great Teacher came to him for baptism,
    John was astounded. Reading his thoughts, Jesus
3 added: "Suffer it to be so now: for thus it becometh us
to fulfil all righteousness." Jesus' concessions (in certain
cases) to material methods were for the advancement of
6 spiritual good.

   Marriage is the legal and moral provision for generation among human kind. Until the spiritual creation
9 *Marriage* is discerned intact, is apprehended and under-
temporal stood, and His kingdom is come as in the vision
of the Apocalypse, — where the corporeal sense of crea-
12 tion was cast out, and its spiritual sense was revealed from
heaven, — marriage will continue, subject to such moral
regulations as will secure increasing virtue.

15   Infidelity to the marriage covenant is the social scourge
of all races, "the pestilence that walketh in darkness,
Fidelity . . . the destruction that wasteth at noonday."
18 *required* The commandment, "Thou shalt not commit adultery," is no less imperative than the one, "Thou
shalt not kill."

CAPÍTULO III

El matrimonio

Por tanto, lo que Dios juntó,
no lo separe el hombre.
En la resurrección ni se casarán
ni se darán en casamiento, sino serán como
los ángeles de Dios en el cielo. — JESÚS.

CUANDO nuestro gran Maestro vino a Juan para ser 1
bautizado, éste se asombró. Leyendo sus pensamientos, Jesús dijo: "Deja ahora, porque así conviene que 3
cumplamos toda justicia". Las concesiones de Jesús (en
ciertos casos) a los métodos materiales eran para el adelanto del bien espiritual. 6

El matrimonio es la provisión legal y moral para la generación de la especie humana. Hasta que la creación espiritual se discierna intacta, hasta que se perciba 9
y se comprenda, y el reino de Dios haya venido Tempora-
lidad del
matrimonio
como en la visión del Apocalipsis —en la cual
el sentido corporal de la creación fue lanzado fuera, y su 12
sentido espiritual revelado desde el cielo— el matrimonio
continuará, sujeto a reglas morales que aseguren virtud
creciente. 15

La infidelidad al pacto matrimonial es la plaga social de
todas las razas, "la pestilencia que anda en os- La fidelidad
curidad,... la mortandad que en medio del día es necesaria 18
destruye". El mandamiento: "No cometerás adulterio", no
es menos imperativo que el que dice: "No matarás".

57   Marriage

1   Chastity is the cement of civilization and progress.
Without it there is no stability in society, and without it
3   one cannot attain the Science of Life.

Union of the masculine and feminine qualities constitutes completeness. The masculine mind reaches a
6   Mental   higher tone through certain elements of the
elements   feminine, while the feminine mind gains courage and strength through masculine qualities. These
9   different elements conjoin naturally with each other, and
their true harmony is in spiritual oneness. Both sexes
should be loving, pure, tender, and strong. The attrac-
12   tion between native qualities will be perpetual only as it
is pure and true, bringing sweet seasons of renewal like
the returning spring.

15   Beauty, wealth, or fame is incompetent to meet the
demands of the affections, and should never weigh
Affection's   against the better claims of intellect, good-
18   demands   ness, and virtue. Happiness is spiritual,
born of Truth and Love. It is unselfish; therefore
it cannot exist alone, but requires all mankind to
21   share it.

Human affection is not poured forth vainly, even
though it meet no return. Love enriches the nature, en-
24   Help and   larging, purifying, and elevating it. The wintry
discipline   blasts of earth may uproot the flowers of affection, and scatter them to the winds; but this severance
27   of fleshly ties serves to unite thought more closely to
God, for Love supports the struggling heart until it ceases
to sigh over the world and begins to unfold its wings for
30   heaven.

Marriage is unblest or blest, according to the disappointments it involves or the hopes it fulfils. To happify

La castidad es el cemento de la civilización y del pro-   1
greso. Sin ella no hay estabilidad en la sociedad humana,
y sin ella no se puede alcanzar la Ciencia de la Vida.   3

La unión de las cualidades masculinas y femeninas
constituye la entidad completa. La mente masculina logra
un tono más elevado por medio de ciertos ele-   *Elementos*   6
mentos de la femenina, mientras que la mente   *mentales*
femenina gana valor y fuerza por medio de cualidades
masculinas. Esos diferentes elementos se unen de manera   9
natural los unos con los otros, y su armonía verdadera está
en la unidad espiritual. Ambos sexos debieran ser afectuo-
sos, puros, tiernos y fuertes. La atracción entre las cualida-   12
des innatas será perpetua sólo mientras sea pura y verdadera, trayendo dulces temporadas de renovación como el
retornar de la primavera.   15

La belleza, la riqueza o la fama son incapaces de satisfacer las exigencias de los afectos, y nunca debieran tener
preponderancia sobre las exigencias superiores   *Exigencias*   18
del intelecto, la bondad y la virtud. La felici-   *de los afectos*
dad es espiritual, nacida de la Verdad y el Amor. No es
egoísta; por lo tanto no puede existir sola, sino que re-   21
quiere que toda la humanidad la comparta.

El afecto humano no se prodiga en vano, aunque no
sea correspondido. El amor enriquece nuestra naturaleza,   24
engrandeciéndola, purificándola y elevándola.   *Ayuda y*
Las ráfagas invernales de la tierra puede que   *disciplina*
desarraiguen las flores del cariño y las dispersen al viento;   27
pero esa ruptura de lazos carnales sirve para unir más es-
trechamente el pensamiento con Dios, porque el Amor
sostiene al corazón que lucha, hasta que cese de suspirar   30
por causa del mundo y empiece a desplegar sus alas para
remontarse al cielo.

El matrimonio es desdichado o feliz, según los desenga-   33
ños que traiga o las esperanzas que cumpla. Hacer más fe-

1 existence by constant intercourse with those adapted to
elevate it, should be the motive of society. Unity of
3 spirit gives new pinions to joy, or else joy's drooping
wings trail in dust.

Ill-arranged notes produce discord. Tones of the
6 human mind may be different, but they should be con-
Chord and   cordant in order to blend properly. Unselfish
discord   ambition, noble life-motives, and purity, —
9 these constituents of thought, mingling, constitute individually and collectively true happiness, strength, and
permanence.

12   There is moral freedom in Soul. Never contract the
horizon of a worthy outlook by the selfish exaction of
Mutual   all another's time and thoughts. With ad-
15 freedom   ditional joys, benevolence should grow more
diffusive. The narrowness and jealousy, which would
confine a wife or a husband forever within four walls, will
18 not promote the sweet interchange of confidence and love;
but on the other hand, a wandering desire for incessant
amusement outside the home circle is a poor augury for
21 the happiness of wedlock. Home is the dearest spot on
earth, and it should be the centre, though not the boundary, of the affections.

24   Said the peasant bride to her lover: "Two eat no more
together than they eat separately." This is a hint that
A useful   a wife ought not to court vulgar extravagance
27 suggestion   or stupid ease, because another supplies her
wants. Wealth may obviate the necessity for toil or the
chance for ill-nature in the marriage relation, but noth-
30 ing can abolish the cares of marriage.

"She that is married careth . . . how she may please
her husband," says the Bible; and this is the pleasantest

liz la existencia por medio de relaciones constantes con los 1
que están adaptados para elevarla, debiera ser el móvil
para asociarse. La unidad de espíritu da nuevas alas al 3
gozo, de lo contrario sus alas caen y se arrastran por el
polvo.

Notas mal combinadas producen disonancia. Los tonos 6
de la mente humana pueden ser diferentes, pero tienen que
concordar para combinarse armoniosamente. Concordia
La ambición no egoísta, nobles móviles de vida y discordia 9
y la pureza son los elementos del pensamiento que, al mezclarse, constituyen individual y colectivamente la verdadera felicidad, fuerza y permanencia. 12

Hay libertad moral en el Alma. Nunca restrinja el horizonte de una persona de miras nobles, exigiéndole egoísta-
mente todo su tiempo y pensamientos. Mien- Mutua 15
tras mayores sean los gozos, más debiera libertad
difundirse la benevolencia. La mezquindad y los celos que
quisieran encerrar a una esposa o un esposo para siempre 18
entre cuatro paredes no promoverán el dulce intercambio
de la confianza y el amor; pero, por otra parte, el deseo de
andar en busca de diversiones incesantes fuera del círculo 21
del hogar es un mal augurio para la felicidad del matrimonio. El hogar es el lugar más querido en la tierra, y debiera ser el centro, mas no el límite, de los afectos. 24

Dijo la novia aldeana a su prometido: "Una pareja no
come más cuando está junta que cuando está separada".
Eso indica que una esposa no debiera preten- Sugestión 27
der vulgares extravagancias ni estúpida ociosi- útil
dad sólo porque haya quien atienda sus necesidades. Es
posible que la riqueza evite tanto la necesidad del trabajo 30
penoso como la ocasión para disgustos en las relaciones
conyugales, pero nada puede abolir las obligaciones del
matrimonio. 33

"La casada tiene cuidado... de cómo agradar a su marido", dice la Biblia; y hacer eso es lo más agradable.

1 thing to do. Matrimony should never be entered into
without a full recognition of its enduring obligations on
3 *Differing duties*   both sides. There should be the most tender
solicitude for each other's happiness, and mu-
tual attention and approbation should wait on all the years
6 of married life.

Mutual compromises will often maintain a compact
which might otherwise become unbearable. Man should
9 not be required to participate in all the annoyances and
cares of domestic economy, nor should woman be ex-
pected to understand political economy. Fulfilling the
12 different demands of their united spheres, their sympa-
thies should blend in sweet confidence and cheer, each
partner sustaining the other, — thus hallowing the union
15 of interests and affections, in which the heart finds peace
and home.

Tender words and unselfish care in what promotes the
18 welfare and happiness of your wife will prove more salutary
Trysting renewed   in prolonging her health and smiles than stolid
indifference or jealousy. Husbands, hear this
21 and remember how slight a word or deed may renew the
old trysting-times.

After marriage, it is too late to grumble over incompati-
24 bility of disposition. A mutual understanding should
exist before this union and continue ever after, for decep-
tion is fatal to happiness.

27 The nuptial vow should never be annulled, so long as
its moral obligations are kept intact; but the frequency
Permanent obligation   of divorce shows that the sacredness of this re-
30 lationship is losing its influence, and that fatal
mistakes are undermining its foundations. Separation
never should take place, and it never would, if both

Nunca debiera contraerse matrimonio sin que ambas partes reconozcan plenamente sus obligaciones permanentes. Cada uno debiera sentir la más tierna solicitud por la felicidad del otro, y la atención y la aprobación mutuas debieran acompañar todos los años de la vida matrimonial.

Deberes distintos

Las avenencias mutuas a menudo mantienen una unión que de otro modo podría volverse insoportable. No debiera exigírsele al hombre que participe de todos los cuidados y molestias de la economía doméstica, ni debiera esperarse que la mujer comprenda economía política. Cumpliendo las distintas exigencias de sus unidas esferas de acción, sus simpatías debieran fundirse en dulce confianza y gozo, cada compañero sosteniendo al otro, santificando así la unión de intereses y afectos, en la cual el corazón encuentra paz y hogar.

Las palabras cariñosas y el interés generoso por lo que promueva el bienestar y la felicidad de tu esposa serán más eficaces para prolongar su salud y sus sonrisas que la indiferencia impasible o los celos. Esposos, oíd esto y recordad cuán pequeña es la palabra o la acción que puede renovar los tiempos de vuestros primeros idilios.

Idilios renovados

Después de contraer matrimonio es demasiado tarde para quejarse de incompatibilidad de caracteres. Un entendimiento mutuo debiera existir antes de esa unión y continuar para siempre, porque el engaño es funesto para la felicidad.

El voto nupcial nunca debiera anularse mientras sus obligaciones morales se mantengan intactas; pero la frecuencia del divorcio demuestra que la santidad de esas relaciones está perdiendo su influencia y que equivocaciones funestas están minando sus fundamentos. La separación nunca debiera ocurrir, y nunca

Obligaciones permanentes

1 husband and wife were genuine Christian Scientists.
Science inevitably lifts one's being higher in the scale of
3 harmony and happiness.

Kindred tastes, motives, and aspirations are necessary
to the formation of a happy and permanent companion-
6 Permanent   ship. The beautiful in character is also the
affection   good, welding indissolubly the links of affection. A mother's affection cannot be weaned from her
9 child, because the mother-love includes purity and constancy, both of which are immortal. Therefore maternal
affection lives on under whatever difficulties.

12   From the logic of events we learn that selfishness
and impurity alone are fleeting, and that wisdom will
ultimately put asunder what she hath not joined
15 together.

Marriage should improve the human species, becoming
a barrier against vice, a protection to woman, strength to
18 Centre for   man, and a centre for the affections. This,
affections   however, in a majority of cases, is not its
present tendency, and why? Because the education of
21 the higher nature is neglected, and other considerations,
— passion, frivolous amusements, personal adornment,
display, and pride, — occupy thought.

24   An ill-attuned ear calls discord harmony, not appreciat-
ing concord. So physical sense, not discerning the true
Spiritual   happiness of being, places it on a false basis.
27 concord   Science will correct the discord, and teach us
life's sweeter harmonies.

Soul has infinite resources with which to bless mankind,
30 and happiness would be more readily attained and would
be more secure in our keeping, if sought in Soul. Higher
enjoyments alone can satisfy the cravings of immortal

ocurriría, si ambos esposos fueran Científicos Cristianos 1
genuinos. La Ciencia inevitablemente eleva más alto
nuestro ser en la escala de la armonía y la felicidad. 3

Son necesarios gustos, móviles y aspiraciones afines
para la formación de un compañerismo feliz y permanente. Lo bello en el carácter es también lo bueno, Afectos 6
uniendo indisolublemente los lazos del afecto. permanentes
No se puede separar el afecto de una madre de su hijo,
porque el amor de madre incluye la pureza y la constancia, 9
las cuales son inmortales. Por lo tanto, el afecto materno
perdura bajo cualquier dificultad.

Por la lógica de los acontecimientos aprendemos que 12
sólo el egoísmo y la impureza son transitorios, y que la sabiduría finalmente separará lo que no ha juntado.

El matrimonio debiera mejorar la especie humana, con- 15
virtiéndose en una barrera contra el vicio, una protección
para la mujer, una fuerza para el hombre y un Centro para
centro para los afectos. Eso, sin embargo, no los afectos 18
es su tendencia actual en la mayoría de los casos, y ¿por
qué? Porque se descuida la educación de la naturaleza superior, y otras cosas —la pasión, las diversiones frívolas, el 21
adorno personal, la ostentación y el orgullo— ocupan el
pensamiento.

Un oído desafinado considera que la disonancia es ar- 24
monía, por no saber apreciar la concordancia. Así el sentido físico, no percibiendo la verdadera feli- Armonía
cidad del ser, la funda sobre una base falsa. La espiritual 27
Ciencia corregirá la discordancia y nos enseñará las armonías más dulces de la vida.

El Alma tiene recursos infinitos con que bendecir a la 30
humanidad, y alcanzaríamos la felicidad más fácilmente y
la conservaríamos con mayor seguridad si la buscásemos
en el Alma. Sólo los goces más elevados pueden satisfacer 33

61   Marriage

1 man. We cannot circumscribe happiness within the
limits of personal sense. The senses confer no real
3 enjoyment.

The good in human affections must have ascendency
over the evil and the spiritual over the animal, or happi-
6 *Ascendency* ness will never be won. The attainment of
of good this celestial condition would improve our
progeny, diminish crime, and give higher aims to ambi-
9 tion. Every valley of sin must be exalted, and every
mountain of selfishness be brought low, that the highway
of our God may be prepared in Science. The offspring
12 of heavenly-minded parents inherit more intellect, better
balanced minds, and sounder constitutions.

If some fortuitous circumstance places promising chil-
15 dren in the arms of gross parents, often these beautiful
Propensities children early droop and die, like tropical
inherited flowers born amid Alpine snows. If perchance
18 they live to become parents in their turn, they may reproduce in their own helpless little ones the grosser traits
of their ancestors. What hope of happiness, what noble
21 ambition, can inspire the child who inherits propensities
that must either be overcome or reduce him to a loathsome wreck?

24 Is not the propagation of the human species a greater
responsibility, a more solemn charge, than the culture of
your garden or the raising of stock to increase your flocks
27 and herds? Nothing unworthy of perpetuity should be
transmitted to children.

The formation of mortals must greatly improve to
30 advance mankind. The scientific *morale* of marriage is
spiritual unity. If the propagation of a higher human
species is requisite to reach this goal, then its material con-

los anhelos del hombre inmortal. No podemos circunscri- 1
bir la felicidad dentro de los límites del sentido personal.
Los sentidos no proporcionan goces verdaderos. 3

Lo bueno en los afectos humanos ha de tener predominio sobre lo malo, y lo espiritual sobre lo animal, pues,
de lo contrario, nunca se alcanzará la felicidad. Predominio 6
El llegar a esa condición celestial mejoraría del bien
nuestra prole, disminuiría el crimen y daría fines más elevados a la ambición. Todo valle de pecado tiene que ser 9
alzado y todo monte de egoísmo bajado, para que se prepare el camino de nuestro Dios en la Ciencia. Los hijos de
padres de mente espiritualizada heredan más intelecto, 12
mentes más equilibradas y constituciones más sanas.

Si alguna circunstancia fortuita coloca a niños de dotes superiores en brazos de padres rudos, a menudo esos 15
bellos niños decaen y mueren pronto, cual flo- Propensiones
res tropicales nacidas entre nieves alpinas. Si heredadas
acaso viven hasta llegar a ser padres a su vez, es posible 18
que reproduzcan en sus propios hijitos indefensos los rasgos más rudos de sus antepasados. ¿Qué esperanza de felicidad, qué noble ambición, puede inspirar al niño que he- 21
rede tales propensiones, las que, de no ser vencidas, lo
reducirán a una ruina despreciable?

¿No es acaso la propagación de la especie humana una 24
responsabilidad mayor, un deber más solemne, que el cultivo de vuestro jardín o la cría de ganado para aumentar
vuestros rebaños y manadas? Nada indigno de ser perpe- 27
tuado debiera transmitirse a los hijos.

La formación de los mortales tiene que mejorar en gran
manera para avanzar a la humanidad. La base moral y 30
científica del matrimonio es la unidad espiritual. Si para
alcanzar esa meta es necesaria la propagación de una
especie humana superior, entonces sus condiciones mate- 33

1 ditions can only be permitted for the purpose of gener-
ating. The fœtus must be kept mentally pure and the
3 period of gestation have the sanctity of virginity.

The entire education of children should be such as to
form habits of obedience to the moral and spiritual law,
6 with which the child can meet and master the belief in so-
called physical laws, a belief which breeds disease.

If parents create in their babes a desire for incessant
9 amusement, to be always fed, rocked, tossed, or talked
Inheritance   to, those parents should not, in after years,
heeded   complain of their children's fretfulness or fri-
12 volity, which the parents themselves have occasioned.
Taking less "thought for your life, what ye shall eat, or
what ye shall drink"; less thought "for your body what
15 ye shall put on," will do much more for the health of the
rising generation than you dream. Children should be
allowed to remain children in knowledge, and should
18 become men and women only through growth in the
understanding of man's higher nature.

We must not attribute more and more intelligence
21 to matter, but less and less, if we would be wise and
The Mind   healthy. The divine Mind, which forms the
creative   bud and blossom, will care for the human
24 body, even as it clothes the lily; but let no mortal interfere with God's government by thrusting in the laws of
erring, human concepts.

27   The higher nature of man is not governed by the lower;
if it were, the order of wisdom would be reversed.
Superior law   Our false views of life hide eternal harmony,
30 of Soul   and produce the ills of which we complain.
Because mortals believe in material laws and reject the
Science of Mind, this does not make materiality first and

riales pueden ser permitidas sólo para los fines del engen- 1
dramiento. El feto debe guardarse mentalmente puro y el
período de la gestación tener la santidad de la virginidad. 3

Toda la educación de los niños debiera tender a formar
hábitos de obediencia a la ley moral y espiritual, con la
cual el niño pueda enfrentar la creencia en las llamadas 6
leyes físicas y vencerla, creencia que origina enfermedades.

Si los padres crean en sus bebés un deseo de diversión
incesante, de ser alimentados, mecidos, columpiados o en- 9
tretenidos constantemente, no debieran esos   Reparar en
padres, en años posteriores, quejarse de la irri-   la herencia
tabilidad o la frivolidad de sus hijos, ocasionada por los 12
padres mismos. Afanándoos menos "por vuestra vida, qué
habéis de comer o qué habéis de beber", menos "por vuestro cuerpo, qué habéis de vestir", hará por la salud de la 15
nueva generación mucho más de lo que soñáis. Se debiera
dejar que los niños sigan siendo niños en sus conocimientos, y ellos debieran llegar a ser hombres y mujeres sólo a 18
través del crecimiento de su comprensión de la naturaleza
superior del hombre.

No debemos atribuir más y más inteligencia a la ma- 21
teria, sino siempre menos, si queremos ser sabios y sanos.
La Mente divina, que forma el capullo y la flor,   La Mente
cuidará del cuerpo humano, así como viste al   creadora 24
lirio; pero que no intervenga ningún mortal en el gobierno
de Dios, interponiendo las leyes de los conceptos errados y
humanos.   27

La naturaleza superior del hombre no está gobernada
por la inferior; si lo estuviera, el orden de la sabiduría estaría invertido. Nuestros equivocados puntos   La ley supe- 30
de vista acerca de la vida, ocultan la armonía   rior del Alma
eterna y producen los males de que nos quejamos. El hecho de que los mortales crean en leyes materiales y recha- 33
zan la Ciencia de la Mente no hace que la materialidad sea

63 Marriage

1 the superior law of Soul last. You would never think
that flannel was better for warding off pulmonary disease
3 than the controlling Mind, if you understood the Science
of being.

In Science man is the offspring of Spirit. The beauti-
6 ful, good, and pure constitute his ancestry. His origin is
<small>Spiritual</small>   not, like that of mortals, in brute instinct, nor
<small>origin</small>   does he pass through material conditions prior
9 to reaching intelligence. Spirit is his primitive and ultimate source of being; God is his Father, and Life is the
law of his being.

12 Civil law establishes very unfair differences between the
rights of the two sexes. Christian Science furnishes no
<small>The rights</small>   precedent for such injustice, and civilization
15 <small>of woman</small>   mitigates it in some measure. Still, it is a
marvel why usage should accord woman less rights than
does either Christian Science or civilization.

18 Our laws are not impartial, to say the least, in their
discrimination as to the person, property, and parental
<small>Unfair dis-</small>   claims of the two sexes. If the elective fran-
21 <small>crimination</small>   chise for women will remedy the evil without encouraging difficulties of greater magnitude, let us
hope it will be granted. A feasible as well as rational
24 means of improvement at present is the elevation of
society in general and the achievement of a nobler
race for legislation, — a race having higher aims and
27 motives.

If a dissolute husband deserts his wife, certainly the
wronged, and perchance impoverished, woman should be
30 allowed to collect her own wages, enter into business
agreements, hold real estate, deposit funds, and own her
children free from interference.

lo primero y la ley superior del Alma lo postrero. Jamás 1
pensaríais que para prevenir enfermedades pulmonares es
mejor la franela que la Mente que todo lo gobierna, si 3
comprendierais la Ciencia del ser.

En la Ciencia el hombre es linaje del Espíritu. Lo bello,
lo bueno y lo puro constituyen su ascendencia. Su origen 6
no está, como el de los mortales, en el instinto   Origen
bruto, ni pasa él por condiciones materiales   espiritual
antes de alcanzar la inteligencia. El Espíritu es la fuente 9
primitiva y última de su ser; Dios es su Padre, y la Vida es
la ley de su existencia.

La ley civil establece diferencias muy injustas entre los 12
derechos de los dos sexos. La Ciencia Cristiana* no sienta
precedente alguno para tal injusticia, y la civili-   Los derechos
zación la mitiga en cierto grado. Con todo, es   de la mujer 15
asombroso que la costumbre le conceda a la mujer menos
derechos que los que le conceden la Ciencia Cristiana o la
civilización.   18

Nuestras leyes no son imparciales, por decir lo menos,
en su discriminación en cuanto a la persona, la propiedad
y la patria potestad de los dos sexos. Si el dere-   Discrimina-21
cho al voto político de la mujer remediara el   ción injusta
mal, sin dar lugar a dificultades de mayor magnitud,
esperemos que se conceda. Un medio factible como ra-24
cional de mejoramiento es, al presente, la elevación de la
sociedad en general y la obtención de una raza más noble
para que legisle —una raza que tenga miras y móviles más 27
elevados.

Si un marido disoluto abandona a su esposa, ciertamente debiera permitírsele a la agraviada y tal vez empo-30
brecida mujer cobrar su propio salario, celebrar acuerdos
comerciales, poseer bienes inmuebles, depositar fondos y
ser dueña de sus hijos sin que nadie intervenga.   33

* Véase "Nota" en la página que antecede al Índice.

64 Marriage

1 Want of uniform justice is a crying evil caused by the selfishness and inhumanity of man. Our forefathers
3 exercised their faith in the direction taught by the Apostle James, when he said: "Pure religion and undefiled before God and the Father, is this, To visit the fatherless and
6 widows in their affliction, and to keep himself unspotted from the world."

Pride, envy, or jealousy seems on most occasions to
9 be the master of ceremonies, ruling out primitive Chris-
Benevolence tianity. When a man lends a helping hand
hindered to some noble woman, struggling alone with
12 adversity, his wife should not say, "It is never well to interfere with your neighbor's business." A wife is sometimes debarred by a covetous domestic tyrant from
15 giving the ready aid her sympathy and charity would afford.

Marriage should signify a union of hearts. Further-
18 more, the time cometh of which Jesus spake, when he
Progressive declared that in the resurrection there should
development be no more marrying nor giving in marriage,
21 but man would be as the angels. Then shall Soul rejoice in its own, in which passion has no part. Then white-robed purity will unite in one person masculine wis-
24 dom and feminine love, spiritual understanding and perpetual peace.

Until it is learned that God is the Father of all, mar-
27 riage will continue. Let not mortals permit a disregard of law which might lead to a worse state of society than now exists. Honesty and virtue ensure the stability of
30 the marriage covenant. Spirit will ultimately claim its own, — all that really is, — and the voices of physical sense will be forever hushed.

La falta de justicia uniforme es un mal lamentable, cau- 1
sado por el egoísmo y la inhumanidad del hombre. Nuestros antepasados practicaban su fe de la manera enseñada 3
por el apóstol Santiago, cuando dijo: "La religión pura y
sin mácula delante de Dios el Padre es esta: Visitar a los
huérfanos y a las viudas en sus tribulaciones, y guardarse 6
sin mancha del mundo".

El orgullo, la envidia, o los celos parecen ser en la
mayoría de los casos el maestro de ceremonias, que ex- 9
cluye el cristianismo primitivo. Cuando un Benevolencia
hombre extiende una mano auxiliadora a al- impedida
guna noble mujer que está luchando sola con la adversi- 12
dad, su esposa no debiera decir: "Nunca conviene meterse
en los asuntos del prójimo". A veces un avariento tirano
doméstico impide a la esposa dar la ayuda espontánea que 15
su compasión y caridad quisieran ofrecer.

El matrimonio debiera significar una unión de corazones. Además, la hora viene de que habló Jesús, cuando 18
dijo que en la resurrección ya ni se casarían ni Desarrollo
se darían en casamiento, sino que el hombre progresivo
sería como los ángeles. Entonces el Alma se regocijará en 21
lo suyo, en lo cual la pasión no tiene parte. Entonces la
pureza, de blanca vestidura, unirá en una sola persona la
sabiduría masculina y el amor femenino, la comprensión 24
espiritual y la paz perpetua.

Hasta que se aprenda que Dios es el Padre de todos, el
matrimonio continuará. No permitan los mortales un de- 27
sacato a la ley, que pudiera llevarles a un estado social
peor que el actual. La honestidad y la virtud aseguran la
estabilidad del pacto matrimonial. El Espíritu reclamará 30
al fin lo suyo —todo lo que realmente existe— y las voces
de los sentidos corporales serán acalladas para siempre.

65   Marriage

1   Experience should be the school of virtue, and human happiness should proceed from man's highest nature.

3   Blessing of Christ   May Christ, Truth, be present at every bridal altar to turn the water into wine and to give to human life an inspiration by which man's spiritual and
6   eternal existence may be discerned.

If the foundations of human affection are consistent with progress, they will be strong and enduring. Divorces
9   Righteous foundations   should warn the age of some fundamental error in the marriage state. The union of the sexes suffers fearful discord. To gain Christian Science and its
12   harmony, life should be more metaphysically regarded.

The broadcast powers of evil so conspicuous to-day show themselves in the materialism and sensualism of
15   Powerless promises   the age, struggling against the advancing spiritual era. Beholding the world's lack of Christianity and the powerlessness of vows to make home
18   happy, the human mind will at length demand a higher affection.

There will ensue a fermentation over this as over many
21   other reforms, until we get at last the clear straining of   Transition and reform   truth, and impurity and error are left among the lees. The fermentation even of fluids is
24   not pleasant. An unsettled, transitional stage is never desirable on its own account. Matrimony, which was once a fixed fact among us, must lose its present slippery foot-
27   ing, and man must find permanence and peace in a more spiritual adherence.

The mental chemicalization, which has brought con-
30   jugal infidelity to the surface, will assuredly throw off this evil, and marriage will become purer when the scum is gone.

La experiencia debiera ser la escuela de la virtud, y la felicidad humana debiera proceder de la naturaleza más elevada del hombre. Quiera el Cristo, la Verdad, estar presente en todo altar nupcial para convertir el agua en vino y para dar a la vida humana una inspiración por la cual pueda percibirse la existencia espiritual y eterna del hombre.

Bendiciones del Cristo

Si los fundamentos de los afectos humanos se mantienen en armonía con el progreso, serán fuertes y duraderos. Los divorcios debieran servir de advertencia a nuestra época de que hay algún error fundamental en el estado conyugal. La unión de los sexos pasa por terribles discordias. Para alcanzar la Ciencia Cristiana y su armonía, debe considerarse la vida más metafísicamente.

Fundamentos correctos

Los poderes del mal, tan diseminados y tan conspicuos hoy en día, se muestran en el materialismo y sensualismo de la época, que luchan contra la era espiritual que avanza. Percibiendo la falta de cristianismo en el mundo y la ineficacia de los votos para hacer feliz el hogar, la mente humana exigirá al fin un afecto más elevado.

Promesas ineficaces

Como consecuencia de esa reforma, como de muchas otras, se producirá una fermentación, hasta que obtengamos finalmente la clara filtración de la verdad y queden la impureza y el error entre los sedimentos. La fermentación aun de los fluidos no es agradable. Un estado de inseguridad y de transición, es, de por sí, un estado indeseable. El matrimonio, que antiguamente era un hecho fijo entre nosotros, debe abandonar su resbaladiza base actual, y el hombre debe encontrar permanencia y paz en una unión más espiritual.

Transición y reformas

La quimicalización mental, que ha traído la infidelidad conyugal a la superficie, seguramente echará fuera ese mal, y el matrimonio llegará a ser más puro cuando haya desaparecido la escoria.

66   Marriage

1   Thou art right, immortal Shakespeare, great poet of humanity:

3   Sweet are the uses of adversity;
          Which, like the toad, ugly and venomous,
          Wears yet a precious jewel in his head.

6   Trials teach mortals not to lean on a material staff, —
a broken reed, which pierces the heart. We do not
Salutary   half remember this in the sunshine of joy
9 sorrow   and prosperity. Sorrow is salutary. Through
great tribulation we enter the kingdom. Trials are
proofs of God's care. Spiritual development germi-
12 nates not from seed sown in the soil of material hopes,
but when these decay, Love propagates anew the higher
joys of Spirit, which have no taint of earth. Each suc-
15 cessive stage of experience unfolds new views of divine
goodness and love.

Amidst gratitude for conjugal felicity, it is well to re-
18 member how fleeting are human joys. Amidst conjugal
infelicity, it is well to hope, pray, and wait patiently on
divine wisdom to point out the path.

21   Husbands and wives should never separate if there
is no Christian demand for it. It is better to await the
Patience   logic of events than for a wife precipitately
24 is wisdom   to leave her husband or for a husband to
leave his wife. If one is better than the other, as must
always be the case, the other pre-eminently needs good
27 company. Socrates considered patience salutary under
such circumstances, making his Xantippe a discipline for
his philosophy.

30 The gold   Sorrow has its reward. It never leaves us
and dross   where it found us. The furnace separates
the gold from the dross that the precious metal may

El matrimonio 66

Tienes razón, Shakespeare inmortal, gran poeta de la 1
humanidad:

> Dulce es el fruto de la adversidad; 3
> Que, como el sapo, feo y venenoso,
> Lleva en la frente joya de gran valor.

Las pruebas enseñan a los mortales a no apoyarse en 6
báculo material —en caña rota, que traspasa el corazón.
Apenas si recordamos eso cuando brilla el sol *El pesar*
de la alegría y la prosperidad. El pesar es salu- *es saludable* 9
dable. A través de grandes tribulaciones entramos en el
reino. Las pruebas son señales del cuidado de Dios. El
desarrollo espiritual no germina de la simiente sembrada 12
en el campo de esperanzas materiales; sino cuando éstas
decaen, el Amor propaga de nuevo las alegrías más elevadas del Espíritu, las cuales no tienen mácula terrenal. 15
Cada fase sucesiva de experiencia descubre nuevas perspectivas de la bondad y del amor divinos.

En medio de la gratitud por la felicidad conyugal, bueno 18
es recordar cuán efímeras son las alegrías humanas. En
medio de la infelicidad conyugal, bueno es confiar, orar y
esperar pacientemente a que la sabiduría divina indique el 21
camino.

Los cónyuges jamás debieran separarse, a menos que
haya exigencia cristiana para ello. Es mejor esperar la 24
lógica de los acontecimientos en lugar de que *Paciencia es*
una esposa abandone precipitadamente a su *sabiduría*
marido o que un marido abandone a su esposa. Si uno de 27
ellos es mejor que el otro, como siempre tiene que ser, éste
necesita ante todo de buena compañía. Sócrates consideraba saludable la paciencia bajo tales circunstancias, ha- 30
ciendo de su Jantipa una disciplina para su filosofía.

El pesar tiene sus compensaciones. Nunca *Oro y escoria*
nos deja donde nos ha encontrado. La hornaza 33
separa el oro de la escoria, para que el metal precioso

1 be graven with the image of God. The cup our Father
hath given, shall we not drink it and learn the lessons
3 He teaches?

When the ocean is stirred by a storm, then the clouds
lower, the wind shrieks through the tightened shrouds,
6 Weathering   and the waves lift themselves into mountains.
the storm   We ask the helmsman: "Do you know your
course? Can you steer safely amid the storm?" He
9 answers bravely, but even the dauntless seaman is not
sure of his safety; nautical science is not equal to the
Science of Mind. Yet, acting up to his highest under-
12 standing, firm at the post of duty, the mariner works on
and awaits the issue. Thus should we deport ourselves
on the seething ocean of sorrow. Hoping and work-
15 ing, one should stick to the wreck, until an irresistible
propulsion precipitates his doom or sunshine gladdens
the troubled sea.

18   The notion that animal natures can possibly give force
to character is too absurd for consideration, when we
Spiritual   remember that through spiritual ascendency
21 power   our Lord and Master healed the sick, raised
the dead, and commanded even the winds and waves to
obey him. Grace and Truth are potent beyond all other
24 means and methods.

The lack of spiritual power in the limited demonstration
of popular Christianity does not put to silence the labor
27 of centuries. Spiritual, not corporeal, consciousness is
needed. Man delivered from sin, disease, and death
presents the true likeness or spiritual ideal.

30   Systems of religion and medicine treat of physical pains
and pleasures, but Jesus rebuked the suffering from any
such cause or effect. The epoch approaches when the

pueda ser grabado con la imagen de Dios. La copa que   1
nuestro Padre nos ha dado ¿no hemos de beberla y aprender las lecciones que Él nos enseña?   3

Cuando el océano es agitado por una tempestad, las
nubes se acumulan amenazantes, el viento silba por entre
los tiesos obenques y las olas se levantan en   *Capeando*   6
montañas. Preguntamos al timonel: "¿Conoces   *la tormenta*
la ruta? ¿Puedes navegar seguro en medio de la tempestad?" Él contesta valientemente, pero aun el marino intré-   9
pido no está seguro de encontrarse a salvo; la ciencia
náutica no es igual a la Ciencia de la Mente. Sin embargo,
actuando de acuerdo con su más alto grado de compren-   12
sión, firme en el puesto del deber, el marino continúa bre-
gando y espera el resultado. Así debiéramos conducirnos
en el agitado mar del infortunio. Esperando y luchando,   15
uno debe asirse tenazmente a la nave naufragada hasta
que una propulsión irresistible precipite su perdición o la
luz del sol alegre el mar embravecido.   18

La noción de que la naturaleza animal pueda dar fuerza
al carácter, es demasiado absurda para tomarla en cuenta,
al recordar que por ascendencia espiritual   *Poder*   21
nuestro Señor y Maestro sanó enfermos, resu-   *espiritual*
citó muertos y hasta ordenó a los vientos y a las olas que lo
obedecieran. La gracia y la Verdad son mucho más po-   24
tentes que cualquier otro medio y método.

La falta de poder espiritual en la demostración limitada
del cristianismo popular no puede silenciar la labor de los   27
siglos. La consciencia espiritual y no la corporal es la que
se necesita. El hombre liberado del pecado, la enfermedad y la muerte presenta la verdadera semejanza o ideal   30
espiritual.

Los sistemas de religión y medicina se ocupan de dolores y placeres físicos; mas Jesús reprendía el sufrimiento   33
proveniente de tal causa o efecto. Se aproxima la época en

68 Marriage

1 understanding of the truth of being will be the basis of
true religion. At present mortals progress slowly for

3 Basis of true   fear of being thought ridiculous. They are
religion   slaves to fashion, pride, and sense. Sometime we shall learn how Spirit, the great architect, has

6 created men and women in Science. We ought to weary
of the fleeting and false and to cherish nothing which
hinders our highest selfhood.

9   Jealousy is the grave of affection. The presence of
mistrust, where confidence is due, withers the flowers
of Eden and scatters love's petals to decay. Be not

12 in haste to take the vow "until death do us part."
Consider its obligations, its responsibilities, its relations to your growth and to your influence on other

15 lives.

    I never knew more than one individual who believed
in agamogenesis; she was unmarried, a lovely charac-

18 Insanity and   ter, was suffering from incipient insanity, and
agamogenesis   a Christian Scientist cured her. I have named
her case to individuals, when casting my bread upon

21 the waters, and it may have caused the good to ponder
and the evil to hatch their silly innuendoes and lies, since
salutary causes sometimes incur these effects. The per-

24 petuation of the floral species by bud or cell-division is
evident, but I discredit the belief that agamogenesis
applies to the human species.

27   Christian Science presents unfoldment, not accretion;
it manifests no material growth from molecule to mind,

God's crea-   but an impartation of the divine Mind to man
30 tion intact   and the universe. Proportionately as human
generation ceases, the unbroken links of eternal, harmonious being will be spiritually discerned; and man,

que la comprensión de la verdad del ser será la base de la   1
religión verdadera. Los mortales progresan despacio en la
actualidad por temor a que se les considere   3
ridículos. Son esclavos de la moda, del orgullo   Base de la
                                                      religión
y de los sentidos. Algún día comprenderemos   verdadera
cómo el Espíritu, el gran arquitecto, ha creado a hombres y   6
mujeres en la Ciencia. Debiéramos hastiarnos de lo efímero y falso y no fomentar nada que se oponga a nuestra
individualidad más elevada.   9

Los celos son la tumba del afecto. La presencia de desconfianza, donde debiera haber confianza, marchita las
flores del Edén y dispersa los pétalos del amor, dejándolos 12
perecer. No os apresuréis a prestar el voto "hasta que la
muerte nos separe". Considerad sus obligaciones, sus res-
ponsabilidades y la relación que tiene con vuestro pro-   15
greso y con vuestra influencia sobre la vida de los demás.

Conocí a sólo una persona que creía en la agamogénesis;
era soltera, de carácter amable, pero sufría de demencia   18
incipiente, de la que fue sanada por un Cientí-   Demencia y
fico Cristiano. He mencionado su caso a cier-   agamogénesis
tas personas, al echar mi pan sobre las aguas, y es posible 21
que haya hecho meditar a los buenos y haya hecho a los
malos incubar sus torpes insinuaciones y mentiras, ya que
a veces hasta las causas saludables acarrean tales efectos. 24
La perpetuación de las especies florales por yemas o por
división de células es evidente, pero no doy crédito a la
creencia de que la agamogénesis sea aplicable a la especie   27
humana.

La Ciencia Cristiana presenta desarrollo, no acrecentamiento; no manifiesta ninguna evolución material de   30
molécula a mente, sino una revelación de la   Intacta la
Mente divina al hombre y al universo. En la   creación
                                                    de Dios
proporción en que cese la generación humana,   33
los intactos eslabones del ser eterno y armonioso se percibirán espiritualmente; y aparecerá el hombre, no de la tie-

69 Marriage

1 not of the earth earthly but coexistent with God, will
appear. The scientific fact that man and the universe
3 are evolved from Spirit, and so are spiritual, is as fixed in
divine Science as is the proof that mortals gain the sense
of health only as they lose the sense of sin and disease.
6 Mortals can never understand God's creation while believing that man is a creator. God's children already created
will be cognized only as man finds the truth of being.
9 Thus it is that the real, ideal man appears in proportion
as the false and material disappears. No longer to marry
or to be "given in marriage" neither closes man's con-
12 tinuity nor his sense of increasing number in God's infinite plan. Spiritually to understand that there is but
one creator, God, unfolds all creation, confirms the Scrip-
15 tures, brings the sweet assurance of no parting, no pain,
and of man deathless and perfect and eternal.

If Christian Scientists educate their own offspring
18 spiritually, they can educate others spiritually and not
conflict with the scientific sense of God's creation. Some
day the child will ask his parent: "Do you keep the First
21 Commandment? Do you have one God and creator, or
is man a creator?" If the father replies, "God creates
man through man," the child may ask, "Do you teach
24 that Spirit creates materially, or do you declare that
Spirit is infinite, therefore matter is out of the question?" Jesus said, "The children of this world marry,
27 and are given in marriage: But they which shall be accounted worthy to obtain that world, and the resurrection from the dead, neither marry, nor are given in
30 marriage."

rra, terrenal, sino coexistente con Dios. El hecho científico 1
de que el hombre y el universo proceden del Espíritu, y
son por eso espirituales, está tan establecido en la Ciencia 3
divina como lo está la prueba de que los mortales alcanzan
el sentido de salud sólo a medida que pierden el sentido de
pecado y de enfermedad. Los mortales nunca podrán 6
comprender la creación de Dios mientras crean que el
hombre es un creador. Los hijos de Dios, ya creados,
serán reconocidos sólo cuando el hombre llegue a conocer 9
la verdad del ser. Así es que el hombre real e ideal aparece
en la proporción en que desaparece el falso y material. El
ya no casarse o "darse en casamiento" no termina ni con 12
la continuidad del hombre ni con su sentido de multiplicación en el plan infinito de Dios. El comprender espiritualmente que no hay sino un solo creador, Dios, revela toda 15
la creación, confirma las Escrituras, trae la dulce seguridad
de que no hay separación ni dolor y que el hombre es imperecedero, perfecto y eterno. 18

Si los Científicos Cristianos educan a sus propios hijos
espiritualmente, pueden educar a otros espiritualmente y
no estar en conflicto con el sentido científico de la creación 21
de Dios. Algún día el hijo preguntará a su padre: "¿Guardas el Primer Mandamiento? ¿Tienes un solo Dios y creador, o es el hombre un creador?" Si el padre le responde: 24
"Dios crea al hombre por medio del hombre", el hijo
podría preguntarle: "¿Enseñas que el Espíritu crea materialmente, o declaras que el Espíritu es infinito y que, por 27
consiguiente, la materia está fuera de la cuestión?" Jesús
dijo: "Los hijos de este siglo se casan, y se dan en casamiento; mas los que fueren tenidos por dignos de aquel 30
siglo y la resurrección de entre los muertos, ni se casan, ni
se dan en casamiento".

CHAPTER IV

Christian Science versus Spiritualism

And when they shall say unto you,
Seek unto them that have familiar spirits,
And unto wizards that peep and that mutter;
Should not a people seek unto their God? — ISAIAH.

Verily, verily, I say unto you, If a man
keep my saying, he shall never see death.
Then said the Jews unto him, Now we know
that thou hast a devil. — JOHN.

1   MORTAL existence is an enigma. Every day is a
       mystery. The testimony of the corporeal senses
3 cannot inform us what is real and what is delusive, but
   the revelations of Christian Science unlock the treasures
            The infinite   of Truth. Whatever is false or sinful can
6 one Spirit   never enter the atmosphere of Spirit. There
   is but one Spirit. Man is never God, but spiritual man,
   made in God's likeness, reflects God. In this scientific
9 reflection the Ego and the Father are inseparable. The
   supposition that corporeal beings are spirits, or that there
   are good and evil spirits, is a mistake.
12   The divine Mind maintains all identities, from a blade
            Real and un-   of grass to a star, as distinct and eternal. The
   real identity   questions are: What are God's identities?
15 What is Soul? Does life or soul exist in the thing
   formed?

CAPÍTULO IV

La Ciencia Cristiana en contraste con el espiritismo

Y si os dijeren:
Preguntad a los encantadores y a los adivinos,
que susurran hablando, responded:
¿No consultará el pueblo a su Dios? — ISAÍAS.

De cierto, de cierto os digo, que el
que guarda mi palabra, nunca verá muerte.
Entonces los judíos le dijeron: Ahora conocemos
que tienes demonio. — JUAN.

L A existencia mortal es un enigma. Cada día es un 1
misterio. El testimonio de los sentidos corporales
no puede indicarnos qué es lo real y qué es lo ilusorio, 3
pero las revelaciones de la Ciencia Cristiana* hacen acce-
sibles los tesoros de la Verdad. Todo lo que sea
falso o pecaminoso jamás puede entrar en la *El Espíritu único e infinito* 6
atmósfera del Espíritu. Hay un sólo Espíritu.
El hombre jamás es Dios, pero el hombre espiritual, creado a semejanza de Dios, refleja a Dios. En ese reflejo 9
científico el Ego y el Padre son inseparables. La suposición de que seres corpóreos son espíritus, o que hay espíritus buenos y malos, es una equivocación. 12

La Mente divina mantiene todas las identi- *La identidad real y la ilusoria*
dades, desde una brizna de hierba hasta una es-
trella, distintas y eternas. Las preguntas son: 15
¿Cuáles son las identidades de Dios? ¿Qué es el Alma?
¿Existe vida o alma en la cosa formada?

* Véase "Nota" en la página que antecede al Índice.

71 Christian Science versus Spiritualism

1 Nothing is real and eternal, — nothing is Spirit, — but God and His idea. Evil has no reality. It is neither
3 person, place, nor thing, but is simply a belief, an illusion of material sense.

The identity, or idea, of all reality continues forever;
6 but Spirit, or the divine Principle of all, is not *in* Spirit's formations. Soul is synonymous with Spirit, God, the creative, governing, infinite Principle outside of finite form,
9 which forms only reflect.

Close your eyes, and you may dream that you see a flower, — that you touch and smell it. Thus you learn
12 Dream-lessons   that the flower is a product of the so-called mind, a formation of thought rather than of matter. Close your eyes again, and you may see land-
15 scapes, men, and women. Thus you learn that these also are images, which mortal mind holds and evolves and which simulate mind, life, and intelligence. From
18 dreams also you learn that neither mortal mind nor matter is the image or likeness of God, and that immortal Mind is not in matter.
21 When the Science of Mind is understood, spiritualism will be found mainly erroneous, having no scientific basis
    Found   nor origin, no proof nor power outside of
24 wanting   human testimony. It is the offspring of the physical senses. There is no sensuality in Spirit. I never could believe in spiritualism.
27 The basis and structure of spiritualism are alike material and physical. Its spirits are so many corporealities, limited and finite in character and quality. Spiritualism
30 therefore presupposes Spirit, which is ever infinite, to be a corporeal being, a finite form, — a theory contrary to Christian Science.

Nada es real y eterno —nada es Espíritu— sino Dios y   1
Su idea. El mal no tiene realidad. No es ni persona ni lugar ni cosa, sino simplemente una creencia, una ilusión del   3
sentido material.

La identidad, o idea, de toda realidad continúa para
siempre; pero el Espíritu, o Principio divino de todo, no   6
está *en* las formaciones del Espíritu. Alma es sinónimo de
Espíritu, Dios, el Principio creador, gobernante e infinito,
que está fuera de la forma finita y que las formas sólo re-   9
flejan.

Cerrad los ojos y puede que soñéis que veis una flor —
que la tocáis y oléis. Así se aprende que la flor es un pro-   12
ducto de la llamada mente, una formación del   <small>Lecciones de</small>
pensamiento más bien que de la materia. Ce-   <small>los sueños</small>
rrad los ojos nuevamente, y puede que veáis panoramas,   15
hombres y mujeres. Así se aprende que también ésos son
imágenes que la mente mortal mantiene y desarrolla y que
simulan mente, vida e inteligencia. De los sueños también   18
se aprende que ni la mente mortal ni la materia son la imagen y semejanza de Dios, y que la Mente inmortal no está
en la materia.   21

Cuando se comprenda la Ciencia de la Mente, se verá
que el espiritismo es principalmente erróneo, sin base ni
origen científico, sin prueba ni poder fuera del   <small>Hallado</small>   24
testimonio humano. Es el vástago de los senti-   <small>deficiente</small>
dos físicos. No hay sensualidad en el Espíritu. Jamás
he podido creer en el espiritismo.   27

Tanto la base como la estructura del espiritismo son materiales y físicas. Sus espíritus son otras tantas corporei-
dades, limitadas y finitas en carácter y calidad. El espiri-   30
tismo, por tanto, presupone que el Espíritu, que es siempre
infinito, es un ser corpóreo, una forma finita —teoría que
es contraria a la Ciencia Cristiana.   33

1   There is but one spiritual existence, — the Life of
which corporeal sense can take no cognizance. The
3 divine Principle of man speaks through immortal sense.
If a material body — in other words, mortal, material
sense — were permeated by Spirit, that body would
6 disappear to mortal sense, would be deathless. A condition precedent to communion with Spirit is the gain of
spiritual life.

9   So-called *spirits* are but corporeal communicators. As
light destroys darkness and in the place of darkness all

Spirits   is light, so (in absolute Science) Soul, or God,
12 obsolete   is the only truth-giver to man. Truth destroys mortality, and brings to light immortality. Mortal
belief (the material sense of life) and immortal Truth
15 (the spiritual sense) are the tares and the wheat, which
are not united by progress, but separated.

Perfection is not expressed through imperfection.
18 Spirit is not made manifest through matter, the antipode of Spirit. Error is not a convenient sieve through
which truth can be strained.

21   God, good, being ever present, it follows in divine
logic that evil, the suppositional opposite of good, is never

Scientific   present. In Science, individual good derived
24 phenomena   from God, the infinite All-in-all, may flow
from the departed to mortals; but evil is neither communicable nor scientific. A sinning, earthly mortal is
27 not the reality of Life nor the medium through which
truth passes to earth. The joy of intercourse becomes
the jest of sin, when evil and suffering are communicable.
30 Not personal intercommunion but divine law is the communicator of truth, health, and harmony to earth and
humanity. As readily can you mingle fire and frost as

Ciencia Cristiana en contraste con espiritismo 72

Hay una sola existencia espiritual —la Vida que el sen- 1
tido corporal no puede conocer. El Principio divino del
hombre habla por medio del sentido inmortal. Si un 3
cuerpo material —en otras palabras, el sentido mortal y
material— fuera impregnado por el Espíritu, ese cuerpo
desaparecería para el sentido mortal, sería imperecedero. 6
Un requisito previo para la comunión con el Espíritu es alcanzar la vida espiritual.

Los llamados *espíritus* son sólo comunicadores corpó- 9
reos. Tal como la luz destruye la oscuridad y en lugar de
la oscuridad todo es luz, así (en la Ciencia ab- Espíritus
soluta) el Alma, o Dios, es el único que da la obsoletos 12
verdad al hombre. La Verdad destruye la mortalidad y
saca a luz la inmortalidad. La creencia mortal (el sentido
material de la vida) y la Verdad inmortal (el sentido espiri- 15
tual) son la cizaña y el trigo, que el progreso no une sino
separa.

La perfección no se expresa por medio de la imperfec- 18
ción. El Espíritu no se manifiesta por medio de la materia,
el antípoda del Espíritu. El error no es un tamiz apropiado
a través del cual se pueda cernir la verdad. 21

Como Dios, el bien, está siempre presente, se deduce en
la lógica divina que el mal, el supuesto contrario del bien,
nunca está presente. En la Ciencia, el bien in- Fenómenos 24
dividual derivado de Dios, el infinito Todo-en- científicos
todo, puede fluir de los difuntos a los mortales; pero el mal
ni es comunicable ni es científico. Un mortal pecador y 27
terrenal no es la realidad de la Vida ni el medio por el cual
la verdad pasa a la tierra. La alegría de la relación íntima
se convertiría en la burla del pecado, si el mal y el sufri- 30
miento fuesen comunicables. No es la intercomunicación
personal, sino la ley divina, lo que comunica la verdad, la
salud y la armonía a la tierra y a la humanidad. Tan fácil 33
es mezclar el fuego con la escarcha, como el Espíritu con la

73   Christian Science versus Spiritualism

1 Spirit and matter. In either case, one does not support the other.

3 Spiritualism calls one person, living in this world, *material,* but another, who has died to-day a sinner and supposedly will return to earth to-morrow, it terms a *spirit.*
6 The fact is that neither the one nor the other is infinite Spirit, for Spirit is God, and man is His likeness.

The belief that one man, as spirit, can control an-
9 other man, as matter, upsets both the individuality and

One government the Science of man, for man is image. God controls man, and God is the only Spirit. Any
12 other control or attraction of so-called spirit is a mortal belief, which ought to be known by its fruit, — the repetition of evil.

15 If Spirit, or God, communed with mortals or controlled them through electricity or any other form of matter, the divine order and the Science of omnipotent, omnipresent
18 Spirit would be destroyed.

The belief that material bodies return to dust, hereafter to rise up as spiritual bodies with material sensations and
21 Incorrect theories desires, is incorrect. Equally incorrect is the belief that spirit is confined in a finite, material body, from which it is freed by death, and that, when
24 it is freed from the material body, spirit retains the sensations belonging to that body.

It is a grave mistake to suppose that matter is any part
27 of the reality of intelligent existence, or that Spirit and

No mediumship matter, intelligence and non-intelligence, can commune together. This error Science will
30 destroy. The sensual cannot be made the mouthpiece of the spiritual, nor can the finite become the channel of the infinite. There is no communication between so-

materia. En ninguno de los dos casos sostiene el uno al 1
otro.

El espiritismo califica de *material* a una persona que 3
vive en este mundo, pero a otra, que ha muerto hoy pecadora y que se supone regresará a la tierra mañana, la califica de *espíritu*. La verdad es que ninguna de las dos es el 6
Espíritu infinito, porque el Espíritu es Dios, y el hombre es
Su semejanza.

La creencia de que un hombre, como espíritu, puede go- 9
bernar a otro hombre, como materia, invierte tanto la individualidad como la Ciencia del hombre, por- Un solo
que el hombre es imagen. Dios gobierna al gobierno 12
hombre, y Dios es el único Espíritu. Cualquier otro gobierno o atracción de lo que se supone espíritu es una
creencia mortal, que debe conocerse por su fruto —la repe- 15
tición del mal.

Si el Espíritu, o Dios, se comunicara con los mortales o
los gobernara por medio de la electricidad o por cualquie- 18
ra otra forma de materia, el orden divino y la Ciencia del
Espíritu omnipotente y omnipresente serían destruidos.

La creencia de que los cuerpos materiales vuelven al 21
polvo, para resucitar en el más allá como cuerpos espirituales con sensaciones y deseos materiales, es Teorías
incorrecta. Igualmente incorrecta es la creencia incorrectas 24
de que el espíritu está confinado dentro de un cuerpo finito y material, del cual es liberado por la muerte, y que, una
vez liberado del cuerpo material, el espíritu retiene las sen- 27
saciones pertenecientes a ese cuerpo.

Es una grave equivocación suponer que la materia sea
parte de la realidad de la existencia inteligente, o que 30
el Espíritu y la materia, la inteligencia y la no- No hay
inteligencia, puedan comunicarse entre sí. La médium
Ciencia destruirá este error. No puede hacerse de lo sen- 33
sorio el vocero de lo espiritual, ni puede lo finito convertirse en el conducto de lo infinito. No hay comunicación

1 called material existence and spiritual life which is not
subject to death.

3   To be on communicable terms with Spirit, persons must
be free from organic bodies; and their return to a mate-
Opposing   rial condition, after having once left it, would
6 conditions   be as impossible as would be the restoration
to its original condition of the acorn, already absorbed
into a sprout which has risen above the soil. The seed
9 which has germinated has a new form and state of existence. When here or hereafter the belief of life in matter
is extinct, the error which has held the belief dissolves
12 with the belief, and never returns to the old condition.
No correspondence nor communion can exist between
persons in such opposite dreams as the belief of having
15 died and left a material body and the belief of still living
in an organic, material body.

The caterpillar, transformed into a beautiful insect,
18 is no longer a worm, nor does the insect return to
Bridgeless   fraternize with or control the worm. Such
division   a backward transformation is impossible in
21 Science. Darkness and light, infancy and manhood,
sickness and health, are opposites, — different beliefs,
which never blend. Who will say that infancy can utter
24 the ideas of manhood, that darkness can represent light,
that we are in Europe when we are in the opposite hemi-
sphere? There is no bridge across the gulf which divides
27 two such opposite conditions as the spiritual, or incorporeal, and the physical, or corporeal.

In Christian Science there is never a retrograde step,
30 never a return to positions outgrown. The so-called dead
and living cannot commune together, for they are in
separate states of existence, or consciousness.

entre la llamada existencia material y la vida espiritual, 1
la cual no está sujeta a la muerte.

Para estar en comunicación con el Espíritu, las personas 3
tienen que estar libres de cuerpos orgánicos; y su regreso a
un estado material, después de haberlo dejado, Condiciones
sería tan imposible como la restauración de la opuestas 6
bellota a su condición original, una vez que ha salido de
la tierra en forma de tallo. La semilla que ha germinado
tiene una forma nueva y un estado nuevo de existencia. 9
Cuando aquí o en el más allá se extinga la creencia de vida
en la materia, el error que ha mantenido tal creencia se
disolverá con la creencia y nunca volverá a su estado anti- 12
guo. No puede existir ni correspondencia ni comunión
entre personas que estén en sueños tan opuestos como
la creencia de haber muerto y haber dejado un cuerpo 15
material y la creencia de vivir aún en un cuerpo orgánico
y material.

La oruga, transformada en bello insecto, ya no es un gu- 18
sano, ni vuelve el insecto a fraternizar con el gusano o a
gobernarlo. Semejante transformación regre- Abismo
siva es imposible en la Ciencia. La oscuridad y sin puente 21
la luz, la infancia y la madurez, la enfermedad y la salud,
son opuestos —creencias diferentes que jamás se amalga-
man. ¿Quién dirá que la infancia puede expresar las ideas 24
de la madurez, que la oscuridad puede representar la luz o
que estamos en Europa cuando nos encontramos en el he-
misferio opuesto? No hay puente a través del abismo que 27
separa a dos estados tan opuestos como el espiritual, o incorpóreo, y el físico, o corpóreo.

En la Ciencia Cristiana jamás hay retroceso, jamás hay 30
un regreso a posiciones dejadas atrás. Los llamados muertos no pueden comunicarse con los vivos, pues se hallan en
diferentes estados de existencia, o consciencia. 33

1   This simple truth lays bare the mistaken assumption
that man dies as matter but comes to life as spirit. The
3   Unscientific   so-called dead, in order to reappear to those
investiture   still in the existence cognized by the physical
senses, would need to be tangible and material, — to have
6   a material investiture, — or the material senses could take
no cognizance of the so-called dead.

Spiritualism would transfer men from the spiritual sense
9   of existence back into its material sense. This gross materialism is scientifically impossible, since to infinite Spirit
there can be no matter.

12   Jesus said of Lazarus: "Our friend Lazarus sleepeth;
but I go, that I may awake him out of sleep." Jesus
Raising   restored Lazarus by the understanding that
15   the dead   Lazarus had never died, not by an admission that his body had died and then lived again. Had
Jesus believed that Lazarus had lived or died in his
18   body, the Master would have stood on the same plane of
belief as those who buried the body, and he could not have
resuscitated it.

21   When you can waken yourself or others out of the belief
that all must die, you can then exercise Jesus' spiritual
power to reproduce the presence of those who have thought
24   they died, — but not otherwise.

There is one possible moment, when those living on the
earth and those called dead, can commune together, and
27   Vision of   that is the moment previous to the transition,
the dying   — the moment when the link between their opposite beliefs is being sundered. In the vestibule through
30   which we pass from one dream to another dream, or
when we awake from earth's sleep to the grand verities
of Life, the departing may hear the glad welcome of those

Esa simple verdad pone al descubierto la suposición 1
equivocada de que el hombre muere como materia pero
que vuelve a la vida como espíritu. Los llama- Vestidura 3
dos muertos, a fin de reaparecer a quienes están no científica
aún en la existencia conocida por los sentidos corporales,
tendrían que ser tangibles y materiales —tener una vesti- 6
dura material— o los sentidos materiales no podrían reconocer a los llamados muertos.

El espiritismo pretende retornar a los hombres del sen- 9
tido espiritual de la existencia, al sentido material de ella.
Ese craso materialismo es científicamente imposible, ya
que para el Espíritu infinito no puede haber materia. 12

Jesús dijo de Lázaro: "Nuestro amigo Lázaro duerme;
mas voy para despertarle". Jesús restableció a Lázaro por
comprender que Lázaro nunca había muerto, Resucitando 15
no por admitir que su cuerpo había muerto y a los muertos
luego vuelto a vivir. Si Jesús hubiera creído que Lázaro
había vivido o muerto en su cuerpo, el Maestro hubiera es- 18
tado en el mismo plano de creencia que aquellos que en-
terraron el cuerpo, y no hubiera podido resucitarlo.

Cuando os podáis despertar a vosotros mismos o a otros 21
de la creencia de que todos tienen que morir, podréis entonces ejercer el poder espiritual que tenía Jesús de reproducir la presencia de los que creyeron haber muerto — 24
pero no de otro modo.

Hay un momento posible en el que los que viven en la
tierra y los llamados muertos pueden comunicarse, y es el 27
momento que precede a la transición —el mo- Visión de los
mento en que se está rompiendo el eslabón moribundos
entre sus creencias opuestas. En el vestíbulo por el que pa- 30
samos de un sueño a otro, o cuando nos despertamos del
sueño de la tierra a las grandes verdades de la Vida, los
que se están yendo tal vez oigan la bienvenida gozosa de 33

1 who have gone before. The ones departing may whisper
this vision, name the face that smiles on them and the
3 hand which beckons them, as one at Niagara, with eyes
open only to that wonder, forgets all else and breathes
aloud his rapture.

6   When being is understood, Life will be recognized as
neither material nor finite, but as infinite, — as God,
Real Life   universal good; and the belief that life, or
9 is God   mind, was ever in a finite form, or good in
evil, will be destroyed. Then it will be understood that
Spirit never entered matter and was therefore never
12 raised from matter. When advanced to spiritual being
and the understanding of God, man can no longer commune with matter; neither can he return to it, any more
15 than a tree can return to its seed. Neither will man seem
to be corporeal, but he will be an individual consciousness, characterized by the divine Spirit as idea, not matter.

18   Suffering, sinning, dying beliefs are unreal. When
divine Science is universally understood, they will have
no power over man, for man is immortal and lives by
21 divine authority.

The sinless joy, — the perfect harmony and immortality
of Life, possessing unlimited divine beauty and goodness
24 Immaterial   without a single bodily pleasure or pain, —
pleasure   constitutes the only veritable, indestructible
man, whose being is spiritual. This state of existence
27 is scientific and intact, — a perfection discernible only
by those who have the final understanding of Christ in
divine Science. Death can never hasten this state of
30 existence, for death must be overcome, not submitted to,
before immortality appears.

The recognition of Spirit and of infinity comes not

los que se han ido antes. Los que se están yendo pueden 1
que susurren esa visión, nombren la faz que les sonríe y la
mano que los llama, así como alguien ante el Niágara, con 3
ojos abiertos únicamente a esa maravilla, olvida todo lo
demás y expresa en alta voz su embeleso.

Cuando el ser sea comprendido, se reconocerá que la 6
Vida no es ni material ni finita, sino infinita —que es Dios,
el bien universal; y la creencia de que la vida o   La Vida real
la mente estuvo alguna vez en una forma finita,   es Dios 9
o el bien en el mal, será destruida. Entonces se comprenderá que el Espíritu nunca entró en la materia y, por tanto,
nunca fue resucitado de la materia. Cuando el hombre 12
haya alcanzado la existencia espiritual y la comprensión
de lo que es Dios, no podrá comunicarse más con la materia; ni podrá retornar a ella, como tampoco un árbol 15
puede retornar a su semilla. Ni parecerá el hombre
ser corpóreo, sino que será una consciencia individual, ca-
racterizada por el Espíritu divino como idea, y no como 18
materia.

Las creencias de sufrimiento, pecado y muerte son irreales. Cuando la Ciencia divina se comprenda universal- 21
mente, no tendrán poder sobre el hombre, porque el
hombre es inmortal y vive por autoridad divina.

El gozo sin pecado —la perfecta armonía e inmortalidad 24
de la Vida, que posee sin límites la belleza y bondad divinas, sin un solo placer o dolor corporal— cons-   Placeres no
tituye el único hombre verdadero e indestructi-   materiales 27
ble, cuyo ser es espiritual. Ese estado de existencia es
científico e intacto —una perfección que pueden discernir
sólo aquellos que tienen la comprensión final del Cristo en 30
la Ciencia divina. La muerte jamás puede apresurar ese
estado de existencia, porque hay que vencer a la muerte y
no someterse a ella, antes que aparezca la inmortalidad. 33

El Espíritu y la infinitud no son reconocidos repentina-

1 suddenly here or hereafter. The pious Polycarp said:
"I cannot turn at once from good to evil." Neither do
3 other mortals accomplish the change from error to truth
at a single bound.

Existence continues to be a belief of corporeal sense
6 until the Science of being is reached. Error brings its
Second
death own self-destruction both here and hereafter,
for mortal mind creates its own physical con-
9 ditions. Death will occur on the next plane of existence
as on this, until the spiritual understanding of Life is
reached. Then, and not until then, will it be demon-
12 strated that "the second death hath no power."

The period required for this dream of material life,
embracing its so-called pleasures and pains, to vanish
15 A dream
vanishing from consciousness, "knoweth no man . . .
neither the Son, but the Father." This period
will be of longer or shorter duration according to the
18 tenacity of error. Of what advantage, then, would it be
to us, or to the departed, to prolong the material state and
so prolong the illusion either of a soul inert or of a sinning,
21 suffering sense, — a so-called mind fettered to matter.

Even if communications from spirits to mortal consciousness were possible, such communications would
24 Progress and
purgatory grow beautifully less with every advanced stage
of existence. The departed would gradually
rise above ignorance and materiality, and Spiritualists
27 would outgrow their beliefs in material spiritualism.
Spiritism consigns the so-called dead to a state resembling
that of blighted buds, — to a wretched purgatory, where
30 the chances of the departed for improvement narrow
into nothing and they return to their old standpoints of
matter.

mente aquí o en el más allá. El piadoso Policarpo dijo: 1
"No puedo pasar de repente del bien al mal". Tampoco
otros mortales logran el cambio del error a la verdad de un 3
solo salto.

La existencia continuará siendo una creencia del sentido
corporal, hasta que se alcance la Ciencia del ser. El error 6
trae consigo su autodestrucción, tanto aquí co-   La segunda
mo en el más allá, porque la mente mortal crea   muerte
sus propias condiciones físicas. La muerte ocurrirá en el 9
próximo plano de existencia como en éste, hasta que se
alcance la comprensión espiritual de la Vida. Entonces, y
no antes, se demostrará que "la segunda muerte no tiene 12
potestad".

El período necesario para que se desvanezca de la consciencia este sueño de vida material, que lleva en sí sus lla- 15
mados placeres y dolores, "nadie sabe... ni el   Sueño que
Hijo, sino el Padre". Ese período será de más   se va desva-
larga o más corta duración, según sea la tenaci-   neciendo 18
dad del error. ¿De qué nos serviría a nosotros o a los difuntos, prolongar el estado material, y así prolongar la ilusión de un alma inerte o de un sentido pecador y sufriente 21
—una llamada mente encadenada a la materia?

Aun cuando fueran posibles las comunicaciones de los
espíritus con la consciencia mortal, tales comunicaciones 24
disminuirían notablemente con cada estado pro-   Progreso y
gresivo de existencia. Los difuntos se elevarían   purgatorio
gradualmente sobre la ignorancia y la materialidad, y los 27
espiritistas avanzarían hasta abandonar sus creencias en el
espiritismo material. El espiritismo relega a los llamados muertos a un estado parecido al de capullos malo- 30
grados —a un purgatorio desdichado, donde las oportunidades de progreso para los difuntos se reducen a nada y
estos vuelven a sus antiguos puntos de vista materiales. 33

1   The decaying flower, the blighted bud, the gnarled oak,
the ferocious beast, — like the discords of disease, sin,
3 Unnatural   and death, — are unnatural. They are the fal-
   deflections   sities of sense, the changing deflections of mortal mind; they are not the eternal realities of Mind.

6   How unreasonable is the belief that we are wearing
out life and hastening to death, and that at the same
         Absurd   time we are communing with immortality!
9 oracles   If the departed are in rapport with mortality, or matter, they are not spiritual, but must still
be mortal, sinning, suffering, and dying. Then why
12 look to them — even were communication possible — for
proofs of immortality, and accept them as oracles? Communications gathered from ignorance are pernicious in
15 tendency.

Spiritualism with its material accompaniments would
destroy the supremacy of Spirit. If Spirit pervades all
18 space, it needs no material method for the transmission
of messages. Spirit needs no wires nor electricity in order
to be omnipresent.

21   Spirit is not materially tangible. How then can it
communicate with man through electric, material effects?
         Spirit   How can the majesty and omnipotence of
24 intangible   Spirit be lost? God is not in the medley
where matter cares for matter, where spiritism makes
many gods, and hypnotism and electricity are claimed
27 to be the agents of God's government.

Spirit blesses man, but man cannot "tell whence
it cometh." By it the sick are healed, the sorrowing are
30 comforted, and the sinning are reformed. These are the
effects of one universal God, the invisible good dwelling
in eternal Science.

Ciencia Cristiana en contraste con espiritismo   78

La flor que se marchita, el capullo malogrado, el roble 1
nudoso, la bestia feroz —al igual que las discordias de la
enfermedad, el pecado y la muerte— son contranaturales. Son las falsedades de los sentidos, 3

Desviaciones contranaturales

las cambiantes desviaciones de la mente mortal;
no son las realidades eternas de la Mente. 6

¡Cuán irrazonable es la creencia de que estamos agotando la vida y precipitándonos a la muerte, y que al
mismo tiempo nos estamos comunicando con la 9

Oráculos absurdos

inmortalidad! Si los difuntos están en comunicación con la mortalidad o la materia, no son espirituales, sino que tienen que ser todavía mortales, que siguen 12
pecando, sufriendo y muriendo. Entonces —aun cuando
fuera posible la comunicación— ¿por qué recurrir a ellos
para obtener pruebas de la inmortalidad y aceptarlos como 15
oráculos? Las comunicaciones deducidas de la ignorancia
son de tendencia perniciosa.

El espiritismo con sus acompañamientos materiales des- 18
truiría la supremacía del Espíritu. Si el Espíritu llena todo
el espacio, no necesita de métodos materiales para la transmisión de mensajes. El Espíritu no necesita de alambres ni 21
de electricidad para ser omnipresente.

El Espíritu no es materialmente tangible. ¿Cómo es posible, entonces, que se comunique con el hombre por me- 24
dio de efectos eléctricos y materiales? ¿Cómo

El Espíritu es intangible

es posible que se pierdan la majestad y la omnipotencia del Espíritu? Dios no está en la confusión donde 27
la materia cuida de la materia, donde el espiritismo hace
muchos dioses y donde se considera que el hipnotismo y la
electricidad son agentes del gobierno de Dios. 30

El Espíritu bendice al hombre, pero "de dónde viene"
no lo puede decir el hombre. Gracias al Espíritu los enfermos son sanados, los afligidos consolados y los pecadores 33
reformados. Esos son los efectos de un solo Dios universal, el bien invisible que mora en la Ciencia eterna.

79   Christian Science versus Spiritualism

1   The act of describing disease — its symptoms, locality, and fatality — is not scientific. Warning people against

3 *Thought re-*   death is an error that tends to frighten into
garding death   death those who are ignorant of Life as God. Thousands of instances could be cited of health restored

6 by changing the patient's thoughts regarding death.

    A scientific mental method is more sanitary than the use of drugs, and such a mental method produces perma-

9 *Fallacious*   nent health. Science must go over the whole
hypotheses   ground, and dig up every seed of error's sowing. Spiritualism relies upon human beliefs and hy-

12 potheses. Christian Science removes these beliefs and hypotheses through the higher understanding of God, for Christian Science, resting on divine Principle, not on ma-

15 terial personalities, in its revelation of immortality, introduces the harmony of being.

    Jesus cast out evil spirits, or false beliefs. The Apostle

18 Paul bade men have the Mind that was in the Christ. Jesus did his own work by the one Spirit. He said: "My Father worketh hitherto, and I work." He never de-

21 scribed disease, so far as can be learned from the Gospels, but he healed disease.

    The unscientific practitioner says: "You are ill. Your

24 brain is overtaxed, and you must rest. Your body is
 Mistaken   weak, and it must be strengthened. You have
methods   nervous prostration, and must be treated for it."

27 Science objects to all this, contending for the rights of intelligence and asserting that Mind controls body and brain.

    Mind-science teaches that mortals need "not be weary

30 *Divine*   in well doing." It dissipates fatigue in doing
strength   good. Giving does not impoverish us in the service of our Maker, neither does withholding enrich us.

Ciencia Cristiana en contraste con espiritismo   79

Describir la enfermedad —sus síntomas, su sitio y su na- 1
turaleza mortífera— no es científico. Prevenir a la gente
contra la muerte es un error que tiende a ate-   Pensamientos 3
rrorizar a muerte a quienes ignoran que la Vida   sobre
es Dios. Podrían citarse miles de casos en que   la muerte
le fue restituida la salud al paciente al cambiar sus pensa- 6
mientos respecto a la muerte.

Un método mental científico es más saludable que el
uso de medicinas, y tal método mental produce salud 9
permanente. La Ciencia debe recorrer todo el   Hipótesis
terreno y desenterrar toda semilla sembrada por   equivocadas
el error. El espiritismo se apoya en creencias e hipótesis 12
humanas. La Ciencia Cristiana quita esas creencias e
hipótesis por medio de una comprensión más elevada de
Dios, porque la Ciencia Cristiana, basándose en el Princi- 15
pio divino y no en personalidades materiales, en su revelación de la inmortalidad, introduce la armonía del ser.

Jesús echaba fuera espíritus malos, o creencias falsas. El 18
apóstol Pablo exhortó a los hombres a que tuvieran la
Mente que hubo en el Cristo. Jesús trabajó por medio del
Espíritu único. Dijo: "Mi Padre hasta ahora trabaja, y yo 21
trabajo". Por lo que se puede deducir de los Evangelios,
jamás describía la enfermedad, sino que la sanaba.

El sanador no científico dice: "Usted está enfermo. Su 24
cerebro está fatigado, y usted debe descansar. Su cuerpo
está débil y debe ser fortalecido. Usted sufre de   Métodos
postración nerviosa y necesita tratamiento para   equivocados 27
sanarse de ella". La Ciencia se opone a todo eso, luchando por los derechos de la inteligencia y afirmando que
la Mente gobierna al cuerpo y al cerebro. 30

La Ciencia de la Mente enseña que los mortales no
tienen por qué cansarse "de hacer bien". Di-   Fuerza divina
sipa cualquier fatiga que pudiera resultar de 33
hacer el bien. No nos empobrecemos al dar en servicio de

80 Christian Science versus Spiritualism

1 We have strength in proportion to our apprehension of
the truth, and our strength is not lessened by giving
3 utterance to truth. A cup of coffee or tea is not the equal
of truth, whether for the inspiration of a sermon or for
the support of bodily endurance.

6 A communication purporting to come from the late
Theodore Parker reads as follows: "There never was,
A denial of immortality and there never will be, an immortal spirit."
9 Yet the very periodical containing this sen-
tence repeats weekly the assertion that spirit-communica-
tions are our only proofs of immortality.

12 I entertain no doubt of the humanity and philanthropy
of many Spiritualists, but I cannot coincide with their
Mysticism unscientific views. It is mysticism which gives spiritual-
15 ism its force. Science dispels mystery and
explains extraordinary phenomena; but Science never
removes phenomena from the domain of reason into the
18 realm of mysticism.

It should not seem mysterious that mind, without the
aid of hands, can move a table, when we already know
21 Physical falsities that it is mind-power which moves both table
and hand. Even planchette — the French toy
which years ago pleased so many people — attested the con-
24 trol of mortal mind over its substratum, called matter.

It is mortal mind which convulses its substratum, matter.
These movements arise from the volition of human belief,
27 but they are neither scientific nor rational. Mortal mind
produces table-tipping as certainly as table-setting, and
believes that this wonder emanates from spirits and elec-
30 tricity. This belief rests on the common conviction that
mind and matter cooperate both visibly and invisibly,
hence that matter is intelligent.

nuestro Hacedor ni nos enriquecemos al retener. Tenemos 1
fuerzas en la medida de nuestra comprensión de la verdad,
y nuestras fuerzas no disminuyen cuando proclamamos la 3
verdad. Una taza de café o de té no iguala a la verdad,
sea para inspirar un sermón o para mantener la resistencia
corporal. 6

Una comunicación atribuida al difunto Teodoro Parker
dice lo siguiente: "Jamás hubo, ni habrá nunca, un espíritu
inmortal". Sin embargo, la misma revista que 9
contiene esa declaración, repite semanalmente
la afirmación de que las comunicaciones espiritistas son nuestras únicas pruebas de inmortalidad. 12

Negación de la inmortalidad

No abrigo ninguna duda respecto a la benevolencia y filantropía de muchos espiritistas, pero no puedo estar de
acuerdo con sus opiniones. Es el misticismo lo 15
que da fuerza al espiritismo. La Ciencia disipa
el misterio y explica los fenómenos extraordi-
narios; empero la Ciencia jamás traslada los fenómenos 18
del dominio de la razón al campo del misticismo.

El misticismo no es científico

No debiera parecer misterioso que la mente, sin la
ayuda de las manos, pueda mover una mesa, cuando ya 21
sabemos que es el poder mental lo que mueve
a ambas, la mesa y la mano. Hasta el "plan-
chette" —el juguete francés que hace años divirtió a tanta 24
gente— confirmó el dominio de la mente mortal sobre su
substrato, llamado materia.

Falsedades físicas

Es la mente mortal la que convulsiona su substrato, la 27
materia. Esos movimientos surgen de la volición de la
creencia humana, pero no son ni científicos ni racionales.
La mente mortal hace ladear la mesa en la sesión espiri- 30
tista tan ciertamente como hace mover la mano que pone
la mesa del comedor, y luego cree que esta maravilla
emana de los espíritus y de la electricidad. Esa creencia 33
se funda en la convicción general, que la mente y la materia cooperan tanto visible como invisiblemente y que,
por consiguiente, la materia es inteligente. 36

81   Christian Science versus Spiritualism

1   There is not so much evidence to prove intercommuni-
cation between the so-called dead and the living, as there
3   is to show the sick that matter suffers and has
Poor
post-mortem   sensation; yet this latter evidence is destroyed by
evidence
Mind-science. If Spiritualists understood the
6   Science of being, their belief in mediumship would vanish.

At the very best and on its own theories, spiritualism
can only prove that certain individuals have a continued
9   No proof of   existence after death and maintain their affili-
immortality   ation with mortal flesh; but this fact affords
no certainty of everlasting life. A man's assertion that
12   he is immortal no more proves him to be so, than the opposite assertion, that he is mortal, would prove immortality a lie. Nor is the case improved when alleged spirits
15   teach immortality. Life, Love, Truth, is the only proof
of immortality.

Man in the likeness of God as revealed in Science can-
18   not help being immortal. Though the grass seemeth to
wither and the flower to fade, they reappear.
Mind's
manifestations   Erase the figures which express number, silence
21   immortal   the tones of music, give to the worms the body
called man, and yet the producing, governing, divine
Principle lives on, — in the case of man as truly as in
24   the case of numbers and of music, — despite the so-called
laws of matter, which define man as mortal. Though
the inharmony resulting from material sense hides the
27   harmony of Science, inharmony cannot destroy the divine
Principle of Science. In Science, man's immortality depends upon that of God, good, and follows as a necessary
30   consequence of the immortality of good.

That somebody, somewhere, must have known the
deceased person, supposed to be the communicator, is

Hay menos evidencia para probar la comunicación entre 1
los llamados muertos y los vivos que para demostrar al enfermo que la materia sufre y tiene sensación; Débil prueba 3
empero, esta última evidencia es destruida por   póstuma
la Ciencia de la Mente. Si los espiritistas comprendieran
la Ciencia del ser, su creencia en el mediumismo desapare- 6
cería.

A lo sumo, y basado en sus propias teorías, el espiritismo sólo puede probar que ciertos individuos continúan 9
existiendo después de la muerte y que mantienen su vinculación con la carne mortal; pero   No es
                                                prueba de
                                               inmortalidad
ese hecho no ofrece ninguna certeza de vida   12
eterna. El que un hombre afirme que es inmortal, no
prueba que lo sea, como tampoco la afirmación opuesta de
que es mortal, probaría que la inmortalidad sea una men- 15
tira. Ni mejora la situación cuando supuestos espíritus enseñan inmortalidad. La Vida, el Amor y la Verdad presentan la única prueba de inmortalidad.   18

El hombre a semejanza de Dios, como es revelado en la
Ciencia, no puede dejar de ser inmortal. Aunque parezca
que la hierba se seque y la flor se marchite, am- Las manifes- 21
bas retoñan. Borrad los signos que representan   taciones de
                                                la Mente son
números, silenciad los tonos de la música, en-   inmortales
tregad a los gusanos el cuerpo llamado hombre, y, no obs- 24
tante, el Principio divino, productor y gobernante seguirá
viviendo —en el caso del hombre tan ciertamente como en
el de los números y la música— a pesar de las supuestas 27
leyes de la materia, que definen al hombre como mortal.
Aunque la discordancia que proviene del sentido material
oculte la armonía de la Ciencia, la discordancia no puede 30
destruir el Principio divino de la Ciencia. En la Ciencia, la
inmortalidad del hombre depende de la de Dios, el bien, y
es una consecuencia inevitable de la inmortalidad del bien. 33

Es evidente que en algún sitio haya alguien que haya
conocido a la persona fallecida que, como se supone, es el

1 evident, and it is as easy to read distant thoughts as near.
We think of an absent friend as easily as we do of one
3 Reading   present. It is no more difficult to read the
thoughts   absent mind than it is to read the present.
Chaucer wrote centuries ago, yet we still read his thought
6 in his verse. What is classic study, but discernment of
the minds of Homer and Virgil, of whose personal existence we may be in doubt?

9   If spiritual life has been won by the departed, they
cannot return to material existence, because different
       states of consciousness are involved, and one
Impossible
12 intercom-   person cannot exist in two different states of
munion   consciousness at the same time. In sleep we
do not communicate with the dreamer by our side despite
15 his physical proximity, because both of us are either unconscious or are wandering in our dreams through different mazes of consciousness.

18   In like manner it would follow, even if our departed
friends were near us and were in as conscious a state of
existence as before the change we call death, that their
21 state of consciousness must be different from ours. We
are not in their state, nor are they in the mental realm
in which we dwell. Communion between them and
24 ourselves would be prevented by this difference. The
mental states are so unlike, that intercommunion is as
impossible as it would be between a mole and a human
27 being. Different dreams and different awakenings be-
token a differing consciousness. When wandering in
Australia, do we look for help to the Esquimaux in their
30 snow huts?

In a world of sin and sensuality hastening to a
greater development of power, it is wise earnestly to

Ciencia Cristiana en contraste con espiritismo 82

que comunica, y tan fácil es leer los pensamientos distantes 1
como los cercanos. Pensamos en un amigo ausente con la
misma facilidad con que pensamos en uno pre- *Leyendo los* 3
sente. No es más difícil leer la mente ausente *pensamientos*
que la presente. Chaucer escribió hace siglos; no obstante,
aún leemos su pensamiento en sus versos. ¿Qué es el estu- 6
dio de los clásicos, sino la percepción de las mentes de
Homero y Virgilio, de cuya existencia personal podríamos
dudar? 9

Si los difuntos ya han logrado la vida espiritual, no pueden retornar a la existencia material, porque se trata de diferentes estados de consciencia, y una persona *Comunión* 12
no puede existir a un mismo tiempo en dos es- *imposible*
tados de consciencia diferentes. Cuando dormimos no nos
comunicamos con el que sueña a nuestro lado, a pesar de 15
su proximidad física, porque ambos estamos o bien inconscientes o vagando en nuestros sueños por diferentes
laberintos de consciencia. 18

De la misma manera se deduciría que, aun cuando nuestros amigos difuntos estuvieran cerca de nosotros y se ha-
llaran en un estado tan consciente de existencia como 21
antes del cambio que llamamos muerte, su estado de consciencia tendría que ser diferente del nuestro. Nosotros no
estamos en su estado, ni están ellos en la esfera mental en 24
que moramos nosotros. Esta diferencia impediría la comunicación entre ellos y nosotros. Tan desiguales son esos
estados mentales, que la intercomunicación es tan imposi- 27
ble como la de un topo con un ser humano. Diferentes
sueños y diferentes despertares denotan consciencias diferentes. Andando extraviados por Australia, ¿buscaríamos 30
la ayuda de los esquimales en sus chozas de nieve?

En un mundo de pecado y sensualidad que se apresura
hacia un desarrollo mayor de poder, es sabio considerar 33

1 consider whether it is the human mind or the divine
Mind which is influencing one. What the prophets of
3 Jehovah did, the worshippers of Baal failed to do; yet
artifice and delusion claimed that they could equal the
work of wisdom.

6   Science only can explain the incredible good and evil
elements now coming to the surface. Mortals must find
refuge in Truth in order to escape the error of these latter
9 days. Nothing is more antagonistic to Christian Science
than a blind belief without understanding, for such a
belief hides Truth and builds on error.

12   Miracles are impossible in Science, and here Science
takes issue with popular religions. The scientific mani-

Natural   festation of power is from the divine nature
15 wonders   and is not supernatural, since Science is an
explication of nature. The belief that the universe, including man, is governed in general by material laws, but
18 that occasionally Spirit sets aside these laws, — this belief belittles omnipotent wisdom, and gives to matter the
precedence over Spirit.

21   It is contrary to Christian Science to suppose that life
is either material or organically spiritual. Between

Conflicting   Christian Science and all forms of superstition
24 standpoints   a great gulf is fixed, as impassable as that between Dives and Lazarus. There is mortal mind-reading
and immortal Mind-reading. The latter is a revelation
27 of divine purpose through spiritual understanding, by
which man gains the divine Principle and explanation of
all things. Mortal mind-reading and immortal Mind-
30 reading are distinctly opposite standpoints, from which
cause and effect are interpreted. The act of reading
mortal mind investigates and touches only human beliefs.

seriamente si es la mente humana o la Mente divina la que   1
nos está influyendo. Lo que los profetas de Jehová hicieron, los adoradores de Baal no lo lograron; sin embargo,   3
el artificio y el engaño pretendieron que podían igualar la
obra de la sabiduría.

Sólo la Ciencia puede explicar los increíbles elementos   6
buenos y malos que están saliendo ahora a la superficie.
Los mortales tienen que encontrar refugio en la Verdad
para escapar del error de estos postreros días. Nada es   9
más antagónico a la Ciencia Cristiana que una creencia
ciega sin comprensión, pues tal creencia oculta a la Verdad
y construye sobre el error.   12

Los milagros son imposibles en la Ciencia, y en esto la
Ciencia está en desacuerdo con las religiones populares.
La manifestación científica del poder proviene   *Maravillas*   15
de la naturaleza divina y no es sobrenatural, ya   *naturales*
que la Ciencia es una explicación de la naturaleza. La
creencia de que el universo, incluso el hombre, está gober-   18
nado en general por leyes materiales, pero que ocasionalmente el Espíritu aparta esas leyes, es una creencia que
desprecia a la sabiduría omnipotente y da a la materia   21
prioridad sobre el Espíritu.

Es contrario a la Ciencia Cristiana suponer que la vida
es, o bien material, u orgánicamente espiritual. Entre la   24
Ciencia Cristiana y toda forma de superstición   *Puntos*
está puesta una gran sima, tan infranqueable   *de vista*
como aquella entre el hombre rico y Lázaro.   *antagónicos*   27
Existe la lectura de la mente mortal y la lectura de la
Mente inmortal. Esta última es la revelación del propósito
divino por medio de la comprensión espiritual, gracias a la   30
cual el hombre logra el Principio divino y la explicación de
todas las cosas. La lectura de la mente mortal y la lectura
de la Mente inmortal son puntos de vista diametralmente   33
opuestos, desde los cuales se interpretan la causa y el
efecto. La lectura de la mente mortal investiga y toca úni-

1 Science is immortal and coordinate neither with the
premises nor with the conclusions of mortal beliefs.

3   The ancient prophets gained their foresight from a
spiritual, incorporeal standpoint, not by foreshadowing
Scientific   evil and mistaking fact for fiction, — predict-
6 foreseeing   ing the future from a groundwork of corporeality and human belief. When sufficiently advanced
in Science to be in harmony with the truth of being, men
9 become seers and prophets involuntarily, controlled not
by demons, spirits, or demigods, but by the one Spirit.
It is the prerogative of the ever-present, divine Mind, and
12 of thought which is in rapport with this Mind, to know
the past, the present, and the future.

Acquaintance with the Science of being enables us to
15 commune more largely with the divine Mind, to foresee
and foretell events which concern the universal welfare,
to be divinely inspired, — yea, to reach the range of fetter-
18 less Mind.

To understand that Mind is infinite, not bounded by
corporeality, not dependent upon the ear and eye for
21 The Mind   sound or sight nor upon muscles and bones
unbounded   for locomotion, is a step towards the Mind-
science by which we discern man's nature and existence.
24 This true conception of being destroys the belief of spiritualism at its very inception, for without the concession of
material personalities called spirits, spiritualism has no
27 basis upon which to build.

All we correctly know of Spirit comes from God, divine
Principle, and is learned through Christ and Christian
30 Scientific   Science. If this Science has been thoroughly
foreknowing   learned and properly digested, we can know
the truth more accurately than the astronomer can read

camente las creencias humanas. La Ciencia es inmortal y no concuerda ni con las premisas ni con las conclusiones de las creencias mortales.

Los antiguos profetas lograron su previsión desde un punto de vista espiritual e incorpóreo, no presagiando el mal ni confundiendo la realidad con la ficción, *Previsión científica* o sea, prediciendo el futuro desde una base de corporalidad y de creencias humanas. Cuando los hombres están suficientemente adelantados en la Ciencia para estar en armonía con la verdad del ser, se vuelven involuntariamente videntes y profetas, gobernados no por demonios, espíritus, o semidioses, sino por el Espíritu único. Es prerrogativa de la Mente divina y siempre presente, y del pensamiento que está acorde con esta Mente, conocer el pasado, el presente y el futuro.

El conocimiento de la Ciencia del ser nos capacita para comunicarnos más ampliamente con la Mente divina, para prever y predecir los acontecimientos que conciernen al bienestar universal, para estar divinamente inspirados — sí, para obtener el alcance de la Mente ilimitada.

Comprender que la Mente es infinita, que no está limitada por la corporalidad, que no depende del oído y del ojo para el sonido o la vista, ni de los músculos *La Mente ilimitada* y los huesos para la locomoción, es un paso hacia la Ciencia de la Mente, por medio de la cual percibimos la naturaleza y la existencia del hombre. Este concepto verdadero del ser destruye la creencia de espiritismo en su mismo comienzo, pues sin la concesión de que hay personalidades materiales llamadas espíritus, el espiritismo no tiene base sobre la cual construir.

Todo lo que sabemos correctamente acerca del Espíritu viene de Dios, el Principio divino, y se aprende mediante el Cristo y la Ciencia Cristiana. Si esa Ciencia *Presciencia científica* se ha aprendido a fondo y asimilado debidamente, podemos conocer la verdad más exactamente de lo

1 the stars or calculate an eclipse. This Mind-reading
is the opposite of clairvoyance. It is the illumination of
3 the spiritual understanding which demonstrates the capacity of Soul, not of material sense. This Soul-sense
comes to the human mind when the latter yields to the
6 divine Mind.

Such intuitions reveal whatever constitutes and perpetuates harmony, enabling one to do good, but not
9 Value of   evil. You will reach the perfect Science of
intuition   healing when you are able to read the human
mind after this manner and discern the error you would
12 destroy. The Samaritan woman said: "Come, see a
man, which told me all things that ever I did: is not this
the Christ?"

15 It is recorded that Jesus, as he once journeyed with his
students, "knew their thoughts," — read them scientifically. In like manner he discerned disease and healed
18 the sick. After the same method, events of great moment were foretold by the Hebrew prophets. Our
Master rebuked the lack of this power when he said:
21 "O ye hypocrites! ye can discern the face of the sky;
but can ye not discern the signs of the times?"

Both Jew and Gentile may have had acute corporeal
24 senses, but mortals need spiritual sense. Jesus knew the
Hypocrisy   generation to be wicked and adulterous, seek-
condemned   ing the material more than the spiritual. His
27 thrusts at materialism were sharp, but needed. He never
spared hypocrisy the sternest condemnation. He said:
"These ought ye to have done, and not to leave the other
30 undone." The great Teacher knew both cause and
effect, knew that truth communicates itself but never
imparts error.

que puede el astrónomo leer las estrellas o calcular un 1
eclipse. Leer la Mente así es lo opuesto de la clarividencia. Es la iluminación de la comprensión espiritual que 3
demuestra la capacidad del Alma, no la del sentido material. Ese sentido del Alma viene a la mente humana
cuando ésta se somete a la Mente divina. 6

Tales intuiciones revelan todo lo que constituye y perpetúa la armonía, capacitándonos para hacer el bien, pero
no el mal. Alcanzaréis la Ciencia perfecta de la   Valor de la   9
curación cuando seáis capaces de leer la mente   intuición
humana de esa manera y percibir el error que queráis destruir. La samaritana dijo: "Venid, ved a un hombre que 12
me ha dicho todo cuanto he hecho. ¿No será éste el
Cristo?"

Está escrito que Jesús en cierta ocasión en que viajaba 15
con sus discípulos supo "los pensamientos de ellos" —los
leyó científicamente. De igual manera discernía la enfermedad y sanaba a los enfermos. Por el mismo método fue- 18
ron anunciados con anticipación acontecimientos de gran
importancia por los profetas hebreos. Nuestro Maestro
reprendió la falta de ese poder cuando dijo: "¡Hipócritas! 21
que sabéis distinguir el aspecto del cielo, ¡mas las señales
de los tiempos no podéis!"

Es posible que tanto los judíos como los gentiles hayan 24
tenido sentidos corporales agudos, pero los mortales necesitan el sentido espiritual. Jesús sabía que esa   Condenación
generación era mala y adúltera, que buscaba lo   de la   27
material más que lo espiritual. Sus ataques   hipocresía
contra el materialismo eran violentos pero necesarios.
Jamás se abstuvo de condenar a la hipocresía con la mayor 30
severidad. Dijo: "Esto era necesario hacer, sin dejar de
hacer aquello". El gran Maestro conocía tanto la causa
como el efecto, sabía que la verdad se comunica a sí 33
misma, pero que nunca transmite error.

1   Jesus once asked, "Who touched me?" Supposing
this inquiry to be occasioned by physical contact alone,
3 Mental   his disciples answered, "The multitude throng
contact   thee." Jesus knew, as others did not, that
it was not matter, but mortal mind, whose touch called
6 for aid. Repeating his inquiry, he was answered by the
faith of a sick woman. His quick apprehension of this
mental call illustrated his spirituality. The disciples'
9 misconception of it uncovered their materiality. Jesus
possessed more spiritual susceptibility than the disciples.
Opposites come from contrary directions, and produce
12 unlike results.

Mortals evolve images of thought. These may appear
to the ignorant to be apparitions; but they are myste-
15 Images of   rious only because it is unusual to see
thought   thoughts, though we can always feel their
influence. Haunted houses, ghostly voices, unusual
18 noises, and apparitions brought out in dark seances
either involve feats by tricksters, or they are images and
sounds evolved involuntarily by mortal mind. Seeing
21 is no less a quality of physical sense than feeling. Then
why is it more difficult to see a thought than to feel one?
Education alone determines the difference. In reality
24 there is none.

Portraits, landscape-paintings, fac-similes of penman-
ship, peculiarities of expression, recollected sentences,
27 Phenomena   can all be taken from pictorial thought and
explained   memory as readily as from objects cognizable
by the senses. Mortal mind sees what it believes as
30 certainly as it believes what it sees. It feels, hears, and
sees its own thoughts. Pictures are mentally formed
before the artist can convey them to canvas. So is it

Ciencia Cristiana en contraste con espiritismo　86

En cierta ocasión Jesús preguntó: "¿Quién... me ha to- 1
cado?" Suponiendo que esa pregunta la ocasionaba el
mero contacto físico, sus discípulos respondie- 3
ron: "La multitud te aprieta". Jesús sabía, Contacto mental
mientras que otros no, que no era la materia sino la mente
mortal, cuyo toque pedía ayuda. Al reiterar su pregunta, 6
le respondió la fe de una mujer enferma. La percepción
inmediata que él tuvo de esa llamada mental, ilustró su
espiritualidad. La interpretación equivocada de los discí- 9
pulos puso al descubierto la materialidad de ellos. Jesús
poseía más susceptibilidad espiritual que sus discípulos.
Los opuestos provienen de direcciones contrarias y produ- 12
cen resultados disímiles.

Los mortales desarrollan imágenes de pensamiento. A
quienes lo ignoran, puede parecerles que son apariciones; 15
pero son misteriosas sólo porque no es común Imágenes de pensamiento
ver pensamientos, aunque siempre podamos
sentir su influencia. Casas de fantasmas, voces espectrales, 18
ruidos extraños y apariciones producidas en sesiones a oscuras, o bien se trata de artificios de embaucadores, o son
imágenes y sonidos producidos involuntariamente por la 21
mente mortal. La vista es una cualidad del sentido físico
lo mismo que el tacto. Entonces, ¿por qué es más difícil ver un pensamiento que sentirlo? Sólo la educación de- 24
termina la diferencia. En realidad no hay diferencia alguna.

Retratos, cuadros de paisajes, facsímiles de escritos, peculiaridades de expresión, frases que vienen a la memoria, 27
todos ellos pueden extraerse del pensamiento Fenómenos explicados
pictórico y de la memoria tan fácilmente como
de objetos perceptibles a los sentidos. La mente mortal ve 30
lo que cree tan ciertamente como cree lo que ve. Siente,
oye y ve sus propios pensamientos. Los cuadros son formados mentalmente antes que el artista pueda llevarlos al 33
lienzo. Así es con todos los conceptos materiales. Los adi-

1 with all material conceptions. Mind-readers perceive
these pictures of thought. They copy or reproduce
3 them, even when they are lost to the memory of the mind
in which they are discoverable.

It is needless for the thought or for the person hold-
6 ing the transferred picture to be individually and con-

Mental   sciously present. Though individuals have
environment   passed away, their mental environment re-
9 mains to be discerned, described, and transmitted. Though
bodies are leagues apart and their associations forgotten,
their associations float in the general atmosphere of human
12 mind.

The Scotch call such vision "second sight," when
really it is first sight instead of second, for it presents
15 Second   primal facts to mortal mind. Science enables
sight   one to read the human mind, but not as a
clairvoyant. It enables one to heal through Mind, but
18 not as a mesmerist.

The mine knows naught of the emeralds within its
rocks; the sea is ignorant of the gems within its caverns,
21 Buried   of the corals, of its sharp reefs, of the tall ships
secrets   that float on its bosom, or of the bodies which
lie buried in its sands: yet these are all there. Do not
24 suppose that any mental concept is gone because you do
not think of it. The true concept is never lost. The
strong impressions produced on mortal mind by friend-
27 ship or by any intense feeling are lasting, and mind-
readers can perceive and reproduce these impressions.

Memory may reproduce voices long ago silent. We
30 Recollected   have but to close the eyes, and forms rise
friends   before us, which are thousands of miles away
or altogether gone from physical sight and sense, and

vinadores del pensamiento perciben estos cuadros men-   1
tales. Los copian o los reproducen, aun cuando se hayan
borrado en la memoria de la mente en que se pueden des-   3
cubrir.

No es necesario que el pensamiento o que la persona
que mantiene el cuadro transferido esté individual y cons-   6
cientemente presente. Aunque las personas   Ambiente
hayan fallecido, queda su ambiente mental   mental
para ser discernido, descrito y transmitido. Aunque me-   9
dien leguas entre cuerpos y se hayan olvidado sus asocia-
ciones, éstas flotan en la atmósfera general de la mente
humana.   12

Los escoceses llaman a dicha visión "segunda vista",
cuando realmente es primera vista en lugar de segunda,
pues presenta hechos primordiales a la mente   15
mortal. La Ciencia le capacita a uno para leer   Segunda vista
la mente humana, pero no como un clarividente. Le capacita a uno para curar por medio de la Mente, pero no como   18
lo hace un mesmerista.

Nada sabe la mina de las esmeraldas que hay dentro de
sus rocas; nada sabe el mar de las gemas que hay dentro   21
de sus cavernas, de los corales, los afilados   Secretos
arrecifes, los grandes barcos que flotan en su   enterrados
seno o de los cuerpos que yacen enterrados en sus arenas;   24
sin embargo, todo esto está allí. No debe suponerse que
un concepto mental desaparece porque no se piense en él.
El concepto verdadero jamás se pierde. Las impresiones   27
profundas producidas en la mente mortal por la amistad o
por cualquier sentimiento intenso son duraderas, y los adi-
vinadores del pensamiento pueden percibir y reproducir   30
esas impresiones.

La memoria puede reproducir voces que han estado
silenciosas por mucho tiempo. Basta con que   Amigos   33
cerremos los ojos, para ver surgir ante nosotros   recordados
figuras que están a miles de millas de distancia o que han
desaparecido completamente de la vista y de la sensación   36

1 this not in dreamy sleep. In our day-dreams we can
recall that for which the poet Tennyson expressed the
3 heart's desire, —

> the touch of a vanished hand,
> And the sound of a voice that is still.

6 The mind may even be cognizant of a present flavor and
odor, when no viand touches the palate and no scent
salutes the nostrils.

9   How are veritable ideas to be distinguished from illusions? By learning the origin of each. Ideas are
Illusions   emanations from the divine Mind. Thoughts,
12 not ideas   proceeding from the brain or from matter, are
offshoots of mortal mind; they are mortal material beliefs. Ideas are spiritual, harmonious, and eternal. Beliefs
15 proceed from the so-called material senses, which at one
time are supposed to be substance-matter and at another
are called spirits.

18   To love one's neighbor as one's self, is a divine idea;
but this idea can never be seen, felt, nor understood
through the physical senses. Excite the organ of ven-
21 eration or religious faith, and the individual manifests
profound adoration. Excite the opposite development,
and he blasphemes. These effects, however, do not pro-
24 ceed from Christianity, nor are they spiritual phenomena,
for both arise from mortal belief.

Eloquence re-echoes the strains of Truth and Love.
27 It is due to inspiration rather than to erudition. It shows
Trance   the possibilities derived from divine Mind,
speaking   though it is said to be a gift whose endowment
30 illusion   is obtained from books or received from the
impulsion of departed spirits. When eloquence proceeds
from the belief that a departed spirit is speaking, who

físicas, y esto ocurre sin estar soñando dormidos. Cuando 1
soñamos despiertos podemos recordar aquello que expresó
el poeta Tennyson como deseo del corazón: 3

> el toque de una mano desaparecida
> y el sonido de una voz que ya ha callado.

La mente hasta puede reconocer la presencia de un sabor y 6
de un olor, aun cuando ni manjar toque el paladar, ni
aroma llegue a la nariz.

¿Cómo pueden distinguirse las ideas verdaderas de las 9
ilusiones? Averiguando el origen de ambas. Las ideas son
emanaciones de la Mente divina. Los pensa- *Ilusiones no*
mientos, los cuales proceden del cerebro o de la *son ideas* 12
materia, son vástagos de la mente mortal, son creencias
mortales y materiales. Las ideas son espirituales, armoniosas y eternas. Las creencias proceden de los llamados sen- 15
tidos materiales, que en ciertas ocasiones se les considera
materia-sustancia y en otras se les llama espíritus.

Amar al prójimo como a sí mismo es una idea divina; 18
pero esa idea jamás puede ser vista, sentida ni comprendida por medio de los sentidos físicos. Excítese el
órgano de veneración o de fe religiosa, y la persona mani- 21
festará adoración profunda. Excítese la tendencia contraria, y blasfemará. Esos efectos, sin embargo, no proceden del cristianismo ni son fenómenos espirituales, pues 24
ambos emanan de la creencia mortal.

La elocuencia repite el eco de los acentos de la Verdad y
el Amor. Eso se debe más bien a la inspiración que a la 27
erudición. Demuestra las posibilidades que de- *La elocuencia*
rivan de la Mente divina, aunque se dice que es *del médium*
un don que se obtiene mediante el estudio de li- *es una ilusión* 30
bros o el impulso de los espíritus de difuntos. Cuando la
elocuencia procede de la creencia de que está hablando el

1 can tell what the unaided medium is incapable of knowing or uttering? This phenomenon only shows that the
3 beliefs of mortal mind are loosed. Forgetting her ignorance in the belief that another mind is speaking through
her, the devotee may become unwontedly eloquent. Hav-
6 ing more faith in others than in herself, and believing
that somebody else possesses her tongue and mind, she
talks freely.

9   Destroy her belief in outside aid, and her eloquence
disappears. The former limits of her belief return. She
says, "I am incapable of words that glow, for I am un-
12 educated." This familiar instance reaffirms the Scriptural word concerning a man, "As he thinketh in his heart,
so is he." If one believes that he cannot be an orator with-
15 out study or a superinduced condition, the body responds
to this belief, and the tongue grows mute which before
was eloquent.

18   Mind is not necessarily dependent upon educational
processes. It possesses of itself all beauty and poetry,
Scientific   and the power of expressing them. Spirit,
21 improvisation God, is heard when the senses are silent. We
are all capable of more than we do. The influence or
action of Soul confers a freedom, which explains the phe-
24 nomena of improvisation and the fervor of untutored lips.

Matter is neither intelligent nor creative. The tree is
not the author of itself. Sound is not the originator of
27 Divine   music, and man is not the father of man. Cain
origination   very naturally concluded that if life was in the
body, and man gave it, man had the right to take it away.
30 This incident shows that the belief of life in matter was
"a murderer from the beginning."

If seed is necessary to produce wheat, and wheat to

espíritu de un difunto, ¿quién puede decir lo que la   1
médium es incapaz de saber o expresar sin ayuda? Ese
fenómeno demuestra solamente que las creencias de la   3
mente mortal se han desatado. Olvidando su ignorancia,
creyendo que otra mente está hablando por medio de ella,
es posible que la médium se exprese con elocuencia inusi-   6
tada. Teniendo más fe en otros que en sí misma, y creyendo que otra persona posee su lengua y su mente, habla
libremente.   9

Destruid su creencia en la ayuda ajena, y su elocuencia
desaparece. Vuelven las antiguas limitaciones de su creencia. Dice: "No soy capaz de usar palabras elocuentes, por-   12
que no tengo instrucción". Ese ejemplo común confirma
el texto bíblico respecto a un hombre: "Cual es su pensamiento en su corazón, tal es él". Si uno cree que no puede   15
ser orador sin haber estudiado para ello o sin influencia
ajena, el cuerpo responde a esa creencia, y la lengua que
antes era elocuente enmudece.   18

La Mente no necesita depender de procedimientos educativos. Posee de por sí toda belleza y poesía y el poder de
expresarlas. El Espíritu, Dios, se oye cuando   Improvisa-   21
los sentidos guardan silencio. Todos somos ción científica
capaces de hacer más de lo que hacemos. La influencia o
acción del Alma confiere libertad, lo cual explica los fenó-   24
menos de la improvisación y del fervor de labios incultos.

La materia no es inteligente ni creadora. El árbol no es
el autor de sí mismo. El sonido no es el creador de la   27
música, y el hombre no es el padre del hombre.   Origen divino
Caín muy naturalmente dedujo que si la vida
estaba en el cuerpo y era dada por el hombre, el hombre   30
tenía el derecho de quitarla. Ese incidente demuestra que
la creencia de que hay vida en la materia fue "homicida
desde el principio".   33

Si la semilla es necesaria para producir trigo y el trigo

1 produce flour, or if one animal can originate another,
how then can we account for their primal origin? How
3 were the loaves and fishes multiplied on the shores of
Galilee, — and that, too, without meal or monad from
which loaf or fish could come?

6   The earth's orbit and the imaginary line called the
equator are not substance. The earth's motion and

Mind is   position are sustained by Mind alone. Divest
9 substance   yourself of the thought that there can be substance in matter, and the movements and transitions now
possible for mortal mind will be found to be equally
12 possible for the body. Then being will be recognized
as spiritual, and death will be obsolete, though now
some insist that death is the necessary prelude to
15 immortality.

In dreams we fly to Europe and meet a far-off friend.
The looker-on sees the body in bed, but the supposed
18 Mortal   inhabitant of that body carries it through
delusions   the air and over the ocean. This shows the
possibilities of thought. Opium and hashish eaters men-
21 tally travel far and work wonders, yet their bodies stay
in one place. This shows what mortal mentality and
knowledge are.

24   The admission to one's self that man is God's own likeness sets man free to master the infinite idea. This con-
Scientific   viction shuts the door on death, and opens it
27 finalities   wide towards immortality. The understanding
and recognition of Spirit must finally come, and we may
as well improve our time in solving the mysteries of being
30 through an apprehension of divine Principle. At present
we know not what man is, but we certainly shall know
this when man reflects God.

para producir harina, o si un animal puede dar origen a 1
otro, ¿cómo podemos entonces explicar su origen primitivo? ¿Cómo se multiplicaron los panes y los peces en las 3
riberas de Galilea —y eso también sin harina ni mónada
de donde el pan o el pez pudieran venir?

La órbita de la tierra y la línea imaginaria llamada ecua- 6
dor no son sustancia. El movimiento y la posición de la
tierra son sostenidos sólo por la Mente. Despo- La Mente es
jaos del pensamiento de que puede haber sus- sustancia 9
tancia en la materia, y verificaréis que los movimientos y
transiciones que ahora le son posibles a la mente mortal le
son igualmente posibles al cuerpo. Entonces se reconocerá 12
que la existencia es espiritual, y la muerte caerá en desuso,
aunque algunos insisten hoy en día en que la muerte es el
preludio necesario para la inmortalidad. 15

En sueños volamos a Europa y nos encontramos con un
amigo lejano. El espectador ve el cuerpo en la cama; pero
el supuesto habitante de ese cuerpo lo lleva por Ilusiones 18
el aire allende el océano. Eso demuestra las mortales
posibilidades del pensamiento. Los que toman opio o
hachís viajan lejos mentalmente y hacen maravillas; sin 21
embargo, sus cuerpos no cambian de sitio. Eso demuestra
lo que son la mentalidad y el conocimiento mortales.

Admitir para sí que el hombre es la semejanza misma de 24
Dios, deja al hombre en libertad para abarcar la idea infinita. Esa convicción cierra la puerta a la Finalidades
muerte y la abre de par en par hacia la inmor- científicas 27
talidad. La comprensión y el reconocimiento del Espíritu
tienen que venir finalmente, y sería mejor que aprovecháramos el tiempo resolviendo los misterios del ser por la 30
comprensión del Principio divino. Al presente no sabemos
qué es el hombre, pero ciertamente lo sabremos cuando el
hombre refleje a Dios. 33

91 Christian Science versus Spiritualism

1 The Revelator tells us of "a new heaven and a new earth." Have you ever pictured this heaven and 3 earth, inhabited by beings under the control of supreme wisdom?

Let us rid ourselves of the belief that man is separated 6 from God, and obey only the divine Principle, Life and Love. Here is the great point of departure for all true spiritual growth.

9 It is difficult for the sinner to accept divine Science, because Science exposes his nothingness; but the sooner
Man's genu- error is reduced to its native nothingness, the
12 ine being sooner man's great reality will appear and his genuine being will be understood. The destruction of error is by no means the destruction of Truth or Life, but 15 is the acknowledgment of them.

Absorbed in material selfhood we discern and reflect but faintly the substance of Life or Mind. The denial of 18 material selfhood aids the discernment of man's spiritual and eternal individuality, and destroys the erroneous knowledge gained from matter or through what are termed 21 the material senses.

Certain erroneous postulates should be here considered
Erroneous in order that the spiritual facts may be better
24 postulates apprehended.

The first erroneous postulate of belief is, that substance, life, and intelligence are something apart from God.

27 The second erroneous postulate is, that man is both mental and material.

The third erroneous postulate is, that mind is both evil 30 and good; whereas the real Mind cannot be evil nor the medium of evil, for Mind is God.

The fourth erroneous postulate is, that matter is in-

Ciencia Cristiana en contraste con espiritismo 91

El autor del Apocalipsis nos habla de "un cielo nuevo y 1
una tierra nueva". ¿Os habéis figurado alguna vez ese
cielo y esa tierra, habitados por seres bajo el dominio de 3
la sabiduría suprema?

Liberémonos de la creencia de que el hombre está separado de Dios, y obedezcamos solamente al Principio divi- 6
no, la Vida y el Amor. He aquí el gran punto de partida
para todo desarrollo espiritual verdadero.

Le es difícil al pecador aceptar la Ciencia divina, porque 9
la Ciencia le hace ver que él es nada; pero cuanto más
pronto se reduzca el error a su nada primitiva, $\qquad$
tanto más pronto aparecerá la gran realidad del $\quad$ El ser
genuino 12
hombre y se comprenderá su ser genuino. La $\quad$ del hombre
destrucción del error de ningún modo es la destrucción de
la Verdad o la Vida, sino que es el reconocimiento de 15
éstas.

Absortos en el yo material, discernimos y reflejamos
sólo tenuemente la sustancia de la Vida o Mente. La nega- 18
ción del yo material ayuda a percibir la individualidad espiritual y eterna del hombre, y destruye el conocimiento
erróneo obtenido de la materia o por medio de lo que se 21
denomina los sentidos materiales.

Deben considerarse aquí ciertos postulados erróneos, a
fin de que las realidades espirituales puedan $\quad$ Postulados 24
comprenderse mejor. $\qquad$ erróneos

El primer postulado erróneo de la creencia es, que la
sustancia, la vida y la inteligencia son algo que está sepa- 27
rado de Dios.

El segundo postulado erróneo es, que el hombre es a la
vez mental y material. 30

El tercer postulado erróneo es, que la mente es tanto
mala como buena; siendo que la Mente verdadera no
puede ser mala ni el instrumento del mal, porque la Mente 33
es Dios.

El cuarto postulado erróneo es, que la materia es inteli-

1 telligent, and that man has a material body which is part
of himself.

3   The fifth erroneous postulate is, that matter holds in
itself the issues of life and death, — that matter is not
only capable of experiencing pleasure and pain, but also
6 capable of imparting these sensations. From the illusion
implied in this last postulate arises the decomposition of
mortal bodies in what is termed death.

9   Mind is not an entity within the cranium with the power
of sinning now and forever.

In old Scriptural pictures we see a serpent coiled around
12 the tree of knowledge and speaking to Adam and Eve.
Knowledge of This represents the serpent in the act of
good and evil commending to our first parents the knowl-
15 edge of good and evil, a knowledge gained from matter,
or evil, instead of from Spirit. The portrayal is still
graphically accurate, for the common conception of mor-
18 tal man — a burlesque of God's man — is an outgrowth
of human knowledge or sensuality, a mere offshoot of
material sense.

21   Uncover error, and it turns the lie upon you. Until
the fact concerning error — namely, its nothingness —
Opposing appears, the moral demand will not be met,
24 power and the ability to make nothing of error will
be wanting. We should blush to call that real which is
only a mistake. The foundation of evil is laid on a belief
27 in something besides God. This belief tends to support
two opposite powers, instead of urging the claims of Truth
alone. The mistake of thinking that error can be real,
30 when it is merely the absence of truth, leads to belief in
the superiority of error.

Do you say the time has not yet come in which to

Ciencia Cristiana en contraste con espiritismo   92

gente y que el hombre tiene un cuerpo material que es   1
parte de él.

El quinto postulado erróneo es, que la materia tiene en   3
sí misma el poder de decidir sobre la vida y la muerte —
que la materia no solamente es capaz de sentir placer y dolor, sino también capaz de impartir esas sensaciones. De   6
la ilusión que este último postulado implica resulta la descomposición de los cuerpos mortales en lo que se llama
muerte.   9

La Mente no es una entidad dentro del cráneo con el
poder de pecar ahora y para siempre.

En los antiguos cuadros bíblicos, vemos una serpiente   12
enroscada en el árbol del conocimiento y hablando con
Adán y Eva. Eso representa a la serpiente en   El conoci-
el acto de recomendar a nuestros primeros   miento
del bien   15
padres el conocimiento del bien y del mal, un   y del mal
conocimiento obtenido de la materia, o del mal, en vez
del Espíritu. Ese cuadro es todavía gráficamente exacto,   18
pues el concepto común del hombre mortal —una parodia
del hombre de Dios— es el resultado del conocimiento
humano o la sensualidad, mero vástago de los sentidos   21
materiales.

Poned el error al descubierto y él os imputará la mentira. Mientras no salga a la vista el hecho concerniente al   24
error —o sea, su nada— no se satisfará la exi-   Poder
gencia moral, y faltará la capacidad para redu-   antagónico
cir el error a la nada. Debiéramos avergonzarnos de lla-   27
mar real lo que sólo es una equivocación. El fundamento
del mal se asienta sobre una creencia de que haya algo
aparte de Dios. Esa creencia tiende a apoyar dos poderes   30
opuestos, en vez de insistir solamente en las reivindicaciones de la Verdad. La equivocación de pensar que el
error pueda ser real, cuando es meramente la ausencia de   33
la verdad, induce a creer en la superioridad del error.

¿Decís que aún no ha llegado la hora de reconocer que

1 recognize Soul as substantial and able to control the
body? Remember Jesus, who nearly nineteen centuries
3 *The age's* ago demonstrated the power of Spirit and said,
privilege "He that believeth on me, the works that I
do shall he do also," and who also said, "But the hour
6 cometh, and *now is,* when the true worshippers shall
worship the Father in spirit and in truth." "Behold,
now is the accepted time; behold, *now* is the day of sal-
9 vation," said Paul.

    Divine logic and revelation coincide. If we believe
Logic and otherwise, we may be sure that either our
12 *revelation* logic is at fault or that we have misinterpreted
revelation. Good never causes evil, nor creates aught
that can cause evil.

15 Good does not create a mind susceptible of causing
evil, for evil is the opposing error and not the truth of
creation. Destructive electricity is not the offspring of in-
18 finite good. Whatever contradicts the real nature of the
divine *Esse,* though human faith may clothe it with angelic
vestments, is without foundation.

21 The belief that Spirit is finite as well as infinite has
darkened all history. In Christian Science, Spirit, as a
Derivatives proper noun, is the name of the Supreme Being.
24 *of spirit* It means quantity and quality, and applies ex-
clusively to God. The modifying derivatives of the word
spirit refer only to quality, not to God. Man is spiritual.
27 He is not God, Spirit. If man were Spirit, then men
would be spirits, gods. Finite spirit would be mortal,
and this is the error embodied in the belief that the infi-
30 nite can be contained in the finite. This belief tends to
becloud our apprehension of the kingdom of heaven and
of the reign of harmony in the Science of being.

el Alma es sustancial y capaz de dominar el cuerpo? Recordad a Jesús, que hace casi diecinueve siglos demostró el poder del Espíritu y dijo: "El que en mí cree, *Privilegio de la época* las obras que yo hago, él las hará también", y que también dijo: "La hora viene, y *ahora es,* cuando los verdaderos adoradores adorarán al Padre en espíritu y en verdad". "He aquí *ahora* el tiempo aceptable; he aquí *ahora* el día de salvación", dijo Pablo.

La lógica divina y la revelación coinciden. Si creemos lo contrario, podemos estar seguros de que nuestra lógica está errada o que hemos interpretado *Lógica y revelación* mal la revelación. El bien nunca causa el mal, ni crea nada que pueda causar el mal.

El bien no crea una mente susceptible de causar el mal, porque el mal es el error opositor y no la verdad acerca de la creación. La electricidad destructiva no es el producto del bien infinito. Todo lo que contradiga la naturaleza verdadera del *Esse* divino, no tiene fundamento, aunque la fe humana lo vista con ropajes angelicales.

La creencia que el Espíritu es finito a la vez que infinito ha oscurecido toda la historia. En la Ciencia Cristiana, Espíritu, como nombre propio, es el nombre del Ser Supremo. Significa cantidad y calidad, y es *Derivados de la palabra espíritu* aplicable exclusivamente a Dios. Los derivados calificativos de la palabra *espíritu* se refieren únicamente a calidad, no a Dios. El hombre es espiritual. Él no es Dios, el Espíritu. Si el hombre fuera el Espíritu, entonces los hombres serían espíritus, dioses. Un espíritu finito sería mortal, y éste es el error incorporado en la creencia que lo infinito pueda estar contenido en lo finito. Esa creencia tiende a ofuscar nuestra percepción del reino de los cielos y del reino de la armonía en la Ciencia del ser.

1   Jesus taught but one God, one Spirit, who makes man
     in the image and likeness of Himself, — of Spirit, not of
3 Scientific   matter. Man reflects infinite Truth, Life, and
   man   Love. The nature of man, thus understood,
     includes all that is implied by the terms "image" and
6 "likeness" as used in Scripture. The truly Christian
     and scientific statement of personality and of the relation
     of man to God, with the demonstration which accompa-
9 nied it, incensed the rabbis, and they said: "Crucify him,
     crucify him . . . by our law he ought to die, because he
     made himself the Son of God."

12   The eastern empires and nations owe their false gov-
     ernment to the misconceptions of Deity there prevalent.
     Tyranny, intolerance, and bloodshed, wherever found,
15 arise from the belief that the infinite is formed after the
     pattern of mortal personality, passion, and impulse.

     The progress of truth confirms its claims, and our
18 Master confirmed his words by his works. His healing-
   Ingratitude   power evoked denial, ingratitude, and be-
   and denial   trayal, arising from sensuality. Of the ten
21 lepers whom Jesus healed, but one returned to give God
     thanks, — that is, to acknowledge the divine Principle
     which had healed him.

24   Our Master easily read the thoughts of mankind, and
     this insight better enabled him to direct those thoughts
     aright; but what would be said at this period of an in-
27 fidel blasphemer who should hint that Jesus used his in-
     cisive power injuriously? Our Master read mortal mind
     on a scientific basis, that of the omnipresence of Mind.
30 An approximation of this discernment indicates spiritual
     growth and union with the infinite capacities of the one
     Mind. Jesus could injure no one by his Mind-reading.

Ciencia Cristiana en contraste con espiritismo 94

Jesús enseñó un único Dios, un Espíritu único, que hace
al hombre a imagen y semejanza de Sí mismo —del Espíritu, no de la materia. El hombre refleja la El hombre científico
Verdad, la Vida y el Amor infinitos. La natu-
raleza del hombre, así comprendida, incluye todo lo que
está implícito en los vocablos "imagen" y "semejanza",
como se usan en las Escrituras. La declaración verdaderamente cristiana y científica sobre la personalidad y sobre
la relación del hombre con Dios, junto con la demostración concomitante, enfureció a los rabinos, y éstos dijeron:
"¡Crucifícale! ¡crucifícale!... según nuestra ley debe morir,
porque se hizo a sí mismo Hijo de Dios".

Los imperios y naciones orientales deben su falso gobierno a los conceptos erróneos acerca de la Deidad que
allí prevalecen. La tiranía, la intolerancia y el derramamiento de sangre, dondequiera que existan, surgen de la
creencia de que el infinito se ha formado según el modelo
de la personalidad, de la pasión y del impulso mortales.

El progreso de la verdad confirma sus reivindicaciones,
y nuestro Maestro confirmó sus palabras con sus obras. Su
poder curativo despertaba denegación, ingrati- Ingratitud y denegación
tud y traición, que surgían de la sensualidad.
De los diez leprosos que Jesús sanó, sólo uno volvió para
dar gracias a Dios, es decir, para reconocer el Principio divino que lo había sanado.

Nuestro Maestro leía fácilmente los pensamientos de los
hombres, y ese discernimiento era lo que más lo capacitaba para dirigir correctamente esos pensamientos; pero
¿qué se diría en esta época de un blasfemador infiel que
insinuara que Jesús usaba su poder incisivo para dañar?
Nuestro Maestro leía la mente mortal sobre una base
científica, la de la omnipresencia de la Mente. Una apro-
ximación a esa percepción demuestra adelanto espiritual y
unión con las capacidades infinitas de la Mente única.
Jesús no podía dañar a nadie con su lectura de la Mente.

1 The effect of his Mind was always to heal and to save,
and this is the only genuine Science of reading mortal
3 Spiritual   mind. His holy motives and aims were tra-
insight   duced by the sinners of that period, as they
would be to-day if Jesus were personally present. Paul
6 said, "To be spiritually minded is life." We approach
God, or Life, in proportion to our spirituality, our fidelity to Truth and Love; and in that ratio we know all
9 human need and are able to discern the thought of the
sick and the sinning for the purpose of healing them.
Error of any kind cannot hide from the law of God.

12   Whoever reaches this point of moral culture and goodness cannot injure others, and must do them good. The
greater or lesser ability of a Christian Scientist to discern
15 thought scientifically, depends upon his genuine spirituality. This kind of mind-reading is not clairvoyance,
but it is important to success in healing, and is one of the
18 special characteristics thereof.

We welcome the increase of knowledge and the end
of error, because even human invention must have its
21 Christ's   day, and we want that day to be succeeded
reappearance by Christian Science, by divine reality. Midnight foretells the dawn. Led by a solitary star amid
24 the darkness, the Magi of old foretold the Messiahship
of Truth. Is the wise man of to-day believed, when he
beholds the light which heralds Christ's eternal dawn
27 and describes its effulgence?

Lulled by stupefying illusions, the world is asleep
in the cradle of infancy, dreaming away the hours.
30 Spiritual   Material sense does not unfold the facts of
awakening   existence; but spiritual sense lifts human
consciousness into eternal Truth. Humanity advances

Ciencia Cristiana en contraste con espiritismo   95

El efecto de su Mente era siempre el de curar y salvar, y   1
ésta es la única Ciencia genuina de leer la
mente mortal. Sus santos motivos y propósitos   *Discerni-*
miento   3
fueron calumniados por los pecadores de aque-   *espiritual*
lla época, como lo serían hoy en día si Jesús estuviera aquí
en persona. Pablo dijo: "El ocuparse del Espíritu es   6
vida". Nos acercamos a Dios, o la Vida, en proporción a
nuestra espiritualidad, a nuestra fidelidad a la Verdad y el
Amor; y en esa misma proporción conocemos toda necesi-   9
dad humana y podemos percibir el pensamiento del enfermo y del pecador con el propósito de sanarlos. Ninguna
clase de error puede ocultarse de la ley de Dios.   12

Quienquiera que alcance ese punto de cultura moral y
de bondad no puede dañar a otros, y les tendrá que hacer
bien. La mayor o menor habilidad de un Científico Cris-   15
tiano para discernir el pensamiento científicamente depende de lo genuina que sea su espiritualidad. Esa manera de leer la mente no es clarividencia; pero es importante   18
para el éxito en la curación y es una de sus características
especiales.

Vemos con agrado el aumento del saber y el final del   21
error, porque aun la inventiva humana debe tener su día, y
queremos que a ese día lo suceda la Ciencia   *Reaparición*
Cristiana, la realidad divina. La medianoche   *del Cristo*   24
predice el amanecer. Guiados por una estrella solitaria en
medio de la oscuridad, los Magos de antaño predijeron el
mesiazgo de la Verdad. ¿Se le cree al sabio de hoy, cuando   27
ve la luz que anuncia el amanecer eterno del Cristo y describe su fulgor?

El mundo, arrullado por ilusiones estupefacientes,   30
duerme en la cuna de la infancia, pasando las horas entre
sueños. El sentido material no revela las reali-   *Despertar*
dades de la existencia; pero el sentido espiritual   *espiritual*   33
eleva la consciencia humana a la Verdad eterna. La hu-

1 slowly out of sinning sense into spiritual understanding;
unwillingness to learn all things rightly, binds Christen-
3 dom with chains.

Love will finally mark the hour of harmony, and spiritualization will follow, for Love is Spirit. Before error
6 The darkest   is wholly destroyed, there will be interrup-
hours of all   tions of the general material routine. Earth
will become dreary and desolate, but summer and winter,
9 seedtime and harvest (though in changed forms), will
continue unto the end, — until the final spiritualization of
all things. "The darkest hour precedes the dawn."

12 This material world is even now becoming the arena
for conflicting forces. On one side there will be discord
Arena of   and dismay; on the other side there will be
15 contest   Science and peace. The breaking up of material beliefs may seem to be famine and pestilence, want
and woe, sin, sickness, and death, which assume new
18 phases until their nothingness appears. These disturb-
ances will continue until the end of error, when all
discord will be swallowed up in spiritual Truth.

21 Mortal error will vanish in a moral chemicalization.
This mental fermentation has begun, and will continue
until all errors of belief yield to understanding. Belief is
24 changeable, but spiritual understanding is changeless.

As this consummation draws nearer, he who has
shaped his course in accordance with divine Science
27 Millennial   will endure to the end. As material knowl-
glory   edge diminishes and spiritual understanding
increases, real objects will be apprehended mentally
30 instead of materially.

During this final conflict, wicked minds will endeavor
to find means by which to accomplish more evil; but

Ciencia Cristiana en contraste con espiritismo

manidad sale lentamente del sentido pecaminoso hacia la 1
comprensión espiritual; la renuencia a aprender todas las
cosas correctamente ata con cadenas a la cristiandad. 3

El Amor señalará finalmente la hora de la armonía, y
entonces vendrá la espiritualización, porque el Amor es
Espíritu. Antes que el error sea totalmente des- 6
truido, habrá interrupciones de la rutina mate- Las horas
más oscuras
rial general. La tierra se pondrá lúgubre y es- de todas
tará desolada, pero el verano y el invierno, la sementera y 9
la siega (aunque en formas distintas), continuarán hasta el
fin —hasta la espiritualización final de todas las cosas.
"La hora más oscura precede al amanecer". 12

Este mundo material ya está convirtiéndose ahora en la
arena de fuerzas en conflicto. De un lado habrá discordia
y consternación; del otro habrá Ciencia y paz. Arena de 15
La desintegración de las creencias materiales combate
tal vez parezca ser hambre y pestilencia, miseria y dolor,
pecado, enfermedad y muerte, que asumen nuevas fases 18
hasta que aparece su nada. Esas perturbaciones continuarán hasta el fin del error, cuando toda discordancia
será absorbida por la Verdad espiritual. 21

El error mortal desaparecerá en una quimicalización
moral. Esa fermentación mental ya ha comenzado y continuará hasta que todos los errores de creencia se sometan 24
a la comprensión. La creencia es mudable pero la comprensión espiritual es inmutable.

Cuando esa consumación se acerque, el que haya mo- 27
delado su vida de acuerdo con la Ciencia divina, perseve-
rará hasta el fin. A medida que disminuya el La gloria
conocimiento material y aumente la compren- del milenio 30
sión espiritual, los objetos reales se percibirán mentalmente, en vez de materialmente.

Durante ese conflicto final, mentes malignas se esforza- 33
rán por encontrar medios con los cuales causar más daño;

1 those who discern Christian Science will hold crime in
check. They will aid in the ejection of error. They
3 will maintain law and order, and cheerfully await the
certainty of ultimate perfection.

In reality, the more closely error simulates truth and
6 so-called matter resembles its essence, mortal mind, the

Dangerous resemblances more impotent error becomes as a belief. According to human belief, the lightning is fierce
9 and the electric current swift, yet in Christian Science
the flight of one and the blow of the other will become
harmless. The more destructive matter becomes, the
12 more its nothingness will appear, until matter reaches
its mortal zenith in illusion and forever disappears. The
nearer a false belief approaches truth without passing
15 the boundary where, having been destroyed by divine
Love, it ceases to be even an illusion, the riper it becomes
for destruction. The more material the belief, the more
18 obvious its error, until divine Spirit, supreme in its domain, dominates all matter, and man is found in the likeness of Spirit, his original being.

21 The broadest facts array the most falsities against
themselves, for they bring error from under cover. It
requires courage to utter truth; for the higher Truth
24 lifts her voice, the louder will error scream, until its in-
articulate sound is forever silenced in oblivion.

"He uttered His voice, the earth melted." This Scrip-
27 ture indicates that all matter will disappear before the
supremacy of Spirit.

Christianity is again demonstrating the Life that is
30 Christianity still rejected Truth, and the Truth that is Life, by the apostolic work of casting out error and healing the
sick. Earth has no repayment for the persecutions which

pero quienes disciernan la Ciencia Cristiana refrenarán el 1
crimen. Ayudarán a expulsar el error. Mantendrán la ley
y el orden y esperarán gozosos la certeza de la perfección 3
final.

En realidad, mientras más simule el error a la verdad y
más se asemeje la llamada materia a su esencia, la mente 6
mortal, más impotente se volverá el error como   Semejanzas
creencia. Según la creencia humana, el rayo es   peligrosas
violento y la corriente eléctrica veloz; pero en la Ciencia 9
Cristiana, el vuelo del uno y la descarga de la otra se volverán inofensivos. Cuanto más destructiva se vuelva la
materia, tanto más evidente será su nada, hasta que la ma- 12
teria llegue a su cenit mortal en ilusión y desaparezca para
siempre. Cuanto más se aproxime una creencia errónea a
la verdad, sin traspasar el límite donde, habiendo sido des- 15
truida por el Amor divino, deja de ser hasta una ilusión,
tanto más madura estará para su destrucción. Cuanto más
material sea la creencia, tanto más obvio será su error, 18
hasta que el Espíritu divino, supremo en su dominio, domine a toda la materia, y se halle al hombre a semejanza
del Espíritu, su ser original.   21

Los hechos más evidentes se atraen el mayor número de
falsedades en su contra, porque sacan al error de su escon-
dite. Se necesita valor para declarar la verdad; porque 24
cuanto más levante su voz la Verdad, tanto más alto gri-
tará el error, hasta que su sonido inarticulado se pierda
para siempre en el olvido.   27

"Dio Él Su voz, se derritió la tierra". Esa frase bíblica
indica que toda la materia desaparecerá ante la supremacía del Espíritu.   30

El cristianismo está demostrando de nuevo la Vida que
es Verdad y la Verdad que es Vida, con la obra   Todavía se
apostólica de echar fuera el error y de sanar a   rechaza al 33
los enfermos. La tierra no tiene compensación   cristianismo
para las persecuciones que acompañan a un nuevo paso en

1 attend a new step in Christianity; but the spiritual recompense of the persecuted is assured in the elevation of ex-
3 istence above mortal discord and in the gift of divine Love.

The prophet of to-day beholds in the mental horizon
the signs of these times, the reappearance of the Chris-
6 Spiritual fore- tianity which heals the sick and destroys error,
shadowings   and no other sign shall be given. Body cannot be saved except through Mind. The Science of Chris-
9 tianity is misinterpreted by a material age, for it is the
healing influence of Spirit (not *spirits*) which the material
senses cannot comprehend, — which can only be spiritu-
12 ally discerned. Creeds, doctrines, and human hypotheses
do not express Christian Science; much less can they
demonstrate it.

15 Beyond the frail premises of human beliefs, above the
loosening grasp of creeds, the demonstration of Christian
Revelation   Mind-healing stands a revealed and practical
18 of Science   Science. It is imperious throughout all ages
as Christ's revelation of Truth, of Life, and of Love, which
remains inviolate for every man to understand and to
21 practise.

For centuries — yea, always — natural science has not
been considered a part of any religion, Christianity not
24 Science as   excepted. Even now multitudes consider that
foreign to   which they call *science* has no proper con-
all religion   nection with faith and piety. Mystery does
27 not enshroud Christ's teachings, and they are not theoretical and fragmentary, but practical and complete; and
being practical and complete, they are not deprived of
30 their essential vitality.

The way through which immortality and life are learned
is not ecclesiastical but Christian, not human but divine,

el cristianismo; pero la recompensa espiritual de los perse- 1
guidos está asegurada en la elevación de la existencia
sobre la discordia mortal y en el don de Amor divino.   3

El profeta de hoy contempla en el horizonte mental las
señales de estos tiempos, la reaparición del cristianismo
que sana a los enfermos y destruye el error, y   Presagios 6
ninguna otra señal será dada. El cuerpo no   espirituales
puede ser salvado sino por la Mente. Una era material interpreta mal la Ciencia del cristianismo, porque es la in- 9
fluencia curativa del Espíritu (no de *espíritus*), la cual los
sentidos materiales no pueden comprender, pues sólo
puede percibirse espiritualmente. Los credos, las doctrinas 12
y las hipótesis humanas no expresan la Ciencia Cristiana;
mucho menos pueden demostrarla.

Más allá de las frágiles premisas de las creencias huma- 15
nas, fuera del dominio cada vez más débil de los credos, está
la demostración de la curación cristiana por la   La revelación
Mente, una Ciencia revelada y práctica. Im-   de la Ciencia 18
pera a través de todos los siglos como la revelación de la
Verdad, la Vida y el Amor, hecha por el Cristo y que permanece intacta para que toda la humanidad la comprenda 21
y practique.

Durante siglos —sí, siempre— las ciencias naturales no
han sido consideradas como parte de ninguna religión, sin 24
exceptuar el cristianismo. Aun hoy en día mul-   La ciencia,
titud de personas consideran que lo que llaman   ajena a toda
ciencia no tiene relación justa con la fe y la pie-   religión 27
dad. Las enseñanzas de Cristo no están envueltas en misterio, ni son teóricas y fragmentarias, sino prácticas y
completas; y siendo prácticas y completas, no están des- 30
provistas de su vitalidad esencial.

El camino por el cual se aprende a conocer la inmortalidad y la vida, no es eclesiástico sino cristiano, no es hu- 33

1 not physical but metaphysical, not material but scientifically spiritual. Human philosophy, ethics, and super-
3 ^{Key to the kingdom} stition afford no demonstrable divine Principle by which mortals can escape from sin; yet to escape from sin, is what the Bible demands. "Work
6 out your own salvation with fear and trembling," says the apostle, and he straightway adds: "for it is God which worketh in you both to will and to do of His good
9 pleasure" (Philippians ii. 12, 13). Truth has furnished the key to the kingdom, and with this key Christian Science has opened the door of the human understanding.
12 None may pick the lock nor enter by some other door. The ordinary teachings are material and not spiritual. Christian Science teaches only that which is spiritual and
15 divine, and not human. Christian Science is unerring and Divine; the human sense of things errs because it is human.
18   Those individuals, who adopt theosophy, spiritualism, or hypnotism, may possess natures above some others who eschew their false beliefs. Therefore my contest is
21 not with the individual, but with the false system. I love mankind, and shall continue to labor and to endure.
   The calm, strong currents of true spirituality, the
24 manifestations of which are health, purity, and self-immolation, must deepen human experience, until the beliefs of material existence are seen to be a bald imposi-
27 tion, and sin, disease, and death give everlasting place to the scientific demonstration of divine Spirit and to God's spiritual, perfect man.

mano sino divino, no es físico sino metafísico, no es mate- 1
rial sino científicamente espiritual. La filosofía, la ética y
la superstición humanas no ofrecen Principio   La llave 3
divino demostrable por el cual los mortales   del reino
puedan escapar del pecado; sin embargo, escapar del pecado es lo que la Biblia exige. "Ocupaos en vuestra salva- 6
ción con temor y temblor", dice el apóstol, y en seguida
añade: "Porque Dios es el que en vosotros produce así el
querer como el hacer, por Su buena voluntad" (Filipenses 9
2:12, 13). La Verdad ha provisto la llave del reino, y con
esa llave la Ciencia Cristiana ha abierto la puerta de la
comprensión humana. Nadie puede forzar la cerradura ni 12
entrar por otra puerta. Las enseñanzas comunes son materiales y no espirituales. La Ciencia Cristiana enseña sólo
lo que es espiritual y divino, y no lo que es humano. La 15
Ciencia Cristiana es infalible y Divina; el concepto humano de las cosas yerra porque es humano.

Es posible que los adeptos a la teosofía, el espiritismo o 18
el hipnotismo posean naturalezas superiores a las de algunos que rechazan esas creencias falsas. Por consiguiente,
no me opongo a la persona, sino al falso sistema. Amo a la 21
humanidad y continuaré laborando y perseverando.

Las corrientes serenas y vigorosas de verdadera espiritualidad, que se manifiestan en salud, pureza e inmolación 24
propia, tienen que profundizar la experiencia humana,
hasta que se reconozca que las creencias de la existencia
material son una evidente imposición, y el pecado, la en- 27
fermedad y la muerte den lugar eterno a la demostración
científica del Espíritu divino y al hombre de Dios, espiritual y perfecto. 30

CHAPTER V

Animal Magnetism Unmasked

For out of the heart proceed evil thoughts,
murders, adulteries, fornications, thefts,
false witness, blasphemies: these are the
things which defile a man. — JESUS.

1 MESMERISM or animal magnetism was first brought
into notice by Mesmer in Germany in 1775. Ac-
3 cording to the American Cyclopædia, he regarded this
Earliest so-called force, which he said could be ex-
investigations erted by one living organism over another, as
6 a means of alleviating disease. His propositions were
as follows:

"There exists a mutual influence between the celestial
9 bodies, the earth, and animated things. Animal bodies
are susceptible to the influence of this agent, disseminat-
ing itself through the substance of the nerves."

12 In 1784, the French government ordered the medical
faculty of Paris to investigate Mesmer's theory and to
report upon it. Under this order a commission was
15 appointed, and Benjamin Franklin was one of the com-
missioners. This commission reported to the government as follows:

18 "In regard to the existence and utility of animal magnetism, we have come to the unanimous conclusions that
there is no proof of the existence of the animal magnetic

CAPÍTULO V

El magnetismo animal desenmascarado

Porque del corazón salen los malos pensamientos,
los homicidios, los adulterios, las fornicaciones, los hurtos,
los falsos testimonios, las blasfemias. Estas cosas son
las que contaminan al hombre. — JESÚS.

E L mesmerismo o magnetismo animal fue dado a co- 1
nocer por primera vez por Mesmer en 1775 en Ale-
mania. Según la Enciclopedia Americana, él consideraba 3
esa llamada fuerza, que, según decía, podía ser   Primeras in-
ejercida por un organismo viviente sobre otro,   vestigaciones
un medio para aliviar la enfermedad. Sus proposiciones 6
eran las siguientes:

"Existe una influencia mutua entre los cuerpos celestes,
la tierra y las cosas animadas. Los cuerpos animales son 9
susceptibles a la influencia de ese agente, que se disemina
a través de la sustancia de los nervios".

En 1784, el gobierno francés ordenó a la facultad de me- 12
dicina de la Universidad de París que investigara la teoría
de Mesmer y dictaminara sobre ella. Con arreglo a esa
orden, se designó una comisión, y Benjamín Franklin fue 15
uno de sus miembros. La comisión informó al gobierno lo
siguiente:

"Con respecto a la existencia y utilidad del magnetismo 18
animal, hemos llegado a la conclusión unánime de que no
hay prueba de la existencia del fluido magnético animal;

101 Animal Magnetism Unmasked

1 fluid; that the violent effects, which are observed in
the public practice of magnetism, are due to manipula-
3 tions, or to the excitement of the imagination and the
impressions made upon the senses; and that there is one
more fact to be recorded in the history of the errors of
6 the human mind, and an important experiment upon
the power of the imagination."

In 1837, a committee of nine persons was appointed,
9 Clairvoyance, among whom were Roux, Bouillaud, and Clo-
magnetism quet, which tested during several sessions the
phenomena exhibited by a reputed clairvoyant. Their
12 report stated the results as follows:

"The facts which had been promised by Monsieur
Berna [the magnetizer] as conclusive, and as adapted to
15 throw light on physiological and therapeutical questions,
are certainly not conclusive in favor of the doctrine of
animal magnetism, and have nothing in common with
18 either physiology or therapeutics."

This report was adopted by the Royal Academy of
Medicine in Paris.

21 The author's own observations of the workings of
Personal animal magnetism convince her that it is not
conclusions a remedial agent, and that its effects upon
24 those who practise it, and upon their subjects who do
not resist it, lead to moral and to physical death.

If animal magnetism seems to alleviate or to cure dis-
27 ease, this appearance is deceptive, since error cannot
remove the effects of error. Discomfort under error is
preferable to comfort. In no instance is the effect of
30 animal magnetism, recently called hypnotism, other
than the effect of illusion. Any seeming benefit derived
from it is proportional to one's faith in esoteric magic.

de que los efectos violentos que se observan en la prác-   1
tica pública del magnetismo se deben a manipulaciones o
a la excitación de la imaginación y a las impresiones pro-   3
ducidas sobre los sentidos; y de que hay un hecho más
para registrar en la historia de los errores de la mente humana, y un importante experimento sobre el poder de la   6
imaginación".

En 1837 se nombró una comisión de nueve personas,
entre quienes se encontraban Roux, Bouillaud   Clarividencia,   9
y Cloquet, comisión que examinó durante va-   magnetismo
rias sesiones los fenómenos exhibidos por un reputado
clarividente. El informe de la comisión expuso los resulta-   12
dos así:

"Los hechos prometidos por Monsieur Berna [el magne-
tizador] como definitivos y adecuados para aclarar cues-   15
tiones fisiológicas y terapéuticas, no son, por cierto, definitivos en favor de la doctrina del magnetismo animal,
y nada tienen en común ni con la fisiología ni con la   18
terapéutica".

Ese informe fue adoptado por la Real Academia de
Medicina de París.   21

Las observaciones personales de la autora acerca de la
acción del magnetismo animal la convencen de   Conclusiones
que no es un agente curativo, y que sus efectos   personales   24
sobre los que lo practican y sobre sus sujetos que no lo re-
sisten, conducen a la muerte moral y física.

Si el magnetismo animal parece aliviar o sanar las enfer-   27
medades, esa apariencia es engañosa, ya que el error no
puede suprimir los efectos del error. El malestar bajo el
error es preferible al bienestar. No hay caso en que el   30
efecto del magnetismo animal, en estos días llamado hipnotismo, no sea sino el efecto de una ilusión. Cualquier
beneficio que parezca derivar de él, está en proporción a la   33
fe que se tenga en la magia esotérica.

1   Animal magnetism has no scientific foundation, for
God governs all that is real, harmonious, and eternal, and

3   _{Mere}   His power is neither animal nor human. Its
_{negation}   basis being a belief and this belief animal, in
Science animal magnetism, mesmerism, or hypnotism is

6   a mere negation, possessing neither intelligence, power,
nor reality, and in sense it is an unreal concept of the so-
called mortal mind.

9   There is but one real attraction, that of Spirit. The
pointing of the needle to the pole symbolizes this all-
embracing power or the attraction of God, divine Mind.

12   The planets have no more power over man than over
his Maker, since God governs the universe; but man,
reflecting God's power, has dominion over all the earth

15   and its hosts.

The mild forms of animal magnetism are disappearing, and its aggressive features are coming to the front.

18   _{Hidden}   The looms of crime, hidden in the dark re-
_{agents}   cesses of mortal thought, are every hour weav-
ing webs more complicated and subtle. So secret are the

21   present methods of animal magnetism that they ensnare
the age into indolence, and produce the very apathy on
the subject which the criminal desires. The following

24   is an extract from the Boston Herald:

"Mesmerism is a problem not lending itself to an easy
explanation and development. It implies the exercise

27   of despotic control, and is much more likely to be abused
by its possessor, than otherwise employed, for the individual or society."

30   Mankind must learn that evil is not power. Its so-
called despotism is but a phase of nothingness. Christian
Science despoils the kingdom of evil, and pre-eminently

El magnetismo animal desenmascarado 102

El magnetismo animal no tiene base científica, puesto 1
que Dios gobierna todo lo que es real, armonioso y eterno,
y Su poder no es ni animal ni humano. Siendo   Mera   3
la base del magnetismo animal una creencia y   negación
ésta una creencia animal, en la Ciencia el magnetismo animal, mesmerismo o hipnotismo es una mera negación que 6
no posee inteligencia, poder ni realidad, y para los sentidos
es un concepto irreal de la llamada mente mortal.

No hay sino una sola atracción real, la del Espíritu. El 9
apuntamiento de la aguja hacia el polo simboliza ese
poder omnímodo, o sea la atracción de Dios, la Mente
divina.   12

Los planetas no tienen más poder sobre el hombre que
sobre su Hacedor, puesto que Dios gobierna el universo;
pero el hombre, reflejando el poder de Dios, tiene dominio 15
sobre toda la tierra y sus huestes.

Las formas blandas del magnetismo animal están desapareciendo y sus aspectos agresivos están apareciendo. 18
Los telares del crimen, escondidos en los recin-   Agentes
tos oscuros del pensamiento mortal, están te-   secretos
jiendo a toda hora redes más complicadas y sutiles. Tan 21
secretos son los métodos actuales del magnetismo animal
que entrampan a esta época sumiéndola en la indolencia y
producen sobre el asunto precisamente la apatía que el 24
criminal desea. Lo siguiente es un extracto del *Boston
Herald:*

"El mesmerismo es un problema que no se presta a fácil 27
explicación y exposición. Entraña la práctica de un dominio despótico, y es mucho más probable que el que lo
ejerza, lo use en perjuicio y no en beneficio del individuo 30
o de la comunidad".

La humanidad tiene que aprender que el mal no es
poder. Su tal llamado despotismo no es sino una fase de la 33
nada. La Ciencia Cristiana* despoja el reino del mal y es-

---

* Véase "Nota" en la página que antecede al Índice.

103 Animal Magnetism Unmasked

1 promotes affection and virtue in families and therefore
in the community. The Apostle Paul refers to the
3 Mental personification of evil as "the god of this
despotism world," and further defines it as dishonesty
and craftiness. Sin was the Assyrian moon-god.

6 The destruction of the claims of mortal mind through
Liberation Science, by which man can escape from sin
of mental and mortality, blesses the whole human fam-
9 powers ily. As in the beginning, however, this liberation does not scientifically show itself in a knowledge of
both good and evil, for the latter is unreal.

12 On the other hand, Mind-science is wholly separate
from any half-way impertinent knowledge, because Mind-
science is of God and demonstrates the divine Principle,
15 working out the purposes of good only. The maximum
of good is the infinite God and His idea, the All-in-all.
Evil is a suppositional lie.

18 As named in Christian Science, animal magnetism or
hypnotism is the specific term for error, or mortal mind.
The genus It is the false belief that mind is in matter, and
21 of error is both evil and good; that evil is as real as
good and more powerful. This belief has not one quality of Truth. It is either ignorant or malicious. The
24 malicious form of hypnotism ultimates in moral idiocy.
The truths of immortal Mind sustain man, and they annihilate the fables of mortal mind, whose flimsy and gaudy
27 pretensions, like silly moths, singe their own wings and
fall into dust.

In reality there is no *mortal* mind, and conse-
30 Thought- quently no transference of mortal thought
transference and will-power. Life and being are of
God. In Christian Science, man can do no harm, for

timula preeminentemente el afecto y la virtud en las fami-   1
lias y, por consiguiente, en la comunidad. El Apóstol
Pablo se refiere a la personificación del mal   Despotismo   3
como "el dios de este siglo" y también la define   mental
como deshonestidad y astucia. "Sin" [pecado en inglés]
era el dios de la luna de los asirios.   6

La destrucción de las pretensiones de la mente mortal
mediante la Ciencia, gracias a la cual el hom-   Liberación
bre puede escapar del pecado y de la mortali-   de fuerzas   9
dad, bendice a toda la familia humana. Como   mentales
en el comienzo, sin embargo, esa liberación no se manifiesta científicamente en el conocimiento de ambos, el bien   12
y el mal, pues este último es irreal.

Por otra parte, la Ciencia de la Mente está completamente separada de todo conocimiento incompleto y no   15
pertinente a ella, porque la Ciencia de la Mente es de Dios
y demuestra el Principio divino, desarrollando solamente
los designios del bien. El máximo del bien es el Dios in-   18
finito y Su idea, el Todo-en-todo. El mal es una mentira
hipotética.

En la Ciencia Cristiana, magnetismo animal o hipno-   21
tismo es el término específico para el error, o mente mortal. Es la creencia errónea de que la mente está   Definición
dentro de la materia y que es mala y buena a la   del error   24
vez; que el mal es tan real como el bien y más poderoso.
Esa creencia no tiene ni una sola cualidad de la Verdad.
O es ignorante o es maligna. La forma maligna del hipno-   27
tismo acaba en idiotez moral. Las verdades de la Mente
inmortal sostienen al hombre y aniquilan las fábulas de la
mente mortal, cuyas pretensiones insustanciales y llamati-   30
vas, cual tontas polillas, queman sus propias alas y se reducen a polvo.

En realidad, no hay mente *mortal* y, en con-   Transmisión   33
secuencia, no hay transmisión de pensamiento   de pensa-
y fuerza de voluntad mortales. La vida y el ser   miento
son de Dios. En la Ciencia Cristiana el hombre no puede   36

1 scientific thoughts are true thoughts, passing from God
to man.

3   When Christian Science and animal magnetism are
both comprehended, as they will be at no distant date,
it will be seen why the author of this book has been
6 so unjustly persecuted and belied by wolves in sheep's
clothing.

Agassiz, the celebrated naturalist and author, has
9 wisely said: "Every great scientific truth goes through
three stages. First, people say it conflicts with the Bible.
Next, they say it has been discovered before. Lastly,
12 they say they have always believed it."

Christian Science goes to the bottom of mental action,
and reveals the theodicy which indicates the rightness of
15 all divine action, as the emanation of divine

Perfection
of divine   Mind, and the consequent wrongness of the
government   opposite so-called action, — evil, occultism,
18 necromancy, mesmerism, animal magnetism, hypnotism.

The medicine of Science is divine Mind; and dishonesty,
sensuality, falsehood, revenge, malice, are animal pro-
21 Adulteration pensities and by no means the mental quali-
of Truth   ties which heal the sick. The hypnotizer
employs one error to destroy another. If he heals sick-
24 ness through a belief, and a belief originally caused the
sickness, it is a case of the greater error overcoming the
lesser. This greater error thereafter occupies the ground,
27 leaving the case worse than before it was grasped by the
stronger error.

Our courts recognize evidence to prove the motive as
30 Motives   well as the commission of a crime. Is it not
considered   clear that the human mind must move the
body to a wicked act? Is not mortal mind the mur-

hacer daño, puesto que los pensamientos científicos son 1
pensamientos verdaderos que pasan de Dios al hombre.

Cuando ambos, la Ciencia Cristiana y el magnetismo 3
animal, sean comprendidos, como lo serán en fecha no le-
jana, se verá por qué la autora de este libro ha sido tan injustamente perseguida y calumniada por lobos en vestidos 6
de ovejas.

Con acierto, Agassiz, el célebre naturalista y autor, ha
dicho: "Toda gran verdad científica pasa por tres fases. 9
Primero, la gente dice que está en conflicto con la Biblia.
Después, dice que ya se descubrió antes. Por último, dice
que siempre la creyó". 12

La Ciencia Cristiana va hasta el fondo de la acción mental y revela la teodicea que indica la justicia de toda acción
divina como la emanación de la Mente divina,   *Perfección* 15
y la consiguiente injusticia de la llamada acción   *del gobierno*
opuesta —el mal, el ocultismo, la nigromancia,   *divino*
el mesmerismo, el magnetismo animal, el hipnotismo. 18

La medicina de la Ciencia es la Mente divina; y la improbidad, la sensualidad, la falsedad, la venganza, la maldad, son propensiones animales y de ningún   *Adulteración* 21
modo las cualidades mentales que sanan a los   *de la Verdad*
enfermos. El hipnotizador emplea un error para destruir
otro. Si cura la enfermedad por medio de una creencia, y 24
fue una creencia lo que originalmente causó la enfermedad, es un caso en que el error mayor vence al menor.
Después de eso, ese error mayor ocupa el terreno y deja el 27
caso en peor estado que antes que el error más fuerte se
apoderara de él.

Nuestros tribunales toman en cuenta los testimonios que 30
prueban tanto el móvil como la ejecución de un   *Móviles*
crimen. ¿No es claro que tiene que ser la mente   *tomados en*
humana lo que impulsa al cuerpo a cometer un   *consideración* 33
acto malvado? ¿No es acaso la mente mortal el asesino?

1 derer? The hands, without mortal mind to direct them, could not commit a murder.

3   Courts and juries judge and sentence mortals in order to restrain crime, to prevent deeds of violence or to punish them. To say that these tribunals have no jurisdiction over the carnal or mortal mind, would be to contradict precedent and to admit that the power of human law is restricted to matter, while mortal 9 mind, evil, which is the real outlaw, defies justice and is recommended to mercy. Can matter commit a crime? Can matter be punished? Can you separate the men-12 tality from the body over which courts hold jurisdiction? Mortal mind, not matter, is the criminal in every case; and human law rightly estimates crime, and courts rea-15 sonably pass sentence, according to the motive.

Mental crimes

When our laws eventually take cognizance of mental crime and no longer apply legal rulings wholly to physical 18 offences, these words of Judge Parmenter of Boston will become historic: "I see no reason why metaphysics is not as important to medicine as to 21 mechanics or mathematics."

Important decision

Whoever uses his developed mental powers like an es- caped felon to commit fresh atrocities as opportunity oc-24 curs is never safe. God will arrest him. Di- vine justice will manacle him. His sins will be millstones about his neck, weighing him down to the 27 depths of ignominy and death. The aggravation of er- ror foretells its doom, and confirms the ancient axiom: "Whom the gods would destroy, they first make mad."

Evil let loose

30   The distance from ordinary medical prac- tice to Christian Science is full many a league in the line of light; but to go in healing from the use of

The misuse of mental power

Las manos, sin la mente mortal que las dirija, no podrían 1
cometer un asesinato.

Los tribunales y jurados juzgan y sentencian a los mor- 3
tales para reprimir el crimen, para evitar actos de violencia
o para castigarlos. Decir que esos tribunales   Crímenes
no tienen jurisdicción sobre la mente carnal o   mentales 6
mortal sería contradecir precedentes y admitir que el
poder de la ley humana está limitado a la materia, mientras que la mente mortal, o el mal, que es el delincuente 9
verdadero, contraviene la justicia y es recomendada a la
clemencia. ¿Puede la materia cometer un crimen? ¿Puede
la materia ser castigada? ¿Podéis separar a la mentalidad 12
del cuerpo sobre el cual los tribunales tienen jurisdicción?
La mente mortal, no la materia, es el criminal en todo
caso; y al tomar en cuenta los móviles, la ley humana juzga 15
el crimen con acierto, y los tribunales sentencian equita-
tivamente.

Cuando nuestras leyes lleguen por fin a reconocer el cri- 18
men mental y cesen de aplicar fallos legales solamente
para castigar actos físicos, estas palabras del   Decisión
Juez Parmenter, de Boston, se harán históricas: importante 21
"No veo razón para que la metafísica no sea tan importante para la medicina como para la mecánica o las matemáticas".   24

Quienquiera que, cual criminal escapado, use sus poderes mentales desarrollados, para cometer nuevas atro-
cidades según se le presente la ocasión, nunca   El mal a 27
estará seguro. Dios le arrestará. La justicia di-   sueltas
vina le maniatará. Sus pecados serán como piedras de molino colgadas al cuello, sumergiéndolo en las profundida- 30
des de la ignominia y la muerte. La agravación del error
predice su destrucción y confirma el viejo axioma: "A
quienes los dioses quieren perder, los enloquecen primero". 33

La distancia entre la práctica médica común   Abuso del
y la Ciencia Cristiana, es de muchas leguas en   poder mental
dirección a la luz; pero si para la curación se pasa del uso 36

1 inanimate drugs to the criminal misuse of human will-
power, is to drop from the platform of common manhood
3 into the very mire of iniquity, to work against the free
course of honesty and justice, and to push vainly against
the current running heavenward.

6 Like our nation, Christian Science has its Declaration
of Independence. God has endowed man with inalien-
Proper self-   able rights, among which are self-government,
9 government   reason, and conscience. Man is properly self-
governed only when he is guided rightly and governed by
his Maker, divine Truth and Love.

12 Man's rights are invaded when the divine order is in-
terfered with, and the mental trespasser incurs the divine
penalty due this crime.

15 Let this age, which sits in judgment on Christian
Science, sanction only such methods as are demonstrable
Right   in Truth and known by their fruit, and classify
18 methods   all others as did St. Paul in his great epistle
to the Galatians, when he wrote as follows:

"Now the works of the flesh are manifest, which are
21 these; Adultery, fornication, uncleanness, lasciviousness,
idolatry, *witchcraft,* hatred, variance, emulations, wrath,
strife, seditions, heresies, envyings, murders, drunkenness,
24 revellings and such like: of the which I tell you before,
as I have also told you in time past, that they which do
such things shall not inherit the kingdom of God. But
27 the fruit of the Spirit is love, joy, peace, longsuffering,
gentleness, goodness, faith, meekness, temperance: against
such there is no law."

de medicamentos inanimados al abuso criminal de la   1
fuerza de voluntad humana, es caer del nivel humano
común al mismo lodo de la iniquidad, obrar en contra del   3
curso libre de la probidad y justicia y resistir en vano la corriente que corre hacia el cielo.

Como nuestra nación, la Ciencia Cristiana tiene su De-   6
claración de Independencia. Dios ha dotado al hombre
con derechos inalienables, entre los cuales se   El verdadero
encuentran el gobierno de sí mismo, la razón   gobierno   9
y la conciencia. El hombre se gobierna a sí   de sí mismo
mismo debidamente sólo cuando está dirigido correctamente y gobernado por su Hacedor, la Verdad y el Amor   12
divinos.

Los derechos del hombre son usurpados cuando alguien
interviene en el orden divino, y el transgresor mental in-   15
curre en el castigo divino que ese delito merece.

Que esta época, que juzga a la Ciencia Cristiana,
apruebe sólo métodos que sean demostrables en la Verdad   18
y conocidos por sus frutos, y que clasifique to-   Métodos
dos los demás como lo hizo San Pablo en su   correctos
gran epístola a los Gálatas, al escribir lo siguiente: 21

"Y manifiestas son las obras de la carne, que son: adulterio, fornicación, inmundicia, lascivia, idolatría, *hechice-
rías,* enemistades, pleitos, celos, iras, contiendas, disen-   24
siones, herejías, envidias, homicidios, borracheras, orgías,
y cosas semejantes a estas; acerca de las cuales os amones-
to, como ya os lo he dicho antes, que los que practican   27
tales cosas no heredarán el reino de Dios. Mas el fruto del
Espíritu es amor, gozo, paz, paciencia, benignidad, bondad, fe, mansedumbre, templanza; contra tales cosas no   30
hay ley".

CHAPTER VI

Science, Theology, Medicine

But I certify you, brethren, that the gospel
which was preached of me is not after man.
For I neither received it of man, neither
was I taught it, but by the revelation
of Jesus Christ. — PAUL.

The kingdom of heaven is like unto leaven,
which a woman took, and hid in three measures
of meal, till the whole was leavened. — JESUS.

1   IN the year 1866, I discovered the Christ Science or
divine laws of Life, Truth, and Love, and named my
3 *Christian*   discovery Christian Science. God had been
Science   graciously preparing me during many years for
discovered   the reception of this final revelation of the ab-
6 solute divine Principle of scientific mental healing.

This apodictical Principle points to the revelation of
Immanuel, "God with us," — the sovereign ever-pres-
9 *Mission of*   ence, delivering the children of men from
Christian   every ill "that flesh is heir to." Through
Science   Christian Science, religion and medicine are
12 inspired with a diviner nature and essence; fresh pinions
are given to faith and understanding, and thoughts acquaint themselves intelligently with God.

15   Feeling so perpetually the false consciousness that life
Discontent   inheres in the body, yet remembering that in
with life   reality God is our Life, we may well tremble
18 in the prospect of those days in which we must say, "I
have no pleasure in them."

CAPÍTULO VI

La ciencia, la teología, la medicina

*Mas os hago saber, hermanos, que el evangelio
anunciado por mí, no es según hombre;
pues yo ni lo recibí ni lo aprendí de hombre
alguno, sino por revelación
de Jesucristo.* — PABLO.

*El reino de los cielos es semejante a la levadura
que tomó una mujer, y escondió en tres medidas
de harina, hasta que todo fue leudado.* — JESÚS.

E N el año 1866 descubrí la Ciencia del Cristo o las 1
leyes divinas de la Vida, la Verdad y el Amor, y
nombré mi descubrimiento Christian Science*.   Descubri- 3
Dios bondadosamente me había estado prepa-   miento de
la Ciencia
rando durante muchos años para que recibiera   Cristiana
esta revelación final del Principio divino absoluto de la cu- 6
ración mental científica.

Ese Principio apodíctico señala hacia la revelación del
Emanuel, o "Dios con nosotros", la eterna presencia sobe- 9
rana, que libra a los hijos de los hombres de
todo mal "de que es heredera la carne". Gra-   Misión de
la Ciencia
cias a la Ciencia Cristiana*, se inspira a la reli-   Cristiana   12
gión y a la medicina con naturaleza y esencia más divinas;
se da nuevas alas a la fe y a la comprensión, y los pensamientos vuelven en amistad inteligente con Dios.   15

Si estamos perpetuamente con la falsa consciencia de
que la vida es inherente al cuerpo y no obstante
recordamos que en realidad Dios es nuestra   Desconten-
tamiento   18
Vida, bien podemos temblar ante la perspectiva   con la vida
de aquellos días en los cuales tengamos que decir: "No
tengo en ellos contentamiento".   21

* Véase "Nota" en la página que antecede al Índice.

108 Science, Theology, Medicine

1 Whence came to me this heavenly conviction, — a conviction antagonistic to the testimony of the physical senses?
3 According to St. Paul, it was "the gift of the grace of
God given unto me by the effectual working of His power."
It was the divine law of Life and Love, unfolding to me
6 the demonstrable fact that matter possesses neither sensation nor life; that human experiences show the falsity
of all material things; and that immortal cravings, "the
9 price of learning love," establish the truism that the
only sufferer is mortal mind, for the divine Mind cannot
suffer.

12 My conclusions were reached by allowing the evidence
of this revelation to multiply with mathematical certainty
Demonstrable and the lesser demonstration to prove the
15 evidence greater, as the product of three multiplied by
three, equalling nine, proves conclusively that three times
three duodecillions must be nine duodecillions, — not
18 a fraction more, not a unit less.

When apparently near the confines of mortal existence,
standing already within the shadow of the death-valley,
21 Light shining I learned these truths in divine Science: that
in darkness all real being is in God, the divine Mind, and
that Life, Truth, and Love are all-powerful and ever-
24 present; that the opposite of Truth, — called error, sin,
sickness, disease, death, — is the false testimony of false
material sense, of mind in matter; that this false sense
27 evolves, in belief, a subjective state of mortal mind which
this same so-called mind names *matter,* thereby shutting
out the true sense of Spirit.

30 New lines My discovery, that erring, mortal, misnamed
of thought *mind* produces all the organism and action of
the mortal body, set my thoughts to work in new channels,

La ciencia, la teología, la medicina   108

¿De dónde me vino esa convicción celestial —una con- 1
vicción antagónica al testimonio de los sentidos físicos?
Según San Pablo, era "el don de la gracia de Dios que 3
me ha sido dado según la operación de Su poder". Era la
ley divina de la Vida y el Amor, revelándome el hecho demostrable de que la materia no posee ni sensación ni vida; 6
que las experiencias humanas demuestran la falsedad de
todas las cosas materiales; y que los anhelos inmortales, "el
precio de aprender el amor", establecen la verdad evidente 9
de que el único sufriente es la mente mortal, pues la Mente
divina no puede sufrir.

Llegué a mis conclusiones al dejar que la evidencia de 12
esa revelación se multiplicara con certeza matemática y
que la demostración menor probara la mayor,   *Evidencia*
así como el hecho que el producto de tres mul-   *demostrable* 15
tiplicado por tres es nueve prueba irrefutablemente que
tres veces tres billones tiene que ser nueve billones, ni una
fracción más ni una unidad menos.   18

Cuando evidentemente me encontraba cerca de los confines de la existencia mortal, estando ya en la sombra del
valle de muerte, aprendí estas verdades en la   *La luz que* 21
Ciencia divina: que todo ser verdadero está en   *resplandece*
                                                  en las
Dios, la Mente divina, y que la Vida, la Verdad   *tinieblas*
y el Amor son todopoderosos y están siempre presentes; 24
que lo opuesto de la Verdad —a lo cual se llama error, pecado, enfermedad, dolencia, muerte— es el falso testimonio del falso sentido material de que la mente está en la 27
materia; que ese falso sentido desarrolla, en creencia, un
estado subjetivo de la mente mortal al cual esa misma llamada mente denomina *materia*, excluyendo así el verda- 30
dero concepto del Espíritu.

Mi descubrimiento de que la errada, mortal y   *Nuevas*
mal llamada *mente,* produce todo el organismo   *vías de* 33
                                                 pensamiento
y toda acción del cuerpo mortal, dirigió mis
pensamientos por nuevos cauces y me llevó a demostrar la

109 Science, Theology, Medicine

1 and led up to my demonstration of the proposition that
Mind is All and matter is naught as the leading factor in
3 Mind-science.

Christian Science reveals incontrovertibly that Mind
is All-in-all, that the only realities are the divine Mind
6 Scientific   and idea. This great fact is not, however, seen
evidence   to be supported by sensible evidence, until its
divine Principle is demonstrated by healing the sick and
9 thus proved absolute and divine. This proof once seen,
no other conclusion can be reached.

For three years after my discovery, I sought the solu-
12 tion of this problem of Mind-healing, searched the Scrip-
Solitary   tures and read little else, kept aloof from so-
research   ciety, and devoted time and energies to dis-
15 covering a positive rule. The search was sweet, calm, and
buoyant with hope, not selfish nor depressing. I knew
the Principle of all harmonious Mind-action to be God,
18 and that cures were produced in primitive Christian
healing by holy, uplifting faith; but I must know the
Science of this healing, and I won my way to absolute
21 conclusions through divine revelation, reason, and demonstration. The revelation of Truth in the understanding came to me gradually and apparently through divine
24 power. When a new spiritual idea is borne to earth, the
prophetic Scripture of Isaiah is renewedly fulfilled:
"Unto us a child is born, . . . and his name shall be
27 called Wonderful."

Jesus once said of his lessons: "My doctrine is not
mine, but His that sent me. If any man will do His will,
30 He shall know of the doctrine, whether it be of God, or
whether I speak of myself." (John vii. 16, 17.)

The three great verities of Spirit, omnipotence, omni-

proposición de que la Mente es Todo y la materia es nada,   1
como factor principal en la Ciencia de la Mente.

La Ciencia Cristiana revela de modo incontrovertible   3
que la Mente es Todo-en-todo, que las únicas realidades
son la Mente divina e idea divina. Ese gran *Evidencia
científica*
hecho, sin embargo, no se ve apoyado por evi-   6
dencia perceptible hasta que se demuestra su Principio divino en la curación de los enfermos y se comprueba así
que es absoluto y divino. Una vez que se ha visto esa   9
prueba, no es posible llegar a otra conclusión.

Durante tres años, después de mi descubrimiento, busqué la solución de ese problema de la curación por la   12
Mente, escudriñé las Escrituras y leí poco de *Investigando
a solas*
otras cosas, me mantuve alejada de la vida so-
cial y dediqué tiempo y energías al descubrimiento de una   15
regla positiva. La búsqueda fue dulce, tranquila, animada
por la esperanza, no egoísta ni deprimente. Yo sabía que
el Principio de toda acción armoniosa de la Mente es Dios   18
y que las curaciones se producían en los primeros tiempos
de la curación cristiana mediante una fe santa y enaltecedora; pero tenía que conocer la Ciencia de esa curación, y   21
llegué a conclusiones absolutas mediante la revelación divina, la razón y la demostración. La revelación de la Verdad en mi entendimiento me vino gradualmente, y eviden-   24
temente gracias al poder divino. Cuando una nueva idea
espiritual es traída a la tierra, la palabra profética de Isaías
se cumple nuevamente: "Un niño nos es nacido,... y se lla-   27
mará su nombre Admirable".

Jesús dijo una vez de sus enseñanzas: "Mi doctrina no es
mía, sino de Aquel que me envió. El que quiera hacer la   30
voluntad de Dios, conocerá si la doctrina es de Dios, o si
yo hablo por mi propia cuenta". (Juan 7:16, 17.)

Las tres grandes verdades del Espíritu: la omnipotencia,   33

110   Science, Theology, Medicine

1 presence, omniscience, — Spirit possessing all power,
filling all space, constituting all Science, — contradict
3 forever the belief that matter can be actual.

God's allness learned

These eternal verities reveal primeval existence as the radiant reality of God's creation,
6 in which all that He has made is pronounced by His wisdom good.

Thus it was that I beheld, as never before, the awful
9 unreality called evil. The equipollence of God brought
to light another glorious proposition, — man's perfectibility and the establishment of the kingdom of heaven on
12 earth.

In following these leadings of scientific revelation,
the Bible was my only textbook. The Scriptures were
15 Scriptural foundations

illumined; reason and revelation were reconciled, and afterwards the truth of Christian
Science was demonstrated. No human pen nor tongue
18 taught me the Science contained in this book, SCIENCE
AND HEALTH; and neither tongue nor pen can overthrow it. This book may be distorted by shallow criti-
21 cism or by careless or malicious students, and its ideas
may be temporarily abused and misrepresented; but the
Science and truth therein will forever remain to be dis-
24 cerned and demonstrated.

Jesus demonstrated the power of Christian Science to
heal mortal minds and bodies. But this power was lost
27 sight of, and must again be spiritually dis-

The demon- stration lost and found

cerned, taught, and demonstrated according
to Christ's command, with "signs following."
30 Its Science must be apprehended by as many as believe
on Christ and spiritually understand Truth.

No analogy exists between the vague hypotheses of

La ciencia, la teología, la medicina 110

la omnipresencia y la omnisciencia —el Espíritu po- 1
seyendo todo el poder, llenando todo el espacio, constituyendo toda la Ciencia— contradicen por   La totalidad   3
siempre la creencia de que la materia pueda ser   de Dios
real. Esas verdades eternas revelan la existen-   comprendida
cia primordial como la realidad radiante de la creación de 6
Dios, en la cual todo lo que Él ha hecho es declarado
bueno por Su sabiduría.

Fue así que vi, como jamás lo había visto antes, la terri- 9
ble irrealidad llamada mal. La equipolencia de Dios sacó
a luz otra gloriosa proposición —la perfectibilidad del
hombre y el establecimiento del reino de los cielos en la 12
tierra.

Al seguir esas indicaciones de la revelación científica, la
Biblia fue mi único libro de texto. Las Escrituras se ilu- 15
minaron; la razón y la revelación se reconci-   Fundamentos
liaron, y después la verdad de la Ciencia Cris-   bíblicos
tiana fue demostrada. Ni pluma ni lengua humana me en- 18
señaron la Ciencia contenida en este libro, CIENCIA Y
SALUD; y ni lengua ni pluma pueden destruirla. Es posible
que este libro sea tergiversado por críticas superficiales o 21
por estudiantes descuidados o malignos y que sus ideas
sean temporariamente mal usadas y falsificadas; pero la
Ciencia y la verdad contenidas en él permanecerán para 24
siempre a fin de ser discernidas y demostradas.

Jesús demostró el poder de la Ciencia Cristiana para sanar mentes y cuerpos mortales. Pero ese poder fue per- 27
dido de vista y de nuevo tiene que ser percibi-   La demostrado, enseñado y demostrado espiritualmente, de   ción perdida
acuerdo con el mandato de Cristo y "con las   y encontrada   30
señales que lo siguen". La Ciencia de ese poder tiene que
ser comprendida por todos aquellos que creen en Cristo y
comprenden espiritualmente la Verdad.   33

No existe analogía entre las vagas hipótesis del agnosti-

111 Science, Theology, Medicine

1 agnosticism, pantheism, theosophy, spiritualism, or millenarianism and the demonstrable truths of Chris-

3 Mystical antagonists tian Science; and I find the will, or sensuous reason of the human mind, to be opposed to the divine Mind as expressed through divine Science.

6 Christian Science is natural, but not physical. The Science of God and man is no more supernatural than

Optical is the science of numbers, though departing

9 illustration of Science from the realm of the physical, as the Science of God, Spirit, must, some may deny its right to the name of Science. The Principle of divine metaphysics

12 is God; the practice of divine metaphysics is the utilization of the power of Truth over error; its rules demonstrate its Science. Divine metaphysics reverses perverted

15 and physical hypotheses as to Deity, even as the explanation of optics rejects the incidental or inverted image and shows what this inverted image is meant to

18 represent.

A prize of one hundred pounds, offered in Oxford University, England, for the best essay on Natural Science,

21 Pertinent proposal — an essay calculated to offset the tendency of the age to attribute physical effects to physical causes rather than to a final spiritual cause, — is one of

24 many incidents which show that Christian Science meets a yearning of the human race for spirituality.

After a lengthy examination of my discovery and its

27 demonstration in healing the sick, this fact became evi-

Confirmatory tests dent to me, — that Mind governs the body, not partially but wholly. I submitted my

30 metaphysical system of treating disease to the broadest practical tests. Since then this system has gradually gained ground, and has proved itself, whenever scien-

cismo, del panteísmo, de la teosofía, del espiritismo o del 1
milenarismo y las verdades demostrables de la Ciencia
Cristiana; y encuentro que la voluntad, o razón Antagonistas 3
sensoria de la mente humana, se opone a la místicos
Mente divina como es expresada por medio de la Ciencia
divina. 6

La Ciencia Cristiana es natural, pero no física. La Ciencia de Dios y el hombre no es más sobrenatural que la
ciencia de los números, aunque algunos le nie- Ilustración 9
guen el derecho de ser llamada Ciencia porque óptica de
se aparta del reino de lo físico, como tiene que la Ciencia
hacer la Ciencia de Dios, el Espíritu. El Principio de la 12
metafísica divina es Dios; la práctica de la metafísica divina es la utilización del poder de la Verdad sobre el error;
sus reglas demuestran su Ciencia. La metafísica divina in- 15
vierte las hipótesis tergiversadas y físicas respecto a la Deidad, así como las explicaciones de la óptica rechazan la
imagen incidental o invertida y demuestran lo que esa 18
imagen invertida debe representar.

Un premio de cien libras, ofrecido por la Universidad de
Oxford, Inglaterra, por el mejor ensayo sobre ciencias na- 21
turales —ensayo destinado a contrarrestar la Proposición
tendencia de la época a atribuir efectos físicos a pertinente
causas físicas, más bien que a una causa espiritual definiti- 24
va— es uno de los muchos incidentes que demuestran que
la Ciencia Cristiana satisface el anhelo de espiritualidad
de la raza humana. 27

Después de un detenido examen de mi descubrimiento y
de su demostración en la curación de los enfermos, se me
hizo evidente este hecho: que la Mente gobier- Pruebas con- 30
na al cuerpo no parcial sino totalmente. Sometí firmatorias
mi sistema metafísico de tratar la enfermedad a las pruebas prácticas más amplias. Desde entonces ese sistema 33
ha ganado terreno gradualmente, y siempre que se ha em-

112   Science, Theology, Medicine

1 tifically employed, to be the most effective curative agent
in medical practice.

3   Is there more than one school of Christian Science?
Christian Science is demonstrable. There can, therefore, be but one method in its teaching. Those who de-
6 One school   part from this method forfeit their claims to
of Truth   belong to its school, and they become adherents of the Socratic, the Platonic, the Spencerian, or some
9 other school. By this is meant that they adopt and adhere to some particular system of human opinions. Although these opinions may have occasional gleams of
12 divinity, borrowed from that truly divine Science which
eschews man-made systems, they nevertheless remain
wholly human in their origin and tendency and are not
15 scientifically Christian.

From the infinite One in Christian Science comes one
Principle and its infinite idea, and with this infinitude
18 Unchanging   come spiritual rules, laws, and their demon-
Principle   stration, which, like the great Giver, are "the
same yesterday, and to-day, and forever;" for thus are
21 the divine Principle of healing and the Christ-idea characterized in the epistle to the Hebrews.

Any theory of Christian Science, which departs from
24 what has already been stated and proved to be true, af-
On sandy   fords no foundation upon which to establish
foundations   a genuine school of this Science. Also, if any
27 so-called new school claims to be Christian Science, and
yet uses another author's discoveries without giving that
author proper credit, such a school is erroneous, for it
30 inculcates a breach of that divine commandment in the
Hebrew Decalogue, "Thou shalt not steal."

God is the Principle of divine metaphysics. As there

La ciencia, la teología, la medicina   112

pleado científicamente, ha dado pruebas de ser el agente 1
curativo más eficaz en la práctica médica.

¿Existe más de una escuela de Ciencia Cristiana? La 3
Ciencia Cristiana es demostrable. No puede haber, por
consiguiente, sino un solo método en su enseñanza.
Quienes se apartan de ese método pierden su 6
derecho de pertenecer a su escuela, y se vuelven
adherentes de la escuela socrática, platónica,
espenceriana o de alguna otra. Eso quiere decir que adop- 9
tan y se adhieren a algún sistema especial de opiniones humanas. Aunque dichas opiniones puedan tener destellos
ocasionales de divinidad, que han tomado de esa Ciencia 12
verdaderamente divina que se aparta de los sistemas hechos por los hombres, permanecen, no obstante, enteramente humanas en su origen y tendencia y no son científi- 15
camente cristianas.

Una sola escuela de la Verdad

Del infinito Uno en la Ciencia Cristiana, procede un
solo Principio y su idea infinita, y con esa infinitud vienen 18
reglas y leyes espirituales y su demostración,
que, como el gran Dador, son las mismas "ayer,
y hoy, y por los siglos"; porque así son caracterizados el 21
Principio divino de la curación y la idea del Cristo en la
epístola a los Hebreos.

Principio invariable

Cualquier teoría de Ciencia Cristiana que se aparte de 24
lo que ya se ha declarado y demostrado que es verdadero,
no ofrece base sobre la cual establecer una escuela genuina de esta Ciencia. Además, si al- 27
guna llamada nueva escuela pretende ser Ciencia Cristiana
y, sin embargo, usa los descubrimientos de otro autor sin
atribuirle el mérito debido, tal escuela es errónea, por 30
cuanto inculca el quebrantamiento del mandamiento divino en el decálogo hebreo: "No hurtarás".

Cimientos sobre arena

Dios es el Principio de la metafísica divina. Puesto que 33

113 Science, Theology, Medicine

1 is but one God, there can be but one divine Principle of
all Science; and there must be fixed rules for the demon-
3 Principle and   stration of this divine Principle. The letter
practice   of Science plentifully reaches humanity to-day,
but its spirit comes only in small degrees. The vital part,
6 the heart and soul of Christian Science, is Love. Without this, the letter is but the dead body of Science, —
pulseless, cold, inanimate.

9   The fundamental propositions of divine metaphysics
are summarized in the four following, to me, *self-evident*
Reversible   propositions. Even if reversed, these proposi-
12 propositions   tions will be found to agree in statement and
proof, showing mathematically their exact relation to
Truth. De Quincey says mathematics has not a foot to
15 stand upon which is not purely metaphysical.

   1. God is All-in-all.

   2. God is good. Good is Mind.

18   3. God, Spirit, being all, nothing is matter.

   4. Life, God, omnipotent good, deny death, evil, sin,
disease. — Disease, sin, evil, death, deny good, omnipo-
21 tent God, Life.

   Which of the denials in proposition four is true? Both
are not, cannot be, true. According to the Scripture,
24 I find that God is true, "but every [mortal] man a
liar."

   The divine metaphysics of Christian Science, like the
27 method in mathematics, proves the rule by inversion.
Metaphysical   For example: There is no pain in Truth, and
inversions   no truth in pain; no nerve in Mind, and no
30 mind in nerve; no matter in Mind, and no mind in matter; no matter in Life, and no life in matter; no matter
in good, and no good in matter.

no hay sino un solo Dios, sólo puede haber un solo Princi- 1
pio divino de toda Ciencia; y tiene que haber   Principio
reglas fijas para demostrar ese Principio divi-   y práctica   3
no. La letra de la Ciencia llega abundantemente a la humanidad hoy en día, pero su espíritu viene solamente en
grados pequeños. La parte vital, el corazón y alma de la   6
Ciencia Cristiana, es el Amor. Sin éste, la letra es sólo el
cuerpo muerto de la Ciencia —sin pulso, frío, inanimado.

Las proposiciones fundamentales de la metafísica divina   9
se resumen en las cuatro proposiciones siguientes, que
para mí son *evidentes por sí mismas.* Aunque se   Proposiciones
inviertan, se verá que esas proposiciones con-   reversibles   12
cuerdan en declaración y prueba, demostrando matemáti-
camente su relación exacta con la Verdad. De Quincey
dice que las matemáticas no tienen fundamento que no sea   15
puramente metafísico.

   1. Dios es Todo-en-todo.

   2. Dios es el bien. El bien es la Mente.   18

   3. Dios, el Espíritu, siendo todo, nada es materia.

   4. La Vida, Dios, el bien omnipotente, niegan la muerte,
el mal, el pecado, la enfermedad. — La enfermedad, el   21
pecado, el mal, la muerte, niegan el bien, el Dios omnipotente, la Vida.

¿Cuál de las negaciones en la proposición cuarta es ver-   24
dadera? De las dos, sólo una es, sólo una puede ser, verdadera. De acuerdo con las Escrituras, compruebo que Dios
es veraz, pero "todo hombre [mortal] mentiroso".   27

La metafísica divina de la Ciencia Cristiana, como el
método en las matemáticas, prueba la regla por inversión.
Por ejemplo: No hay dolor en la Verdad, y no   Inversiones   30
hay verdad en el dolor; no hay nervio en la   metafísicas
Mente, y no hay mente en el nervio; no hay materia en la
Mente, y no hay mente en la materia; no hay materia en   33
la Vida, y no hay vida en la materia; no hay materia
en el bien, y no hay bien en la materia.

114   Science, Theology, Medicine

1   Usage classes both evil and good together as *mind;*
therefore, to be understood, the author calls sick and sin-

3   Definition of   ful humanity *mortal mind,* — meaning by this
mortal mind   term the flesh opposed to Spirit, the human
mind and evil in contradistinction to the divine Mind, or

6   Truth and good. The spiritually unscientific definition
of mind is based on the evidence of the physical senses,
which makes minds many and calls *mind* both human and

9   divine.

In Science, Mind is *one,* including noumenon and phenomena, God and His thoughts.

12   Mortal mind is a solecism in language, and involves an
improper use of the word *mind.* As Mind is immortal,

Imperfect   the phrase *mortal mind* implies something un-
15   terminology   true and therefore unreal; and as the phrase
is used in teaching Christian Science, it is meant to
designate that which has no real existence. Indeed, if

18   a better word or phrase could be suggested, it would
be used; but in expressing the new tongue we must
sometimes recur to the old and imperfect, and the new

21   wine of the Spirit has to be poured into the old bottles of
the letter.

Christian Science explains all cause and effect as men-
24   tal, not physical. It lifts the veil of mystery from Soul and

Causation   body. It shows the scientific relation of man
mental   to God, disentangles the interlaced ambiguities

27   of being, and sets free the imprisoned thought. In divine
Science, the universe, including man, is spiritual, harmonious, and eternal. Science shows that what is termed *mat-*

30   *ter* is but the subjective state of what is termed by the
author *mortal mind.*

Apart from the usual opposition to everything new,

La ciencia, la teología, la medicina   114

La costumbre clasifica conjuntamente al mal y al bien
como *mente;* por lo tanto, para darse a entender, la autora
llama a la enferma y pecadora humanidad
mente mortal, significando con ese término la   *Definición de la mente mortal*
carne, opuesta al Espíritu, la mente humana y
el mal en contraste con la Mente divina, o sea la Verdad y
el bien. La definición no espiritualmente científica de la
mente se basa en la evidencia de los sentidos físicos, que
engendra muchas mentes y considera que la *mente* es tanto
divina como humana.

En la Ciencia, la Mente es *una* e incluye nóumeno y
fenómenos, Dios y Sus pensamientos.

El término mente mortal es un solecismo de lenguaje e
implica un uso impropio de la palabra *mente.* Puesto que
la Mente es inmortal, la frase *mente mortal* in-   *Terminología imperfecta*
dica algo que es falso y por tanto irreal; y la
frase se usa en la enseñanza de Ciencia Cristiana para designar lo que no tiene existencia real. Si pudiera sugerirse
una palabra o frase más adecuada, por cierto que se usaría;
pero al expresar la nueva lengua tenemos que recurrir a
veces a la antigua e imperfecta, y el vino nuevo del Espíritu tiene que verterse en los odres viejos de la letra.

La Ciencia Cristiana explica que toda causa y todo
efecto son mentales, no físicos. Levanta del Alma y del
cuerpo el velo de misterio. Muestra la relación   *Causalidad mental*
científica del hombre con Dios, desenreda las
ambigüedades entrelazadas de la existencia y libera al pensamiento aprisionado. En la Ciencia divina, el universo,
incluso el hombre, es espiritual, armonioso y eterno. La
Ciencia muestra que lo que se denomina *materia* es sólo
el estado subjetivo de lo que la autora denomina *mente mortal.*

Aparte de la oposición usual a todo lo nuevo, el gran y

115 Science, Theology, Medicine

1 the one great obstacle to the reception of that spirituality, through which the understanding of Mind-science
3 *Philological* comes, is the inadequacy of material terms for
inadequacy metaphysical statements, and the consequent
difficulty of so expressing metaphysical ideas as to make
6 them comprehensible to any reader, who has not personally demonstrated Christian Science as brought forth in
my discovery. Job says: "The ear trieth words, as the
9 mouth tasteth meat." The great difficulty is to give the
right impression, when translating material terms back
into the original spiritual tongue.

12 SCIENTIFIC TRANSLATION OF IMMORTAL MIND

Divine GOD: Divine Principle, Life, Truth, Love,
synonyms Soul, Spirit, Mind.
15 *Divine* MAN: God's spiritual idea, individual, per-
image fect, eternal.
Divine IDEA: An image in Mind; the immediate
18 *reflection* object of understanding. — *Webster.*

SCIENTIFIC TRANSLATION OF MORTAL MIND

First Degree: Depravity.

21 PHYSICAL. Evil beliefs, passions and appetites, fear,
depraved will, self-justification, pride, envy, de-
Unreality ceit, hatred, revenge, sin, sickness, disease,
24 death.

Second Degree: Evil beliefs disappearing.

Transitional MORAL. Humanity, honesty, affection, com-
27 *qualities* passion, hope, faith, meekness, temperance.

principal obstáculo a la recepción de esa espiritualidad por 1
la cual viene la comprensión de la Ciencia de la Mente, es
lo inadecuado de los términos materiales para   *Filología* 3
formular declaraciones metafísicas, y la consi-   *inadecuada*
guiente dificultad de expresar ideas metafísicas de manera
que sean comprensibles a cualquier lector que aun no ha 6
demostrado personalmente la Ciencia Cristiana como está
expuesta en mi descubrimiento. Job dice: "El oído prueba
las palabras, como el paladar gusta lo que uno come". La 9
gran dificultad es dar la idea justa al retraducir los términos materiales a la lengua espiritual original.

TRADUCCIÓN CIENTÍFICA DE LA MENTE INMORTAL   12

DIOS: Principio, Vida, Verdad, Amor, Alma,   *Sinónimos*
Espíritu, Mente, divinos.   *divinos*

HOMBRE: La idea espiritual de Dios, indivi-   *Imagen* 15
dual, perfecta, eterna.   *divina*

IDEA: Una imagen en la Mente; el objeto in-   *Reflejo*
mediato de la comprensión. — *Webster.*   *divino* 18

TRADUCCIÓN CIENTÍFICA DE LA MENTE MORTAL

Primer Grado: Depravación.

FÍSICO. Creencias malas, pasiones y apetitos, temor, vo- 21
luntad depravada, justificación propia, orgullo,   *Irrealidad*
envidia, engaño, odio, venganza, pecado, enfer-
medad, malestar, muerte.   24

Segundo Grado: Las creencias malas en vías
de desaparecer.

MORAL. Humanidad, honradez, afecto, com-   *Cualidades* 27
pasión, esperanza, fe, mansedumbre, templanza.   *de transición*

116   Science, Theology, Medicine

1   *Third Degree:* Understanding.

SPIRITUAL. Wisdom, purity, spiritual understanding,
3 Reality   spiritual power, love, health, holiness.

In the third degree mortal mind disappears, and man as
God's image appears. Science so reverses the evidence
6 Spiritual   before the corporeal human senses, as to make
universe   this Scriptural testimony true in our hearts,
"The last shall be first, and the first last," so that God
9 and His idea may be to us what divinity really is and
must of necessity be, — all-inclusive.

A correct view of Christian Science and of its adapta-
12 tion to healing includes vastly more than is at first seen.
Aim of   Works on metaphysics leave the grand point
Science   untouched. They never crown the power of
15 Mind as the Messiah, nor do they carry the day against
physical enemies, — even to the extinction of all belief in
matter, evil, disease, and death, — nor insist upon the fact
18 that God is all, therefore that matter is nothing beyond an
image in mortal mind.

Christian Science strongly emphasizes the thought that
21 Divine   God is not *corporeal,* but *incorporeal,* — that is,
personality   bodiless. Mortals are corporeal, but God is
incorporeal.

24 As the words *person* and *personal* are commonly and
ignorantly employed, they often lead, when applied to
Deity, to confused and erroneous conceptions of divinity
27 and its distinction from humanity. If the term personality,
as applied to God, means infinite personality, then God *is*
infinite *Person,* — in the sense of infinite personality, but
30 not in the lower sense. An infinite Mind in a finite form
is an absolute impossibility.

La ciencia, la teología, la medicina   116

Tercer Grado: Comprensión.   1

ESPIRITUAL. Sabiduría, pureza, comprensión espiritual, poder espiritual, amor, salud, santidad.   Realidad   3

En el tercer grado la mente mortal desaparece, y aparece el hombre a imagen de Dios. La Ciencia invierte de tal manera la evidencia ante los sentidos humanos   Universo   6
corporales que confirma en nuestro corazón   espiritual
esta declaración de las Escrituras: "Los primeros serán postreros, y los postreros, primeros", para que Dios y Su   9
idea puedan ser para nosotros lo que la divinidad realmente es y necesariamente tiene que ser —omnímoda.

Un concepto correcto acerca de la Ciencia Cristiana y de   12
su aplicación a la curación, incluye muchísimo más de lo que se percibe a primera vista. Los tratados de   El objetivo de
metafísica no tocan el punto más importante.   la Ciencia   15
Jamás colocan la corona de Mesías sobre el poder de la Mente, ni obtienen la victoria sobre los enemigos físicos —
incluso la extinción de toda creencia en la materia, el mal,   18
la enfermedad y la muerte— ni insisten sobre el hecho de que Dios lo es todo y que, por tanto, la materia no es más que una imagen en la mente mortal.   21

La Ciencia Cristiana da gran énfasis al concepto de que Dios no es *corpóreo,* sino *incorpóreo,* es decir,   Personalidad
sin cuerpo. Los mortales son corpóreos, pero   divina   24
Dios es incorpóreo.

Las palabras *persona* y *personal,* como se usan común e ignorantemente, a menudo conducen, al aplicarlas a la   27
Deidad, a conceptos confusos y erróneos acerca de la divinidad y su diferencia con la humanidad. Si el término personalidad, al aplicarlo a Dios, significa personalidad   30
infinita, entonces Dios *es Persona* infinita —en el sentido de personalidad infinita, pero no en el sentido inferior. Una Mente infinita en una forma finita es una imposibili-   33
dad absoluta.

117   Science, Theology, Medicine

1   The term *individuality* is also open to objections, because an individual may be one of a series, one of many,
3 as an individual man, an individual horse; whereas God is *One,* — not one of a series, but one alone and without an equal.

6   God is Spirit; therefore the language of Spirit must be, and is, spiritual. Christian Science attaches no physi-

Spiritual   cal nature and significance to the Supreme
9 language   Being or His manifestation; mortals alone do this. God's essential language is spoken of in the last chapter of Mark's Gospel as the new tongue, the spir-
12 itual meaning of which is attained through "signs following."

Ear hath not heard, nor hath lip spoken, the pure lan-
15 guage of Spirit. Our Master taught spirituality by simili-

The miracles   tudes and parables. As a divine student he
of Jesus   unfolded God to man, illustrating and demon-
18 strating Life and Truth in himself and by his power over the sick and sinning. Human theories are inadequate to interpret the divine Principle involved in the miracles
21 (marvels) wrought by Jesus and especially in his mighty, crowning, unparalleled, and triumphant exit from the flesh.

24   Evidence drawn from the five physical senses relates

Opacity of   solely to human reason; and because of opaci-
the senses   ty to the true light, human reason dimly re-
27 flects and feebly transmits Jesus' works and words. Truth is a revelation.

Jesus bade his disciples beware of the leaven of the
30 Leaven   Pharisees and of the Sadducees, which he de-
of Truth   fined as human doctrines. His parable of the "leaven, which a woman took, and hid in three measures

La ciencia, la teología, la medicina   117

La palabra *individualidad* también está expuesta a obje-   1
ciones, porque un individuo puede ser uno de una serie,
uno de muchos, como un hombre individual, un caballo   3
individual; mientras que Dios es *Uno* —no uno de una
serie, sino uno solo y sin igual.

Dios es Espíritu; por tanto, el lenguaje del Espíritu tiene   6
que ser, y es, espiritual. La Ciencia Cristiana no atribuye
naturaleza ni significación físicas al Ser Supre-   Lenguaje
mo o a Su manifestación; sólo los mortales ha-   espiritual   9
cen esto. El lenguaje esencial de Dios se menciona en el
último capítulo del Evangelio según San Marcos como la
nueva lengua, cuyo significado espiritual se logra me-   12
diante "las señales que la siguen".

Ni oído oyó ni labio habló el lenguaje puro del Espíritu.
Nuestro Maestro enseñaba la espiritualidad por símiles y   15
parábolas. Como estudiante de lo divino, reve-   Los milagros
laba a Dios al hombre, ilustrando y demos-   de Jesús
trando la Vida y la Verdad en sí mismo y por su poder   18
sobre enfermos y pecadores. Las teorías humanas son inadecuadas para interpretar el Principio divino inherente a
los milagros (las maravillas) efectuados por Jesús y espe-   21
cialmente a su poderosa, suprema, incomparable y triunfal
salida de la carne.

La evidencia obtenida de los cinco sentidos físicos   24
sólo se relaciona con la razón humana; y de-   Opacidad de
bido a su opacidad, que no deja pasar la luz   los sentidos
verdadera, la razón humana oscuramente refleja y débil-   27
mente transmite las obras y palabras de Jesús. La Verdad
es una revelación.

Jesús ordenó a sus discípulos que se guardasen de la le-   30
vadura de los fariseos y saduceos, la que de-   Levadura de
finió como doctrinas humanas. Su parábola de   la Verdad
la "levadura que tomó una mujer, y escondió en tres medi-   33

118 Science, Theology, Medicine

1 of meal, till the whole was leavened," impels the inference that the spiritual leaven signifies the Science of Christ
3 and its spiritual interpretation, — an inference far above
the merely ecclesiastical and formal applications of the
illustration.

6 Did not this parable point a moral with a prophecy,
foretelling the second appearing in the flesh of the
Christ, Truth, hidden in sacred secrecy from the visi-
9 ble world?

Ages pass, but this leaven of Truth is ever at work. It
must destroy the entire mass of error, and so be eternally
12 glorified in man's spiritual freedom.

In their spiritual significance, Science, Theology, and
Medicine are means of divine thought, which include spirit-
15 ual laws emanating from the invisible and in-
The divine and human contrasted
finite power and grace. The parable may
import that these spiritual laws, perverted by
18 a perverse material sense of law, are metaphysically presented as three measures of meal, — that is, three modes
of mortal thought. In all mortal forms of thought, dust
21 is dignified as the natural status of men and things, and
modes of material motion are honored with the name of
laws. This continues until the leaven of Spirit changes
24 the whole of mortal thought, as yeast changes the chemical
properties of meal.

The definitions of material law, as given by natural
27 science, represent a kingdom necessarily divided against
Certain con-tradictions
itself, because these definitions portray law as
physical, not spiritual. Therefore they con-
30 tradict the divine decrees and violate the law of Love, in
which nature and God are one and the natural order of
heaven comes down to earth.

La ciencia, la teología, la medicina 118

das de harina, hasta que todo fue leudado", lleva a la con- 1
clusión de que la levadura espiritual significa la Ciencia
del Cristo y su interpretación espiritual —conclusión muy 3
superior a las aplicaciones meramente eclesiásticas y for-
males del símil.

¿No indicaba esa parábola una enseñanza moral con 6
una profecía, prediciendo el segundo aparecimiento del
Cristo, la Verdad, escondido, en sagrado secreto, del
mundo visible? 9

Los siglos pasan, pero esa levadura de la Verdad
siempre está operando. Tiene que destruir la masa entera
del error y ser así eternamente glorificada en la libertad es- 12
piritual del hombre.

En su significado espiritual, la Ciencia, la Teología y la
Medicina son medios del pensamiento divino, los cuales 15
incluyen leyes espirituales que emanan del Contraste
poder y de la gracia invisibles e infinitos. La entre lo
divino y
parábola quizás signifique que esas leyes espi- lo humano 18
rituales, pervertidas por un sentido perverso y material de
la ley, estén metafísicamente representadas por tres medidas de harina, es decir, tres modos del pensamiento mor- 21
tal. En todas las formas mortales de pensar, se dignifica al
polvo al considerar que es el estado natural de los hombres
y de las cosas, y se honra a los modos del movimiento ma- 24
terial con el nombre de *leyes*. Eso continuará hasta que la
levadura del Espíritu transforme enteramente el pensamiento mortal, como el fermento transforma las propie- 27
dades químicas de la harina.

Las definiciones de la ley material, como las dan las
ciencias naturales, representan un reino necesariamente di- 30
vidido contra sí mismo, porque esas defini- Ciertas con-
ciones describen la ley como física, no como es- tradicciones
piritual. Por tanto, contradicen los decretos divinos y vio- 33
lan la ley del Amor, en la cual la naturaleza y Dios son
uno y el orden natural del cielo desciende a la tierra.

119 Science, Theology, Medicine

1   When we endow matter with vague spiritual power, —
that is, when we do so in our theories, for of course we
3 Unescapable cannot really endow matter with what it does
dilemma   not and cannot possess, — we disown the Almighty, for such theories lead to one of two things. They
6 either presuppose the self-evolution and self-government
of matter, or else they assume that matter is the product
of Spirit. To seize the first horn of this dilemma and con-
9 sider matter as a power in and of itself, is to leave the creator out of His own universe; while to grasp the other
horn of the dilemma and regard God as the creator of
12 matter, is not only to make Him responsible for all disas-
ters, physical and moral, but to announce Him as their
source, thereby making Him guilty of maintaining perpet-
15 ual misrule in the form and under the name of natural
law.

In one sense God is identical with nature, but this na-
18 ture is spiritual and is not expressed in matter. The law-
God and   giver, whose lightning palsies or prostrates in
nature   death the child at prayer, is not the divine ideal
21 of omnipresent Love. God is natural good, and is represented only by the idea of goodness; while evil should be
regarded as unnatural, because it is opposed to the nature
24 of Spirit, God.

In viewing the sunrise, one finds that it contradicts
the evidence before the senses to believe that the earth
27 The sun   is in motion and the sun at rest. As astron-
and Soul   omy reverses the human perception of the
movement of the solar system, so Christian Science re-
30 verses the seeming relation of Soul and body and makes
body tributary to Mind. Thus it is with man, who
is but the humble servant of the restful Mind, though it

Cuando asignamos a la materia un vago poder espiritual   1
—es decir, cuando lo hacemos en nuestras teorías, pues es
claro que no podemos realmente asignar a la   Dilema   3
materia lo que no posee ni puede poseer— ne-   ineludible
gamos al Todopoderoso, porque tales teorías conducen a
una de dos cosas. O bien presuponen la autoevolución y la   6
autonomía de la materia, o suponen que la materia es el
producto del Espíritu. Aceptar el primer término de ese
dilema y considerar que la materia es un poder en sí y de   9
por sí, es dejar al creador fuera de Su propio universo;
mientras que aceptar el segundo término y considerar a
Dios creador de la materia, no sólo es hacerle responsable   12
de todos los desastres, físicos y morales, sino declarar que
Él es la fuente de éstos, inculpándolo así de mantener un
perpetuo desgobierno en la forma de ley natural y bajo   15
ese nombre.

En cierto sentido, Dios es idéntico a la naturaleza, pero
esa naturaleza es espiritual y no está expresada en la ma-   18
teria. El legislador cuyo rayo paraliza o postra   Dios y la
de muerte a un niño en oración no es el ideal   naturaleza
divino del Amor omnipresente. Dios es el bien natural y   21
es representado sólo por la idea de la bondad; mientras
que el mal debiera ser considerado contranatural, porque
es contrario a la naturaleza del Espíritu, Dios.   24

Al contemplar la salida del sol, comprobamos que creer
que la tierra está en movimiento y el sol inmóvil, contradice la evidencia ante los sentidos. Así como la   El sol y   27
astronomía invierte la percepción humana del   el Alma
movimiento del sistema solar, así la Ciencia Cristiana invierte la aparente relación entre el Alma y el cuerpo y su-   30
bordina el cuerpo a la Mente. Lo mismo pasa con el hombre, que no es sino el servidor humilde de la Mente que da

1 seems otherwise to finite sense. But we shall never understand this while we admit that soul is in body or mind in
3 matter, and that man is included in non-intelligence.
Soul, or Spirit, is God, unchangeable and eternal; and
man coexists with and reflects Soul, God, for man is God's
6 image.

Science reverses the false testimony of the physical
senses, and by this reversal mortals arrive at the funda-
9 Reversal of   mental facts of being. Then the question in-
   testimony   evitably arises: Is a man sick if the material
senses indicate that he is in good health? No! for matter
12 can make no conditions for man. And is he well if the
senses say he is sick? Yes, he is well in Science in which
health is normal and disease is abnormal.

15   Health is not a condition of matter, but of Mind; nor
can the material senses bear reliable testimony on the sub-
   Health and   ject of health. The Science of Mind-healing
18 the senses   shows it to be impossible for aught but Mind
to testify truly or to exhibit the real status of man. Therefore the divine Principle of Science, reversing the testi-
21 mony of the physical senses, reveals man as harmoniously
existent in Truth, which is the only basis of health; and
thus Science denies all disease, heals the sick, overthrows
24 false evidence, and refutes materialistic logic.

Any conclusion *pro* or *con,* deduced from supposed sensation in matter or from matter's supposed consciousness
27 of health or disease, instead of reversing the testimony of
the physical senses, confirms that testimony as legitimate
and so leads to disease.

30 Historic   When Columbus gave freer breath to the
   illustrations   globe, ignorance and superstition chained the
limbs of the brave old navigator, and disgrace and star-

reposo, aunque al sentido finito parezca no ser así. Pero 1
jamás comprenderemos eso mientras admitamos que el
alma está en el cuerpo o la mente en la materia, y que el 3
hombre está incluido en la no-inteligencia. El Alma, o
Espíritu, es Dios, inmutable y eterna; y el hombre coexiste
con el Alma, Dios, y la refleja, porque el hombre es ima- 6
gen de Dios.

La Ciencia invierte el falso testimonio de los sentidos
físicos, y por esa inversión los mortales llegan a conocer 9
los hechos fundamentales del ser. Entonces Inversión del
inevitablemente se presenta la pregunta: ¿Está testimonio
un hombre enfermo si los sentidos materiales indican que 12
está bien de salud? ¡No! porque la materia no puede determinar el estado del hombre. Y ¿está sano si los sentidos
dicen que está enfermo? Sí, está sano en la Ciencia, en la 15
cual la salud es lo normal y la enfermedad lo anormal.

La salud no es un estado de la materia, sino de la Mente;
tampoco pueden los sentidos materiales dar testimonio 18
confiable sobre el tema de la salud. La Ciencia La salud y
de la curación por la Mente muestra que es im- los sentidos
posible que algo que no sea la Mente pueda dar testimonio 21
verídico o muestre el estado real del hombre. Por lo tanto,
el Principio divino de la Ciencia, invirtiendo el testimonio
de los sentidos físicos, revela que el hombre existe armo- 24
niosamente en la Verdad, lo cual es la única base de la salud; y así la Ciencia niega toda enfermedad, sana a los enfermos, destruye la falsa evidencia y refuta la lógica 27
materialista.

Cualquier conclusión en pro o en contra, deducida de la
supuesta sensación en la materia, o del supuesto conoci- 30
miento de la materia en cuanto a la salud o la enfermedad,
en lugar de invertir el testimonio de los sentidos físicos,
confirma que ese testimonio es legítimo, y así conduce a la 33
enfermedad.

Cuando Colón dio aliento más libre al mun- Ilustraciones
do, la ignorancia y la superstición encadenaron históricas 36
al viejo e intrépido navegante, y tuvo que encarar la des-

121   Science, Theology, Medicine

vation stared him in the face; but sterner still would have been his fate, if his discovery had undermined the favorite inclinations of a sensuous philosophy.

Copernicus mapped out the stellar system, and before he spake, astrography was chaotic, and the heavenly fields were incorrectly explored.

The Chaldean Wisemen read in the stars the fate of empires and the fortunes of men. Though no higher

Perennial beauty revelation than the horoscope was to them displayed upon the empyrean, earth and heaven were bright, and bird and blossom were glad in God's perennial and happy sunshine, golden with Truth. So we have goodness and beauty to gladden the heart; but man, left to the hypotheses of material sense unexplained by Science, is as the wandering comet or the desolate star — "a weary searcher for a viewless home."

The earth's diurnal rotation is invisible to the physical eye, and the sun seems to move from east to west, instead

Astronomic unfoldings of the earth from west to east. Until rebuked by clearer views of the everlasting facts, this false testimony of the eye deluded the judgment and induced false conclusions. Science shows appearances often to be erroneous, and corrects these errors by the simple rule that the greater controls the lesser. The sun is the central stillness, so far as our solar system is concerned, and the earth revolves about the sun once a year, besides turning daily on its own axis.

As thus indicated, astronomical order imitates the action of divine Principle; and the universe, the reflection of God, is thus brought nearer the spiritual fact, and is allied to divine Science as displayed in the everlasting government of the universe.

honra y el hambre; pero aún más severo hubiera sido su
destino si su descubrimiento hubiese minado las inclina-
ciones favoritas de una filosofía sensualista.

Copérnico trazó el mapa del sistema estelar; y antes que
él hablara la astrografía era caótica y el espacio celeste no
estaba correctamente explorado.

Los magos caldeos leían en las estrellas el destino de los
imperios y el sino de los hombres. A pesar de que ninguna
revelación más elevada que el horóscopo les   Belleza
fue manifestada en el empíreo, la tierra y el   perenne
cielo brillaban y pájaros y flores gozaban en el perenne y
alegre sol de Dios, resplandeciente con el oro de la Verdad. Así tenemos a la bondad y a la hermosura para ale-
grar al corazón; pero el hombre, abandonado a las hipótesis del sentido material, no habiendo sido explicadas por la
Ciencia, es cual cometa errante o estrella solitaria —"un
explorador fatigado, sin perspectiva de encontrar hogar".

La rotación diaria de la tierra es invisible al ojo físico, y
el sol parece moverse de este a oeste, cuando es la tierra la
que se mueve de oeste a este. Hasta que no fue   Desarrollo
refutado por conceptos más claros de los he-   astronómico
chos imperecederos, ese falso testimonio de la vista engañó el juicio e indujo a conclusiones falsas. La ciencia
demuestra que las apariencias son a menudo erróneas y
corrige esos errores por la simple regla de que lo mayor
gobierna lo menor. El sol es el centro inmóvil respecto a
nuestro sistema solar, y la tierra hace una vuelta alrededor
del sol una vez al año, además de girar sobre su eje diariamente.

Como queda indicado, el orden astronómico imita la acción del Principio divino; y el universo, el reflejo de Dios,
es, de esa manera, aproximado más a la realidad espiritual y puesto en relación con la Ciencia divina, tal como
ésta se manifiesta en el eterno gobierno del universo.

1   The evidence of the physical senses often reverses the
real Science of being, and so creates a reign of discord, —

3   Opposing   assigning seeming power to sin, sickness, and
    testimony   death; but the great facts of Life, rightly un-
derstood, defeat this triad of errors, contradict their false

6   witnesses, and reveal the kingdom of heaven, — the actual
reign of harmony on earth. The material senses' reversal of the Science of Soul was practically exposed nine-

9   teen hundred years ago by the demonstrations of Jesus;
yet these so-called senses still make mortal mind tributary
to mortal body, and ordain certain sections of matter, such

12   as brain and nerves, as the seats of pain and pleasure,
from which matter reports to this so-called mind its status
of happiness or misery.

15   The optical focus is another proof of the illusion of
material sense. On the eye's retina, sky and tree-tops

    Testimony of   apparently join hands, clouds and ocean meet

18   the senses   and   mingle.   The   barometer, — that   little
prophet of storm and sunshine, denying the testimony of
the senses, — points to fair weather in the midst of murky

21   clouds and drenching rain. Experience is full of instances
of similar illusions, which every thinker can recall for
himself.

24   To material sense, the severance of the jugular vein

    Spiritual   takes away life; but to spiritual sense and

    sense of life   in Science, Life goes on unchanged and

27   being is eternal. Temporal life is a false sense of
existence.

    Our theories make the same mistake regarding Soul

30   and body that Ptolemy made regarding the solar system.
They insist that soul is in body and mind therefore tributary to matter. Astronomical science has destroyed the

La ciencia, la teología, la medicina 122

El testimonio de los sentidos físicos a menudo invierte a 1
la Ciencia verdadera del ser y crea así un reino de discordia, asignando poder aparente al pecado, la en- *Testimonio* 3
fermedad y la muerte; pero las grandes ver- *contra-*
dades de la Vida, correctamente comprendidas, *dictorio*
derrotan ese trío de errores, contradicen a sus falsos testi- 6
gos y revelan el reino de los cielos —el verdadero reino de
la armonía en la tierra. La reversión de la Ciencia del
Alma por los sentidos materiales fue expuesta práctica- 9
mente, hace mil novecientos años, por las demostraciones
de Jesús; sin embargo, esos llamados sentidos todavía su-
bordinan la mente mortal al cuerpo mortal y designan 12
ciertas secciones de la materia, tales como el cerebro y los
nervios, sedes del dolor y del placer, desde las cuales la
materia informa a esa llamada mente su estado de felici- 15
dad o miseria.

El foco óptico es otra prueba de la ilusión del sentido
material. En la retina del ojo, el cielo y las copas de los 18
árboles parecen juntarse; las nubes y el océano *Testimonio*
parecen encontrarse y mezclarse. El barómetro *de los*
—ese pequeño profeta de tormenta y bonanza, *sentidos* 21
que niega el testimonio de los sentidos— señala buen
tiempo en medio de nubes oscuras y lluvias torrenciales.
La existencia está llena de ejemplos de ilusiones similares, 24
que todo pensador puede recordar por sí mismo.

Para el sentido material, el corte de la vena yugular
quita la vida; pero para el sentido espiritual y *Concepto* 27
en la Ciencia, la Vida sigue inalterada y el ser *espiritual*
es eterno. La vida temporal es un falso con- *de la vida*
cepto de existencia. 30

Nuestras teorías cometen el mismo error respecto al
Alma y el cuerpo que el cometido por Ptolomeo respecto
al sistema solar. Insisten en que el alma está en el cuerpo y 33
que la mente, por tanto, está subordinada a la materia. La

123   Science, Theology, Medicine

1 false theory as to the relations of the celestial bodies, and
Christian Science will surely destroy the greater error as
3 to our terrestrial bodies. The true idea and
Ptolemaic
and psychi-   Principle of man will then appear. The Ptole-
cal error   maic blunder could not affect the harmony of
6 being as does the error relating to soul and body, which
reverses the order of Science and assigns to matter the
power and prerogative of Spirit, so that man becomes
9 the most absolutely weak and inharmonious creature in
the universe.

The verity of Mind shows conclusively how it is that
12 Seeming   matter seems to be, but is not. Divine Science,
and being   rising above physical theories, excludes matter,
resolves *things* into *thoughts,* and replaces the objects of
15 material sense with spiritual ideas.

The term CHRISTIAN SCIENCE was introduced by
the author to designate the scientific system of divine
18 healing.

The revelation consists of two parts:

1. The discovery of this divine Science of Mind-
21 healing, through a spiritual sense of the Scriptures and
through the teachings of the Comforter, as promised by
the Master.

24   2. The proof, by present demonstration, that the so-
called miracles of Jesus did not specially belong to a
dispensation now ended, but that they illustrated an
27 ever-operative divine Principle. The operation of this
Principle indicates the eternality of the scientific order
and continuity of being.

30 Scientific   Christian Science differs from material sci-
basis   ence, but not on that account is it less scientific. On the contrary, Christian Science is pre-emi-

La ciencia, la teología, la medicina   123

ciencia astronómica ha destruido la falsa teoría respecto a   1
las relaciones de los cuerpos celestes, y la Ciencia Cristiana
destruirá el error mayor en cuanto a nuestros   3
cuerpos terrestres. Entonces aparecerán la idea   *Error ptolemaico y psíquico*
y el Principio verdaderos del hombre. El desa-
cierto ptolemaico no pudo afectar la armonía del ser como   6
lo hace el error respecto al alma y al cuerpo, el cual invierte el orden de la Ciencia y asigna a la materia el poder
y la prerrogativa del Espíritu, de modo que el hombre se   9
convierte en la criatura absolutamente más débil e inarmónica del universo.

La realidad de la Mente muestra concluyentemente   12
cómo es que la materia parece existir pero no
existe. La Ciencia divina, superando las teorías   *Parecer y ser*
físicas, excluye la materia, resuelve *cosas* en *pensamientos*   15
y reemplaza los objetos del sentido material con ideas
espirituales.

El término CHRISTIAN SCIENCE* fue introducido por   18
la autora para designar el sistema científico de la curación
divina.

La revelación consta de dos partes: 21

1. El descubrimiento de esta Ciencia divina de curación
por la Mente, mediante el sentido espiritual de las Escrituras y las enseñanzas del Consolador, como fueron pro-   24
metidas por el Maestro.

2. La prueba, por la demostración actual, de que los llamados milagros de Jesús no pertenecían especialmente a   27
un designio divino ahora terminado, sino que ilustraban
un Principio divino en operación continua. La operación
de ese Principio indica la eternidad del orden científico y   30
de la continuidad del ser.

La Ciencia Cristiana difiere de la ciencia   *Base científica*
material, mas eso no la hace menos científica.   33
Al contrario, la Ciencia Cristiana es preeminentemente

* Véase "Nota" en la página que antecede al Índice.

124   Science, Theology, Medicine

1 nently scientific, being based on Truth, the Principle of
all science.

3   Physical science (so-called) is human knowledge, — a
law of mortal mind, a blind belief, a Samson shorn of his
strength. When this human belief lacks organ-

Physical
6 science a   izations to support it, its foundations are gone.
blind belief
Having neither moral might, spiritual basis,
nor holy Principle of its own, this belief mistakes effect
9 for cause and seeks to find life and intelligence in matter,
thus limiting Life and holding fast to discord and death.
In a word, human belief is a blind conclusion from material
12 reasoning. This is a mortal, finite sense of things, which
immortal Spirit silences forever.

The universe, like man, is to be interpreted by Science
15 from its divine Principle, God, and then it can be under-

Right inter-   stood; but when explained on the basis of
pretation   physical sense and represented as subject to
18 growth, maturity, and decay, the universe, like man, is,
and must continue to be, an enigma.

Adhesion, cohesion, and attraction are properties of
21 Mind. They belong to divine Principle, and support

All force   the equipoise of that thought-force, which
mental   launched the earth in its orbit and said to the
24 proud wave, "Thus far and no farther."

Spirit is the life, substance, and continuity of all
things. We tread on forces. Withdraw them, and
27 creation must collapse. Human knowledge calls them
forces of matter; but divine Science declares that they
belong wholly to divine Mind, are inherent in this
30 Mind, and so restores them to their rightful home and
classification.

The elements and functions of the physical body and

científica, pues se basa en la Verdad, el Principio de toda   1
ciencia.

La ciencia física (así llamada) es conocimiento humano   3
—una ley de la mente mortal, una creencia ciega, un San-
són despojado de su fuerza. Cuando a esa

La ciencia
creencia humana le faltan organizaciones en   física una   6
que apoyarse, sus fundamentos desaparecen.   creencia ciega

Como no tiene fuerza moral, ni base espiritual, ni Principio santo que le pertenezcan, esa creencia confunde el   9
efecto con la causa y trata de hallar vida e inteligencia en
la materia, limitando así la Vida y aferrándose a la discordia y la muerte. En una palabra, la creencia humana es   12
una conclusión ciega del razonamiento material. Éste es
un concepto mortal y finito de las cosas, que el Espíritu inmortal silencia para siempre.   15

El universo, lo mismo que el hombre, debe ser interpretado por la Ciencia desde su Principio divino, Dios, y entonces puede comprenderse; pero cuando se ex-   Interpreta-   18
plica sobre la base del sentido físico y se repre-   ción correcta
senta como sujeto a desarrollo, madurez y decadencia, el
universo, lo mismo que el hombre, es, y tiene que conti-   21
nuar siendo, un enigma.

La adhesión, la cohesión y la atracción son propiedades
de la Mente. Pertenecen al Principio divino y sostienen el   24
equilibrio de esa fuerza del pensamiento que   Toda fuerza
lanzó a la tierra en su órbita y dijo a la ola or-   es mental
gullosa: "Hasta aquí, y no más".   27

El Espíritu es la vida, la sustancia y la continuidad de
todas las cosas. Andamos sobre fuerzas. Retiradlas, y la
creación forzosamente se desplomará. El conocimiento   30
humano las llama fuerzas de la materia; pero la Ciencia
divina declara que pertenecen por entero a la Mente divina, que son inherentes a esa Mente, y así las restituye a   33
su justo lugar y clasificación.

Los elementos y las funciones del cuerpo físico y del

125   Science, Theology, Medicine

1 of the physical world will change as mortal mind changes
its beliefs. What is now considered the best condition

3 Corporeal   for organic and functional health in the human
changes   body may no longer be found indispensable
to health. Moral conditions will be found always har-

6 monious and health-giving. Neither organic inaction
nor overaction is beyond God's control; and man will
be found normal and natural to changed mortal thought,

9 and therefore more harmonious in his manifestations than
he was in the prior states which human belief created and
sanctioned.

12   As human thought changes from one stage to another of conscious pain and painlessness, sorrow and
joy, — from fear to hope and from faith to understand-

15 ing, — the visible manifestation will at last be man governed by Soul, not by material sense. Reflecting God's
government, man is self-governed. When subordinate

18 to the divine Spirit, man cannot be controlled by sin or
death, thus proving our material theories about laws of
health to be valueless.

21   The seasons will come and go with changes of time and
tide, cold and heat, latitude and longitude. The agri-

The time   culturist will find that these changes cannot
24 and tide   affect his crops. "As a vesture shalt Thou
change them and they shall be changed." The mariner
will have dominion over the atmosphere and the great

27 deep, over the fish of the sea and the fowls of the air.
The astronomer will no longer look up to the stars, —
he will look out from them upon the universe; and the

30 florist will find his flower before its seed.

Thus matter will finally be proved nothing more
than a mortal belief, wholly inadequate to affect a man

mundo físico cambiarán a medida que la mente mortal
cambie de creencias. Lo que ahora se considera la mejor
condición para la salud orgánica y funcional
del cuerpo humano, puede que deje de considerarse indispensable para la salud. Se verá que las condiciones morales siempre son armoniosas y saludables. Ni la
inacción ni la acción excesiva orgánicas están fuera del dominio de Dios; y para el modo de pensar mortal transformado, el hombre se revelará normal y natural y, en consecuencia, más armonioso en sus manifestaciones de lo que
era en los estados anteriores creados y sancionados por la
creencia humana.

A medida que el pensamiento humano cambie de un estado a otro, de dolor consciente a la consciente ausencia de
dolor, del pesar a la alegría, —del temor a la esperanza y
de la fe a la comprensión—, la manifestación visible será
finalmente el hombre gobernado por el Alma y no por el
sentido material. Al reflejar el gobierno de Dios, el
hombre se gobierna a sí mismo. Cuando el hombre se subordina al Espíritu divino, no puede ser gobernado por el
pecado o la muerte, probando así que nuestras teorías materiales respecto a las leyes de la salud no tienen valor.

Las estaciones vendrán y pasarán con cambios de
tiempo y ciclos, de frío y calor, de latitud y longitud. El
agricultor comprobará que esos cambios no
pueden afectar sus cosechas. "Como un vestido
los mudarás, y serán mudados". El marino tendrá dominio sobre la atmósfera y las grandes profundidades,
sobre los peces del mar y sobre las aves del cielo. El astrónomo ya no verá hacia las estrellas —verá desde ellas hacia el universo; y el floricultor obtendrá su flor antes que la
semilla de ésta.

Así se probará finalmente que la materia no es más que
una creencia mortal, totalmente incapaz de afectar a nadie

Marginal notes:
Cambios corporales (línea 3)
El tiempo y los ciclos (línea 24)

Line numbers: 1, 3, 6, 9, 12, 15, 18, 21, 24, 27, 30, 33

126   Science, Theology, Medicine

1 through its supposed organic action or supposed existence. Error will be no longer used in stating truth. The

3 Mortal
nothingness
problem of nothingness, or "dust to dust," will
be solved, and mortal mind will be without
form and void, for mortality will cease when man beholds

6 himself God's reflection, even as man sees his reflection
in a glass.

All Science is divine. Human thought never pro-

9 jected the least portion of true being. Human belief
A lack of
originality
has sought and interpreted in its own way
the echo of Spirit, and so seems to have

12 reversed it and repeated it materially; but the human
mind never produced a real tone nor sent forth a positive
sound.

15 The point at issue between Christian Science on the
one hand and popular theology on the other is this: Shall
Antagonistic
questions
Science explain cause and effect as being
both natural and spiritual? Or shall all that

18
is beyond the cognizance of the material senses be called
supernatural, and be left to the mercy of speculative

21 hypotheses?

I have set forth Christian Science and its application
to the treatment of disease just as I have discovered them.

24 Biblical
basis
I have demonstrated through Mind the effects
of Truth on the health, longevity, and morals
of men; and I have found nothing in ancient or in modern

27 systems on which to found my own, except the teachings
and demonstrations of our great Master and the lives of
prophets and apostles. The Bible has been my only au-

30 thority. I have had no other guide in "the straight and
narrow way" of Truth.

If Christendom resists the author's application of the

mediante su supuesta acción orgánica o supuesta existen- 1
cia. El error no se usará más al afirmar la verdad. El problema de la nada, o del "polvo al polvo", será   La nada   3
resuelto, y la mente mortal estará desordenada   mortal
y vacía, pues la mortalidad cesará cuando el hombre vea
que él es reflejo de Dios, tal como el hombre ve su reflejo 6
en un espejo.

Toda Ciencia es divina. El pensamiento humano jamás
proyectó la más mínima parte del ser verdadero. La creen- 9
cia humana ha buscado e interpretado, a su   Falta de
manera, el eco del Espíritu, y así parece haber-   originalidad
lo invertido y repercutido materialmente; pero la mente 12
humana jamás produjo un tono real, ni emitió un sonido
positivo.

El punto en cuestión entre la Ciencia Cristiana por una 15
parte y la teología popular por la otra, es éste: ¿Deberá la
Ciencia explicar causa y efecto como si fueran   Preguntas
a la vez naturales y espirituales? O ¿ha de lla-   antagónicas 18
marse sobrenatural todo lo que esté fuera del alcance del
conocimiento de los sentidos materiales y dejarse a la
merced de hipótesis especulativas?   21

He presentado la Ciencia Cristiana y su aplicación al
tratamiento de la enfermedad tal como las he   Base bíblica
descubierto. He demostrado por medio de la   24
Mente los efectos de la Verdad sobre la salud, la longevidad y la moral de los hombres; y no he encontrado nada
en los sistemas antiguos o modernos en que pudiese fundar 27
el mío, excepto las enseñanzas y demostraciones de nuestro gran Maestro y las vidas de los profetas y apóstoles. La
Biblia ha sido mi única autoridad. No he tenido ningún 30
otro mentor en el "recto y angosto camino" de la Verdad.

Si la cristiandad se opone a que la autora relacione la

1 word Science to Christianity, or questions her use of the
word Science, she will not therefore lose faith in Chris-
3 Science and tianity, nor will Christianity lose its hold upon
Christianity her. If God, the All-in-all, be the creator of
the spiritual universe, including man, then everything
6 entitled to a classification as truth, or Science, must be
comprised in a knowledge or understanding of God, for
there can be nothing beyond illimitable divinity.

9   The terms Divine Science, Spiritual Science, Christ
Science or Christian Science, or Science alone, she em-
Scientific ploys interchangeably, according to the re-
12 terms quirements of the context. These synonymous terms stand for everything relating to God, the infinite, supreme, eternal Mind. It may be said, however,
15 that the term Christian Science relates especially to
Science as applied to humanity. Christian Science reveals God, not as the author of sin, sickness, and death,
18 but as divine Principle, Supreme Being, Mind, exempt
from all evil. It teaches that matter is the falsity, not
the fact, of existence; that nerves, brain, stomach, lungs,
21 and so forth, have — as matter — no intelligence, life, nor
sensation.

There is no physical science, inasmuch as all truth
24 proceeds from the divine Mind. Therefore truth is not
No physical human, and is not a law of matter, for matter
science is not a lawgiver. Science is an emanation of
27 divine Mind, and is alone able to interpret God aright.
It has a spiritual, and not a material origin. It is a divine
utterance, — the Comforter which leadeth into all truth.
30   Christian Science eschews what is called natural science,
in so far as this is built on the false hypotheses that matter
is its own lawgiver, that law is founded on material con-

palabra Ciencia con el cristianismo, o pone en duda el uso   1
que ella hace de la palabra Ciencia, no por eso perderá la
autora su fe en el cristianismo, ni perderá el   Ciencia y   3
cristianismo su influencia sobre ella. Si Dios, el   cristianismo
Todo-en-todo, es el creador del universo, incluso el hombre, entonces todo lo que tenga derecho a ser clasificado   6
como verdad, o Ciencia, tiene que estar incluido en un
conocimiento o una comprensión de Dios, porque no
puede haber nada más allá de la divinidad ilimitable.   9

Los términos Ciencia Divina, Ciencia Espiritual, Ciencia del Cristo o Ciencia Cristiana, o Ciencia solamente, los
emplea la autora indistintamente, según lo exi-   Términos   12
ja el contexto. Esos términos sinónimos re-   científicos
presentan todo lo que se relaciona con Dios, la Mente infinita, suprema y eterna. Puede decirse, sin embargo, que   15
el término Ciencia Cristiana se relaciona especialmente
con la Ciencia en su aplicación a la humanidad. La Ciencia Cristiana revela que Dios no es el autor del pecado, la   18
enfermedad y la muerte, sino que es Principio divino, Ser
Supremo, Mente, y que está exento de todo mal. Enseña
que la materia es la falsedad, no la realidad, de la existen-   21
cia; que los nervios, el cerebro, el estómago, los pulmones
y demás, no tienen —como materia— inteligencia, vida, ni
sensación.   24

No hay ciencia física, puesto que toda verdad procede
de la Mente divina. Por tanto, la verdad no es humana, ni
es una ley de la materia, porque la materia no   No hay cien-   27
es un legislador. La Ciencia es una emanación   cia física
de la Mente divina, y sólo ella es capaz de interpretar a
Dios correctamente. Su origen es espiritual, no material.   30
Es una declaración divina —el Consolador que guía a toda
la verdad.

La Ciencia Cristiana se aparta de lo que se llama ciencia   33
natural, en tanto que ésta se funde en las falsas hipótesis
de que la materia es su propio legislador, que la ley se basa

128 Science, Theology, Medicine

1 ditions, and that these are final and overrule the might of
divine Mind. Good is natural and primitive. It is not
3 miraculous to itself.

The term Science, properly understood, refers only to
the laws of God and to His government of the universe,
6 Practical   inclusive of man. From this it follows that
Science   business men and cultured scholars have found
that Christian Science enhances their endurance and
9 mental powers, enlarges their perception of character,
gives them acuteness and comprehensiveness and an
ability to exceed their ordinary capacity. The human
12 mind, imbued with this spiritual understanding, becomes
more elastic, is capable of greater endurance, escapes
somewhat from itself, and requires less repose. A knowl-
15 edge of the Science of being develops the latent abilities
and possibilities of man. It extends the atmosphere of
thought, giving mortals access to broader and higher
18 realms. It raises the thinker into his native air of insight
and perspicacity.

An odor becomes beneficent and agreeable only in pro-
21 portion to its escape into the surrounding atmosphere.
So it is with our knowledge of Truth. If one would
not quarrel with his fellow-man for waking him from
24 a cataleptic nightmare, he should not resist Truth, which
banishes — yea, forever destroys with the higher testimony of Spirit — the so-called evidence of matter.

27 Science relates to Mind, not matter. It rests on fixed
Principle and not upon the judgment of false sensation.
Mathematics   The addition of two sums in mathematics must
30 and scientific always bring the same result. So is it with
logic   logic. If both the major and the minor propositions of a syllogism are correct, the conclusion, if properly

La ciencia, la teología, la medicina   128

sobre condiciones materiales y que éstas son definitivas y   1
superan el poder de la Mente divina. El bien es natural y
primordial. Él mismo no se considera milagroso.   3

La palabra Ciencia, correctamente comprendida, se refiere únicamente a las leyes de Dios y a Su gobierno del
universo, incluso el hombre. De eso se deduce   *La Ciencia*   6
que los hombres de negocios y los cultos erudi-   *práctica*
tos han encontrado que la Ciencia Cristiana les aumenta
su resistencia y sus poderes mentales, les amplía su discer-   9
nimiento del carácter, los dota de agudeza y de amplitud
de comprensión, y los habilita para exceder su capacidad
usual. La mente humana, imbuida de esa comprensión   12
espiritual, se vuelve más elástica, es capaz de mayor resistencia, se libera en cierto grado de sí misma y necesita de
menos reposo. Un conocimiento de la Ciencia del ser de-   15
sarrolla las habilidades y posibilidades latentes del hombre. Extiende la atmósfera del pensamiento, dando a los
mortales acceso a regiones más amplias y más altas. Eleva   18
al pensador a su ambiente natural de discernimiento y pers-
picacia.

Un aroma es beneficioso y agradable sólo en la propor-   21
ción en que se esparce en la atmósfera circundante. Lo
mismo sucede con nuestro conocimiento de la Verdad. Así
como no nos disgustaríamos con nuestro prójimo por ha-   24
bernos despertado de una pesadilla cataléptica, tampoco
debiéramos resistirnos a la Verdad, que destierra —sí, que
destruye para siempre, con el testimonio superior del Espí-   27
ritu— al llamado testimonio de la materia.

La Ciencia se relaciona con la Mente, no con la materia. Descansa sobre un Principio fijo y no sobre el juicio   30
de la sensación errónea. La suma de dos canti-   *Las ma-*
dades en matemáticas tiene que producir siem-   *temáticas*
   y la lógica
pre el mismo resultado. Así es con la lógica. Si   *científica*   33
en un silogismo la proposición mayor y la menor son
correctas, la conclusión, si se deduce debidamente, no

129 Science, Theology, Medicine

1 drawn, cannot be false. So in Christian Science there
are no discords nor contradictions, because its logic is as
3 harmonious as the reasoning of an accurately stated syllogism or of a properly computed sum in arithmetic.
Truth is ever truthful, and can tolerate no error in
6 premise or conclusion.

If you wish to know the spiritual fact, you can dis-
Truth by   cover it by reversing the material fable, be the
9 inversion   fable *pro* or *con,* — be it in accord with your
preconceptions or utterly contrary to them.

Pantheism may be defined as a belief in the intelli-
12 gence of matter, — a belief which Science overthrows.
Antagonistic In those days there will be "great tribulation
theories   such as was not since the beginning of the
15 world;" and earth will echo the cry, "Art thou [Truth]
come hither to torment us before the time?" Animal
magnetism, hypnotism, spiritualism, theosophy, agnos-
18 ticism, pantheism, and infidelity are antagonistic to true
being and fatal to its demonstration; and so are some
other systems.

21 We must abandon pharmaceutics, and take up ontology, — "the science of real being." We must look deep
Ontology   into realism instead of accepting only the out-
24 needed   ward sense of things. Can we gather peaches
from a pine-tree, or learn from discord the concord of
being? Yet quite as rational are some of the leading
27 illusions along the path which Science must tread in its
reformatory mission among mortals. The very name,
illusion, points to nothingness.

30 The generous liver may object to the author's small
estimate of the pleasures of the table. The sinner sees,
in the system taught in this book, that the demands of

puede ser falsa. Así en la Ciencia Cristiana no existen   1
discordias ni contradicciones, porque su lógica es tan armoniosa como el razonamiento de un silogismo correcta-   3
mente planteado o el de una suma debidamente computada
en aritmética. La Verdad es siempre verídica y no puede to-
lerar error alguno en la premisa o en la conclusión.   6

Si queréis conocer el hecho espiritual, lo podéis descubrir invirtiendo la fábula material, ya sea que   *La verdad*
la fábula esté en pro o en contra —ya sea que   *por inversión*   9
esté de acuerdo con vuestras nociones preconcebidas o sea
completamente contraria a ellas.

El panteísmo puede definirse como una creencia en la   12
inteligencia de la materia —una creencia que la Ciencia
destruye. En esos días habrá "gran tribulación,   *Teorías*
cual no la ha habido desde el principio del   *antagónicas*   15
mundo"; y la tierra hará eco al clamor: "¿Has venido [Ver-
dad] acá para atormentarnos antes de tiempo?" El magnetismo animal, el hipnotismo, el espiritismo, la teosofía, el   18
agnosticismo, el panteísmo y la incredulidad son antagónicos al ser verdadero y funestos para su demostración —
como también lo son algunos otros sistemas.   21

Debemos abandonar la farmacéutica y emprender el estudio de la ontología —"la ciencia del ser verdadero". Debemos examinar profundamente la realidad en   *La ontología*   24
vez de aceptar sólo el significado exterior de las   *es necesaria*
cosas. ¿Acaso podemos recoger melocotones de un pino o
aprender de la discordia la concordia del ser? Sin em-   27
bargo, así de racionales son algunas de las ilusiones predo-
minantes que se hallan a lo largo del sendero que la Ciencia tiene que recorrer en su misión reformadora entre los   30
mortales. El nombre mismo, *ilusión,* señala la nada.

El gastrónomo puede que objete la poca importancia
que la autora da a los placeres de la mesa. El pecador ve,   33
en el sistema enseñado en este libro, que se debe cumplir

1　God must be met. The petty intellect is alarmed by constant appeals to Mind. The licentious disposition is dis-
3　Reluctant　couraged over its slight spiritual prospects.
　　guests　　When all men are bidden to the feast, the excuses come. One has a farm, another has merchandise,
6　and therefore they cannot accept.

　　It is vain to speak dishonestly of divine Science, which
　　Excuses for　destroys all discord, when you can demonstrate
9　ignorance　the actuality of Science. It is unwise to doubt
if reality is in perfect harmony with God, divine Principle,
— if Science, when understood and demonstrated, will
12　destroy all discord, — since you admit that God is omnipotent; for from this premise it follows that good and
its sweet concords have all-power.

15　Christian Science, properly understood, would dis-
abuse the human mind of material beliefs which war
　　Children　against spiritual facts; and these material
18　and adults　beliefs must be denied and cast out to make
place for truth. You cannot add to the contents of a
vessel already full. Laboring long to shake the adult's
21　faith in matter and to inculcate a grain of faith in God, —
an inkling of the ability of Spirit to make the body harmonious, — the author has often remembered our Master's
24　love for little children, and understood how truly such as
they belong to the heavenly kingdom.

　　If thought is startled at the strong claim of Science
27　for the supremacy of God, or Truth, and doubts the su-
　　All evil　premacy of good, ought we not, contrari-
　　unnatural　wise, to be astounded at the vigorous claims
30　of evil and doubt them, and no longer think it natural to
love sin and unnatural to forsake it, — no longer imagine
evil to be ever-present and good absent? Truth should

La ciencia, la teología, la medicina 130

con lo que Dios exige. El intelecto mediocre se alarma por 1
el constante recurrir a la Mente. El temperamento licen-
cioso se desanima por sus exiguas perspectivas 3
espirituales. Cuando todos los hombres son *Convidados maldispuestos*
convidados a la fiesta, vienen las excusas. Uno
tiene una labranza, otro tiene negocios, y por lo tanto no 6
pueden aceptar.

Es vano desacreditar la Ciencia divina, que destruye
toda discordia, considerando que podéis de- *Excusas para* 9
mostrar la autenticidad de la Ciencia. No es *la ignorancia*
sensato dudar que la realidad está en perfecta armonía con
Dios, el Principio divino —que la Ciencia, cuando sea 12
comprendida y demostrada, destruirá toda discordia— ya
que admitís que Dios es omnipotente; pues de esa premisa
se deduce que el bien y sus dulces armonías tienen todo el 15
poder.

La Ciencia Cristiana, correctamente comprendida, liberaría a la mente humana de creencias materiales, que lu- 18
chan contra las realidades espirituales; y esas *Niños y*
creencias materiales tienen que ser negadas y *adultos*
expulsadas para hacer lugar a la verdad. No se puede au- 21
mentar el contenido de una vasija que ya está llena. Al de-
dicar mucho tiempo para debilitar la fe del adulto en la
materia e inculcarle un grano de fe en Dios —sólo una pe- 24
queña noción de la habilidad del Espíritu para armonizar
el cuerpo— la autora ha recordado con frecuencia el amor
de nuestro Maestro por los niños y comprendido cuán 27
cierto es que los que son como ellos pertenecen al reino
celestial.

Si el pensamiento se alarma por la energía con que la 30
Ciencia reivindica la supremacía de Dios, o la Verdad, y
pone en duda la supremacía del bien, ¿no de- *Todo mal es*
biéramos, por el contrario, asombrarnos de las *contranatural* 33
vigorosas pretensiones del mal y dudar de ellas, y ya no
pensar que es natural amar el pecado y contranatural
abandonarlo —ya no imaginarnos que el mal está siempre 36
presente y que el bien está ausente? La verdad no debiera

1 not seem so surprising and unnatural as error, and error
should not seem so real as truth. Sickness should not seem
3 so real as health. There is no error in Science, and our
lives must be governed by reality in order to be in harmony with God, the divine Principle of all being.

6   When once destroyed by divine Science, the false evidence before the corporeal senses disappears. Hence the
The error of   opposition of sensuous man to the Science of
9 carnality   Soul and the significance of the Scripture, "The
carnal mind is enmity against God." The central fact of
the Bible is the superiority of spiritual over physical power.

12   THEOLOGY

Must Christian Science come through the Christian
churches as some persons insist? This Science has come
15 Churchly   already, after the manner of God's appoint-
neglect   ing, but the churches seem not ready to receive it, according to the Scriptural saying, "He came
18 unto his own, and his own received him not." Jesus once
said: "I thank Thee, O Father, Lord of heaven and
earth, that Thou hast hid these things from the wise
21 and prudent, and hast revealed them unto babes: even
so, Father, for so it seemed good in Thy sight." As aforetime, the spirit of the Christ, which taketh away the cere-
24 monies and doctrines of men, is not accepted until the
hearts of men are made ready for it.

The mission of Jesus confirmed prophecy, and ex-
27 plained the so-called miracles of olden time as natural
John the   demonstrations of the divine power, demonstra-
Baptist, and   tions which were not understood. Jesus' works
30 the Messiah   established his claim to the Messiahship. In
reply to John's inquiry, "Art thou he that should come,"

La ciencia, la teología, la medicina   131

parecernos tan asombrosa y contranatural como el error, y   1
el error no debiera parecernos tan real como la verdad. La
enfermedad no debiera parecernos tan real como la salud.   3
No hay error en la Ciencia, y nuestra vida tiene que estar
gobernada por la realidad para estar en armonía con Dios,
el Principio divino de todo ser.   6

Una vez destruida por la Ciencia divina, desaparece la
falsa evidencia ante los sentidos corporales. De ahí la oposición del hombre sensual a la Ciencia del   El error de   9
Alma y el significado de la frase bíblica: "Los   la carnalidad
designios de la carne son enemistad contra Dios". El hecho central presentado por la Biblia es la superioridad del   12
poder espiritual sobre el poder físico.

LA TEOLOGÍA

¿Debe venir la Ciencia Cristiana por medio de las igle-   15
sias cristianas, como algunas personas afirman? Esta
Ciencia ya ha venido de la manera señalada   Rechazada
por Dios, pero las iglesias no parecen estar pre-   por las   18
paradas para aceptarla, según el dicho bíblico: iglesias
"A lo suyo vino, y los suyos no le recibieron". En cierta
ocasión Jesús dijo: "Te alabo, oh Padre, Señor del cielo y   21
de la tierra, porque escondiste estas cosas de los sabios y
entendidos, y las has revelado a los niños. Sí, Padre, porque así Te agradó". Como antaño, el espíritu del Cristo,   24
que quita las ceremonias y las doctrinas de los hombres, no
es aceptado hasta que los corazones humanos no se hayan
preparado para ello.   27

La misión de Jesús confirmó la profecía y explicó que
los llamados milagros de los tiempos antiguos eran demostraciones naturales del poder divino, demostra-   Juan el   30
ciones que no fueron comprendidas. Las obras   Bautista y
de Jesús establecieron su derecho al mesiazgo.   el Mesías
En respuesta a la pregunta de Juan: "¿Eres tú aquel que   33

132 Science, Theology, Medicine

1 Jesus returned an affirmative reply, recounting his works
instead of referring to his doctrine, confident that this
3 exhibition of the divine power to heal would fully answer the question. Hence his reply: "Go and show
John again those things which ye do hear and see: the
6 blind receive their sight and the lame walk, the lepers
are cleansed, and the deaf hear, the dead are raised up,
and the poor have the gospel preached to them. And
9 blessed is he, whosoever shall not be offended in me." In
other words, he gave his benediction to any one who
should not deny that such effects, coming from divine
12 Mind, prove the unity of God, — the divine Principle
which brings out all harmony.

The Pharisees of old thrust the spiritual idea and the
15 man who lived it out of their synagogues, and retained
their materialistic beliefs about God. Jesus'
Christ
rejected
system of healing received no aid nor approval
18 from other sanitary or religious systems, from doctrines
of physics or of divinity; and it has not yet been generally accepted. To-day, as of yore, unconscious of the
21 reappearing of the spiritual idea, blind belief shuts the
door upon it, and condemns the cure of the sick and sinning if it is wrought on any but a material and a doctrinal
24 theory. Anticipating this rejection of idealism, of the
true idea of God, — this salvation from all error, physical and mental, — Jesus asked, "When the Son of man
27 cometh, shall he find faith on the earth?"

Did the doctrines of John the Baptist confer healing
power upon him, or endow him with the truest concep-
30 John's   tion of the Christ? This righteous preacher
misgivings   once pointed his disciples to Jesus as "the
Lamb of God;" yet afterwards he seriously questioned

había de venir?", Jesús contestó afirmativamente, enu- 1
merando sus obras en lugar de referirse a su doctrina, confiado en que esa manifestación del divino poder sanativo 3
contestaría la pregunta satisfactoriamente. De ahí su respuesta: "Id, y haced saber a Juan las cosas que oís y veis.
Los ciegos ven, los cojos andan, los leprosos son limpiados, 6
los sordos oyen, los muertos son resucitados, y a los pobres
es anunciado el evangelio; y bienaventurado es el que no
halle tropiezo en mí". En otras palabras, dio su bendición 9
a todo aquel que no negara que tales efectos, por venir de
la Mente divina, prueban la unidad de Dios —el Principio
divino que saca a luz toda armonía. 12

Los fariseos de antaño expulsaron de sus sinagogas la
idea espiritual y al hombre que la vivía y conservaron sus
creencias materialistas acerca de Dios. El sis- Cristo 15
tema curativo de Jesús no recibió ayuda ni rechazado
aprobación de parte de otros sistemas sanitarios o religiosos, ni de doctrinas de la física o la teología; y aún no ha 18
sido generalmente aceptado. Hoy, como antaño, inconsciente de la reaparición de la idea espiritual, la creencia
ciega le cierra la puerta y condena la curación de los enfer- 21
mos y de los pecadores si se efectúa por medio de cualquier teoría que no sea material y doctrinal. Previendo
ese rechazo al idealismo, a la verdadera idea de Dios —a 24
esa salvación de todo error físico y mental— Jesús preguntó: "Cuando venga el Hijo del Hombre, ¿hallará fe en
la tierra?" 27

¿Acaso las doctrinas de Juan el Bautista le confirieron a
éste el poder para curar o le dotaron del concepto más verdadero del Cristo? En cierta ocasión, ese justo Las dudas 30
predicador, estando con sus discípulos, se re- de Juan
firió a Jesús como "el Cordero de Dios"; no obstante, des-

1 the signs of the Messianic appearing, and sent the inquiry
to Jesus, "Art thou he that should come?"

3   Was John's faith greater than that of the Samaritan
Faith accord- woman, who said, "Is not this the Christ?"
ing to works There was also a certain centurion of whose
6 faith Jesus himself declared, "I have not found so great
faith, no, not in Israel."

In Egypt, it was Mind which saved the Israelites from
9 belief in the plagues. In the wilderness, streams flowed
from the rock, and manna fell from the sky. The Israelites
looked upon the brazen serpent, and straightway believed
12 that they were healed of the poisonous stings of vipers.
In national prosperity, miracles attended the successes of
the Hebrews; but when they departed from the true
15 idea, their demoralization began. Even in captivity
among foreign nations, the divine Principle wrought
wonders for the people of God in the fiery furnace and
18 in kings' palaces.

Judaism was the antithesis of Christianity, because
Judaism engendered the limited form of a national or
21 Judaism   tribal religion. It was a finite and material
antipathetic system, carried out in special theories concerning God, man, sanitary methods, and a religious cultus.
24 That he made "himself equal with God," was one of the
Jewish accusations against him who planted Christianity
on the foundation of Spirit, who taught as he was in-
27 spired by the Father and would recognize no life, intelligence, nor substance outside of God.

The Jewish conception of God, as Yawah, Jehovah,
30 Priestly   or only a mighty hero and king, has not quite
learning   given place to the true knowledge of God.
Creeds and rituals have not cleansed their hands of

pués dudó seriamente de las señales del advenimiento me- 1
siánico y envió a Jesús la pregunta: "¿Eres tú aquel que
había de venir?"   3
    ¿Era mayor la fe de Juan que la de la samaritana? quien
dijo: "¿No será éste el Cristo?" Hubo también
cierto centurión de cuya fe Jesús mismo de-   Fe de
                                               acuerdo   6
claró: "Ni aun en Israel he hallado tanta fe". con obras
    En Egipto, fue la Mente la que salvó a los israelitas de la
creencia en las plagas. En el desierto, salió agua de la 9
peña en abundancia y el maná cayó del cielo. Los israelitas miraban a la serpiente de bronce, y al instante creían
estar sanados de las mordeduras venenosas de las víboras. 12
En períodos de prosperidad nacional, milagros acompañaban los triunfos de los hebreos; pero cuando se apartaron
de la idea verdadera, comenzó su desmoralización. Hasta 15
en el cautiverio, entre naciones extranjeras, el Principio divino hizo maravillas para el pueblo de Dios en el horno de
fuego ardiendo y en los palacios de los reyes.   18
    El judaísmo era la antítesis del cristianismo, porque el
judaísmo engendró la forma limitada de una religión nacional o tribal. Era un sistema finito y mate-   Judaísmo 21
rial, practicado mediante teorías especiales res- antagónico
pecto a Dios, al hombre, a métodos sanitarios y a cultos
religiosos. Que se hizo "igual a Dios" fue una de las acu- 24
saciones de los judíos contra aquel que estableció el cristianismo sobre la base del Espíritu, que enseñaba según
era inspirado por el Padre y que no quiso reconocer vida, 27
inteligencia ni sustancia fuera de Dios.
    El concepto judaico de Dios como Jahveh,   Conoci-
Jehová, o solamente como un héroe poderoso y   mientos 30
rey, no ha cedido el paso totalmente al verda-   sacerdotales
dero conocimiento de Dios. Los credos y los ritos no han

134   Science, Theology, Medicine

1 rabbinical lore. To-day the cry of bygone ages is repeated, "Crucify him!" At every advancing step, truth
3 is still opposed with sword and spear.

The word *martyr,* from the Greek, means *witness;* but
those who testified for Truth were so often persecuted
6 Testimony   unto death, that at length the word *martyr*
of martyrs   was narrowed in its significance and so has
come always to mean one who suffers for his convictions.
9 The new faith in the Christ, Truth, so roused the hatred
of the opponents of Christianity, that the followers of
Christ were burned, crucified, and otherwise persecuted;
12 and so it came about that human rights were hallowed
by the gallows and the cross.

Man-made doctrines are waning. They have not waxed
15 strong in times of trouble. Devoid of the Christ-power,
Absence of   how can they illustrate the doctrines of Christ
Christ-power or the miracles of grace? Denial of the possi-
18 bility of Christian healing robs Christianity of the very
element, which gave it divine force and its astonishing and
unequalled success in the first century.

21 The true Logos is demonstrably Christian Science, the
natural law of harmony which overcomes discord, — not
Basis of   because this Science is supernatural or pre-
24 miracles   ternatural, nor because it is an infraction of
divine law, but because it is the immutable law of God,
good. Jesus said: "I knew that Thou hearest me al-
27 ways;" and he raised Lazarus from the dead, stilled the
tempest, healed the sick, walked on the water. There
is divine authority for believing in the superiority of
30 spiritual power over material resistance.

A miracle fulfils God's law, but does not violate that
law. This fact at present seems more mysterious than

La ciencia, la teología, la medicina   134

lavado sus manos de las tradiciones rabínicas. Hoy en día 1
el grito de las épocas pasadas se repite: "¡Crucifícale!" A
cada paso de avance, aun se combate a la verdad con lanza 3
y espada.

La palabra *mártir,* que deriva del griego, significa *testigo;* pero los que daban testimonio en favor de la Verdad 6
eran tantas veces perseguidos hasta la muerte,   Testimonio
que finalmente la palabra *mártir* quedó limi-   de mártires
tada en su significado y ha llegado a designar siempre al 9
que sufre por sus convicciones. La nueva fe en el Cristo, la
Verdad, despertó tanto odio en los opositores del cristianismo, que los seguidores de Cristo fueron quemados, 12
crucificados, y de otras maneras perseguidos; y fue así
como se santificó a los derechos humanos por el patíbulo y
por la cruz. 15

Las doctrinas creadas por los hombres están decayendo.
No se han fortalecido en tiempos de tribulación. Desprovistas del poder de Cristo, ¿cómo pueden de-   18
mostrar las doctrinas de Cristo o los milagros   Ausencia
de la gracia divina? Negar la posibilidad de la   del poder
                                                    del Cristo
curación cristiana roba al cristianismo el elemento mismo 21
que le dio fuerza divina y su éxito asombroso y sin igual en
el siglo primero.

Se puede demostrar que el verdadero Logos es la Cien- 24
cia Cristiana, la ley natural de la armonía que vence a la
discordia —no porque esta Ciencia sea sobre-   Base de los
natural, o preternatural, ni porque sea una in-   milagros 27
fracción de la ley divina, sino porque es la ley inmutable
de Dios, el bien. Jesús dijo: "Yo sabía que siempre me
oyes"; y resucitó a Lázaro de entre los muertos, calmó la 30
tempestad, sanó a los enfermos y anduvo sobre las aguas.
Hay autoridad divina para creer en la superioridad del
poder espiritual sobre la resistencia material. 33

Un milagro cumple con la ley de Dios pero no la quebranta. Ese hecho parece ahora más misterioso que el mi-

135 Science, Theology, Medicine

1 the miracle itself. The Psalmist sang: "What ailed
thee, O thou sea, that thou fleddest? Thou Jordan,
3 _{Lawful} that thou wast driven back? Ye mountains,
_{wonders} that ye skipped like rams, and ye little hills,
like lambs? Tremble, thou earth, at the presence of the
6 Lord, at the presence of the God of Jacob." The miracle
introduces no disorder, but unfolds the primal order,
establishing the Science of God's unchangeable law.
9 Spiritual evolution alone is worthy of the exercise of
divine power.

The same power which heals sin heals also sickness.
12 This is "the beauty of holiness," that when Truth heals
_{Fear and} the sick, it casts out evils, and when Truth
_{sickness} casts out the evil called disease, it heals the
15 _{identical} sick. When Christ cast out the devil of
dumbness, "it came to pass, when the devil was gone out,
the dumb spake." There is to-day danger of repeating
18 the offence of the Jews by limiting the Holy One of Israel
and asking: "Can God furnish a table in the wilderness?"
What cannot God do?

21 It has been said, and truly, that Christianity must be
Science, and Science must be Christianity, else one or the
_{The unity of} other is false and useless; but neither is unim-
24 _{Science and} portant or untrue, and they are alike in demon-
_{Christianity} stration. This proves the one to be identical
with the other. Christianity as Jesus taught it was not
27 a creed, nor a system of ceremonies, nor a special gift
from a ritualistic Jehovah; but it was the demonstration
of divine Love casting out error and healing the sick,
30 not merely in the *name* of Christ, or Truth, but in demonstration of Truth, as must be the case in the cycles of
divine light.

lagro mismo. El Salmista exclamó: "¿Qué tuviste, oh mar, que huiste? ¿Y tú, oh Jordán, que te volviste atrás? Oh montes, ¿por qué saltasteis como carneros, y vosotros, collados, como corderitos? A la presencia de Jehová tiembla la tierra, a la presencia del Dios de Jacob". El milagro no introduce desorden, sino que revela el orden primordial, estableciendo la Ciencia de la ley inmutable de Dios. Sólo la evolución espiritual es digna del ejercicio del poder divino.

Maravillas de acuerdo con la ley

El mismo poder que sana al pecado sana también a la enfermedad. Ésta es "la hermosura de la santidad": que cuando la Verdad sana a los enfermos, echa fuera los males, y cuando la Verdad echa fuera el mal llamado enfermedad, sana a los enfermos. Cuando Cristo echó fuera el demonio de la mudez, "aconteció que salido el demonio, el mudo habló". Existe hoy día el peligro de repetir la ofensa de los judíos por limitar al Santo de Israel y preguntar: "¿Podrá [Dios] poner mesa en el desierto?" ¿Qué no puede hacer Dios?

Temor y enfermedad son idénticos

Se ha dicho, y con razón, que el cristianismo tiene que ser Ciencia y que la Ciencia tiene que ser cristianismo, de lo contrario uno de los dos es falso e inútil; pero ninguno de los dos carece de importancia o de verdad y son iguales en demostración. Eso prueba que el uno es idéntico al otro. El cristianismo como Jesús lo enseñó no era un credo ni un sistema de ceremonias ni un don especial de un Jehová ritualista; sino que era la demostración del Amor divino expulsando al error y sanando a los enfermos, no meramente en el *nombre* de Cristo, o la Verdad, sino en demostración de la Verdad, como tiene que ser en los ciclos de la luz divina.

La unidad de la Ciencia y el cristianismo

136 Science, Theology, Medicine

1 Jesus established his church and maintained his mission
on a spiritual foundation of Christ-healing. He taught
3 The Christ- his followers that his religion had a divine
mission Principle, which would cast out error and heal
both the sick and the sinning. He claimed no intelli-
6 gence, action, nor life separate from God. Despite the
persecution this brought upon him, he used his divine
power to save men both bodily and spiritually.

9 The question then as now was, How did Jesus heal the
sick? His answer to this question the world rejected.
Ancient He appealed to his students: "Whom do
12 spiritualism men say that I, the Son of man, am?" That
is: Who or what is it that is thus identified with casting
out evils and healing the sick? They replied, "Some
15 say that thou art John the Baptist; some, Elias; and
others, Jeremias, or one of the prophets." These prophets
were considered dead, and this reply may indicate that
18 some of the people believed that Jesus was a medium,
controlled by the spirit of John or of Elias.

This ghostly fancy was repeated by Herod himself.
21 That a wicked king and debauched husband should have
no high appreciation of divine Science and the great work
of the Master, was not surprising; for how could such
24 a sinner comprehend what the disciples did not fully
understand? But even Herod doubted if Jesus was controlled by the sainted preacher. Hence Herod's asser-
27 tion: "John have I beheaded: but who is this?" No
wonder Herod desired to see the new Teacher.

The disciples apprehended their Master better than
30 Doubting did others; but they did not comprehend all
disciples that he said and did, or they would not have
questioned him so often. Jesus patiently persisted in

La ciencia, la teología, la medicina   136

Jesús estableció su iglesia y mantuvo su misión sobre la base espiritual de la curación mediante el Cristo. Enseñó a sus seguidores que su religión tenía un Principio divino que podía expulsar al error y sanar tanto al enfermo como al pecador. No pretendió tener inteligencia, acción, ni vida separadas de Dios. A pesar de la persecución que eso le ocasionó, utilizó su poder divino para salvar a los hombres tanto corporal como espiritualmente.

La misión del Cristo

Entonces, como ahora, se suscita la pregunta: ¿Cómo sanaba Jesús a los enfermos? Su respuesta a esa pregunta fue rechazada por el mundo. Él recurrió a sus discípulos: "¿Quién dicen los hombres que es el Hijo del Hombre?" Esto es: ¿Quién o qué es lo que así se identifica con la expulsión de los demonios y la curación de los enfermos? Ellos contestaron: "Unos, Juan el Bautista; otros, Elías; y otros, Jeremías, o alguno de los profetas". A esos profetas se les daba por muertos, y esa respuesta puede indicar que algunos del pueblo creían que Jesús era un médium, gobernado por el espíritu de Juan o de Elías.

Espiritismo antiguo

Esa fantasía en cuanto a los espectros fue reiterada por Herodes mismo. No era de sorprenderse que un rey malvado y marido disoluto no tuviera en alto aprecio la Ciencia divina y la gran obra del Maestro; porque ¿cómo podía semejante pecador comprender lo que los mismos discípulos no comprendían cabalmente? Pero hasta Herodes dudaba de si estaba Jesús gobernado por el santo predicador. De ahí la aserción de Herodes: "A Juan yo le hice decapitar; ¿quién, pues, es éste?" No era de admirarse que Herodes deseara ver al nuevo Maestro.

Los discípulos comprendieron a su Maestro mejor que otros; pero no comprendieron todo lo que dijo e hizo, o no le hubieran interrogado tantas veces. Jesús pacientemente persistió en enseñar y demostrar la

Discípulos que dudaron

137   Science, Theology, Medicine

1 teaching and demonstrating the truth of being. His students saw this power of Truth heal the sick, cast out evil,
3 raise the dead; but the ultimate of this wonderful work
was not spiritually discerned, even by them, until after the
crucifixion, when their immaculate Teacher stood before
6 them, the victor over sickness, sin, disease, death, and
the grave.

    Yearning to be understood, the Master repeated,
9 "But whom say *ye* that I am?" This renewed inquiry
meant: Who or what is it that is able to do the work, so
mysterious to the popular mind? In his rejection of the
12 answer already given and his renewal of the question,
it is plain that Jesus completely eschewed the narrow
opinion implied in their citation of the common report
15 about him.

    With his usual impetuosity, Simon replied for his
brethren, and his reply set forth a great fact: "Thou
18 A divine response art the Christ, the Son of the living God!"
That is: The Messiah is what thou hast de-
clared, — Christ, the spirit of God, of Truth, Life, and
21 Love, which heals mentally. This assertion elicited from
Jesus the benediction, "Blessed art thou, Simon Bar-
jona: for flesh and blood hath not revealed it unto thee,
24 but my Father which is in heaven;" that is, Love hath
shown thee the way of Life!

    Before this the impetuous disciple had been called
27 only by his common names, Simon Bar-jona, or son of
The true and living rock Jona; but now the Master gave him a spiritual name in these words: "And I say also
30 unto thee, That thou art Peter; and upon this rock [the
meaning of the Greek word *petros,* or *stone*] I will build
my church; and the gates of hell [*hades,* the *under-*

verdad del ser. Sus discípulos vieron ese poder de la Ver-   1
dad sanar a los enfermos, echar fuera el mal y resucitar a
los muertos; pero la finalidad de esa maravillosa obra no   3
fue espiritualmente comprendida, ni siquiera por ellos,
hasta después de la crucifixión, cuando su inmaculado
Maestro se presentó ante ellos vencedor de la enfermedad,   6
del pecado, de la dolencia, de la muerte y de la tumba.

Anhelando que se le comprendiera, el Maestro reiteró la
pregunta: "Y *vosotros,* ¿quién decís que soy yo?" La reite-   9
ración de esa pregunta quería decir: ¿Quién o qué es lo
que puede hacer esta obra tan misteriosa para la mente
popular? En su rechazo a la respuesta ya dada y en su rei-   12
teración de la pregunta, se ve claramente que Jesús refutó
por completo la estrecha opinión implícita en el hecho de
que citaron lo que corrientemente se decía de él.   15

Con su impetuosidad acostumbrada, Simón contestó por
sus hermanos, y su respuesta expuso una gran verdad:
"¡Tú eres el Cristo, el Hijo del Dios viviente!" Una respues-   18
Esto es: El Mesías es lo que has dado a conocer   ta divina
—Cristo, el espíritu de Dios, de la Verdad, la Vida y el
Amor, que cura mentalmente. Esa afirmación le mereció   21
la bendición de Jesús: "Bienaventurado eres, Simón, hijo
de Jonás, porque no te lo reveló carne ni sangre, sino mi
Padre que está en los cielos"; es decir, ¡el Amor te ha ense-   24
ñado el camino de la Vida!

Antes de eso, el impetuoso discípulo había sido llamado
sólo por sus nombres comunes, Simón Barjonás, o hijo de   27
Jonás; pero ahora el Maestro le dio un nombre   La roca viva
espiritual en estas palabras: "Y yo también te   y verdadera
digo, que tú eres Pedro, y sobre esta roca [el significado de   30
la palabra griega *petros,* o *piedra*] edificaré mi iglesia; y las
puertas del Hades [el *mundo de los muertos* o el *sepulcro*]

138 Science, Theology, Medicine

1 *world,* or the *grave*] shall not prevail against it." In
other words, Jesus purposed founding his society, not
3 on the personal Peter as a mortal, but on the God-
power which lay behind Peter's confession of the true
Messiah.

6 It was now evident to Peter that divine Life, Truth, and
Love, and not a human personality, was the healer of the
Sublime   sick and a rock, a firm foundation in the realm
9 summary   of harmony. On this spiritually scientific basis
Jesus explained his cures, which appeared miraculous to
outsiders. He showed that diseases were cast out neither
12 by corporeality, by *materia medica,* nor by hygiene, but by
the divine Spirit, casting out the errors of mortal mind.
The supremacy of Spirit was the foundation on which
15 Jesus built. His sublime summary points to the religion
of Love.

Jesus established in the Christian era the precedent for
18 all Christianity, theology, and healing. Christians are
New era   under as direct orders now, as they were then,
in Jesus   to be Christlike, to possess the Christ-spirit, to
21 follow the Christ-example, and to heal the sick as well as
the sinning. It is easier for Christianity to cast out sickness than sin, for the sick are more willing to part with
24 pain than are sinners to give up the sinful, so-called pleasure of the senses. The Christian can prove this to-day as
readily as it was proved centuries ago.

27 Our Master said to every follower: "Go ye into all the
world, and preach the gospel to every creature! . . .
Healthful   Heal the sick! . . . Love thy neighbor as
30 theology   thyself!" It was this theology of Jesus which
healed the sick and the sinning. It is his theology in this
book and the spiritual meaning of this theology, which

La ciencia, la teología, la medicina   138

no prevalecerán contra ella". En otras palabras, Jesús se ₁
proponía fundar su sociedad, no en el Pedro personal
como mortal, sino en el poder de Dios que dio origen a la ₃
afirmación de Pedro acerca del Mesías verdadero.

Ahora le era evidente a Pedro que la Vida, la Verdad y
el Amor divinos, y no una persona humana, era el sanador ₆
de los enfermos y una roca, una base firme en   Resumen
el reino de la armonía. Sobre esa base espiri-   sublime
tualmente científica Jesús explicaba sus curaciones, las ₉
cuales parecían milagrosas a los profanos. Demostró que
las enfermedades no eran expulsadas por la corporalidad,
la materia médica, ni por la higiene, sino por el Espíritu ₁₂
divino, que expulsaba los errores de la mente mortal. La
supremacía del Espíritu era la base sobre la cual Jesús edi-
ficaba. Su resumen sublime indica la religión del Amor. ₁₅

Jesús estableció en la era cristiana el precedente para
todo cristianismo, toda teología y toda curación. Los cristianos están bajo órdenes tan directas ahora,   Nueva era ₁₈
como lo estaban entonces, de asemejarse a   con Jesús
Cristo, de tener el espíritu de Cristo, de seguir el ejemplo
de Cristo, y de sanar al enfermo así como al pecador. Le ₂₁
es más fácil al cristianismo echar fuera la enfermedad que
el pecado, porque los enfermos están más dispuestos a deshacerse del dolor, que los pecadores a abandonar los pe- ₂₄
caminosos y supuestos placeres de los sentidos. El cristiano puede probar eso hoy tan fácilmente como se probó
hace siglos. ₂₇

Nuestro Maestro dijo a todo seguidor: "¡Id por todo el
mundo y predicad el evangelio a toda criatura!... ¡Sanad
enfermos!... ¡Amarás a tu prójimo como a ti   Teología ₃₀
mismo!" Era esa teología de Jesús lo que sa-   saludable
naba al enfermo y al pecador. Es su teología en este libro
y el significado espiritual de esa teología, lo que sana al ₃₃

139 Science, Theology, Medicine

1 heals the sick and causes the wicked to "forsake his way,
and the unrighteous man his thoughts." It was our Mas-
3 ter's theology which the impious sought to destroy.

From beginning to end, the Scriptures are full of
accounts of the triumph of Spirit, Mind, over matter.
6 Marvels and   Moses proved the power of Mind by what men
reformations   called miracles; so did Joshua, Elijah, and
Elisha. The Christian era was ushered in with signs and
9 wonders. Reforms have commonly been attended with
bloodshed and persecution, even when the end has been
brightness and peace; but the present new, yet old, re-
12 form in religious faith will teach men patiently and wisely
to stem the tide of sectarian bitterness, whenever it flows
inward.

15 The decisions by vote of Church Councils as to what
should and should not be considered Holy Writ; the man-
Science   ifest mistakes in the ancient versions; the
18 obscured   thirty thousand different readings in the Old
Testament, and the three hundred thousand in the New,
— these facts show how a mortal and material sense stole
21 into the divine record, with its own hue darkening to some
extent the inspired pages. But mistakes could neither
wholly obscure the divine Science of the Scriptures seen
24 from Genesis to Revelation, mar the demonstration of
Jesus, nor annul the healing by the prophets, who foresaw
that "the stone which the builders rejected" would be-
27 come "the head of the corner."

Atheism, pantheism, theosophy, and agnosticism are
opposed to Christian Science, as they are to ordinary re-
30 Opponents   ligion; but it does not follow that the profane
benefited   or atheistic invalid cannot be healed by Christian Science. The moral condition of such a man de-

La ciencia, la teología, la medicina 139

enfermo y hace que "deje el impío su camino, y el hombre 1
inicuo sus pensamientos". Era la teología de nuestro
Maestro lo que los impíos procuraban destruir. 3

Desde el comienzo hasta el fin, las Escrituras están
llenas de relatos del triunfo del Espíritu, la Mente, sobre la
materia. Moisés probó el poder de la Mente   Maravillas 6
mediante lo que los hombres llamaron mila-   y reformas
gros; igual hicieron Josué, Elías y Eliseo. La era cristiana
fue introducida por señales y prodigios. Las reformas han 9
venido acompañadas generalmente por derramamiento de
sangre y persecución, aun cuando el fin ha sido luz y paz;
pero la reforma actual, nueva, aunque antigua, en la fe re- 12
ligiosa, enseñará a los hombres a ir, paciente y sabiamente,
contra la marea de amargura sectaria siempre que suba.

Las decisiones por votos de Concilios Eclesiásticos sobre 15
lo que debe o no debe considerarse Sagrada Escritura; las
equivocaciones evidentes en las antiguas ver-   La Ciencia
siones; las treinta mil variantes en el Antiguo   oscurecida 18
Testamento, y las trescientas mil en el Nuevo —esos hechos demuestran cómo penetró furtivamente en el divino
relato un sentido mortal y material, oscureciendo, en cierta 21
medida, con su propio matiz las páginas inspiradas. Pero
equivocaciones tales no pudieron oscurecer enteramente la
Ciencia divina de las Escrituras, visible desde el Génesis 24
hasta el Apocalipsis, ni tergiversar la demostración de
Jesús ni anular la obra curativa de los profetas, quienes
previeron que "la piedra que desecharon los edificadores" 27
vendría a ser "cabeza del ángulo".

El ateísmo, el panteísmo, la teosofía y el agnosticismo
son contrarios a la Ciencia Cristiana, como a la religión en 30
general; pero eso no quiere decir que el en-   Opositores
fermo profano o ateo no pueda ser sanado por   beneficiados
la Ciencia Cristiana. La condición moral de tal hombre 33

1 mands the remedy of Truth more than it is needed in most
cases; and Science is more than usually effectual in the
3 treatment of moral ailments.

That God is a corporeal being, nobody can truly affirm.
The Bible represents Him as saying: "Thou canst not
6 God invisible see My face; for there shall no man see Me,
to the senses   and live." Not materially but spiritually we
know Him as divine Mind, as Life, Truth, and Love. We
9 shall obey and adore in proportion as we apprehend the
divine nature and love Him understandingly, warring no
more over the corporeality, but rejoicing in the affluence
12 of our God. Religion will then be of the heart and not of
the head. Mankind will no longer be tyrannical and pro-
scriptive from lack of love, — straining out gnats and
15 swallowing camels.

We worship spiritually, only as we cease to worship
materially. Spiritual devoutness is the soul of Chris-
18 The true   tianity. Worshipping through the medium of
worship   matter is paganism. Judaic and other rituals
are but types and shadows of true worship. "The true
21 worshippers shall worship the Father in spirit and in
truth."

The Jewish tribal Jehovah was a man-projected God,
24 liable to wrath, repentance, and human changeableness.
Anthropo-   The Christian Science God is universal, eter-
morphism   nal, divine Love, which changeth not and caus-
27 eth no evil, disease, nor death. It is indeed mournfully
true that the older Scripture is reversed. In the beginning God created man in His, God's, image; but mor-
30 tals would procreate man, and make God in their own
human image. What is the god of a mortal, but a mortal
magnified?

La ciencia, la teología, la medicina   140

requiere el remedio de la Verdad más de lo que se necesita   1
en la mayoría de los casos; y la Ciencia es especialmente
eficaz en el tratamiento de deficiencias morales.   3

Nadie puede afirmar realmente que Dios sea un ser
corpóreo. La Biblia Le representa como diciendo: "No
podrás ver Mi rostro; porque no Me verá hom-   *Dios es*   6
bre, y vivirá". No materialmente, sino espiri-   *invisible a*
tualmente, Le conocemos como Mente divina,   *los sentidos*
como Vida, Verdad y Amor. Obedeceremos y adoraremos   9
en la proporción en que comprendamos la naturaleza de
Dios y Le amemos con comprensión, no altercando más
acerca de Su corporeidad, sino regocijándonos en la   12
afluencia de nuestro Dios. La religión será entonces del
corazón y no de la cabeza. La humanidad ya no será tiránica y proscriptora por falta de amor —colando mosquitos   15
y tragando camellos.

Adoramos espiritualmente sólo cuando dejamos de
adorar materialmente. Le devoción espiritual es el alma   18
del cristianismo. La adoración por medio de la   *La adoración*
materia es paganismo. Los rituales judaicos y   *verdadera*
otros, no son sino símbolos y sombras de la adoración ver-   21
dadera. "Los verdaderos adoradores adorarán al Padre en
espíritu y en verdad".

El Jehová de la tribus judías era un Dios ideado por el   24
hombre, propenso a la ira, al arrepentimiento y a la muta-
bilidad humana. El Dios de la Ciencia Cris-   *Antropo-*
tiana es el Amor divino, universal, eterno, que   *morfismo*   27
no cambia, y que no causa el mal, la enfermedad ni la
muerte. Es un hecho lamentable que se haya invertido la
parte más antigua de las Escrituras. En el principio Dios   30
creó al hombre a Su imagen, a la imagen de Dios; pero los
mortales quisieran procrear al hombre, y hacer a Dios a la
imagen humana de ellos. ¿Qué es el dios de un mortal,   33
sino un mortal amplificado?

141   Science, Theology, Medicine

1   This indicates the distance between the theological and
ritualistic religion of the ages and the truth preached by

3   *More than profession required*   Jesus. More than profession is requisite for
Christian demonstration. Few understand or
adhere to Jesus' divine precepts for living and

6   healing. Why? Because his precepts require the disciple to cut off the right hand and pluck out the right eye,
— that is, to set aside even the most cherished beliefs

9   and practices, to leave all for Christ.

All revelation (such is the popular thought!) must come
from the schools and along the line of scholarly and eccle-

12   *No ecclesiastical monopoly*   siastical descent, as kings are crowned from a
royal dynasty. In healing the sick and sinning,
Jesus elaborated the fact that the healing effect

15   followed the understanding of the divine Principle and
of the Christ-spirit which governed the corporeal Jesus.
For this Principle there is no dynasty, no ecclesiastical

18   monopoly. Its only crowned head is immortal sovereignty. Its only priest is the spiritualized man. The
Bible declares that all believers are made "kings and

21   priests unto God." The outsiders did not then, and
do not now, understand this ruling of the Christ; therefore they cannot demonstrate God's healing power.

24   Neither can this manifestation of Christ be comprehended, until its divine Principle is scientifically
understood.

27   The adoption of scientific religion and of divine healing will ameliorate sin, sickness, and death. Let our

A change demanded   pulpits do justice to Christian Science. Let

30   it have fair representation by the press. Give
to it the place in our institutions of learning now occupied by scholastic theology and physiology, and it will

La ciencia, la teología, la medicina   141

Eso indica la distancia que hay entre las religiones   1
teológicas y ritualistas de todas las edades y la verdad pre-
dicada por Jesús. Algo más que profesión de fe   Se requiere   3
se requiere para la demostración cristiana.   algo más que
la profesión
Pocos comprenden los preceptos divinos de   de fe
Jesús concernientes a la manera de vivir y curar o se ad-   6
hieren a ellos. ¿Por qué? Porque sus preceptos exigen que
el discípulo se corte la mano derecha y se saque el ojo derecho, es decir, que deseche hasta las creencias y prácticas   9
más preciadas, que deje todo por Cristo.

Toda revelación (¡tal es la opinión popular!) debe proceder de las escuelas y por la línea de descendencia de erudi-   12
tos y eclesiásticos, como se corona a reyes de   Ningún
una dinastía real. Al sanar al enfermo y al pe-   monopolio
eclesiástico
cador, Jesús amplió el hecho de que el efecto   15
sanativo resultaba de la comprensión del Principio divino
y del espíritu del Cristo que gobernaba al Jesús corpóreo.
Para ese Principio no hay dinastía, no hay monopolio   18
eclesiástico. Su única cabeza coronada es la soberanía inmortal. Su único sacerdote es el hombre espiritualizado.
La Biblia declara que todos los creyentes son hechos   21
"reyes y sacerdotes para Dios". Los profanos no comprendieron entonces, ni comprenden ahora, ese gobernar del
Cristo; por consiguiente no pueden demostrar el poder   24
sanativo de Dios. Ni es posible comprender esa manifestación de Cristo hasta que no se comprenda científicamente su Principio divino.   27

La adopción de la religión científica y de la curación divina hará que disminuya el pecado, la enfermedad y la
muerte. Que nuestros púlpitos hagan justicia a   Se exige   30
la Ciencia Cristiana. Que la prensa la repre-   un cambio
sente con imparcialidad. Dadle el lugar que ahora ocupan
la teología escolástica y la fisiología en nuestras institucio-   33
nes de enseñanza, y la Ciencia Cristiana extirpará la enfer-

142 Science, Theology, Medicine

1 eradicate sickness and sin in less time than the old systems, devised for subduing them, have required for self-estab-
3 lishment and propagation.

Anciently the followers of Christ, or Truth, measured Christianity by its power over sickness, sin, and death;
6 Two claims omitted   but modern religions generally omit all but one of these powers, — the power over sin. We must seek the undivided garment, the whole Christ, as our
9 first proof of Christianity, for Christ, Truth, alone can furnish us with absolute evidence.

If the soft palm, upturned to a lordly salary, and archi-
12 tectural skill, making dome and spire tremulous with
Selfishness and loss   beauty, turn the poor and the stranger from the gate, they at the same time shut the door on
15 progress. In vain do the manger and the cross tell their story to pride and fustian. Sensuality palsies the right hand, and causes the left to let go its grasp on the divine.
18 As in Jesus' time, so to-day, tyranny and pride need to be whipped out of the temple, and humility and divine Sci-
Temple cleansed   ence to be welcomed in. The strong cords of
21 scientific demonstration, as twisted and wielded by Jesus, are still needed to purge the temples of their vain traffic in worldly worship and to make them meet
24 dwelling-places for the Most High.

MEDICINE

Which was first, Mind or medicine? If Mind was
27 first and self-existent, then Mind, not matter, must have
Question of precedence   been the first medicine. God being All-in-all, He made medicine; but that medicine was
30 Mind. It could not have been matter, which departs from the nature and character of Mind, God. Truth

medad y el pecado en menos tiempo del que los viejos sis- 1
temas ideados para dominarlos han necesitado para esta-
blecerse y propagarse ellos mismos. 3

Antiguamente, los seguidores del Cristo, o la Verdad,
medían el cristianismo por su poder sobre la enfermedad,
el pecado y la muerte; pero las religiones mo- 6
dernas generalmente omiten todos esos po- Dos reivindicaciones omitidas
deres menos uno —el poder sobre el pecado.
Debemos procurar el manto indiviso, el Cristo íntegro, 9
como nuestra primera prueba de cristianismo, porque sólo
el Cristo, la Verdad, puede proporcionarnos la evidencia
absoluta. 12

Si la suave palma de la mano, dispuesta para recibir un
salario espléndido, y el arte arquitectónico, que hace resplandecer de belleza a cúpula y capitel, impi- Egoísmo y pérdida 15
den la entrada al pobre y al extranjero, cierran
al mismo tiempo la puerta al progeso. El pesebre y la cruz
relatan en vano su historia al orgullo y a la soberbia. La 18
sensualidad paraliza la mano derecha y hace que la izquierda se desprenda de lo divino.

Como en la época de Jesús, también ahora es necesario 21
echar fuera del templo con azotes a la tiranía y el orgullo,y
dar la bienvenida a la humildad y a la Ciencia El templo purificado
divina. Todavía se necesitan las fuertes cuer- 24
das de la demostración científica, tal como Jesús las re-
torció y blandió, para depurar los templos de su vano
tráfico en el culto mundano y hacerlos moradas dignas del 27
Altísimo.

LA MEDICINA

¿Qué es lo que fue primero, la Mente o la medicina? Si 30
la Mente fue primero y era autoexistente, entonces la
Mente y no la materia tiene que haber sido la Cuestión de precedencia
primera medicina. Siendo Dios Todo-en-todo, 33
hizo la medicina; pero esa medicina era la Mente. No
pudo haber sido la materia, que se aparta de la naturaleza
y del carácter de la Mente, Dios. La Verdad es el remedio 36

143   Science, Theology, Medicine

1 is God's remedy for error of every kind, and Truth destroys only what is untrue. Hence the fact that, to-day,
3 as yesterday, Christ casts out evils and heals the
sick.

It is plain that God does not employ drugs or hygiene,
6 nor provide them for human use; else Jesus would have
Methods rejected   recommended and employed them in his healing. The sick are more deplorably lost than
9 the sinning, if the sick cannot rely on God for help and
the sinning can. The divine Mind never called matter
medicine, and matter required a material and human be-
12 lief before it could be considered as medicine.

Sometimes the human mind uses one error to medicine another. Driven to choose between two difficulties,
15 Error not curative   the human mind takes the lesser to relieve the
greater. On this basis it saves from starva-
tion by theft, and quiets pain with anodynes. You
18 admit that mind influences the body somewhat, but
you conclude that the stomach, blood, nerves, bones,
etc., hold the preponderance of power. Controlled by
21 this belief, you continue in the old routine. You lean on
the inert and unintelligent, never discerning how this deprives you of the available superiority of divine Mind.
24 The body is not controlled scientifically by a negative
mind.

Mind is the grand creator, and there can be no power
27 except that which is derived from Mind. If Mind was
Impossible coalescence   first chronologically, is first potentially, and
must be first eternally, then give to Mind the
30 glory, honor, dominion, and power everlastingly due its
holy name. Inferior and unspiritual methods of healing
may try to make Mind and drugs coalesce, but the two will

de Dios para toda clase de error, y la Verdad destruye sólo   1
lo que no es verdadero. De ahí el hecho que, tanto hoy como ayer, Cristo echa fuera los males y sana a los enfermos.   3

Es evidente que Dios no hace uso ni de las medicinas ni
de la higiene, ni las provee para el uso del hombre; de otro
modo Jesús las hubiera recomendado y usado   Métodos   6
en su obra de curación. Los enfermos están   rechazados
más deplorablemente perdidos que los pecadores, si los
enfermos no pueden contar con la ayuda de Dios y los   9
pecadores sí pueden. La Mente divina jamás llamó a la
materia *medicina,* y la materia necesitó de una creencia
material y humana antes que pudiera ser considerada   12
medicina.

Algunas veces la mente humana usa un error para remediar otro. Forzada a escoger entre dos dificultades, la   15
mente humana hace uso de la menor para ali-   El error no
viar la mayor. Sobre esa base, salva de la   es curativo
muerte por hambre mediante el robo, y calma el dolor con   18
anodinos. Admitís que la mente tiene cierta influencia
sobre el cuerpo, pero concluís que el estómago, la sangre,
los nervios, los huesos y demás mantienen la preponderan-   21
cia de poder. Dominado por esa creencia continuáis en la
vieja rutina. Os apoyáis en lo inerte y no inteligente, sin
daros cuenta jamás de cómo os priva eso de la superiori-   24
dad disponible de la Mente divina. El cuerpo no es gobernado científicamente por una mente negativa.

La Mente es el creador grandioso, y no puede haber   27
ningún poder excepto aquel que deriva de la Mente. Si la
Mente fue cronológicamente lo primero, si es lo   Coalición
primero en potencia y si tiene que ser lo pri-   imposible   30
mero eternamente, entonces dad a la Mente la gloria, el
honor, el imperio y la potencia debidos, por toda la eternidad, a su santo nombre. Métodos de curación inferiores y   33
no espirituales tal vez traten de que la Mente y los medicamentos se unan, pero científicamente las dos cosas no se

144 Science, Theology, Medicine

1 not mingle scientifically. Why should we wish to make them do so, since no good can come of it?

3   If Mind is foremost and superior, let us rely upon Mind, which needs no cooperation from lower powers, even if these so-called powers are real.

6   Naught is the squire, when the king is nigh;
       Withdraws the star, when dawns the sun's brave light.

    The various mortal beliefs formulated in human philoso-
9 phy, physiology, hygiene, are mainly predicated of matter,

Soul and sense   and afford faint gleams of God, or Truth. The more material a belief, the more obstinately
12 tenacious its error; the stronger are the manifestations of the corporeal senses, the weaker the indications of Soul.

    Human will-power is not Science. Human will belongs
15 to the so-called material senses, and its use is to be con-

Will-power detrimental   demned. Willing the sick to recover is not the metaphysical practice of Christian Science, but
18 is sheer animal magnetism. Human will-power may in-fringe the rights of man. It produces evil continually, and is not a factor in the realism of being. Truth, and
21 not corporeal will, is the divine power which says to disease, "Peace, be still."

    Because divine Science wars with so-called physical
24 science, even as Truth wars with error, the old schools

Conservative antagonism   still oppose it. Ignorance, pride, or prejudice closes the door to whatever is not stereotyped.
27 When the Science of being is universally understood, every man will be his own physician, and Truth will be the universal panacea.

30   It is a question to-day, whether the ancient inspired healers understood the Science of Christian healing, or

La ciencia, la teología, la medicina   144

pueden mezclar. ¿Por qué, pues, desear que lo hagan, 1
puesto que nada bueno puede resultar de ello?

Si la Mente es lo primero y superior, confiemos en la 3
Mente, que no necesita de la cooperación de poderes inferiores, aun cuando esos llamados poderes sean reales.

> Nada es el escudero, cuando el rey está presente; 6
> Retírase la estrella, al asomar el sol en el oriente.

Las varias creencias mortales, formuladas por la filosofía humana, la fisiología y la higiene, están principal- 9
mente basadas en la materia y no ofrecen sino   El Alma y
débiles destellos de Dios, o la Verdad. Cuanto   los sentidos
más material es una creencia, más obstinado y tenaz es su 12
error; cuanto más fuertes son las manifestaciones de los
sentidos corporales, tanto más débiles son las indicaciones
del Alma. 15

La fuerza de voluntad humana no es Ciencia. La voluntad humana pertenece a los llamados sentidos materiales, y
su uso debe condenarse. Usar la voluntad hu-   La fuerza de 18
mana para sanar al enfermo no es la práctica   voluntad es
metafísica de la Ciencia Cristiana sino nada   perjudicial
más que magnetismo animal. El poder de la voluntad hu- 21
mana puede ser que infrinja los derechos del hombre. Engendra mal continuamente y no es un factor en la realidad
del ser. La Verdad, y no la voluntad corporal, es el poder 24
divino que dice a la enfermedad: "Calla, enmudece".

Debido a que la Ciencia divina lucha contra la llamada
ciencia física, así como la Verdad lucha contra el error, 27
las antiguas escuelas aun se oponen a ella. La   Antagonismo
ignorancia, el orgullo o el prejuicio cierran la   conservador
puerta a todo lo que no esté estereotipado. Cuando la 30
Ciencia del ser se comprenda universalmente, cada uno
será su propio médico, y la Verdad será la panacea universal. 33

Se pregunta hoy en día si los inspirados sanadores de la
antigüedad comprendían la Ciencia de la curación cristia-

1 whether they caught its sweet tones, as the natural
musician catches the tones of harmony, without being
3 Ancient able to explain them. So divinely imbued
healers were they with the spirit of Science, that the
lack of the letter could not hinder their work; and that
6 letter, without the spirit, would have made void their
practice.

The struggle for the recovery of invalids goes on, not
9 between material methods, but between mortal minds
The struggle and immortal Mind. The victory will be on
and victory the patient's side only as immortal Mind
12 through Christ, Truth, subdues the human belief in
disease. It matters not what material method one may
adopt, whether faith in drugs, trust in hygiene, or reliance
15 on some other minor curative.

Scientific healing has this advantage over other methods, — that in it Truth controls error. From this fact
18 Mystery of arise its ethical as well as its physical ef-
godliness fects. Indeed, its ethical and physical effects
are indissolubly connected. If there is any mystery
21 in Christian healing, it is the mystery which godliness
always presents to the ungodly, — the mystery always
arising from ignorance of the laws of eternal and unerr-
24 ing Mind.

Other methods undertake to oppose error with error,
and thus they increase the antagonism of one form of
27 Matter matter towards other forms of matter or error,
versus matter and the warfare between Spirit and the flesh
goes on. By this antagonism mortal mind must con-
30 tinually weaken its own assumed power.

The theology of Christian Science includes healing
the sick. Our Master's first article of faith propounded

na, o si percibían sus dulces tonos como el músico por na- 1
turaleza percibe los tonos de la armonía sin poder expli-
carlos. Estaban tan divinamente imbuidos del   Sanadores 3
espíritu de la Ciencia, que la falta de la letra no   antiguos
podía impedir su obra; y esa letra, sin el espíritu, hubiera
hecho nula su práctica. 6

La lucha por el restablecimiento de los enfermos continúa, no entre métodos materiales, sino entre mentes mortales y la Mente inmortal. La victoria estará   Lucha y 9
del lado del paciente sólo cuando la Mente in-   victoria
mortal, mediante el Cristo, la Verdad, subyugue la creencia humana en la enfermedad. No importa el método ma- 12
terial que uno adopte, ya sea fe en los medicamentos o
confianza en la higiene o en otro medio curativo de orden
inferior. 15

La curación científica tiene esta ventaja sobre otros
métodos —que en ella la Verdad vence al error. De ese
hecho resultan sus efectos tanto morales como   El misterio 18
físicos. Por cierto, sus efectos morales y físicos   de la piedad
están indisolublemente vinculados. Si hay algún misterio
en la curación cristiana, es el misterio que la piedad 21
siempre presenta a los impíos —el misterio que siempre resulta de la ignorancia de las leyes de la Mente eterna e infalible. 24

Otros métodos se empeñan en enfrentar el error con el
error, y así aumentan el antagonismo de una forma de materia contra otras formas de materia o error, y   Materia ver- 27
la lucha entre el Espíritu y la carne continúa.   sus materia
Debido a ese antagonismo, la mente mortal tiene que debilitar continuamente el poder que ella misma se arroga. 30

La teología de la Ciencia Cristiana incluye la curación
de los enfermos. El primer artículo de fe que nuestro

146 Science, Theology, Medicine

1 to his students was healing, and he proved his faith by
his works. The ancient Christians were healers. Why

3 *How healing* has this element of Christianity been lost?
was lost Because our systems of religion are governed
more or less by our systems of medicine. The first idol-

6 atry was faith in matter. The schools have rendered
faith in drugs the fashion, rather than faith in Deity. By
trusting matter to destroy its own discord, health and

9 harmony have been sacrificed. Such systems are barren
of the vitality of spiritual power, by which material sense
is made the servant of Science and religion becomes

12 Christlike.

Material medicine substitutes drugs for the power of
God — even the might of Mind — to heal the body.

15 *Drugs and* Scholasticism clings for salvation to the per-
divinity son, instead of to the divine Principle, of the
man Jesus; and his Science, the curative agent of God,

18 is silenced. Why? Because truth divests material drugs
of their imaginary power, and clothes Spirit with supremacy. Science is the "stranger that is within thy gates,"

21 remembered not, even when its elevating effects practically prove its divine origin and efficacy.

Divine Science derives its sanction from the Bible,

24 and the divine origin of Science is demonstrated through
the holy influence of Truth in healing sick-
Christian ness and sin. This healing power of Truth
Science as
old as God must have been far anterior to the period in

27 which Jesus lived. It is as ancient as "the Ancient of
days." It lives through all Life, and extends throughout

30 all space.

Divine metaphysics is now reduced to a system, to a
form comprehensible by and adapted to the thought of

La ciencia, la teología, la medicina   146

Maestro presentó a sus discípulos fue el de sanar, y él de- 1
mostró su fe por sus obras. Los antiguos cristianos eran
sanadores. ¿Por qué se habrá perdido ese ele-   3
mento del cristianismo? Porque nuestros siste-   Cómo se
perdió la
mas de religión están más o menos dominados   curación
por nuestros sistemas de medicina. La primera idolatría 6
fue fe en la materia. Las escuelas han puesto en boga la
fe en los medicamentos más bien que fe en la Deidad. Al
confiar en la materia para destruir la discordia que ella 9
misma ha creado, se ha sacrificado a la salud y a la armonía. Tales sistemas carecen de la vitalidad del poder espiritual, por el cual el sentido material se convierte en siervo 12
de la Ciencia y la religión adquiere el espíritu de Cristo.

Para sanar al cuerpo, la medicina material sustituye con
medicamentos el poder de Dios —el poder de la Mente. El 15
escolasticismo, para salvarse, se adhiere a la
persona, en vez de al Principio divino, del   Las medicinas y la
hombre Jesús; y su Ciencia, el agente sanativo   divinidad
de Dios, es silenciada. ¿Por qué? Porque la verdad quita a
los medicamentos materiales su poder imaginario y confiere supremacía al Espíritu. La Ciencia es el "extranjero que 21
está dentro de tus puertas", a la cual no se recuerda, aun
cuando sus efectos enaltecedores prueban prácticamente
su origen y eficacia divinos.   24

La Ciencia divina deriva su sanción de la Biblia, y el
origen divino de la Ciencia se demuestra en la santa influencia de la Verdad al sanar la enfermedad y   La Ciencia 27
el pecado. Ese poder sanativo de la Verdad   Cristiana
tan antigua
tiene que haber existido mucho antes del perío-   como Dios
do en que Jesús vivió. Es tan antiguo como el "Anciano 30
de días". Vive a través de toda la Vida, y se extiende por
todo el espacio.

La metafísica divina está reducida ahora a un sistema, a 33
una forma comprensible y adaptable a la mentalidad de la

1 the age in which we live. This system enables the

Reduction   learner to demonstrate the divine Principle,

3 to system   upon which Jesus' healing was based, and
the sacred rules for its present application to the cure of
disease.

6   Late in the nineteenth century I demonstrated the divine
rules of Christian Science. They were submitted to the
broadest practical test, and everywhere, when honestly ap-
9 plied under circumstances where demonstration was humanly possible, this Science showed that Truth had lost
none of its divine and healing efficacy, even though cen-
12 turies had passed away since Jesus practised these rules
on the hills of Judæa and in the valleys of Galilee.

Although this volume contains the complete Science of
15 Mind-healing, never believe that you can absorb the whole

Perusal and   meaning of the Science by a simple *perusal*

practice   of this book. The book needs to be *studied,*
18 and the demonstration of the rules of scientific healing
will plant you firmly on the spiritual groundwork of
Christian Science. This proof lifts you high above the
21 perishing fossils of theories already antiquated, and enables you to grasp the spiritual facts of being hitherto
unattained and seemingly dim.

24   Our Master healed the sick, practised Christian healing, and taught the generalities of its divine Principle to

A definite rule   his students; but he left no definite rule for
27 discovered   demonstrating this Principle of healing and
preventing disease. This rule remained to be discovered
in Christian Science. A pure affection takes form in good-
30 ness, but Science alone reveals the divine Principle of
goodness and demonstrates its rules.

Jesus never spoke of disease as dangerous or as difficult

época en que vivimos. Este sistema capacita al que lo estu- 1
dia para demostrar el Principio divino, sobre el   Sistema-
cual se basaba la obra sanadora de Jesús, y las   tización   3
reglas sagradas para su aplicación actual a la curación de
la enfermedad.

A fines del siglo diecinueve demostré las reglas divinas 6
de la Ciencia Cristiana. Éstas fueron sometidas a la
prueba práctica más amplia, y en todas partes, y cuando se
aplicaron rectamente y bajo circunstancias en que la de- 9
mostración era humanamente posible, esta Ciencia demostró que la Verdad no había perdido nada de su eficacia
divina y sanativa, aun cuando habían transcurrido siglos 12
desde que Jesús practicó esas reglas en las colinas de Judea
y en los valles de Galilea.

Si bien esta obra contiene la Ciencia completa de la cu- 15
ración por la Mente, jamás creáis que podréis absorber
todo el significado de la Ciencia mediante una   Lectura y
mera *lectura* de este libro. El libro tiene que ser   práctica 18
estudiado, y la demostración de las reglas de la curación
científica os colocará firmemente sobre la base espiritual
de la Ciencia Cristiana. Esa prueba os eleva mucho más   21
allá de los fósiles perecientes de teorías ya anticuadas y os
capacita para comprender los hechos espirituales del ser,
hasta ahora no alcanzados y aparentemente oscuros.   24

Nuestro Maestro sanó a los enfermos, es decir, practicó
la curación cristiana, y enseñó a sus discípulos las generali-
dades del Principio divino de dicha curación,   Se descubre 27
pero no dejó una regla precisa para demostrar   la regla
ese Principio de la curación y prevención de la   precisa
enfermedad. Esa regla habría de descubrirse en la Cien- 30
cia Cristiana. Un afecto puro se expresa en bondad, pero
sólo la Ciencia revela el Principio divino de la bondad y
demuestra sus reglas.   33

Jesús nunca dijo que la enfermedad era peligrosa o difí-

1　to heal. When his students brought to him a case they
had failed to heal, he said to them, "O faithless gen-
3　*Jesus' own*　eration," implying that the requisite power
practice　to heal was in Mind. He prescribed no drugs,
urged no obedience to material laws, but acted in direct
6　disobedience to them.

Neither anatomy nor theology has ever described man
as created by Spirit, — as God's man. The former ex-
9　*The man of*　plains the men of *men,* or the "children of
anatomy and　men," as created corporeally instead of spir-
of theology　itually and as emerging from the lowest, in-
12　stead of from the highest, conception of being. Both
anatomy and theology define man as both physical and
mental, and place mind at the mercy of matter for every
15　function, formation, and manifestation. Anatomy takes
up man at all points materially. It loses Spirit, drops the
true tone, and accepts the discord. Anatomy and the-
18　ology reject the divine Principle which produces harmonious man, and deal — the one wholly, the other primarily
— with matter, calling that *man* which is not the counter-
21　part, but the counterfeit, of God's man. Then theology
tries to explain how to make this man a Christian, — how
from this basis of division and discord to produce the con-
24　cord and unity of Spirit and His likeness.

Physiology exalts matter, dethrones Mind, and claims
to rule man by material law, instead of spiritual. When
27　*Physiology*　physiology fails to give health or life by this
deficient　process, it ignores the divine Spirit as unable
or unwilling to render help in time of physical need.
30　When mortals sin, this ruling of the schools leaves them
to the guidance of a theology which admits God to be
the healer of sin but not of sickness, although our great

cil de sanar. Cuando sus discípulos le trajeron un caso que
ellos no habían podido sanar, les dijo: "¡Oh generación
incrédula!" —dando a entender que el poder necesario para sanar estaba en la Mente. No rece-
taba medicinas, ni exigía obediencia a leyes materiales, sino que obraba en abierta desobediencia a ellas.

La propia
práctica
de Jesús

Ni la anatomía ni la teología jamás han descrito al hombre como creado por el Espíritu —como el hombre de
Dios. La primera explica que los hombres de
los *hombres*, o "los hijos de los hombres", son
creados corporal en vez de espiritualmente y
que proceden de la más baja en vez de la más alta concepción del ser. Ambas, la anatomía y la teología, definen al
hombre como un ser físico y mental a la vez, y dejan a la
mente a merced de la materia para toda función, formación y manifestación. La anatomía considera al hombre
en todo punto materialmente. Pierde al Espíritu, abandona la nota verdadera y acepta la discorde. La anatomía
y la teología rechazan el Principio divino que produce al
hombre armonioso y se ocupan —la una por completo y la
otra principalmente— de la materia, denominando *hombre*
a aquello que no es la contraparte, sino la contrahechura,
del hombre de Dios. Después la teología trata de explicar
cómo hacer de ese hombre un cristiano —cómo producir
desde esa base de división y discordia la concordia y unidad del Espíritu y Su semejanza.

El hombre de
la anatomía y
de la teología

La fisiología exalta a la materia, destrona a la Mente y
pretende gobernar al hombre por la ley material en vez de
la espiritual. Cuando la fisiología no logra dar
salud o vida por ese procedimiento, pasa por
alto al Espíritu divino por considerarlo incapaz de prestar
ayuda o no dispuesto a darla en momentos de necesidad
física. Cuando los mortales pecan, ese gobernar por las
escuelas los entrega a la dirección de una teología que admite que Dios es el sanador del pecado pero no de la enfermedad, a pesar de que nuestro gran Maestro demostró

La fisiología
es deficiente

149 Science, Theology, Medicine

1 Master demonstrated that Truth could save from sickness
as well as from sin.

3   Mind as far outweighs drugs in the cure of disease as
in the cure of sin. The more excellent way is divine

Blunders and Science in every case. Is *materia medica* a
6 blunderers science or a bundle of speculative human
theories? The prescription which succeeds in one instance fails in another, and this is owing to the different
9 mental states of the patient. These states are not comprehended, and they are left without explanation except
in Christian Science. The rule and its perfection of opera-
12 tion never vary in Science. If you fail to succeed in any
case, it is because you have not demonstrated the life of
Christ, Truth, more in your own life, — because you have
15 not obeyed the rule and proved the Principle of divine
Science.

    A physician of the old school remarked with great
18 gravity: "We know that mind affects the body some-

Old-school   what, and advise our patients to be hopeful
physician   and cheerful and to take as little medicine as
21 possible; but mind can never cure organic difficulties."
The logic is lame, and facts contradict it. The author
has cured what is termed organic disease as readily as she
24 has cured purely functional disease, and with no power
but the divine Mind.

    Since God, divine Mind, governs all, not partially but
27 supremely, predicting disease does not dignify therapeutics.

Tests in   Whatever guides thought spiritually benefits
our day   mind and body. We need to understand the
30 affirmations of divine Science, dismiss superstition, and
demonstrate truth according to Christ. To-day there
is hardly a city, village, or hamlet, in which are not to

que la Verdad podía salvar tanto de la enfermedad como
del pecado.

La Mente supera a las medicinas en la curación de la enfermedad en el mismo grado en que lo hace en la curación
del pecado. El medio más excelente en todos   Desatinos y
los casos es la Ciencia divina. ¿Es la materia   desatinados
médica una ciencia o un conjunto de teorías humanas
especulativas? La receta que tiene éxito en un caso fracasa
en otro, y esto se debe a los diferentes estados mentales del
paciente. Esos estados no se comprenden y quedan sin
explicación, excepto en la Ciencia Cristiana. La regla y la
perfección de su operación nunca varían en la Ciencia. Si
no tenéis éxito en algún caso, es porque no habéis demostrado suficientemente la vida de Cristo, la Verdad, en
vuestra propia vida —porque no habéis obedecido la regla
y probado el Principio de la Ciencia divina.

Un médico de la vieja escuela advirtió muy seriamente:
"Sabemos que la mente afecta al cuerpo en cierto grado, y
aconsejamos a nuestros pacientes que tengan   Médico de la
esperanza y buen ánimo y que tomen la menos   vieja escuela
medicina posible; pero la mente jamás puede sanar molestias orgánicas". Esa lógica es deficiente, y los hechos la
contradicen. La autora ha sanado enfermedades llamadas
orgánicas con la misma facilidad con que ha sanado enfermedades puramente funcionales, sin otro poder que el de
la Mente divina.

Puesto que Dios, la Mente divina, lo gobierna todo, no
parcial sino supremamente, el pronosticar la enfermedad
no dignifica a la terapéutica. Todo lo que guíe   Pruebas
espiritualmente al pensamiento beneficia a la   actuales
mente y al cuerpo. Es necesario comprender las afirmaciones de la Ciencia divina, desechar la superstición y demostrar la verdad según Cristo. Hoy día casi no hay ciudad, pueblo o aldea donde no se encuentren testigos y

150   Science, Theology, Medicine

1 be found living witnesses and monuments to the virtue
and power of Truth, as applied through this Christian
3 system of healing disease.

To-day the healing power of Truth is widely demonstrated as an immanent, eternal Science, instead of a
6 The main   phenomenal exhibition. Its appearing is the
purpose   coming anew of the gospel of "on earth peace,
good-will toward men." This coming, as was promised
9 by the Master, is for its establishment as a permanent
dispensation among men; but the mission of Christian
Science now, as in the time of its earlier demonstration,
12 is not primarily one of physical healing. Now, as then,
signs and wonders are wrought in the metaphysical healing of physical disease; but these signs are only to demon-
15 strate its divine origin, — to attest the reality of the higher
mission of the Christ-power to take away the sins of the
world.

18 The science (so-called) of physics would have one believe that both matter and mind are subject to disease,
Exploded   and that, too, in spite of the individual's pro-
21 doctrine   test and contrary to the law of divine Mind.
This human view infringes man's free moral agency; and
it is as evidently erroneous to the author, and will be to
24 all others at some future day, as the practically rejected
doctrine of the predestination of souls to damnation or
salvation. The doctrine that man's harmony is gov-
27 erned by physical conditions all his earthly days, and that
he is then thrust out of his own body by the operation of
matter, — even the doctrine of the superiority of matter
30 over Mind, — is fading out.

The hosts of Æsculapius are flooding the world with
diseases, because they are ignorant that the human mind

La ciencia, la teología, la medicina   150

monumentos vivientes a la virtud y al poder de la Verdad, 1
tal como se aplican en ese sistema cristiano de sanar la
enfermedad. 3

El poder sanativo de la Verdad se demuestra extensamente hoy en día como una Ciencia inmanente y eterna,
no como una exhibición fenomenal. Su apare- *El propósito* 6
cimiento es el nuevo advenimiento del evan- *principal*
gelio: "En la tierra paz, buena voluntad para con los
hombres". Ese advenimiento, según fue prometido por el 9
Maestro, es para establecer ese poder como una adminis-
tración permanente de la gracia de Dios entre los hombres;
pero la misión de la Ciencia Cristiana ahora, como en los 12
tiempos de su demostración primitiva, no es principalmente una misión de curación física. Ahora, como entonces,
señales y prodigios se efectúan en la curación metafísica de 15
la enfermedad física; pero esas señales sirven solamente
para demostrar el origen divino de esa curación —para
atestiguar la realidad de la misión superior del poder del 18
Cristo, la de quitar los pecados del mundo.

La ciencia (así llamada) de la física quisiera hacernos
creer que tanto la materia como la mente están sujetas a la 21
enfermedad, y eso, además, a pesar de las pro- *Doctrina de-*
testas individuales y de que está en contra de la *sacreditada*
ley de la Mente divina. Ese punto de vista humano in- 24
fringe el libre arbitrio moral del hombre; y para la autora
le es tan evidentemente erróneo, y lo será para todos los
demás en algún día futuro, como lo es la ya virtualmente 27
rechazada doctrina de la predestinación de las almas a la
condenación o a la salvación. La doctrina de que la armonía del hombre está gobernada por condiciones físicas du- 30
rante todos sus días terrenales, y que después el hombre es
expulsado de su propio cuerpo por la acción de la materia
—o sea, la doctrina de la superioridad de la materia sobre 33
la Mente— se está desvaneciendo.

Las huestes de Esculapio están inundando al mundo con
enfermedades, porque ignoran que la mente y el cuerpo 36

1 and body are myths. To be sure, they sometimes treat
the sick as if there was but one factor in the case; but
3 Disease   this one factor they represent to be body, not
mental   mind. Infinite Mind could not possibly create
a remedy outside of itself, but erring, finite, human mind
6 has an absolute need of something beyond itself for its
redemption and healing.

Great respect is due the motives and philanthropy of
9 the higher class of physicians. We know that if they un-
Intentions   derstood the Science of Mind-healing, and were
respected   in possession of the enlarged power it confers
12 to benefit the race physically and spiritually, they would
rejoice with us. Even this one reform in medicine would
ultimately deliver mankind from the awful and oppres-
15 sive bondage now enforced by false theories, from which
multitudes would gladly escape.

Mortal belief says that death has been occasioned by
18 fright. Fear never stopped being and its action. The
Man governed   blood, heart, lungs, brain, etc., have nothing
by Mind   to do with Life, God. Every function of the
21 real man is governed by the divine Mind. The human
mind has no power to kill or to cure, and it has no control over God's man. The divine Mind that made man
24 maintains His own image and likeness. The human
mind is opposed to God and must be put off, as St. Paul
declares. All that really exists is the divine Mind and
27 its idea, and in this Mind the entire being is found harmonious and eternal. The straight and narrow way is to
see and acknowledge this fact, yield to this power, and
30 follow the leadings of truth.

That mortal mind claims to govern every organ of the
mortal body, we have overwhelming proof. But this so-

humanos son mitos. Tan es así, que a veces tratan a los ₁
enfermos como si no hubiera más que un solo factor en el
caso; pero manifiestan que ese único factor es   La enferme- ₃
el cuerpo y no la mente. La Mente infinita de   dad es mental
ninguna manera podría crear un remedio fuera de sí
misma; pero la mente humana, errada y finita, tiene la ₆
necesidad absoluta de algo fuera de sí misma para su redención y curación.

Merecen gran respeto los móviles y la filantropía de los ₉
médicos de la mejor clase. Sabemos que si ellos comprendieran la Ciencia de la curación por la Mente y   Intenciones
poseyeran el poder más amplio que ésta confie-   respetadas ₁₂
re para beneficiar al género humano, física y espiritualmente, se regocijarían con nosotros. Esa sola reforma en
la medicina liberaría finalmente a la humanidad de la te- ₁₅
rrible y opresiva esclavitud impuesta ahora por teorías
erróneas, de la cual muchísimos escaparían con gusto.

La creencia mortal dice que un susto ocasionó la muer- ₁₈
te. El temor jamás ha detenido al ser y su acción. La sangre, el corazón, los pulmones, el cerebro, etc.,
no tienen nada que ver con la Vida, Dios.   El hombre
gobernado ₂₁
Toda función del hombre real está gobernada   por la Mente
por la Mente divina. La mente humana no tiene poder
para matar o sanar y no tiene dominio sobre el hombre de ₂₄
Dios. La Mente divina que creó al hombre, mantiene Su
propia imagen y semejanza. La mente humana se opone a
Dios, y hay que despojarla, como declara San Pablo. ₂₇
Todo lo que realmente existe es la Mente divina y su idea,
y en esa Mente todo el ser se halla armonioso y eterno.
El camino recto y estrecho consiste en ver y reconocer ese ₃₀
hecho, ceder a ese poder y seguir las indicaciones de la
verdad.

Tenemos pruebas abrumadoras de que la mente mortal ₃₃
pretende gobernar todos los órganos del cuerpo mortal.
Pero esa llamada mente es un mito y por su propio con-

1 called mind is a myth, and must by its own consent yield
to Truth. It would wield the sceptre of a monarch, but
3 Mortal mind   it is powerless. The immortal divine Mind
dethroned   takes away all its supposed sovereignty, and
saves mortal mind from itself. The author has endeavored
6 to make this book the Æsculapius of mind as well as of
body, that it may give hope to the sick and heal them,
although they know not how the work is done. Truth
9 has a healing effect, even when not fully understood.

Anatomy describes muscular action as produced by
mind in one instance and not in another. Such errors
12 All activity   beset every material theory, in which one
from thought   statement contradicts another over and over
again. It is related that Sir Humphry Davy once ap-
15 parently cured a case of paralysis simply by introducing
a thermometer into the patient's mouth. This he did
merely to ascertain the temperature of the patient's body;
18 but the sick man supposed this ceremony was intended
to heal him, and he recovered accordingly. Such a fact
illustrates our theories.

21 The author's medical researches and experiments had
prepared her thought for the metaphysics of Christian
The author's   Science. Every material dependence had
24 experiments   failed her in her search for truth; and she can
in medicine   now understand why, and can see the means
by which mortals are divinely driven to a spiritual source
27 for health and happiness.

Her experiments in homœopathy had made her skep-
tical as to material curative methods. Jahr, from
30 Homœopathic *Aconitum* to *Zincum oxydatum,* enumerates
attenuations   the general symptoms, the characteristic
signs, which demand different remedies; but the drug

sentimiento tiene que someterse a la Verdad. Quisiera em- 1
puñar cetro de monarca, mas carece de poder. La Mente
divina e inmortal le quita a la mente mortal   La mente 3
toda su supuesta soberanía y la libera de sí   mortal
misma. La autora se ha esforzado por hacer de   destronada
este libro el Esculapio de la mente así como del cuerpo, 6
para que pueda alentar a los enfermos y sanarlos, aunque
ellos no sepan cómo se efectúa la obra. La Verdad tiene
un efecto sanador, aun cuando no se comprenda totalmente. 9

La anatomía describe la acción muscular como producida por la mente en un caso, pero no en otro. Tales
errores vician todas las teorías materiales,   Toda 12
cuyas declaraciones se contradicen mutua-   actividad
mente una y otra vez. Se cuenta que en cierta   proviene del
pensamiento
ocasión Sir Humphry Davy aparentemente curó un caso 15
de parálisis por la mera introducción de un termómetro en
la boca del paciente. Eso lo hizo sólo para averiguar la
temperatura del cuerpo del paciente; pero el enfermo su- 18
puso que esa ceremonia era para sanarlo y, en consecuencia, se restableció. Un hecho como éste ilustra nuestras
teorías. 21

Las investigaciones y experimentos médicos de la autora habían preparado su pensamiento para la metafísica de
la Ciencia Cristiana. Todo apoyo material le   Experimentos 24
había fallado en su búsqueda de la verdad; y   médicos de
ahora puede comprender por qué, y puede per-   la autora
cibir los medios por los cuales los mortales son divinamente 27
impulsados a buscar una fuente espiritual para su salud
y felicidad.

Sus experimentos en homeopatía la hicieron ver con es- 30
cepticismo los métodos curativos materiales. Jahr enu-
mera, desde el *aconitum* hasta el *zincum oxyda-*   Atenuaciones
tum, los síntomas generales, las señales caracte-   homeopáticas 33
rísticas, que requieren diferentes remedios; pero muchas

153 Science, Theology, Medicine

1 is frequently attenuated to such a degree that not a vestige of it remains. Thus we learn that it is not the drug
3 which expels the disease or changes one of the symptoms
of disease.

The author has attenuated *Natrum muriaticum* (com-
6 mon table-salt) until there was not a single saline property
Only salt   left. The salt had "lost his savour;" and yet,
and water   with one drop of that attenuation in a goblet of
9 water, and a teaspoonful of the water administered at intervals of three hours, she has cured a patient sinking in
the last stage of typhoid fever. The highest attenuation
12 of homœopathy and the most potent rises above matter into
mind. This discovery leads to more light. From it may
be learned that either human faith or the divine Mind is
15 the healer and that there is no efficacy in a drug.

You say a boil is painful; but that is impossible, for
matter without mind is not painful. The boil simply
18 Origin   manifests, through inflammation and swell-
of pain   ing, a belief in pain, and this belief is called a
boil. Now administer mentally to your patient a high
21 attenuation of truth, and it will soon cure the boil. The
fact that pain cannot exist where there is no mortal mind
to feel it is a proof that this so-called mind makes its
24 own pain — that is, its own *belief* in pain.

We weep because others weep, we yawn because they
yawn, and we have smallpox because others have it; but
27 Source of   mortal mind, not matter, contains and carries
contagion   the infection. When this mental contagion is
understood, we shall be more careful of our mental con-
30 ditions, and we shall avoid loquacious tattling about
disease, as we would avoid advocating crime. Neither
sympathy nor society should ever tempt us to cherish

veces la droga está atenuada a tal punto que no queda   1
vestigio de ella. Así aprendemos que no es el medicamento lo que expulsa a la enfermedad o cambia alguno   3
de sus síntomas.

La autora ha atenuado *natrum muriaticum* (sal común de
mesa) hasta no quedar ni una sola propiedad salina. La   6
sal "se había hecho insípida"; y, no obstante, con   Sólo sal
una gota de esa atenuación en un vaso de agua,   y agua
suministrada a cucharaditas a intervalos de tres horas, la   9
autora ha sanado a un paciente en los últimos estados de
fiebre tifoidea. La atenuación máxima y más potente de la
homeopatía se eleva sobre la materia hacia la mente. Ese   12
descubrimiento nos trae más luz. De él se puede aprender
que lo que sana es, o bien la fe humana o la Mente divina,
y que no hay eficacia en los medicamentos.   15

Dices que un divieso es doloroso; pero esto es imposible,
porque la materia sin la mente no es dolorosa. El divieso
manifiesta, mediante la inflamación e hincha-   Origen   18
zón, sólo una creencia en el dolor, y esa creen-   del dolor
cia es llamada divieso. Ahora administra mentalmente a
tu paciente una alta atenuación de la verdad, y ésta pronto   21
sanará el divieso. El hecho de que el dolor no puede existir donde no haya mente mortal que lo sienta, es prueba de
que esa llamada mente produce su propio dolor —es de-   24
cir, su propio *creencia* en el dolor.

Lloramos porque otros lloran, bostezamos porque boste-
zan y tenemos viruela porque otros la tienen; pero la   27
mente mortal, no la materia, lleva en sí la infec-   Fuente del
ción y la comunica. Cuando ese contagio   contagio
mental se comprenda, cuidaremos más de nuestras condi-   30
ciones mentales y evitaremos el parloteo excesivo sobre la
enfermedad, así como evitaríamos hablar en favor del crimen. Ni la analogía de sentimientos ni la sociedad deben   33

154   Science, Theology, Medicine

1 error in any form, and certainly we should not be error's advocate.

3   Disease arises, like other mental conditions, from association. Since it is a law of mortal mind that certain diseases should be regarded as contagious, this law ob-
6 tains credit through association, — calling up the fear that creates the image of disease and its consequent manifestation in the body.

9   This fact in metaphysics is illustrated by the following incident: A man was made to believe that he occupied a bed where a cholera patient had died. Imme-

Imaginary cholera

12 diately the symptoms of this disease appeared, and the man died. The fact was, that he had not caught the cholera by material contact, because no cholera patient
15 had been in that bed.

If a child is exposed to contagion or infection, the mother is frightened and says, "My child will be sick."
18 The law of mortal mind and her own fears gov-

Children's ailments

ern her child more than the child's mind governs itself, and they produce the very results which might
21 have been prevented through the opposite understanding. Then it is believed that exposure to the contagion wrought the mischief.

24   That mother is not a Christian Scientist, and her affections need better guidance, who says to her child: "You look sick," "You look tired," "You need rest," or "You
27 need medicine."

Such a mother runs to her little one, who thinks she has hurt her face by falling on the carpet, and says, moaning
30 more childishly than her child, "Mamma knows you are hurt." The better and more successful method for any mother to adopt is to say: "Oh, never mind! You're not

La ciencia, la teología, la medicina   154

tentarnos jamás a abrigar el error en forma alguna, y por   1
cierto que no debemos ser defensores del error.

La enfermedad, lo mismo que otras condiciones men-   3
tales, proviene por asociación de pensamientos. Puesto
que es una ley de la mente mortal que ciertas enfermedades deben considerarse contagiosas, esa ley recibe   6
crédito por asociación de pensamientos, evocando el temor
que crea la imagen de la enfermedad y su consiguiente
manifestación en el cuerpo.   9

Ese hecho metafísico lo ilustra el incidente siguiente: Se
le hizo creer a un hombre que en la cama en que dormía,
había muerto un enfermo del cólera. Inmedia-   *Cólera* 12
tamente se le presentaron los síntomas de esa   *imaginario*
enfermedad, y el hombre murió. Lo cierto fue que no se
había contagiado del cólera por contacto material, porque   15
ningún enfermo del cólera había estado en esa cama.

Si un niño está expuesto a contagio o infección, la madre
se asusta y dice: "Mi hijo se va a enfermar". La ley de la   18
mente mortal y los temores de la madre gobier-   *Dolencias de*
nan al niño más de lo que la mente del niño se   *los niños*
gobierna a sí misma, y producen así los resultados mismos   21
que posiblemente se hubieran evitado mediante la comprensión contraria. Luego se cree que la exposición al
contagio produjo el mal.   24

La madre que dice a su niño: "Te ves enfermo", "Te ves
cansado", "Necesitas descanso" o "Necesitas medicina",
no es Científica Cristiana, y sus afectos requieren mejor   27
dirección.

Tal madre corre hacia su pequeñuela, que cree haberse
lastimado la cara al caer sobre la alfombra, y le dice gi-   30
miendo más infantilmente que la hija: "Mamá sabe que te
has hecho daño". El método mejor y más eficaz, que toda
madre debiera adoptar, sería decir: "¡Oh, no hagas caso!   33

155   Science, Theology, Medicine

1 hurt, so don't think you are." Presently the child forgets
all about the accident, and is at play.

3   When the sick recover by the use of drugs, it is the law
of a general belief, culminating in individual faith, which
Drug-power   heals; and according to this faith will the effect
6 mental   be. Even when you take away the individual
confidence in the drug, you have not yet divorced the drug
from the general faith. The chemist, the botanist, the
9 druggist, the doctor, and the nurse equip the medicine
with their faith, and the beliefs which are in the majority
rule. When the general belief endorses the inanimate
12 drug as doing this or that, individual dissent or faith, unless it rests on Science, is but a belief held by a minority,
and such a belief is governed by the majority.

15   The universal belief in physics weighs against the high
and mighty truths of Christian metaphysics. This errone-
Belief in   ous general belief, which sustains medicine and
18 physics   produces all medical results, works against
Christian Science; and the percentage of power on the
side of this Science must mightily outweigh the power of
21 popular belief in order to heal a single case of disease. The
human mind acts more powerfully to offset the discords
of matter and the ills of flesh, in proportion as it puts less
24 weight into the material or fleshly scale and more weight
into the spiritual scale. Homœopathy diminishes the
drug, but the potency of the medicine increases as the
27 drug disappears.

Vegetarianism, homœopathy, and hydropathy have
diminished drugging; but if drugs are an antidote to
30 Nature of   disease, why lessen the antidote? If drugs
drugs   are good things, is it safe to say that the
less in quantity you have of them the better? If drugs

No estás lastimada, así que no creas que lo estás". Pronto   1
la niña olvida el accidente y vuelve a jugar.

Cuando los enfermos se restablecen con el uso de medi-   3
cinas, lo que efectúa la curación es la ley de una creencia
general, que culmina en fe individual; y con-
forme a esa fe serán los resultados. Aunque   *El poder de*   6
las medicinas
quitéis la confianza individual en el medica-   *es mental*
mento, todavía no habéis desligado el medicamento de la
fe general. El químico, el botánico, el farmacéutico, el   9
médico y la enfermera equipan la medicina con su fe; y las
creencias que están en mayoría son las que rigen. Cuando
la creencia general atribuye al inanimado medicamento la   12
virtud de producir tal o cual efecto, el disentimiento individual o la fe individual, a menos que descanse en la Ciencia, no es sino una creencia mantenida por una minoría, y   15
tal creencia es gobernada por la mayoría.

La creencia universal en la física pesa contra las altas y
poderosas verdades de la metafísica cristiana. Esa creen-   18
cia general errónea, que apoya a la medicina y   *Creencia en*
produce todos los resultados médicos, actúa en   *la física*
contra de la Ciencia Cristiana; y el porcentaje de poder del   21
lado de esa Ciencia tiene que preponderar poderosamente
sobre el poder de la creencia popular, para curar un caso
cualquiera de enfermedad. La mente humana obra más   24
poderosamente para contrarrestar las discordias de la materia y las enfermedades de la carne, a medida que pone
menos peso en el platillo material o carnal de la balanza y   27
más peso en el espiritual. La homeopatía disminuye la
cantidad de la droga, pero la potencia del medicamento
aumenta a medida que la droga va desapareciendo.   30

El vegetarianismo, la homeopatía y la hidropatía han reducido el uso de las drogas; pero si las drogas son un antídoto para las enfermedades, ¿por qué reducir el   *Naturaleza*   33
antídoto? Si las drogas son cosas buenas, ¿está   *de las drogas*
bien decir que cuanto menor sea la cantidad de ellas, tanto
mejor será? Si las drogas poseen virtudes intrínsecas o   36

156   Science, Theology, Medicine

1 possess intrinsic virtues or intelligent curative qualities,
these qualities must be mental. Who named drugs, and
3 what made them good or bad for mortals, beneficial or
injurious?

A case of dropsy, given up by the faculty, fell into
6 my hands. It was a terrible case. Tapping had been

Dropsy cured
without drugs
employed, and yet, as she lay in her bed, the
patient looked like a barrel. I prescribed
9 the fourth attenuation of *Argentum nitratum* with occasional doses of a high attenuation of *Sulphuris.* She improved perceptibly. Believing then somewhat in the
12 ordinary theories of medical practice, and learning that
her former physician had prescribed these remedies, I
began to fear an aggravation of symptoms from their
15 prolonged use, and told the patient so; but she was
unwilling to give up the medicine while she was re-
covering. It then occurred to me to give her un-
18 medicated pellets and watch the result. I did so, and
she continued to gain. Finally she said that she would
give up her medicine for one day, and risk the
21 effects. After trying this, she informed me that she
could get along two days without globules; but on
the third day she again suffered, and was relieved by
24 taking them. She went on in this way, taking the
unmedicated pellets, — and receiving occasional visits
from me, — but employing no other means, and she was
27 cured.

Metaphysics, as taught in Christian Science, is the
next stately step beyond homœopathy. In metaphysics,
30 A stately
advance
matter disappears from the remedy entirely,
and Mind takes its rightful and supreme
place. Homœopathy takes mental symptoms largely

cualidades curativas inteligentes, esas cualidades tienen 1
que ser mentales. ¿Quién dio nombres a las drogas, y qué
las hizo buenas o malas, beneficiosas o perjudiciales, para 3
los mortales?

Un caso de hidropesía, desahuciado por los facultativos,
cayó en mis manos. Era un caso terrible. Se habían hecho 6
punciones a la enferma y, no obstante, postrada
en cama parecía un barril. Le receté la cuarta   Hidropesía
                                                     sanada sin
atenuación de *argentum nitratum,* y ocasional-   drogas 9
mente dosis muy atenuadas de *sulphuris.* La enferma me-
joró perceptiblemente. Creyendo en aquel entonces un
poco en las teorías corrientes de la práctica médica y en- 12
terándome que su médico anterior había recetado esos
mismos remedios, empecé a temer que se agravaran los
síntomas debido a su uso prolongado, y así lo dije a la en- 15
ferma; pero ella no estaba dispuesta a dejar esos remedios
mientras se restablecía. Entonces se me ocurrió darle
píldoras no medicinadas y observar el resultado. Así lo 18
hice, y continuó mejorando. Finalmente me dijo que de-
jaría su medicina por un día y se expondría a los efectos.
Después de probar eso, me informó que podría pasar dos 21
días sin píldoras; pero al tercer día volvió a padecer y se
alivió tomándolas. Así continuó, tomando las píldoras no
medicinadas —y visitándola yo ocasionalmente— pero sin 24
emplear ningún otro medio, y sanó.

La metafísica, como se enseña en la Ciencia Cristiana,
es el próximo paso imponente más allá de la homeopatía. 27
En la metafísica, la materia desaparece del remedio por completo, y la Mente ocupa el lugar   Progreso
                                                 imponente
supremo que le pertenece. La homeopatía toma muy en 30

157 Science, Theology, Medicine

1 into consideration in its diagnosis of disease. Christian
Science deals wholly with the mental cause in judging and
3 destroying disease. It succeeds where homœopathy fails,
solely because its one recognized Principle of healing is
Mind, and the whole force of the mental element is em-
6 ployed through the Science of Mind, which never shares
its rights with inanimate matter.

Christian Science exterminates the drug, and rests on
9 Mind alone as the curative Principle, acknowledging that
the divine Mind has all power. Homœopathy

The modus
of homœ-
opathy
mentalizes a drug with such repetition of
12 thought-attenuations, that the drug becomes
more like the human mind than the substratum of this so-
called mind, which we call matter; and the drug's power
15 of action is proportionately increased.

If drugs are part of God's creation, which (according
to the narrative in Genesis) He pronounced *good,* then
18 Drugging
unchristian
drugs cannot be poisonous. If He could create drugs intrinsically bad, then they should
never be used. If He creates drugs at all and designs
21 them for medical use, why did Jesus not employ them
and recommend them for the treatment of disease?
Matter is not self-creative, for it is unintelligent. Erring
24 mortal mind confers the power which the drug seems to
possess.

Narcotics quiet mortal mind, and so relieve the body;
27 but they leave both mind and body worse for this submission. Christian Science impresses the entire corporeality, — namely, mind and body, — and brings out the
30 proof that Life is continuous and harmonious. Science
both neutralizes error and destroys it. Mankind is the
better for this spiritual and profound pathology.

La ciencia, la teología, la medicina   157

cuenta los síntomas mentales en su diagnóstico de la enfer- 1
medad. La Ciencia Cristiana se ocupa totalmente con la
causa mental al juzgar y destruir la enfermedad. Triunfa 3
donde la homeopatía fracasa, sólo porque el único Principio de la curación que ella reconoce es la Mente, y se emplea todo el poder del elemento mental mediante la Cien- 6
cia de la Mente, la cual jamás comparte sus derechos con
la materia inanimada.

La Ciencia Cristiana extermina la droga y se apoya sólo 9
en la Mente como Principio sanativo, reconociendo que la
Mente divina tiene todo el poder. La homeo-
patía mentaliza la droga con tal repetición de   *Manera de operar de la* 12
atenuaciones mentales, que la droga llega a   *homeopatía*
asemejarse más a la mente humana que al substrato de
esa llamada mente, al cual llamamos materia; y el poder 15
de acción de la droga aumenta proporcionalmente.

Si las drogas forman parte de la creación de Dios, la
cual (según el relato del Génesis) Él declaró *buena,* en- 18
tonces las drogas no pueden ser venenosas. Si   *No es*
Él puede crear drogas intrínsecamente malas,   *cristiano*
                                                  emplear me-
entonces jamás debieran usarse. Si es cierto   *dicamentos* 21
que crea drogas y las destina para uso médico, ¿por qué no
las utilizó Jesús, ni las recomendó, para el tratamiento de
la enfermedad? La materia no es autocreadora, pues no es 24
inteligente. Es la errada mente mortal lo que confiere el
poder que la droga parece poseer.

Los narcóticos aquietan la mente mortal y así alivian al 27
cuerpo; pero dejan peor a ambos, mente y cuerpo, por esa
sumisión. La Ciencia Cristiana afecta toda la corporeidad
—a saber, la mente y el cuerpo— y presenta la prueba de 30
que la Vida es continua y armoniosa. La Ciencia neutra-
liza al error y, a la vez, lo destruye. La humanidad se ve
beneficiada por esa patología espiritual y profunda.   33

158   Science, Theology, Medicine

1   It is recorded that the profession of medicine originated
in idolatry with pagan priests, who besought the gods to
3   heal the sick and designated Apollo as "the god

Mythology
and materia   of medicine." He was supposed to have dic-
medica
tated the first prescription, according to the
6   "History of Four Thousand Years of Medicine." It is
here noticeable that Apollo was also regarded as the sender
of disease, "the god of pestilence." Hippocrates turned
9   from image-gods to vegetable and mineral drugs for healing. This was deemed progress in medicine; but
what we need is the truth which heals both mind and
12   body. The future history of material medicine may
correspond with that of its material god, Apollo, who was
banished from heaven and endured great sufferings
15   upon earth.

Drugs, cataplasms, and whiskey are stupid substitutes
for the dignity and potency of divine Mind and its effi-
18   Footsteps to   cacy to heal. It is pitiful to lead men into
intemperance   temptation through the byways of this wilderness world, — to victimize the race with intoxicating
21   prescriptions for the sick, until mortal mind acquires an
educated appetite for strong drink, and men and women
become loathsome sots.

24   Evidences of progress and of spiritualization greet us
on every hand. Drug-systems are quitting their hold on

Advancing   matter and so letting in matter's higher stra-
27   degrees   tum, mortal mind. Homœopathy, a step in
advance of allopathy, is doing this. Matter is going out
of medicine; and mortal mind, of a higher attenuation
30   than the drug, is governing the pellet.

A woman in the city of Lynn, Massachusetts, was
etherized and died in consequence, although her physi-

La ciencia, la teología, la medicina   158

Se relata que la profesión de la medicina tuvo su origen ₁
en la idolatría practicada por sacerdotes paganos, quienes
rogaban a los dioses que sanasen a los enfermos ₃
y designaron a Apolo "dios de la medicina".
Según "Historia de cuatro mil años de medi-
cina", se supone que él dictó la primera receta. Aquí cabe ₆
destacar que Apolo también fue considerado como el que
enviaba la enfermedad, "el dios de la pestilencia". Hipócrates se apartó de los ídolos y recurrió a medicamentos ₉
vegetales y minerales para sanar. Eso se consideró un
progreso en la medicina; pero lo que necesitamos es la verdad que sana a ambos, mente y cuerpo. La historia futura ₁₂
de la medicina material quizás llegue a corresponder a la
de su dios material, Apolo, que fue expulsado del cielo y
padeció grandes sufrimientos en la tierra. ₁₅

Mitología y materia médica

Los medicamentos, las cataplasmas y el aguardiente son
torpes sustitutos de la dignidad y el poder de la Mente divina y su eficacia para sanar. Es lamentable in- ₁₈
ducir a los hombres a la tentación por los des-
víos de este mundo desolado —haciendo al
género humano víctima de recetas embriagantes para los ₂₁
enfermos, a tal punto que la mente mortal llega a cultivar
un apetito por las bebidas alcohólicas, y hombres y mujeres degeneran en beodos repulsivos. ₂₄

Pasos hacia la intemperancia

Se ven pruebas de progreso y de espiritualización por todas partes. Los sistemas de medicina están desechando la
materia, admitiendo así su estrato superior, la ₂₇
mente mortal. La homeopatía, habiendo ade-
lantado un paso más que la alopatía, ya lo está haciendo.
La materia va desapareciendo de la medicina; y la mente ₃₀
mortal, de mayor atenuación que el medicamento, está gobernando a la píldora.

Grados de adelanto

Una mujer en la ciudad de Lynn, Massachusetts, fue ₃₃
eterizada porque sus médicos habían insistido en que sin

1 cians insisted that it would be unsafe to perform a needed
surgical operation without the ether. After the autopsy,
3 Effects   her sister testified that the deceased protested
of fear   against inhaling the ether and said it would kill
her, but that she was compelled by her physicians to take
6 it. Her hands were held, and she was forced into submission. The case was brought to trial. The evidence
was found to be conclusive, and a verdict was returned that
9 death was occasioned, not by the ether, but by fear of
inhaling it.

Is it skilful or scientific surgery to take no heed of men-
12 tal conditions and to treat the patient as if she were so
much mindless matter, and as if matter were
Mental con-
ditions to   the only factor to be consulted? Had these
15 be heeded   unscientific surgeons understood metaphysics,
they would have considered the woman's state of mind,
and not have risked such treatment. They would either
18 have allayed her fear or would have performed the operation without ether.

The sequel proved that this Lynn woman died from
21 effects produced by mortal mind, and not from the disease
or the operation.

The medical schools would learn the state of man
24 from matter instead of from Mind. They examine the
False source   lungs, tongue, and pulse to ascertain how
of knowledge   much harmony, or health, matter is permit-
27 ting to matter, — how much pain or pleasure, action or
stagnation, one form of matter is allowing another form
of matter.

30 Ignorant of the fact that a man's belief produces disease and all its symptoms, the ordinary physician is
liable to increase disease with his own mind, when he

éter sería peligroso hacer una operación quirúrgica que ellos consideraban necesaria; sin embargo, como consecuencia del éter, murió. Después de la autopsia, su hermana atestiguó que la difunta había protestado contra la inhalación del éter, diciendo que la mataría, pero que los médicos la habían obligado a inhalarlo. Le sujetaron las manos, forzándola a someterse. El caso se llevó a los tribunales. Las pruebas resultaron concluyentes, pronunciándose el fallo de que la muerte había sido ocasionada, no por el éter, sino por el temor de inhalarlo.

Efectos del temor

¿Es acaso cirugía hábil y científica no tomar en cuenta las condiciones mentales y tratar al paciente como si fuera sólo materia sin mente y como si la materia fuese el único factor a consultar? Si esos cirujanos no científicos hubiesen sido versados en metafísica, habrían considerado el estado mental de la mujer y no se habrían arriesgado a tal tratamiento. Le hubieran calmado su temor o la hubieran operado sin éter.

Las condiciones mentales deben considerarse

El resultado final probó que esa mujer de Lynn murió de los efectos producidos por la mente mortal y no por la enfermedad o la operación.

Las escuelas médicas procuran enterarse del estado del hombre recurriendo a la materia en vez de la Mente. Examinan los pulmones, la lengua y el pulso para cerciorarse cuánta armonía o salud le está concediendo la materia a la materia —cuánto dolor o placer, acción o inacción, le concede una forma de materia a otra forma de materia.

Origen erróneo de los conocimientos

Por ignorar el hecho de que la creencia del hombre produce la enfermedad y todos sus síntomas, el médico común está propenso a aumentar la enfermedad con su propio

160 Science, Theology, Medicine

1 should address himself to the work of destroying it through the power of the divine Mind.

3 The systems of physics act against metaphysics, and *vice versa.* When mortals forsake the material for the spiritual basis of action, drugs lose their healing force,
6 for they have no innate power. Unsupported by the faith reposed in it, the inanimate drug becomes powerless.

9 The motion of the arm is no more dependent upon the direction of mortal mind, than are the organic action and
Obedient secretion of the viscera. When this so-called
12 muscles mind quits the body, the heart becomes as torpid as the hand.

Anatomy finds a necessity for nerves to convey the mandate of mind to muscle and so cause action; but what does
15
Anatomy anatomy say when the cords contract and be-
and mind come immovable? Has mortal mind ceased
18 speaking to them, or has it bidden them to be impotent? Can muscles, bones, blood, and nerves rebel against mind in one instance and not in another, and become cramped
21 despite the mental protest?

Unless muscles are self-acting at all times, they are never so, — never capable of acting contrary to mental
24 direction. If muscles can cease to act and become rigid of their own preference, — be deformed or symmetrical, as they please or as disease directs, — they must be self-
27 directing. Why then consult anatomy to learn how mortal mind governs muscle, if we are only to learn from anatomy that muscle is not so governed?

30 Mind over Is man a material fungus without Mind
matter to help him? Is a stiff joint or a contracted muscle as much a result of law as the supple and

pensamiento, cuando debiera emprender la tarea de des- 1
truirla mediante el poder de la Mente divina.

Los sistemas de la física actúan contra la metafísica, y 3
viceversa. Cuando los mortales abandonan la base material de acción por la base espiritual, los medicamentos
pierden su fuerza curativa, porque no tienen poder innato. 6
Sin el apoyo de la fe que en él se pone, el inanimado medicamento queda sin poder.

El movimiento del brazo no depende más de la direc- 9
ción de la mente mortal de lo que dependen la   Músculos
acción orgánica y la secreción de las vísceras.   obedientes
Cuando esa llamada mente deja al cuerpo, el corazón se 12
pone tan inerte como la mano.

La anatomía considera que los nervios son necesarios
para transmitir el mandato de la mente al músculo y así 15
producir la acción; empero ¿qué dice la anato-   Anatomía
mía cuando los tendones se contraen y se inmo-   y mente
vilizan? ¿Ha cesado la mente mortal de hablarles, o les ha 18
ordenado que sean impotentes? ¿Pueden los músculos, los
huesos, la sangre y los nervios rebelarse contra la mente en
un caso y no en otro y acalambrarse a pesar de la protesta 21
mental?

Si los músculos no se mueven por sí mismos en todo momento, nunca lo hacen —nunca son capaces de moverse en 24
contra del mandato mental. Si los músculos pueden cesar
de moverse y pueden ponerse rígidos a voluntad —ser de-
formes o simétricos según les plazca o les ordene la en- 27
fermedad— tienen que gobernarse a sí mismos. ¿Por qué,
entonces, consultar la anatomía para aprender cómo gobierna la mente mortal al músculo, si tan sólo vamos a 30
aprender de la anatomía que el músculo no está así
gobernado?

¿Es el hombre un hongo material sin Mente   Hegemonía 33
que le ayude? ¿Es la coyuntura rígida o el   de la Mente
                                              sobre
músculo contraído el resultado tanto de una ley   la materia

161 Science, Theology, Medicine

1 elastic condition of the healthy limb, and is God the lawgiver?

3 You say, "*I* have burned my finger." This is an exact statement, more exact than you suppose; for mortal mind, and not matter, burns it. Holy inspiration 6 has created states of mind which have been able to nullify the action of the flames, as in the Bible case of the three young Hebrew captives, cast into the Babylonian furnace; 9 while an opposite mental state might produce spontaneous combustion.

In 1880, Massachusetts put her foot on a proposed 12 tyrannical law, restricting the practice of medicine. If
Restrictive her sister States follow this example in har-
regulations mony with our Constitution and Bill of Rights,
15 they will do less violence to that immortal sentiment of the Declaration, "Man is endowed by his Maker with certain inalienable rights, among which are life, liberty, and the 18 pursuit of happiness."

The oppressive state statutes touching medicine remind one of the words of the famous Madame Roland, 21 as she knelt before a statue of Liberty, erected near the guillotine: "Liberty, what crimes are committed in thy name!"

24 The ordinary practitioner, examining bodily symptoms, telling the patient that he is sick, and treating the case according to his physical diagnosis, would natu-
Metaphysics
27 challenges rally induce the very disease he is trying to cure,
physics even if it were not already determined by mortal mind. Such unconscious mistakes would not occur, if 30 this old class of philanthropists looked as deeply for cause and effect into mind as into matter. The physician agrees with his "adversary quickly," but upon different terms

como lo es la condición flexible y elástica de un miembro   1
sano, y es acaso Dios el legislador?

Decís: *Me he* quemado el dedo". Ésta es una declara-   3
ción exacta, más exacta de lo que suponéis; porque la
mente mortal, y no la materia, es lo que lo quema. La inspiración sagrada ha creado estados mentales que han sido   6
capaces de anular la acción de las llamas, como en el caso
bíblico de los tres jóvenes hebreos cautivos, que fueron
echados al horno babilónico; mientras que un estado men-   9
tal opuesto podría producir combustión espontánea.

En 1880, el Estado de Massachusetts rechazó un pro-
yecto de ley tiránica que hubiera restringido la práctica de   12
la medicina. Si los Estados hermanos de la   Leyes
Unión siguen ese ejemplo, de acuerdo con   restrictivas
nuestra Constitución y Declaración de Derechos, no vio-   15
lentarán tanto aquel sentimiento inmortal, expresado en la
Declaración de Independencia: "El hombre está dotado
por su Hacedor con ciertos derechos inalienables, entre   18
los cuales están la vida, la libertad y la búsqueda de la
felicidad".

Los estatutos opresivos de ciertos Estados, referentes a la   21
medicina, nos recuerdan las palabras de la célebre Madame Roland cuando se arrodilló ante una estatua de la
Libertad, erigida cerca de la guillotina: "¡Oh Libertad, qué   24
crímenes se cometen en tu nombre!"

El médico común, que examina los síntomas corporales,
que dice al paciente que está enfermo y que trata el caso   27
según su diagnóstico físico, induciría, como   La metafísica
consecuencia natural, la enfermedad misma   desafía a
                                            la física
que está tratando de curar, aunque no estuviese   30
ya determinada por la mente mortal. Tales equivocaciones inconscientes no ocurrirían, si esos filántropos de la
vieja escuela buscasen la causa y el efecto en la mente con   33
el mismo ahínco con que los buscan en la materia. El
médico se pone de acuerdo con su "adversario pronto",

162   Science, Theology, Medicine

1 than does the metaphysician; for the matter-physician
agrees with the disease, while the metaphysician agrees
3 only with health and challenges disease.

    Christian Science brings to the body the sunlight of
Truth, which invigorates and purifies. Christian Science
6 *Truth an*   acts as an alterative, neutralizing error with
alterative   Truth. It changes the secretions, expels humors, dissolves tumors, relaxes rigid muscles, restores
9 carious bones to soundness. The effect of this Science is
to stir the human mind to a change of base, on which it
may yield to the harmony of the divine Mind.

12   Experiments have favored the fact that Mind governs
the body, not in one instance, but in every instance. The
Practical   indestructible faculties of Spirit exist without
15 *success*   the conditions of matter and also without the
false beliefs of a so-called material existence. Working
out the rules of Science in practice, the author has re-
18 stored health in cases of both acute and chronic disease in
their severest forms. Secretions have been changed, the
structure has been renewed, shortened limbs have been
21 elongated, ankylosed joints have been made supple, and
carious bones have been restored to healthy conditions. I
have restored what is called the lost substance of lungs, and
24 healthy organizations have been established where disease
was organic. Christian Science heals organic disease as
surely as it heals what is called functional, for it requires
27 only a fuller understanding of the divine Principle of
Christian Science to demonstrate the higher rule.

                With due respect for the faculty, I kindly
Testimony
30 *of medical*   quote from Dr. Benjamin Rush, the famous
teachers   Philadelphia teacher of medical practice. He
declared that "it is impossible to calculate the mischief

pero bajo condiciones diferentes de las del metafísico; pues   1
el médico que recurre a la materia se pone de acuerdo con
la enfermedad, mientras que el metafísico se pone de   3
acuerdo sólo con la salud y desafía a la enfermedad.

La Ciencia Cristiana trae al cuerpo la luz solar de la
Verdad, que vigoriza y purifica. La Ciencia Cristiana obra   6
como un alterante, neutralizando el error con la   La Verdad es
Verdad. Cambia las secreciones, expulsa hu-   un alterante
mores, disuelve tumores, relaja músculos rígidos y restaura   9
la salud a huesos cariados. El efecto de esa Ciencia es inci-
tar a la mente humana a un cambio de base, sobre la cual
pueda dar lugar a la armonía de la Mente divina.   12

Los experimentos han confirmado el hecho de que la
Mente gobierna al cuerpo, no sólo en un caso, sino en todos los casos. Las indestructibles facultades del   Triunfo   15
Espíritu existen sin las condiciones de la ma-   práctico
teria y también sin las creencias erróneas de una llamada
existencia material. Aplicando en la práctica las reglas de   18
la Ciencia, la autora ha restablecido la salud en casos de
enfermedades tanto crónicas como agudas, en sus formas
más graves. Se han cambiado secreciones, se ha renovado   21
el organismo, se han alargado extremidades encogidas, se
ha devuelto la flexibilidad a articulaciones anquilosadas y
se ha restaurado a su estado normal a huesos cariados. He   24
restituido lo que se denomina la sustancia perdida de los
pulmones, y se han establecido organismos sanos donde la
enfermedad era orgánica. La Ciencia Cristiana sana la en-   27
fermedad orgánica tan positivamente como sana lo que se
llama enfermedad funcional, porque sólo se requiere una
comprensión más completa del Principio divino de la   30
Ciencia Cristiana para demostrar la regla superior.

Con el respeto debido a los facultativos, me   Testimonios
permito citar al Dr. Benjamín Rush, famoso   de profesores   33
profesor de medicina de Filadelfia. Declaró   de medicina
que "es imposible calcular el mal cometido por Hipócrates,

163　Science, Theology, Medicine

1 which Hippocrates has done, by first marking Nature
with his name, and afterward letting her loose upon sick
3 people."

Dr. Benjamin Waterhouse, Professor in Harvard University, declared himself "sick of learned quackery."

6 Dr. James Johnson, Surgeon to William IV, King of
England, said:

"I declare my conscientious opinion, founded on long
9 observation and reflection, that if there were not a single
physician, surgeon, apothecary, man-midwife, chemist,
druggist, or drug on the face of the earth, there would be
12 less sickness and less mortality."

Dr. Mason Good, a learned Professor in London,
said:

15 "The effects of medicine on the human system are in
the highest degree uncertain; except, indeed, that it has
already destroyed more lives than war, pestilence, and
18 famine, all combined."

Dr. Chapman, Professor of the Institutes and Practice
of Physic in the University of Pennsylvania, in a published
21 essay said:

"Consulting the records of our science, we cannot
help being disgusted with the multitude of hypotheses
24 obtruded upon us at different times. Nowhere is the
imagination displayed to a greater extent; and perhaps
so ample an exhibition of human invention might gratify
27 our vanity, if it were not more than compensated by the
humiliating view of so much absurdity, contradiction,
and falsehood. To harmonize the contrarieties of med-
30 ical doctrines is indeed a task as impracticable as to
arrange the fleeting vapors around us, or to reconcile the
fixed and repulsive antipathies of nature. Dark and

primero por haber marcado a la Naturaleza con su nombre   1
y luego por haberla soltado sobre los enfermos".

El Dr. Benjamín Waterhouse, catedrático de la Univer-   3
sidad de Harvard, declaró estar "harto del charlatanismo
erudito".

El Dr. James Johnson, cirujano de Guillermo IV, Rey   6
de Inglaterra, dijo:

"Es mi sincera opinión, fundada en detenida observación y reflexión, que si no hubiese un solo médico, ciru-   9
jano, boticario, partero, químico farmacéutico, droguero o
medicamento sobre la faz de la tierra, habría menos enfermedad y menos mortalidad".   12

El Dr. Mason Good, docto catedrático de Londres, dijo:

"Los efectos de los medicamentos en el cuerpo humano
son dudosos en grado sumo; salvo que, por cierto, ya han   15
destruido más vidas que la guerra, la peste y el hambre
puestos juntos".

El Dr. Chapman, catedrático en las teorías y la práctica   18
de la medicina en la Universidad de Pensilvania, dijo en
un ensayo que publicó:

"Consultando las crónicas de nuestra ciencia, no pode-   21
mos evitar nuestro disgusto con la multitud de hipótesis
que nos han sido impuestas en diferentes ocasiones. En
ninguna parte se hace mayor despliegue de imaginación; y   24
tal vez una exhibición tan amplia de inventiva humana pudiera halagar nuestra vanidad, si no estuviera más
que compensada por el espectáculo humillante de tanto   27
absurdo, contradicción y falsedad. Tratar de armonizar
las contradicciones de las doctrinas médicas sería, por
cierto, una tarea tan impracticable como la de poner en or-   30
den los vapores fugaces a nuestro alrededor o de reconciliar las antagónicas fuerzas de la naturaleza que constantemente se repelen entre sí. Oscura y perpleja, nuestra   33

164   Science, Theology, Medicine

1 perplexed, our devious career resembles the groping of Homer's Cyclops around his cave."

3   Sir John Forbes, M.D., F.R.S., Fellow of the Royal College of Physicians, London, said:

"No systematic or theoretical classification of diseases 6 or of therapeutic agents, ever yet promulgated, is true, or anything like the truth, and none can be adopted as a safe guidance in practice."

9   It is just to say that generally the cultured class of medical practitioners are grand men and women, therefore they are more scientific than are false claimants to Chris- 12 tian Science. But all human systems based on material premises are minus the unction of divine Science. Much yet remains to be said and done before all mankind is 15 saved and all the mental microbes of sin and all diseased thought-germs are exterminated.

If you or I should appear to die, we should not be 18 dead. The seeming decease, caused by a majority of human beliefs that man must die, or produced by mental assassins, does not in the least disprove Christian Science; 21 rather does it evidence the truth of its basic proposition that mortal thoughts in belief rule the materiality miscalled life in the body or in matter. But the forever fact 24 remains paramount that Life, Truth, and Love save from sin, disease, and death. "When this corruptible shall have put on incorruption, and this mortal shall have put on 27 immortality [divine Science], then shall be brought to pass the saying that is written, Death is swallowed up in victory" (St. Paul).

errante carrera recuerda al Cíclope de Homero, andando a tientas alrededor de su cueva".

Sir John Forbes, M.D., F.R.S., miembro del Real Colegio de Médicos de Londres, dijo:

"Ninguna clasificación sistemática o teórica de enfermedades o de agentes terapéuticos, hasta ahora promulgada, es verdadera o remotamente parecida a la verdad, y ninguna puede adoptarse como indicación segura en la práctica".

Es justo decir que, por lo general, la clase culta de médicos se compone de hombres y mujeres espléndidos; por tanto, son más científicos que los falsos pretendientes a la Ciencia Cristiana. Pero todos los sistemas humanos, basados en premisas materiales, carecen de la unción de la Ciencia divina. Mucho queda aún por decir y por hacer, antes que toda la humanidad sea redimida y todos los microbios mentales de pecado y todos los gérmenes de pensamientos enfermizos sean exterminados.

Si vosotros o yo pareciéramos haber muerto, no estaríamos muertos. El aparente fallecimiento, causado por una mayoría de creencias humanas de que el hombre tiene que morir, o producido por asesinos mentales, no refuta en lo más mínimo a la Ciencia Cristiana; más bien evidencia la verdad de su proposición básica de que los pensamientos mortales gobiernan, en creencia, la materialidad llamada erróneamente vida en el cuerpo o en la materia. No obstante, el hecho eterno de que la Vida, la Verdad y el Amor salvan del pecado, la enfermedad y la muerte permanece supremo. "Cuando esto corruptible se haya vestido de incorrupción, y esto mortal se haya vestido de inmortalidad [de Ciencia divina], entonces se cumplirá la palabra que está escrita: Sorbida es la muerte en victoria" (San Pablo).

Physiology

*Therefore I say unto you, Take no thought
for your life, what ye shall eat, or what
ye shall drink; nor yet for your body,
what ye shall put on. Is not the life more
than meat, and the body than raiment?* — JESUS.

*He sent His word, and healed them, and
delivered them from their destructions.* — PSALMS.

1 PHYSIOLOGY is one of the apples from "the tree
of knowledge." Evil declared that eating this fruit
3 would open man's eyes and make him as a god. Instead
of so doing, it closed the eyes of mortals to man's God-
given dominion over the earth.

6 To measure intellectual capacity by the size of the
brain and strength by the exercise of muscle, is to
Man not subjugate intelligence, to make mind mor-
9 structural tal, and to place this so-called mind at the
mercy of material organization and non-intelligent
matter.

12 Obedience to the so-called physical laws of health has
not checked sickness. Diseases have multiplied, since
man-made material theories took the place of spiritual
15 truth.

You say that indigestion, fatigue, sleeplessness, cause
Causes of distressed stomachs and aching heads. Then
18 sickness you consult your brain in order to remember
what has hurt you, when your remedy lies in forgetting

165

CAPÍTULO VII

La fisiología

Por tanto os digo: No os afanéis
por vuestra vida, qué habéis de comer o qué
habéis de beber; ni por vuestro cuerpo,
qué habéis de vestir. ¿No es la vida más
que el alimento, y el cuerpo más que el vestido? — JESÚS.

Envió Su palabra, y los sanó, y
los libró de su ruina. — SALMOS.

L A fisiología es una de las manzanas del "árbol del 1
conocimiento"*. El mal declaró que comer de esa
fruta abriría los ojos del hombre y le haría como un dios. 3
En vez de eso, cerró los ojos de los mortales al señorío que
Dios ha dado al hombre, señorío sobre la tierra.

Medir la capacidad intelectual por el tamaño del cere- 6
bro, y la fuerza por el ejercicio de los músculos, es subyugar la inteligencia, hacer mortal la mente y co- El hombre no
locar esa llamada mente a merced de la orga- es estructural 9
nización material y de la materia no inteligente.
La obediencia a las llamadas leyes físicas de la salud no
ha detenido a la enfermedad. Las enfermedades se han 12
multiplicado desde que las teorías materiales, ideadas por
los hombres, ocuparon el lugar de la verdad espiritual.

Decís que la indigestión, el cansancio o el insomnio cau- 15
san desórdenes de estómago y dolores de ca- Causas de las
beza. Consultáis entonces vuestro cerebro para enfermedades
recordar qué os ha hecho daño, cuando vuestro reme- 18

* Según la versión *King James* de la Biblia

165

1 the whole thing; for matter has no sensation of its own,
and the human mind is all that can produce pain.

3   As a man thinketh, so is he. Mind is all that feels,
acts, or impedes action. Ignorant of this, or shrinking
from its implied responsibility, the healing effort is made
6 on the wrong side, and thus the conscious control over the
body is lost.

The Mohammedan believes in a pilgrimage to Mecca
9 for the salvation of his soul. The popular doctor believes
in his prescription, and the pharmacist believes
in the power of his drugs to save a man's
12 life. The Mohammedan's belief is a religious
delusion; the doctor's and pharmacist's is a medical
mistake.

Delusions pagan and medical

15   The erring human mind is inharmonious in itself.
From it arises the inharmonious body. To ignore
God as of little use in sickness is a mistake.
18 Instead of thrusting Him aside in times of
bodily trouble, and waiting for the hour of
strength in which to acknowledge Him, we should learn
21 that He can do all things for us in sickness as in
health.

Health from reliance on spirituality

Failing to recover health through adherence to physi-
24 ology and hygiene, the despairing invalid often drops
them, and in his extremity and only as a last resort, turns
to God. The invalid's faith in the divine Mind is less
27 than in drugs, air, and exercise, or he would have resorted
to Mind first. The balance of power is conceded to be
with matter by most of the medical systems; but when
30 Mind at last asserts its mastery over sin, disease, and
death, then is man found to be harmonious and
immortal.

dio consiste en olvidar todo eso; pues la materia no tiene 1
sensación propia, y la mente humana es lo único que
puede causar dolor.   3

Cual es su pensamiento tal es el hombre. Lo único que
siente, actúa o impide la acción es la mente. Por ignorar
eso, o por evadir la responsabilidad implícita, hacemos el 6
esfuerzo sanativo del lado equivocado, y así perdemos el
dominio consciente sobre el cuerpo.

El mahometano cree que debe hacer una peregrinación 9
a la Meca para salvar su alma. El médico común cree en
su receta, y el farmacéutico cree en el poder de
sus medicamentos para salvar la vida de un   *Engaños paganos y médicos* 12
hombre. La creencia del mahometano es una
ilusión religiosa, la del médico y del farmacéutico es una
equivocación médica.   15

La errante mente humana es inarmónica en sí misma.
De ella resulta el cuerpo inarmónico. No tomar en cuenta
a Dios, por considerarlo de poca utilidad en   *Salud por confiar en la espiritualidad* 18
caso de enfermedad, es una equivocación. En
vez de rechazarlo en momentos de dolencias
físicas y esperar la hora de fortaleza para reconocerlo pre- 21
sente, debiéramos aprender que Él puede hacer todo por
nosotros en la enfermedad como en la salud.

No pudiendo recobrar la salud adhiriéndose a la fisio- 24
logía y la higiene, el enfermo desesperado a menudo las
abandona, y, en su apuro, y sólo como último recurso,
acude a Dios. El enfermo tiene menos fe en la Mente di- 27
vina que en las medicinas, el aire y el ejercicio, pues de lo
contrario hubiera recurrido primero a la Mente. El predominio del poder le es concedido a la materia por casi todos 30
los sistemas de medicina; pero cuando la Mente hace valer
finalmente su supremacía sobre el pecado, la enfermedad
y la muerte, entonces se ve que el hombre es armonioso e 33
inmortal.

1   Should we implore a corporeal God to heal the sick
out of His personal volition, or should we understand the
3   infinite divine Principle which heals? If we rise no higher
than blind faith, the Science of healing is not attained, and
Soul-existence, in the place of sense-existence, is not com-
6   prehended. We apprehend Life in divine Science only
as we live above corporeal sense and correct it. Our pro-
portionate admission of the claims of good or of evil de-
9   termines the harmony of our existence, — our health, our
longevity, and our Christianity.

We cannot serve two masters nor perceive divine Sci-
12   ence with the material senses. Drugs and hygiene cannot
The two   successfully usurp the place and power of the
masters   divine source of all health and perfection. If
15   God made man both good and evil, man must remain
thus. What can improve God's work? Again, an error
in the premise must appear in the conclusion. To have
18   one God and avail yourself of the power of Spirit, you
must love God supremely.

The "flesh lusteth against the Spirit." The flesh and
21   Spirit can no more unite in action, than good can coin-
Half-way   cide with evil. It is not wise to take a halt-
success   ing and half-way position or to expect to work
24   equally with Spirit and matter, Truth and error. There
is but one way — namely, God and His idea — which
leads to spiritual being. The scientific government of the
27   body must be attained through the divine Mind. It is impossible to gain control over the body in any other way.
On this fundamental point, timid conservatism is abso-
30   lutely inadmissible. Only through radical reliance on
Truth can scientific healing power be realized.

Substituting good words for a good life, fair seeming

¿Debemos implorar a un Dios corpóreo para que sane al 1
enfermo por Su voluntad personal, o debemos comprender
el Principio divino e infinito que sana? Si no nos elevamos 3
más alto que la fe ciega, no alcanzamos la Ciencia de la
curación ni llegamos a comprender que la existencia está
en el Alma y no en los sentidos. Comprendemos la Vida 6
en la Ciencia divina sólo a medida que vivimos por encima del sentido corporal y lo corregimos. La proporción
en que aceptemos las reivindicaciones del bien o las del 9
mal, determina la armonía de nuestra existencia —nuestra
salud, nuestra longevidad y nuestro cristianismo.

No podemos servir a dos señores, ni percibir la Ciencia 12
divina con los sentidos materiales. Los medicamentos y la
higiene no pueden usurpar con éxito el lugar y   Los dos
el poder de la fuente divina de toda salud y per-   señores 15
fección. Si Dios hizo al hombre a la vez bueno y malo, el
hombre tiene que permanecer así. ¿Qué puede mejorar la
obra de Dios? Por otra parte, un error en la premisa tiene 18
que aparecer en la conclusión. Para tener un solo Dios
y valerse del poder del Espíritu, debe amarse a Dios
supremamente. 21

"El deseo de la carne es contra el Espíritu". Así como el
bien no puede coincidir con el mal, tampoco la carne y el
Espíritu pueden unirse en acción. No es sabio   Éxito a 24
tomar una actitud indecisa y vacilante, o tratar   medias
de valerse igualmente del Espíritu y de la materia, de la
Verdad y del error. Hay un solo camino —a saber, Dios y 27
Su idea— que nos lleva al ser espiritual. El gobierno científico del cuerpo tiene que lograrse por medio de la Mente
divina. Es imposible obtener el dominio sobre el cuerpo 30
por otro medio. En ese punto fundamental, el tímido tradicionalismo es absolutamente inadmisible. Sólo por medio de una confianza radical en la Verdad puede realizarse 33
el poder científico de la curación.

Sustituir una vida buena con buenas palabras, un carác-

1 for straightforward character, is a poor shift for the weak
and worldly, who think the standard of Christian Science
3 too high for them.

If the scales are evenly adjusted, the removal of a single
weight from either scale gives preponderance to the oppo-
6 Belief on the   site. Whatever influence you cast on the side
wrong side   of matter, you take away from Mind, which
would otherwise outweigh all else. Your belief militates
9 against your health, when it ought to be enlisted on the
side of health. When sick (according to belief) you rush
after drugs, search out the material so-called laws of
12 health, and depend upon them to heal you, though you
have already brought yourself into the slough of disease
through just this false belief.

15   Because man-made systems insist that man becomes
sick and useless, suffers and dies, all in consonance with
The divine   the laws of God, are we to believe it? Are
18 authority   we to believe an authority which denies God's
spiritual command relating to perfection, — an authority
which Jesus proved to be false? He did the will of the
21 Father. He healed sickness in defiance of what is called
material law, but in accordance with God's law, the law
of Mind.

24   I have discerned disease in the human mind, and recognized the patient's fear of it, months before the so-called
Disease   disease made its appearance in the body. Dis-
27 foreseen   ease being a belief, a latent illusion of mortal
mind, the sensation would not appear if the error of belief
was met and destroyed by truth.

30 Changed   Here let a word be noticed which will be
mentality   better understood hereafter, — *chemicalization.*
By chemicalization I mean the process which mortal

ter íntegro con una apariencia de rectitud, es un pobre re-   1
curso de los débiles y mundanos, que consideran que la
norma de la Ciencia Cristiana* es demasiado elevada para   3
ellos.

Si los platillos de una balanza están equilibrados, el quitar un solo peso de uno de ellos da preponderancia al del   6
lado opuesto. Cualquier influencia que pon-
gáis en el lado de la materia, la quitáis de la   *La creencia del lado equivocado*
Mente, que de otro modo tendría preponderan-   9
cia sobre todo lo demás. Vuestra creencia milita contra
vuestra salud, cuando debiera alistarse en el lado de la salud. Cuando estáis enfermos (según la creencia), corréis   12
apresurados tras los medicamentos, investigáis las llamadas leyes materiales de la salud y confiáis en ellas para
sanaros, a pesar de que ya os habéis metido en el pantano   15
de la enfermedad precisamente por esa creencia falsa.

¿Hemos de creer que el hombre se enferma y se pone
inútil, sufre y muere, todo en conformidad con las leyes de   18
Dios, sólo porque sistemas humanamente con-   *La autoridad divina*
cebidos sostienen eso? ¿Hemos de creer a una
autoridad que niega el mandamiento espiritual de Dios   21
respecto a la perfección —una autoridad que Jesús probó
que era falsa? Él hizo la voluntad del Padre. Sanó las enfermedades, desafiando lo que se llama ley material, pero   24
de acuerdo con la ley de Dios, la ley de la Mente.

He discernido la enfermedad en la mente humana y me
he dado cuenta del temor que el paciente le tenía, meses   27
antes que la llamada enfermedad apareciera en   *Enfermedad prevista*
el cuerpo. Siendo la enfermedad una creencia,
una ilusión latente de la mente mortal, la sensación no   30
aparecería si el error de la creencia fuese refutado y destruido por la verdad.

Pongamos atención aquí en una palabra que   *Cambio de mentalidad*   33
se comprenderá mejor más adelante, o sea *qui-
micalización*. Por quimicalización quiero designar el pro-

* Véase "Nota" en la página que antecede al Indice.

1 mind and body undergo in the change of belief from a
material to a spiritual basis.

3   Whenever an aggravation of symptoms has occurred
through mental chemicalization, I have seen the mental
Scientific   signs, assuring me that danger was over, before
6 *foresight*   the patient felt the change; and I have said
to the patient, "You are healed," — sometimes to his dis-
comfiture, when he was incredulous. But it always came
9 about as I had foretold.

I name these facts to show that disease has a mental,
mortal origin, — that faith in rules of health or in drugs
12 begets and fosters disease by attracting the mind to the
subject of sickness, by exciting fear of disease, and by dos-
ing the body in order to avoid it. The faith reposed in
15 these things should find stronger supports and a higher
home. If we understood the control of Mind over body,
we should put no faith in material means.

18   Science not only reveals the origin of all disease as
mental, but it also declares that all disease is cured by
Mind the   divine Mind. There can be no healing ex-
21 *only healer*   cept by this Mind, however much we trust
a drug or any other means towards which human faith
or endeavor is directed. It is mortal mind, not mat-
24 ter, which brings to the sick whatever good they may
seem to receive from materiality. But the sick are never
really healed except by means of the divine power.
27 Only the action of Truth, Life, and Love can give
harmony.

Whatever teaches man to have other laws and to
30 *Modes of*   acknowledge other powers than the divine
matter   Mind, is anti-Christian. The good that a
poisonous drug seems to do is evil, for it robs man of

ceso que la mente y el cuerpo mortales experimentan
cuando la creencia cambia de una base material a una
espiritual.

Cada vez que se han agravado los síntomas debido a
una quimicalización mental, he visto las señales mentales
que me aseguraban que el peligro había pa-   Previsión
sado, antes que el paciente sintiera el cambio; y   científica
le he dicho al paciente: "Has sanado", a veces para su des-
concierto, cuando dudaba que era así. Pero siempre sucedió tal como yo lo había predicho.

Cito estos hechos para mostrar que la enfermedad tiene
un origen mental y mortal —que la fe en las reglas de salud o en los medicamentos engendra y fomenta la enfermedad atrayendo la mente hacia el tema de la enfermedad, suscitando el temor a la enfermedad y medicinando al
cuerpo para evitarla. La fe que se pone en esas cosas debiera buscar apoyos más sólidos y una morada más elevada. Si comprendiésemos el dominio de la Mente sobre
el cuerpo, no pondríamos fe en medios materiales.

La Ciencia no sólo revela que el origen de toda enfermedad es mental, sino que también declara que toda enfermedad es sanada por la Mente divina. No
puede haber curación excepto por esa Mente,   La Mente
por mucho que confiemos en un medicamento   es el único
                                                                              sanador
o en cualquier otro medio hacia el cual la fe humana o el
esfuerzo humano se dirija. Es la mente mortal, y no la materia, lo que trae a los enfermos cualquier bien que pueda
parecer que reciben de cosas materiales. Pero los enfermos
jamás sanan realmente excepto por medio del poder divino. Sólo la acción de la Verdad, la Vida y el Amor puede
traer armonía.

Todo lo que enseñe al hombre a tener otras leyes y a reconocer otros poderes, que no sean la Mente di-   Modos de
vina, es anticristiano. El bien que una droga   la materia
venenosa parece hacer, es un mal, pues roba al hombre su

1 reliance on God, omnipotent Mind, and according to belief, poisons the human system. Truth is not the basis of
3 theogony. Modes of matter form neither a moral nor a
spiritual system. The discord which calls for material
methods is the result of the exercise of faith in material
6 modes, — faith in matter instead of in Spirit.

Did Jesus understand the economy of man less than
Graham or Cutter? Christian ideas certainly present
9 *Physiology* what human theories exclude — the Principle
unscientific of man's harmony. The text, "Whosoever
liveth and believeth in me shall never die," not only con-
12 tradicts human systems, but points to the self-sustaining
and eternal Truth.

The demands of Truth are spiritual, and reach the
15 body through Mind. The best interpreter of man's needs
said: "Take no thought for your life, what ye shall eat,
or what ye shall drink."

18 If there are material laws which prevent disease, what
then causes it? Not divine law, for Jesus healed the
sick and cast out error, always in opposition, never in
21 obedience, to physics.

Spiritual causation is the one question to be considered,
for more than all others spiritual causation relates to
24 *Causation* human progress. The age seems ready to
considered approach this subject, to ponder somewhat
the supremacy of Spirit, and at least to touch the hem
27 of Truth's garment.

The description of man as purely physical, or as both
material and spiritual, — but in either case dependent
30 upon his physical organization, — is the Pandora box,
from which all ills have gone forth, especially despair.
Matter, which takes divine power into its own hands and

confianza en Dios, la Mente omnipotente, y, según la   1
creencia, envenena al organismo humano. La Verdad no
es la base de la teogonía. Los modos de la materia no for-   3
man ni un sistema moral ni uno espiritual. La discordia
que exige métodos materiales es el resultado del ejercicio
de la fe en los modos materiales —fe en la materia en lu-   6
gar de fe en el Espíritu.

¿Acaso Jesús comprendía menos que Graham o Cutter
la economía del hombre? Las ideas cristianas presentan   9
ciertamente lo que las teorías humanas ex-   La fisiología
cluyen —el Principio de la armonía del hom-   no es
bre. El texto: "Todo aquel que vive y cree en   científica
mí, no morirá eternamente" no sólo contradice los siste-   12
mas humanos, sino que indica la Verdad, que se mantiene
por sí misma y es eterna.   15

Las exigencias de la Verdad son espirituales y llegan al
cuerpo por medio de la Mente. El mejor intérprete de las
necesidades del hombre dijo: "No os afanéis por vuestra   18
vida, qué habéis de comer o qué habéis de beber".

Si hay leyes materiales que evitan la enfermedad, ¿qué
es, entonces, lo que la causa? No es la ley divina, pues   21
Jesús sanó a los enfermos y echó fuera el error, siempre en
oposición a las leyes físicas, nunca en obediencia a ellas.

La causalidad espiritual es la única cuestión a conside-   24
rar, pues, más que ninguna otra, la causalidad espiritual se
relaciona con el progreso humano. Nuestra   Considera-
época parece dispuesta a abordar ese tema, a   ción de la   27
reflexionar un tanto sobre la supremacía del   causalidad
Espíritu y, por lo menos, tocar el borde del manto de la
Verdad.   30

La descripción del hombre como meramente físico o
como material y espiritual a la vez —pero en todo caso de-
pendiente de su organismo físico— es la caja de Pandora,   33
de la cual han salido todos los males, especialmente la
pérdida de la esperanza. La materia, la cual se apropia del

1 claims to be a creator, is a fiction, in which paganism and
lust are so sanctioned by society that mankind has caught
3 their moral contagion.

Through discernment of the spiritual opposite of materiality, even the way through Christ, Truth, man will
6 Paradise   reopen with the key of divine Science the gates
regained   of Paradise which human beliefs have closed,
and will find himself unfallen, upright, pure, and free,
9 not needing to consult almanacs for the probabilities either
of his life or of the weather, not needing to study brainology to learn how much of a man he is.

12 Mind's control over the universe, including man, is
no longer an open question, but is demonstrable Science.
A closed   Jesus illustrated the divine Principle and the
15 question   power of immortal Mind by healing sickness
and sin and destroying the foundations of death.

Mistaking his origin and nature, man believes himself to
18 be combined matter and Spirit. He believes that Spirit
Matter   is sifted through matter, carried on a nerve, ex-
versus Spirit   posed to ejection by the operation of matter.
21 The intellectual, the moral, the spiritual, — yea, the image
of infinite Mind, — subject to non-intelligence!

No more sympathy exists between the flesh and Spirit
24 than between Belial and Christ.

The so-called laws of matter are nothing but false beliefs that intelligence and life are present where Mind
27 is not. These false beliefs are the procuring cause of all
sin and disease. The opposite truth, that intelligence and
life are spiritual, never material, destroys sin, sickness,
30 and death.

The fundamental error lies in the supposition that man
is a material outgrowth and that the cognizance of good

poder divino y pretende ser un creador, es una ficción en   1
la cual el paganismo y la lujuria han sido aprobados por la
sociedad a tal grado que la humanidad se ha contagiado   3
moralmente de ellos.

Discerniendo el opuesto espiritual de la materialidad, o
sea, el camino mediante Cristo, la Verdad, el hombre rea-   6
brirá con la llave de la Ciencia divina las puer-   *Paraíso*
tas del Paraíso, que las creencias humanas han   *recuperado*
cerrado, y se encontrará no como hombre caído, sino er-   9
guido, puro y libre, que no tiene que consultar almanaques
para enterarse de las probabilidades de su vida o del
tiempo, que no tiene que estudiar el cerebro para saber   12
hasta qué punto es realmente hombre.

El dominio de la Mente sobre el universo, incluso el
hombre, ya no es una cuestión discutible, sino Ciencia de-   15
mostrable. Jesús ilustró el Principio divino y el   *Una cuestión*
poder de la Mente inmortal sanando la enfer-   *resuelta*
medad y el pecado y destruyendo los fundamentos de la   18
muerte.

Equivocando su origen y naturaleza, el hombre cree que
es una mezcla de materia y Espíritu. Cree que el Espíritu   21
se infiltra en la materia, que es transmitido por   *La materia en*
un nervio y expuesto a expulsión por la acción   *contraste con*
de la materia. ¡Lo intelectual, lo moral, lo espi-   *el Espíritu*   24
ritual —sí, la imagen misma de la Mente infinita— sujetos
a lo que no es inteligencia!

No existe más afinidad entre la carne y el Espíritu que   27
entre Belial y Cristo.

Las llamadas leyes de la materia no son sino falsas
creencias de que la inteligencia y la vida están presentes   30
donde la Mente no está. Esas falsas creencias son la causa
ocasionante de todo pecado y enfermedad. La verdad
opuesta, de que la inteligencia y la vida son espirituales,   33
nunca materiales, destruye al pecado, a la enfermedad y a
la muerte.

El error fundamental descansa en la suposición de que   36
el hombre es un producto de la materia y que el conoci-

1 or evil, which he has through the bodily senses, constitutes his happiness or misery.

3   Theorizing about man's development from mushrooms

Godless   to monkeys and from monkeys into men
evolution   amounts to nothing in the right direction and
6 very much in the wrong.

Materialism grades the human species as rising from
matter upward. How then is the material species main-
9 tained, if man passes through what we call death and
death is the Rubicon of spirituality? Spirit can form
no real link in this supposed chain of material being.
12 But divine Science reveals the eternal chain of existence
as uninterrupted and wholly spiritual; yet this can be
realized only as the false sense of being disappears.

15   If man was first a material being, he must have passed
through all the forms of matter in order to become man.

Degrees of   If the material body is man, he is a portion of
18 development   matter, or dust. On the contrary, man is the
image and likeness of Spirit; and the belief that there is
Soul in sense or Life in matter obtains in mortals, *alias*
21 mortal mind, to which the apostle refers when he says
that we must "put off the old man."

What is man? Brain, heart, blood, bones, etc., the
24 material structure? If the real man is in the material

Identity   body, you take away a portion of the man when
not lost   you amputate a limb; the surgeon destroys
27 manhood, and worms annihilate it. But the loss of a limb
or injury to a tissue is sometimes the quickener of manli-
ness; and the unfortunate cripple may present more no-
30 bility than the statuesque athlete, — teaching us by his
very deprivations, that "a man's a man, for a' that."

When we admit that matter (heart, blood, brain, acting

miento del bien o del mal, que se obtiene mediante los sen- 1
tidos corporales, constituye su felicidad o su desdicha.

Teorizar que en su desarrollo el hombre pasó de hongos 3
a monos y de monos a hombres, no conduce a   Evolución
nada en la dirección correcta, pero a muchí-   sin Dios
simo en la incorrecta.   6

Según la clasificación del materialismo, la especie humana se eleva partiendo de la materia. ¿Cómo puede entonces mantenerse la especie material, si el hombre pasa a 9
través de lo que llamamos muerte y la muerte es el Ru-
bicón de la espiritualidad? El Espíritu no puede ser un eslabón verdadero en esa supuesta cadena de la existencia 12
material. Pero la Ciencia divina revela la eterna cadena de
la existencia como ininterrumpida y enteramente espiritual; sin embargo, eso puede comprenderse sólo a medida 15
que desaparezca el concepto falso acerca del ser.

Si el hombre fue primero un ser material, tiene que
haber pasado por todas las formas de materia para llegar a 18
ser hombre. Si el cuerpo material es el hombre,   Grados de
el hombre es una porción de materia, o polvo.   desarrollo
Por el contrario, el hombre es la imagen y semejanza del 21
Espíritu; y la creencia de que hay Alma en los sentidos o
Vida en la materia se encuentra en los mortales, alias
mente mortal, a la cual se refiere el apóstol cuando dice 24
que debemos "despojarnos del viejo hombre".

¿Qué es el hombre? ¿Es acaso cerebro, corazón, sangre,
huesos, etc. —la estructura material? Si el hombre verda- 27
dero está en el cuerpo material, se le quita una   La identidad
parte del hombre cuando se le amputa un   no se pierde
miembro; el cirujano destruye el estado de hombre y los 30
gusanos lo aniquilan. Pero la pérdida de un miembro o la
lesión de un tejido, a menudo vivifica en el hombre su verdadera naturaleza; y el infortunado lisiado tal vez de- 33
muestre más nobleza de carácter que el escultural atleta
—enseñándonos por su impedimento mismo que "un hombre es un hombre, a pesar de todo".   36

Cuando admitimos que la materia (el corazón, la sangre,

1 through the five physical senses) constitutes man, we fail
  When man   to see how anatomy can distinguish between
3 is man   humanity and the brute, or determine when
man is really *man* and has progressed farther than his
animal progenitors.

6 When the supposition, that Spirit is within what it
  Individu-   creates and the potter is subject to the clay,
  alization   is individualized, Truth is reduced to the level
9 of error, and the sensible is required to be made manifest
through the insensible.

What is termed matter manifests nothing but a material
12 mentality. Neither the substance nor the manifestation
of Spirit is obtainable through matter. Spirit is positive.
Matter is Spirit's contrary, the absence of Spirit. For
15 positive Spirit to pass through a negative condition
would be Spirit's destruction.

Anatomy declares man to be structural. Physiology
18 Man not   continues this explanation, measuring human
   structural strength by bones and sinews, and human life
by material law. Man is spiritual, individual, and eter-
21 nal; material structure is mortal.

Phrenology makes man knavish or honest according to
the development of the cranium; but anatomy, physiology,
24 phrenology, do not define the image of God, the real immortal man.

Human reason and religion come slowly to the recogni-
27 tion of spiritual facts, and so continue to call upon
matter to remove the error which the human mind alone
has created.

30 The idols of civilization are far more fatal to health
and longevity than are the idols of barbarism. The idols
of civilization call into action less faith than Buddhism

el cerebro, actuando por medio de los cinco sentidos cor- 1
porales) constituye al hombre, no vemos cómo
puede la anatomía distinguir entre el hombre y   *Cuando el hombre es hombre* 3
el bruto, o determinar cuándo el hombre es ver-
daderamente *hombre* y cuándo ha progresado más allá de
sus progenitores animales.   6

Cuando se individualiza la suposición de que el Espíritu
está dentro de lo que crea y que el alfarero está   *Individualización* 9
sujeto al barro, la Verdad queda reducida al ni-
vel del error, y se obliga a lo sensible a que se manifieste
por medio de lo insensible.

Lo que se denomina materia no manifiesta otra cosa que 12
una mentalidad material. Ni la sustancia del Espíritu ni su
manifestación es obtenible mediante la materia. El Espíritu es positivo. La materia es lo contrario del Espíritu, es 15
la ausencia de Espíritu. Que el Espíritu, que es positivo,
tuviera que pasar a través de una condición negativa, sería
la destrucción del Espíritu.   18

La anatomía declara que el hombre es estructural. La
fisiología continúa esa explicación, midiendo   *El hombre no es estructural*
la fuerza humana por los huesos y tendones, y   21
la vida humana por la ley material. El hombre es espiritual, individual y eterno; la estructura material es mortal.

La frenología considera al hombre bribón u honrado 24
según el desarrollo del cráneo; pero la anatomía, la fisiología y la frenología no definen la imagen de Dios, el verdadero hombre inmortal.   27

La razón y la religión humanas vienen a reconocer lentamente las verdades espirituales, y por eso continúan acu-
diendo a la materia para que quite el error que sólo la 30
mente humana ha creado.

Los ídolos de la civilización son mucho más funestos
para la salud y la longevidad que los ídolos de la barbarie. 33
Los ídolos de la civilización despiertan menos fe en una in-

1 in a supreme governing intelligence. The Esquimaux
restore health by incantations as consciously as do civi-
3 lized practitioners by their more studied methods.

Is civilization only a higher form of idolatry, that
man should bow down to a flesh-brush, to flannels, to
6 baths, diet, exercise, and air? Nothing save divine
power is capable of doing so much for man as he can
do for himself.

9 The footsteps of thought, rising above material standpoints, are slow, and portend a long night to the traveller;
Rise of   but the angels of His presence — the spiritual
12 thought   intuitions that tell us when "the night is far
spent, the day is at hand" — are our guardians in the
gloom. Whoever opens the way in Christian Science is
15 a pilgrim and stranger, marking out the path for generations yet unborn.

The thunder of Sinai and the Sermon on the Mount
18 are pursuing and will overtake the ages, rebuking in
their course all error and proclaiming the kingdom of
heaven on earth. Truth is revealed. It needs only to
21 be practised.

Mortal belief is all that enables a drug to cure mortal
ailments. Anatomy admits that mind is somewhere in
24 Medical   man, though out of sight. Then, if an indi-
errors   vidual is sick, why treat the body alone and
administer a dose of despair to the mind? Why declare
27 that the body is diseased, and picture this disease to the
mind, rolling it under the tongue as a sweet morsel and
holding it before the thought of both physician and pa-
30 tient? We should understand that the cause of disease
obtains in the mortal human mind, and its cure comes
from the immortal divine Mind. We should prevent the

teligencia suprema gobernante que el budismo. Los esqui- 1
males restablecen la salud mediante encantamientos tan
conscientemente como lo hacen los médicos civilizados 3
mediante sus métodos más estudiados.

¿Será la civilización sólo una forma más elevada de idolatría, para que el hombre tenga que doblegarse ante un 6
cepillo para frotar la piel, ante franelas, baños, dietas, ejercicios y aire? Nada, excepto el poder divino, es capaz de
hacer tanto por el hombre como éste puede hacer por sí 9
mismo.

Los pasos del pensamiento, al ascender sobre los puntos
de vista materiales, son lentos, y presagian una larga noche 12
al viajero; pero los ángeles de Su presencia — Ascensión del
las intuiciones espirituales que nos dicen que   pensamiento
"la noche está avanzada, y se acerca el día"— son nuestros 15
guardianes en las tinieblas. Quienquiera que abra el camino de la Ciencia Cristiana es un peregrino y forastero,
que traza la senda a generaciones aún no nacidas. 18

El trueno del Sinaí y el Sermón del Monte van tras los
siglos y los sobrepasarán, reprendiendo en su carrera todo
error y proclamando el reino de los cielos en la tierra. La 21
Verdad está revelada. Sólo es menester practicarla.

La creencia mortal es lo único que capacita a un medicamento para curar dolencias mortales. La anatomía ad- 24
mite que la mente está en alguna parte del   Errores
hombre, aunque no esté a la vista. Entonces, si   médicos
una persona está enferma, ¿por qué dar tratamiento sólo 27
al cuerpo y administrar una dosis de desesperación a
la mente? ¿Por qué declarar que el cuerpo está enfermo y
describir esa enfermedad a la mente, paladeándola cual 30
dulce manjar y manteniéndola enfrente del pensamiento
del médico y del paciente? Debiéramos comprender que
la causa de la enfermedad se asienta en la mente humana y 33
mortal, y que su curación viene de la Mente divina e inmortal. Debiéramos impedir que las imágenes de la enfer-

1 images of disease from taking form in thought, and we
should efface the outlines of disease already formulated in
3 the minds of mortals.

When there are fewer prescriptions, and less thought is
Novel   given to sanitary subjects, there will be better
6 diseases   constitutions and less disease. In old times
who ever heard of dyspepsia, cerebro-spinal meningitis,
hay-fever, and rose-cold?

9 What an abuse of natural beauty to say that a rose,
the smile of God, can produce suffering! The joy of its
presence, its beauty and fragrance, should uplift the
12 thought, and dissuade any sense of fear or fever. It is
profane to fancy that the perfume of clover and the breath
of new-mown hay can cause glandular inflammation,
15 sneezing, and nasal pangs.

If a random thought, calling itself dyspepsia, had
tried to tyrannize over our forefathers, it would have
18 No ancestral been routed by their independence and in-
dyspepsia   dustry. Then people had less time for selfishness, coddling, and sickly after-dinner talk. The ex-
21 act amount of food the stomach could digest was not
discussed according to Cutter nor referred to sanitary
laws. A man's belief in those days was not so severe
24 upon the gastric juices. Beaumont's "Medical Experiments" did not govern the digestion.

Damp atmosphere and freezing snow empurpled the
27 plump cheeks of our ancestors, but they never indulged
Pulmonary   in the refinement of inflamed bronchial tubes.
misbeliefs   They were as innocent as Adam, before he ate
30 the fruit of false knowledge, of the existence of tubercles
and troches, lungs and lozenges.

"Where ignorance is bliss, 't is folly to be wise," says

medad tomen forma en el pensamiento, y debiéramos bo- 1
rrar los contornos de la enfermedad ya formados en la
mente de los mortales. 3

Cuando haya menos recetas y se preste menos atención
a temas de sanidad, habrá constituciones más
robustas y menos enfermedades. ¿Quién oyó ha- *Enferme-dades 6
blar antiguamente de dispepsia, meningitis cere- *modernas
broespinal y de catarros causados por el heno o las rosas?

¡Qué desprecio a la hermosura de la naturaleza decir 9
que una rosa, la sonrisa de Dios, pueda causar sufrimiento! El gozo de su presencia, su belleza y fragancia, debieran elevar el pensamiento y apartar toda sensación de 12
temor o fiebre. Es irreverente imaginar que el perfume
del trébol y la fragancia del heno recién cortado puedan
producir inflamación glandular, estornudos y punzadas 15
nasales.

Si un pensamiento fortuito que se autodenomina dispepsia, hubiese tratado de tiranizar a nuestros antepasados, 18
habría sido desechado por la independencia y
laboriosidad de ellos. En aquel entonces la *Los antepasa-dos no tenían
gente disponía de menos tiempo para dedicarlo *dispepsia 21
al egoísmo, a los mimos y pláticas enfermizas de sobre-
mesa. La cantidad exacta de alimento que el estómago
podía digerir no se discutía de acuerdo con Cutter, ni se to- 24
maban en cuenta leyes sanitarias. La creencia de un
hombre en aquellos días no obraba con tanto rigor sobre
los jugos gástricos. El libro "Experimentos médicos" de 27
Beaumont no gobernaba la digestión.

La atmósfera húmeda y la fría nieve enrojecían las mejillas rollizas de nuestros antepasados, pero éstos nunca se 30
permitían el lujo de tener los bronquios infla- *Creencias erróneas
mados. Eran tan inocentes respecto a la exis- *acerca de
tencia de tubérculos y tabletas, pulmones y pas- *los pulmones 33
tillas, como lo era Adán antes de comer el fruto del conocimiento falso.

"Donde la ignorancia es bendición, es tonto ser sabio", 36

1 the English poet, and there is truth in his sentiment. The
action of mortal mind on the body was not so injurious
3 Our modern before inquisitive modern Eves took up the
Eves   study of medical works and unmanly Adams
attributed their own downfall and the fate of their off-
6 spring to the weakness of their wives.

The primitive custom of taking no thought about
food left the stomach and bowels free to act in obedi-
9 ence to nature, and gave the gospel a chance to be seen
in its glorious effects upon the body. A ghastly array of
diseases was not paraded before the imagination. There
12 were fewer books on digestion and more "sermons in
stones, and good in everything." When the mechanism
of the human mind gives place to the divine Mind, self-
15 ishness and sin, disease and death, will lose their
foothold.

Human fear of miasma would load with disease the
18 air of Eden, and weigh down mankind with superimposed
and conjectural evils. Mortal mind is the worst foe of
the body, while divine Mind is its best friend.

21   Should all cases of organic disease be treated by a
regular practitioner, and the Christian Scientist try
        Diseases   truth only in cases of hysteria, hypochon-
24 not to be   dria, and hallucination? One disease is no
        classified   more real than another. All disease is the
result of education, and disease can carry its ill-effects
27 no farther than mortal mind maps out the way. The
human mind, not matter, is supposed to feel, suffer, enjoy. Hence decided types of acute disease are quite as
30 ready to yield to Truth as the less distinct type and chronic
form of disease. Truth handles the most malignant contagion with perfect assurance.

dice el poeta inglés, y hay verdad en su dicho. La acción 1
de la mente mortal sobre el cuerpo no era tan perjudicial
antes que las Evas inquisitivas de nuestros días 3
emprendieran el estudio de obras médicas y los
Adanes poco varoniles atribuyeran su propia
caída y la suerte de su prole a la debilidad de sus mujeres. 6

Nuestras Evas modernas

La costumbre primitiva de no afanarse por el alimento
dejaba libres al estómago e intestinos para funcionar en
obediencia a la naturaleza, y daba al evangelio oportuni- 9
dad para manifestarse en sus gloriosos efectos sobre el
cuerpo. No se hacía desfilar ante la imaginación un horrible cortejo de dolencias. Había menos libros sobre diges- 12
tión y más "sermones en piedras, y provecho por do-
quier". Cuando el mecanismo de la mente humana ceda
lugar a la Mente divina, entonces el egoísmo y el pecado, 15
la enfermedad y la muerte, perderán su punto de apoyo.

El temor humano a los miasmas cargaría de enfermedades al aire del Edén y abrumaría a la humanidad im- 18
poniéndole males imaginarios. La mente mortal es el peor
enemigo del cuerpo, mientras que la Mente divina es su
mejor amigo. 21

¿Debe tratar todos los casos de enfermedad orgánica un
médico común, y debe el Científico Cristiano recurrir
a la verdad sólo en los casos de histeria, hipo- 24
condria y alucinación? Una clase de enfermedad no es más real que otra. Toda enfermedad
es el resultado de educación, y la enfermedad no puede 27
llevar sus nocivos efectos más allá del camino trazado
por la mente mortal. Se supone que es la mente humana,
no la materia, lo que siente, sufre y goza. De ahí que 30
los tipos definidos de enfermedades agudas cedan ante la
Verdad tan fácilmente como los tipos menos definidos y
las formas crónicas de enfermedad. La Verdad trata el 33
contagio más maligno con perfecta seguridad.

Las enferme- dades no han de clasificarse

1   Human mind produces what is termed organic disease as certainly as it produces hysteria, and it must re-
3   One basis for
all sickness linquish all its errors, sicknesses, and sins.
I have demonstrated this beyond all cavil.
The evidence of divine Mind's healing power and abso-
6   lute control is to me as certain as the evidence of my own
existence.

Mortal mind and body are one. Neither exists without
9   the other, and both must be destroyed by immortal Mind.
Mental and
physical
oneness   Matter, or body, is but a false concept of mortal mind. This so-called mind builds its own
12   superstructure, of which the material body is
the grosser portion; but from first to last, the body is a
sensuous, human concept.

15   In the Scriptural allegory of the material creation,
Adam or error, which represents the erroneous theory
The effect
of names   of life and intelligence in matter, had the
18   naming of all that was material. These names
indicated matter's properties, qualities, and forms. But
a lie, the opposite of Truth, cannot name the qualities and
21   effects of what is termed matter, and create the so-called
laws of the flesh, nor can a lie hold the preponderance
of power in any direction against God, Spirit and
24   Truth.

If a dose of poison is swallowed through mistake, and
Poison
defined
mentally   the patient dies even though physician and
27   patient are expecting favorable results, does
human belief, you ask, cause this death? Even
so, and as directly as if the poison had been intentionally
30   taken.

In such cases a few persons believe the potion swallowed by the patient to be harmless, but the vast ma-

La mente humana produce lo que se denomina enferme- 1
dad orgánica tan ciertamente como produce la histeria, y
tiene que renunciar a todos sus errores, enfer- 3
medades y pecados. He demostrado eso in-
contestablemente. La evidencia del poder sanativo de la Mente divina y de su absoluto gobierno me es 6
tan cierta como la evidencia de mi propia existencia.

Una sola base para toda enfermedad

La mente y el cuerpo mortales son uno. Ninguno de
ellos existe sin el otro, y ambos tienen que ser destruidos 9
por la Mente inmortal. La materia, o el cuerpo,
no es sino un concepto falso de la mente
mortal. Esa llamada mente construye su propia superes- 12
tructura, de la cual el cuerpo material es la parte más
densa; pero desde el principio hasta el fin, el cuerpo es un
concepto sensorio y humano. 15

Unidad mental y física

En la alegoría bíblica de la creación material, Adán, o el
error, el cual representa la teoría errónea de vida e inteligencia en la materia, fue encargado de poner 18
nombres a todo lo que era material. Esos
nombres indicaban las propiedades, cualidades
y formas de la materia. Pero una mentira, lo opuesto de la 21
Verdad, no puede dar nombres a las cualidades y efectos
de lo que se titula materia y crear las llamadas leyes de la
carne, ni puede una mentira mantener, en ningún sentido, 24
la preponderancia de poder contra Dios, el Espíritu y la
Verdad.

Los efectos de los nombres

Si alguien ingiriera por equivocación una porción de 27
veneno y muriera, aunque médico y paciente
hubiesen esperado un desenlace favorable, uno
se preguntaría si fue la creencia humana lo que 30
causó la muerte. Por cierto que sí, y tan directamente
como si el veneno se hubiera tomado intencionalmente.

Veneno definido mentalmente

En tales casos algunas personas creen que la poción to- 33
mada por el paciente es inofensiva; pero la gran mayoría

1 jority of mankind, though they know nothing of this particular case and this special person, believe the arsenic,
3 the strychnine, or whatever the drug used, to be poisonous, for it is set down as a poison by mortal mind.
Consequently, the result is controlled by the majority of
6 opinions, not by the infinitesimal minority of opinions in
the sick-chamber.

Heredity is not a law. The remote cause or belief
9 of disease is not dangerous because of its priority and
the connection of past mortal thoughts with present.
The predisposing cause and the exciting cause are
12 mental.

Perhaps an adult has a deformity produced prior to his
birth by the fright of his mother. When wrested from
15 human belief and based on Science or the divine Mind, to
which all things are possible, that chronic case is not
difficult to cure.

18 Mortal mind, acting from the basis of sensation in
matter, is animal magnetism; but this so-called mind,
from which comes all evil, contradicts itself,
Animal
21 magnetism   and must finally yield to the eternal Truth, or
destroyed   the divine Mind, expressed in Science. In proportion to our understanding of Christian Science, we are
24 freed from the belief of heredity, of mind in matter or animal magnetism; and we disarm sin of its imaginary power
in proportion to our spiritual understanding of the status
27 of immortal being.

Ignorant of the methods and the basis of metaphysical
healing, you may attempt to unite with it hypnotism,
30 spiritualism, electricity; but none of these methods can
be mingled with metaphysical healing.

Whoever reaches the understanding of Christian Science

de la humanidad, aunque no sepa nada de ese caso parti- 1
cular ni de esa persona en especial, cree que el arsénico, la
estricnina, o cualquier otra droga empleada, son veneno- 3
sos, porque así los clasifica la mente mortal. Por consiguiente, el resultado está regido por la mayoría de opiniones, no por la minoría infinitesimal de opiniones en el 6
aposento del enfermo.

La transmisión hereditaria no es una ley. La causa o
creencia remota de la enfermedad no es peligrosa por su 9
prioridad y por la conexión de los pensamientos mortales
del pasado con los del presente. Tanto la causa predisponente como la causa ocasional son mentales. 12

Quizás un adulto tenga una deformidad producida antes
de su nacimiento por un susto que pasó su madre. Una
vez que es arrebatado ese caso crónico de la creencia hu- 15
mana y es basado en la Ciencia o la Mente divina, para la
cual todas las cosas son posibles, no es difícil de curar.

La mente mortal, obrando desde la base de sensación 18
en la materia, es magnetismo animal; pero esa llamada
mente, de la cual procede todo mal, se contradice a sí misma y tiene que ceder finalmente   El magnetismo animal 21
destruido
ante la Verdad eterna, o la Mente divina, expresada en la Ciencia. En la proporción en que comprendemos la Ciencia Cristiana, nos liberamos de la creencia 24
en la transmisión hereditaria, de que hay mente en la materia o magnetismo animal; y desarmamos al pecado de su
poder imaginario en la proporción en que comprendemos 27
espiritualmente el estado del ser inmortal.

Por ignorar los métodos y la base de la curación metafísica, es posible que intentéis unirla al hipnotismo, al espiri- 30
tismo o a la electricidad; pero ninguno de esos métodos
puede mezclarse con la curación metafísica.

Quienquiera que logre comprender la Ciencia Cristiana 33

1 in its proper signification will perform the sudden cures
of which it is capable; but this can be done only by
3 taking up the cross and following Christ in the daily
life.

Science can heal the sick, who are absent from their
6 healers, as well as those present, since space is no ob-
Absent   stacle to Mind. Immortal Mind heals what eye
patients   hath not seen; but the spiritual capacity to ap-
9 prehend thought and to heal by the Truth-power, is won
only as man is found, not in self-righteousness, but reflecting the divine nature.

12   Every medical method has its advocates. The preference of mortal mind for a certain method creates a demand
Horses   for that method, and the body then seems to re-
15 mistaught   quire such treatment. You can even educate a
healthy horse so far in physiology that he will take cold
without his blanket, whereas the wild animal, left to his
18 instincts, sniffs the wind with delight. The epizoötic is
a humanly evolved ailment, which a wild horse might
never have.

21   Treatises on anatomy, physiology, and health, sustained
Medical works by what is termed material law, are the pro-
objectionable moters of sickness and disease. It should not
24 be proverbial, that so long as you read medical works you
will be sick.

The sedulous matron — studying her Jahr with homœ-
27 opathic pellet and powder in hand, ready to put you
into a sweat, to move the bowels, or to produce sleep —
is unwittingly sowing the seeds of reliance on matter,
30 and her household may erelong reap the effect of this
mistake.

Descriptions of disease given by physicians and adver-

en su verdadero significado, efectuará las curas instantá- 1
neas de que ella es capaz; pero eso sólo puede hacerse tomando la cruz y siguiendo a Cristo en la vida diaria.   3

La Ciencia puede sanar a los enfermos que no están presentes con sus sanadores, como a los que lo están, pues el
espacio no es obstáculo para la Mente. La   Pacientes   6
Mente inmortal cura lo que el ojo no ha visto;   ausentes
pero la capacidad espiritual de percibir el pensamiento y
de curar mediante el poder de la Verdad, se alcanza sólo a   9
medida que se vea al hombre no haciéndose justicia a sí
mismo, sino reflejando la naturaleza divina.

Todo método médico tiene sus defensores. La preferen-   12
cia de la mente mortal por cierto método crea una demanda por ese método, y entonces el cuerpo   Caballos mal
parece necesitar tal tratamiento. Hasta a un ca-   enseñados   15
ballo sano se le puede educar en fisiología a tal grado que
se resfriará si no lleva su manta, mientras que un animal
salvaje, dejado a sus instintos, aspira el viento con deleite.   18
La epizootia es una enfermedad desarrollada humanamente, de la cual un caballo salvaje tal vez jamás padecería.

Los tratados sobre anatomía, fisiología y sa-   Las obras   21
lud, apoyados por lo que se llama ley material,   médicas no
                                                    merecen
son promotores de males y enfermedades. No   reparos
debiera ser proverbial que mientras uno siga leyendo obras   24
médicas, estará enfermo.

El ama de casa diligente que estudia su libro de Jahr, teniendo en mano píldoras y polvos homeopáticos, dispuesta   27
a haceros sudar, evacuar el vientre o dormir, está inconscientemente sembrando las simientes de confianza en la
materia, y puede que los miembros de su familia dentro de   30
poco tiempo cosechen los efectos de esa equivocación.

Las descripciones de enfermedades que hacen los médi-

1 tisements of quackery are both prolific sources of sickness.
As mortal mind is the husbandman of error, it should be
3 taught to do the body no harm and to uproot its false
sowing.

The patient sufferer tries to be satisfied when he sees
6 his would-be healers busy, and his faith in their efforts is
The invalid's   somewhat helpful to them and to himself; but
outlook   in Science one must understand the resusci-
9 tating law of Life. This is the seed within itself bearing
fruit after its kind, spoken of in Genesis.

Physicians should not deport themselves as if Mind
12 were non-existent, nor take the ground that all causation
is matter, instead of Mind. Ignorant that the human
mind governs the body, its phenomenon, the invalid may
15 unwittingly add more fear to the mental reservoir already
overflowing with that emotion.

Doctors should not implant disease in the thoughts of
18 their patients, as they so frequently do, by declaring dis-
Wrong and   ease to be a fixed fact, even before they go to
right way   work to eradicate the disease through the ma-
21 terial faith which they inspire. Instead of furnishing
thought with fear, they should try to correct this turbulent
element of mortal mind by the influence of divine Love
24 which casteth out fear.

When man is governed by God, the ever-present
Mind who understands all things, man knows that with
27 God all things are possible. The only way to this
living Truth, which heals the sick, is found in the Science
of divine Mind as taught and demonstrated by Christ
30 Jesus.

To reduce inflammation, dissolve a tumor, or cure organic disease, I have found divine Truth more potent than

cos y los anuncios de la charlatanería son fuentes prolíficas 1
de enfermedades. Puesto que la mente mortal es el labra-
dor del error, se le debiera enseñar a no dañar al cuerpo y 3
a desarraigar su falsa siembra.

El sufridor paciente se esfuerza por sentirse satisfecho
cuando ve ocupados a los que procuran sanarle, y la fe que 6
pone en los esfuerzos de éstos ayuda, en cierto
modo, tanto a ellos como a él; pero en la Cien-   *La perspec-
cia hay que comprender la ley resucitadora de   tiva del
                                                          enfermo*
la Vida. Ésa es la simiente dentro de sí misma que pro- 9
duce fruto según su género, de que se habla en el Génesis.

Los médicos no debieran comportarse como si la Mente 12
no existiera, ni sostener que toda causalidad es materia en
vez de Mente. Por ignorar que la mente humana gobierna
al cuerpo, su fenómeno, puede ser que añada el enfermo, 15
sin saberlo, más temor al depósito mental que ya desborda
de ese sentimiento.

Los médicos no debieran implantar la enfermedad en el 18
pensamiento de sus pacientes, como lo hacen tan a menudo, declarando que la enfermedad es un hecho
establecido, aun antes de disponerse a desarrai-   *El camino
garla con la fe material que ellos inspiran. En   malo y 21
                                                          el bueno*
lugar de inculcar temor en el pensamiento, debieran tratar
de corregir ese elemento perturbador de la mente mortal, 24
mediante la influencia del Amor divino, que echa fuera al
temor.

Cuando el hombre es gobernado por Dios, la Mente 27
siempre presente que comprende todas las cosas, el hombre sabe que para Dios todas las cosas son posibles. El
único camino que conduce a esa Verdad viviente, que sa- 30
na a los enfermos, se halla en la Ciencia de la Mente divina, como la enseñó y demostró Cristo Jesús.

He comprobado que para aliviar inflamaciones, disolver 33
tumores, o curar enfermedades orgánicas, la Verdad di-

1 all lower remedies. And why not, since Mind, God, is
the source and condition of all existence? Before decid-
3 ing that the body, matter, is disordered, one

The important decision

should ask, "Who art thou that repliest to
Spirit? Can matter speak for itself, or does
6 it hold the issues of life?" Matter, which can neither
suffer nor enjoy, has no partnership with pain and pleasure, but mortal belief has such a partnership.

9 When you manipulate patients, you trust in electricity

Manipulation unscientific

and magnetism more than in Truth; and for
that reason, you employ matter rather than
12 Mind. You weaken or destroy your power when you resort to any except spiritual means.

It is foolish to declare that you manipulate patients but
15 that you lay no stress on manipulation. If this be so, why
manipulate? In reality you manipulate because you are
ignorant of the baneful effects of magnetism, or are not
18 sufficiently spiritual to depend on Spirit. In either case
you must improve your mental condition till you finally
attain the understanding of Christian Science.

21 If you are too material to love the Science of Mind and
are satisfied with good words instead of effects, if you

Not words but deeds

adhere to error and are afraid to trust Truth,
24 the question then recurs, "Adam, where art
thou?" It is unnecessary to resort to aught besides
Mind in order to satisfy the sick that you are doing some-
27 thing for them, for if they are cured, they generally know
it and are satisfied.

"Where your treasure is, there will your heart be also."
30 If you have more faith in drugs than in Truth, this faith
will incline you to the side of matter and error. Any
hypnotic power you may exercise will diminish your

vina es más potente que todos los remedios inferiores. Y 1
¿por qué no, puesto que la Mente, Dios, es la fuente y condición de toda existencia? Antes de decidir que   La decisión 3
el cuerpo, la materia, sufre de un desarreglo,   importante
uno debiera preguntar: "¿Quién eres tú que alter-
cas con el Espíritu? ¿Puede la materia hablar por sí 6
misma o es de ella que mana la vida?" La materia, que es
incapaz de sufrir o de gozar, no tiene asociación alguna
con el dolor y el placer; pero la creencia mortal sí tiene tal 9
asociación.

Cuando manipuláis a los pacientes, confiáis en la electricidad y en el magnetismo más que en la Ver-   12
dad; y por esa razón empleáis la materia en vez   La manipulación no es
de la Mente. Debilitáis o destruís vuestro poder   científica
cuando recurrís a cualquier medio que no sea espiritual. 15

No tiene sentido declarar que manipuláis a los pacientes, pero que no dais importancia a la manipulación. Si
eso es así, ¿por qué manipular? En realidad, manipuláis 18
porque desconocéis los efectos perniciosos del magnetismo, o no sois lo bastante espirituales para confiar en el
Espíritu. En cualquier caso debéis mejorar vuestra condi- 21
ción mental hasta que finalmente alcancéis la comprensión
de la Ciencia Cristiana.

Si sois demasiado materiales para amar la Ciencia de la 24
Mente y estáis satisfechos con buenas palabras en vez de
buenos efectos, si os apegáis al error y teméis   Hechos y
confiar en la Verdad, entonces se presenta de   no palabras 27
nuevo la pregunta: "Adán, ¿dónde estás tú?" Es innecesario recurrir a algo que no sea la Mente para convencer a
los enfermos de que se está haciendo algo por ellos, porque 30
si son sanados, generalmente se dan cuenta de ello y quedan satisfechos.

"Donde esté vuestro tesoro, allí estará también vuestro 33
corazón". Si tenéis más fe en las medicinas que en la Verdad, esa fe os inclinará hacia el lado de la materia y del
error. Cualquier poder hipnótico que ejerzáis, disminuirá 36

1 ability to become a Scientist, and *vice versa*. The act
of healing the sick through divine Mind alone, of casting
3 out error with Truth, shows your position as a Christian
Scientist.

The demands of God appeal to thought only; but the
6 claims of mortality, and what are termed laws of nature,
Physiology   appertain to matter. Which, then, are we to
or Spirit   accept as legitimate and capable of producing
9 the highest human good? We cannot obey both physiology and Spirit, for one absolutely destroys the other,
and one or the other must be supreme in the affections.
12 It is impossible to work from two standpoints. If we
attempt it, we shall presently "hold to the one, and
despise the other."

15 The hypotheses of mortals are antagonistic to Science
and cannot mix with it. This is clear to those who heal
the sick on the basis of Science.

18 Mind's government of the body must supersede the so-
called laws of matter. Obedience to material law pre-
No material   vents full obedience to spiritual law, — the law
21 law   which overcomes material conditions and puts
matter under the feet of Mind. Mortals entreat the divine Mind to heal the sick, and forthwith shut out the aid
24 of Mind by using material means, thus working against
themselves and their prayers and denying man's God-
given ability to demonstrate Mind's sacred power. Pleas
27 for drugs and laws of health come from some sad incident,
or else from ignorance of Christian Science and its transcendent power.

30 To admit that sickness is a condition over which God
has no control, is to presuppose that omnipotent power
is powerless on some occasions. The law of Christ, or

vuestra habilidad para llegar a ser Científicos, y viceversa.   1
La acción de sanar a los enfermos sólo por medio de la
Mente divina, de echar fuera el error con la Verdad, indica   3
hasta qué punto sois Científicos Cristianos.

Las exigencias de Dios apelan sólo al pensamiento; pero
las pretensiones de la mortalidad y las llamadas leyes de   6
la naturaleza atañen a la materia. ¿Cuáles, en-   *Fisiología*
tonces, hemos de aceptar como legítimas y ca-   *o Espíritu*
paces de producir el mayor bien humano? No podemos   9
obedecer a la fisiología y al Espíritu a la vez, porque el uno
destruye absolutamente al otro, y el uno o el otro tiene que
ser supremo en los afectos. Es imposible obrar desde dos   12
puntos de vista distintos. Si lo intentamos, pronto "esti-
maremos al uno y menospreciaremos al otro".

Las hipótesis de los mortales son antagónicas a la Cien-   15
cia y no pueden mezclarse con ella. Eso les es claro a los
que sanan a los enfermos sobre la base de la Ciencia.

El gobierno de la Mente sobre el cuerpo debe reempla-   18
zar las llamadas leyes de la materia. Obediencia a la ley
material impide plena obediencia a la ley espi-   *No hay ley*
ritual —la ley que vence las condiciones mate-   *material*   21
riales y pone la materia debajo de los pies de la Mente.
Los mortales ruegan a la Mente divina que sane a los enfermos, e inmediatamente excluyen la ayuda de la Mente   24
usando medios materiales, actuando así en contra de sí
mismos y de sus oraciones y negando la habilidad otorgada por Dios al hombre para demostrar el poder sagrado   27
de la Mente. Las súplicas por medicinas y leyes de salud
proceden de algún triste incidente, o si no, porque se ignora la Ciencia Cristiana y su poder trascendente.   30

Admitir que la enfermedad es una condición sobre la
cual Dios no tiene dominio, significa presuponer que el
poder omnipotente es impotente en algunas ocasiones. La   33

1 Truth, makes all things possible to Spirit; but the so-
called laws of matter would render Spirit of no avail, and
3 demand obedience to materialistic codes, thus departing
from the basis of one God, one lawmaker. To suppose
that God constitutes laws of inharmony is a mistake; dis-
6 cords have no support from nature or divine law, however
much is said to the contrary.

Can the agriculturist, according to belief, produce a
9 crop without sowing the seed and awaiting its germina-
tion according to the laws of nature? The answer is no,
and yet the Scriptures inform us that sin, or error, first
12 caused the condemnation of man to till the ground, and
indicate that obedience to God will remove this necessity.
Truth never made error necessary, nor devised a law to
15 perpetuate error.

The supposed laws which result in weariness and disease are not His laws, for the legitimate and only possible
18 Laws of nature action of Truth is the production of harmony.
spiritual   Laws of nature are laws of Spirit; but mortals
commonly recognize as law that which hides the power of
21 Spirit. Divine Mind rightly demands man's entire obedience, affection, and strength. No reservation is made
for any lesser loyalty. Obedience to Truth gives man
24 power and strength. Submission to error superinduces
loss of power.

Truth casts out all evils and materialistic methods
27 with the actual spiritual law, — the law which gives
Belief and   sight to the blind, hearing to the deaf, voice
under-   to the dumb, feet to the lame. If Christian
30 standing   Science dishonors human belief, it honors spiritual understanding; and the one Mind only is entitled to
honor.

ley de Cristo, o la Verdad, hace que todas las cosas sean   1
posibles para el Espíritu; pero las llamadas leyes de la materia tratarían de hacer ineficaz al Espíritu y exigir obe-   3
diencia a códigos materialistas, apartándose así de la base
de un solo Dios, un solo legislador. Suponer que Dios
constituye leyes de discordia es una equivocación; las dis-   6
cordias no son apoyadas por la naturaleza o por ley divina,
por mucho que se diga en contra.

¿Puede el agricultor, según la creencia, producir una co-   9
secha sin sembrar la semilla y sin esperar su germinación
según las leyes de la naturaleza? La respuesta es, no; y, sin
embargo, las Escrituras nos informan que el pecado, o el   12
error, causó primeramente la condenación del hombre a
labrar la tierra, e indican que la obediencia a Dios elimi-
nará esa necesidad. La Verdad jamás hizo necesario al   15
error, ni ideó una ley para perpetuar al error.

Las supuestas leyes que producen el cansancio y la enfermedad no son leyes de Dios, porque la legítima y única   18
posible acción de la Verdad es producir armo-   Las leyes de
nía. Las leyes de la naturaleza son leyes del   la naturaleza
son espi-
Espíritu; pero los mortales generalmente reco-   rituales   21
nocen como ley aquello que oculta al poder del Espíritu.
La Mente divina legítimamente le exige al hombre toda su
obediencia, afecto y fuerza. No se hace reserva para   24
lealtad menor alguna. La obediencia a la Verdad le da al
hombre poder y fuerza. La sumisión al error resulta en
pérdida de poder.   27

La Verdad echa fuera todos los males y métodos materialistas con la verdadera ley espiritual —la ley que da
vista al ciego, oído al sordo, voz al mudo, pies   Creencia y   30
al cojo. Si la Ciencia Cristiana no honra la   comprensión
creencia humana, sí honra la comprensión espiritual; y
sólo la Mente única tiene derecho a que se le honre.   33

1 The so-called laws of health are simply laws of mortal belief. The premises being erroneous, the conclusions
3 are wrong. Truth makes no laws to regulate sickness, sin, and death, for these are unknown to Truth and should not be recognized as reality.

6 Belief produces the results of belief, and the penalties it affixes last so long as the belief and are inseparable from it. The remedy consists in probing the trouble
9 to the bottom, in finding and casting out by denial the error of belief which produces a mortal disorder, never honoring erroneous belief with the title of law nor yield-
12 ing obedience to it. Truth, Life, and Love are the only legitimate and eternal demands on man, and they are spiritual lawgivers, enforcing obedience through divine
15 statutes.

Controlled by the divine intelligence, man is harmonious and eternal. Whatever is governed by a false belief
18 Laws of human belief is discordant and mortal. We say man suffers from the effects of cold, heat, fatigue. This is human belief, not the truth of being, for matter cannot
21 suffer. Mortal mind alone suffers, — not because a law of matter has been transgressed, but because a law of this so-called mind has been disobeyed. I have demonstrated
24 this as a rule of divine Science by destroying the delusion of suffering from what is termed a fatally broken physical law.

27 A woman, whom I cured of consumption, always breathed with great difficulty when the wind was from the east. I sat silently by her side a few moments. Her
30 breath came gently. The inspirations were deep and natural. I then requested her to look at the weather-vane. She looked and saw that it pointed due east. The wind

Las llamadas leyes de la salud son simplemente leyes de   1
la creencia mortal. Las premisas siendo erróneas, las conclusiones son equivocadas. La Verdad no hace leyes para   3
regir la enfermedad, el pecado y la muerte, pues ellos le
son desconocidos a la Verdad, y no debieran ser reconocidos como realidad.   6

La creencia produce los resultados de la creencia, y las
penas que impone duran tanto como la creencia y son inseparables de ella. El remedio consiste en sondar el mal   9
hasta el fondo, en encontrar el error de la creencia que
produce un desorden mortal y echarlo fuera por negación,
nunca honrando la creencia errónea con el título de ley, ni   12
rindiéndole obediencia. La Verdad, la Vida y el Amor son
las únicas exigencias legítimas y eternas que se le hacen al
hombre, y son legisladores espirituales, que obligan a obe-   15
diencia por medio de estatutos divinos.

Gobernado por la inteligencia divina, el hombre es armonioso y eterno. Todo lo que esté gobernado por una   18
creencia falsa es discordante y mortal. Deci-
mos que el hombre sufre por los efectos del   *Leyes de la creencia humana*
frío, del calor, de la fatiga. Eso es creencia   21
humana, no la verdad del ser, pues la materia no puede
sufrir. Sólo la mente mortal sufre —no porque se haya
infringido una ley de la materia, sino porque se ha   24
desobedecido una ley de esa llamada mente. He demostrado eso como una regla de la Ciencia divina, destruyendo la ilusión de sufrimientos producidos por lo que   27
se llama una ley física fatalmente quebrantada.

Una mujer a quien curé de tuberculosis, siempre respi-
raba con gran dificultad cuando el viento venía del este.   30
Me senté a su lado en silencio por unos momentos. Comenzó a respirar tranquilamente. Las inspiraciones eran
profundas y naturales. Le pedí entonces que mirara la ve-   33
leta. Miró y vio que señalaba exactamente hacia el este.
El viento no había cambiado, pero su pensamiento acerca

1 had not changed, but her thought of it had and so her difficulty in breathing had gone. The wind had not produced
3 the difficulty. My metaphysical treatment changed the
action of her belief on the lungs, and she never suffered
again from east winds, but was restored to health.

6   No system of hygiene but Christian Science is purely
mental. Before this book was published, other books
were in circulation, which discussed "mental
9 medicine" and "mind-cure," operating through
the power of the earth's magnetic currents to regulate life
and health. Such theories and such systems of so-called
12 mind-cure, which have sprung up, are as material as the
prevailing systems of medicine. They have their birth
in mortal mind, which puts forth a human conception
15 in the name of Science to match the divine Science of immortal Mind, even as the necromancers of Egypt strove
to emulate the wonders wrought by Moses. Such theories
18 have no relationship to Christian Science, which rests on
the conception of God as the only Life, substance, and
intelligence, and excludes the human mind as a spiritual
21 factor in the healing work.

A so-called mind-cure

    Jesus cast out evil and healed the sick, not only with-
out drugs, but without hypnotism, which is
24 the reverse of ethical and pathological Truth-
power.

Jesus and hypnotism

    Erroneous mental practice may seem for a time to bene-
27 fit the sick, but the recovery is not permanent. This is
because erroneous methods act on and through the material stratum of the human mind, called brain, which is
30 but a mortal consolidation of material mentality and its
suppositional activities.

    A patient under the influence of mortal mind is healed

del viento sí había cambiado, y, por lo tanto, su dificultad   1
para respirar había desaparecido. El viento no había producido la dificultad. Mi tratamiento metafísico cambió la   3
acción que su creencia tenía sobre los pulmones, y jamás
volvió a sufrir a causa de los vientos del este, sino que su
salud le fue restablecida.   6

Ningún sistema de higiene es puramente mental sino la
Ciencia Cristiana. Antes de publicarse este libro, circula-
ban otros libros que trataban sobre "medicina   9
mental" y "curación por la mente", que obra-   *Una llamada curación por la mente*
ban mediante el poder de las corrientes magné-
ticas de la tierra para regular la vida y la salud. Tales teo-   12
rías y tales sistemas de pretendida curación por la mente
que han surgido, son tan materiales como los sistemas de
medicina que ahora predominan. Nacen de la mente mor-   15
tal, la cual presenta un concepto humano, llamándolo
Ciencia, para igualar la Ciencia divina de la Mente inmortal, tal como los hechiceros de Egipto se esforzaban por   18
emular las maravillas hechas por Moisés. Tales teorías no
tienen relación con la Ciencia Cristiana, la cual descansa
sobre la comprensión de que Dios es la única Vida, sustan-   21
cia e inteligencia, y excluye a la mente humana como factor espiritual en la obra sanadora.

Jesús echó fuera al mal y sanó a los enfermos, no sólo   24
sin medicamentos, sino sin hipnotismo, el cual   *Jesús y el hipnotismo*
es lo opuesto del poder ético y patológico de la
Verdad.   27

La práctica mental errónea puede parecer que beneficia
temporalmente al enfermo, pero el restablecimiento no es
permanente. Eso se debe a que los métodos erróneos   30
obran sobre el estrato material de la mente humana, llamado cerebro, y por medio de éste, el cual es sólo una fusión mortal de la mentalidad material y sus supuestas ac-   33
tividades.

Un paciente bajo la influencia de la mente mortal es sa-

1 only by removing the influence on him of this mind, by
False emptying his thought of the false stimulus
3 stimulus and reaction of will-power and filling it with
the divine energies of Truth.

Christian Science destroys material beliefs through the
6 understanding of Spirit, and the thoroughness of this work
determines health. Erring human mind-forces can work
only evil under whatever name or pretence they are em-
9 ployed; for Spirit and matter, good and evil, light and
darkness, cannot mingle.

Evil is a negation, because it is the absence of truth.
12 It is nothing, because it is the absence of something. It
is unreal, because it presupposes the absence
Evil negative
and self-
destructive of God, the omnipotent and omnipresent.
15 Every mortal must learn that there is neither
power nor reality in evil.

Evil is self-assertive. It says: "I am a real entity, over-
18 mastering good." This falsehood should strip evil of all
pretensions. The only power of evil is to destroy itself. It
can never destroy one iota of good. Every attempt of evil
21 to destroy good is a failure, and only aids in peremptorily
punishing the evil-doer. If we concede the same reality to
discord as to harmony, discord has as lasting a claim upon
24 us as has harmony. If evil is as real as good, evil is also as
immortal. If death is as real as Life, immortality is a myth.
If pain is as real as the absence of pain, both must be im-
27 mortal; and if so, harmony cannot be the law of being.

Mortal mind is ignorant of self, or it could never be
self-deceived. If mortal mind knew how to be better, it
30 Ignorant
idolatry would be better. Since it must believe in something besides itself, it enthrones matter as deity.
The human mind has been an idolater from the beginning,

nado sólo al quitarle la influencia de esa mente, vaciando
su pensamiento del falso estímulo y reacción
del poder de la voluntad y llenándolo con las
divinas energías de la Verdad.

La Ciencia Cristiana destruye las creencias materiales
mediante la comprensión de lo que es el Espíritu, y la perfección de ese trabajo determina la salud. Las erradas
fuerzas mentales humanas sólo pueden hacer daño, bajo
cualquier nombre o pretexto que se empleen; porque el
Espíritu y la materia, el bien y el mal, la luz y las tinieblas,
no pueden mezclarse.

El mal es una negación, porque es la ausencia de la verdad. Es nada, porque es la ausencia de algo.
Es irreal, porque presupone la ausencia de
Dios, el omnipotente y omnipresente. Todo
mortal debe aprender que no hay poder ni realidad en el
mal.

El mal es arrogante. Dice: "Soy una entidad real y
predomino sobre el bien". Esa falsedad debiera despojar
al mal de toda pretensión. El único poder del mal es el de
destruirse a sí mismo. Jamás puede destruir ni un ápice
del bien. Todo intento del mal para destruir al bien es un
fracaso y sólo contribuye a castigar perentoriamente al
malhechor. Si concedemos a la discordia la misma realidad que a la armonía, la discordia tiene derechos tan duraderos sobre nosotros como la armonía. Si el mal es tan
real como el bien, el mal es igualmente inmortal. Si la
muerte es tan real como la Vida, la inmortalidad es un
mito. Si el dolor es tan real como la ausencia de dolor,
ambos tienen que ser inmortales; y si es así, la armonía no
puede ser la ley del ser.

La mente mortal se ignora a sí misma; si no, jamás
podría engañarse a sí misma. Si la mente mortal supiera
cómo ser mejor, sería mejor. Puesto que tiene
que creer en algo fuera de sí misma, entroniza a
la materia como deidad. La mente humana ha sido idóla-

1 having other gods and believing in more than the one
Mind.

3   As mortals do not comprehend even mortal existence,
how ignorant must they be of the all-knowing Mind and
of His creations.

6   Here you may see how so-called material sense creates
its own forms of thought, gives them material names, and
then worships and fears them. With pagan blindness,
9 it attributes to some material god or medicine an ability
beyond itself. The beliefs of the human mind rob and
enslave it, and then impute this result to another illusive
12 personification, named Satan.

The valves of the heart, opening and closing for the pas-
Action of   sage of the blood, obey the mandate of mor-
15 mortal mind   tal mind as directly as does the hand, ad-
mittedly moved by the will. Anatomy allows the mental
cause of the latter action, but not of the former.

18   We say, "My hand hath done it." What is this *my* but
mortal mind, the cause of all materialistic action? All
voluntary, as well as miscalled *involuntary,* action of the
21 mortal body is governed by this so-called mind, not by
matter. There is no involuntary action. The divine Mind
includes all action and volition, and man in Science is gov-
24 erned by this Mind. The human mind tries to classify
action as voluntary and involuntary, and suffers from the
attempt.

27   If you take away this erring mind, the mortal material
body loses all appearance of life or action, and this so-
Death and   called mind then calls itself dead; but the hu-
30 the body   man mind still holds in belief a body, through
which it acts and which appears to the human mind to
live, — a body like the one it had before death. This body

tra desde el comienzo, teniendo otros dioses y creyendo   1
que hay algo más que la Mente única.

Como los mortales no comprenden ni siquiera la exis-   3
tencia mortal, cuánto mayor será su ignorancia acerca de
la Mente omnisapiente y de Sus creaciones.

Aquí podéis ver cómo el llamado sentido material crea   6
sus propias formas de pensamiento, les da nombres materiales y luego las adora y las teme. Con ceguedad pagana,
le atribuye a algún dios material o medicina material una   9
aptitud superior a la de él mismo. Las creencias de la
mente humana la roban y esclavizan y luego atribuyen ese
resultado a otra personificación ilusoria, llamada Satanás.   12

Las válvulas del corazón, que se abren y cierran para
que pase la sangre, obedecen el mandato de la mente mortal tan directamente como lo hace la mano,   Acción de la   15
que, según se admite, es movida por la volun-   mente mortal
tad. La anatomía acepta la causa mental de la última acción, pero no de la primera.   18

Decimos: "Mi mano lo hizo". ¿Qué es ese *mi,* sino la
mente mortal, la causa de toda acción materialista? Toda
acción voluntaria, así como la mal denominada acción *in-*   21
voluntaria, del cuerpo mortal, está gobernada por esa llamada mente, no por la materia. No hay acción involuntaria. La Mente divina incluye toda acción y volición, y el   24
hombre en la Ciencia está gobernado por esa Mente. La
mente humana intenta clasificar la acción como voluntaria
e involuntaria y sufre por el intento.   27

Si quitáis esa mente errada, el cuerpo material y mortal
pierde toda apariencia de vida o acción, y esa llamada
mente dice entonces que está muerta; pero la   La muerte y   30
mente humana aún mantiene en creencia un   el cuerpo
cuerpo, por medio del cual actúa, y que a la mente humana le parece que vive —un cuerpo igual al que tenía   33
antes de la muerte. Se despoja uno de ese cuerpo sólo a

1 is put off only as the mortal, erring mind yields to God,
immortal Mind, and man is found in His image.

3   What is termed disease does not exist. It is neither
mind nor matter. The belief of sin, which has grown
terrible in strength and influence, is an uncon-
Embryonic
6 sinful   scious error in the beginning, — an embryonic
thoughts   thought without motive; but afterwards it
governs the so-called man. Passion, depraved appetites,
9 dishonesty, envy, hatred, revenge ripen into action, only to
pass from shame and woe to their final punishment.

Mortal existence is a dream of pain and pleasure in
12 matter, a dream of sin, sickness, and death; and it is like
Disease   the dream we have in sleep, in which every one
a dream   recognizes his condition to be wholly a state of
15 mind. In both the waking and the sleeping dream, the
dreamer thinks that his body is material and the suffering
is in that body.

18   The smile of the sleeper indicates the sensation produced physically by the pleasure of a dream. In the
same way pain and pleasure, sickness and care, are
21 traced upon mortals by unmistakable signs.

Sickness is a growth of error, springing from mortal
ignorance or fear. Error rehearses error. What causes
24 disease cannot cure it. The soil of disease is mortal
mind, and you have an abundant or scanty crop of disease,
according to the seedlings of fear. Sin and the fear of
27 disease must be uprooted and cast out.

When darkness comes over the earth, the physical
senses have no immediate evidence of a sun.
Sense yields
30 to under-   The human eye knows not where the orb of
standing   day is, nor if it exists. Astronomy gives the
desired information regarding the sun. The human or

medida que la mente mortal y errada se somete a Dios, la   1
Mente inmortal, y aparece el hombre a Su imagen.

Lo que se denomina enfermedad no existe. No es ni   3
mente ni materia. La creencia de pecado, la cual se ha
hecho terrible en fuerza e influencia, es al *Pensamientos*
comienzo un error inconsciente —un pensa-   *pecaminosos*   6
miento en embrión sin motivo; pero después   *en embrión*
gobierna al tal llamado hombre. Pasiones, apetitos depravados, improbidad, envidia, odio y venganza maduran y se   9
vuelven acciones, sólo para pasar de la vergüenza y la angustia a su castigo final.

La existencia mortal es un sueño de dolor y placer en la   12
materia, un sueño de pecado, enfermedad y muerte; y es
como el sueño que tenemos cuando dormimos,   *La enfer-*
en el cual cada uno reconoce que su condición   *medad es*   15
es enteramente un estado mental. En el sueño   *un sueño*
despierto como en el dormido, el soñador piensa que su
cuerpo es material y que el sufrimiento está en ese cuerpo.   18

La sonrisa del durmiente indica la sensación producida
físicamente por el placer de un sueño. Del mismo modo el
dolor y el placer, la enfermedad y la ansiedad, son delinea-   21
dos en los mortales por señales inequívocas.

La enfermedad es un brote del error, que surge de la ignorancia o del temor mortales. El error repite error. Lo   24
que causa la enfermedad no puede curarla. La tierra de
cultivo de la enfermedad es la mente mortal, y tendréis
abundante o escasa cosecha de enfermedades, de acuerdo   27
a las semillas de temor. El pecado y el temor a la enfermedad deben desarraigarse y expulsarse.

Cuando la oscuridad cubre la tierra, los sentidos corpo-   30
rales no tienen evidencia inmediata del sol. El   *Los sentidos*
ojo humano no sabe dónde está el astro diurno,   *ceden a la*
ni sabe si existe. La astronomía da la informa-   *comprensión*   33
ción deseada respecto al sol. Los sentidos humanos o ma-

1 material senses yield to the authority of this science, and
they are willing to leave with astronomy the explanation of
3 the sun's influence over the earth. If the eyes see no sun
for a week, we still believe that there is solar light and
heat. Science (in this instance named natural) raises
6 the human thought above the cruder theories of the
human mind, and casts out a fear.

In like manner mortals should no more deny the power
9 of Christian Science to establish harmony and to explain
the effect of mortal mind on the body, though the cause
be unseen, than they should deny the existence of the sun-
12 light when the orb of day disappears, or doubt that the sun
will reappear. The sins of others should not make good
men suffer.

15 We call the body material; but it is as truly mortal
mind, according to its degree, as is the material brain
Ascending   which is supposed to furnish the evidence
18 the scale   of all mortal thought or things. The human
mortal mind, by an inevitable perversion, makes all
things start from the lowest instead of from the highest
21 mortal thought. The reverse is the case with all the
formations of the immortal divine Mind. They proceed
from the divine source; and so, in tracing them, we con-
24 stantly ascend in infinite being.

From mortal mind comes the reproduction of the
species, — first the belief of inanimate, and then of ani-
27 Human   mate matter. According to mortal thought,
reproduction   the development of embryonic mortal mind
commences in the lower, basal portion of the brain, and
30 goes on in an ascending scale by evolution, keeping always
in the direct line of matter, for matter is the subjective
condition of mortal mind.

teriales se someten a la autoridad de esa ciencia y están 1
dispuestos a dejar que la astronomía explique la influencia
del sol sobre la tierra. Aunque los ojos no vean el sol du- 3
rante una semana, creemos aún que existen la luz y el calor
solares. La ciencia (en ese caso llamada natural) eleva al
pensamiento humano sobre las teorías más elementales de 6
la mente humana y echa fuera un temor.

Igualmente, así como los mortales no debieran negar la
existencia de la luz solar cuando el astro diurno desapare- 9
ce, o dudar de la reaparición del sol, tampoco debieran negar el poder de la Ciencia Cristiana de establecer la armonía y explicar los efectos de la mente mortal sobre el 12
cuerpo aunque no se vea la causa. Los pecados ajenos no
debieran hacer sufrir a los hombres buenos.

Decimos que el cuerpo es material; pero, de acuerdo con 15
su grado, es, en verdad, mente mortal, como lo es el cerebro material, que, se supone, proporciona el Ascendiendo
testimonio de todo pensamiento o cosa mortal. la escala 18
La mente mortal humana, por una perversión inevitable,
hace que todas las cosas partan desde el pensamiento
mortal más bajo en lugar del más elevado. Lo contrario 21
es el caso con todas las formaciones de la inmortal Mente
divina. Ellas proceden de la fuente divina; y por eso, al
investigar su origen, ascendemos constantemente en exis- 24
tencia infinita.

De la mente mortal viene la reproducción de la especie
humana —primero la creencia de materia inanimada, y 27
después de materia animada. Según el pensa- Reproduc-
miento mortal, el desarrollo de la embrionaria ción humana
mente mortal comienza en la parte inferior y basal del ce- 30
rebro y continúa en una escala ascendente por evolución,
manteniéndose siempre en la línea directa de la materia,
porque la materia es la condición subjetiva de la mente 33
mortal.

1   Next we have the formation of so-called embryonic
mortal mind, afterwards mortal men or mortals, — all this
3 while matter is a belief, ignorant of itself, ignorant of what
it is supposed to produce. The mortal says that an inanimate unconscious seedling is producing mortals, both body
6 and mind; and yet neither a mortal mind nor the immortal
Mind is found in brain or elsewhere in matter or in mortals.

This embryonic and materialistic human belief called

9 Human   mortal man in turn fills itself with thoughts
stature   of pain and pleasure, of life and death, and
arranges itself into five so-called senses, which presently
12 measure mind by the size of a brain and the bulk of a
body, called man.

Human birth, growth, maturity, and decay are as the
15 grass springing from the soil with beautiful green blades,
Human   afterwards to wither and return to its native
frailty   nothingness. This mortal seeming is temporal;
18 it never merges into immortal being, but finally disappears, and immortal man, spiritual and eternal, is found
to be the real man.

21   The Hebrew bard, swayed by mortal thoughts, thus
swept his lyre with saddening strains on human existence:

As for man, his days are as grass:
24   As a flower of the field, so he flourisheth.
For the wind passeth over it, and it is gone;
And the place thereof shall know it no more.

27 When hope rose higher in the human heart, he sang:

As for me, I will behold Thy face in righteousness:
I shall be satisfied, when I awake, with Thy likeness.
    .   .   .   .

30   For with Thee is the fountain of life;
In Thy light shall we see light.

Luego tenemos la formación de la llamada mente mor- 1
tal embrionaria, después los hombres mortales o los mortales —todo eso mientras que la materia no es sino una 3
creencia, que se ignora a sí misma, que ignora lo que se supone que debe producir. El mortal dice que un germen inconsciente e inanimado está produciendo mortales, tanto 6
la mente como el cuerpo de estos; y, sin embargo, ni una
mente mortal ni la Mente inmortal se encuentran en el cerebro, o en otra parte de la materia o de los mortales. 9

Esta creencia humana embrionaria y materialista llamada hombre mortal, se llena a su vez con pen-   La estatura
samientos de dolor y de placer, de vida y de   humana 12
muerte, y se establece en cinco sentidos, así llamados, los
cuales, en seguida, miden la mente por el tamaño de un
cerebro y el volumen de un cuerpo, denominado hombre. 15

El nacimiento, el desarrollo, la madurez y el perecimiento humanos son como la hierba que brota de la tierra
con bellas hojas verdes, para después marchi-   La fragilidad 18
tarse y volver a su nada original. Esa aparien-   humana
cia mortal es temporal; nunca se une con el ser inmortal,
sino que finalmente desaparece, y se descubre que el 21
hombre inmortal, espiritual y eterno, es el hombre real.

El bardo hebreo, influido por pensamientos mortales,
pulsó así su lira con aires melancólicos sobre la existencia 24
humana:

> El hombre, como la hierba son sus días;
> Florece como la flor del campo,   27
> Que pasó el viento por ella, y pereció,
> Y su lugar no la conocerá más.

Cuando la esperanza se elevó más alto en el corazón hu- 30
mano, su canto fue:

> En cuanto a mí, veré Tu rostro en justicia;
> Estaré satisfecho cuando despierte a Tu semejanza.   33

> .   .   .   .

> Porque contigo está el manantial de la vida;
> En Tu luz veremos la luz.

1   The brain can give no idea of God's man. It can take
no cognizance of Mind. Matter is not the organ of infi-
3 nite Mind.

As mortals give up the delusion that there is more than
one Mind, more than one God, man in God's likeness will
6 appear, and this eternal man will include in that likeness
no material element.

As a material, theoretical life-basis is found to be a
9 misapprehension of existence, the spiritual and divine
The immortal   Principle of man dawns upon human thought,
birth   and leads it to "where the young child was,"
12 — even to the birth of a new-old idea, to the spiritual
sense of being and of what Life includes. Thus the whole
earth will be transformed by Truth on its pinions of light,
15 chasing away the darkness of error.

The human thought must free itself from self-imposed
Spiritual   materiality and bondage. It should no longer
18 freedom   ask of the head, heart, or lungs: What are
man's prospects for life? Mind is not helpless. Intelligence is not mute before non-intelligence.

21 By its own volition, not a blade of grass springs up, not
a spray buds within the vale, not a leaf unfolds its fair
outlines, not a flower starts from its cloistered cell.

24 The Science of being reveals man and immortality as
based on Spirit. Physical sense defines mortal man as
based on matter, and from this premise infers the mor-
27 tality of the body.

The illusive senses may fancy affinities with their opposites; but in Christian Science, Truth never mingles
30 No physical   with error. Mind has no affinity with matter,
affinity   and therefore Truth is able to cast out the ills
of the flesh. Mind, God, sends forth the aroma of Spirit,

El cerebro no puede dar idea del hombre de Dios. No
puede tener conocimiento de la Mente. La materia no es
el órgano de la Mente infinita.

A medida que los mortales abandonen la ilusión de que
hay más de una Mente, más de un Dios, el hombre a semejanza de Dios aparecerá, y ese hombre eterno no incluirá
en esa semejanza elemento material alguno.

A medida que se descubra que una base de vida material y teórica es un concepto erróneo acerca de la existencia, el Principio espiritual y divino del hombre   El nacimiento
alboreará en el pensamiento humano y lo   inmortal
guiará a "donde estaba el niño" —al nacimiento de una
idea antigua y nueva a la vez, al sentido espiritual del ser y
de lo que la Vida incluye. Así, alada de luz, la Verdad
transformará toda la tierra, disipando las tinieblas del
error.

El pensamiento humano tiene que liberarse de la materialidad y esclavitud que se ha impuesto a sí   Libertad
mismo. No se debiera preguntar más a la ca-   espiritual
beza, al corazón o a los pulmones: ¿Qué probabilidades de
vida tiene el hombre? La Mente no es impotente. La inteligencia no enmudece ante la no-inteligencia.

Por su propia volición, ni una brizna de hierba brota, ni
un vástago retoña en el valle, ni una hoja despliega sus lin-
das formas, ni una flor sale del claustro de su celda.

La Ciencia del ser revela que el hombre y la inmortalidad están basados en el Espíritu. El sentido físico sostiene
que el hombre mortal está basado en la materia, y desde
esa premisa infiere la mortalidad del cuerpo.

Los sentidos ilusorios tal vez imaginen que tienen afini-
dades con sus contrarios; pero en la Ciencia Cristiana
jamás se mezcla la Verdad con el error. La   No hay afini-
Mente no tiene afinidad con la materia, y, por   dad física
consiguiente, la Verdad es capaz de echar fuera los males
de la carne. La Mente, Dios, exhala el aroma del Espíritu,

1 the atmosphere of intelligence. The belief that a pulpy
substance under the skull is mind is a mockery of intelli-
3 gence, a mimicry of Mind.

We are Christian Scientists, only as we quit our reliance
upon that which is false and grasp the true. We are not
6 Christian Scientists until we leave all for Christ. Human
opinions are not spiritual. They come from the hearing
of the ear, from corporeality instead of from Principle,
9 and from the mortal instead of from the immortal. Spirit
is not separate from God. Spirit *is* God.

Erring power is a material belief, a blind miscalled force,
12 the offspring of will and not of wisdom, of the mortal mind
Human power and not of the immortal. It is the headlong
a blind force cataract, the devouring flame, the tempest's
15 breath. It is lightning and hurricane, all that is selfish,
wicked, dishonest, and impure.

Moral and spiritual might belong to Spirit, who holds
18 the "wind in His fists;" and this teaching accords with
The one   Science and harmony. In Science, you can
real power   have no power opposed to God, and the physi-
21 cal senses must give up their false testimony. Your influence for good depends upon the weight you throw into
the right scale. The good you do and embody gives you
24 the only power obtainable. Evil is not power. It is a
mockery of strength, which erelong betrays its weakness
and falls, never to rise.

27 We walk in the footsteps of Truth and Love by following the example of our Master in the understanding of
divine metaphysics. Christianity is the basis of true heal-
30 ing. Whatever holds human thought in line with unselfed
love, receives directly the divine power.

I was called to visit Mr. Clark in Lynn, who had been

la atmósfera de la inteligencia. La creencia de que una 1
sustancia pastosa dentro del cráneo es mente, es un escarnio a la inteligencia, un remedo que se hace de la Mente. 3

Somos Científicos Cristianos sólo a medida que dejemos
de confiar en lo que es falso y nos aferremos a lo verdadero. No somos Científicos Cristianos hasta que no 6
hayamos dejado todo por Cristo. Las opiniones humanas
no son espirituales. Proceden de oídas, de la corporalidad
en lugar del Principio, y de lo mortal en lugar de lo inmor- 9
tal. El Espíritu no está separado de Dios. El Espíritu *es*
Dios.

El poder que yerra es una creencia material, una mal 12
llamada fuerza que es ciega, el producto de la voluntad y
no de la sabiduría, de la mente mortal y no de
la inmortal. Es la catarata que se despeña, la
llama devoradora, el soplo de la tempestad. Es
rayo y huracán, todo lo que es egoísta, malvado, ímprobo e
impuro. 18

El poder moral y espiritual pertenece al Espíritu, que
mantiene "los vientos en Sus puños"; y esa enseñanza
concuerda con la Ciencia y la armonía. En la 21
Ciencia no puede existir ningún poder opuesto
a Dios, y los sentidos físicos tienen que abandonar su falso testimonio. Vuestra influencia para bien 24
depende del peso que echéis en el platillo correcto de la
balanza. El bien que hacéis e incorporáis os da el único
poder obtenible. El mal no es poder. Es un remedo de la 27
fuerza, el cual muy pronto muestra su debilidad y cae para
jamás levantarse.

Andamos en los pasos de la Verdad y el Amor al seguir 30
el ejemplo de nuestro Maestro en la comprensión de la metafísica divina. El cristianismo es la base de la curación
verdadera. Todo lo que mantenga al pensamiento hu- 33
mano de acuerdo con el amor desinteresado, recibe directamente el poder divino.

Fui llamada a visitar al señor Clark en Lynn, que había 36

El poder
humano, una
fuerza ciega

El único
poder
verdadero

1 confined to his bed six months with hip-disease, caused by
a fall upon a wooden spike when quite a boy. On enter-
3 Mind cures   ing the house I met his physician, who said that
hip-disease   the patient was dying. The physician had just
probed the ulcer on the hip, and said the bone was carious
6 for several inches. He even showed me the probe, which
had on it the evidence of this condition of the bone. The
doctor went out. Mr. Clark lay with his eyes fixed and
9 sightless. The dew of death was on his brow. I went to
his bedside. In a few moments his face changed; its
death-pallor gave place to a natural hue. The eyelids
12 closed gently and the breathing became natural; he was
asleep. In about ten minutes he opened his eyes and
said: "I feel like a new man. My suffering is all gone."
15 It was between three and four o'clock in the afternoon
when this took place.

I told him to rise, dress himself, and take supper with
18 his family. He did so. The next day I saw him in the
yard. Since then I have not seen him, but am informed
that he went to work in two weeks. The discharge from
21 the sore stopped, and the sore was healed. The diseased
condition had continued there ever since the injury was
received in boyhood.

24 Since his recovery I have been informed that his physician claims to have cured him, and that his mother has
been threatened with incarceration in an insane asylum
27 for saying: "It was none other than God and that woman
who healed him." I cannot attest the truth of that
report, but what I saw and did for that man, and what
30 his physician said of the case, occurred just as I have
narrated.

It has been demonstrated to me that Life is God

estado postrado en cama seis meses, enfermo de la cadera 1
por haberse caído de muy niño sobre una estaca. Al entrar
en la casa me encontré con su médico, que dijo   *La Mente* 3
que el paciente se estaba muriendo. El médico   *sana una*
cadera
acababa de sondear la úlcera en la cadera y   *enferma*
dijo que el hueso tenía una caries de varios centímetros. 6
Hasta me enseñó la sonda, la cual evidenciaba la condición del hueso. El médico se fue. El señor Clark yacía con
los ojos fijos y no veía. El sudor de la muerte humedecía 9
su frente. Fui al lado de su cama. En pocos momentos su
semblante cambió; la palidez de la muerte dio paso al color natural. Los párpados se cerraron suavemente, y la res- 12
piración se hizo natural; estaba durmiendo. Como a los
diez minutos abrió los ojos y dijo: "Me siento como un
hombre nuevo. Mi sufrimiento ha desaparecido por com- 15
pleto". Eso ocurrió entre las tres y cuatro de la tarde.

Le dije que se levantara, se vistiera y cenara con su familia. Así lo hizo. Al día siguiente lo vi en su jardín. 18
Desde entonces no lo he vuelto a ver, pero se me ha dicho
que a las dos semanas volvió al trabajo. La supuración de
la llaga cesó, y la llaga sanó. El estado morboso había sido 21
continuo desde que se lastimó de niño.

Desde que se restableció, se me ha informado que su
médico alega haberlo sanado y que su madre ha sido 24
amenazada con reclusión en un manicomio por decir: "No
fue sino Dios y esa mujer quienes le sanaron". No puedo
confirmar la verdad de ese informe, pero lo que vi e hice 27
por ese hombre y lo que su médico me dijo del caso, ocurrió tal como lo he narrado.

Me ha sido demostrado que la Vida es Dios y que el 30

1 and that the might of omnipotent Spirit shares not its
strength with matter or with human will. Review-
3 ing this brief experience, I cannot fail to discern the
coincidence of the spiritual idea of man with the divine
Mind.

6   A change in human belief changes all the physical symp-

Change of   toms, and determines a case for better or for
belief   worse. When one's false belief is corrected,
9 Truth sends a report of health over the body.

Destruction of the auditory nerve and paralysis of the
optic nerve are not necessary to ensure deafness and blind-
12 ness; for if mortal mind says, "I am deaf and blind," it
will be so without an injured nerve. Every theory opposed to this fact (as I learned in metaphysics) would
15 presuppose man, who is immortal in spiritual understanding, a mortal in material belief.

The authentic history of Kaspar Hauser is a useful hint
18 as to the frailty and inadequacy of mortal mind. It

Power of   proves beyond a doubt that education consti-
habit   tutes this so-called mind, and that, in turn,
21 mortal mind manifests itself in the body by the false
sense it imparts. Incarcerated in a dungeon, where
neither sight nor sound could reach him, at the age of
24 seventeen Kaspar was still a mental infant, crying and
chattering with no more intelligence than a babe, and
realizing Tennyson's description:

27   An infant crying in the night,
                     An infant crying for the light,
                     And with no language but a cry.

30   His case proves material sense to be but a belief formed
by education alone. The light which affords us joy gave

poder del Espíritu omnipotente no comparte su fuerza con 1
la materia o con la voluntad humana. Recapacitando
sobre esa breve experiencia, no puedo sino percibir la 3
coincidencia de la idea espiritual del hombre con la Mente
divina.

Un cambio en la creencia humana cambia todos los sín- 6
tomas físicos y decide en el caso para bien o   Cambio de
para mal. Cuando nuestra creencia falsa es   creencia
corregida, la Verdad envía un mensaje de salud por todo el 9
cuerpo.

La destrucción del nervio auditivo y la parálisis del nervio óptico no son necesarias para que se produzcan la sor- 12
dera y la ceguera; pues si la mente mortal dice: "Estoy
sorda y ciega", lo estará, sin un nervio lesionado. Toda
teoría opuesta a ese hecho (según aprendí en la metafísi- 15
ca) presupone que el hombre, quien es inmortal en la comprensión espiritual, es un mortal en la creencia material.

La historia auténtica de Gaspar Hauser es una indica- 18
ción útil en cuanto a lo frágil e inadecuada que es la mente
mortal. Prueba, fuera de toda duda, que la   La fuerza de
educación constituye esa llamada mente, y   la costumbre 21
que, a su vez, la mente mortal se manifiesta en el cuerpo
mediante el falso concepto que imparte. Encarcelado en
un calabozo, donde ni rayo de luz, ni sonido podían lle- 24
garle, Gaspar tenía a la edad de diecisiete años todavía la
mentalidad de una criatura y lloraba y balbucía con una
inteligencia no mayor que la de un bebé, dando vida a la 27
descripción de Tennyson:

> Una criatura llorando en la noche,
> una criatura llorando por la luz, 30
> y sin más lenguaje que un llanto.

Su caso prueba que el sentido material es sólo una
creencia formada únicamente por la educación. La luz 33
que nos alegra le causaba a él una creencia de dolor in-

1 him a belief of intense pain. His eyes were inflamed by
the light. After the babbling boy had been taught to
3 speak a few words, he asked to be taken back to his dungeon, and said that he should never be happy elsewhere.
Outside of dismal darkness and cold silence he found no
6 peace. Every sound convulsed him with anguish. All
that he ate, except his black crust, produced violent
retchings. All that gives pleasure to our educated senses
9 gave him pain through those very senses, trained in an
opposite direction.

The point for each one to decide is, whether it is mortal
12 Useful   mind or immortal Mind that is causative. We
knowledge   should forsake the basis of matter for metaphysical Science and its divine Principle.

15 Whatever furnishes the semblance of an idea governed
by its Principle, furnishes food for thought. Through astronomy, natural history, chemistry, music, mathematics,
18 thought passes naturally from effect back to cause.

Academics of the right sort are requisite. Observation, invention, study, and original thought are expansive
21 and should promote the growth of mortal mind out of itself, out of all that is mortal.

It is the tangled barbarisms of learning which we
24 deplore, — the mere dogma, the speculative theory, the
nauseous fiction. Novels, remarkable only for their
exaggerated pictures, impossible ideals, and specimens
27 of depravity, fill our young readers with wrong tastes
and sentiments. Literary commercialism is lowering the
intellectual standard to accommodate the purse and to
30 meet a frivolous demand for amusement instead of for
improvement. Incorrect views lower the standard of
truth.

tenso. Los ojos se le inflamaban con la luz. Después que   1
al balbuciente muchacho se le enseñó a decir algunas palabras, pidió que lo llevaran otra vez a su calabozo y dijo   3
que jamás sería feliz en otra parte. Fuera de la tétrica oscuridad y el frío silencio no encontró paz. Todo sonido le
convulsionaba de angustia. Todo lo que comía, aparte de   6
su pan negro, le producía vómitos violentos. Todo lo que
a nuestros sentidos educados da placer, a él le causaba dolor por medio de esos mismos sentidos enseñados en direc-   9
ción opuesta.

El punto que cada uno debe decidir es, si es la mente
mortal o la Mente inmortal que es causativa.   Conocimien-   12
Debiéramos abandonar la base de la materia y   tos útiles
aceptar la Ciencia metafísica y su Principio divino.

Todo lo que presenta la semblanza de una idea gober-   15
nada por su Principio proporciona alimento al pensamiento. Por medio de la astronomía, la historia natural,
la química, la música y las matemáticas, el pensamiento   18
regresa con naturalidad de efecto a causa.

Estudios académicos apropiados son esenciales. La observación, la inventiva, el estudio y el pensamiento ori-   21
ginal son expansivos y debieran promover el desarrollo de
la mente mortal para que salga de sí misma, de todo lo que
es mortal.   24

Es la maraña de barbarismos en la instrucción lo que
deploramos —el mero dogma, la teoría especulativa, la ficción nauseabunda. Las novelas que sobresalen sólo por   27
sus cuadros exagerados, ideales imposibles y tipos depravados llenan con malos gustos y malos sentimientos las
mentes de nuestros jóvenes lectores. El mercantilismo li-   30
terario está rebajando la norma intelectual para conformar
el bolsillo y satisfacer una frívola demanda de diversión en
vez de una demanda de superación. Puntos de vista inco-   33
rrectos rebajan la norma de la verdad.

1   If materialistic knowledge is power, it is not wisdom.
It is but a blind force. Man has "sought out many inven-
3 tions," but he has not yet found it true that knowledge can
save him from the dire effects of knowledge. The power
of mortal mind over its own body is little understood.

6   Better the suffering which awakens mortal mind from
its fleshly dream, than the false pleasures
Sin destroyed
through   which tend to perpetuate this dream. Sin
9 suffering   alone brings death, for sin is the only element
of destruction.

"Fear him which is able to destroy both soul and body
12 in hell," said Jesus. A careful study of this text shows
that here the word *soul* means a false sense or material
consciousness. The command was a warning to beware,
15 not of Rome, Satan, nor of God, but of sin. Sickness,
sin, and death are not concomitants of Life or Truth.
No law supports them. They have no relation to God
18 wherewith to establish their power. Sin makes its own
hell, and goodness its own heaven.

Such books as will rule disease out of mortal mind, —
21   and so efface the images and thoughts of dis-
Dangerous
shoals   ease, instead of impressing them with forcible
avoided   descriptions and medical details, — will help
24 to abate sickness and to destroy it.

Many a hopeless case of disease is induced by a single
post mortem examination, — not from infection nor from
27 contact with material virus, but from the fear of the
disease and from the image brought before the mind; it
is a mental state, which is afterwards outlined on the
30 body.

The press unwittingly sends forth many sorrows and
diseases among the human family. It does this by giv-

Si el conocimiento materialista es poder, no es sabi- 1
duría. Es sólo una fuerza ciega. El hombre ha buscado
"muchas perversiones", mas todavía no ha podido verifi- 3
car que los conocimientos lo puedan salvar de los terribles
efectos de tales conocimientos. Poco se comprende el
poder que tiene la mente mortal sobre su propio cuerpo. 6

Es preferible el sufrimiento que despierta a la mente
mortal de su sueño carnal, que los falsos placeres que tienden a perpetuar ese sueño. Sólo el   El pecado
destruido por 9
pecado trae muerte, porque el pecado es el   el sufrimiento
único elemento de destrucción.

"Temed... a aquel que puede destruir el alma y el cuerpo 12
en el infierno", dijo Jesús. Un estudio cuidadoso de ese
texto enseña que aquí la palabra *alma* significa un sentido
falso o una consciencia material. El mandato fue una ad- 15
vertencia para guardarse, no de Roma, de Satanás, ni de
Dios, sino del pecado. La enfermedad, el pecado y la
muerte no son concomitantes de la Vida o la Verdad. Nin- 18
guna ley los sostiene. No tienen relación con Dios con la
cual establecer su poder. El pecado hace su propio infierno y la bondad su propio cielo. 21

Libros que excluyen de la mente mortal a la enfermedad
—y borran así las imágenes y pensamientos de   Bajíos
enfermedad, en lugar de imprimirlos con des-   peligrosos 24
cripciones convincentes y detalles médicos—   evitados
ayudarán a disminuir la enfermedad y a destruirla.

Muchos casos irremediables de enfermedad son ocasio- 27
nados por una sola autopsia —no por infección, ni por
contacto con un virus material, sino por el temor a la enfermedad y por la imagen presentada a la mente; son esta- 30
dos mentales que luego se expresan en el cuerpo.

La prensa, sin saberlo, propaga muchas penas y enfermedades entre la familia humana. Eso lo hace al dar 33

1 ing names to diseases and by printing long descriptions
which mirror images of disease distinctly in thought. A

3 *Pangs caused by the press* new name for an ailment affects people like a
Parisian name for a novel garment. Every one
hastens to get it. A minutely described dis-

6 ease costs many a man his earthly days of comfort. What
a price for human knowledge! But the price does not exceed the original cost. God said of the tree of knowledge,

9 which bears the fruit of sin, disease, and death, "In the
day that thou eatest thereof thou shalt surely die."

The less that is said of physical structure and laws, and

12 *Higher standard for mortals* the more that is thought and said about moral
and spiritual law, the higher will be the stand-
ard of living and the farther mortals will be re-

15 moved from imbecility or disease.

We should master fear, instead of cultivating it. It
was the ignorance of our forefathers in the departments

18 of knowledge now broadcast in the earth, that made them
hardier than our trained physiologists, more honest than
our sleek politicians.

21 We are told that the simple food our forefathers ate
helped to make them healthy, but that is a mistake.

Diet and dyspepsia Their diet would not cure dyspepsia at this

24 period. With rules of health in the head
and the most digestible food in the stomach, there would
still be dyspeptics. Many of the effeminate constitutions

27 of our time will never grow robust until individual opinions improve and mortal belief loses some portion of its
error.

30 The doctor's mind reaches that of his patient. The
doctor should suppress his fear of disease, else his belief
in its reality and fatality will harm his patients even more

nombres a las enfermedades y al publicar largas descrip- 1
ciones que proyectan vivamente imágenes de enfermedad
al pensamiento. Un nombre nuevo para una 3

Angustias que causa la prensa

dolencia afecta a la gente tanto como un nombre parisiense para una vestimenta de moda.
Todos se apresuran a obtenerla. La descripción minucio- 6
sa de una enfermedad les cuesta a muchos el bienestar de
sus días terrenales. ¡Qué precio a pagar por el conocimiento humano! Pero el precio no excede el costo original. 9
Dios dijo del árbol del conocimiento, que produce el fruto del pecado, la enfermedad y la muerte: "El día que de él
comieres, ciertamente morirás". 12

Cuanto menos se hable de la estructura corpórea y de
las leyes físicas, y más se piense y se hable

Normas más altas para los mortales

acerca de la ley moral y espiritual, más elevada 15
será la norma de la vida, y más se alejará a los
mortales de la imbecilidad y las enfermedades.

Debiéramos vencer el temor en vez de cultivarlo. Fue la 18
ignorancia de nuestros antepasados en los dominios del conocimiento ahora difundidos por toda la tierra, lo que los
hizo más fuertes que nuestros diestros fisiólogos y más 21
honrados que nuestros astutos políticos.

Se nos dice que el alimento sencillo que comían nuestros
antepasados contribuía a su salud, pero eso es un error. Su 24
dieta no curaría la dispepsia en la época

Dieta y dispepsia

actual. Con reglas de salud en la cabeza y los
alimentos más digeribles en el estómago, aún así habría 27
dispépticos. Muchas de las constituciones físicas endebles
de nuestros días jamás se robustecerán hasta que las opiniones individuales mejoren y la creencia mortal pierda 30
algo de su error.

La mente del médico toca a la de su paciente. El médico
debiera reprimir su temor a la enfermedad, si no, su creen- 33
cia en la realidad y la fatalidad de ésta perjudicará a sus

1 than his calomel and morphine, for the higher stratum of
mortal mind has in belief more power to harm man than
3 Harm done   the substratum, matter. A patient hears the
by physicians doctor's verdict as a criminal hears his death-
sentence. The patient may seem calm under it, but he is
6 not. His fortitude may sustain him, but his fear, which
has already developed the disease that is gaining the
mastery, is increased by the physician's words.

9   The materialistic doctor, though humane, is an artist who outlines his thought relative to disease, and then
Disease   fills in his delineations with sketches from text-
12 depicted   books. It is better to prevent disease from
forming in mortal mind afterwards to appear on the
body; but to do this requires attention. The thought of
15 disease is formed before one sees a doctor and before
the doctor undertakes to dispel it by a counter-irritant,
— perhaps by a blister, by the application of caustic or
18 croton oil, or by a surgical operation. Again, giving another direction to faith, the physician prescribes drugs,
until the elasticity of mortal thought haply causes a
21 vigorous reaction upon itself, and reproduces a picture
of healthy and harmonious formations.

A patient's belief is more or less moulded and formed
24 by his doctor's belief in the case, even though the doctor
says nothing to support his theory. His thoughts and his
patient's commingle, and the stronger thoughts rule the
27 weaker. Hence the importance that doctors be Christian
Scientists.

Because the muscles of the blacksmith's arm are
30 Mind over   strongly developed, it does not follow that
matter   exercise has produced this result or that a
less used arm must be weak. If matter were the cause

pacientes aún más que su calomel y su morfina, porque el 1
estrato superior de la mente mortal tiene, en creencia, más
poder para dañar al hombre que el estrato infe- 3
rior, la materia. Un paciente escucha el fallo
del médico como el criminal su sentencia de
muerte. El paciente puede parecer tranquilo al escucharlo, 6
pero no lo está. Puede ser que su fortaleza de ánimo lo
sostenga, pero su temor, que ya desarrolló la enfermedad
que está ganando el dominio, es aumentado por las pala- 9
bras del médico.

Daño causado por médicos

El médico materialista, aunque humanitario, es un artista que dibuja su pensamiento relativo a la enfermedad y 12
luego completa sus dibujos con diseños de los
libros de texto. Es preferible evitar que la enfermedad se forme en la mente mortal para que 15
no aparezca en el cuerpo después; pero hacer eso requiere
atención. El pensamiento de enfermedad se forma antes
que uno vea al médico y antes que el médico se disponga a 18
expulsarla con un contrairritante —que puede ser un veji-
gatorio, la aplicación de un cáustico o aceite de ricino, o
mediante una operación quirúrgica. Por otra parte, dando 21
otra dirección a la fe, el médico receta medicamentos hasta
que la elasticidad del pensamiento mortal acierte a causar
una vigorosa reacción sobre sí mismo y reproduzca un 24
cuadro mental de formaciones saludables y armoniosas.

Cuadros mentales de enfermedad

La creencia del paciente es más o menos modelada y
formada por la creencia del médico acerca del caso, aun- 27
que el médico no diga nada para apoyar su teoría. Sus
pensamientos y los de su paciente se entremezclan, y los
pensamientos más fuertes dominan a los más débiles. De 30
ahí la importancia de que los médicos sean Científicos
Cristianos.

El hecho de que los músculos del herrero 33
estén fuertemente desarrollados no quiere decir
que el ejercicio haya producido ese resultado o
que el brazo que se usa menos tenga que ser débil. Si la 36

La mente domina la materia

1 of action, and if muscles, without volition of mortal
mind, could lift the hammer and strike the anvil, it
3 might be thought true that hammering would enlarge
the muscles. The trip-hammer is not increased in size
by exercise. Why not, since muscles are as material as
6 wood and iron? Because nobody believes that mind is
producing such a result on the hammer.

Muscles are not self-acting. If mind does not move
9 them, they are motionless. Hence the great fact that
Mind alone enlarges and empowers man through its
mandate, — by reason of its demand for and supply of
12 power. Not because of muscular exercise, but by reason of the blacksmith's faith in exercise, his arm becomes
stronger.

15 Mortals develop their own bodies or make them sick,
according as they influence them through mortal mind.

Latent fear   To know whether this development is produced
18 subdued   consciously or unconsciously, is of less importance than a knowledge of the fact. The feats of the gym-
nast prove that latent mental fears are subdued by him.
21 The devotion of thought to an honest achievement makes
the achievement possible. Exceptions only confirm this
rule, proving that failure is occasioned by a too feeble
24 faith.

Had Blondin believed it impossible to walk the rope
over Niagara's abyss of waters, he could never have
27 done it. His belief that he could do it gave his thought-
forces, called muscles, their flexibility and power which
the unscientific might attribute to a lubricating oil. His
30 fear must have disappeared before his power of putting
resolve into action could appear.

When Homer sang of the Grecian gods, Olympus was

materia fuese la causa de la acción, y si los músculos sin   1
la volición de la mente mortal pudieran levantar el martillo y golpear el yunque, podría creerse que el martilleo   3
desarrolla los músculos. El martinete de fragua no aumenta de tamaño por el ejercicio. ¿Por qué no, ya que los
músculos son tan materiales como la madera y el hierro?   6
Porque nadie cree que la mente produce tales resultados
en el martillo.

Los músculos no se mueven por sí mismos. Si la mente   9
no los mueve, están inmóviles. De ahí la gran verdad de
que la Mente por sí sola desarrolla y fortalece al hombre
por su mandato —en razón de que ella exige poder y lo   12
ofrece. No es el ejercicio muscular, sino la fe del herrero
en el ejercicio, lo que robustece su brazo.

Los mortales desarrollan su propio cuerpo o lo enfer-   15
man, según lo influyan mediante la mente mortal. Saber
si ese efecto se produce consciente o incons-   Temores
cientemente, es de menos importancia que un   latentes   18
conocimiento del hecho. Las proezas del gim-   dominados
nasta prueban que ha dominado latentes temores mentales. La devoción del pensamiento a un objetivo honrado   21
hace posible alcanzarlo. Las excepciones sólo confirman
esa regla, probando que el fracaso es ocasionado por una
fe muy débil.   24

Si Blondin hubiese creído que era imposible andar en la
cuerda floja sobre los abismos de agua del Niágara, jamás
lo hubiera logrado. Su convicción de que podía lograrlo   27
dio a sus fuerzas mentales, llamadas músculos, la flexibilidad y fortaleza que la persona no científica pudiera atribuir a un aceite lubricante. Su temor debió desaparecer   30
antes que pudiera aparecer su poder de poner en acción su
resolución.

Cuando Homero cantaba de los dioses griegos, el Olim-   33

1 dark, but through his verse the gods became alive in a
nation's belief. Pagan worship began with muscularity,
3 Homer and   but the law of Sinai lifted thought into the
Moses   song of David. Moses advanced a nation to
the worship of God in Spirit instead of matter, and il-
6 lustrated the grand human capacities of being bestowed
by immortal Mind.

Whoever is incompetent to explain Soul would be wise
9 not to undertake the explanation of body. Life is, always
A mortal   has been, and ever will be independent of
not man   matter; for Life is God, and man is the idea
12 of God, not formed materially but spiritually, and not
subject to decay and dust. The Psalmist said: "Thou
madest him to have dominion over the works of Thy
15 hands. Thou hast put all things under his feet."

The great truth in the Science of being, that the real
man was, is, and ever shall be perfect, is incontrovertible;
18 for if man is the image, reflection, of God, he is neither
inverted nor subverted, but upright and Godlike.

The suppositional antipode of divine infinite Spirit
21 is the so-called human soul or spirit, in other words
the five senses, — the flesh that warreth against Spirit.
These so-called material senses must yield to the infinite
24 Spirit, named God.

St. Paul said: "For I determined not to know anything among you, save Jesus Christ, and him crucified."
27 (I Cor. ii. 2.) Christian Science says: I am determined
not to know anything among you, save Jesus Christ, and
him glorified.

po estaba cubierto de tinieblas, pero mediante sus versos ₁
los dioses recibieron vida en la creencia de una nación. La
adoración pagana empezó rindiendo culto a la   Homero ₃
musculosidad, pero la ley del Sinaí elevó el   y Moisés
pensamiento a los cantos de David. Moisés adelantó una
nación a la adoración de Dios en Espíritu en vez de ma- ₆
teria e ilustró las grandes capacidades humanas del ser
otorgadas por la Mente inmortal.

Quienquiera que sea incompetente para explicar el ₉
Alma, haría bien en no emprender la explicación del
cuerpo. La Vida es, siempre ha sido, y siempre   Un mortal no
será independiente de la materia; pues la Vida   es el hombre ₁₂
es Dios, y el hombre es la idea de Dios, formado no material sino espiritualmente, y no sujeto a la descomposición y
al polvo. El Salmista dijo del hombre: "Le hiciste señorear ₁₅
sobre las obras de Tus manos; todo lo pusiste debajo de sus
pies".

La gran verdad en la Ciencia del ser de que el hombre ₁₈
real fue, es y siempre será perfecto, es incontrovertible;
porque si el hombre es la imagen, el reflejo, de Dios, no es
ni invertido ni subvertido, sino recto y semejante a Dios. ₂₁

El antípoda hipotético del Espíritu divino e infinito es la
llamada alma o el espíritu humanos, en otras palabras, los
cinco sentidos —la carne que lucha contra el Espíritu. ₂₄
Esos llamados sentidos materiales tienen que someterse al
Espíritu infinito, denominado Dios.

San Pablo dijo: "Pues me propuse no saber entre voso- ₂₇
tros cosa alguna sino a Jesucristo, y a éste crucificado".
(1 Cor. 2:2.) La Ciencia Cristiana dice: Me propongo
no saber entre vosotros nada sino a Jesucristo, y a éste ₃₀
glorificado.

Footsteps of Truth

Remember, Lord, the reproach of Thy servants;
how I do bear in my bosom the reproach of
all the mighty people; wherewith Thine enemies
have reproached, O Lord; wherewith they have
reproached the footsteps of Thine anointed. — PSALMS.

1 THE best sermon ever preached is Truth practised
and demonstrated by the destruction of sin, sickness,
3 Practical and death. Knowing this and knowing too
preaching that one affection would be supreme in us and
take the lead in our lives, Jesus said, "No man can serve
6 two masters."

We cannot build safely on false foundations. Truth
makes a new creature, in whom old things pass away
9 and "all things are become new." Passions, selfishness,
false appetites, hatred, fear, all sensuality, yield to spirituality, and the superabundance of being is on the side
12 of God, good.

We cannot fill vessels already full. They must first be
The uses emptied. Let us disrobe error. Then, when
15 of truth the winds of God blow, we shall not hug our
tatters close about us.

The way to extract error from mortal mind is to pour
18 in truth through flood-tides of Love. Christian perfection is won on no other basis.

Grafting holiness upon unholiness, supposing that sin

CAPÍTULO VIII

Los pasos de la Verdad

Señor, acuérdate del oprobio de Tus siervos;
oprobio de muchos pueblos, que llevo en mi seno.
Porque Tus enemigos, oh Jehová, han
deshonrado, porque Tus enemigos han deshonrado
los pasos de Tu ungido. — SALMOS.

EL mejor sermón que jamás se haya predicado es la 1
Verdad practicada y demostrada en la destrucción
del pecado, la enfermedad y la muerte. Sa- *Predicación* 3
biendo eso y sabiendo también que un solo *práctica*
afecto sería supremo en nosotros y dirigiría nuestra vida,
Jesús dijo: "Ninguno puede servir a dos señores". 6

No podemos edificar con seguridad sobre cimientos falsos. La Verdad hace una nueva criatura en quien las cosas
viejas pasan y "todas son hechas nuevas". Las pasiones, el 9
egoísmo, los falsos apetitos, el odio, el temor, toda sensualidad, se someten a la espiritualidad, y la superabundancia
del ser está del lado de Dios, el bien. 12

No podemos llenar vasijas que ya están llenas. Hay que
vaciarlas primero. Desnudemos al error. En- *Los usos de*
tonces, cuando soplen los vientos de Dios, no *la verdad* 15
nos abrigaremos con nuestros harapos.

La manera de extraer el error de la mente mortal es
verter en ella la verdad mediante inundaciones de Amor. 18
La perfección cristiana no se logra sobre ninguna otra
base.

Injertar lo santo en lo profano, suponer que el pecado 21

1 can be forgiven when it is not forsaken, is as foolish as
straining out gnats and swallowing camels.

3   The scientific unity which exists between God and man
must be wrought out in life-practice, and God's will must
be universally done.

6   If men would bring to bear upon the study of the
Science of Mind half the faith they bestow upon the so-

Divine   called pains and pleasures of material sense,
9 study   they would not go on from bad to worse,
until disciplined by the prison and the scaffold; but
the whole human family would be redeemed through
12 the merits of Christ, — through the perception and acceptance of Truth. For this glorious result Christian
Science lights the torch of spiritual understanding.

15   Outside of this Science all is mutable; but immortal
man, in accord with the divine Principle of his being,

Harmonious   God, neither sins, suffers, nor dies. The days
18 life-work   of our pilgrimage will multiply instead of diminish, when God's kingdom comes on earth; for the
true way leads to Life instead of to death, and earthly
21 experience discloses the finity of error and the infinite
capacities of Truth, in which God gives man dominion
over all the earth.

24   Our beliefs about a Supreme Being contradict the
practice growing out of them. Error abounds where

Belief and   Truth should "much more abound." We
27 practice   admit that God has almighty power, is "a
very present help in trouble;" and yet we rely on a drug
or hypnotism to heal disease, as if senseless matter or err-
30 ing mortal mind had more power than omnipotent Spirit.

      Common opinion admits that a man may take cold in
the act of doing good, and that this cold may produce

puede perdonarse sin que se abandone, es tan insensato 1
como colar mosquitos y tragar camellos.

La unidad científica que existe entre Dios y el hombre 3
tiene que forjarse llevándola a la práctica en la vida, y la
voluntad de Dios tiene que hacerse universalmente.

Si los hombres dedicaran al estudio de la Ciencia de la 6
Mente siquiera la mitad de la fe que conceden a los supuestos dolores y placeres de los sentidos mate-   *Estudio de*
riales, no irían de mal en peor, hasta ser casti-   *lo divino*   9
gados por el presidio y el patíbulo; sino que toda la familia
humana sería redimida por los méritos de Cristo —por la
percepción y la aceptación de la Verdad. Para ese glorio- 12
so resultado la Ciencia Cristiana* enciende la antorcha de
la comprensión espiritual.

Fuera de esta Ciencia todo es mudable; mas el hombre 15
inmortal, de acuerdo con el Principio divino de su ser,
o sea Dios, no peca, ni sufre, ni muere. Los   *Armoniosa*
días de nuestra peregrinación se multiplicarán   *obra de vida* 18
en lugar de disminuir, cuando el reino de Dios venga en la
tierra; porque el camino verdadero conduce a la Vida y no
a la muerte, y la experiencia terrenal revela la naturaleza 21
finita del error y las capacidades infinitas de la Verdad,
por las cuales Dios da al hombre señorío sobre toda la
tierra.   24

Nuestras creencias acerca de un Ser Supremo contradicen la práctica que resulta de ellas. El error abunda
donde la Verdad debiera "sobreabundar". Ad-   *Creencia y*   27
mitimos que Dios tiene poder omnipotente, que   *práctica*
es "nuestro pronto auxilio en las tribulaciones"; y, sin embargo, confiamos en un medicamento o en el hipnotismo 30
para sanar la enfermedad, como si la materia insensible o
la errada mente mortal tuviera más poder que el Espíritu
omnipotente.   33

La opinión común admite que un hombre puede resfriarse al hacer el bien y que ese resfriado puede resultar

* Véase "Nota" en la página que antecede al Índice.

1 fatal pulmonary disease; as though evil could overbear
the law of Love, and check the reward for do-

Sure reward
3 *of right-*   ing good. In the Science of Christianity, Mind
eousness   — omnipotence — has all-power, assigns sure
rewards to righteousness, and shows that matter can
6 neither heal nor make sick, create nor destroy.

If God were understood instead of being merely believed, this understanding would establish health. The
9 *Our belief*   accusation of the rabbis, "He made himself
and under-   the Son of God," was really the justification
standing   of Jesus, for to the Christian the only true
12 spirit is Godlike. This thought incites to a more exalted
worship and self-abnegation. Spiritual perception brings
out the possibilities of being, destroys reliance on aught
15 but God, and so makes man the image of his Maker in
deed and in truth.

We are prone to believe either in more than one Su-
18 preme Ruler or in some power less than God. We imagine that Mind can be imprisoned in a sensuous body.
When the material body has gone to ruin, when evil has
21 overtaxed the belief of life in matter and destroyed it,
then mortals believe that the deathless Principle, or
Soul, escapes from matter and lives on; but this is not
24 true. Death is not a stepping-stone to Life, immortality,

Suicide   and bliss. The so-called sinner is a suicide.
and sin   Sin kills the sinner and will continue to kill
27 him so long as he sins. The foam and fury of illegitimate living and of fearful and doleful dying should
disappear on the shore of time; then the waves of sin,
30 sorrow, and death beat in vain.

God, divine good, does not kill a man in order to give
him eternal Life, for God alone is man's life. God is at

en una enfermedad pulmonar funesta; como si el mal pu- 1
diera sojuzgar la ley del Amor e impedir la recompensa por hacer el bien. En la Ciencia del   Galardón
firme de   3
cristianismo, la Mente —la omnipotencia—   la justicia
tiene todo el poder, confiere firme galardón a la justicia y
muestra que la materia no es capaz ni de sanar ni de enfer- 6
mar, ni de crear ni de destruir.

Si comprendiésemos a Dios en vez de meramente creer
en Él, esa comprensión establecería la salud. La acu- 9
sación de los rabinos: "Se hizo a sí mismo Hijo
de Dios", era realmente la justificación de   Nuestra
creencia y
Jesús, porque para el cristiano el único espíritu   comprensión 12
verdadero es semejante a Dios. Ese pensamiento incita a
una adoración y a una abnegación más elevadas. La percepción espiritual revela las posibilidades del ser, destruye 15
la confianza en todo lo que no sea Dios y así hace al hombre la imagen de su Hacedor de hecho y en verdad.

Estamos propensos a creer o en más de un Gobernante 18
Supremo o en un poder inferior a Dios. Nos imaginamos
que la Mente puede ser aprisionada en un cuerpo sensorio. Cuando el cuerpo material se ha desintegrado, 21
cuando el mal ha sobrecargado la creencia de vida en la
materia y ha destruido esa creencia, entonces los mortales
creen que el Principio inmortal, o Alma, escapa de la ma- 24
teria y sigue viviendo; pero eso no es cierto. La muerte no
es un peldaño hacia la Vida, la inmortalidad y   Suicidio
la bienaventuranza. El llamado pecador es un   y pecado 27
suicida. El pecado mata al pecador y seguirá matándole
mientras peque. La espuma y el frenesí del mal vivir y las
muertes medrosas y tristes debieran desaparecer de las ri- 30
beras del tiempo; entonces las olas del pecado, de la pena y
de la muerte batirían en vano.

Dios, el bien divino, no mata a un hombre para darle 33
Vida eterna, porque sólo Dios es la vida del hombre. Dios

204   Footsteps of Truth

1 once the centre and circumference of being. It is evil
that dies; good dies not.

3   All forms of error support the false conclusions that
there is more than one Life; that material history is as
real and living as spiritual history; that mortal
6 error is as conclusively mental as immortal
Truth; and that there are two separate, antagonistic entities and beings, two powers, — namely,
9 Spirit and matter, — resulting in a third person (mortal
man) who carries out the delusions of sin, sickness, and
death.

Spirit the only intelligence and substance

12   The first power is admitted to be good, an intelligence or
Mind called God. The so-called second power, evil, is the
unlikeness of good. It cannot therefore be mind, though
15 so called. The third power, mortal man, is a supposed
mixture of the first and second antagonistic powers, intelligence and non-intelligence, of Spirit and matter.

18   Such theories are evidently erroneous. They can never
stand the test of Science. Judging them by their fruits,
they are corrupt. When will the ages under-
21 stand the Ego, and realize only one God, one
Mind or intelligence?

Unscientific theories

False and self-assertive theories have given sinners the
24 notion that they can create what God cannot, — namely,
sinful mortals in God's image, thus usurping the name
without the nature of the image or reflection of divine
27 Mind; but in Science it can never be said that man
has a mind of his own, distinct from God, the *all*
Mind.

30   The belief that God lives in matter is pantheistic. The
error, which says that Soul is in body, Mind is in matter,
and good is in evil, must unsay it and cease from such

es simultáneamente el centro y la circunferencia del ser. 1
Lo que muere es el mal; el bien no muere.

Todas las formas del error sostienen las falsas conclusio- 3
nes de que hay más de una Vida, que la historia material
es tan real y viviente como la historia espiritual, El Espíritu,
que el error mortal es tan definitivamente men- la única 6
tal como la Verdad inmortal, y que hay dos inteligencia
entes y seres distintos y antagónicos, dos poderes —a y sustancia
saber, el Espíritu y la materia— que resultan en una ter- 9
cera persona (el hombre mortal), quien efectúa las ilusiones del pecado, la enfermedad y la muerte.

Se admite que el primer poder es el bien, una inteligen- 12
cia o Mente denominada Dios. El supuesto segundo
poder, el mal, es la desemejanza del bien. No puede, por
tanto, ser mente aunque así se lo llame. El tercer poder, el 15
hombre mortal, es una supuesta mezcla del primero y del
segundo poder, que son antagónicos entre sí, la inteligencia y la no-inteligencia, el Espíritu y la materia. 18

Tales teorías evidentemente son erróneas. No pueden
soportar jamás la prueba de la Ciencia. Juzgándolas por
sus frutos, son corruptas. ¿Cuándo compren- Teorías no 21
derán las generaciones lo que es el Ego y se científicas
darán cuenta de que no hay más de un Dios, una Mente o
inteligencia? 24

Teorías falsas y agresivas han dado a los pecadores la
noción de que ellos pueden crear lo que Dios no puede
crear —a saber, mortales pecadores a imagen de Dios, así 27
usurpando el nombre sin la naturaleza de la imagen o reflejo de la Mente divina; pero en la Ciencia nunca puede
decirse que el hombre tiene una mente propia, distinta de 30
Dios, la Mente que es *todo*.

La creencia de que Dios vive en la materia es panteísta.
El error que dice que el Alma está en el cuerpo, que la 33
Mente está en la materia, y que el bien está en el mal, debe

1 utterances; else God will continue to be hidden from humanity, and mortals will sin without knowing that they
3 are sinning, will lean on matter instead of Spirit, stumble
with lameness, drop with drunkenness, consume with disease, — all because of their blindness, their false sense
6 concerning God and man.

When will the error of believing that there is life in
matter, and that sin, sickness, and death are creations of
9 *Creation*   God, be unmasked? When will it be under-
perfect   stood that matter has neither intelligence, life,
nor sensation, and that the opposite belief is the prolific
12 source of all suffering? God created all through Mind,
and made all perfect and eternal. Where then is the
necessity for recreation or procreation?

15   Befogged in error (the error of believing that matter
can be intelligent for good or evil), we can catch clear
          glimpses of God only as the mists disperse,
Perceiving
18 *the divine*   or as they melt into such thinness that we per-
image   ceive the divine image in some word or deed
which indicates the true idea, — the supremacy and real-
21 ity of good, the nothingness and unreality of evil.

When we realize that there is one Mind, the divine law
          of loving our neighbor as ourselves is unfolded;
Redemption
24 *from*   whereas a belief in many ruling minds hinders
selfishness   man's normal drift towards the one Mind, one
God, and leads human thought into opposite channels
27 where selfishness reigns.

Selfishness tips the beam of human existence towards
the side of error, not towards Truth. Denial of the one-
30 ness of Mind throws our weight into the scale, not of
Spirit, God, good, but of matter.

When we fully understand our relation to the Divine,

desdecir eso y dejar de hacer tales declaraciones; pues, de   1
lo contrario, Dios le seguirá siendo ocultado a la humanidad, y los mortales pecarán sin saber que están pecando, se   3
apoyarán en la materia en lugar de apoyarse en el Espíritu,
tropezarán de cojera, se caerán de borrachera, se consu-
mirán con enfermedades —todo por su ceguera, su falso   6
concepto acerca de Dios y el hombre.

   ¿Cuándo será desenmascarado el error de creer que hay
vida en la materia y que el pecado, la enfermedad y la   9
muerte son creaciones de Dios? ¿Cuándo se   Creación
comprenderá que la materia no tiene ni inteli-   perfecta
gencia, ni vida, ni sensación, y que la opositora creencia   12
es la prolífica fuente de todo sufrimiento? Dios creó todo
por medio de la Mente, y lo hizo todo perfecto y eterno.
¿Qué necesidad hay, pues, de una nueva creación o una   15
procreación?

   Ofuscados en las nieblas del error (el error de creer que
la materia pueda ser inteligente para bien o para mal), po-   18
dremos obtener claros destellos de Dios sólo a   Percepción
medida que las nieblas se disipen, o que gra-   de la imagen
dualmente se vayan haciendo tan transpa-   divina   21
rentes que percibamos la imagen divina en alguna palabra
u obra que indique la idea verdadera —la supremacía y
realidad del bien, la nada e irrealidad del mal.   24

   Cuando nos damos cuenta que no hay más de una sola
Mente, se revela la ley divina de amar a nuestro   Rescatados
prójimo como a nosotros mismos; mientras que   del egoísmo   27
una creencia en muchas mentes gobernantes, impide la inclinación normal del hombre hacia la Mente única, el Dios
único, y conduce al pensamiento humano por vías opues-   30
tas donde impera el egoísmo.

   El egoísmo inclina la balanza de la existencia humana
hacia el lado del error, no hacia la Verdad. La negación   33
de la unicidad de la Mente coloca nuestro peso no en el
platillo del Espíritu, Dios, el bien, sino en el de la materia.

   Cuando comprendamos plenamente nuestra relación con   36

1 we can have no other Mind but His, — no other Love,
wisdom, or Truth, no other sense of Life, and no con-
3 sciousness of the existence of matter or error.

The power of the human will should be exercised only
in subordination to Truth; else it will misguide the judg-
6 Will-power   ment and free the lower propensities. It is the
unrighteous   province of spiritual sense to govern man.
Material, erring, human thought acts injuriously both
9 upon the body and through it.

Will-power is capable of all evil. It can never heal
the sick, for it is the prayer of the unrighteous; while
12 the exercise of the sentiments — hope, faith, love — is the
prayer of the righteous. This prayer, governed by Science
instead of the senses, heals the sick.

15 In the scientific relation of God to man, we find that
whatever blesses one blesses all, as Jesus showed with
the loaves and the fishes, — Spirit, not matter, being the
18 source of supply.

Does God send sickness, giving the mother her child
for the brief space of a few years and then taking it away
21 Birth and   by death? Is God creating anew what He
death unreal   has already created? The Scriptures are definite on this point, declaring that His work was *finished,*
24 nothing is new to God, and that it was *good.*

Can there be any birth or death for man, the spiritual
image and likeness of God? Instead of God sending
27 sickness and death, He destroys them, and brings to light
immortality. Omnipotent and infinite Mind made all
and includes all. This Mind does not make mistakes
30 and subsequently correct them. God does not cause man
to sin, to be sick, or to die.

There are evil beliefs, often called evil spirits; but

el Divino, no podremos tener ninguna otra Mente que la 1
Suya, ningún otro Amor, sabiduría o Verdad, ningún otro
concepto de la Vida, y ninguna consciencia de la existen- 3
cia del error o de la materia.

El poder de la voluntad humana debiera emplearse únicamente si se subordina a la Verdad; si no, guiará mal al 6
juicio y soltará las propensiones más bajas. Es
de la incumbencia del sentido espiritual go-   *La fuerza*
bernar al hombre. El pensamiento humano,   *de voluntad*
                                                es inicua
material y errado, actúa perjudicialmente sobre el cuerpo y 9
por medio de él.

La fuerza de voluntad es capaz de todo mal. Nunca pue- 12
de sanar al enfermo, porque es la oración del injusto;
mientras que el ejercicio de los sentimientos —la esperanza, la fe, el amor— es la oración del justo. Esa oración, 15
gobernada por la Ciencia en vez de los sentidos, sana al
enfermo.

En la relación científica entre Dios y el hombre, descu- 18
brimos que todo lo que bendice a uno bendice a todos,
como lo demostró Jesús con los panes y los peces —siendo
el Espíritu, no la materia, la fuente de provisión. 21

¿Acaso envía Dios la enfermedad, dando a la madre un
hijo por el breve espacio de unos pocos años, para quitár-
selo después por medio de la muerte? ¿Crea   *Son irreales* 24
Dios de nuevo lo que ya ha creado? Las Escri-   *el nacimiento*
                                                  y la muerte
turas son terminantes sobre ese punto, pues declaran que Su obra fue *acabada,* que nada es nuevo para 27
Dios y que esa obra era *buena.*

¿Puede haber nacimiento o muerte para el hombre, la
imagen y semejanza espiritual de Dios? En lugar de en- 30
viar Dios la enfermedad y la muerte, las destruye, y saca a
luz la inmortalidad. La Mente omnipotente e infinita lo
hizo todo y lo incluye todo. Esa Mente no comete equivo- 33
caciones que después corrige. Dios no hace que el hombre
peque, enferme o muera.

Hay creencias malas, llamadas a menudo espíritus ma- 36

1 these evils are not Spirit, for there is no evil in Spirit.
Because God is Spirit, evil becomes more apparent and
3 No evil   obnoxious proportionately as we advance spir-
in Spirit   itually, until it disappears from our lives.
This fact proves our position, for every scientific state-
6 ment in Christianity has its proof. Error of statement
leads to error in action.

God is not the creator of an evil mind. Indeed, evil
9 is not Mind. We must learn that evil is the awful decep-
Subordina-   tion and unreality of existence. Evil is not
tion of evil   supreme; good is not helpless; nor are the
12 so-called laws of matter primary, and the law of Spirit
secondary. Without this lesson, we lose sight of the perfect Father, or the divine Principle of man.

15 Body is not first and Soul last, nor is evil mightier than
Evident   good. The Science of being repudiates self-
impossibilities   evident impossibilities, such as the amalgama-
18 tion of Truth and error in cause or effect. Science separates the tares and wheat in time of harvest.

There is but one primal cause. Therefore there can
21 be no effect from any other cause, and there can be no
One primal   reality in aught which does not proceed from
cause   this great and only cause. Sin, sickness, dis-
24 ease, and death belong not to the Science of being. They
are the errors, which presuppose the absence of Truth,
Life, or Love.

27 The spiritual reality is the scientific fact in all things.
The spiritual fact, repeated in the action of man and the
whole universe, is harmonious and is the ideal of Truth.
30 Spiritual facts are not inverted; the opposite discord,
which bears no resemblance to spirituality, is not real.
The only evidence of this inversion is obtained from

los; pero esos males no son Espíritu, pues no hay mal en el   1
Espíritu. Porque Dios es Espíritu, el mal se hace más evidente y se vuelve más ofensivo en proporción   No hay mal   3
y a medida que avanzamos espiritualmente,   en el Espíritu
hasta que desaparece de nuestra vida. Ese hecho prueba
nuestra posición, porque toda proposición científica en el   6
cristianismo tiene su prueba. Un error en la proposición
conduce a error en la acción.

Dios no es el creador de una mente malvada. Por cierto   9
que el mal no es Mente. Tenemos que aprender que el
mal es la horrible decepción e irrealidad de la   La subor-
existencia. El mal no es supremo; el bien no   dinación   12
carece de poder; ni son primarias las llamadas   del mal
leyes de la materia y secundaria la ley del Espíritu. Sin
esa lección perdemos de vista al Padre perfecto o Princi-   15
pio divino del hombre.

El cuerpo no está en el primer lugar y el Alma en el
último, ni el mal es más poderoso que el bien.   Imposibi-   18
La Ciencia del ser repudia imposibilidades   lidades
manifiestas, tales como la amalgamación de la   manifiestas
Verdad con el error en causa o efecto. La Ciencia separa   21
la cizaña del trigo al tiempo de la cosecha.

Sólo hay una única causa primordial. Por lo tanto, no
puede haber efecto de ninguna otra causa, y no puede   24
haber realidad en nada que no proceda de esa   Una sola
causa grande y única. El pecado, la enferme-   causa
dad, el malestar y la muerte no pertenecen a la   primaria   27
Ciencia del ser. Son los errores que presuponen la ausencia de la Verdad, la Vida o el Amor.

La realidad espiritual es la verdad científica en todas las   30
cosas. La realidad espiritual, repetida en la acción del
hombre y de todo el universo, es armoniosa y es el ideal de
la Verdad. Las realidades espirituales no están invertidas;   33
la opuesta discordia, que no tiene semejanza con la espiritualidad, no es real. El único testimonio de esa inversión

1 suppositional error, which affords no proof of God,
Spirit, or of the spiritual creation. Material sense de-
3 fines all things materially, and has a finite sense of the
infinite.

The Scriptures say, "In Him we live, and move, and
6 have our being." What then is this seeming power, in-

Seemingly
independent
authority

dependent of God, which causes disease and
cures it? What is it but an error of belief, —
9 a law of mortal mind, wrong in every sense,
embracing sin, sickness, and death? It is the very antipode of immortal Mind, of Truth, and of spiritual law.
12 It is not in accordance with the goodness of God's character that He should make man sick, then leave man to
heal himself; it is absurd to suppose that matter can both
15 cause and cure disease, or that Spirit, God, produces
disease and leaves the remedy to matter.

John Young of Edinburgh writes: "God is the father
18 of mind, and of nothing else." Such an utterance is
"the voice of one crying in the wilderness" of human
beliefs and preparing the way of Science. Let us learn
21 of the real and eternal, and prepare for the reign of
Spirit, the kingdom of heaven, — the reign and rule of
universal harmony, which cannot be lost nor remain
24 forever unseen.

Mind, not matter, is causation. A material body
only expresses a material and mortal mind. A mortal
27 Sickness as   man possesses this body, and he makes it
only thought   harmonious or discordant according to the
images of thought impressed upon it. You embrace
30 your body in your thought, and you should delineate
upon it thoughts of health, not of sickness. You should
banish all thoughts of disease and sin and of other beliefs

se obtiene del error hipotético, el cual no ofrece ninguna ₁
prueba de Dios, el Espíritu, o de la creación espiritual. El
sentido material define todas las cosas materialmente y ₃
tiene un concepto finito de lo infinito.

Las Escrituras dicen: "En Él vivimos, y nos movemos, y
somos". ¿Qué es entonces ese aparente poder, indepen- ₆
diente de Dios, que causa la enfermedad y la

sana? ¿Qué es, sino un error de creencia —una

ley de la mente mortal, que se equivoca en todo ₉
sentido e incluye pecado, enfermedad y muerte? Es el antípoda mismo de la Mente inmortal, de la Verdad y de la
ley espiritual. No está de acuerdo con la bondad del ₁₂
carácter de Dios, enfermar al hombre y luego abandonarlo
para que se sane a sí mismo; es absurdo suponer que la
materia pueda causar la enfermedad y también sanarla o ₁₅
que el Espíritu, Dios, produzca la enfermedad y deje el remedio a la materia.

Autoridad al parecer independiente

John Young, de Edimburgo, escribe: "Dios es el padre ₁₈
de la mente y de nada más". Tal declaración es la "voz del
que clama en el desierto" de las creencias humanas y pre-
para el camino de la Ciencia. Aprendamos de lo real y ₂₁
eterno y preparémonos para el reino del Espíritu, el reino
de los cielos —el reino y gobierno de la armonía universal, que no puede perderse ni permanecer oculto para ₂₄
siempre.

La Mente, no la materia, es causalidad. Un cuerpo material sólo expresa una mente material y mortal. Un ₂₇
hombre mortal posee ese cuerpo, y lo hace armonioso o discordante según las imágenes de
pensamiento que le imprima. Abrazáis vuestro ₃₀
cuerpo en vuestro pensamiento y debierais delinear en él
pensamientos de salud, no de enfermedad. Debierais eliminar todos los pensamientos de enfermedad y de pecado ₃₃

La enfermedad no es sino pensamiento

1 included in matter. Man, being immortal, has a perfect
indestructible life. It is the mortal belief which makes
3 the body discordant and diseased in proportion as ignorance, *fear,* or human will governs mortals.

Mind, supreme over all its formations and governing
6 them all, is the central sun of its own systems of ideas,
Allness of   the life and light of all its own vast creation;
Truth   and man is tributary to divine Mind. The
9 material and mortal body or mind is not the man.

The world would collapse without Mind, without the intelligence which holds the winds in its grasp. Neither
12 philosophy nor skepticism can hinder the march of the
Science which reveals the supremacy of Mind. The immanent sense of Mind-power enhances the glory of Mind.
15 Nearness, not distance, lends enchantment to this view.

The compounded minerals or aggregated substances
composing the earth, the relations which constituent
18 Spiritual   masses hold to each other, the magnitudes,
translation   distances, and revolutions of the celestial
bodies, are of no real importance, when we remember
21 that they all must give place to the spiritual fact by the
translation of man and the universe back into Spirit. In
proportion as this is done, man and the universe will be
24 found harmonious and eternal.

Material substances or mundane formations, astronomical calculations, and all the paraphernalia of specu-
27 lative theories, based on the hypothesis of material law
or life and intelligence resident in matter, will ultimately vanish, swallowed up in the infinite calculus of
30 Spirit.

Spiritual sense is a conscious, constant capacity to understand God. It shows the superiority of faith by works

y de otras creencias incluidas en la materia. El hombre,   1
siendo inmortal, tiene una vida perfecta e indestructible.
Es la creencia mortal lo que hace al cuerpo discordante y   3
enfermo en la proporción en que la ignorancia, el *temor*
o la voluntad humana gobierne a los mortales.

La Mente, suprema sobre todas sus formaciones y go-   6
bernando a todas ellas, es el sol central de sus propios sistemas de ideas, la vida y la luz de toda su vasta   Totalidad de
creación; y el hombre es tributario a la Mente   la Verdad   9
divina. Ni el cuerpo ni la mente materiales y mortales son
el hombre.

El mundo se desplomaría sin la Mente, sin la inteligen- 12
cia que mantiene los vientos en sus puños. Ni la filosofía
ni el escepticismo pueden impedir la marcha de la Ciencia
que revela la supremacía de la Mente. El inmanente sen- 15
tido del poder de la Mente realza la gloria de la Mente. La
cercanía, no la distancia, da encanto a esa perspectiva.

Los minerales compuestos o las sustancias agregadas 18
que componen la tierra, las relaciones que las masas constituyentes mantienen entre sí, las magnitudes,   Traslación
distancias y revoluciones de los cuerpos ce-   espiritual 21
lestes, no tienen importancia verdadera cuando recordamos que todo eso tiene que dar lugar a la realidad espiritual por la traslación del hombre y el universo nuevamente 24
al Espíritu. En la proporción en que eso se haga, se revelará que el hombre y el universo son armoniosos y eternos.

Las sustancias materiales o formaciones terrestres, los 27
cálculos astronómicos y todo el aparato de las teorías especulativas, basadas en la hipótesis de que hay ley material o
de que la vida y la inteligencia residen en la materia, se 30
desvanecerán finalmente, sorbidos en el cálculo infinito
del Espíritu.

El sentido espiritual es una capacidad consciente y cons- 33
tante de comprender a Dios. Demuestra la superioridad

1 over faith in words. Its ideas are expressed only in "new
tongues;" and these are interpreted by the translation of
3 the spiritual original into the language which human
thought can comprehend.

The Principle and proof of Christianity are discerned
6 by spiritual sense. They are set forth in Jesus' demon-

Jesus'
disregard
of matter

strations, which show — by his healing the
sick, casting out evils, and destroying death,
9 "the last enemy that shall be destroyed," —
his disregard of matter and its so-called laws.

Knowing that Soul and its attributes were forever
12 manifested through man, the Master healed the sick,
gave sight to the blind, hearing to the deaf, feet to the
lame, thus bringing to light the scientific action of the
15 divine Mind on human minds and bodies and giving
a better understanding of Soul and salvation. Jesus
healed sickness and sin by one and the same metaphysical
18 process.

The expression *mortal mind* is really a solecism, for
Mind is immortal, and Truth pierces the error of mortality

21 Mind not
mortal

as a sunbeam penetrates the cloud. Because,
in obedience to the immutable law of Spirit,
this so-called mind is self-destructive, I name it mortal.
24 Error soweth the wind and reapeth the whirlwind.

What is termed matter, being unintelligent, cannot say,
"I suffer, I die, I am sick, or I am well." It is the so-

27 Matter
mindless

called mortal mind which voices this and appears to itself to make good its claim. To
mortal sense, sin and suffering are real, but immortal
30 sense includes no evil nor pestilence. Because immortal
sense has no error of sense, it has no sense of error; therefore it is without a destructive element.

de la fe mostrada mediante obras sobre la fe expresada en   1
palabras. Sus ideas se expresan sólo en "nuevas lenguas";
y éstas se interpretan por medio de la traducción del ori-   3
ginal espiritual al lenguaje que el pensamiento humano
pueda comprender.

El Principio y la prueba del cristianismo son discernidos   6
por el sentido espiritual. Se exponen en las demostraciones de Jesús, que prueban —por su curación de   El desprecio
los enfermos, su expulsión de males y su des-   de Jesús por   9
trucción de la muerte, "el postrer enemigo que   la materia
será destruido"— su desprecio por la materia y sus supuestas leyes.   12

Sabiendo que el Alma y sus atributos se manifestaban
eternamente por medio del hombre, el Maestro sanaba a
los enfermos, daba vista a los ciegos, oído a los sordos, pies   15
a los cojos, revelando así la acción científica de la Mente
divina sobre mentes y cuerpos humanos, y dando una mejor comprensión del Alma y la salvación. Jesús sanó la   18
enfermedad y el pecado por un mismo procedimiento
metafísico.

La expresión *mente mortal* realmente es un solecismo,   21
porque la Mente es inmortal, y la Verdad traspasa el error
de la mortalidad como un rayo de sol penetra   La Mente no
una nube. Debido a que, en obediencia a la ley   es mortal   24
inmutable del Espíritu, esa llamada mente se destruye a sí
misma, la llamo mortal. El error siembra viento y siega
torbellino.   27

Lo que se llama materia, siendo no inteligente, no puede
decir: "Sufro, muero, estoy enferma o estoy bien". Es la
llamada mente mortal lo que proclama eso y a   La materia   30
lo que le parece que realiza sus pretensiones.   no tiene
Para el sentido mortal, el pecado y el sufri-   mente
miento son reales, pero el sentido inmortal no incluye mal   33
ni pestilencia. Debido a que el sentido inmortal no tiene
error de sentido, no tiene sentido de error; por lo tanto no
tiene elemento destructivo.   36

211   Footsteps of Truth

1   If brain, nerves, stomach, are intelligent, — if they talk
to us, tell us their condition, and report how they feel, —
3 then Spirit and matter, Truth and error, commingle
and produce sickness and health, good and evil, life and
death; and who shall say whether Truth or error is the
6 greater?

The sensations of the body must either be the sensations of a so-called mortal mind or of matter. Nerves
9 Matter   are not mind. Is it not provable that Mind is
sensationless   not *mortal* and that matter has no sensation?
Is it not equally true that matter does not appear in the
12 spiritual understanding of being?

The sensation of sickness and the impulse to sin seem
to obtain in mortal mind. When a tear starts, does not
15 this so-called mind produce the effect seen in the lachry-
mal gland? Without mortal mind, the tear could not
appear; and this action shows the nature of all so-called
18 material cause and effect.

It should no longer be said in Israel that "the fathers
have eaten sour grapes, and the children's teeth are set
21 on edge." Sympathy with error should disappear. The
transfer of the thoughts of one erring mind to another,
Science renders impossible.

24   If it is true that nerves have sensation, that matter has
intelligence, that the material organism causes the eyes to
Nerves   see and the ears to hear, then, when the body
27 painless   is dematerialized, these faculties must be lost,
for their immortality is not in Spirit; whereas the fact
is that only through dematerialization and spiritualiza-
30 tion of thought can these faculties be conceived of as
immortal.

Nerves are not the source of pain or pleasure. We

Si el cerebro, los nervios y el estómago son inteligentes 1
—si nos hablan, nos dicen de su condición e informan
cómo se sienten— entonces el Espíritu y la materia, la Ver- 3
dad y el error, se unen y producen la enfermedad y la salud, el bien y el mal, la vida y la muerte; y ¿quién dirá
si la Verdad o el error es mayor? 6

Las sensaciones del cuerpo tienen que ser o bien las sensaciones de una llamada mente mortal o las de la materia.
Los nervios no son mente. ¿No es acaso de- 9
mostrable que la Mente no es *mortal* y que la   La materia
no tiene
materia no tiene sensación? ¿No es igualmente   sensación
cierto que la materia no aparece en la comprensión espiri- 12
tual del ser?

La sensación de enfermedad y el impulso de pecar parecen existir en la mente mortal. Cuando brota una lágrima, 15
¿no es esa llamada mente lo que produce el efecto visible
en la glándula lacrimal? Sin la mente mortal, la lágrima
no podría aparecer; y esa acción demuestra la naturaleza 18
de toda llamada causa y todo llamado efecto materiales.

No debiera decirse más en Israel que "los padres co-
mieron las uvas agrias, y los dientes de los hijos tienen la 21
dentera". La simpatía con el error debiera desaparecer.
La Ciencia hace imposible la transmisión de pensamientos
de una mente errada a otra. 24

Si es verdad que los nervios tienen sensación, que la materia tiene inteligencia, que el organismo material es lo que
hace que los ojos vean y los oídos oigan, en- 27
tonces, cuando el cuerpo se desmaterializa, esas   Los nervios
no sienten
facultades tienen que perderse, porque su in-   dolor
mortalidad no está en el Espíritu; por el contrario, el hecho 30
es, que sólo por la desmaterialización y espiritualización
del pensamiento puede concebirse que esas facultades son
inmortales. 33

Los nervios no son la fuente del dolor o del placer. Su-

1 suffer or enjoy in our dreams, but this pain or pleasure
is not communicated through a nerve. A tooth which has
3 been extracted sometimes aches again in belief, and the
pain seems to be in its old place. A limb which has been
amputated has continued in belief to pain the owner. If
6 the sensation of pain in the limb can return, can be prolonged, why cannot the limb reappear?

Why need pain, rather than pleasure, come to this mor-
9 tal sense? Because the memory of pain is more vivid
than the memory of pleasure. I have seen an unwitting
attempt to scratch the end of a finger which had been cut
12 off for months. When the nerve is gone, which we say
was the occasion of pain, and the pain still remains, it
proves sensation to be in the mortal mind, not in matter.
15 Reverse the process; take away this so-called mind instead
of a piece of the flesh, and the nerves have no sensation.

Mortals have a modus of their own, undirected and un-
18 sustained by God. They produce a rose through seed and
Human   soil, and bring the rose into contact with the
falsities   olfactory nerves that they may smell it. In
21 legerdemain and credulous frenzy, mortals believe that
unseen spirits produce the flowers. God alone makes
and clothes the lilies of the field, and this He does by
24 means of Mind, not matter.

Because all the methods of Mind are not understood,
we say the lips or hands must move in order to convey
27 No miracles   thought, that the undulations of the air convey
in Mind-   sound, and possibly that other methods involve
methods   so-called miracles. The realities of being, its
30 normal action, and the origin of all things are unseen to
mortal sense; whereas the unreal and imitative movements of mortal belief, which would reverse the immortal

frimos o gozamos en nuestros sueños, pero ese dolor o 1
placer no se comunica por medio de un nervio. A veces un
diente que ha sido extraído vuelve a doler en creencia, y el 3
dolor parece estar en su antiguo lugar. Un miembro amputado ha continuado, en creencia, causando dolor a su
dueño. Si la sensación de dolor en el miembro puede vol- 6
ver y persistir, ¿por qué no puede reaparecer el miembro?

¿Por qué ha de venir el dolor, en vez del placer, a ese
sentido mortal? Porque el recuerdo de dolor es más vívido 9
que el de placer. He visto el intento inconsciente de rascar
la punta de un dedo amputado varios meses atrás. Cuando ya no está el nervio que decimos que era la causa del 12
dolor, y el dolor aún persiste, se demuestra que la sensación está en la mente mortal y no en la materia. Invertid el
procedimiento; quitad esa llamada mente, en vez de qui- 15
tar un pedazo de carne, y los nervios no tienen sensación.

Los mortales tienen su propio modo de proceder, que no
es dirigido ni sostenido por Dios. Producen una rosa por 18
mediación de semilla y tierra y ponen la rosa en $\quad$ Falsedades
contacto con los nervios olfatorios para olerla. $\quad$ humanas
En la prestidigitación y crédulo frenesí, los mortales ima- 21
ginan que espíritus invisibles producen flores. Sólo Dios
crea y viste los lirios del campo, y esto por medio de la
Mente y no de la materia. 24

Debido a que no se comprenden todos los métodos de la
Mente, decimos que los labios o las manos han de moverse
para comunicar el pensamiento, que las ondu- $\quad$ No hay mila- 27
laciones del aire transmiten el sonido, y posi- $\quad$ gros en los
$\qquad$ métodos de
blemente que otros métodos producen los llama- $\quad$ la Mente
dos milagros. Las realidades de la existencia, su acción 30
normal y el origen de todas las cosas son invisibles para los
sentidos mortales; mientras que los movimientos irreales e
imitativos de la creencia mortal, que quisieran invertir el 33

1 modus and action, are styled the real. Whoever contradicts this mortal mind supposition of reality is called
3 a deceiver, or is said to be deceived. Of a man it has
been said, "As he thinketh in his heart, so is he;" hence
as a man spiritually *understandeth,* so is he in truth.

6   Mortal mind conceives of something as either liquid
or solid, and then classifies it materially. Immortal and
Good spiritual facts exist apart from this mortal and
9 indefinable material conception. God, good, is self-existent and self-expressed, though indefinable as a whole.
Every step towards goodness is a departure from materi-
12 ality, and is a tendency towards God, Spirit. Material
theories partially paralyze this attraction towards infinite
and eternal good by an opposite attraction towards the
15 finite, temporary, and discordant.

Sound is a mental impression made on mortal belief.
The ear does not really hear. Divine Science reveals
18 sound as communicated through the senses of Soul —
through spiritual understanding.

Mozart experienced more than he expressed. The
21 rapture of his grandest symphonies was never heard. He
Music, was a musician beyond what the world knew.
rhythm of This was even more strikingly true of Bee-
head and
24 heart thoven, who was so long hopelessly deaf. Mental melodies and strains of sweetest music supersede conscious sound. Music is the rhythm of head and heart.
27 Mortal mind is the harp of many strings, discoursing
either discord or harmony according as the hand, which
sweeps over it, is human or divine.

30   Before human knowledge dipped to its depths into a
false sense of things, — into belief in material origins
which discard the one Mind and true source of being, —

modo y la acción inmortales, son a los que se titula reales. 1
Quienquiera que contradiga esa suposición de la mente
mortal acerca de la realidad es llamado engañador, o se 3
dice que está engañado. Se ha dicho de un hombre: "Cual
es su pensamiento en su corazón, tal es él"; de ahí que cual
comprende espiritualmente un hombre, así es en verdad. 6

La mente mortal concibe que una cosa es líquida o sóli-
da y luego la clasifica materialmente. Las verdades inmortales y espirituales existen independientemen-   El bien es 9
te de ese concepto mortal y material. Dios, el   indefinible
bien, existe y se expresa de por Sí, aunque sea indefinible
en conjunto. Cada paso hacia la bondad nos aleja de la 12
materialidad y tiende a acercarnos a Dios, el Espíritu. Las
teorías materiales paralizan parcialmente esa atracción
hacia el bien infinito y eterno por una atracción opuesta 15
hacia lo finito, temporario y discordante.

El sonido es una impresión mental hecha en la creencia
mortal. El oído realmente no oye. La Ciencia divina re- 18
vela que el sonido se comunica mediante los sentidos del
Alma —mediante comprensión espiritual.

Mozart sentía más de lo que expresaba. El éxtasis de sus 21
más grandiosas sinfonías jamás se oyó. Fue un músico
cuya habilidad superaba a la que conocía el   La música es
mundo. Eso era aún más notablemente cierto   el ritmo de
                                                la cabeza y 24
respecto a Beethoven, quien por mucho tiempo   del corazón
fue irremediablemente sordo. Las melodías y los aires de
la música más dulce que se oyen mentalmente superan al 27
sonido de que se está consciente. La música es el ritmo de
la cabeza y del corazón. La mente mortal es el arpa de
muchas cuerdas, que expresa discordancia o armonía, 30
según sea humana o divina la mano que la pulse.

Antes que el conocimiento humano se hundiera profundamente en un concepto falso de las cosas —en una 33
creencia en orígenes materiales que desechan a la Mente

1 it is possible that the impressions from Truth were as
distinct as sound, and that they came as sound to the
3 primitive prophets. If the medium of hearing is wholly
spiritual, it is normal and indestructible.

If Enoch's perception had been confined to the evidence
6 before his material senses, he could never have "walked
with God," nor been guided into the demonstration of
life eternal.

9 Adam, represented in the Scriptures as formed from
dust, is an object-lesson for the human mind. The mate-

Adam and   rial senses, like Adam, originate in matter and
12 the senses   return to dust, — are proved non-intelligent.
They go out as they came in, for they are still the error,
not the truth of being. When it is learned that the spirit-
15 ual sense, and not the material, conveys the impressions
of Mind to man, then being will be understood and found
to be harmonious.

18 We bow down to matter, and entertain finite thoughts
of God like the pagan idolater. Mortals are inclined to

Idolatrous   fear and to obey what they consider a material
21 illusions   body more than they do a spiritual God. All
material knowledge, like the original "tree of knowledge,"
multiplies their pains, for mortal illusions would rob God,
24 slay man, and meanwhile would spread their table with
cannibal tidbits and give thanks.

How transient a sense is mortal sight, when a wound on
27 the retina may end the power of light and lens! But the

The senses   real sight or sense is not lost. Neither age nor
of Soul   accident can interfere with the senses of Soul,
30 and there are no other real senses. It is evident that the
body as matter has no sensation of its own, and there is no
oblivion for Soul and its faculties. Spirit's senses are with-

única y la verdadera fuente del ser— es posible que las im- 1
presiones de la Verdad fueran tan claras como el sonido,
y que llegaran como sonido a los profetas primitivos. Si 3
el medio para oír es enteramente espiritual, es normal e
indestructible.

Si la percepción de Enoc se hubiera limitado al testi- 6
monio de sus sentidos materiales, jamás hubiera podido
"caminar con Dios" ni ser guiado a la demostración de la
vida eterna. 9

Adán, representado en las Escrituras como formado del
polvo, es ejemplo concreto para la mente humana. Los
sentidos materiales, igual que Adán, se origi- *Adán y los* 12
nan en la materia y vuelven al polvo, así demos- *sentidos*
trándose no inteligentes. Se van como vinieron, porque
todavía son el error y no la verdad del ser. Cuando se 15
aprenda que el sentido espiritual, y no el material, transmite las impresiones de la Mente al hombre, entonces se comprenderá la existencia y se reconocerá que es armoniosa. 18

Como el idólatra pagano, nos postramos ante la materia
y abrigamos pensamientos finitos acerca de Dios. Los
mortales se sienten más inclinados a temer y a *Ilusiones* 21
obedecer lo que consideran un cuerpo material, *idólatras*
que a un Dios espiritual. Todo conocimiento material, tal
como el primitivo "árbol del conocimiento"*, les multi- 24
plica sus dolores, pues las ilusiones mortales quisieran robar a Dios, matar al hombre, y entretanto, cual caníbales,
aderezar su mesa con bocados y dar las gracias. 27

¡Qué sentido tan efímero es la vista mortal, si pensamos
que una herida en la retina puede acabar con el poder de
la luz y del cristalino! Pero la vista verdadera o *Los sentidos* 30
el sentido verdadero no se pierde. Ni la edad ni *del Alma*
los accidentes pueden perjudicar a los sentidos del Alma, y
no existen otros sentidos que sean verdaderos. Es evidente 33
que el cuerpo, como materia, no tiene sensación que
le pertenezca, y no hay olvido para el Alma y sus facultades. Los sentidos del Espíritu están sin dolor y siempre 36

*Según la versión *King James* de la Biblia

1 out pain, and they are forever at peace. Nothing can hide
from them the harmony of all things and the might and
3 permanence of Truth.

If Spirit, Soul, could sin or be lost, then being and immortality would be lost, together with all the faculties of
6 Real being   Mind; but being cannot be lost while God ex-
never lost   ists. Soul and matter are at variance from the
very necessity of their opposite natures. Mortals are
9 unacquainted with the reality of existence, because matter
and mortality do not reflect the facts of Spirit.

Spiritual vision is not subordinate to geometric alti-
12 tudes. Whatever is governed by God, is never for an
instant deprived of the light and might of intelligence
and Life.

15 We are sometimes led to believe that darkness is as real
as light; but Science affirms darkness to be only a mortal
Light and   sense of the absence of light, at the coming of
18 darkness   which darkness loses the appearance of reality.
So sin and sorrow, disease and death, are the suppositional
absence of Life, God, and flee as phantoms of error before
21 truth and love.

With its divine proof, Science reverses the evidence of
material sense. Every quality and condition of mortality
24 is lost, swallowed up in immortality. Mortal man is the
antipode of immortal man in origin, in existence, and in his
relation to God.

27 Because he understood the superiority and immortality of good, Socrates feared not the hemlock poison.
Faith of   Even the faith of his philosophy spurned phys-
30 Socrates   ical timidity. Having sought man's spiritual
state, he recognized the immortality of man. The ignorance and malice of the age would have killed the vener-

en paz. Nada puede ocultarles la armonía de todas las co-   1
sas y el poder y la permanencia de la Verdad.

Si el Espíritu, el Alma, pudiera pecar o perderse, en-   3
tonces el ser y la inmortalidad se perderían, junto con todas las facultades de la Mente; pero el ser no   El ser real
puede perderse mientras Dios exista. El Alma   jamás   6
y la materia están en desacuerdo, porque lo exi-   se pierde
gen sus naturalezas opuestas. Los mortales no conocen la
realidad de la existencia, porque la materia y la mortali-   9
dad no reflejan las verdades del Espíritu.

La visión espiritual no está subordinada a altitudes
geométricas. Todo lo que es gobernado por Dios jamás   12
está privado ni por un instante de la luz y del poder de la
inteligencia y la Vida.

A veces se nos induce a creer que la oscuridad es tan   15
real como la luz; pero la Ciencia afirma que la oscuridad
es tan sólo una sensación mortal de la ausencia   Luz y
de la luz, a cuya llegada la oscuridad pierde la   oscuridad   18
apariencia de realidad. De igual manera el pecado y el
pesar, la enfermedad y la muerte, son la supuesta ausencia
de la Vida, Dios, y huyen como fantasmas del error ante la   21
verdad y el amor.

Con su prueba divina, la Ciencia invierte el testimonio
del sentido material. Toda cualidad y condición de la   24
mortalidad desaparece, sorbida en la inmortalidad. El
hombre mortal es el antípoda del hombre inmortal en origen, en existencia y en su relación con Dios.   27

Porque comprendió la superioridad e inmortalidad del
bien, Sócrates no temió al veneno de la cicuta. La fe misma de su filosofía desdeñó el temor físico. Ha-   La fe de   30
biendo buscado el estado espiritual del hom-   Sócrates
bre, reconoció la inmortalidad del hombre. La ignorancia y
la maldad de aquella época hubieran matado al venerable   33

1 able philosopher because of his faith in Soul and his indifference to the body.

3   Who shall say that man is alive to-day, but may be dead
to-morrow? What has touched Life, God, to such

The serpent   strange issues? Here theories cease, and Sci-
6 of error   ence unveils the mystery and solves the problem of man. Error bites the heel of truth, but cannot kill
truth. Truth bruises the head of error — destroys error.
9 Spirituality lays open siege to materialism. On which
side are we fighting?

The understanding that the Ego is Mind, and that
12 there is but one Mind or intelligence, begins at once to

Servants   destroy the errors of mortal sense and to supply
and masters the truth of immortal sense. This understand-
15 ing makes the body harmonious; it makes the nerves,
bones, brain, etc., servants, instead of masters. If man
is governed by the law of divine Mind, his body is in sub-
18 mission to everlasting Life and Truth and Love. The
great mistake of mortals is to suppose that man, God's
image and likeness, is both matter and Spirit, both good
21 and evil.

If the decision were left to the corporeal senses, evil
would appear to be the master of good, and sickness to
24 be the rule of existence, while health would seem the
exception, death the inevitable, and life a paradox. Paul
asked: "What concord hath Christ with Belial?" (2 Cor-
27 inthians vi. 15.)

When you say, "Man's body is material," I say with
Paul: Be "willing rather to be absent from the body,
30 Personal   and to be present with the Lord." Give up
   identity   your material belief of mind in matter, and
have but one Mind, even God; for this Mind forms its

filósofo por motivo de su fe en el Alma y su indiferencia   1
al cuerpo.

¿Quién dirá que el hombre está vivo hoy, pero que   3
puede estar muerto mañana? ¿Qué ha relacionado a la
Vida, Dios, con sucesos tan extraños? Aquí se   La serpiente
acaban las teorías, y la Ciencia revela el mis-   del error   6
terio y resuelve el problema del hombre. El error muerde
el calcañar de la verdad, pero no puede matar a la verdad.
La Verdad hiere al error en la cabeza —destruye al error.   9
La espiritualidad asedia abiertamente al materialismo.
¿En qué bando estamos peleando?

La comprensión de que el Ego es Mente y que hay una   12
sola Mente o inteligencia, comienza de inmediato a destruir los errores del sentido mortal y a propor-   Siervos
cionar la verdad del sentido inmortal. Esa   y amos   15
comprensión armoniza al cuerpo; hace de los nervios, los
huesos, el cerebro, etc. siervos en lugar de amos. Si el
hombre está gobernado por la ley de la Mente divina, su   18
cuerpo está en sumisión a la Vida, la Verdad y el Amor
eternos. La gran equivocación de los mortales es suponer
que el hombre, la imagen y semejanza de Dios, sea a la vez   21
materia y Espíritu, a la vez bueno y malo.

Si la decisión se dejara a los sentidos corporales, el mal
parecería ser el amo del bien, y la enfermedad la regla de   24
la existencia, mientras que la salud parecería ser la excepción, la muerte lo inevitable, y la vida una paradoja.
Pablo preguntó: "¿Qué concordia [tiene] Cristo con Be-   27
lial?" (2 Corintios 6:15.)

Cuando decís: "El cuerpo del hombre es material", yo
digo con Pablo: Desead más bien "estar ausentes del cuer-   30
po, y presentes al Señor". Abandonad vues-   La identidad
tra creencia material de que hay mente en la   personal
materia, y tened una sola Mente, a saber, Dios; porque   33

1   own likeness. The loss of man's identity through the
understanding which Science confers is impossible; and
3   the notion of such a possibility is more absurd than to
conclude that individual musical tones are lost in the
origin of harmony.

6   Medical schools may inform us that the healing work
of Christian Science and Paul's peculiar Christian con-

Paul's   version and experience, — which prove Mind
9   experience   to be scientifically distinct from matter, — are
indications of unnatural mental and bodily conditions,
even of catalepsy and hysteria; yet if we turn to the Scrip-
12 tures, what do we read? Why, this: "If a man keep my
saying, he shall never see death!" and "Henceforth know
we no man after the flesh!"

15   That scientific methods are superior to others, is
seen by their effects. When you have once conquered

Fatigue is   a diseased condition of the body through
18 mental   Mind, that condition never recurs, and you
have won a point in Science. When mentality gives
rest to the body, the next toil will fatigue you less, for
21 you are working out the problem of being in divine metaphysics; and in proportion as you understand the control which Mind has over so-called matter, you will be
24 able to demonstrate this control. The scientific and
permanent remedy for fatigue is to learn the power of
Mind over the body or any illusion of physical weariness,
27 and so destroy this illusion, for matter cannot be weary
and heavy-laden.

You say, "Toil fatigues me." But what is this *me?*
30 Is it muscle or mind? Which is tired and so speaks?
Without mind, could the muscles be tired? Do the
muscles talk, or do you talk for them? Matter is non-

esa Mente forma su propia semejanza. No es posible que   1
por medio de la comprensión que la Ciencia confiere, el
hombre pierda su identidad; y la noción de semejante posi-   3
bilidad es más absurda que la conclusión de que los tonos
musicales individuales se pierden al originarse la armonía.

Las escuelas médicas tal vez nos informen que tanto la   6
obra sanadora de la Ciencia Cristiana como la conversión
cristiana y experiencia extraordinarias de Pablo   La experien-
—que prueban que la Mente es científicamente   cia de Pablo   9
distinta de la materia— indican condiciones mentales y
corporales contranaturales, y hasta de catalepsia e histeris-
mo; pero si acudimos a las Escrituras, ¿qué leemos? Pues 12
esto: "¡El que guarda mi palabra, nunca verá muerte!" y
"¡De aquí en adelante a nadie conocemos según la carne!"

Que los métodos científicos son superiores a otros méto- 15
dos se ve por sus efectos. Una vez que hayáis vencido un
estado enfermizo del cuerpo por medio de la   La fatiga
Mente, esa condición jamás volverá a ocurrir, y   es mental 18
habréis ganado un punto en la Ciencia. Cuando la mentalidad da reposo al cuerpo, la próxima tarea os fatigará
menos, porque estáis resolviendo el problema del ser en la 21
metafísica divina; y en la proporción en que comprendáis
el dominio que la Mente tiene sobre la llamada materia,
podréis demostrar ese dominio. El remedio científico y 24
permanente para la fatiga es aprender el poder de la
Mente sobre el cuerpo o sobre cualquier ilusión de cansancio físico y así destruir esa ilusión, porque la materia no 27
puede estar cansada y cargada.

Decís: "El trabajo me fatiga". Pero ¿qué es ese *me?* ¿Es
músculo o mente? ¿Cuál de los dos está cansado y habla 30
así? Sin la mente ¿podrían los músculos estar cansados?
¿Hablan los músculos, o habláis vosotros por ellos? La

1 intelligent. Mortal mind does the false talking, and that which affirms weariness, made that weariness.

3   You do not say a wheel is fatigued; and yet the body is as material as the wheel. If it were not for what the

Mind never 6 weary

human mind says of the body, the body, like the inanimate wheel, would never be weary. The consciousness of Truth rests us more than hours of repose in unconsciousness.

9   The body is supposed to say, "I am ill." The reports of sickness may form a coalition with the reports of sin,

Coalition 12 of sin and sickness

and say, "I am malice, lust, appetite, envy, hate." What renders both sin and sickness difficult of cure is, that the human mind is the sinner, disinclined to self-correction, and believing that

15 the body can be sick independently of mortal mind and that the divine Mind has no jurisdiction over the body.

Why pray for the recovery of the sick, if you are with-
18 out faith in God's willingness and ability to heal them?

Sickness akin to sin

If you do believe in God, why do you sub-
stitute drugs for the Almighty's power, and

21 employ means which lead only into material ways of obtaining help, instead of turning in time of need to God, divine Love, who is an ever-present help?

24   Treat a belief in sickness as you would sin, with sudden dismissal. Resist the temptation to believe in matter as intelligent, as having sensation or power.

27   The Scriptures say, "They that wait upon the Lord . . . shall run, and not be weary; and they shall walk, and not faint." The meaning of that passage is not

30 perverted by applying it literally to moments of fatigue, for the moral and physical are as one in their results. When we wake to the truth of being, all disease,

materia no es inteligente. La mente mortal es lo que habla   1
con falsía; y lo que afirma que hay cansancio, produjo ese
cansancio.   3

No se dice que una rueda está fatigada; y, sin embargo,
el cuerpo es tan material como la rueda. Si no fuera por lo
que la mente humana dice del cuerpo, éste,   *La Mente*   6
igual que la rueda inanimada, nunca se can-   *jamás*
saría. El estar consciente de la Verdad nos des- *se fatiga*
cansa más que horas de reposo en estado de inconsciencia.   9

Se supone que el cuerpo dice: "Estoy enfermo". Los informes de la enfermedad puede ser que formen una coali-
ción con los informes del pecado y digan: "Soy   *Coalición del*   12
la maldad, la lujuria, el apetito, la envidia, el   *pecado y la*
odio". Lo que dificulta la curación tanto del   *enfermedad*
pecado como de la enfermedad es el hecho de que la   15
mente humana es el pecador, que es reacio a corregirse y
cree que el cuerpo puede enfermarse independientemente
de la mente mortal y que la Mente divina no tiene jurisdic-   18
ción sobre el cuerpo.

¿Por qué orar por la recuperación de los enfermos, si no
tenéis fe en la buena voluntad y habilidad de Dios para   21
sanarlos? Si creéis en Dios, ¿por qué substituís   *La enfer-*
con medicinas el poder del Todopoderoso y   *medad*
empleáis medios que inducen sólo a modos ma-   *semejante*
                                                 al pecado   24
teriales de obtener ayuda, en vez de volveros en la hora de
necesidad hacia Dios, el Amor divino, que es un socorro
siempre presente?   27

Tratad una creencia en la enfermedad como trataríais el
pecado, con rechazo inmediato. Resistid la tentación de
creer que la materia es inteligente, que tiene sensación o   30
poder.

Las Escrituras dicen: "Los que esperan a Jehová... correrán, y no se cansarán; caminarán, y no se fatigarán".   33
El significado de ese pasaje no se pervierte al aplicarlo literalmente a momentos de fatiga, porque lo moral y
lo físico son idénticos en sus resultados. Cuando desper-   36

1 pain, weakness, weariness, sorrow, sin, death, will be
unknown, and the mortal dream will forever cease. My
3 method of treating fatigue applies to all bodily ailments,
since Mind should be, and is, supreme, absolute, and
final.

6   In mathematics, we do not multiply when we should
subtract, and then say the product is correct. No more

Affirmation   can we say in Science that muscles give strength,
9 and result   that nerves give pain or pleasure, or that matter
governs, and then expect that the result will be harmony.
Not muscles, nerves, nor bones, but mortal mind makes
12 the whole body "sick, and the whole heart faint;" whereas
divine Mind heals.

When this is understood, we shall never affirm concern-
15 ing the body what we do not wish to have manifested. We
shall not call the body weak, if we would have it strong;
for the belief in feebleness must obtain in the human
18 mind before it can be made manifest on the body, and
the destruction of the belief will be the removal of its
effects. Science includes no rule of discord, but governs
21 harmoniously. "The wish," says the poet, "is ever father
to the thought."

We may hear a sweet melody, and yet misunderstand
24 the science that governs it. Those who are healed

Scientific   through metaphysical Science, not compre-
beginning   hending the Principle of the cure, may misun-
27 derstand it, and impute their recovery to change of air or
diet, not rendering to God the honor due to Him alone.
Entire immunity from the belief in sin, suffering, and
30 death may not be reached at this period, but we may look
for an abatement of these evils; and this scientific beginning is in the right direction.

temos para percibir la verdad del ser, toda enfermedad, 1
dolor, debilidad, cansancio, pesar, pecado y muerte serán
desconocidos, y el sueño mortal cesará para siempre. Mi 3
método de tratar la fatiga es aplicable a todas las dolencias
corporales, puesto que la Mente debe ser, y es, suprema,
absoluta y decisiva. 6

En las matemáticas, no multiplicamos cuando debiéramos restar, pretendiendo luego que el resultado está correcto. Tampoco podemos decir en la Ciencia   Afirmación 9
que los músculos dan fuerzas, que los nervios   y resultado
dan dolor o placer, o que la materia gobierna, y luego
esperar armonía como resultado. No son los músculos, los 12
nervios, ni los huesos, sino la mente mortal que hace que
todo el cuerpo esté "enfermo y todo el corazón doliente"*;
por el contrario, la Mente divina cura. 15

Cuando eso se entienda, nunca afirmaremos con respecto al cuerpo lo que no deseamos ver manifestado en él.
No llamaremos débil al cuerpo si queremos que esté 18
fuerte; porque la creencia en la debilidad tiene que presentarse en la mente humana antes que pueda manifestarse en
el cuerpo, y la destrucción de la creencia pondrá fin a sus 21
efectos. La Ciencia no incluye reino de discordia, sino que
gobierna armoniosamente. "El deseo", dice el poeta, "siempre es padre del pensamiento". 24

Puede que oigamos una dulce melodía y, sin embargo,
comprendamos mal la ciencia que la gobierna. Quienes
han sanado por la Ciencia metafísica, sin com-   Comienzo 27
prender el Principio de la curación, puede que   científico
lo interpreten mal y atribuyan su curación a un cambio de
aire o de dieta, sin rendirle a Dios el honor que únicamen- 30
te a Él le deben. La inmunidad completa contra la creencia en el pecado, el sufrimiento y la muerte puede ser que
no se alcance en esta época; pero podemos esperar una dis- 33
minución de esos males; y ese comienzo científico va bien
encaminado.

* Según la versión *King James* de la Biblia

1   We hear it said: "I exercise daily in the open air. I
take cold baths, in order to overcome a predisposition to

3   Hygiene   take cold; and yet I have continual colds,
     ineffectual   catarrh, and cough." Such admissions ought
to open people's eyes to the inefficacy of material hygiene,

6   and induce sufferers to look in other directions for cause
and cure.

Instinct is better than misguided reason, as even na-

9   ture declares. The violet lifts her blue eye to greet the
early spring. The leaves clap their hands as nature's
untired worshippers. The snowbird sings and soars

12   amid the blasts; he has no catarrh from wet feet, and
procures a summer residence with more ease than a na-
bob. The atmosphere of the earth, kinder than the at-

15   mosphere of mortal mind, leaves catarrh to the latter.
Colds, coughs, and contagion are engendered solely by
human theories.

18   Mortal mind produces its own phenomena, and then
     The reflex   charges them to something else, — like a kitten
     phenomena   glancing into the mirror at itself and thinking

21   it sees another kitten.

A clergyman once adopted a diet of bread and water
to increase his spirituality. Finding his health failing,

24   he gave up his abstinence, and advised others never to
try dietetics for growth in grace.

The belief that either fasting or feasting makes men

27   better morally or physically is one of the fruits of "the
     Volition   tree of the knowledge of good and evil," con-
     far-reaching   cerning which God said, "Thou shalt not eat

30   of it." Mortal mind forms all conditions of the mortal
body, and controls the stomach, bones, lungs, heart, blood,
etc., as directly as the volition or will moves the hand.

Oímos decir: "Diariamente hago ejercicios al aire libre. 1
Me baño con agua fría, para vencer una predisposición a
resfriarme; y, sin embargo, sufro constantemen- La higiene 3
te de resfriados, catarros y tos". Tales admi- es ineficaz
siones debieran abrirle los ojos a la gente sobre la ineficacia
de la higiene material e inducir a los sufrientes a buscar 6
la causa y la cura en otras direcciones.

El instinto es mejor que la razón mal dirigida, como lo
declara la naturaleza misma. La violeta alza sus ojos azu- 9
les para dar la bienvenida a la primavera temprana. Las
hojas dan palmadas de aplauso cual adoradoras incansables de la naturaleza. El pinzón de las nieves canta y se 12
remonta entre ráfagas de viento; no tiene catarro por haberse mojado las patas, y se procura una residencia de verano con más facilidad que un nabab. La atmósfera de 15
la tierra, más benigna que la atmósfera de la mente mortal,
le deja a ésta el catarro. Los resfriados, la tos y el contagio son engendrados únicamente por las teorías humanas. 18

La mente mortal produce sus propios fenó- Los fenóme-
menos y luego se los achaca a otra cosa —como nos reflejados
un gatito que se mira en el espejo y se imagina ver otro 21
gatito.

Un clérigo adoptó en cierta ocasión un régimen de pan y
agua para aumentar su espiritualidad. Al ver que su salud 24
se debilitaba, abandonó su abstinencia, y aconsejó a otros
que nunca recurrieran a la dietética para crecer en gracia.

La creencia de que el ayuno o la comida abundante me- 27
jora a los hombres moral y físicamente es uno de los frutos
del "árbol del conocimiento del bien y del El alcance de
mal"*, del cual Dios dijo: "No comerás". La la volición 30
mente mortal forma todas las condiciones del cuerpo mortal y gobierna al estómago, los huesos, los pulmones, al corazón, la sangre, etc. tan directamente como la volición o 33
la voluntad mueve a la mano.

* Según la versión *King James* de la Biblia

221 Footsteps of Truth

1 I knew a person who when quite a child adopted the
Graham system to cure dyspepsia. For many years, he

3 *Starvation and dyspepsia* ate only bread and vegetables, and drank nothing but water. His dyspepsia increasing, he
decided that his diet should be more rigid, and

6 thereafter he partook of but one meal in twenty-four
hours, this meal consisting of only a thin slice of bread
without water. His physician also recommended that

9 he should not wet his parched throat until three hours
after eating. He passed many weary years in hunger
and weakness, almost in starvation, and finally made up

12 his mind to die, having exhausted the skill of the doctors,
who kindly informed him that death was indeed his only
alternative. At this point Christian Science saved him,

15 and he is now in perfect health without a vestige of the
old complaint.

He learned that suffering and disease were the self-

18 imposed beliefs of mortals, and not the facts of being;
that God never decreed disease, — never ordained a law
that fasting should be a means of health. Hence semi-

21 starvation is not acceptable to wisdom, and it is equally
far from Science, in which being is sustained by God, Mind.
These truths, opening his eyes, relieved his stomach, and

24 he ate without suffering, "giving God thanks;" but he
never enjoyed his food as he had imagined he would
when, still the slave of matter, he thought of the flesh-

27 pots of Egypt, feeling childhood's hunger and undisci-
plined by self-denial and divine Science.

This new-born understanding, that neither food nor

30 *Mind and stomach* the stomach, without the consent of mortal
mind, can make one suffer, brings with it an-
other lesson, — that gluttony is a sensual illusion, and

Conocí a una persona que de muy joven adoptó el sis- 1
tema de Graham para curarse de dispepsia. Durante muchos años sólo comió pan y verduras y no bebió   Inanición   3
más que agua. Habiéndose agravado su dis-   y dispepsia
pepsia, decidió que su dieta debiera ser aún más estricta, y
de ahí en adelante tomó sólo una comida cada veinticuatro 6
horas, la cual consistía en una sola rebanada delgada de
pan, sin agua. Su médico también le recomendó que no
mojara su reseca garganta hasta después de tres horas de 9
haber comido. Pasó muchos penosos años atormentado
por el hambre y la debilidad, casi en estado de inanición, y
finalmente decidió morir, habiendo agotado todos los re- 12
cursos de la pericia de los médicos, quienes bondadosamente le informaron que su única alternativa era la
muerte. En ese momento la Ciencia Cristiana le salvó, y 15
ahora goza de perfecta salud, sin vestigio alguno de su antigua enfermedad.

Aprendió que el sufrimiento y la enfermedad eran 18
creencias que se imponen los mortales y no las verdades
del ser; aprendió que Dios jamás decretó la enfermedad —
que jamás promulgó una ley de que el ayuno deba ser un 21
medio de obtener la salud. De ahí que la semiinanición no
sea admisible para la sabiduría y esté igualmente lejos de
la Ciencia, en la cual la existencia está sostenida por Dios, 24
la Mente. Esas verdades, al abrirle los ojos, le aliviaron el
estómago, y pudo comer sin sufrimiento, "dando gracias a
Dios"; pero ya nunca comió con placer su alimento como 27
se había imaginado que lo comería cuando, aun esclavo de
la materia, pensaba en las ollas de carne de Egipto, sintiendo el hambre de la niñez, y sin la disciplina de la abnega- 30
ción y de la Ciencia divina.

Esa comprensión recién nacida de que ni los alimentos ni el estómago, sin el consentimiento de la   La mente y 33
mente mortal, pueden causar sufrimiento, trae   el estómago
consigo otra lección —que la gula es una ilusión sensual, y

1 that this phantasm of mortal mind disappears as we better
apprehend our spiritual existence and ascend the ladder
3 of life.

This person learned that food affects the body only
as mortal mind has its material methods of working, one
6 of which is to believe that proper food supplies nutriment
and strength to the human system. He learned also that
mortal mind makes a mortal body, whereas Truth re-
9 generates this fleshly mind and feeds thought with the
bread of Life.

Food had less power to help or to hurt him after he
12 had availed himself of the fact that Mind governs man,
and he also had less faith in the so-called pleasures and
pains of matter. Taking less thought about what he
15 should eat or drink, consulting the stomach less about
the economy of living and God more, he recovered
strength and flesh rapidly. For many years he had
18 been kept alive, as was believed, only by the strictest adherence to hygiene and drugs, and yet he continued ill
all the while. Now he dropped drugs and material
21 hygiene, and was well.

He learned that a dyspeptic was very far from being
the image and likeness of God, — far from having "do-
24 minion over the fish of the sea, and over the fowl of the
air, and over the cattle," if eating a bit of animal flesh
could overpower him. He finally concluded that God
27 never made a dyspeptic, while fear, hygiene, physiology,
and physics had made him one, contrary to His commands.

In seeking a cure for dyspepsia consult matter not at
30 Life only   all, and eat what is set before you, "asking
in Spirit   no question for conscience sake." We must
destroy the false belief that life and intelligence are in

que ese fantasma de la mente mortal desaparece a medida 1
que comprendemos mejor nuestra existencia espiritual y
ascendemos la escala de la vida. 3

Esa persona aprendió que el alimento afecta al cuerpo
sólo porque la mente mortal tiene sus métodos materiales
de operación, uno de los cuales es creer que el alimento 6
apropiado suministra nutrición y fuerza al organismo humano. También aprendió que la mente mortal hace un
cuerpo mortal, en tanto que la Verdad regenera esa mente 9
carnal y alimenta el pensamiento con el pan de la Vida.

El alimento tuvo menos poder para ayudarlo o perjudi-
carlo después que se valió del hecho de que la Mente go- 12
bierna al hombre, y también tuvo menos fe en los llamados placeres y dolores de la materia. Afanándose menos
en lo que había de comer o beber, consultando menos al 15
estómago y más a Dios sobre la economía de la vida, recu-
peró sus fuerzas y su peso rápidamente. Por muchos años
se había estado manteniendo vivo, según se creía, sólo por 18
haberse adherido más estrictamente a la higiene y a los
medicamentos, y, sin embargo, seguía enfermo todo ese
tiempo. Ahora abandonó los medicamentos y la higiene 21
material y estuvo bien.

Aprendió que un dispéptico estaba muy lejos de ser la
imagen y semejanza de Dios —lejos de "señorear en los 24
peces del mar, en las aves de los cielos, en las bestias", si el
comer un trozo de carne animal podía subyugarlo. Finalmente llegó a la conclusión de que Dios jamás hizo un 27
dispéptico, mientras que el temor, la higiene, la fisiología y
la física habían hecho que él lo fuera, en contra de los
mandatos de Dios. 30

Cuando queráis sanaros de dispepsia, no consultéis para
nada con la materia, y comed lo que os pongan
delante "sin preguntar nada por motivos de   Sólo en
                                                el Espíritu 33
conciencia". Tenemos que destruir la creencia   hay vida
falsa de que la vida y la inteligencia están en la materia

1 matter, and plant ourselves upon what is pure and perfect. Paul said, "Walk in the Spirit, and ye shall not
3 fulfil the lust of the flesh." Sooner or later we shall learn
that the fetters of man's finite capacity are forged by the
illusion that he lives in body instead of in Soul, in matter
6 instead of in Spirit.

Matter does not express Spirit. God is infinite omnipresent Spirit. If Spirit is *all* and is everywhere, what
9 *Soul greater* and where is matter? Remember that truth
than body is greater than error, and we cannot put the
greater into the less. Soul is Spirit, and Spirit is greater
12 than body. If Spirit were once within the body, Spirit
would be finite, and therefore could not be Spirit.

The question, "What is Truth," convulses the world.
15 Many are ready to meet this inquiry with the assurance
The question which comes of understanding; but more are
of the ages blinded by their old illusions, and try to "give
18 it pause." "If the blind lead the blind, both shall fall into
the ditch."

The efforts of error to answer this question by some
21 *ology* are vain. Spiritual rationality and free thought accompany approaching Science, and cannot be put down.
They will emancipate humanity, and supplant unscientific
24 means and so-called laws.

Peals that should startle the slumbering thought from
its erroneous dream are partially unheeded; but the last
27 *Heralds of* trump has not sounded, or this would not be
Science so. Marvels, calamities, and sin will much
more abound as truth urges upon mortals its resisted
30 claims; but the awful daring of sin destroys sin, and
foreshadows the triumph of truth. God will over-
turn, until "He come whose right it is." Longevity

y afirmarnos en lo que es puro y perfecto. Pablo dijo: 1
"Andad en el Espíritu, y no satisfagáis los deseos de la
carne". Tarde o temprano aprenderemos que las cadenas 3
de la capacidad finita del hombre las forja la ilusión de
que él vive en el cuerpo en lugar de en el Alma, en la materia en lugar de en el Espíritu. 6

La materia no expresa al Espíritu. Dios es el Espíritu
infinito y omnipresente. Si el Espíritu es *todo* y está en todas partes, ¿qué es, y dónde está, la materia? 9

El Alma más grande que el cuerpo

Recordad que la verdad es mayor que el error,
y no podemos poner lo mayor dentro de lo
menor. El Alma es el Espíritu, y el Espíritu es mayor que 12
el cuerpo. Si el Espíritu llegara a estar una vez dentro del
cuerpo, el Espíritu sería finito, y, por lo tanto, no podría
ser Espíritu. 15

La pregunta: "¿Qué es la Verdad?" conmueve al mundo.
Muchos están dispuestos a dar respuesta a esa pregunta
con la certeza que proviene de la comprensión; 18

La pregunta de los siglos

pero son más los que están cegados por sus antiguas ilusiones y tratan de "demorar la respuesta". "Si el
ciego guiare al ciego, ambos caerán en el hoyo". 21

Los esfuerzos del error para dar respuesta a esa pregunta con alguna *ología* son vanos. La racionalidad espiritual y el libre pensamiento acompañan al advenimiento de 24
la Ciencia y no pueden reprimirse. Emanciparán a la humanidad, y reemplazarán a los métodos no científicos y las
llamadas leyes. 27

Las campanadas que debieran despertar al pensamiento
adormecido de su sueño erróneo son parcialmente desoí-
das; pero la final trompeta no ha sonado to- 30

Heraldos de la Ciencia

davía, o eso no sería así. Maravillas, calamidades y pecados abundarán mucho más a medida que la
verdad importune a los mortales con sus reivindicaciones 33
por ellos resistidas; pero la terrible osadía del pecado destruye al pecado y presagia el triunfo de la verdad. Dios
hará que haya trastorno, hasta que venga "Aquel cuyo es 36
el derecho". La longevidad está aumentando y el poder

1 is increasing and the power of sin diminishing, for the
world feels the alterative effect of truth through every
3 pore.

As the crude footprints of the past disappear from the
dissolving paths of the present, we shall better understand
6 the Science which governs these changes, and shall plant
our feet on firmer ground. Every sensuous pleasure or
pain is self-destroyed through suffering. There should
9 be painless progress, attended by life and peace instead
of discord and death.

In the record of nineteen centuries, there are sects
12 many but not enough Christianity. Centuries ago re-
ligionists were ready to hail an anthropomor-
Sectarianism and opposition phic God, and array His vicegerent with pomp
15 and splendor; but this was not the manner
of truth's appearing. Of old the cross was truth's central sign, and it is to-day. The modern lash is less
18 material than the Roman scourge, but it is equally as
cutting. Cold disdain, stubborn resistance, opposition
from church, state laws, and the press, are still the har-
21 bingers of truth's full-orbed appearing.

A higher and more practical Christianity, demonstrating justice and meeting the needs of mortals in sickness
24 and in health, stands at the door of this age, knocking
for admission. Will you open or close the door upon this
angel visitant, who cometh in the quiet of meekness, as he
27 came of old to the patriarch at noonday?

Truth brings the elements of liberty. On its banner
is the Soul-inspired motto, "Slavery is abolished." The
30 *Mental emancipation* power of God brings deliverance to the captive. No power can withstand divine Love.
What is this supposed power, which opposes itself to God?

del pecado disminuyendo, porque el mundo siente el 1
efecto alterativo de la verdad por todos los poros.

A medida que las toscas huellas del pasado desaparez- 3
can de los senderos desvanecientes del presente, comprenderemos mejor la Ciencia que gobierna esos cambios y
plantaremos nuestros pies en tierra más firme. Todo pla- 6
cer o dolor sensorio se destruye a sí mismo mediante el sufrimiento. Debiera haber progreso sin dolor, acompañado de vida y paz en vez de discordia y muerte. 9

En la historia de diecinueve siglos encontramos muchas
sectas, pero no suficiente cristianismo. Siglos atrás, los adherentes de ciertas religiones estaban dispuestos   Sectarismo 12
a aclamar a un Dios antropomórfico y ataviar a   y oposición
Su vicegerente con pompa y esplendor; mas no fue ésa la
manera en que apareció la verdad. Antaño fue la cruz el 15
signo central de la verdad y lo es hoy. El látigo moderno
es menos material que el azote romano, pero es igualmente
cortante. El frío desdén, la resistencia obstinada, la opo- 18
sición de las iglesias, de las leyes del estado y de la prensa, siguen siendo los precursores del pleno aparecer de la
verdad. 21

Un cristianismo más elevado y más efectivo, que demuestra justicia y satisface las necesidades de los mortales,
estén enfermos o sanos, se halla a la puerta de esta época, 24
pidiendo entrada. ¿Le vais a abrir o a cerrar la puerta a
ese visitante angelical, que llega en la quietud de la humildad, tal como antaño vino al patriarca en pleno día? 27

La Verdad trae los elementos de la libertad. Su estandarte lleva el lema inspirado por el Alma: "La esclavitud
está abolida". El poder de Dios libera al cau-   Emancipa- 30
tivo. Ningún poder puede resistir al Amor di-   ción mental
vino. ¿Qué es ese supuesto poder que se opone a Dios?

225   Footsteps of Truth

1 Whence cometh it? What is it that binds man with iron
shackles to sin, sickness, and death? Whatever enslaves
3 man is opposed to the divine government. Truth makes
man free.

You may know when first Truth leads by the few-
6 ness and faithfulness of its followers. Thus it is that
Truth's
ordeal   the march of time bears onward freedom's
banner. The powers of this world will fight,
9 and will command their sentinels not to let truth pass
the guard until it subscribes to their systems; but Science,
heeding not the pointed bayonet, marches on. There is
12 always some tumult, but there is a rallying to truth's
standard.

The history of our country, like all history, illustrates
15 the might of Mind, and shows human power to be propor-
Immortal
sentences   tionate to its embodiment of right thinking. A
few immortal sentences, breathing the omnipo-
18 tence of divine justice, have been potent to break despotic
fetters and abolish the whipping-post and slave market;
but oppression neither went down in blood, nor did the
21 breath of freedom come from the cannon's mouth. Love
is the liberator.

Legally to abolish unpaid servitude in the United
24 States was hard; but the abolition of mental slavery is
Slavery
abolished   a more difficult task. The despotic tendencies, inherent in mortal mind and always ger-
27 minating in new forms of tyranny, must be rooted out
through the action of the divine Mind.

Men and women of all climes and races are still in
30 bondage to material sense, ignorant how to obtain their
freedom. The rights of man were vindicated in a single
section and on the lowest plane of human life, when Afri-

¿De dónde viene? ¿Qué es aquello que ata al hombre con cadenas de hierro al pecado, la enfermedad y la muerte? Todo lo que esclavice al hombre es contrario al gobierno divino. La Verdad hace libre al hombre.

Se puede saber cuándo la Verdad empieza a ir a la vanguardia por sus pocos seguidores y la fidelidad de éstos. Así es como la marcha del tiempo lleva hacia adelante el estandarte de la libertad. Los poderes de este mundo lucharán, y ordenarán a sus centinelas que no dejen que la verdad trasponga la guardia hasta que se suscriba a sus sistemas; pero la Ciencia, no haciendo caso a las bayonetas caladas, sigue su marcha. Siempre hay algún tumulto, pero también hay quienes cierran filas alrededor del estandarte de la verdad.

La historia de nuestro país, como toda historia, ilustra el poderío de la Mente y demuestra que el poder humano está proporcionado al modo correcto de pensar que represente. Unas pocas frases inmortales, exhalando la omnipotencia de la justicia divina, han sido poderosas para romper cadenas despóticas y abolir el poste de azotar y el mercado de esclavos; pero la opresión no terminó a causa del derramamiento de sangre, ni salió el soplo de la libertad de la boca del cañón. El Amor es el libertador.

La abolición legal de la servidumbre no remunerada en los Estados Unidos fue difícil; pero la abolición de la esclavitud mental es tarea aún más difícil. Las tendencias despóticas, inherentes a la mente mortal y que germinan continuamente en nuevas formas de tiranía, tienen que desarraigarse mediante la acción de la Mente divina.

Hombres y mujeres de toda región y raza son esclavos todavía del sentido material; ignoran cómo obtener su libertad. Los derechos del hombre fueron vindicados en una sola región y en el plano más bajo de la vida humana,

Ordalías de la verdad

Frases inmortales

La esclavitud está abolida

1 can slavery was abolished in our land. That was only
prophetic of further steps towards the banishment of a
3 world-wide slavery, found on higher planes of existence
and under more subtle and depraving forms.

The voice of God in behalf of the African slave was
6 still echoing in our land, when the voice of the herald of
Liberty's   this new crusade sounded the keynote of uni-
crusade   versal freedom, asking a fuller acknowledg-
9 ment of the rights of man as a Son of God, demanding
that the fetters of sin, sickness, and death be stricken
from the human mind and that its freedom be won, not
12 through human warfare, not with bayonet and blood, but
through Christ's divine Science.

God has built a higher platform of human rights, and
15 He has built it on diviner claims. These claims are not
Cramping   made through code or creed, but in demonstra-
systems   tion of "on earth peace, good-will toward men."
18 Human codes, scholastic theology, material medicine and
hygiene, fetter faith and spiritual understanding. Divine
Science rends asunder these fetters, and man's birthright
21 of sole allegiance to his Maker asserts itself.

I saw before me the sick, wearing out years of servitude to an unreal master in the belief that the body gov-
24 erned them, rather than Mind.

The lame, the deaf, the dumb, the blind, the sick, the
sensual, the sinner, I wished to save from the slavery of
27 House of   their own beliefs and from the educational
bondage   systems of the Pharaohs, who to-day, as of
yore, hold the children of Israel in bondage. I saw be-
30 fore me the awful conflict, the Red Sea and the wilderness; but I pressed on through faith in God, trusting
Truth, the strong deliverer, to guide me into the land

cuando la esclavitud africana fue abolida en nuestro país. 1
Eso sólo fue presagio de mayores adelantos encaminados a
proscribir una esclavitud mundial, que se halla en planos 3
más elevados de la existencia y bajo formas más arteras y
depravadas.

La voz de Dios a favor del esclavo africano aún reso- 6
naba en nuestro país cuando la voz del heraldo de esa
nueva cruzada dio la nota tónica de la libertad   Cruzada de
universal, pidiendo más amplio reconocimiento   la libertad 9
de los derechos del hombre como Hijo de Dios, exigiendo
que las cadenas del pecado, la enfermedad y la muerte se
arrancasen de la mente humana y que su libertad se lo- 12
grase no mediante la guerra entre los hombres, ni con
bayoneta y sangre, sino mediante la Ciencia divina de
Cristo. 15

Dios ha erigido una plataforma de derechos humanos
más elevada, y la ha erigido sobre reivindicaciones más
divinas. Esas reivindicaciones no se expresan   Sistemas 18
por medio de códigos o credos, sino en demos-   opresores
tración de "en la tierra paz, buena voluntad para con los
hombres". Los códigos humanos, la teología escolástica, la 21
medicina e higiene materiales encadenan a la fe y a la
comprensión espiritual. La Ciencia divina rompe esas cadenas y hace valer el derecho natural del hombre de tribu- 24
tar homenaje sólo a su Hacedor.

Vi ante mí a los enfermos, consumiendo años de servidumbre sujetos a un amo irreal en la creencia de que el 27
cuerpo los gobernaba, en vez de la Mente.

A los lisiados, los sordos, los mudos, los ciegos, los enfermos, los sensuales y los pecadores quise salvar de la es- 30
clavitud de sus propias creencias y de los siste-   Casa de
mas educativos de los faraones, quienes hoy,   servidumbre
como antaño, tienen a los hijos de Israel en servidumbre. 33
Vi ante de mí el terrible conflicto, el Mar Rojo y el desierto; pero me abrí paso con fe en Dios, confiando en la
Verdad, el fuerte libertador, para que me guiara hacia la 36

1 of Christian Science, where fetters fall and the rights of
man are fully known and acknowledged.

3   I saw that the law of mortal belief included all error,
and that, even as oppressive laws are disputed and mor-

Higher law   tals are taught their right to freedom, so the
6 ends bondage claims of the enslaving senses must be denied and superseded. The law of the divine Mind must
end human bondage, or mortals will continue unaware
9 of man's inalienable rights and in subjection to hopeless slavery, because some public teachers permit
an ignorance of divine power, — an ignorance that
12 is the foundation of continued bondage and of human
suffering.

Discerning the rights of man, we cannot fail to fore-
15 see the doom of all oppression. Slavery is not the legiti-

Native   mate state of man. God made man free.
freedom   Paul said, "I was free born." All men should
18 be free. "Where the Spirit of the Lord is, there is liberty." Love and Truth make free, but evil and error
lead into captivity.

21   Christian Science raises the standard of liberty and
cries: "Follow me! Escape from the bondage of sick-

Standard   ness, sin, and death!" Jesus marked out the
24 of liberty   way. Citizens of the world, accept the "glorious liberty of the children of God," and be free! This
is your divine right. The illusion of material sense, not
27 divine law, has bound you, entangled your free limbs,
crippled your capacities, enfeebled your body, and de-
faced the tablet of your being.

30   If God had instituted material laws to govern man,
disobedience to which would have made man ill, Jesus
would not have disregarded those laws by healing in

tierra de la Ciencia Cristiana, donde las cadenas caen y los ₁
derechos del hombre son plenamente conocidos y reconocidos. ₃

Vi que la ley de la creencia mortal incluía todo error, y
que así como se combate a las leyes opresoras y se les enseña a los mortales su derecho a la libertad, así *La ley* ₆
las pretensiones de los sentidos esclavizantes *superior*
acaba con
deben negarse y reemplazarse. La ley de la *la esclavitud*
Mente divina tiene que acabar con la servidumbre hu- ₉
mana, o los mortales continuarán sin conocer los derechos
inalienables del hombre y sujetos a una esclavitud sin esperanza, porque algunos educadores públicos permiten ig- ₁₂
norancia respecto al poder divino —ignorancia que es la
base de continua servidumbre y de sufrimiento humano.

Al comprender los derechos del hombre, no podemos de- ₁₅
jar de prever el fin de toda opresión. La esclavitud no es el
estado legítimo del hombre. Dios creó libre al *Libertad*
hombre. Pablo dijo: "Soy libre de nacimiento"*. *innata* ₁₈
Todos los hombres debieran ser libres. "Donde está el
Espíritu del Señor, allí hay libertad". El Amor y la Verdad
liberan, pero el mal y el error conducen al cautiverio. ₂₁

La Ciencia Cristiana alza el estandarte de la libertad y
exclama: "¡Seguidme a mí! ¡Escapad de la esclavitud de la
enfermedad, del pecado y de la muerte!" Jesús *Estandarte* ₂₄
trazó el camino. Ciudadanos del mundo, ¡acep- *de la libertad*
tad la "libertad gloriosa de los hijos de Dios" y sed libres!
Ése es vuestro derecho divino. La ilusión de los sentidos ₂₇
materiales, y no la ley divina, os ha atado, ha enredado
vuestros miembros libres, paralizado vuestras capacidades,
debilitado vuestro cuerpo y desfigurado la tabla de vuestra ₃₀
existencia.

Si Dios hubiese instituido leyes materiales para gobernar al hombre y si éste hubiera enfermado por desobede- ₃₃
cerlas, Jesús no hubiera desatendido esas leyes, curando en

---

* Según la versión *King James* de la Biblia

1 direct opposition to them and in defiance of all material
conditions.

3   The transmission of disease or of certain idiosyncra-
sies of mortal mind would be impossible if this great fact

No fleshly   of being were learned, — namely, that nothing
6 heredity   inharmonious can enter being, for Life *is* God.
Heredity is a prolific subject for mortal belief to pin theories upon; but if we learn that nothing is real but the
9 right, we shall have no dangerous inheritances, and fleshly
ills will disappear.

The enslavement of man is not legitimate. It will
12 cease when man enters into his heritage of freedom, his

God-given   God-given dominion over the material senses.
dominion   Mortals will some day assert their freedom in
15 the name of Almighty God. Then they will control their
own bodies through the understanding of divine Science.
Dropping their present beliefs, they will recognize har-
18 mony as the spiritual reality and discord as the material
unreality.

If we follow the command of our Master, "Take no
21 thought for your life," we shall never depend on bodily
conditions, structure, or economy, but we shall be masters
of the body, dictate its terms, and form and control it with
24 Truth.

There is no power apart from God. Omnipotence has
all-power, and to acknowledge any other power is to dis-
27 Priestly pride honor God. The humble Nazarene overthrew
humbled   the supposition that sin, sickness, and death
have power. He proved them powerless. It should have
30 humbled the pride of the priests, when they saw the demonstration of Christianity excel the influence of their dead
faith and ceremonies.

directa oposición a ellas y desafiando todas las condiciones 1
materiales.

La transmisión de la enfermedad o de ciertas idiosincra- 3
sias de la mente mortal sería imposible si se comprendiera
esta gran realidad acerca del ser, a saber, que No hay he-
nada inarmónico puede entrar en la existencia, rencia carnal 6
porque la Vida *es* Dios. La herencia es un tema prolífico
en el que la creencia mortal prende sus teorías; pero si
aprendemos que nada es real sino lo bueno, no tendremos 9
herencias peligrosas y los males de la carne desaparecerán.

La esclavitud del hombre no es lícita. Cesará cuando el
hombre tome posesión de su legado de libertad, su domi- 12
nio otorgado por Dios sobre los sentidos materiales. Algún día los mortales harán valer su otorgado
propio derecho a la libertad en el nombre de por Dios 15
Dios Todopoderoso. Entonces gobernarán sus propios
cuerpos por su comprensión de la Ciencia divina. Al
abandonar sus creencias presentes, reconocerán que la ar- 18
monía es la realidad espiritual y que la discordancia es la
irrealidad material.

Si seguimos el mandato de nuestro Maestro: "No os 21
afanéis por vuestra vida", jamás dependeremos de condiciones corpóreas, de la estructura del cuerpo o de su economía; sino que seremos amos del cuerpo, dictaremos sus 24
condiciones, y lo formaremos y gobernaremos con la
Verdad.

No existe poder aparte de Dios. La omnipotencia tiene 27
todo el poder, y reconocer cualquier otro poder es deshon-
rar a Dios. El humilde Nazareno derrocó la su- Orgullo
posición de que el pecado, la enfermedad y la sacerdotal 30
muerte tienen poder. Demostró que no tenían humillado
poder. El orgullo de los sacerdotes debiera haberse sentido humillado al ver éstos que la demostración de cris- 33
tianismo superaba a la influencia de su fe muerta y de sus
muertas ceremonias.

1   If Mind is not the master of sin, sickness, and death,
they are immortal, for it is already proved that mat-
3 ter has not destroyed them, but is their basis and
support.

We should hesitate to say that Jehovah sins or suffers;
6 but if sin and suffering are realities of being, whence did
No union of   they emanate? God made all that was made,
opposites   and Mind signifies God, — infinity, not finity.
9 Not far removed from infidelity is the belief which
unites such opposites as sickness and health, holiness
and unholiness, calls both the offspring of spirit, and
12 at the same time admits that Spirit is God, — virtually declaring Him good in one instance and evil in
another.

15   By universal consent, mortal belief has constituted
itself a law to bind mortals to sickness, sin, and death.
Self-consti-   This customary belief is misnamed material
18 tuted law   law, and the individual who upholds it is mistaken in theory and in practice. The so-called law of
mortal mind, conjectural and speculative, is made void
21 by the law of immortal Mind, and false law should be
trampled under foot.

If God causes man to be sick, sickness must be good,
24 and its opposite, health, must be evil, for all that He
Sickness from makes is good and will stand forever. If the
mortal mind   transgression of God's law produces sickness, it
27 is right to be sick; and we cannot if we would, and should
not if we could, annul the decrees of wisdom. It is the
transgression of a belief of mortal mind, not of a law of
30 matter nor of divine Mind, which causes the belief of sickness. The remedy is Truth, not matter, — the truth that
disease is *unreal*.

Si la Mente no es superior al pecado, la enfermedad y la   1
muerte, éstos son inmortales, pues ya se ha comprobado
que la materia no los ha destruido, sino que es su base y   3
sostén.

Debiéramos reflexionar antes de decir que Jehová peca
o sufre; pero si el pecado y el sufrimiento son realidades de   6
la existencia ¿de dónde emanaron? Dios hizo
todo lo que ha sido hecho, y Mente significa   No hay
                                                unión entre
Dios —infinitud, no finitud. No muy alejada   contrarios   9
de la incredulidad está la creencia que une a tales contrarios como la enfermedad y la salud, la santidad y la impiedad, que llama a ambos productos del espíritu y, al mismo   12
tiempo, admite que el Espíritu es Dios —virtualmente proclamando que Él es bueno en un caso y malo en el otro.

Por consenso universal, la creencia mortal se ha auto-   15
constituido en ley, para atar a los mortales a la enfermedad, al pecado y a la muerte. A esa creencia   Ley auto-
generalizada se la llama equivocadamente ley   constituida 18
material, y quien la sostenga está equivocado en la teoría y
en la práctica. La llamada ley de la mente mortal, conje-
tural y especulativa, es anulada por la ley de la Mente in-   21
mortal, y una ley falsa debe ser pisoteada.

Si Dios hace que el hombre enferme, la enfermedad
debe ser lo bueno, y su opuesto, la salud, debe ser lo malo,   24
porque todo lo que Él crea es bueno y perdu-   La enferme-
rará para siempre. Si la transgresión de la ley   dad procede
                                                 de la mente
de Dios produce enfermedad, es justo enfer-   mortal   27
marse; y no podríamos, aunque quisiéramos, y no debiéramos, aunque pudiéramos, anular los decretos de la sabiduría. Es la transgresión de una creencia de la mente   30
mortal, no de una ley de la materia ni de la Mente divina,
lo que produce la creencia en la enfermedad. El remedio
es la Verdad, no la materia, —la verdad de que la enfer-   33
medad es *irreal*.

1   If sickness is real, it belongs to immortality; if true,
it is a part of Truth. Would you attempt with drugs,
3 or without, to destroy a quality or condition of Truth?
But if sickness and sin are illusions, the awakening from
this mortal dream, or illusion, will bring us into health,
6 holiness, and immortality. This awakening is the forever coming of Christ, the advanced appearing of Truth,
which casts out error and heals the sick. This is the sal-
9 vation which comes through God, the divine Principle,
Love, as demonstrated by Jesus.

It would be contrary to our highest ideas of God to
12 suppose Him capable of first arranging law and causation

God never   so as to bring about certain evil results, and
inconsistent   then punishing the helpless victims of His vo-
15 lition for doing what they could not avoid doing. Good
is not, cannot be, the author of experimental sins. God,
good, can no more produce sickness than goodness can
18 cause evil and health occasion disease.

Does wisdom make blunders which must afterwards
be rectified by man? Does a law of God produce sick-
21 Mental   ness, and can man put that law under his feet
narcotics   by healing sickness? According to Holy Writ,
the sick are never really healed by drugs, hygiene, or any
24 material method. These merely evade the question.
They are soothing syrups to put children to sleep, satisfy
mortal belief, and quiet fear.

27 We think that we are healed when a disease disappears, though it is liable to reappear; but we are never

The true   thoroughly healed until the liability to be
30 healing   ill is removed. So-called mortal mind or the
mind of mortals being the remote, predisposing, and
the exciting cause of all suffering, the cause of disease

Si la enfermedad es real, pertenece a la inmortalidad; si 1
es verdadera, es parte de la Verdad. ¿Intentaríais destruir,
con medicamentos, o sin ellos, una cualidad o condición 3
de la Verdad? Pero si la enfermedad y el pecado son ilusiones, el despertamiento de este sueño mortal o ilusión,
nos llevará a la salud, la santidad y la inmortalidad. Ese 6
despertar es la eterna venida del Cristo, el aparecimiento
avanzado de la Verdad, que echa fuera al error y sana a
los enfermos. Ésa es la salvación que viene de Dios, el 9
Principio divino, el Amor, como fue demostrado por Jesús.

Sería contrario a nuestras ideas más elevadas acerca de
Dios suponerlo capaz de primero arreglar la ley y la causa- 12
lidad con el fin de producir ciertos resultados
malos, y luego castigar a las indefensas vícti-   Dios nunca
                                                    es incon-
mas de Su volición por hacer lo que no podían   secuente   15
evitar. El bien no es, no puede ser, el autor de pecados ex-
perimentales. Dios, el bien, es tan incapaz de producir la
enfermedad, como la bondad de causar el mal, y la salud 18
de ocasionar la enfermedad.

¿Comete la sabiduría desatinos que el hombre tenga que
rectificar más tarde? ¿Produce enfermedad una ley de 21
Dios, y puede el hombre poner esa ley debajo   Narcóticos
de sus pies al sanar la enfermedad? Según las   mentales
Sagradas Escrituras, los enfermos jamás son realmente sa- 24
nados por medicamentos, higiene o cualquier otro método
material. Esos métodos meramente evaden la cuestión.
Son jarabes calmantes para adormecer a niños, satisfacer 27
la creencia mortal y tranquilizar el temor.

Creemos que hemos sanado cuando desaparece un malestar, aunque exista la posibilidad de que reaparezca; pero 30
nunca sanamos por completo mientras no se   Curación
elimine la predisposición a enfermar. Puesto   verdadera
que la llamada mente mortal, o sea la mente de los mor- 33
tales, es la causa remota, predisponente y ocasional de todo
sufrimiento, el origen de la dolencia tiene que ser borrado

231   Footsteps of Truth

1 must be obliterated through Christ in divine Science, or the so-called physical senses will get the victory.

3   Unless an ill is rightly met and fairly overcome by Truth, the ill is never conquered. If God destroys not

Destruction of all evil

sin, sickness, and death, they are not de-
6 stroyed in the mind of mortals, but seem to this so-called mind to be immortal. What God cannot do, man need not attempt. If God heals not the sick,
9 they are not healed, for no lesser power equals the infinite All-power; but God, Truth, Life, Love, does heal the sick through the prayer of the righteous.

12   If God makes sin, if good produces evil, if truth results in error, then Science and Christianity are helpless; but there are no antagonistic powers nor laws, spiritual or
15 material, creating and governing man through perpetual warfare. God is not the author of mortal discords. Therefore we accept the conclusion that discords have
18 only a fabulous existence, are mortal beliefs which divine Truth and Love destroy.

To hold yourself superior to sin, because God made
21 you superior to it and governs man, is true wisdom. To

Superiority to sickness and sin

fear sin is to misunderstand the power of Love and the divine Science of being in man's rela-
24 tion to God, — to doubt His government and distrust His omnipotent care. To hold yourself superior to sickness and death is equally wise, and is in accordance
27 with divine Science. To fear them is impossible, when you fully apprehend God and know that they are no part of His creation.

30   Man, governed by his Maker, having no other Mind, — planted on the Evangelist's statement that "all things were made by Him [the Word of God]; and without

por Cristo en la Ciencia divina, o los llamados sentidos 1
físicos obtendrán la victoria.

A menos que un mal se combata como es debido y se 3
venza enteramente por la Verdad, el mal nunca será vencido. Si Dios no destruye el pecado, la enfer- Destrucción
medad y la muerte, éstos no están destruidos en de todo mal 6
la mente de los mortales, sino que parecerán inmortales a
esa así llamada mente. Lo que Dios no puede hacer, no es
necesario que lo intente el hombre. Si Dios no sana a los 9
enfermos, éstos no se sanan, pues no hay poder inferior
que se iguale al Todo-poder infinito; pero Dios, Verdad,
Vida, Amor, sí sana a los enfermos por medio de la ora- 12
ción del justo.

Si Dios crea el pecado, si el bien produce el mal, si la
verdad resulta en error, entonces la Ciencia y el cristia- 15
nismo son ineficaces; pero no hay poderes ni leyes antagónicos, ya sean espirituales o materiales, que estén creando
y gobernando al hombre mediante una lucha perpetua. 18
Dios no es el autor de discordias mortales. Por tanto,
aceptamos la conclusión de que las discordias sólo tienen
una existencia ficticia, son creencias mortales que la Ver- 21
dad y el Amor divinos destruyen.

El mantenerte superior al pecado, porque Dios te hizo
superior al pecado y gobierna al hombre, es verdadera sa- 24
biduría. Temer el pecado es comprender mal el Superioridad
poder del Amor y la Ciencia divina del ser en sobre la
enfermedad
la relación del hombre con Dios —dudar de Su y el pecado 27
gobierno y desconfiar de Su cuidado omnipotente. El mantenerte superior a la enfermedad y la muerte es igualmente sabio y está de acuerdo con la Ciencia divina. Es impo- 30
sible temerlas cuando se comprende cabalmente a Dios
y se reconoce que no forman parte de Su creación.

El hombre, gobernado por su Hacedor, no teniendo otra 33
Mente —plantado en la afirmación del Evangelista de que
"todas las cosas por Él [el Verbo de Dios] fueron hechas, y

1 Him was not anything made that was made," — can triumph over sin, sickness, and death.

3 Many theories relative to God and man neither make man harmonious nor God lovable. The beliefs we com-

Denials of   monly entertain about happiness and life
6 divine power   afford no scatheless and permanent evidence of either. Security for the claims of harmonious and eternal being is found only in divine Science.

9 Scripture informs us that "with God all things are possible," — all good is possible to Spirit; but our prevalent theories practically deny this, and make healing
12 possible only through matter. These theories must be untrue, for the Scripture is true. Christianity is not false, but religions which contradict its Principle are
15 false.

In our age Christianity is again demonstrating the power of divine Principle, as it did over nineteen hun-
18 dred years ago, by healing the sick and triumphing over death. Jesus never taught that drugs, food, air, and exercise could make a man healthy, or that they could de-
21 stroy human life; nor did he illustrate these errors by his practice. He referred man's harmony to Mind, not to matter, and never tried to make of none effect the sen-
24 tence of God, which sealed God's condemnation of sin, sickness, and death.

In the sacred sanctuary of Truth are voices of sol-
27 emn import, but we heed them not. It is only when the

Signs   so-called pleasures and pains of sense pass
following   away in our lives, that we find unquestion-
30 able signs of the burial of error and the resurrection to spiritual life.

There is neither place nor opportunity in Science for error

sin Él nada de lo que ha sido hecho, fue hecho"— puede 1
triunfar sobre el pecado, la enfermedad y la muerte.

Muchas teorías concernientes a Dios y al hombre ni ha- 3
cen al hombre armonioso ni a Dios digno de ser amado.
Las creencias que comúnmente se abrigan res- _{Negaciones al}
pecto a la felicidad y la vida no proporcionan ^{poder divino} 6
evidencia invulnerable y permanente de una u otra. Protección para las reivindicaciones del ser armonioso y eterno se encuentra sólo en la Ciencia divina. 9

Las Escrituras nos informan que "todas las cosas son
posibles para Dios", que todo lo bueno es posible para el
Espíritu; pero nuestras teorías prevalecientes virtualmente 12
niegan eso, y hacen posible la curación sólo por medio de
la materia. Esas teorías tienen que ser falsas, pues las
Escrituras son verdaderas. El cristianismo no es falso, 15
pero las religiones que contradicen su Principio son falsas.

En nuestra época el cristianismo está demostrando de
nuevo el poder del Principio divino, como lo hizo hace 18
más de mil novecientos años, sanando a los enfermos y
triunfando sobre la muerte. Jesús jamás enseñó que los
medicamentos, el alimento, el aire y el ejercicio podían 21
dar salud a un hombre, o que podían destruir la vida humana; tampoco ilustró tales errores en su práctica. Él atribuía la armonía del hombre a la Mente y no a la materia, y 24
jamás intentó anular la sentencia de Dios, la cual selló la
condenación divina contra el pecado, la enfermedad y la
muerte. 27

En el sagrado santuario de la Verdad hay voces de solemne significación, pero no les hacemos caso. Sólo cuando los llamados placeres y dolores de los senti- _{Señales} 30
dos desaparecen de nuestra vida, encontramos ^{que siguen}
señales indudables del entierro del error y de la resurrección a la vida espiritual. 33

No hay ni lugar ni ocasión en la Ciencia para error de

1 of any sort. Every day makes its demands upon us for
higher proofs rather than professions of Christian power.

3 Profession   These proofs consist solely in the destruction
and proof   of sin, sickness, and death by the power of
Spirit, as Jesus destroyed them. This is an element of
6 progress, and progress is the law of God, whose law demands of us only what we can certainly fulfil.

In the midst of imperfection, perfection is seen and
9 acknowledged only by degrees. The ages must slowly
work up to perfection. How long it must be
Perfection
gained   before we arrive at the demonstration of scien-
slowly
12 tific being, no man knoweth, — not even "the
Son but the Father;" but the false claim of error continues its delusions until the goal of goodness is assidu-
15 ously earned and won.

Already the shadow of His right hand rests upon the
hour. Ye who can discern the face of the sky, — the
18 Christ's   sign material, — how much more should ye
mission   discern the sign mental, and compass the destruction of sin and sickness by overcoming the thoughts
21 which produce them, and by understanding the spiritual
idea which corrects and destroys them. To reveal this
truth was our Master's mission to all mankind, including
24 the hearts which rejected him.

When numbers have been divided according to a fixed
rule, the quotient is not more unquestionable than the
27 Efficacy   scientific tests I have made of the effects of
of truth   truth upon the sick. The counter fact relative to any disease is required to cure it. The utterance
30 of truth is designed to rebuke and destroy error. Why
should truth not be efficient in sickness, which is solely
the result of inharmony?

ninguna clase. Cada día nos exige pruebas más convin-   1
centes y no meras profesiones de poder cristiano. Esas
pruebas consisten únicamente en la destrucción del pe-   3
cado, la enfermedad y la muerte por el poder   Profesiones
del Espíritu, como Jesús los destruía. Ése es un   y pruebas
elemento de progreso, y el progreso es la ley de Dios, cuya   6
ley nos exige sólo lo que podemos cumplir con seguridad.

En medio de la imperfección, la perfección se percibe y
reconoce sólo gradualmente. Las generaciones tienen que   9
elevarse lentamente a la perfección. Cuánto   La perfección
tiempo pasará, antes que lleguemos a demos-   se gana
trar el ser científico, nadie lo sabe, ni aun "el   lentamente   12
Hijo, sino el Padre"; pero la falsa pretensión del error continuará con sus engaños, hasta que la meta del bien se
merezca y se alcance con esmero.   15

La sombra de Su diestra asoma ya sobre la hora. Vosotros que sabéis interpretar el aspecto del cielo —la señal
material— cuánto más debierais discernir la se-   La misión   18
ñal mental y lograr la destrucción del pecado y   de Cristo
de la enfermedad, venciendo los pensamientos que los producen y comprendiendo la idea espiritual que los corrige y   21
destruye. Revelar esa verdad fue la misión de nuestro
Maestro para con toda la humanidad, incluso para con los
corazones que le rechazaron.   24

Cuando los números se dividen de acuerdo con una
regla fija, el cociente no es más incuestionable que las
pruebas científicas que yo he hecho de los efec-   Eficacia de   27
tos de la verdad en los enfermos. El hecho con-   la verdad
trario relativo a cualquier enfermedad es necesario para
sanarla. El declarar la verdad tiene por objeto reprender y   30
destruir el error. ¿Por qué no ha de ser eficaz la verdad en
cuanto a la enfermedad, la cual es sólo el resultado de la
discordia?   33

1   Spiritual draughts heal, while material lotions interfere
with truth, even as ritualism and creed hamper spirit-
3 uality. If we trust matter, we distrust Spirit.

Whatever inspires with wisdom, Truth, or Love — be
it song, sermon, or Science — blesses the human family
6 Crumbs of   with crumbs of comfort from Christ's table,
comfort   feeding the hungry and giving living waters to
the thirsty.

9   We should become more familiar with good than with
evil, and guard against false beliefs as watchfully as we
        bar our doors against the approach of thieves
Hospitality
12 to health   and murderers. We should love our enemies
and good   and help them on the basis of the Golden
Rule; but avoid casting pearls before those who trample
15 them under foot, thereby robbing both themselves and
others.

If mortals would keep proper ward over mortal mind,
18 the brood of evils which infest it would be cleared out.
Cleansing   We must begin with this so-called mind and
the mind   empty it of sin and sickness, or sin and sick-
21 ness will never cease. The present codes of human
systems disappoint the weary searcher after a divine
theology, adequate to the right education of human
24 thought.

Sin and disease must be thought before they can be
manifested. You must control evil thoughts in the first
27 instance, or they will control you in the second. Jesus
declared that to look with desire on forbidden objects was
to break a moral precept. He laid great stress on the
30 action of the human mind, unseen to the senses.

Evil thoughts and aims reach no farther and do no more
harm than one's belief permits. Evil thoughts, lusts, and

Los pasos de la Verdad   234

Las pociones espirituales sanan, mientras que las lo- 1
ciones materiales obstaculizan la verdad, así como el ritualismo y los credos obstruyen la espiritualidad. Si confia- 3
mos en la materia, desconfiamos del Espíritu.

Todo lo que inspire con sabiduría, Verdad o Amor —
sea una canción, un sermón o la Ciencia— ben- *Migajas de* 6
dice a la familia humana con migajas de con- *consuelo*
suelo de la mesa de Cristo, alimentando al hambriento y
dando agua viva al sediento. 9

Debiéramos familiarizarnos más con el bien que con el
mal y guardarnos de las creencias falsas con el mismo cuidado con que aseguramos nuestras puertas con- *Hospitalidad* 12
tra la intrusión de ladrones y asesinos. Debié- *para la salud*
ramos amar a nuestros enemigos y ayudarles *y el bien*
sobre la base de la Regla de Oro; pero debiéramos evitar 15
echar perlas delante de los que las pisotean y que de esa
manera roban tanto a los demás como a sí mismos.

Si los mortales vigilaran la mente mortal como es de- 18
bido, la despejarían de la cría de males que la infestan.
Tenemos que comenzar con esa llamada men- *Purificando*
te y dejarla vacía de pecado y enfermedad, o el *la mente* 21
pecado y la enfermedad jamás cesarán. Los códigos actuales de los sistemas humanos desilusionan al fatigado
buscador de una teología divina, adecuada para la educa- 24
ción correcta del pensamiento humano.

El pecado y la enfermedad tienen que pensarse antes
que puedan manifestarse. Tenéis que dominar los pensa- 27
mientos malos en la primera ocasión, o ellos os dominarán
en la segunda. Jesús dijo que ver con anhelo cosas prohi-
bidas era violar un precepto moral. Daba mucha impor- 30
tancia a la acción de la mente humana, acción no visible a
los sentidos.

Los pensamientos y propósitos malos no tienen más al- 33
cance ni hacen más daño, de lo que la creencia de uno permita. Los malos pensamientos, las concupiscencias y los

1 malicious purposes cannot go forth, like wandering pollen,
from one human mind to another, finding unsuspected
3 lodgment, if virtue and truth build a strong defence.
Better suffer a doctor infected with smallpox to attend
you than to be treated mentally by one who does not obey
6 the requirements of divine Science.

The teachers of schools and the readers in churches
should be selected with as direct reference to their
9 Teachers'   morals as to their learning or their correct
functions   reading. Nurseries of character should be
strongly garrisoned with virtue. School-examinations are
12 one-sided; it is not so much academic education, as a
moral and spiritual culture, which lifts one higher. The
pure and uplifting thoughts of the teacher, constantly
15 imparted to pupils, will reach higher than the heavens of
astronomy; while the debased and unscrupulous mind,
though adorned with gems of scholarly attainment, will
18 degrade the characters it should inform and elevate.

Physicians, whom the sick employ in their helplessness,
should be models of virtue. They should be wise spir-
21 Physicians'   itual guides to health and hope. To the trem-
privilege   blers on the brink of death, who understand
not the divine Truth which is Life and perpetuates being,
24 physicians should be able to teach it. Then when the soul
is willing and the flesh weak, the patient's feet may be
planted on the rock Christ Jesus, the true idea of spiritual
27 power.

Clergymen, occupying the watchtowers of the world,
should uplift the standard of Truth. They should so raise
30 Clergymen's   their hearers spiritually, that their listeners
duty   will love to grapple with a new, right idea
and broaden their concepts. Love of Christianity, rather

propósitos malévolos no pueden ir, cual polen errante, de   1
una mente humana a otra, encontrando alojamiento in-
sospechado, si la virtud y la verdad construyen una fuer-   3
te defensa. Es mejor consentir que un médico atacado
de viruela le asista a uno, que ser tratado mentalmente
por alguien que no cumple con los requisitos de la Cien-   6
cia divina.

Los maestros de escuela y los lectores en las iglesias deben ser elegidos tomando en cuenta su moral tan directa-   9
mente como su cultura o su capacidad para leer   Funciones de
correctamente. Los planteles donde se forma el   los maestros
carácter deben guarnecerse fuertemente con virtud. Los   12
exámenes escolares son unilaterales; no es tanto la enseñanza académica como la cultura moral y espiritual lo que
nos eleva. Los pensamientos puros y ennoblecedores del   15
maestro, constantemente impartidos a sus alumnos, alcanzarán alturas más elevadas que los cielos de la astronomía;
mientras que la mente envilecida e inescrupulosa, aunque   18
adornada con joyas de erudición, degradará los caracteres
que debe instruir y elevar.

Los médicos, de quienes se valen los enfermos en su es-   21
tado desvalido, debieran ser modelos de virtud. Debieran
ser sabios guías espirituales conducentes a la   Privilegio de
salud y la esperanza. A los que tiemblan al   los médicos   24
borde de la tumba, que no comprenden la Verdad divina
que es Vida y que perpetúa la existencia, los médicos debieran ser capaces de enseñársela. Entonces, cuando el   27
alma está dispuesta y la carne es débil, los pies del paciente
pueden plantarse en la roca, Cristo Jesús, la idea verdadera del poder espiritual.   30

Los clérigos, que son los que ocupan las atalayas del
mundo, debieran poner en alto el estandarte de la Verdad.
Debieran elevar espiritualmente a sus oyentes   El deber de   33
de tal modo que gustosos enfrenten una idea   los clérigos
nueva y correcta, ensanchando sus conceptos. Amor al

1 than love of popularity, should stimulate clerical labor
and progress. Truth should emanate from the pulpit,
3 but never be strangled there. A special privilege is vested
in the ministry. How shall it be used? Sacredly, in the
interests of humanity, not of sect.

6   Is it not professional reputation and emolument rather
than the dignity of God's laws, which many leaders seek?
Do not inferior motives induce the infuriated attacks on
9 individuals, who reiterate Christ's teachings in support
of his proof by example that the divine Mind heals sickness as well as sin?

12   A mother is the strongest educator, either for or
against crime. Her thoughts form the embryo of an-
A mother's   other mortal mind, and unconsciously mould
15 responsibility it, either after a model odious to herself or
through divine influence, "according to the pattern
showed to thee in the mount." Hence the importance
18 of Christian Science, from which we learn of the one
Mind and of the availability of good as the remedy for
every woe.

21   Children should obey their parents; insubordination
is an evil, blighting the buddings of self-government.
Children's   Parents should teach their children at the
24 tractability earliest possible period the truths of health
and holiness. Children are more tractable than adults,
and learn more readily to love the simple verities that will
27 make them happy and good.

Jesus loved little children because of their freedom
from wrong and their receptiveness of right. While
30 age is halting between two opinions or battling with
false beliefs, youth makes easy and rapid strides towards
Truth.

cristianismo, más bien que amor a la popularidad, debiera   1
estimular la labor y el progreso del clero. La verdad debiera emanar del púlpito pero jamás ser estrangulada allí.   3
Un privilegio especial se ha conferido al ministerio del
evangelio. ¿Cómo ha de usarse? Sagradamente, en interés
de la humanidad y no de las sectas.   6

¿No es acaso la reputación profesional y los emolumen-
tos, y no la dignidad de las leyes de Dios, tras lo que muchos jefes espirituales van en busca? ¿No son acaso los   9
móviles inferiores los que inducen a ataques enfurecidos
contra quienes reiteran las enseñanzas de Cristo en apoyo
de la prueba que él dio, con su ejemplo, de que la Mente   12
divina sana tanto la enfermedad como el pecado?

La madre es el educador más poderoso, ya sea a favor o
en contra del crimen. Sus pensamientos forman el em-   15
brión de otra mente mortal e inconscientemen-   *La respon-*
te la modelan, ya sea por un modelo que le es   *sabilidad de*
odioso a ella o por medio de la influencia di-   *la madre*   18
vina, "conforme al modelo que se te ha mostrado en el
monte". De ahí la importancia de la Ciencia Cristiana,
que nos hace conocer la Mente única y la disponibilidad   21
del bien como remedio contra toda angustia.

Los hijos debieran obedecer a sus padres; la insubordinación es un mal que marchita los capullos del dominio de   24
sí mismo. Los padres debieran enseñar a sus   *La docilidad*
hijos a la edad más temprana posible las verda-   *de los niños*
des concernientes a la salud y a la santidad. Los niños son   27
más dóciles que los adultos y aprenden más pronto a amar
las sencillas verdades que los harán felices y buenos.

Jesús amaba a los niños por estar libres de mal y por su   30
receptividad a lo que es justo. Mientras la edad madura
claudica entre dos pensamientos o lucha contra falsas
creencias, la juventud hace progresos fáciles y rápidos ha-   33
cia la Verdad.

237 Footsteps of Truth

1   A little girl, who had occasionally listened to my explanations, badly wounded her finger. She seemed not
3 to notice it. On being questioned about it she answered ingenuously, "There is no sensation in matter." Bounding off with laughing eyes, she presently added, "Mamma,
6 my finger is not a bit sore."

   It might have been months or years before her parents would have laid aside their drugs, or reached the mental
9 height their little daughter so naturally attained. The more stubborn beliefs and theories of parents often choke the good seed in the minds of
12 themselves and their offspring. Superstition, like "the fowls of the air," snatches away the good seed before it has sprouted.

Soil and seed

15   Children should be taught the Truth-cure, Christian Science, among their first lessons, and kept from discussing or entertaining theories or thoughts about
18 sickness. To prevent the experience of error and its sufferings, keep out of the minds of your children either sinful or diseased thoughts. The latter should
21 be excluded on the same principle as the former. This makes Christian Science early available.

Teaching children

   Some invalids are unwilling to know the facts or to
24 hear about the fallacy of matter and its supposed laws. They devote themselves a little longer to their material gods, cling to a belief in the life and
27 intelligence of matter, and expect this error to do more for them than they are willing to admit the only living and true God can do. Impatient at your explanation, unwill-
30 ing to investigate the Science of Mind which would rid them of their complaints, they hug false beliefs and suffer the delusive consequences.

Deluded invalids

Una niñita que ocasionalmente había escuchado mis ex-   1
plicaciones se lastimó un dedo gravemente. Pareció no hacerle caso. Cuando se le preguntó acerca de ello, contestó   3
ingenuamente: "No hay sensación en la materia". Se fue
corriendo, con ojos alegres, y añadió poco después: "Mamá, el dedo no está nada dolorido".   6

Quizás hubieran pasado meses o años antes que sus
padres hicieran a un lado sus medicamentos o alcanzasen
la altura mental que su hijita alcanzó con tanta   La tierra y   9
naturalidad. Las creencias y teorías más obs-   la semilla
tinadas de los padres a menudo ahogan la buena semilla
en la mente de ellos y en la de sus hijos. La superstición,   12
como "las aves del cielo", arrebata la buena semilla antes
que haya brotado.

A los niños debiera enseñárseles la Ciencia Cristiana, o   15
sea, la curación por la Verdad, entre sus primeras lecciones, evitando que hablen de teorías o pensa-   La enseñanza
mientos acerca de la enfermedad o que los abri-   de los niños   18
guen. Para evitar que vuestros hijos experimenten error y
sus sufrimientos, no permitáis que entren en su mente pensamientos pecaminosos o enfermizos. Estos últimos deben   21
excluirse sobre el mismo principio que los anteriores.
Eso hace accesible a la Ciencia Cristiana a edad temprana.

Algunos enfermos son reacios a conocer la verdad o a   24
enterarse de la falacia de la materia y sus supuestas leyes.
Se entregan un poco más a sus dioses materia-   Enfermos
les, se aferran a una creencia en la vida e inteli-   engañados   27
gencia de la materia y esperan que ese error haga por ellos
más de lo que están dispuestos a admitir que el único Dios
viviente y verdadero pueda hacer. Impacientes con vues-   30
tras explicaciones y reacios a investigar la Ciencia de la
Mente, que les liberaría de sus padecimientos, se aferran a
las creencias falsas y sufren las consecuencias engañosas.   33

1   Motives and acts are not rightly valued before they are
understood. It is well to wait till those whom you would
3   *Patient* benefit are ready for the blessing, for Science
waiting is working changes in personal character as
well as in the material universe.

6   To obey the Scriptural command, "Come out from
among them, and be ye separate," is to incur society's
frown; but this frown, more than flatteries, enables one
9   to be Christian. Losing her crucifix, the Roman Catholic
girl said, "I have nothing left but Christ." "If God be
for us, who can be against us?"

12   To fall away from Truth in times of persecution, shows
that we never understood Truth. From out the bridal
Unimproved chamber of wisdom there will come the warn-
15   *opportunities* ing, "I know you not." Unimproved opportunities will rebuke us when we attempt to claim the
benefits of an experience we have not made our own, try
18   to reap the harvest we have not sown, and wish to enter
unlawfully into the labors of others. Truth often remains
unsought, until we seek this remedy for human woe be-
21   cause we suffer severely from error.

Attempts to conciliate society and so gain dominion over
mankind, arise from worldly weakness. He who leaves
24   all for Christ forsakes popularity and gains Christianity.

Society is a foolish juror, listening only to one side of
the case. Justice often comes too late to secure a verdict.
27   *Society and* People with mental work before them have
intolerance no time for gossip about false law or testimony.
To reconstruct timid justice and place the fact above the
30   falsehood, is the work of time.

The cross is the central emblem of history. It is the
lodestar in the demonstration of Christian healing, — the

Los móviles y actos no se valoran correctamente antes 1
que se los comprenda. Es mejor esperar hasta que aquellos a quienes se desee beneficiar estén prepara- Paciente 3
dos para esa bendición, pues la Ciencia está espera
produciendo cambios tanto en el carácter personal como
en el universo material. 6

Obedecer el mandato bíblico: "Salid de en medio de
ellos, y apartaos", es atraerse el desagrado del mundo;
pero ese desagrado, más que las lisonjas, le capacita a uno 9
para ser cristiano. Al perder su crucifijo, dijo la niña cató-
lica: "Nada me queda sino Cristo". "Si Dios es por nosotros, ¿quién contra nosotros?" 12

Abandonar la Verdad en tiempos de persecución muestra que nunca comprendimos la Verdad. De la cámara
nupcial de la sabiduría vendrá la advertencia: 15
"No os conozco". Las oportunidades no apro- Oportunidades no
vechadas nos reprenderán cuando intentemos aprovechadas
reclamar los beneficios de una experiencia que no hemos 18
hecho nuestra, tratemos de cosechar lo que no hemos sem-
brado y deseemos entrar ilícitamente en las labores de
otros. Muchas veces no se recurre a la Verdad hasta que 21
buscamos ese remedio para las angustias humanas porque
sufrimos severamente a causa del error.

Los intentos de conciliarse la amistad de la sociedad 24
para poder dominar a la humanidad, provienen de la debilidad mundana. El que deja todo por Cristo, renuncia a la
popularidad y gana el cristianismo. 27

La sociedad es un jurado desatinado, que escucha sólo a
una de las partes del caso. La justicia viene, a menudo, demasiado tarde para asegurarse el veredicto. A Sociedad e 30
quienes tienen trabajo mental por delante, no intolerancia
les sobra tiempo para chismear acerca de leyes o testimonios falsos. Reconstruir la tímida justicia y colocar la ver- 33
dad sobre la falsedad es obra del tiempo.

La cruz es el emblema central de la ·historia. Es la estrella polar en la demostración de la curación cristiana — 36

1 demonstration by which sin and sickness are destroyed.
The sects, which endured the lash of their predecessors,
3 in their turn lay it upon those who are in advance of
creeds.

Take away wealth, fame, and social organizations,
6 which weigh not one jot in the balance of God, and we
Right views get clearer views of Principle. Break up
of humanity cliques, level wealth with honesty, let worth
9 be judged according to wisdom, and we get better views
of humanity.

The wicked man is not the ruler of his upright
12 neighbor. Let it be understood that success in error is
defeat in Truth. The watchword of Christian Science
is Scriptural: "Let the wicked forsake his way, and the
15 unrighteous man his thoughts."

To ascertain our progress, we must learn where our
affections are placed and whom we acknowledge and
18 Standpoint obey as God. If divine Love is becoming
revealed nearer, dearer, and more real to us, matter is
then submitting to Spirit. The objects we pursue and
21 the spirit we manifest reveal our standpoint, and show
what we are winning.

Mortal mind is the acknowledged seat of human mo-
24 tives. It forms material concepts and produces every
Antagonistic discordant action of the body. If action pro-
sources ceeds from the divine Mind, action is harmo-
27 nious. If it comes from erring mortal mind, it is discordant and ends in sin, sickness, death. Those two opposite
sources never mingle in fount or stream. The perfect
30 Mind sends forth perfection, for God is Mind. Imperfect mortal mind sends forth its own resemblances, of
which the wise man said, "All is vanity."

la demostración por la cual se destruye al pecado y a la en- 1
fermedad. Las sectas que sufrieron el látigo de sus prede-
cesores azotan a su vez con él a los que han dejado atrás a 3
los credos.

Si nos apartamos de la riqueza, la fama y las organizaciones sociales, que no pesan ni una pizca en la balanza de 6
Dios, obtendremos una visión más clara del
Principio. Si disolvemos las camarillas, nivela- *Visión correcta de la humanidad*
mos la riqueza con la honradez, dejamos que el 9
mérito sea juzgado de acuerdo con la sabiduría, obtendremos una visión mejor de la humanidad.

El hombre malvado no es el gobernante de su prójimo 12
honrado. Entiéndase que el triunfo en el error significa
derrota en la Verdad. El lema de la Ciencia Cristiana es
bíblico: "Deje el impío su camino, y el hombre inicuo sus 15
pensamientos".

Para determinar nuestro progreso, debemos saber dónde
ponemos nuestros afectos y a quién reconocemos y obede- 18
cemos como Dios. Si nos estamos sintiendo *Punto de vista revelado*
más cerca del Amor divino, si nos es más ama-
do y más real, entonces la materia se está sometiendo al 21
Espíritu. Los objetivos que perseguimos y el espíritu que
manifestamos, revelan nuestro punto de vista y muestran
lo que estamos ganando. 24

Se reconoce que la mente mortal es la sede de los móviles humanos. Forma los conceptos materiales y produce
toda acción discordante del cuerpo. Si la ac- *Fuentes antagónicas* 27
ción procede de la Mente divina, la acción es
armoniosa. Si viene de la errada mente mortal, es discordante y acaba en pecado, enfermedad y muerte. Esas dos 30
fuentes opuestas nunca se mezclan ni en el manantial ni en
la corriente. La Mente perfecta emite perfección, pues
Dios es la Mente. La mente mortal e imperfecta emite sus 33
propias semejanzas, de las cuales dijo el sabio: "Todo es
vanidad".

1   Nature voices natural, spiritual law and divine Love,
but human belief misinterprets nature. Arctic regions,
3   Some lessons sunny tropics, giant hills, winged winds,
from nature   mighty billows, verdant vales, festive flowers,
and glorious heavens, — all point to Mind, the spiritual
6   intelligence they reflect. The floral apostles are hiero-
glyphs of Deity. Suns and planets teach grand lessons.
The stars make night beautiful, and the leaflet turns nat-
9   urally towards the light.

In the order of Science, in which the Principle is above
what it reflects, all is one grand concord. Change this
12   Perpetual   statement, suppose Mind to be governed by
motion   matter or Soul in body, and you lose the keynote of being, and there is continual discord. Mind is
15   perpetual motion. Its symbol is the sphere. The rota-
tions and revolutions of the universe of Mind go on
eternally.

18   Mortals move onward towards good or evil as time
glides on. If mortals are not progressive, past failures
Progress   will be repeated until all wrong work is ef-
21   demanded   faced or rectified. If at present satisfied with
wrong-doing, we must learn to loathe it. If at present
content with idleness, we must become dissatisfied with
24   it. Remember that mankind must sooner or later, either
by suffering or by Science, be convinced of the error that
is to be overcome.

27   In trying to undo the errors of sense one must pay fully
and fairly the utmost farthing, until all error is finally
brought into subjection to Truth. The divine method
30   of paying sin's wages involves unwinding one's snarls,
and learning from experience how to divide between sense
and Soul.

La naturaleza proclama la ley natural y espiritual y el Amor divino, pero la creencia humana interpreta mal a la naturaleza. Las regiones árticas, los soleados trópicos, las gigantescas montañas, los alados vientos, las olas poderosas, los verdes valles, las festivas flores y los gloriosos cielos —todos indican a la Mente, la inteligencia espiritual que reflejan. Los apóstoles florales son jeroglíficos de la Deidad. Los soles y planetas enseñan grandes lecciones. Las estrellas embellecen la noche, y la hojuela gira naturalmente hacia la luz.

Algunas lecciones de la naturaleza

En el orden de la Ciencia, en el cual el Principio está sobre lo que refleja, todo es una sublime armonía. Cambiad esa premisa, suponed que la Mente es gobernada por la materia o que el Alma está en el cuerpo, y perderéis la nota tónica de la existencia y habrá discordia continua. La Mente es movimiento perpetuo. Su símbolo es la esfera. Las rotaciones y revoluciones del universo de la Mente continúan eternamente.

Movimiento perpetuo

Los mortales avanzan hacia el bien o hacia el mal a medida que transcurre el tiempo. Si los mortales no progresan, los fracasos pasados se repetirán, hasta que toda labor deficiente sea borrada o rectificada. Si ahora estamos satisfechos con la maleficencia, tenemos que aprender a aborrecerla. Si ahora estamos contentos con la ociosidad, tenemos que descontentarnos con ella. Recordad que, tarde o temprano, ya sea por el sufrimiento o por la Ciencia, la humanidad tendrá que convencerse del error que se ha de vencer.

Se exige progreso

Al tratar de deshacer los errores de los sentidos, uno deberá pagar plena y honradamente hasta el último cuadrante, hasta que todo error sea finalmente subyugado a la Verdad. El método divino de saldar la paga del pecado consiste en desenmarañar nuestros enredos y aprender por experiencia a distinguir entre los sentidos y el Alma.

241 Footsteps of Truth

1 "Whom the Lord loveth He chasteneth." He, who
knows God's will or the demands of divine Science and
3 obeys them, incurs the hostility of envy; and he who
refuses obedience to God, is chastened by Love.

Sensual treasures are laid up "where moth and rust
6 doth corrupt." Mortality is their doom. Sin breaks in
upon them, and carries off their fleeting joys.

The doom
of sin

The sensualist's affections are as imaginary,
9 whimsical, and unreal as his pleasures. Falsehood, envy,
hypocrisy, malice, hate, revenge, and so forth, steal away
the treasures of Truth. Stripped of its coverings, what
12 a mocking spectacle is sin!

The Bible teaches transformation of the body by the
renewal of Spirit. Take away the spiritual signification
15 of Scripture, and that compilation can do no
more for mortals than can moonbeams to melt

Spirit
transforms

a river of ice. The error of the ages is preaching without
18 practice.

The substance of all devotion is the reflection and
demonstration of divine Love, healing sickness and
21 destroying sin. Our Master said, "If ye love me, keep
my commandments."

One's aim, a point beyond faith, should be to find the
24 footsteps of Truth, the way to health and holiness. We
should strive to reach the Horeb height where God is revealed; and the corner-stone of all spiritual building is
27 purity. The baptism of Spirit, washing the body of all
the impurities of flesh, signifies that the pure in heart
see God and are approaching spiritual Life and its
30 demonstration.

It is "easier for a camel to go through the eye of a
needle," than for sinful beliefs to enter the kingdom of

"El Señor al que ama, disciplina". El que conoce la vo- 1
luntad de Dios o las exigencias de la Ciencia divina y las
obedece, atrae la hostilidad de la envidia; y el que se niega 3
a obedecer a Dios, es disciplinado por el Amor.

Los tesoros sensuales están guardados "donde la polilla
y el orín corrompen". La mortalidad es su sentencia. El 6
pecado irrumpe y les quita sus placeres fu- La sentencia
gaces. Los afectos del sensualista son tan ima- del pecado
ginarios, caprichosos e irreales como sus placeres. La fal- 9
sedad, la envidia, la hipocresía, la malevolencia, el odio, la
venganza y así sucesivamente, nos roban los tesoros de la
Verdad. Despojado de su disfraz, ¡qué espectáculo tan 12
ridículo es el pecado!

La Biblia enseña la transformación del cuerpo por la renovación que hace el Espíritu. Quitad el significado espi- 15
ritual de las Escrituras, y esa compilación no El Espíritu
sería más eficaz para ayudar a los mortales que transforma
los rayos de luna para derretir un río helado. El error de 18
los siglos es la prédica sin la práctica.

La sustancia de toda devoción es el reflejo y la demostración del Amor divino, que sanan a la enfermedad y des- 21
truyen al pecado. Nuestro Maestro dijo: "Si me amáis,
guardad mis mandamientos".

Nuestra mira, un punto más allá de la fe, debiera ser el 24
encuentro de los pasos de la Verdad, el camino a la salud y
la santidad. Debiéramos esforzarnos por alcanzar la altura
del Horeb, donde Dios es revelado; y la piedra angular de 27
toda construcción espiritual es la pureza. El bautismo por
el Espíritu, que lava al cuerpo de todas las impurezas de la
carne, significa que los de limpio corazón ven a Dios y 30
están acercándose a la Vida espiritual y su demostración.

Es "más fácil pasar un camello por el ojo de una aguja",
que entrar las creencias pecaminosas en el reino de los cie- 33

1 heaven, eternal harmony. Through repentance, spiritual
baptism, and regeneration, mortals put off their material

3 Spiritual   beliefs and false individuality. It is only a
baptism   question of time when "they shall all know
Me [God], from the least of them unto the greatest."

6 Denial of the claims of matter is a great step towards
the joys of Spirit, towards human freedom and the final
triumph over the body.

9   There is but one way to heaven, harmony, and Christ
in divine Science shows us this way. It is to know no
The one   other reality — to have no other conscious-
12 only way   ness of life — than good, God and His reflection, and to rise superior to the so-called pain and pleasure
of the senses.

15   Self-love is more opaque than a solid body. In patient obedience to a patient God, let us labor to dissolve with the universal solvent of Love the adamant

18 of error, — self-will, self-justification, and self-love, —
which wars against spirituality and is the law of sin
and death.

21   The vesture of Life is Truth. According to the Bible,
the facts of being are commonly misconstrued, for it is
Divided   written: "They parted my raiment among
24 vestments   them, and for my vesture they did cast lots."
The divine Science of man is woven into one web of
consistency without seam or rent. Mere speculation or

27 superstition appropriates no part of the divine vesture,
while inspiration restores every part of the Christly garment of righteousness.

30   The finger-posts of divine Science show the way our
Master trod, and require of Christians the proof which
he gave, instead of mere profession. We may hide

los, la armonía eterna. Por medio del arrepentimiento, el
bautismo espiritual y la regeneración los mortales se despojan de sus creencias materiales y de su falsa *Bautismo*
individualidad. Sólo a una cuestión de tiempo *espiritual*
se reduce la declaración divina: "Todos Me conocerán [a
Mí, Dios], desde el más pequeño de ellos hasta el más
grande". Negar las pretensiones de la materia es un gran
paso hacia las alegrías del Espíritu, hacia la libertad humana y el triunfo final sobre el cuerpo.

No hay más que un camino que conduce al cielo, la armonía, y Cristo en la Ciencia divina nos muestra ese camino. Es no conocer otra realidad —no tener *El único*
otra consciencia de la vida— que el bien, Dios *camino*
y Su reflejo, y elevarse sobre los llamados dolores y placeres de los sentidos.

El amor propio es más opaco que un cuerpo sólido. En
paciente obediencia a un Dios paciente, laboremos por disolver con el solvente universal del Amor la dureza ada-
mantina del error —la obstinación, la justificación propia
y el amor propio— que lucha contra la espiritualidad y es
la ley del pecado y la muerte.

El vestido de la Vida es la Verdad. Según la Biblia, las
verdades de la existencia se interpretan, por lo general,
erróneamente, pues está escrito: "Repartieron *Vestidos*
entre sí mis vestidos, y sobre mi ropa echaron *divididos*
suertes". La Ciencia divina del hombre está tejida en una
sola tela unificada, sin costura ni rasgón. La mera especu-
lación o superstición no se apropian parte alguna del divino vestido, mientras que la inspiración restituye el vestido
entero de la justicia de Cristo.

Los postes indicadores de la Ciencia divina señalan el
camino por el cual anduvo nuestro Maestro, y exigen de
los cristianos las pruebas que él dio, en lugar de mera protesta de fe. Es posible que ocultemos al mundo nuestra ig-

1 spiritual ignorance from the world, but we can never
succeed in the Science and demonstration of spiritual
3 good through ignorance or hypocrisy.

The divine Love, which made harmless the poisonous
viper, which delivered men from the boiling oil, from
6 the fiery furnace, from the jaws of the lion,
Ancient
and modern   can heal the sick in every age and triumph
miracles   over sin and death. It crowned the demon-
9 strations of Jesus with unsurpassed power and love. But
the same "Mind . . . which was also in Christ Jesus"
must always accompany the letter of Science in order to
12 confirm and repeat the ancient demonstrations of prophets
and apostles. That those wonders are not more commonly repeated to-day, arises not so much from lack of
15 desire as from lack of spiritual growth.

The clay cannot reply to the potter. The head, heart,
lungs, and limbs do not inform us that they are dizzy,
18 Mental   diseased, consumptive, or lame. If this in-
telegraphy   formation is conveyed, mortal mind conveys
it. Neither immortal and unerring Mind nor matter,
21 the inanimate substratum of mortal mind, can carry
on such telegraphy; for God is "of purer eyes than
to behold evil," and matter has neither intelligence nor
24 sensation.

Truth has no consciousness of error. Love has no
Annihilation sense of hatred. Life has no partnership
27 of error   with death. Truth, Life, and Love are a law
of annihilation to everything unlike themselves, because
they declare nothing except God.

30   Sickness, sin, and death are not the fruits of Life.
They are inharmonies which Truth destroys. Perfection
does not animate imperfection. Inasmuch as God is

norancia espiritual, pero jamás podremos tener buen éxito
en la Ciencia y demostración del bien espiritual por medio
de la ignorancia o la hipocresía.

El Amor divino que volvió inofensiva a la víbora venenosa, que salvó a los hombres del aceite hirviente, del
horno de fuego ardiendo, de las fauces del león,   Milagros
puede sanar al enfermo en toda época y triun-   antiguos y
far sobre el pecado y la muerte. Coronó las de-   modernos
mostraciones de Jesús con poder y amor insuperables.
Pero la misma "Mente... que hubo también en Cristo
Jesús"* tiene que acompañar siempre la letra de la Ciencia
a fin de confirmar y repetir las demostraciones antiguas de
profetas y apóstoles. Que esas maravillas no se repiten con
mayor frecuencia hoy, proviene no tanto de la falta de deseo como de la falta de desarrollo espiritual.

El barro no puede replicar al alfarero. La cabeza no nos
informa que está mareada, ni el corazón, que está enfermo,
ni los pulmones, que están tuberculosos, ni los   Telegrafía
pies, que están cojos. Si se transmite esa infor-   mental
mación, es la mente mortal lo que la transmite. Ni la
Mente inmortal e infalible, ni la materia, el substrato inanimado de la mente mortal, pueden mantener tal telegrafía;
porque Dios es "muy limpio... de ojos para ver el mal", y
la materia no tiene inteligencia ni sensación.

La Verdad no tiene consciencia de error. El Amor no
tiene sensación de odio. La Vida no tiene so-   Aniquilación
ciedad con la muerte. La Verdad, la Vida y el   del error
Amor son una ley de aniquilación para todo lo que les sea
desemejante, porque no proclaman sino a Dios.

La enfermedad, el pecado y la muerte no son los frutos
de la Vida. Son discordias que la Verdad destruye. La
perfección no da vida a la imperfección. Puesto que Dios

*Según la version *King James* de la Biblia

good and the fount of all being, He does not produce
moral or physical deformity; therefore such deformity is
not real, but is illusion, the mirage of error.

Deformity and perfection

Divine Science reveals these grand facts. On
their basis Jesus demonstrated Life, never
fearing nor obeying error in any form.

If we were to derive all our conceptions of man from
what is seen between the cradle and the grave, happiness and goodness would have no abiding-place in man,
and the worms would rob him of the flesh; but Paul
writes: "The law of the Spirit of life in Christ Jesus hath
made me free from the law of sin and death."

Man undergoing birth, maturity, and decay is like the
beasts and vegetables, — subject to laws of decay. If

Man never less than man

man were dust in his earliest stage of existence, we might admit the hypothesis that he
returns eventually to his primitive condition;
but man was never more nor less than man.

If man flickers out in death or springs from matter into
being, there must be an instant when God is without His
entire manifestation, — when there is no full reflection
of the infinite Mind.

Man in Science is neither young nor old. He has
neither birth nor death. He is not a beast, a vegetable,

Man not evolved

nor a migratory mind. He does not pass from
matter to Mind, from the mortal to the immortal, from evil to good, or from good to evil. Such
admissions cast us headlong into darkness and dogma.
Even Shakespeare's poetry pictures age as infancy, as
helplessness and decadence, instead of assigning to man
the everlasting grandeur and immortality of development,
power, and prestige.

es el bien y la fuente de todo el ser, Él no produce deformi- 1
dad moral o física; por tanto, tal deformidad no es real,
sino ilusión, el espejismo del error. La Ciencia Deformidad 3
divina revela esas grandes verdades. Sobre la y perfección
base de ellas Jesús demostró la Vida, sin temer ni obedecer
jamás al error en ninguna forma. 6

Si dedujéramos todos nuestros conceptos acerca del
hombre por lo que se ve entre la cuna y la tumba, la felicidad y la bondad no tendrían morada en el hombre, y los 9
gusanos le despojarían de la carne; pero Pablo escribe: "La
ley del Espíritu de vida en Cristo Jesús me ha librado de la
ley del pecado y de la muerte". 12

El hombre que pasa por nacimiento, madurez y decadencia es como las bestias y los vegetales —sujeto a leyes
de desintegración. Si el hombre hubiera sido El hombre 15
polvo en la primera etapa de su existencia, nunca fue
                                               menos que
podríamos admitir la hipótesis de que retorna hombre
finalmente a su condición primitiva, pero el hombre jamás 18
fue ni más ni menos que hombre.

Si el hombre se extingue en la muerte o surge de la materia a la existencia, debe haber un instante en que Dios 21
está sin Su plena manifestación —instante en que no hay
pleno reflejo de la Mente infinita.

El hombre en la Ciencia no es ni joven ni viejo. No 24
tiene nacimiento ni muerte. No es una bestia, un vegetal o
una mente migratoria. No pasa de la materia a El hombre
la Mente, de lo mortal a lo inmortal, del mal al no es 27
                                                  producto de
bien ni del bien al mal. Tales admisiones nos la evolución
precipitan a las tinieblas y al dogma. Hasta la poesía de
Shakespeare representa a la vejez como infancia, como im- 30
potencia y decadencia, en vez de asignar al hombre la
grandeza imperecedera y la inmortalidad del desarrollo,
del poder y del prestigio. 33

245 Footsteps of Truth

1   The error of thinking that we are growing old, and the
benefits of destroying that illusion, are illustrated in a
3 sketch from the history of an English woman, published
in the London medical magazine called The Lancet.

   Disappointed in love in her early years, she became
6 insane and lost all account of time. Believing that she

Perpetual   was still living in the same hour which parted
youth   her from her lover, taking no note of years,
9 she stood daily before the window watching for her
lover's coming. In this mental state she remained young.
Having no consciousness of time, she literally grew no
12 older. Some American travellers saw her when she was
seventy-four, and supposed her to be a young woman.
She had no care-lined face, no wrinkles nor gray hair, but
15 youth sat gently on cheek and brow. Asked to guess her
age, those unacquainted with her history conjectured that
she must be under twenty.

18   This instance of youth preserved furnishes a useful
hint, upon which a Franklin might work with more certainty than when he coaxed the enamoured lightning
21 from the clouds. Years had not made her old, because
she had taken no cognizance of passing time nor thought
of herself as growing old. The bodily results of her belief
24 that she was young manifested the influence of such a belief. She could not age while believing herself young, for
the mental state governed the physical.

27   Impossibilities never occur. One instance like the
foregoing proves it possible to be young at seventy-four;
and the primary of that illustration makes it plain that
30 decrepitude is not according to law, nor is it a necessity of
nature, but an illusion.

   The infinite never began nor will it ever end. Mind

El error de creer que estamos envejeciendo, y los benefi- 1
cios de destruir esa falsedad, los ilustra un apunte de la
historia de una inglesa, publicado en la revista médica titu- 3
lada "The Lancet", de Londres.

Decepcionada en amores en su juventud, se trastornó y
perdió toda noción de tiempo. En la creencia de que se- 6
guía viviendo el momento que la separó de su   Juventud
amado, sin notar los años, se detenía diaria-   perpetua
mente ante la ventana esperando la llegada de su amado. 9
En ese estado mental permaneció joven. Al no darse
cuenta del transcurso del tiempo, literalmente no enveje-
ció. Unos viajeros americanos la vieron cuando tenía se- 12
tenta y cuatro años y supusieron que era una mujer joven.
Su rostro no daba señal de preocupaciones, no tenía ella ni
arrugas ni canas, sino que sus mejillas y su frente mostra- 15
ban plácida juventud. Si a quienes no conocían su historia
se les pedía que adivinaran su edad, suponían que tenía
menos de veinte años.
18

Ese caso de conservación de juventud nos indica algo
útil, sobre lo cual un Franklin podría trabajar con más certeza que cuando atrajo de las nubes al rayo enamorado. 21
Los años no la habían envejecido, porque no se había
dado cuenta del tiempo que pasaba, ni había pensado que
estaba envejeciendo. Los resultados físicos de su creencia 24
de que era joven manifestaron la influencia de tal creencia. No podía envejecer mientras se creía joven, porque el
estado mental gobernaba al físico. 27

Nunca ocurre lo imposible. Un solo caso como el anterior prueba que es posible ser joven a los setenta y cuatro
años; y lo fundamental de esa ilustración demuestra clara- 30
mente que la decrepitud no obedece a ninguna ley, ni
es tampoco una necesidad de la naturaleza, sino una
falsedad. 33

Lo infinito nunca comenzó, ni jamás terminará. La Men-

1 and its formations can never be annihilated. Man is not
a pendulum, swinging between evil and good, joy and
3 Man   sorrow, sickness and health, life and death.
reflects God Life and its faculties are not measured by
calendars. The perfect and immortal are the eternal
6 likeness of their Maker. Man is by no means a material
germ rising from the imperfect and endeavoring to reach
Spirit above his origin. The stream rises no higher than
9 its source.

The measurement of life by solar years robs youth and
gives ugliness to age. The radiant sun of virtue and truth
12 coexists with being. Manhood is its eternal noon, un-
dimmed by a declining sun. As the physical and material, the transient sense of beauty fades, the radiance of
15 Spirit should dawn upon the enraptured sense with bright
and imperishable glories.

Never record ages. Chronological data are no part
18 of the vast forever. Time-tables of birth and death are
Undesirable so many conspiracies against manhood and
records   womanhood. Except for the error of meas-
21 uring and limiting all that is good and beautiful, man
would enjoy more than threescore years and ten and
still maintain his vigor, freshness, and promise. Man,
24 governed by immortal Mind, is always beautiful and
grand. Each succeeding year unfolds wisdom, beauty,
and holiness.

27 Life is eternal. We should find this out, and begin the
demonstration thereof. Life and goodness are immortal.
True life   Let us then shape our views of existence into
30 eternal   loveliness, freshness, and continuity, rather
than into age and blight.

Acute and chronic beliefs reproduce their own types.

te y sus formaciones jamás pueden ser aniquiladas. El
hombre no es un péndulo, oscilando entre el mal y el bien,
el gozo y el pesar, la enfermedad y la salud, la   El hombre
vida y la muerte. La Vida y sus facultades no   refleja a Dios
se miden con calendarios. Lo perfecto y lo inmortal son la
semejanza eterna de su Hacedor. El hombre no es de
ningún modo un germen material que surge de lo imperfecto y se esfuerza por alcanzar el Espíritu, más alto que su
origen. El arroyo no se eleva más alto que su fuente.

El medir la vida por años solares roba a la juventud y
afea a la vejez. El sol radiante de la virtud y la verdad
coexiste con el ser. El hombre es su eterno mediodía,
jamás oscurecido por un sol declinante. A medida que se
desvanece lo físico y material, es decir, el concepto transitorio de belleza, debiera alborear el fulgor del Espíritu
sobre el ánimo extasiado, con glorias luminosas e imperecederas.

Jamás registréis edades. Los datos cronológicos no son
parte de la vasta eternidad. Los horarios de nacimiento
y defunción son otras tantas conspiraciones   Registros no
contra hombres y mujeres. Si no fuera por el   deseables
error de medir y limitar todo lo que es bueno y bello, el
hombre gozaría de más de setenta años y aún mantendría
su vigor, su lozanía y su promesa. El hombre, gobernado
por la Mente inmortal, es siempre bello y sublime. Cada
año que viene desarrolla más sabiduría, belleza y santidad.

La Vida es eterna. Debiéramos descubrir eso y comenzar a demostrarlo. La Vida y el bien son
inmortales. Modelemos, pues, nuestros con-   La vida
verdadera
ceptos de la existencia en belleza, lozanía y   es eterna
continuidad, en lugar de vejez y decrepitud.

Las creencias agudas y las crónicas reproducen sus pro-

1 The acute belief of physical life comes on at a remote
period, and is not so disastrous as the chronic belief.

3   I have seen age regain two of the elements it had lost,
sight and teeth. A woman of eighty-five, whom I knew,
had a return of sight. Another woman at
6 ninety had new teeth, incisors, cuspids, bi-
cuspids, and one molar. One man at sixty
had retained his full set of upper and lower teeth without
9 a decaying cavity.

Eyes and teeth renewed

Beauty, as well as truth, is eternal; but the beauty
of material things passes away, fading and fleeting as
12 mortal belief. Custom, education, and fashion
form the transient standards of mortals. Immortality, exempt from age or decay, has a glory of its
15 own, — the radiance of Soul. Immortal men and women
are models of spiritual sense, drawn by perfect Mind
and reflecting those higher conceptions of loveliness
18 which transcend all material sense.

Eternal beauty

Comeliness and grace are independent of matter. Being possesses its qualities before they are perceived hu-
21 manly. Beauty is a thing of life, which
dwells forever in the eternal Mind and reflects the charms of His goodness in expression, form,
24 outline, and color. It is Love which paints the petal
with myriad hues, glances in the warm sunbeam, arches
the cloud with the bow of beauty, blazons the night with
27 starry gems, and covers earth with loveliness.

The divine loveliness

The embellishments of the person are poor substitutes
for the charms of being, shining resplendent and eternal
30 over age and decay.

The recipe for beauty is to have less illusion and
more Soul, to retreat from the belief of pain or pleasure

pios tipos. La creencia aguda de que la vida es física se 1
presenta a edad avanzada, y no es tan desastrosa como la
creencia crónica. 3

He visto a la vejez recuperar dos de los elementos que
había perdido: la vista y los dientes. Una mujer de ochen-
ta y cinco años, a quien conocí, recobró la vista. 6 *Vista y*
A otra mujer, a los noventa años, le salieron *dientes*
nuevos dientes —incisivos, colmillos, premo- *recuperados*
lares y un molar. Un hombre de sesenta años tenía su den- 9
tadura completa, sin una sola caries.

La belleza, como la verdad, es eterna; pero la belleza de
las cosas materiales, efímera y fugaz como la creencia mor- 12
tal, se desvanece. La costumbre, la educación y *Belleza*
la moda dan forma a las normas pasajeras de *eterna*
los mortales. La inmortalidad, exenta de vejez o decaden- 15
cia, tiene su propia gloria —el resplandor del Alma. Los
hombres y las mujeres inmortales son modelos del sentido
espiritual, trazados por la Mente perfecta, y reflejan aque- 18
llos conceptos más elevados de belleza que trascienden
todo sentido material.

El donaire y la gracia son independientes de la materia. 21
El ser posee sus cualidades antes que se las perciba humanamente. La belleza es una cosa de la vida, *La hermo-*
que mora por siempre en la Mente eterna y re- *sura divina* 24
fleja los encantos de Su bondad en expresión, forma, con-
torno y color. Es el Amor el que pinta los pétalos con mi-
ríadas de matices, brilla en el cálido rayo de sol, traza en la 27
nube el arco de belleza, adorna la noche con joyas estrella-
das y cubre la tierra de hermosura.

El embellecimiento de la persona sustituye pobremente 30
los encantos del ser, que brillan resplandecientes y eternos,
eclipsando vejez y decadencia.

La receta para la belleza es tener menos ilusión y más 33
Alma, retirarse de la creencia de dolor o placer en el

1 in the body into the unchanging calm and glorious freedom of spiritual harmony.

3   Love never loses sight of loveliness. Its halo rests upon
its object. One marvels that a friend can ever seem less

Love's   than beautiful. Men and women of riper
6 endowment   years and larger lessons ought to ripen into
health and immortality, instead of lapsing into darkness
or gloom. Immortal Mind feeds the body with supernal
9 freshness and fairness, supplying it with beautiful images
of thought and destroying the woes of sense which each
day brings to a nearer tomb.

12   The sculptor turns from the marble to his model in
order to perfect his conception. We are all sculptors,

Mental   working at various forms, moulding and chisel-
15 sculpture   ing thought. What is the model before mortal
mind? Is it imperfection, joy, sorrow, sin, suffering?
Have you accepted the mortal model? Are you repro-
18 ducing it? Then you are haunted in your work by vicious
sculptors and hideous forms. Do you not hear from all
mankind of the imperfect model? The world is holding
21 it before your gaze continually. The result is that you
are liable to follow those lower patterns, limit your life-
work, and adopt into your experience the angular outline
24 and deformity of matter models.

To remedy this, we must first turn our gaze in the right
direction, and then walk that way. We must form perfect
27 Perfect   models in thought and look at them continually,
models   or we shall never carve them out in grand and
noble lives. Let unselfishness, goodness, mercy, justice,
30 health, holiness, love — the kingdom of heaven — reign
within us, and sin, disease, and death will diminish until
they finally disappear.

cuerpo y refugiarse en la inmutable calma y gloriosa liber- 1
tad de la armonía espiritual.

El Amor jamás pierde de vista a la hermosura. Su au- 3
reola se posa sobre su objeto. Uno se maravilla de que un
amigo pueda parecer menos que bello. Hombres   La dote
y mujeres de mayor edad y experiencia debie-   del Amor 6
ran madurar en salud e inmortalidad, en lugar de caer en
tinieblas o tristeza. La Mente inmortal alimenta al cuerpo
con frescura y belleza celestiales, impartiéndole bellas imá- 9
genes de pensamiento y destruyendo los sufrimientos de
los sentidos, que cada día se acercan más a su propia tumba.

El escultor se vuelve del mármol a su modelo a fin de 12
perfeccionar su concepción. Todos somos escultores, ela-
borando variadas formas, modelando y cince-   Escultura
lando el pensamiento. ¿Cuál es el modelo ante   mental 15
la mente mortal? ¿Es la imperfección, el gozo, el pesar, el
pecado, el sufrimiento? ¿Habéis aceptado el modelo mortal? ¿Lo estáis reproduciendo? Entonces sois perseguidos 18
en vuestro trabajo por escultores viciosos y formas horri-
bles. ¿No oís a toda la humanidad hablar del modelo imperfecto? El mundo lo pone delante de vuestra vista conti- 21
nuamente. El resultado es que estáis propensos a seguir
esos patrones inferiores, a limitar así la obra de vuestra
vida y a adoptar en vuestra existencia el diseño anguloso y 24
la deformidad de los modelos de la materia.

Para remediar eso, debemos primero dirigir nuestra mirada en la dirección correcta y luego seguir por ese cami- 27
no. Debemos formar modelos perfectos en el   Modelos
pensamiento y mirarlos continuamente, o nun-   perfectos
ca los esculpiremos en vidas grandes y nobles. Dejemos 30
que el altruismo, la bondad, la misericordia, la justicia, la
salud, la santidad, el amor —el reino de los cielos— reinen
en nosotros, y el pecado, la enfermedad y la muerte dismi- 33
nuirán hasta que finalmente desaparezcan.

249 Footsteps of Truth

1   Let us accept Science, relinquish all theories based on sense-testimony, give up imperfect models and illusive
3 ideals; and so let us have one God, one Mind, and that one perfect, producing His own models of excellence.

    Let the "male and female" of God's creating appear.
6 Let us feel the divine energy of Spirit, bringing us into

Renewed selfhood   newness of life and recognizing no mortal nor material power as able to destroy. Let us re-
9 joice that we are subject to the divine "powers that be." Such is the true Science of being. Any other theory of Life, or God, is delusive and mythological.

12   Mind is not the author of matter, and the creator of ideas is not the creator of illusions. Either there is no omnipotence, or omnipotence is the only power. God is
15 the infinite, and infinity never began, will never end, and includes nothing unlike God. Whence then is soulless matter?

18   Life is, like Christ, "the same yesterday, and to-day, and forever." Organization and time have nothing to do

Illusive dreams   with Life. You say, "I dreamed last night."
21 What a mistake is that! The I is Spirit. God never slumbers, and His likeness never dreams. Mortals are the Adam dreamers.

24   Sleep and apathy are phases of the dream that life, substance, and intelligence are material. The mortal night-dream is sometimes nearer the fact of being than are the
27 thoughts of mortals when awake. The night-dream has less matter as its accompaniment. It throws off some material fetters. It falls short of the skies, but makes its
30 mundane flights quite ethereal.

    Man is the reflection of Soul. He is the direct opposite of material sensation, and there is but one Ego. We

Aceptemos la Ciencia, renunciemos a todas las teorías basadas en el testimonio de los sentidos, abandonemos los modelos imperfectos e ideales ilusorios; y tengamos así un solo Dios, una sola Mente, y ese uno perfecto, produciendo Sus propios modelos de excelencia.

Que aparezcan el "varón y hembra" de la creación de Dios. Sintamos la energía divina del Espíritu, que nos lleva en vida nueva y no reconoce ningún poder mortal o material capaz de destruir cosa alguna. Regocijémonos de que estamos sometidos a las divinas "autoridades... que hay". Tal es la Ciencia verdadera del ser. Cualquiera otra teoría de la Vida, o Dios, es engañosa y mitológica.

Individualidad renovada

La Mente no es el autor de la materia, y el creador de ideas no es el creador de ilusiones. O bien no hay omnipotencia, o la omnipotencia es el único poder. Dios es el infinito, y la infinitud jamás comenzó, jamás terminará y no incluye nada que sea desemejante a Dios. ¿De dónde, pues, procede la materia, que no tiene alma?

La Vida, igual que el Cristo, es la misma "ayer, y hoy, y por los siglos". La estructura orgánica y el tiempo nada tienen que ver con la Vida. Uno dice: "Yo soñé anoche". ¡Qué equivocación es ésta! El Yo es Espíritu. Dios nunca duerme, y Su semejanza nunca sueña. Los mortales son los soñadores adámicos.

Sueños ilusorios

El dormir y la apatía son fases del sueño de que la vida, la sustancia y la inteligencia son materiales. El sueño nocturno de los mortales está a veces más cerca de la verdad del ser, de lo que están los pensamientos de los mortales cuando están despiertos. El sueño nocturno tiene menos materia que lo acompañe. Se libera de algunas trabas materiales. No alcanza los cielos, pero hace sus vuelos mundanos bastante etéreos.

El hombre es el reflejo del Alma. Es el opuesto directo de la sensación material, y no existe sino un solo Ego. In-

1 run into error when we divide Soul into souls, multiply
Mind into minds and suppose error to be mind, then mind
3 Philosophical to be in matter and matter to be a lawgiver,
blunders   unintelligence to act like intelligence, and mortality to be the matrix of immortality.

6   Mortal existence is a dream; mortal existence has no
real entity, but saith "It is I." Spirit is the Ego which
Spirit the   never dreams, but understands all things;
9 one Ego   which never errs, and is ever conscious; which
never believes, but knows; which is never born and
never dies. Spiritual man is the likeness of this Ego.
12 Man is not God, but like a ray of light which comes from
the sun, man, the outcome of God, reflects God.

Mortal body and mind are one, and that one is called
15 man; but a mortal is not man, for man is immortal. A
Mortal exist- mortal may be weary or pained, enjoy or suffer,
ence a dream   according to the dream he entertains in sleep.
18 When that dream vanishes, the mortal finds himself
experiencing none of these dream-sensations. To the
observer, the body lies listless, undisturbed, and sensa-
21 tionless, and the mind seems to be absent.

Now I ask, Is there any more reality in the waking
dream of mortal existence than in the sleeping dream?
24 There cannot be, since whatever appears to be a mortal
man is a mortal dream. Take away the mortal mind,
and matter has no more sense as a man than it has as
27 a tree. But the spiritual, real man is immortal.

Upon this stage of existence goes on the dance of mortal
mind. Mortal thoughts chase one another like snowflakes,
30 and drift to the ground. Science reveals Life as not being
at the mercy of death, nor will Science admit that happiness is ever the sport of circumstance.

currimos en error cuando dividimos el Alma en almas, 1
multiplicamos la Mente en mentes y suponemos que el
error es mente —después, que la mente está en   Desatinos 3
la materia y que la materia es un legislador,   filosóficos
que lo no inteligente puede actuar como inteligencia y que
la mortalidad es la matriz de la inmortalidad.   6

La existencia mortal es un sueño; la existencia mortal no
tiene entidad verdadera, pero dice: "Yo soy". El Espíritu
es el Ego que jamás sueña, sino que comprende   El Espíritu es 9
todas las cosas; que jamás yerra y que siempre   el único Ego
está consciente; que jamás cree, sino que sabe; que jamás
nace y jamás muere. El hombre espiritual es la semejanza 12
de ese Ego. El hombre no es Dios, mas como un rayo de
luz que viene del sol, el hombre, la emanación de Dios, refleja a Dios.   15

El cuerpo y la mente mortales son uno, y a ese uno se le
llama hombre; pero un mortal no es el hombre, porque el
hombre es inmortal. Es posible que un mortal   La existencia 18
esté cansado o dolorido, que goce o sufra, de   mortal
acuerdo con el sueño que tenga mientras duer-   es un sueño
me. Cuando ese sueño desaparece, el mortal deja de expe- 21
rimentar esas sensaciones del sueño. Para quien lo obser-
va, el cuerpo yace indiferente, apacible e insensible, y la
mente parece estar ausente.   24

Ahora bien, yo pregunto: ¿Hay más realidad en el sueño
despierto de la existencia mortal que en el sueño dormido? No puede haberla, pues todo lo que parece ser un 27
hombre mortal es un sueño mortal. Quitad la mente mortal, y la materia no tiene más sentido como hombre que
como árbol. Mas el hombre espiritual y real es inmortal. 30

Sobre este escenario de la existencia se desarrolla la
danza de la mente mortal. Los pensamientos mortales se
persiguen unos a otros cual copos de nieve y caen al suelo. 33
La Ciencia revela que la Vida no está a merced de la
muerte, y la Ciencia no admitirá que la felicidad sea jamás
el juguete de las circunstancias.   36

251 Footsteps of Truth

1 Error is not real, hence it is not more imperative
as it hastens towards self-destruction. The so-called

3 Error self-   belief of mortal mind apparent as an abscess
destroyed   should not grow more painful before it suppu-
rates, neither should a fever become more severe before

6 it ends.

Fright is so great at certain stages of mortal belief
as to drive belief into new paths. In the illusion of

9 Illusion   death, mortals wake to the knowledge of two
of death   facts: (1) that they are not dead; (2) that
they have but passed the portals of a new belief. Truth

12 works out the nothingness of error in just these ways.
Sickness, as well as sin, is an error that Christ, Truth,
alone can destroy.

15 We must learn how mankind govern the body, —
whether through faith in hygiene, in drugs, or in will-
power. We should learn whether they govern

Mortal
18 mind's dis-   the body through a belief in the necessity of
appearance   sickness and death, sin and pardon, or govern
it from the higher understanding that the divine Mind

21 makes perfect, acts upon the so-called human mind
through truth, leads the human mind to relinquish all
error, to find the divine Mind to be the only Mind,

24 and the healer of sin, disease, death. This process of
higher spiritual understanding improves mankind until
error disappears, and nothing is left which deserves to

27 perish or to be punished.

Ignorance, like intentional wrong, is not Science.
Ignorance must be seen and corrected before we can at-

30 Spiritual   tain harmony. Inharmonious beliefs, which
ignorance   rob Mind, calling it matter, and deify their
own notions, imprison themselves in what they create.

El error no es real, por lo tanto no es más imperativo mientras se apresura a destruirse a sí mismo. La llamada creencia de la mente mortal que se evidencia en un absceso no debiera volverse más dolorosa antes de supurar, ni una fiebre agravarse antes de cesar.

Autodestrucción del error

En ciertos estados de la creencia mortal el terror es tan grande que conduce a la creencia por nuevos senderos. En la ilusión de la muerte, los mortales despiertan al conocimiento de dos hechos: (1) que no están muertos; (2) que sólo han cruzado los umbrales de una nueva creencia. La Verdad demuestra la nada del error precisamente de esas maneras. La enfermedad, tanto como el pecado, es un error que únicamente Cristo, la Verdad, puede destruir.

La ilusión de la muerte

Debemos enterarnos cómo gobierna el género humano al cuerpo —si lo hace mediante fe en la higiene, en las medicinas o en la fuerza de voluntad. Debiéramos enterarnos si gobierna al cuerpo mediante la creencia en la necesidad de enfermedad y muerte, pecado y perdón, o si lo gobierna por la comprensión más elevada de que la Mente divina perfecciona, obra sobre la llamada mente humana mediante la verdad, conduce a la mente humana a abandonar todo error y a descubrir que la Mente divina es la única Mente y el sanador del pecado, la enfermedad y la muerte. Ese proceso de una comprensión espiritual más elevada mejora a la humanidad hasta que el error desaparezca y nada quede que merezca perecer o ser castigado.

Desaparición de la mente mortal

La ignorancia, como el mal intencional, no es Ciencia. La ignorancia debe descubrirse y corregirse, antes que podamos alcanzar la armonía. Las creencias inarmónicas que roban a la Mente, llamándola materia, y que deifican sus propias nociones se aprisionan

Ignorancia de lo espiritual

1 They are at war with Science, and as our Master said,
"If a kingdom be divided against itself, that kingdom
3 cannot stand."

Human ignorance of Mind and of the recuperative
energies of Truth occasions the only skepticism regard-
6 ing the pathology and theology of Christian Science.

When false human beliefs learn even a little of their
own falsity, they begin to disappear. A knowledge of
9 Eternal man   error and of its operations must precede that
recognized   understanding of Truth which destroys error,
until the entire mortal, material error finally disappears,
12 and the eternal verity, man created by and of Spirit,
is understood and recognized as the true likeness of his
Maker.

15   The false evidence of material sense contrasts strikingly
with the testimony of Spirit. Material sense lifts its voice
with the arrogance of reality and says:

18   I am wholly dishonest, and no man knoweth it. I can
cheat, lie, commit adultery, rob, murder, and I elude
Testimony   detection by smooth-tongued villainy. Ani-
21 of sense   mal in propensity, deceitful in sentiment,
fraudulent in purpose, I mean to make my short span
of life one gala day. What a nice thing is sin! How
24 sin succeeds, where the good purpose waits! The world
is my kingdom. I am enthroned in the gorgeousness
of matter. But a touch, an accident, the law of God,
27 may at any moment annihilate my peace, for all my
fancied joys are fatal. Like bursting lava, I expand but
to my own despair, and shine with the resplendency of
30 consuming fire.

Spirit, bearing opposite testimony, saith:

I am Spirit. Man, whose senses are spiritual, is my

Los pasos de la Verdad 252

dentro de lo que ellas mismas crean. Están en pugna con 1
la Ciencia, y, como dijo nuestro Maestro: "Si un reino está
dividido contra sí mismo, tal reino no puede permanecer". 3

La ignorancia humana en lo que concierne a la Mente y
a las energías recuperadoras de la Verdad ocasiona el
único escepticismo respecto a la patología y teología de la 6
Ciencia Cristiana.

Cuando las falsas creencias humanas se enteran, aun en
grado mínimo, de que son falsas, empiezan a desapa- 9
recer. Un conocimiento del error y sus procedi-   *Reconoci-*
mientos debe preceder a la comprensión de la   *miento del*
                                                       hombre
Verdad que destruye al error, hasta que todo el   *eterno* 12
error mortal y material finalmente desaparezca y se comprenda y reconozca el hecho eterno de que el hombre
creado por el Espíritu y del Espíritu es la verdadera seme- 15
janza de su Hacedor.

El falso testimonio del sentido material contrasta notablemente con el testimonio del Espíritu. El sentido mate- 18
rial levanta su voz con la arrogancia de realidad y dice:

Soy enteramente fraudulento y nadie lo sabe. Puedo engañar, mentir, cometer adulterio, robar, asesinar, y con 21
lisonjera villanía evito que se me descubra.   *Testimonio*
Teniendo propensiones animales, sentimientos   *de los*
                                                  sentidos
engañosos e intenciones solapadas, pienso hacer   24
de mi corta vida un día de gala. ¡Qué cosa tan bonita es el
pecado! ¡Cómo triunfa el pecado, donde el buen propósito
tiene que esperar! El mundo es mi reino. Estoy entroni- 27
zado en el esplendor de la materia. Pero un toque, un accidente, la ley de Dios, puede en cualquier momento aniquilar mi paz, porque todos mis goces imaginarios son 30
funestos. Cual lava que explota me dilato, sólo para mi
desesperación, y brillo con el resplandor de fuego consu-
midor. 33

El Espíritu, dando testimonio opuesto, dice:
Yo soy el Espíritu. El hombre, cuyos sentidos son espi-

1 likeness. He reflects the infinite understanding, for I am
Infinity. The beauty of holiness, the perfection of being,
3 *Testimony of Soul*   imperishable glory, — all are Mine, for I am
God. I give immortality to man, for I am
Truth. I include and impart all bliss, for I am Love.
6 I give life, without beginning and without end, for I am
Life. I am supreme and give all, for I am Mind. I am
the substance of all, because I AM THAT I AM.

9   I hope, dear reader, I am leading you into the understanding of your divine rights, your heaven-bestowed harmony, — that, as you read, you see there is no
Heaven-bestowed prerogative   cause (outside of erring, mortal, material sense
12 which is not power) able to make you sick or
sinful; and I hope that you are conquering this false sense.
15 Knowing the falsity of so-called material sense, you can
assert your prerogative to overcome the belief in sin, disease, or death.

18   If you believe in and practise wrong knowingly, you
can at once change your course and do right. Matter can
make no opposition to right endeavors against
Right endeavor possible   sin or sickness, for matter is inert, mindless.
21 Also, if you believe yourself diseased, you can
alter this wrong belief and action without hindrance from
24 the body.

Do not believe in any supposed necessity for sin, disease, or death, knowing (as you ought to know) that God
27 never requires obedience to a so-called material law, for
no such law exists. The belief in sin and death is destroyed by the law of God, which is the law of Life in-
30 stead of death, of harmony instead of discord, of Spirit
instead of the flesh.

The divine demand, "Be ye therefore perfect," is sci-

Los pasos de la Verdad   253

rituales, es mi semejanza. Él refleja la comprensión infi- 1
nita, porque Yo soy la Infinitud. La hermosura de la santidad, la perfección del ser, la gloria imperece-   Testimonio 3
dera —todas son Mías, porque Yo soy Dios.   del Alma
Yo doy inmortalidad al hombre, porque Yo soy Verdad.
Incluyo e imparto toda felicidad, porque Yo soy Amor. 6
Doy vida sin comienzo ni fin, porque Yo soy Vida. Soy
supremo y lo doy todo, porque Yo soy Mente. Soy la sustancia de todo, porque Yo soy el que soy. 9

Espero, querido lector, que te estoy guiando a la comprensión de tus derechos divinos, la armonía que es tu legado celestial —que, a medida que leas, com-   Prerrogativas 12
prendas que no hay causa (fuera del sentido   conferidas
errado, mortal y material, que no es poder) ca-   por el cielo
paz de hacer de ti un enfermo o un pecador; y espero 15
que vayas venciendo ese falso sentido. Conociendo la falsedad del supuesto sentido material, puedes hacer valer
tu prerrogativa de vencer la creencia en el pecado, la en- 18
fermedad o la muerte.

Si crees en el mal y lo practicas a sabiendas, puedes
cambiar en seguida tu proceder y obrar bien. La materia 21
no puede oponerse de ningún modo a los es-   Es posible
fuerzos justos contra el pecado o la enferme-   obrar bien
dad, porque la materia es inerte, sin mente. Así también, 24
si crees que estás enfermo, puedes cambiar esa creencia y
acción erróneas sin que el cuerpo te lo impida.

No creas en ninguna supuesta necesidad de pecar, enfer- 27
mar o morir, sabiendo (como debieras saber) que Dios
jamás exige obediencia a una llamada ley material, puesto
que no existe tal ley. La creencia en el pecado y la muerte 30
es destruida por la ley de Dios, la cual es la ley de la Vida
y no de la muerte, de la armonía y no de la discordia, del
Espíritu y no de la carne. 33
El mandato divino: "Sed, pues, vosotros perfectos" es

1 entific, and the human footsteps leading to perfection are
indispensable. Individuals are consistent who, watching

3 and praying, can "run, and not be weary; . . .

Patience and final perfection

walk, and not faint," who gain good rapidly
and hold their position, or attain slowly and

6 yield not to discouragement. God requires perfection,
but not until the battle between Spirit and flesh is fought
and the victory won. To stop eating, drinking, or being

9 clothed materially before the spiritual facts of existence
are gained step by step, is not legitimate. When we wait
patiently on God and seek Truth righteously, He directs

12 our path. Imperfect mortals grasp the ultimate of spiritual perfection slowly; but to *begin* aright and to continue the strife of demonstrating the great problem of

15 being, is doing much.

During the sensual ages, absolute Christian Science
may not be achieved prior to the change called death,

18 for we have not the power to demonstrate what we do
not understand. But the human self must be evangel-
ized. This task God demands us to accept lovingly

21 to-day, and to abandon so fast as practical the material,
and to work out the spiritual which determines the outward and actual.

24 If you venture upon the quiet surface of error and are
in sympathy with error, what is there to disturb the waters?
What is there to strip off error's disguise?

27 If you launch your bark upon the ever-agitated but
healthful waters of truth, you will encounter storms.

The cross and crown

Your good will be evil spoken of. This is the

30 cross. Take it up and bear it, for through it
you win and wear the crown. Pilgrim on earth, thy home
is heaven; stranger, thou art the guest of God.

científico, y los pasos humanos que conducen a la perfec- 1
ción son indispensables. Son consecuentes quienes, velando y orando, pueden "correr, y no can- 3
sarse;... caminar, y no fatigarse", que logran el
bien rápidamente y mantienen su posición, o
que lo obtienen lentamente y no se rinden al desaliento. 6
Dios exige perfección, pero no antes que se pelee la batalla
entre el Espíritu y la carne y se logre la victoria. Dejar de
comer, de beber o de vestirse materialmente antes que las 9
verdades espirituales de la existencia se hayan logrado
paso a paso, no es legítimo. Cuando pacientemente esperamos en Dios y honradamente buscamos la Verdad, El 12
endereza nuestra vereda. Los imperfectos mortales llegan
a comprender la finalidad de la perfección espiritual lentamente; pero *empezar* bien y continuar la lucha de demos- 15
trar el gran problema del ser, es hacer mucho.

Paciencia y perfección final

Es posible que durante las épocas sensuales, no se alcance la Ciencia Cristiana absoluta antes del cambio lla- 18
mado muerte, porque no tenemos el poder de demostrar lo
que no comprendemos. Pero el yo humano debe evangeli-
zarse. Dios exige que aceptemos esa tarea con amor hoy 21
mismo y que abandonemos lo material tan pronto como
sea posible, y nos ocupemos en lo espiritual, lo cual determina lo exterior y verdadero. 24

Si te aventuras sobre la tranquila superficie del error y
simpatizas con el error, ¿qué perturbará las aguas? ¿Qué
arrancará la máscara al error? 27

Si echas tu barca sobre las siempre agitadas pero saludables aguas de la verdad, encontrarás tempestades. De tu
bien se hablará mal. Eso es la cruz. Tómala y 30
llévala, porque por medio de ella ganarás y te
ceñirás la corona. Peregrino en la tierra, tu morada es el
cielo; extranjero, eres el huésped de Dios. 33

Cruz y corona

CHAPTER IX

Creation

Thy throne is established of old:
Thou art from everlasting. — PSALMS.

For we know that the whole creation groaneth
and travaileth in pain together until now. And not
only they, but ourselves also, which have the
firstfruits of the Spirit, even we ourselves
groan within ourselves, waiting for the adoption,
to wit, the redemption of our body. — PAUL.

1 ETERNAL Truth is changing the universe. As mortals drop off their mental swaddling-clothes, thought
3 expands into expression. "Let there be light,"
is the perpetual demand of Truth and Love,
changing chaos into order and discord into the
6 music of the spheres. The mythical human theories of
creation, anciently classified as the higher criticism, sprang
from cultured scholars in Rome and in Greece, but they
9 afforded no foundation for accurate views of creation by
the divine Mind.

Inadequate theories of creation

Mortal man has made a covenant with his eyes to be-
12 little Deity with human conceptions. In league
with material sense, mortals take limited views
of all things. That God is corporeal or material, no man
15 should affirm.

Finite views of Deity

The human form, or physical finiteness, cannot be
made the basis of any true idea of the infinite Godhead.
18 Eye hath not seen Spirit, nor hath ear heard His voice.

CAPÍTULO IX

La creación

Firme es Tu trono desde entonces;
Tú eres eternamente. — SALMOS.

Porque sabemos que toda la creación gime a una,
y a una está con dolores de parto hasta ahora; y no
sólo ella, sino que también nosotros mismos, que tenemos
las primicias del Espíritu, nosotros también gemimos
dentro de nosotros mismos, esperando la adopción,
la redención de nuestro cuerpo. — PABLO.

L A Verdad eterna está cambiando al universo. A 1
medida que los mortales se despojan de sus pañales
mentales, el pensamiento se despliega en expre- Teorías 3
sión. "Sea la luz" es el mandato perpetuo de la inadecuadas
sobre la
Verdad y el Amor, que convierte el caos en or- creación
den y la discordancia en la música de las esferas. Las míti- 6
cas teorías humanas de la creación, clasificadas antiguamente como la alta crítica, provenían de eruditos ilustres
de Roma y de Grecia, pero no aportaron una base para 9
conocimientos exactos de la creación por la Mente divina.

El hombre mortal ha hecho un pacto con sus ojos para
empequeñecer a la Deidad con conceptos hu- Opiniones 12
manos. En liga con el sentido material, los finitas sobre
la Deidad
mortales forman conceptos limitados de todas
las cosas. Que Dios es corpóreo o material, nadie debiera 15
afirmar.

La forma humana, o finitud física, no puede servir de
base para ninguna idea verdadera de la Deidad infinita. 18
Ojo no vio al Espíritu, ni oído oyó Su voz.

1   Progress takes off human shackles. The finite must
yield to the infinite. Advancing to a higher plane of ac-
3   No material   tion, thought rises from the material sense to
     creation   the spiritual, from the scholastic to the in-
spirational, and from the mortal to the immortal. All
6   things are created spiritually. Mind, not matter, is the
creator. Love, the divine Principle, is the Father and
Mother of the universe, including man.

9   The theory of three persons in one God (that is, a per-
     Tritheism   sonal Trinity or Tri-unity) suggests polythe-
     impossible   ism, rather than the one ever-present I AM.
12   "Hear, O Israel: the Lord our God is one Lord."

The everlasting I AM is not bounded nor compressed
within the narrow limits of physical humanity, nor can
15   No divine   He be understood aright through mortal con-
     corporeality   cepts. The precise form of God must be of
small importance in comparison with the sublime ques-
18   tion, What is infinite Mind or divine Love?

Who is it that demands our obedience? He who, in
the language of Scripture, "doeth according to His will
21   in the army of heaven, and among the inhabitants of the
earth; and none can stay His hand, or say unto Him,
What doest Thou?"

24   No form nor physical combination is adequate to represent infinite Love. A finite and material sense of God
leads to formalism and narrowness; it chills the spirit of
27   Christianity.

A limitless Mind cannot proceed from physical limita-
tions. Finiteness cannot present the idea or the vast-
30   Limitless   ness of infinity. A mind originating from a
     Mind   finite or material source must be limited and
finite. Infinite Mind is the creator, and creation is the

El progreso quita los grilletes humanos. Lo finito tiene 1
que ceder a lo infinito. Al avanzar hacia un plano superior
de acción, el pensamiento se eleva del sentido   No hay crea- 3
material al espiritual, de lo escolástico a lo ins-   ción material
pirativo y de lo mortal a lo inmortal. Todas las cosas son
creadas espiritualmente. La Mente, no la materia, es el 6
creador. El Amor, el Principio divino, es el Padre y la
Madre del universo, incluso el hombre.

La teoría de tres personas en un solo Dios (es decir, una 9
Trinidad o Triunidad personal) sugiere poli-   Triteísmo
teísmo y no el único siempre presente Yo soy.   imposible
"Oye, Israel: Jehová nuestro Dios, Jehová uno es". 12

El sempiterno Yo soy no está limitado ni comprimido
dentro de los límites estrechos de la humanidad física, ni
puede ser comprendido correctamente por me-   No hay 15
dio de conceptos mortales. La forma precisa de   corporeidad
Dios debe ser de poca importancia en compara-   divina
ción con la interrogación sublime: ¿Qué es la Mente infini- 18
ta o el Amor divino?

¿Quién es el que exige nuestra obediencia? Aquel que,
en el lenguaje de las Escrituras, "hace según Su voluntad 21
en el ejército del cielo, y en los habitantes de la tierra, y no
hay quien detenga Su mano, y Le diga: ¿Qué haces?"

Ninguna forma ni combinación física es adecuada para 24
representar al Amor infinito. Una noción de Dios finita y
material conduce al formalismo y a la estrechez de ideas;
enfría al espíritu del cristianismo. 27

Una Mente ilimitada no puede proceder de limitaciones
físicas. Lo finito no puede presentar ni la idea ni la inmensidad de lo infinito. Una mente que se origina en   La Mente 30
una fuente finita o material tiene que ser limi-   ilimitada
tada y finita. La Mente infinita es el creador, y la creación

1 infinite image or idea emanating from this Mind. If
Mind is within and without all things, then all is Mind;
3 and this definition is scientific.

If matter, so-called, is substance, then Spirit, matter's
unlikeness, must be shadow; and shadow cannot produce
6 Matter is not substance. The theory that Spirit is not the
substance   only substance and creator is pantheistic het-
erodoxy, which ultimates in sickness, sin, and death; it is
9 the belief in a bodily soul and a material mind, a soul
governed by the body and a mind in matter. This belief is shallow pantheism.

12   Mind creates His own likeness in ideas, and the substance of an idea is very far from being the supposed substance of non-intelligent matter. Hence the Father Mind
15 is not the father of matter. The material senses and
human conceptions would translate spiritual ideas into
material beliefs, and would say that an anthropomorphic
18 God, instead of infinite Principle, — in other words, divine
Love, — is the father of the rain, "who hath begotten the
drops of dew," who bringeth "forth Mazzaroth in his sea-
21 son," and guideth "Arcturus with his sons."

Finite mind manifests all sorts of errors, and thus
proves the material theory of mind in matter to be the
24 Inexhaustible antipode of Mind. Who hath found finite life
divine Love   or love sufficient to meet the demands of human
want and woe, — to still the desires, to satisfy the aspira-
27 tions? Infinite Mind cannot be limited to a finite form,
or Mind would lose its infinite character as inexhaustible
Love, eternal Life, omnipotent Truth.

30   It would require an infinite form to contain infinite
Mind. Indeed, the phrase *infinite form* involves a contradiction of terms. Finite man cannot be the image and

es la imagen o idea infinita que emana de esa Mente. Si   1
la Mente está dentro y por fuera de todas las cosas, entonces todo es Mente; y esa definición es científica.   3

Si la materia, así llamada, es sustancia, entonces el Espíritu, la desemejanza de la materia, debe ser sombra; y la
sombra no puede producir sustancia. La teoría   6
de que el Espíritu no es la única sustancia y el
único creador es heterodoxia panteísta, que resulta en enfermedad, pecado y muerte; es la creencia en un   9
alma corporal y una mente material, un alma gobernada
por el cuerpo y una mente en la materia. Esa creencia es
superficial panteísmo.   12

La materia no es sustancia

La Mente crea Su propia semejanza en ideas, y la sustancia de una idea dista mucho de ser la supuesta sustancia
de la no inteligente materia. Por lo tanto, la Mente Pater-   15
na no es el padre de la materia. Los sentidos materiales y
los conceptos humanos quisieran traducir ideas espirituales en creencias materiales y decir que un Dios antro-   18
pomórfico, en lugar del Principio infinito —en otras palabras, el Amor divino— es el padre de la lluvia, quien
"engendró las gotas del rocío", quien saca "las constela-   21
ciones de los cielos" y guía a "la Osa Mayor con sus hijos".

La mente finita manifiesta errores de toda clase, y
prueba así que la teoría material de que hay mente en la   24
materia es el antípoda de la Mente. ¿Quién ha
encontrado suficiente a la vida finita o al amor
finito para responder a las exigencias de la miseria y an-   27
gustia humanas —para silenciar los deseos, para satisfacer
las aspiraciones? La Mente infinita no puede estar limitada en una forma finita, pues, de ser así, la Mente per-   30
dería su carácter infinito como Amor inagotable, Vida
eterna, Verdad omnipotente.

El inagotable Amor divino

Sería necesaria una forma infinita para contener a la   33
Mente infinita. Realmente, la frase *forma infinita* implica
contradicción de términos. El hombre finito no puede ser

1 likeness of the infinite God. A mortal, corporeal, or
finite conception of God cannot embrace the glories of
3 limitless, incorporeal Life and Love. Hence
Infinite
physique the unsatisfied human craving for something
impossible better, higher, holier, than is afforded by a
6 material belief in a physical God and man. The insuffi-
ciency of this belief to supply the true idea proves the
falsity of material belief.

9 Man is more than a material form with a mind inside,
Infinity's which must escape from its environments in
reflection order to be immortal. Man reflects infinity,
12 and this reflection is the true idea of God.

God expresses in man the infinite idea forever develop-
ing itself, broadening and rising higher and higher from
15 a boundless basis. Mind manifests all that exists in
the infinitude of Truth. We know no more of man as
the true divine image and likeness, than we know of
18 God.

The infinite Principle is reflected by the infinite idea
and spiritual individuality, but the material so-called senses
21 have no cognizance of either Principle or its idea. The
human capacities are enlarged and perfected in proportion as humanity gains the true conception of man and
24 God.

Mortals have a very imperfect sense of the spiritual
man and of the infinite range of his thought. To him
27 Individual belongs eternal Life. Never born and
permanency never dying, it were impossible for man, under
the government of God in eternal Science, to fall from his
30 high estate.

Through spiritual sense you can discern the heart of
divinity, and thus begin to comprehend in Science the

la imagen y semejanza del Dios infinito. Un concepto 1
mortal, corpóreo o finito de Dios no puede abarcar las
glorias de la Vida y del Amor incorpóreos e ili- 3
mitados. De ahí que el insatisfecho anhelo hu- *Un cuerpo infinito es imposible*
mano desee algo mejor, más elevado y más sa-
grado de lo que proporciona una creencia material en un 6
Dios y un hombre físicos. La insuficiencia de esa creencia
para dar la idea verdadera, prueba la falsedad de la creencia material. 9

El hombre es más que una forma material con una
mente adentro que tiene que escapar de su am- *Reflejo de la infinitud*
biente para ser inmortal. El hombre refleja in- 12
finitud, y ese reflejo es la idea verdadera de Dios.

Dios expresa en el hombre la idea infinita, que se desarrolla eternamente, que se amplía y eleva más y más 15
desde una base ilimitada. La Mente manifiesta todo lo
que existe en la infinitud de la Verdad. No sabemos más
del hombre como verdadera imagen y semejanza divina, 18
de lo que sabemos de Dios.

El Principio infinito es reflejado por la idea infinita y la
individualidad espiritual, pero los llamados sentidos mate- 21
riales no conocen ni al Principio ni a su idea. Las capacidades humanas se amplían y perfeccionan a medida que
la humanidad obtiene el concepto verdadero del hombre y 24
de Dios.

Los mortales tienen un concepto muy imperfecto del
hombre espiritual y del ámbito infinito de su pensa- 27
miento. A él pertenece la Vida eterna. No ha- *Permanencia individual*
biendo nacido jamás y jamás habiendo de
morir, le sería imposible al hombre, bajo el gobierno de 30
Dios en la Ciencia eterna, caer de su estado elevado.

Por medio del sentido espiritual podéis discernir el corazón de la divinidad y empezar así a comprender en la 33

1 generic term *man*. Man is not absorbed in Deity, and
   God's man   man cannot lose his individuality, for he re-
3 discerned   flects eternal Life; nor is he an isolated, solitary idea, for he represents infinite Mind, the sum of all
   substance.

6   In divine Science, man is the true image of God. The
   divine nature was best expressed in Christ Jesus, who
   threw upon mortals the truer reflection of God and lifted
9 their lives higher than their poor thought-models would
   allow, — thoughts which presented man as fallen, sick,
   sinning, and dying. The Christlike understanding of
12 scientific being and divine healing includes a perfect Principle and idea, — perfect God and perfect man, — as the
   basis of thought and demonstration.

15   If man was once perfect but has now lost his perfection,
   then mortals have never beheld in man the reflex image
                of God. The *lost* image is no image. The
   The divine
18 image   true likeness cannot be lost in divine reflection.
   not lost   Understanding this, Jesus said: "Be ye therefore perfect, even as your Father which is in heaven is
21 perfect."

      Mortal thought transmits its own images, and forms
   its offspring after human illusions. God, Spirit, works
24 Immortal   spiritually, not materially. Brain or matter
   models   never formed a human concept. Vibration is
   not intelligence; hence it is not a creator. Immortal
27 ideas, pure, perfect, and enduring, are transmitted by
   the divine Mind through divine Science, which corrects
   error with truth and demands spiritual thoughts, divine
30 concepts, to the end that they may produce harmonious
   results.

      Deducing one's conclusions as to man from imperfec-

Ciencia el término genérico *hombre*. El hombre no está

absorbido en la Deidad, y el hombre no pue-

de perder su individualidad, pues refleja a la

Vida eterna; tampoco es una idea aislada y soli-

taria, pues representa a la Mente infinita, la suma de toda

sustancia.

El hombre
de Dios
discernido

En la Ciencia divina, el hombre es la imagen verdadera

de Dios. La naturaleza divina se expresó de la mejor ma-

nera en Cristo Jesús, quien reflejó más exactamente a Dios

a los mortales y elevó sus vidas a un nivel más alto que el

que les concedían sus pobres modelos de pensamiento —

pensamientos que presentaban al hombre como caído, en-

fermo, pecador y mortal. La comprensión, semejante a la

de Cristo, del ser científico y de la curación divina, incluye

un Principio perfecto y una idea perfecta —Dios perfecto

y hombre perfecto— como base del pensamiento y de la

demostración.

Si el hombre fue antes perfecto pero ha perdido ahora su

perfección, entonces los mortales nunca han visto en el

hombre la imagen refleja de Dios. La imagen

perdida no es imagen. La semejanza verdadera

no puede perderse al reflejar lo divino. Com-

prendiendo eso, Jesús dijo: "Sed, pues, vosotros perfectos,

como vuestro Padre que está en los cielos es perfecto".

La imagen
divina no se
ha perdido

El pensamiento mortal transmite sus propias imágenes

y forma sus vástagos de acuerdo con las ilusiones huma-

nas. Dios, el Espíritu, obra espiritualmente, no

materialmente. El cerebro o la materia jamás

formaron un concepto humano. La vibración no es inte-

ligencia; por tanto no es creadora. Ideas inmortales, pu-

ras, perfectas y perdurables, son transmitidas por la Men-

te divina mediante la Ciencia divina, la cual corrige al

error con la verdad y exige pensamientos espirituales, con-

ceptos divinos, a fin de que éstos produzcan resultados

armoniosos.

Modelos
inmortales

Si uno deduce sus conclusiones en cuanto al hombre

1 tion instead of perfection, one can no more arrive at the
true conception or understanding of man, and make him-
3 self like it, than the sculptor can perfect his outlines from
an imperfect model, or the painter can depict the form
and face of Jesus, while holding in thought the character
6 of Judas.

The conceptions of mortal, erring thought must give
way to the ideal of all that is perfect and eternal. Through
9 Spiritual   many generations human beliefs will be attain-
discovery   ing diviner conceptions, and the immortal and
perfect model of God's creation will finally be seen as
12 the only true conception of being.

Science reveals the possibility of achieving all good,
and sets mortals at work to discover what God has already
15 done; but distrust of one's ability to gain the goodness
desired and to bring out better and higher results, often
hampers the trial of one's wings and ensures failure at the
18 outset.

Mortals must change their ideals in order to improve
their models. A sick body is evolved from
Requisite
21 change of   sick thoughts. Sickness, disease, and death
our ideals   proceed from fear. Sensualism evolves bad
physical and moral conditions.

24 Selfishness and sensualism are educated in mortal
mind by the thoughts ever recurring to one's self, by
conversation about the body, and by the expectation of
27 perpetual pleasure or pain from it; and this education
is at the expense of spiritual growth. If we array
thought in mortal vestures, it must lose its immortal
30 nature.

If we look to the body for pleasure, we find pain; for
Life, we find death; for Truth, we find error; for Spirit,

basándose en la imperfección en lugar de la perfección, le 1
es tan imposible lograr la verdadera concepción o comprensión del hombre y asemejarse a ella, como le es al es- 3
cultor perfeccionar los contornos de su obra tomando un
modelo imperfecto, o al pintor representar la figura y rostro de Jesús mientras mantiene en su pensamiento el ca- 6
rácter de Judas.

Las concepciones del pensamiento mortal y errado
tienen que someterse al ideal de todo lo que es perfecto y 9
eterno. A través de muchas generaciones las
creencias humanas irán obteniendo concepcio-   Descubri-
                                                   miento
nes más divinas, y se reconocerá finalmente   espiritual
que el modelo perfecto e inmortal de la creación de Dios 12
es la única concepción verdadera del ser.

La Ciencia revela la posibilidad de lograr todo lo bueno, 15
e impone a los mortales la tarea de descubrir lo que Dios
ya ha hecho; pero la desconfianza en nuestra habilidad
de obtener el bien deseado y producir resultados mejores y 18
más elevados, a menudo estorba la prueba de nuestras alas
y asegura el fracaso desde el comienzo.

Los mortales tienen que cambiar sus ideales a fin de me- 21
jorar sus modelos. Un cuerpo enfermo resulta   Cambio de
de pensamientos enfermos. La enfermedad, el   nuestros
                                                   ideales es
malestar y la muerte proceden del temor. El   un requisito 24
sensualismo engendra malas condiciones físicas y morales.

El egoísmo y el sensualismo son cultivados en la mente
mortal por los pensamientos que se fijan de continuo en 27
uno mismo, por conversaciones acerca del cuerpo y por
esperar de él perpetuo placer o dolor; y esa educación es a
expensas del desarrollo espiritual. Si ataviamos al pensa- 30
miento con vestiduras mortales, tiene que perder su naturaleza inmortal.

Si buscamos placer en el cuerpo, encontramos dolor; si 33
buscamos Vida, encontramos muerte; si buscamos Verdad,
encontramos error; si buscamos Espíritu, encontramos

1 we find its opposite, matter. Now reverse this action.

Thoughts are things   Look away from the body into Truth and Love, 3 the Principle of all happiness, harmony, and immortality. Hold thought steadfastly to the endur- ing, the good, and the true, and you will bring these 6 into your experience proportionably to their occupancy of your thoughts.

The effect of mortal mind on health and happiness is 9 seen in this: If one turns away from the body with such

Unreality of pain   absorbed interest as to forget it, the body experiences no pain. Under the strong im- 12 pulse of a desire to perform his part, a noted actor was accustomed night after night to go upon the stage and sustain his appointed task, walking about as actively 15 as the youngest member of the company. This old man was so lame that he hobbled every day to the theatre, and sat aching in his chair till his cue was spoken, — a signal 18 which made him as oblivious of physical infirmity as if he had inhaled chloroform, though he was in the full pos- session of his so-called senses.

21   Detach sense from the body, or matter, which is only a form of human belief, and you may learn the meaning of God, or good, and the nature of the immu-

Immutable identity of man   24 table and immortal. Breaking away from the mutations of time and sense, you will neither lose the solid objects and ends of life nor your own iden- 27 tity. Fixing your gaze on the realities supernal, you will rise to the spiritual consciousness of being, even as the bird which has burst from the egg and preens its wings for a 30 skyward flight.

We should forget our bodies in remembering good and the human race. Good demands of man every hour, in

su opuesto, la materia. Ahora bien, hágase lo contrario. 1
Volved vuestra atención del cuerpo hacia la Pensamientos
Verdad y el Amor, el Principio en que se basa son cosas 3
toda felicidad, armonía e inmortalidad. Mantened vuestro
pensamiento firmemente en lo perdurable, lo bueno y lo
verdadero, y los experimentaréis en la medida en que ocu- 6
pen vuestros pensamientos.

El efecto de la mente mortal sobre la salud y la felicidad
se ve en esto: Si uno se desentiende del cuerpo con un in- 9
terés tan absorbente como para olvidarlo, el La irrealidad
cuerpo no experimenta dolor. Bajo el fuerte del dolor
impulso del deseo de representar su papel, un actor nota- 12
ble estaba acostumbrado a entrar, noche tras noche, en el
escenario y representar la parte que le correspondía, andando de un lado a otro tan ágilmente como el miembro 15
más joven de la compañía. Ese anciano estaba tan lisiado
que iba cojeando todos los días al teatro, y se sentaba adolorido en su silla hasta que el apuntador le daba el pie de 18
su parte —señal que le hacía olvidar su dolencia física tan
completamente como si hubiera inhalado cloroformo,
aunque estaba en plena posesión de sus llamados sentidos. 21

Separad del cuerpo, o materia, que sólo es una forma de
creencia humana, la sensibilidad, y podréis llegar a comprender el significado de Dios, el bien, y la na- La identidad 24
turaleza del inmutable e inmortal. Al separaros inmutable
de las mutaciones del tiempo y de la sensibili- del hombre
dad, no perderéis ni los objetivos y fines sustanciales de la 27
vida ni vuestra identidad. Fijando vuestra mirada en las
realidades supernas, ascenderéis hacia la consciencia espiritual del ser, tal como el pájaro que ha salido del huevo y 30
alisa sus alas para un vuelo en dirección al cielo.

Debiéramos olvidar nuestro cuerpo teniendo presente al
bien y a la raza humana. El bien exige del hombre que 33

1 which to work out the problem of being. Consecration
to good does not lessen man's dependence on God, but
3 Forgetfulness heightens it. Neither does consecration di-
of self minish man's obligations to God, but shows
the paramount necessity of meeting them. Christian
6 Science takes naught from the perfection of God, but it
ascribes to Him the entire glory. By putting "off the old
man with his deeds," mortals "put on immortality."

9   We cannot fathom the nature and quality of God's
creation by diving into the shallows of mortal belief. We
must reverse our feeble flutterings — our efforts to find
12 life and truth in matter — and rise above the testimony
of the material senses, above the mortal to the immortal
idea of God. These clearer, higher views inspire the God-
15 like man to reach the absolute centre and circumference
of his being.

Job said: "I have heard of Thee by the hearing of the
18 ear: but now mine eye seeth Thee." Mortals will echo
The true Job's thought, when the supposed pain and
sense pleasure of matter cease to predominate. They
21 will then drop the false estimate of life and happiness, of
joy and sorrow, and attain the bliss of loving unselfishly,
working patiently, and conquering all that is unlike God.
24 Starting from a higher standpoint, one rises spontane-
ously, even as light emits light without effort; for "where
your treasure is, there will your heart be also."

27   The foundation of mortal discord is a false sense of
man's origin. To begin rightly is to end rightly. Every
Mind the concept which seems to begin with the brain
30 only cause begins falsely. Divine Mind is the only cause
or Principle of existence. Cause does not exist in matter,
in mortal mind, or in physical forms.

ocupe cada hora en resolver el problema del ser. La con- 1
sagración al bien no disminuye la necesidad de que el
hombre dependa de Dios, sino que la acre-   El olvido   3
cienta. Ni la consagración disminuye las obli-   de sí mismo
gaciones del hombre para con Dios, sino que enseña la necesidad suprema de cumplirlas. La Ciencia Cristiana* no 6
le quita nada a la perfección de Dios, sino que Le atribuye
a Él toda la gloria. Despojándose del "viejo hombre con
sus hechos", los mortales "se visten de inmortalidad".   9

No podemos sondear la naturaleza y cualidad de la
creación de Dios sumergiéndonos en los bajíos de la creencia mortal. Tenemos que dar vuelta a nuestros débiles ale- 12
teos —nuestros esfuerzos por encontrar vida y verdad en la
materia— y elevarnos por encima del testimonio de los
sentidos materiales, por encima de lo mortal, hacia la idea 15
inmortal de Dios. Esas vistas más claras y elevadas inspiran al hombre de cualidades divinas a alcanzar el centro y
la circunferencia absolutos de su ser.   18

Job dijo: "De oídas Te había oído; mas ahora mis ojos
Te ven". Los mortales harán eco al pensamiento de Job
cuando los supuestos dolores y placeres de la   El sentido 21
materia cesen de predominar. Entonces aban-   verdadero
donarán la opinión falsa acerca de la vida y la felicidad, de
la alegría y la tristeza, y alcanzarán la dicha de amar de- 24
sinteresadamente, de trabajar con paciencia y de vencer
todo lo que sea desemejante a Dios. Partiendo desde un
punto de vista más elevado, uno asciende espontáneamen- 27
te, así como la luz emite luz sin esfuerzo; pues "donde esté
vuestro tesoro, allí estará también vuestro corazón".

La base de la discordia mortal es un concepto falso del 30
origen del hombre. Empezar bien es terminar bien. Todo
concepto que parezca empezar con el cerebro,   La Mente la
empieza falsamente. La Mente divina es la   causa única 33
única causa o Principio de la existencia. No hay causa en
la materia, ni en la mente mortal, ni en cuerpos físicos.

* Véase "Nota" en la página que antecede al Índice.

1   Mortals are egotists. They believe themselves to be
independent workers, personal authors, and even privi-
3 Human   leged originators of something which Deity
   egotism   would not or could not create. The creations
of mortal mind are material. Immortal spiritual man
6 alone represents the truth of creation.

When mortal man blends his thoughts of existence
with the spiritual and works only as God works,
9 Mortal man   he will no longer grope in the dark and cling
   a mis-creator   to earth because he has not tasted heaven.
Carnal beliefs defraud us. They make man an involun-
12 tary hypocrite, — producing evil when he would create
good, forming deformity when he would outline grace
and beauty, injuring those whom he would bless. He
15 becomes a general mis-creator, who believes he is a
semi-god. His "touch turns hope to dust, the dust we
all have trod." He might say in Bible language: "The
18 good that I would, I do not: but the evil which I would
not, *that I do.*"

There can be but one creator, who has created all.
21 Whatever seems to be a new creation, is but the discovery
No new   of some distant idea of Truth; else it is a
creation   new multiplication or self-division of mor-
24 tal thought, as when some finite sense peers from its
cloister with amazement and attempts to pattern the
infinite.

27   The multiplication of a human and mortal sense of persons and things is not creation. A sensual thought, like
an atom of dust thrown into the face of spiritual im-
30 mensity, is dense blindness instead of a scientific eternal
consciousness of creation.

The fading forms of matter, the mortal body and ma-

Los mortales son egotistas. Se creen trabajadores inde- 1
pendientes, autores personales y hasta creadores privile-
giados de algo que la Deidad no quiso o no   Egotismo 3
pudo crear. Las creaciones de la mente mortal   humano
son materiales. Sólo el hombre espiritual e inmortal representa la verdad de la creación.   6

Cuando el hombre mortal una sus pensamientos de la
existencia con lo espiritual y trabaje únicamente como
Dios trabaja, ya no andará a tientas en las ti-   El hombre 9
nieblas, ni se apegará a la tierra por no haber   mortal un
saboreado al cielo. Las creencias carnales nos   mal creador
defraudan. Hacen del hombre un hipócrita involuntario 12
—que produce el mal cuando quisiera crear el bien, que
forma deformidades cuando quisiera diseñar gracia y belleza y que perjudica a quienes quisiera bendecir. Viene a 15
ser, en general, un mal creador, que cree que es un semi-
diós. Su "contacto torna la esperanza en polvo, el polvo
que todos hemos hollado". En lenguaje bíblico podría de- 18
cir: "No hago el bien que quiero, sino el mal que no
quiero, *eso hago*".

No puede haber sino un solo creador, que lo ha creado 21
todo. Cualquier cosa que parezca ser una nueva creación,
no es sino el descubrimiento de alguna idea dis-   No hay crea-
tante de la Verdad; si no, es una nueva multi-   ción nueva 24
plicación o autodivisión del pensamiento mortal, como
cuando algún sentido finito se asoma desde su claustro con
asombro e intenta imitar a lo infinito.   27

La multiplicación de un sentido humano y mortal de
personas y cosas no es creación. Un pensamiento sensual,
cual átomo de polvo lanzado a la cara de la inmensidad es- 30
piritual, es densa ceguedad en lugar de una consciencia
científica y eterna de la creación.

Las perecederas formas de la materia, el cuerpo mortal 33

1 terial earth, are the fleeting concepts of the human mind.
They have their day before the permanent facts and their
3 Mind's true   perfection in Spirit appear. The crude crea-
   camera   tions of mortal thought must finally give place
to the glorious forms which we sometimes behold in the
6 camera of divine Mind, when the mental picture is spiritual and eternal. Mortals must look beyond fading,
finite forms, if they would gain the true sense of things.
9 Where shall the gaze rest but in the unsearchable realm
of Mind? We must look where we would walk, and we
must act as possessing all power from Him in whom we
12 have our being.

As mortals gain more correct views of God and man,
multitudinous objects of creation, which before were
15 Self-   invisible, will become visible. When we
   completeness   realize that Life is Spirit, never in nor of
matter, this understanding will expand into self-com-
18 pleteness, finding all in God, good, and needing no other
consciousness.

Spirit and its formations are the only realities of being.
21 Matter disappears under the microscope of Spirit. Sin
                  is unsustained by Truth, and sickness and
   Spiritual
   proofs of   death were overcome by Jesus, who proved
24 existence   them to be forms of error. Spiritual living
and blessedness are the only evidences, by which we can
recognize true existence and feel the unspeakable peace
27 which comes from an all-absorbing spiritual love.

When we learn the way in Christian Science and recognize man's spiritual being, we shall behold and under-
30 stand God's creation, — all the glories of earth and heaven
and man.

The universe of Spirit is peopled with spiritual beings,

y la tierra material, son los conceptos transitorios de la 1
mente humana. Tienen su día antes que aparezcan las
permanentes realidades y su perfección en el *La verdadera* 3
Espíritu. Las mal concebidas creaciones del *cámara oscura de*
pensamiento mortal tienen que ceder el lugar *la Mente*
finalmente a las gloriosas formas que a veces vemos en 6
la cámara oscura de la Mente divina, cuando el cuadro
mental es espiritual y eterno. Los mortales tienen que mirar más allá de las formas finitas y perecederas, si quieren 9
obtener el concepto verdadero de las cosas. ¿Dónde ha de
descansar la mirada sino en el reino inescrutable de la
Mente? Tenemos que dirigir la mirada en la dirección en 12
que deseamos caminar y debemos actuar como poseedores
de todo el poder de Aquel en quien somos.

A medida que los mortales alcancen conceptos más co- 15
rrectos de Dios y del hombre, innumerables objetos de la
creación, que antes eran invisibles, se harán vi- *La auto-*
sibles. Cuando comprendamos que la Vida es *compleción* 18
Espíritu, nunca en la materia ni de la materia, esa comprensión se desarrollará en autocompleción, encontrán-
dolo todo en Dios, el bien, sin necesitar ninguna otra cons- 21
ciencia.

El Espíritu y sus formaciones son las únicas realidades
del ser. La materia desaparece bajo el microscopio del 24
Espíritu. El pecado no es apoyado por la Ver- *Pruebas espi-*
dad, y la enfermedad y la muerte fueron venci- *rituales de la existencia*
das por Jesús, quien demostró que eran formas 27
del error. La vida y la felicidad espirituales son las únicas
evidencias por medio de las cuales podemos reconocer la
existencia verdadera y sentir la paz inefable que viene de 30
un amor espiritual que le absorbe a uno por completo.

Cuando aprendamos el camino en la Ciencia Cristiana y
reconozcamos al ser espiritual del hombre, veremos y com- 33
prenderemos la creación de Dios —todas las glorias de la
tierra y del cielo y del hombre.

El universo del Espíritu está poblado de seres espiritua- 36

1 and its government is divine Science. Man is the offspring, not of the lowest, but of the highest qualities of
3 Godward   Mind. Man understands spiritual existence
gravitation   in proportion as his treasures of Truth and
Love are enlarged. Mortals must gravitate Godward,
6 their affections and aims grow spiritual, — they must near
the broader interpretations of being, and gain some proper
sense of the infinite, — in order that sin and mortality
9 may be put off.

This scientific sense of being, forsaking matter for
Spirit, by no means suggests man's absorption into Deity
12 and the loss of his identity, but confers upon man enlarged individuality, a wider sphere of thought and action,
a more expansive love, a higher and more permanent
15 peace.

The senses represent birth as untimely and death as
irresistible, as if man were a weed growing apace or a
18 Mortal birth   flower withered by the sun and nipped by
and death   untimely frosts; but this is true only of a
mortal, not of a man in God's image and likeness. The
21 truth of being is perennial, and the error is unreal and
obsolete.

Who that has felt the loss of human peace has not gained
24 stronger desires for spiritual joy? The aspiration after
Blessings   heavenly good comes even before we discover
from pain   what belongs to wisdom and Love. The loss
27 of earthly hopes and pleasures brightens the ascending
path of many a heart. The pains of sense quickly inform
us that the pleasures of sense are mortal and that joy is
30 spiritual.

The pains of sense are salutary, if they wrench away
false pleasurable beliefs and transplant the affections

les, y su gobierno es la Ciencia divina. El hombre es 1
vástago, no de las más bajas, sino de las más altas cualidades de la Mente. El hombre comprende la exis-   Gravitación 3
tencia espiritual en la proporción en que au-   hacia Dios
menta sus tesoros de Verdad y Amor. Los mortales deben
gravitar hacia Dios, espiritualizando sus afectos y propósi- 6
tos —deben acercarse a interpretaciones más amplias del
ser y obtener un concepto más acertado del infinito— a fin
de poder despojarse del pecado y la mortalidad. 9

Ese concepto científico del ser, que abandona la materia por el Espíritu, de ningún modo sugiere la absorción
del hombre en la Deidad y la pérdida de su identidad, sino 12
que confiere al hombre una individualidad más amplia,
una esfera de pensamiento y acción más extensa, un amor
más expansivo, una paz más elevada y más permanente. 15

Los sentidos representan al nacimiento como inopor-
tuno y a la muerte como irresistible, como si el hombre
fuera una hierba que crece rápidamente, o una   Nacimiento 18
flor marchitada por el sol o dañada por heladas   y muerte de
los mortales
intempestivas; pero eso es cierto sólo respecto a
un mortal, no respecto al hombre a imagen y semejanza de 21
Dios. La verdad del ser es perenne, y el error es irreal y
obsoleto.

¿Quién que ha perdido la paz humana no ha deseado 24
más vivamente el goce espiritual? La aspiración al bien celestial nos viene aun antes que descubramos lo   Bendiciones
que pertenece a la sabiduría y al Amor. La pér-   derivadas 27
del dolor
dida de esperanzas y placeres terrenales ilumina
la senda ascendente de muchos corazones. Los dolores
de los sentidos no tardan en informarnos que los placeres 30
de los sentidos son mortales y que el gozo es espiritual.

Los dolores de los sentidos son saludables, si desarrai-
gan las falsas creencias placenteras y trasplantan los afec- 33

1 from sense to Soul, where the creations of God are good,

Decapitation "rejoicing the heart." Such is the sword of
3 of error   Science, with which Truth decapitates error,
materiality giving place to man's higher individuality and
destiny.

6   Would existence without personal friends be to you
a blank? Then the time will come when you will be

Uses of   solitary, left without sympathy; but this
9 adversity   seeming vacuum is already filled with divine
Love. When this hour of development comes, even if
you cling to a sense of personal joys, spiritual Love will
12 force you to accept what best promotes your growth.
Friends will betray and enemies will slander, until the
lesson is sufficient to exalt you; for "man's extremity
15 is God's opportunity." The author has experienced the
foregoing prophecy and its blessings. Thus He teaches
mortals to lay down their fleshliness and gain spirituality.
18 This is done through self-abnegation. Universal Love
is the divine way in Christian Science.

The sinner makes his own hell by doing evil, and the
21 saint his own heaven by doing right. The opposite persecutions of material sense, aiding evil with evil, would
deceive the very elect.

24   Mortals must follow Jesus' sayings and his demonstrations, which dominate the flesh. Perfect and infinite

Beatific   Mind enthroned is heaven. The evil beliefs
27 presence   which originate in mortals are hell. Man is the
idea of Spirit; he reflects the beatific presence, illuming
the universe with light. Man is deathless, spiritual. He
30 is above sin or frailty. He does not cross the barriers
of time into the vast forever of Life, but he coexists with
God and the universe.

tos llevándolos de los sentidos al Alma, donde las crea- 1
ciones de Dios son buenas y "alegran el cora- Decapitación
zón". Tal es la espada de la Ciencia, con la   del error   3
cual la Verdad decapita al error, de modo que la materialidad ceda lugar a la individualidad y al destino superiores
del hombre.   6

¿Sería la existencia sin amigos personales un vacío para
vosotros? Llegará el tiempo, entonces, en que os encontraréis solitarios, sin que nadie se compadezca Fruto de la   9
de vosotros; mas ese aparente vacío ya está   adversidad
colmado de Amor divino. Cuando llegue esa hora de desarrollo, aun cuando os aferréis a un sentido de goces per- 12
sonales, el Amor espiritual os obligará a aceptar lo que
mejor promueva vuestro progreso. Amigos traicionarán y
enemigos calumniarán, hasta que la lección sea suficiente 15
para elevaros; pues "la necesidad extrema del hombre es la
oportunidad de Dios". La autora ha pasado por la experiencia de la profecía antedicha y recibido sus bendiciones. 18
Así enseña Dios a los mortales a abandonar su carnalidad
y a adquirir la espiritualidad. Eso se logra mediante la
abnegación. El Amor universal es el camino divino en la 21
Ciencia Cristiana.

El pecador crea su propio infierno obrando mal, y el
santo su propio cielo obrando bien. Las persecuciones 24
opuestas del sentido material, ayudando al mal con el mal,
quisieran engañar aun a los escogidos.

Los mortales deben seguir las palabras de Jesús y sus de- 27
mostraciones, las cuales dominan a la carne. La Mente
perfecta e infinita entronizada es el cielo. Las Presencia
creencias malas que se originan en los mortales   beatífica 30
son el infierno. El hombre es la idea del Espíritu; refleja la
presencia beatífica, llenando de luz el universo. El hombre es imperecedero, espiritual. Está por encima de pe- 33
cado y flaqueza. No atraviesa las barreras del tiempo
para entrar en la vasta eternidad de la Vida, sino que coexiste con Dios y el universo.   36

1   Every object in material thought will be destroyed, but
the spiritual idea, whose substance is in Mind, is eternal.

3   The infinitude The offspring of God start not from matter
     of God   or ephemeral dust. They are in and of Spirit,
divine Mind, and so forever continue. God is one. The
6 allness of Deity is His oneness. Generically man is one,
and specifically man means all men.

It is generally conceded that God is Father, eternal, self-
9 created, infinite. If this is so, the forever Father must
have had children prior to Adam. The great I AM made
all "that was made." Hence man and the spiritual uni-
12 verse coexist with God.

Christian Scientists understand that, in a religious
sense, they have the same authority for the appellative
15 mother, as for that of brother and sister. Jesus said:
"For whosoever shall do the will of my Father which
is in heaven, the same is my brother, and sister, and
18 mother."

When examined in the light of divine Science, mortals
present more than is detected upon the surface, since
21   inverted thoughts and erroneous beliefs must
   Waymarks
   to eternal   be counterfeits of Truth. Thought is bor-
   Truth   rowed from a higher source than matter, and
24 by reversal, errors serve as waymarks to the one Mind,
in which all error disappears in celestial Truth. The
robes of Spirit are "white and glistering," like the raiment
27 of Christ. Even in this world, therefore, "let thy garments be always white." "Blessed is the man that endureth [overcometh] temptation: for when he is tried,
30 [proved faithful], he shall receive the crown of life,
which the Lord hath promised to them that love him."
(James i. 12.)

Todo objeto en el pensamiento material será destruido, 1
pero la idea espiritual, cuya sustancia está en la Mente, es
eterna. Los vástagos de Dios no se originan en   La infinitud 3
la materia o el efímero polvo. Están en el   de Dios
Espíritu, la Mente divina, y proceden del Espíritu, y continúan así por siempre. Dios es uno. La totalidad de la 6
Deidad es Su unicidad. En un sentido genérico el hombre es uno, y en un sentido específico, hombre significa todos los hombres. 9

Se admite generalmente que Dios es Padre, eterno,
creado por Sí mismo, infinito. Si eso es así, el Padre
eterno debe de haber tenido hijos con anterioridad a 12
Adán. El gran Yo soy hizo todo "lo que ha sido hecho".
Por tanto, el hombre y el universo espiritual coexisten con
Dios. 15

Los Científicos Cristianos comprenden que, en un sentido religioso, tienen la misma autoridad para usar el apelativo madre, como el de hermano o hermana. Jesús dijo: 18
"Porque todo aquel que hace la voluntad de mi Padre que
está en los cielos, ése es mi hermano, y hermana, y madre".

Examinados bajo la luz de la Ciencia divina, los mor- 21
tales presentan más de lo que se descubre sobre la superficie, ya que los pensamientos invertidos y las Postes indica-
creencias erróneas tienen que ser contrahe-   dores hacia
                                                la Verdad 24
churas de la Verdad. El pensamiento deriva de   eterna
una fuente más elevada que la materia, y los errores, por
inversión, sirven de postes que indican el camino hacia la 27
Mente única, en la cual todo error desaparece en la Verdad celestial. El vestido del Espíritu es "blanco y resplandeciente" como el vestido de Cristo. Aun en este 30
mundo, por tanto, "en todo tiempo sean blancos tus vestidos". "Bienaventurado el varón que soporta [vence] la
tentación; porque cuando haya resistido la prueba [haya 33
sido encontrado fiel], recibirá la corona de vida, que Dios
ha prometido a los que le aman". (Santiago 1:12.)

Science of Being

*That which was from the beginning, which we
have heard, which we have seen with our eyes,
which we have looked upon, and our hands have
handled, of the Word of life, . . . That which we
have seen and heard declare we unto you, that
ye also may have fellowship with us: and truly
our fellowship is with the Father, and with
His Son Jesus Christ.* — JOHN, First Epistle.

*Here I stand. I can do no otherwise;
so help me God! Amen!* — MARTIN LUTHER.

1   IN the material world, thought has brought to light
    with great rapidity many useful wonders. With
3 like activity have thought's swift pinions been rising
    Materialistic   towards the realm of the real, to the spiritual
    challenge   cause of those lower things which give im-
6 pulse to inquiry. Belief in a material basis, from
    which may be deduced all rationality, is slowly yielding
    to the idea of a metaphysical basis, looking away from
9 matter to Mind as the cause of every effect. Material-
    istic hypotheses challenge metaphysics to meet in final
    combat. In this revolutionary period, like the shep-
12 herd-boy with his sling, woman goes forth to battle with
    Goliath.

    In this final struggle for supremacy, semi-metaphysi-
15 cal systems afford no substantial aid to scientific meta-
    Confusion   physics, for their arguments are based on
    confounded   the false testimony of the material senses as
18 well as on the facts of Mind. These semi-metaphysical

CAPÍTULO X

La Ciencia del ser

*Lo que era desde el principio, lo que
hemos oído, o que hemos visto con nuestros ojos,
lo que hemos contemplado, y palparon nuestras
manos tocante al Verbo de vida...; lo que
hemos visto y oído, eso os anunciamos, para que
también vosotros tengáis comunión con nosotros;
y nuestra comunión verdaderamente es con el Padre,
y con Su hijo Jesucristo.* — JUAN, Primera Epístola.

*Aquí estoy. No puedo obrar de otra manera;
¡Dios me auxilie! ¡Amén!* — MARTÍN LUTERO.

E N el mundo material, el pensamiento ha sacado a $\quad$ 1
luz con gran rapidez muchas maravillas útiles. Con
igual diligencia las veloces alas del pensamiento se han ido $\quad$ 3
elevando hacia el reino de lo real, hacia la cau- $\qquad$ Reto
sa espiritual de aquellas cosas inferiores que dan $\quad$ materialista
impulso a la indagación. La creencia en una base mate- $\quad$ 6
rial, de la cual pueda deducirse toda racionalidad, va ce-
diendo poco a poco a la idea de una base metafísica, volviéndose de la materia hacia la Mente como causa de todo $\quad$ 9
efecto. Las hipótesis materialistas desafían a la metafísica
para batirse en combate final. En este período revolucio-
nario, como el joven pastor con su honda, la mujer se ade- $\quad$ 12
lanta para luchar contra Goliat.

En esa lucha decisiva por la supremacía, los sistemas
semimetafísicos no proporcionan ayuda sustancial a la me- $\quad$ 15
tafísica científica, pues sus argumentos están $\qquad$ Confusión
basados tanto en los falsos testimonios de los $\quad$ confundida
sentidos materiales como en las realidades de la Mente. $\quad$ 18
Todos y cada uno de esos sistemas semimetafísicos son

268

1 systems are one and all pantheistic, and savor of Pan-
demonium, a house divided against itself.

3 From first to last the supposed coexistence of Mind
and matter and the mingling of good and evil have resulted from the philosophy of the serpent. Jesus' demon-
6 strations sift the chaff from the wheat, and unfold the
unity and the reality of good, the unreality, the nothingness, of evil.

9 Human philosophy has made God manlike. Christian
Science makes man Godlike. The first is error; the latter
Divine   is truth. Metaphysics is above physics, and
12 metaphysics   matter does not enter into metaphysical premises or conclusions. The categories of metaphysics rest
on one basis, the divine Mind. Metaphysics resolves
15 things into thoughts, and exchanges the objects of sense
for the ideas of Soul.

These ideas are perfectly real and tangible to spiritual
18 consciousness, and they have this advantage over the objects and thoughts of material sense, — they are good and
eternal.

21 The testimony of the material senses is neither absolute nor divine. I therefore plant myself unreservedly
Biblical   on the teachings of Jesus, of his apostles, of
24 foundations   the prophets, and on the testimony of the
Science of Mind. Other foundations there are none.
All other systems — systems based wholly or partly on
27 knowledge gained through the material senses — are reeds
shaken by the wind, not houses built on the rock.

The theories I combat are these: (1) that all is matter;
30 Rejected   (2) that matter originates in Mind, and is as
theories   real as Mind, possessing intelligence and life.
The first theory, that matter is everything, is quite as

panteístas y huelen a pandemonio, una casa dividida con- 1
tra sí misma.

Desde el comienzo hasta el fin, la supuesta coexistencia 3
de la Mente y la materia y la mezcla del bien con el mal,
han sido el resultado de la filosofía de la serpiente. Las
demostraciones de Jesús separan la paja del trigo y revelan 6
la unidad y la realidad del bien y la irrealidad, la nada, del
mal.

La filosofía humana ha asemejado a Dios al hombre. 9
La Ciencia Cristiana* asemeja al hombre a Dios. Lo primero es error; lo segundo es verdad. La metafí-   Metafísica
sica es superior a la física, y la materia no entra   divina 12
en las premisas ni en las conclusiones metafísicas. Las ca-
tegorías de la metafísica descansan sobre una sola base, la
Mente divina. La metafísica resuelve las cosas en pensa- 15
mientos y reemplaza los objetos de los sentidos por las
ideas del Alma.

Esas ideas le son perfectamente reales y tangibles a la 18
consciencia espiritual, y tienen esta ventaja sobre los objetos y pensamientos del sentido material —son buenas y
eternas. 21

El testimonio de los sentidos materiales no es ni absoluto ni divino. Por lo tanto, yo me fundo, sin reservas, en las
enseñanzas de Jesús, de sus apóstoles, de los   Cimientos 24
profetas, y en el testimonio de la Ciencia de la   bíblicos
Mente. Otros fundamentos no hay. Todos los demás sistemas —sistemas basados por completo o en parte sobre el 27
conocimiento obtenido por medio de los sentidos materiales— son cañas sacudidas por el viento, no casas edificadas
sobre la roca. 30

Las teorías que combato son estas: (1) que todo es materia; (2) que la materia se origina en la Mente,   Teorías
es tan real como la Mente y posee inteligencia   rechazadas 33
y vida. La primera teoría, que la materia es todo, es tan

*Véase "Nota" en la página que antecede al Índice.

1 reasonable as the second, that Mind and matter coexist
and cooperate. One only of the following statements can
3 be true: (1) that everything is matter; (2) that everything is Mind. Which one is it?

Matter and Mind are opposites. One is contrary to
6 the other in its very nature and essence; hence both cannot be real. If one is real, the other must be unreal. Only
by understanding that there is but one power, — not two
9 powers, matter and Mind, — are scientific and logical
conclusions reached. Few deny the hypothesis that intelligence, apart from man and matter, governs the uni-
12 verse; and it is generally admitted that this intelligence
is the eternal Mind or divine Principle, Love.

The prophets of old looked for something higher than
15 Prophetic   the systems of their times; hence their fore-
ignorance   sight of the new dispensation of Truth. But
they knew not what would be the precise nature of the
18 teaching and demonstration of God, divine Mind, in His
more infinite meanings, — the demonstration which was
to destroy sin, sickness, and death, establish the definition
21 of omnipotence, and maintain the Science of Spirit.

The pride of priesthood is the prince of this world. It
has nothing in Christ. Meekness and charity have divine
24 authority. Mortals think wickedly; consequently they
are wicked. They think sickly thoughts, and so become
sick. If sin makes sinners, Truth and Love alone can
27 unmake them. If a sense of disease produces suffering
and a sense of ease antidotes suffering, disease is mental,
not material. Hence the fact that the human mind alone
30 suffers, is sick, and that the divine Mind alone heals.

The life of Christ Jesus was not miraculous, but it was
indigenous to his spirituality, — the good soil wherein the

razonable como la segunda, a saber, que la Mente y la materia coexisten y cooperan. Puede ser verdadera sólo una de las proposiciones siguientes: (1) que todo es materia; (2) que todo es Mente. ¿Cuál de ellas es?

La materia y la Mente son opuestos. Una es contraria a la otra en su naturaleza y esencia mismas; por consiguiente, no pueden ser reales ambas a la vez. Si una es real, la otra deberá ser irreal. Sólo comprendiendo que no hay sino un solo poder —no dos poderes, la materia y la Mente— se llega a conclusiones científicas y lógicas. Pocos niegan la hipótesis de que la inteligencia, independiente del hombre y de la materia, gobierna al universo; y generalmente se admite que esa inteligencia es la Mente eterna o el Principio divino, el Amor.

Los profetas de antaño estaban a la espera de algo superior a los sistemas de su época; de ahí que previeron la nueva revelación de la Verdad. Pero no sabían cuál sería la naturaleza exacta de la enseñanza y demostración de Dios, la Mente divina, en Sus significados más infinitos —la demostración que iba a destruir al pecado, a la enfermedad y a la muerte, a establecer la definición de la omnipotencia y a mantener la Ciencia del Espíritu.

Ignorancia de los profetas

El orgullo del sacerdocio es el príncipe de este mundo. No tiene nada en Cristo. La humildad y la caridad tienen autoridad divina. Los mortales piensan perversamente; por consiguiente son perversos. Tienen pensamientos enfermizos, y por eso se enferman. Si el pecado hace pecadores, sólo la Verdad y el Amor pueden hacer que no lo sean. Si una sensación de malestar produce sufrimiento y una sensación de bienestar es un antídoto contra el sufrimiento, la enfermedad es mental, no material. De ahí el hecho de que sólo la mente humana sufra y esté enferma, y que sólo la Mente divina cure.

La vida de Cristo Jesús no fue milagrosa, sino inherente a su espiritualidad —la buena tierra, donde la semilla de la

271 Science of Being

1 seed of Truth springs up and bears much fruit. Christ's Christianity is the chain of scientific being reappearing
3 in all ages, maintaining its obvious correspondence with the Scriptures and uniting all periods in the design of God. Neither emasculation, illusion, nor insubordination
6 exists in divine Science.

Jesus instructed his disciples whereby to heal the sick through Mind instead of matter. He knew that the phi-
9 losophy, Science, and proof of Christianity were in Truth, casting out all inharmony.

In Latin the word rendered *disciple* signifies student;
12 and the word indicates that the power of healing was not
Studious disciples a supernatural gift to those learners, but the result of their cultivated spiritual understand-
15 ing of the divine Science, which their Master demonstrated by healing the sick and sinning. Hence the universal application of his saying: "Neither pray I for these alone,
18 but for them also which shall believe on me [understand me] through their word."

Our Master said, "But the Comforter . . . shall
21 teach you all things." When the Science of Christianity
New Testament basis appears, it will lead you into all truth. The Sermon on the Mount is the essence of this
24 Science, and the eternal life, not the death of Jesus, is its outcome.

Those, who are willing to leave their nets or to cast
27 them on the right side for Truth, have the opportunity
Modern evangel now, as aforetime, to learn and to practise Christian healing. The Scriptures contain it.
30 The spiritual import of the Word imparts this power. But, as Paul says, "How shall they hear without a preacher? and how shall they preach, except they be

Verdad nace y lleva mucho fruto. El cristianismo de Cris- 1
to es la cadena del ser científico que reaparece en todas
las épocas, mantiene su evidente correspondencia con las 3
Escrituras y une todas las épocas en el designio de Dios.
En la Ciencia divina no existen la emasculación, la ilusión
ni la insubordinación. 6

Jesús enseñó a sus discípulos a sanar enfermos por medio de la Mente en lugar de la materia. Sabía que la filosofía, la Ciencia y la prueba del cristianismo estaban en la 9
Verdad, que expulsa toda discordia.

En latín la palabra traducida por *discípulo* significa estudiante; y la palabra indica que el poder de curar no era un 12
don sobrenatural para esos estudiosos, sino el Discípulos
resultado de su cultivada comprensión espiri- estudiosos
tual de la Ciencia divina, la cual su Maestro demostraba 15
sanando enfermos y pecadores. De ahí la aplicación universal de sus palabras: "No ruego solamente por éstos, sino
también por los que han de creer en mí [comprenderme] 18
por la palabra de ellos".

Nuestro Maestro dijo: "Mas el Consolador... os enseñará
todas las cosas". Cuando la Ciencia del cristia- El Nuevo 21
nismo aparezca, os llevará a toda la verdad. El Testamento
es la base
Sermón del Monte es la esencia de esa Ciencia,
y la vida eterna de Jesús, no su muerte, es el resultado. 24

Quienes estén dispuestos a dejar sus redes o a echarlas a
la derecha en pro de la Verdad, tienen ocasión ahora, como se tuvo antaño, de aprender y practicar la Evangelio 27
curación cristiana. Las Escrituras la contienen. moderno
El sentido espiritual de la Palabra imparte ese poder. Pero, así como dice Pablo: "¿Cómo oirán sin haber quien les 30
prediquen? ¿Y cómo predicarán si no fueren enviados?" Si

1 sent?" If sent, how shall they preach, convert, and heal
multitudes, except the people hear?

3   The spiritual sense of truth must be gained before
Truth can be understood. This sense is assimilated only

Spirituality   as we are honest, unselfish, loving, and meek.
6 of Scripture   In the soil of an "honest and good heart" the
seed must be sown; else it beareth not much fruit, for the
swinish element in human nature uproots it. Jesus said:
9 "Ye do err, not knowing the Scriptures." The spiritual
sense of the Scriptures brings out the scientific sense, and
is the new tongue referred to in the last chapter of Mark's
12 Gospel.

Jesus' parable of "the sower" shows the care our
Master took not to impart to dull ears and gross hearts
15 the spiritual teachings which dulness and grossness could
not accept. Reading the thoughts of the people, he said:
"Give not that which is holy unto the dogs, neither cast
18 ye your pearls before swine."

It is the spiritualization of thought and Christianization
of daily life, in contrast with the results of the ghastly farce
21 Unspiritual   of material existence; it is chastity and purity,
contrasts   in contrast with the downward tendencies
and earthward gravitation of sensualism and impurity,
24 which really attest the divine origin and operation of Christian Science. The triumphs of Christian Science are recorded in the destruction of error and evil, from which are
27 propagated the dismal beliefs of sin, sickness, and death.

The divine Principle of the universe must interpret the
universe. God is the divine Principle of all that repre-
30 God the   sents Him and of all that really exists. Chris-
Principle of all tian Science, as demonstrated by Jesus, alone
reveals the natural, divine Principle of Science.

enviados, ¿cómo podrán predicar, convertir y sanar a las   1
multitudes, a menos que la gente oiga?

El sentido espiritual de la verdad tiene que obtenerse   3
antes que la Verdad pueda comprenderse. Ese sentido se
asimila sólo a medida que seamos honestos,   La espiritua-
abnegados, bondadosos y humildes. Hay que   lidad de las   6
sembrar la semilla en la tierra de un "corazón   Escrituras
bueno y recto"; de otro modo no llevará mucho fruto, pues
la desarraigará el elemento más bajo de la naturaleza hu-   9
mana. Jesús dijo: "Erráis, ignorando las Escrituras". El
sentido espiritual de las Escrituras revela el sentido científico y es la nueva lengua mencionada en el último capítulo   12
del Evangelio según San Marcos.

La parábola de Jesús, del "sembrador", muestra el cuidado que tuvo nuestro Maestro de no impartir a oídos que   15
oían pesadamente y a corazones engrosados las enseñanzas
espirituales, que la pesadez y el engrosamiento no podían
aceptar. Leyendo los pensamientos de la gente, dijo: "No   18
deis lo santo a los perros, ni echéis vuestras perlas delante
de los cerdos".

Es la espiritualización del pensamiento y la cristianiza-   21
ción de la vida diaria, en contraste con los resultados de la
horrible farsa de la existencia material; es la   Contrastes no
castidad y pureza, en contraste con las tenden-   espirituales   24
cias degradantes y la gravitación hacia lo terrenal del sensualismo y de la impureza, lo que realmente comprueba el
origen y la eficacia divinos de la Ciencia Cristiana. Los   27
triunfos de la Ciencia Cristiana están registrados en la destrucción del error y del mal, los cuales propagan las funestas creencias de pecado, enfermedad y muerte.   30

El Principio divino del universo tiene que interpretar al
universo. Dios es el Principio divino de todo lo que Le representa a Él y de todo lo que existe realmente.   Dios, el Prin-   33
Sólo la Ciencia Cristiana, tal como fue demos-   cipio de todo
trada por Jesús, revela el Principio natural y divino de la
Ciencia.   36

273 Science of Being

1 Matter and its claims of sin, sickness, and death are contrary to God, and cannot emanate from Him. There 3 is no *material* truth. The physical senses can take no cognizance of God and spiritual Truth. Human belief has sought out many inventions, but not one of them 6 can solve the problem of being without the divine Principle of divine Science. Deductions from material hypotheses are not scientific. They differ from real Science 9 because they are not based on the divine law.

Divine Science reverses the false testimony of the material senses, and thus tears away the foun-
Science
12 *versus* dations of error. Hence the enmity between
sense Science and the senses, and the impossibility of attaining perfect understanding till the errors of sense 15 are eliminated.

The so-called laws of matter and of medical science have never made mortals whole, harmonious, and immortal. 18 Man is harmonious when governed by Soul. Hence the importance of understanding the truth of being, which reveals the laws of spiritual existence.

21 God never ordained a material law to annul the spiritual law. If there were such a material law, it would oppose
Spiritual law the supremacy of Spirit, God, and impugn the
24 the only law wisdom of the creator. Jesus walked on the waves, fed the multitude, healed the sick, and raised the dead in direct opposition to material laws. His acts were 27 the demonstration of Science, overcoming the false claims of material sense or law.

Science shows that material, conflicting mortal opin-
30 ions and beliefs emit the effects of error at all times, but this atmosphere of mortal mind cannot be destructive to morals and health when it is opposed promptly and per-

La materia y sus pretensiones de pecado, enfermedad y 1
muerte son contrarias a Dios y no pueden emanar de Él.
No existe verdad *material*. Los sentidos físicos no pueden 3
tener conocimiento de Dios y de la Verdad espiritual. La
creencia humana ha buscado muchas invenciones pero
ninguna de ellas puede resolver el problema del ser sin el 6
Principio divino de la Ciencia divina. Las deducciones de
hipótesis materiales no son científicas. Difieren de la
Ciencia verdadera, porque no se basan en la ley divina. 9

La Ciencia divina invierte el falso testimonio de los sentidos materiales y así destruye los fundamentos
del error. De ahí el antagonismo entre la Ciencia y los sentidos y la imposibilidad de lograr
una comprensión perfecta antes de eliminar los errores de
los sentidos. 15

La Ciencia
contra los
sentidos
12

Las llamadas leyes de la materia y de la ciencia médica
jamás han hecho sanos, armoniosos e inmortales a los
mortales. El hombre es armonioso cuando es gobernado 18
por el Alma. De ahí la importancia de comprender la verdad del ser, que revela las leyes de la existencia espiritual.

Dios nunca decretó una ley material para anular la ley 21
espiritual. Si hubiera tal ley material, se opondría a la supremacía del Espíritu, Dios, e impugnaría la
sabiduría del creador. Jesús anduvo sobre las
olas, alimentó a las multitudes, sanó a los enfermos y resucitó a los muertos en directa oposición a las
leyes materiales. Sus actos eran la demostración de la 27
Ciencia, venciendo las falsas pretensiones de los sentidos o
leyes materiales.

La ley
espiritual es
la única ley
24

La Ciencia muestra que las opiniones y creencias morta- 30
les y materiales contradictorias emiten los efectos del error
en todo momento; pero esa atmósfera de la mente mortal
no puede destruir la moral y la salud, cuando se combate 33

1 sistently by Christian Science. Truth and Love antidote
this mental miasma, and thus invigorate and sustain ex-
3 istence. Unnecessary knowledge gained from
Material
knowledge the five senses is only temporal, — the concep-
illusive tion of mortal mind, the offspring of sense, not
6 of Soul, Spirit, — and symbolizes all that is evil and
perishable. *Natural science,* as it is commonly called, is
not really natural nor scientific, because it is deduced from
9 the evidence of the material senses. Ideas, on the contrary, are born of Spirit, and are not mere inferences
drawn from material premises.

12   The senses of Spirit abide in Love, and they demonstrate Truth and Life. Hence Christianity and the Sci-
Five senses ence which expounds it are based on spiritual
15 deceptive understanding, and they supersede the so-
called laws of matter. Jesus demonstrated this great
verity. When what we erroneously term the five physical
18 senses are misdirected, they are simply the manifested
beliefs of mortal mind, which affirm that life, substance,
and intelligence are material, instead of spiritual. These
21 false beliefs and their products constitute the flesh, and
the flesh wars against Spirit.

Divine Science is absolute, and permits no half-way
24 position in learning its Principle and rule — establishing
Impossible it by demonstration. The conventional firm,
partnership called matter and mind, God never formed.
27 Science and understanding, governed by the unerring and
eternal Mind, destroy the imaginary copartnership, matter
and mind, formed only to be destroyed in a manner and
30 at a period as yet unknown. This suppositional partnership is already obsolete, for matter, examined in the light
of divine metaphysics, disappears.

pronta y persistentemente con la Ciencia Cristiana. La 1
Verdad y el Amor son un antídoto contra ese miasma
mental y así vigorizan y sostienen la existencia.   *Los cono-* 3
El conocimiento innecesario que se obtiene de   *cimientos materiales*
los cinco sentidos es sólo temporal —la concep-   *son ilusivos*
ción de la mente mortal, el producto de los sentidos, no del 6
Alma, el Espíritu— y simboliza todo lo que es malo y perecedero. Las *ciencias naturales,* como usualmente se las
llama, realmente no son naturales ni científicas, porque se 9
deducen del testimonio de los sentidos materiales. Las
ideas, por el contrario, nacen del Espíritu y no son meras
conclusiones deducidas de premisas materiales. 12

Los sentidos del Espíritu moran en el Amor y demuestran la Verdad y la Vida. Por lo tanto, el cristianismo y la
Ciencia que lo expone están basados en la com-   *Los cinco* 15
prensión espiritual y anulan las llamadas leyes   *sentidos son*
de la materia. Jesús demostró esa gran ver-   *engañosos*
dad. Cuando los cinco sentidos físicos, erróneamente así 18
llamados, están mal dirigidos, son simplemente las creencias manifestadas de la mente mortal, que afirman que la
vida, la sustancia y la inteligencia son materiales, en lugar 21
de espirituales. Esas creencias falsas y sus productos constituyen la carne, y la carne lucha contra el Espíritu.

La Ciencia divina es absoluta y no permite una actitud 24
vacilante al aprender su Principio y su regla, pues los establece por medio de la demostración. La aso-   *Asociación*
ciación convencional, denominada materia y   *imposible* 27
mente, Dios jamás la formó. La Ciencia y la comprensión,
gobernadas por la Mente infalible y eterna, destruyen la
imaginaria coasociación, materia y mente, que se formó 30
sólo para ser destruida de una manera y en una época aún
desconocidas. Esa supuesta asociación ya es obsoleta,
porque la materia, examinada bajo la luz de la metafísica 33
divina, desaparece.

1   Matter has no life to lose, and Spirit never dies. A
partnership of mind with matter would ignore omnipres-
3 *Spirit the*   ent and omnipotent Mind. This shows that
starting-point matter did not originate in God, Spirit, and is
not eternal. Therefore matter is neither substantial, living,
6 nor intelligent. The starting-point of divine Science is
that God, Spirit, is All-in-all, and that there is no other
might nor Mind, — that God is Love, and therefore He
9 is divine Principle.

To grasp the reality and order of being in its Science,
you must begin by reckoning God as the divine Principle
12 *Divine*   of all that really is. Spirit, Life, Truth, Love,
synonyms   combine as one, — and are the Scriptural names
for God. All substance, intelligence, wisdom, being, im-
15 mortality, cause, and effect belong to God. These are
His attributes, the eternal manifestations of the infinite
divine Principle, Love. No wisdom is wise but His
18 wisdom; no truth is true, no love is lovely, no life is Life
but the divine; no good is, but the good God bestows.

Divine metaphysics, as revealed to spiritual understand-
21 ing, shows clearly that all is Mind, and that Mind is
The divine   God, omnipotence, omnipresence, omniscience,
completeness — that is, all power, all presence, all Science.
24 Hence all is in reality the manifestation of Mind.

Our material human theories are destitute of Science.
The true understanding of God is spiritual. It robs the
27 grave of victory. It destroys the false evidence that mis-
leads thought and points to other gods, or other so-called
powers, such as matter, disease, sin, and death, superior
30 or contrary to the one Spirit.

Truth, spiritually discerned, is scientifically understood.
It casts out error and heals the sick.

La materia no tiene vida que perder, y el Espíritu nunca 1
muere. Una asociación de la mente con la materia pasaría
por alto a la Mente omnipresente y omnipo- 3
tente. Eso demuestra que la materia no se ori- *El Espíritu es el punto*
ginó en Dios, el Espíritu, y que no es eterna. *de partida*
Por consiguiente, la materia no es ni sustancial, ni viviente 6
ni inteligente. El punto de partida de la Ciencia divina es
que Dios, el Espíritu, es Todo-en-todo, y que no hay otro
poder ni otra Mente —que Dios es Amor, y que, por lo 9
tanto, es Principio divino.

Para comprender la realidad y el orden del ser en su
Ciencia, tenéis que empezar por reconocer que Dios es el 12
Principio divino de todo lo que realmente exis-
te. El Espíritu, la Vida, la Verdad y el Amor *Sinónimos divinos*
se combinan en uno —y son los nombres bíblicos de Dios. 15
Toda sustancia, inteligencia, sabiduría, existencia, inmortalidad, causa y efecto pertenecen a Dios. Ésos son Sus
atributos, las eternas manifestaciones del Principio divino 18
e infinito, el Amor. Ninguna sabiduría es sabia, sino Su
sabiduría; ninguna verdad es verdadera, sino la Verdad divina; ningún amor es bello, sino el Amor divino; ninguna 21
vida es Vida, sino la divina; ningún bien existe, sino el
bien que Dios concede.

La metafísica divina, según es revelada a la compren- 24
sión espiritual, demuestra con claridad que todo es Mente
y que la Mente es Dios, omnipotencia, omni-
presencia, omnisciencia —es decir, todo poder, *La complección divina*
toda presencia, toda Ciencia. Por lo tanto, todo es, en realidad, la manifestación de la Mente.

Nuestras teorías humanas y materiales están desprovis- 30
tas de Ciencia. La verdadera comprensión de Dios es espiritual. Arrebata la victoria al sepulcro. Destruye la falsa
evidencia que engaña al pensamiento y que lo dirige ha- 33
cia otros dioses, u otros llamados poderes, tales como la
materia, la enfermedad, el pecado y la muerte, superiores o
contrarios al único Espíritu. 36

La Verdad, discernida espiritualmente, es científicamente comprendida. Echa fuera al error y sana a los enfermos.

1   Having one God, one Mind, unfolds the power that
heals the sick, and fulfils these sayings of Scripture, "I

3   Universal   am the Lord that healeth thee," and "I have
brotherhood found a ransom." When the divine precepts
are understood, they unfold the foundation of fellowship,

6   in which one mind is not at war with another, but all have
one Spirit, God, one intelligent source, in accordance with
the Scriptural command: "Let this Mind be in you,

9   which was also in Christ Jesus." Man and his Maker
are correlated in divine Science, and real consciousness
is cognizant only of the things of God.

12   The realization that all inharmony is unreal brings
objects and thoughts into human view in their true light,
and presents them as beautiful and immortal. Harmony

15 in man is as real and immortal as in music. Discord is
unreal and mortal.

If God is admitted to be the only Mind and Life,

18 there ceases to be any opportunity for sin and death.
Perfection   When we learn in Science how to be perfect
requisite   even as our Father in heaven is perfect,

21 thought is turned into new and healthy channels, —
towards the contemplation of things immortal and away
from materiality to the Principle of the universe, includ-

24 ing harmonious man.

Material beliefs and spiritual understanding never
mingle. The latter destroys the former. Discord is the

27 *nothingness* named error. Harmony is the *somethingness*
named Truth.

Nature and revelation inform us that like produces

30 Like   like. Divine Science does not gather grapes
evolving like from thorns nor figs from thistles. Intelligence never produces non-intelligence; but matter is

El tener un solo Dios, una sola Mente, desarrolla el   1
poder que sana a los enfermos, y cumple estas palabras de
las Escrituras: "Yo soy Jehová tu Sanador", y: Hermandad   3
"Yo he hallado rescate".* Cuando los precep-   universal
tos divinos son comprendidos, desarrollan la base de la
fraternidad, en la cual una mente no está en guerra con   6
otra, sino que todos tienen un solo Espíritu, Dios, un mismo origen inteligente, de acuerdo con el mandato bíblico:
"Tened dentro de vosotros esa Mente que estaba también   9
en Cristo Jesús".* El hombre y su Hacedor están correla-
cionados en la Ciencia divina, y la consciencia verdadera
sólo tiene conocimiento de las cosas de Dios.   12

La comprensión de que toda discordia es irreal presenta
los objetos y pensamientos a la percepción humana en su
verdadero aspecto y los presenta como bellos e inmortales.   15
La armonía en el hombre es tan real e inmortal como en la
música. La discordia es irreal y mortal.

Si se admite que Dios es la Mente y Vida únicas, cesa   18
toda oportunidad para el pecado y la muerte. Cuando
aprendemos en la Ciencia a ser perfectos, así   Perfección
como nuestro Padre celestial es perfecto, el pen-   indispensable   21
samiento se dirige por vías nuevas y saludables hacia la contemplación de cosas inmortales, y se vuelve de la materialidad hacia el Principio del universo, incluso el hombre   24
armonioso.

Las creencias materiales y la comprensión espiritual jamás se mezclan. La última destruye las primeras. La discor-   27
dancia es la *nada* llamada error. La armonía es el *algo*
llamado Verdad.

La naturaleza y la revelación nos enseñan que lo igual   30
produce su igual. La Ciencia divina no coge   Lo igual pro-
uvas de los espinos, ni higos de los abrojos. La   duce su igual
inteligencia jamás produce lo no inteligente; pero la ma-   33

*Según la versión *King James* de la Biblia

1 ever non-intelligent and therefore cannot spring from
intelligence. To all that is unlike unerring and eternal
3 Mind, this Mind saith, "Thou shalt surely die;" and elsewhere the Scripture says that dust returns to dust. The
non-intelligent relapses into its own unreality. Matter
6 never produces mind. The immortal never produces the
mortal. Good cannot result in evil. As God Himself is
good and is Spirit, goodness and spirituality must be im-
9 mortal. Their opposites, evil and matter, are mortal
error, and error has no creator. If goodness and spirituality are real, evil and materiality are unreal and can-
12 not be the outcome of an infinite God, good.

Natural history presents vegetables and animals as
preserving their original species, — like reproducing like.
15 A mineral is not produced by a vegetable nor the man
by the brute. In reproduction, the order of genus and
species is preserved throughout the entire round of nature.
18 This points to the spiritual truth and Science of being.
Error relies upon a reversal of this order, asserts that
Spirit produces matter and matter produces all the ills
21 of flesh, and therefore that good is the origin of evil.
These suppositions contradict even the order of material
so-called science.

24 The realm of the real is Spirit. The unlikeness of Spirit
is matter, and the opposite of the real is not divine, — it is
Material   a human concept. Matter is an error of state-
27 error   ment. This error in the premise leads to errors
in the conclusion in every statement into which it enters.
Nothing we can say or believe regarding matter is immor-
30 tal, for matter is temporal and is therefore a mortal phenomenon, a human concept, sometimes beautiful, always
erroneous.

teria siempre es no inteligente y, por lo tanto, no puede   1
proceder de la inteligencia. A todo lo que es desemejante
a la Mente infalible y eterna, esa Mente dice: "Ciertamen-   3
te morirás"; y en otra parte las Escrituras declaran que el
polvo vuelve al polvo. Lo no inteligente recae en su irrealidad. La materia jamás produce a la mente. Lo inmortal   6
jamás produce a lo mortal. El bien no puede resultar en el
mal. Puesto que Dios Mismo es el bien y es Espíritu, la
bondad y la espiritualidad tienen que ser inmortales. Sus   9
opuestos, el mal y la materia, son error mortal, y el error
no tiene creador. Si la bondad y la espiritualidad son
reales, el mal y la materialidad son irreales y no pueden   12
ser el resultado de un Dios infinito, el bien.

La historia natural indica que los vegetales y los animales conservan su especie original —lo igual produce su   15
igual. Un mineral no es producido por un vegetal, ni el
hombre por el animal. En la reproducción, el orden del
género y de la especie es mantenido en el reino entero de la   18
naturaleza. Esto señala hacia la verdad espiritual y la
Ciencia del ser. El error se funda sobre una inversión de
ese orden; afirma que el Espíritu produce a la materia y   21
que la materia produce todos los males de la carne y, por
lo consiguiente, que el bien es el origen del mal. Esas suposiciones contradicen hasta el orden mismo de la llamada   24
ciencia material.

El reino de lo real es el Espíritu. Lo desemejante del
Espíritu es la materia, y lo opuesto de lo real no es divino   27
—es un concepto humano. La materia es un pos-   Error
tulado erróneo. Ese error en la premisa con-   material
duce a errores en la conclusión en toda proposición en que   30
entra. Nada que podamos decir o creer respecto de la materia es inmortal, porque la materia es temporal y, por lo
consiguiente, es un fenómeno mortal, un concepto huma-   33
no, a veces bello, pero siempre erróneo.

1   Is Spirit the source or creator of matter? Science reveals nothing in Spirit out of which to create matter.

3   Substance   Divine metaphysics explains away matter.
versus   Spirit is the only substance and consciousness
supposition   recognized by divine Science. The material

6   senses oppose this, but there are no material senses, for
matter has no mind. In Spirit there is no matter, even
as in Truth there is no error, and in good no evil. It is

9   a false supposition, the notion that there is real substance-
matter, the opposite of Spirit. Spirit, God, is infinite,
all. Spirit can have no opposite.

12   That matter is substantial or has life and sensation, is
one of the false beliefs of mortals, and exists only in a
One cause   supposititious mortal consciousness. Hence,

15   supreme   as we approach Spirit and Truth, we lose the
consciousness of matter. The admission that there can
be material substance requires another admission, —

18   namely, that Spirit is not infinite and that matter is self-
creative, self-existent, and eternal. From this it would
follow that there are two eternal causes, warring forever

21   with each other; and yet we say that Spirit is supreme
and all-presence.

The belief of the eternity of matter contradicts the

24   demonstration of life as Spirit, and leads to the conclusion that if man is material, he originated in matter and
must return to dust, — logic which would prove his an-

27   nihilation.

All that we term sin, sickness, and death is a mortal
belief. We define matter as error, because it is the oppo-

30   Substance   site of life, substance, and intelligence. Mat-
is Spirit   ter, with its mortality, cannot be substantial
if Spirit is substantial and eternal. Which ought to

¿Es el Espíritu el origen o creador de la materia? La
Ciencia revela que nada hay en el Espíritu de lo cual crear
materia. La metafísica divina explica la inexis-   Sustancia en
tencia de la materia. El Espíritu es la única sus-   contraste con
tancia y la única consciencia reconocidas por la   suposición
Ciencia divina. Los sentidos materiales se oponen a eso,
pero no hay sentidos materiales, porque la materia no
tiene mente. En el Espíritu no hay materia, así como en la
Verdad no hay error, ni mal en el bien. Es una suposición
falsa la noción de que exista verdadera materia-sustancia, lo opuesto del Espíritu. El Espíritu, Dios, es infinito,
todo. El Espíritu no puede tener opuesto.

Que la materia sea sustancial, o que tenga vida y sensación, es una de las falsas creencias de los mortales, y sólo
existe en una supuesta consciencia mortal. Por   Una sola
tanto, a medida que nos acercamos al Espíritu   causa
y a la Verdad, dejamos de estar conscientes de   suprema
la materia. La admisión de que pueda haber sustancia
material requiere otra admisión, a saber, que el Espíritu no
es infinito y que la materia es autocreadora, autoexistente
y eterna. De aquí se deduciría que hay dos causas eternas,
luchando por siempre la una contra la otra; y, sin embargo, decimos que el Espíritu es supremo y que es omnipresencia.

La creencia en la eternidad de la materia contradice a la
demostración de que la vida es Espíritu, y lleva a la conclusión de que si el hombre es material, se originó en la
materia y debe volver al polvo —lógica que resultaría en
su aniquilación.

Todo lo que denominamos pecado, enfermedad y muerte es creencia mortal. Definimos a la materia como error,
porque ella es lo opuesto de la vida, sustancia   La sustancia
e inteligencia. La materia, con su mortalidad,   es Espíritu
no puede ser sustancial si el Espíritu es sustancial y eterno.
¿A cuál hemos de considerar sustancia —lo que yerra,

1 be substance to us, — the erring, changing, and dying,
the mutable and mortal, or the unerring, immutable,
3 and immortal? A New Testament writer plainly describes faith, a quality of mind, as "the *substance* of things
hoped for."

6   The doom of matter establishes the conclusion that
Material   matter, slime, or protoplasm never originated
mortality   in the immortal Mind, and is therefore not
9 eternal. Matter is neither created by Mind nor for the
manifestation and support of Mind.

Ideas are tangible and real to immortal consciousness,
12 Spiritual   and they have the advantage of being eternal.
tangibility   Spirit and matter can neither coexist nor cooperate, and one can no more create the other than
15 Truth can create error, or *vice versa.*

In proportion as the belief disappears that life and intelligence are in or of matter, the immortal facts of
18 being are seen, and their only idea or intelligence is
in God. Spirit is reached only through the understanding and demonstration of eternal Life and Truth and
21 Love.

Every system of human philosophy, doctrine, and
medicine is more or less infected with the pantheistic
24 Pantheistic   belief that there is mind in matter; but this
tendencies   belief contradicts alike revelation and right
reasoning. A logical and scientific conclusion is reached
27 only through the knowledge that there are not two
bases of being, matter and mind, but one alone, —
Mind.

30   Pantheism, starting from a material sense of God,
seeks cause in effect, Principle in its idea, and life and
intelligence in matter.

cambia y muere, lo mudable y mortal, o lo infalible, inmu- 1
table e inmortal? Un escritor del Nuevo Testamento describe claramente la fe, una cualidad de la mente, como "la 3
certeza [*la sustancia*]* de lo que se espera".

La ruina de la materia establece la conclusión de que
materia, limo o protoplasma, jamás se origi-   Mortalidad 6
nó en la Mente inmortal, y, por lo tanto,   material
no es eterna. La materia no es creada por la Mente ni para
manifestar ni para apoyar a la Mente.   9

Las ideas le son tangibles y reales a la consciencia inmortal y tienen la ventaja de ser eternas. El Tangibilidad
Espíritu y la materia no pueden coexistir ni   espiritual 12
cooperar, y tan imposible es que el uno pueda crear a la
otra como que la Verdad pueda crear al error, o viceversa.

A medida que desaparece la creencia de que la vida y la 15
inteligencia están en la materia o que proceden de ella, se
perciben las verdades inmortales del ser, y la única idea o
inteligencia de éstas está en Dios. Al Espíritu se llega úni- 18
camente por medio de la comprensión y la demostración
de la Vida, la Verdad y el Amor eternos.

Todo sistema de filosofía, doctrina y medicina humanas 21
está más o menos contaminado con la creencia panteísta
de que hay mente en la materia; pero esa   Tendencias
creencia contradice de igual manera a la revela- panteístas 24
ción y al razonamiento correcto. Se llega a una conclusión
lógica y científica sólo mediante el conocimiento de que el
ser no tiene dos bases, materia y mente, sino una sola —la 27
Mente.

El panteísmo, procediendo de un concepto material
acerca de Dios, busca la causa en el efecto, el Principio en 30
su idea, y la vida y la inteligencia en la materia.

* Según la versión *King James* de la Biblia

280   Science of Being

1   In the infinitude of Mind, matter must be unknown. Symbols and elements of discord and decay are not prod-

3   *The things of God are beautiful*   ucts of the infinite, perfect, and eternal *All.* From Love and from the light and harmony which are the abode of Spirit, only reflections

6   of good can come. All things beautiful and harmless are ideas of Mind. Mind creates and multiplies them, and the product must be mental.

9   Finite belief can never do justice to Truth in any direction. Finite belief limits all things, and would compress Mind, which is infinite, beneath a skull bone. Such be-

12   lief can neither apprehend nor worship the infinite; and to accommodate its finite sense of the divisibility of Soul and substance, it seeks to divide the one Spirit into per-

15   sons and souls.

Through this error, human belief comes to have "gods many and lords many." Moses declared as Jehovah's

18   *Belief in many gods*   first command of the Ten: "Thou shalt have no other gods before me!" But behold the zeal of belief to establish the opposite error of many

21   minds. The argument of the serpent in the allegory, "Ye shall be as gods," urges through every avenue the belief that Soul is in body, and that infinite Spirit, and Life, is

24   in finite forms.

Rightly understood, instead of possessing a sentient material form, man has a sensationless body; and God,

27   *Sensation-less body*   the Soul of man and of all existence, being perpetual in His own individuality, harmony, and immortality, imparts and perpetuates these qualities

30   in man, — through Mind, not matter. The only excuse for entertaining human opinions and rejecting the Science of being is our mortal ignorance of Spirit, — ignorance

La Ciencia del ser   280

En la infinitud de la Mente, la materia tiene que ser desconocida. Los símbolos y elementos de discordia y decadencia no son productos del infinito, perfecto y eterno *Todo*. Del Amor y de la luz y armonía que son la morada del Espíritu, pueden venir sólo reflejos del bien. Todas las cosas bellas e inofensivas son ideas de la Mente. La Mente las crea y las multiplica, y el producto tiene que ser mental.

Las cosas de Dios son bellas

La creencia finita jamás puede hacer justicia a la Verdad en ningún sentido. La creencia finita limita a todas las cosas y quisiera comprimir a la Mente, la cual es infinita, en un cráneo. Tal creencia no puede ni comprender ni adorar al infinito; y para acomodar a su noción finita de la divisibilidad del Alma y de la sustancia, intenta dividir al Espíritu único en personas y almas.

Por ese error, la creencia humana llega a tener "muchos dioses y muchos señores". Moisés declaró como el primero de los Diez Mandamientos de Jehová: "¡No tendrás dioses ajenos delante de mí!" Pero hay que ver con qué afán la creencia procura establecer el error opuesto de que existen muchas mentes. El argumento de la serpiente en la alegoría: "Seréis como dioses"*, impulsa por todas las vías la creencia de que el Alma está en el cuerpo, y el Espíritu infinito, y la Vida, en formas finitas.

Creencia en muchos dioses

Bien comprendido, en lugar de poseer un cuerpo material y sensible, el hombre tiene un cuerpo insensible; y Dios, el Alma del hombre y de toda la existencia, siendo perpetuo en Su propia individualidad, armonía e inmortalidad, imparte y perpetúa esas cualidades en el hombre —por medio de la Mente, no de la materia. La única excusa para abrigar opiniones humanas y rechazar la Ciencia del ser es nuestra mortal ignorancia en cuanto al Espíritu —ignorancia que cede sólo

El cuerpo insensible

* Según la versión *King James* de la Biblia

281 Science of Being

1 which yields only to the understanding of divine Science,
the understanding by which we enter into the kingdom
3 of Truth on earth and learn that Spirit is infinite and
supreme. Spirit and matter no more commingle than
light and darkness. When one appears, the other dis-
6 appears.

Error presupposes man to be both mind and matter.
Divine Science contradicts the corporeal senses, rebukes
9 God and mortal belief, and asks: What is the Ego,
His image whence its origin and what its destiny? The
Ego-man is the reflection of the Ego-God; the Ego-man
12 is the image and likeness of perfect Mind, Spirit, divine
Principle.

The one Ego, the one Mind or Spirit called God, is
15 infinite individuality, which supplies all form and comeliness and which reflects reality and divinity in individual
spiritual man and things.

18 The mind supposed to exist in matter or beneath a
skull bone is a myth, a misconceived sense and false
conception as to man and Mind. When we put off the
21 false sense for the true, and see that sin and mortality
have neither Principle nor permanency, we shall learn
that sin and mortality are without actual origin or right-
24 ful existence. They are native nothingness, out of which
error would simulate creation through a man formed from
dust.

27 Divine Science does not put new wine into old bottles,
Soul into matter, nor the infinite into the finite. Our
The true false views of matter perish as we grasp
30 new idea the facts of Spirit. The old belief must be
cast out or the new idea will be spilled, and the inspiration, which is to change our standpoint, will be

a la comprensión de la Ciencia divina, la comprensión por 1
la cual entramos en el reino de la Verdad en la tierra y
aprendemos que el Espíritu es infinito y supremo. El Espí- 3
ritu y la materia no se mezclan más de lo que se mezclan la
luz y las tinieblas. Cuando aparece uno, desaparece el
otro.   6

El error presupone que el hombre es mente y materia a
la vez. La Ciencia divina contradice a los sentidos corporales, reprende a la creencia mortal y pregunta: Dios y Su 9
¿Qué es el Ego, dónde tuvo su origen y cuál es   imagen
su destino? El Ego-hombre es el reflejo del Ego-Dios; el
Ego-hombre es la imagen y semejanza de la Mente perfec- 12
ta, el Espíritu, el Principio divino.

El Ego único, la Mente única o el Espíritu único, llamado Dios, es individualidad infinita, que provee toda 15
forma y gracia y refleja realidad y divinidad en el hombre y en las cosas espirituales e individuales.

La mente que se supone que existe en la materia o en el 18
cráneo, es un mito, una noción errada y un concepto falso
en cuanto al hombre y a la Mente. Cuando nos despoja-
mos del concepto falso a cambio del verdadero y vemos 21
que el pecado y la mortalidad no tienen ni Principio ni
permanencia, comprendemos que el pecado y la mortalidad están sin origen real o existencia legítima. Son la nada 24
primitiva, con la cual el error pretende imitar la creación
por medio de un hombre formado del polvo.

La Ciencia divina no echa vino nuevo en odres viejos, el 27
Alma en la materia, ni lo infinito en lo finito. Nuestros
falsos puntos de vista acerca de la materia   La idea
desaparecen a medida que comprendemos las   nueva 30
realidades del Espíritu. La creencia vieja tiene verdadera
que ser desechada o se derramará la idea nueva, y la inspiración, que ha de cambiar nuestro punto de vista, se 33

1 lost. Now, as of old, Truth casts out evils and heals
the sick.

3   The real Life, or Mind, and its opposite, the so-called
material life and mind, are figured by two geometrical
Figures of   symbols, a circle or sphere and a straight
6 being   line. The circle represents the infinite without beginning or end; the straight line represents the
finite, which has both beginning and end. The sphere
9 represents good, the self-existent and eternal individuality
or Mind; the straight line represents evil, a belief in
a self-made and temporary material existence. Eternal
12 Mind and temporary material existence never unite in
figure or in fact.

A straight line finds no abiding-place in a curve, and a
15 curve finds no adjustment to a straight line. Similarly,
Opposite   matter has no place in Spirit, and Spirit has
symbols   no place in matter. Truth has no home in
18 error, and error has no foothold in Truth. Mind cannot
pass into non-intelligence and matter, nor can non-intelligence become Soul. At no point can these opposites
21 mingle or unite. Even though they seem to touch, one
is still a curve and the other a straight line.

There is no inherent power in matter; for all that is
24 material is a material, human, mortal thought, always
governing itself erroneously.

Truth is the intelligence of immortal Mind. Error is
27 the so-called intelligence of mortal mind.

Whatever indicates the fall of man or the opposite of
God or God's absence, is the Adam-dream, which is neither
30 Truth is not   Mind nor man, for it is not begotten of the
inverted   Father. The rule of inversion infers from
error its opposite, Truth; but Truth is the light which

perderá. Ahora, como antaño, la Verdad echa fuera los   1
males y sana a los enfermos.

La verdadera Vida, o Mente, y su opuesto, la llamada   3
vida y mente material, están representados por dos símbolos geométricos: un círculo o una esfera y   Símbolos de
una línea recta. El círculo representa al infini-   existencia   6
to, sin comienzo ni fin; la línea recta representa a lo finito, que tiene ambos, comienzo y fin. La esfera representa al bien, la individualidad o Mente que existe por sí   9
misma y es eterna; la línea recta representa al mal, la
creencia en una existencia material autocreada y tempo-
raria. La Mente eterna y la existencia material y tempora-   12
ria jamás se unen ni en símbolo ni en hecho.

Una línea recta no mora en una curva, y una curva no se
ajusta a una línea recta. Similarmente; la materia no tiene   15
lugar en el Espíritu, y el Espíritu no tiene lugar   Símbolos
en la materia. La Verdad no tiene morada en   opuestos
el error, y el error no tiene apoyo en la Verdad. La Mente   18
no puede entrar en la no-inteligencia y en la materia, ni
puede la no-inteligencia llegar a ser Alma. En ningún
punto pueden esos opuestos mezclarse o unirse. Aunque   21
parezcan tocarse, uno sigue siendo una curva y el otro una
línea recta.

No hay poder que le sea inherente a la materia, porque   24
todo lo que es material es un pensamiento material, humano y mortal, que siempre se gobierna erróneamente.

La Verdad es la inteligencia de la Mente inmortal. El   27
error es la llamada inteligencia de la mente mortal.

Todo lo que indique la caída del hombre o lo opuesto
de Dios o la ausencia de Dios, es el sueño-Adán, que no es   30
ni Mente ni hombre, porque no ha sido engen-   La Verdad no
drado por el Padre. La regla de la inversión in-   está invertida
fiere del error su opuesto, la Verdad; pero la Verdad es la   33

1 dispels error. As mortals begin to understand Spirit,
they give up the belief that there is any true existence
3 apart from God.

Mind is the source of all movement, and there is no
inertia to retard or check its perpetual and harmonious
6 action. Mind is the same Life, Love, and wis-

Source of
all life and
action

dom "yesterday, and to-day, and forever."
Matter and its effects — sin, sickness, and
9 death — are states of mortal mind which act, react, and
then come to a stop. They are not facts of Mind. They
are not ideas, but illusions. Principle is absolute. It
12 admits of no error, but rests upon understanding.

But what say prevalent theories? They insist that
Life, or God, is one and the same with material life so-
15 called. They speak of both Truth and error as *mind,*
and of good and evil as *spirit.* They claim that to be
life which is but the objective state of material sense, —
18 such as the structural life of the tree and of material
man, — and deem this the manifestation of the one Life,
God.

21 This false belief as to what really constitutes life so
detracts from God's character and nature, that the true

Spiritual
structure

sense of His power is lost to all who cling to
24 this falsity. The divine Principle, or Life, cannot be practically demonstrated in length of days, as it
was by the patriarchs, unless its Science be accurately
27 stated. We must receive the divine Principle in the understanding, and live it in daily life; and unless we so do, we
can no more demonstrate Science, than we can teach and
30 illustrate geometry by calling a curve a straight line or a
straight line a sphere.

Are mentality, immortality, consciousness, resident in

luz que disipa al error. A medida que los mortales empie- 1
zan a comprender el Espíritu, abandonan la creencia de
que haya alguna existencia verdadera aparte de Dios.   3

La Mente es la fuente de todo movimiento, y no hay
inercia que demore o detenga su acción perpetua y armoniosa. La Mente es la misma Vida, Amor y   *Fuente de* 6
sabiduría "ayer, y hoy, y por los siglos". La   *toda vida*
materia y sus efectos —el pecado, la enferme-   *y acción*
dad y la muerte— son estados de la mente mortal, los 9
cuales operan, reaccionan y luego se acaban. No son realidades de la Mente. No son ideas sino ilusiones. El Principio es absoluto. No admite error, sino que se basa en la 12
comprensión.

Pero ¿qué dicen las teorías prevalecientes? Insisten en
que la Vida, o Dios, es una con la llamada vida material y 15
la misma cosa. Se refieren a ambos, la Verdad y el error,
como *mente,* y al bien y al mal como *espíritu.* Pretenden
que es vida lo que no es sino un estado objetivo del sentido 18
material —como por ejemplo la vida estructural de un
árbol y del hombre material— y consideran que ésta es la
manifestación de la Vida única, Dios.   21

Esa creencia falsa acerca de lo que en realidad constituye la vida, disminuye de tal manera el carácter y la naturaleza de Dios, que el verdadero sentido de   *Estructura* 24
Su poder lo pierden todos los que se aferran a   *espiritual*
esa falsedad. El Principio divino, o Vida, no puede ser
demostrado prácticamente en prolongación de días, como 27
lo fue por los patriarcas, a menos que la Ciencia de ese
Principio sea expuesta con exactitud. Tenemos que recibir
al Principio divino en el entendimiento y vivirlo en la vida 30
diaria; pues, si no lo hacemos, nos será tan imposible demostrar la Ciencia como enseñar geometría e ilustrarla lla-
mando línea recta a una curva, o esfera a una línea recta. 33

¿Acaso la mentalidad, la inmortalidad y la consciencia

1 matter? It is not rational to say that Mind is infinite,
but dwells in finiteness, — in matter, — or that matter is
3 infinite and the medium of Mind.

If God were limited to man or matter, or if the infinite
could be circumscribed within the finite, God would be
6 corporeal, and unlimited Mind would seem
to spring from a limited body; but this is an
impossibility. Infinite Mind can have no starting-point,
9 and can return to no limit. It can never be in bonds,
nor be fully manifested through corporeality.

Mind never
limited

Is God's image or likeness matter, or a mortal, sin,
12 sickness, and death? Can matter recognize Mind?
Can infinite Mind recognize matter? Can the
infinite dwell in the finite or know aught un-
15 like the infinite? Can Deity be known through
the material senses? Can the material senses, which receive no direct evidence of Spirit, give correct testimony
18 as to spiritual life, truth, and love?

Material
recognition
impossible

The answer to all these questions must forever be in
the negative.

21   The physical senses can obtain no proof of God. They
can neither see Spirit through the eye nor hear it through
the ear, nor can they feel, taste, or smell Spirit.
24 Even the more subtle and misnamed material elements are beyond the cognizance
of these senses, and are known only by the effects com-
27 monly attributed to them.

Our physical
insensibility
to Spirit

According to Christian Science, the only real senses
of man are spiritual, emanating from divine Mind.
30 Thought passes from God to man, but neither sensation
nor report goes from material body to Mind. The in-
tercommunication is always from God to His idea, man.

residen en la materia? No es racional decir que la Mente 1
es infinita, pero que mora en lo finito —en la materia— o
que la materia es infinita y el medio de la Mente. 3

Si Dios estuviera limitado al hombre o a la materia, o si
el infinito pudiera estar circunscrito dentro de lo finito,
Dios sería corpóreo, y la Mente ilimitada pare-   *La Mente* 6
cería proceder de un cuerpo limitado; pero eso   *nunca está*
es una imposibilidad. La Mente infinita no   *limitada*
puede tener punto de partida, ni regresar a ningún límite. 9
Nunca puede estar aprisionada, ni manifestarse plenamente por medio de la corporeidad.

¿Es acaso la imagen y semejanza de Dios materia, o un 12
mortal, pecado, enfermedad y muerte? ¿Puede la materia
reconocer a la Mente? ¿Puede la Mente infini-   *El reconoci-*
ta reconocer a la materia? ¿Puede el infinito   *miento* 15
morar en lo finito o conocer algo desemejante   *material*
                                                  es imposible
al infinito? ¿Puede conocerse a la Deidad por medio de los
sentidos materiales? ¿Pueden los sentidos materiales, 18
que no reciben evidencia directa del Espíritu, dar testimonio correcto en cuanto a la vida, la verdad y el amor
espirituales? 21

La respuesta a todas esas preguntas tendrá siempre que
ser negativa.

Los sentidos físicos no pueden obtener prueba de que 24
Dios existe. No pueden ver al Espíritu con los ojos, ni
oírlo con los oídos, ni pueden tampoco tocar,   *Nuestra*
saborear u oler al Espíritu. Hasta los más su-   *insensibilidad* 27
tiles de los mal llamados elementos materiales   *física respec-*
                                                  to al Espíritu
están fuera del alcance de esos sentidos y son conocidos
solamente por los efectos que comúnmente se atribuyen 30
a dichos elementos.

Según la Ciencia Cristiana, los únicos sentidos reales del
hombre son espirituales y emanan de la Mente divina. El 33
pensamiento pasa de Dios al hombre, pero ni sensación ni
comunicación pasan del cuerpo material a la Mente. La
intercomunicación proviene siempre de Dios y va a Su 36

1 Matter is not sentient and cannot be cognizant of good
or of evil, of pleasure or of pain. Man's individu-
3 ality is not material. This Science of being obtains not
alone hereafter in what men call Paradise, but here
and now; it is the great fact of being for time and
6 eternity.

What, then, is the material personality which suffers,
sins, and dies? It is not man, the image and likeness
9 The human   of God, but man's counterfeit, the inverted
counterfeit   likeness, the *unlikeness* called sin, sickness,
and death. The unreality of the claim that a mortal is
12 the true image of God is illustrated by the opposite natures of Spirit and matter, Mind and body, for one is
intelligence while the other is non-intelligence.

15   Is God a physical personality? Spirit is not physical.
The belief that a material body is man is a false con-
Material   ception of man. The time has come for a
18 miscon-   finite conception of the infinite and of a ma-
ceptions   terial body as the seat of Mind to give place
to a diviner sense of intelligence and its manifestations, —
21 to the better understanding that Science gives of the
Supreme Being, or divine Principle, and idea.

By interpreting God as a corporeal Saviour but not as
24 the saving Principle, or divine Love, we shall continue
Salvation   to seek salvation through pardon and not
is through   through reform, and resort to matter instead
27 reform   of Spirit for the cure of the sick. As mortals
reach, through knowledge of Christian Science, a higher
sense, they will seek to learn, not from matter, but from
30 the divine Principle, God, how to demonstrate the Christ,
Truth, as the healing and saving power.

It is essential to understand, instead of believe, what

idea, el hombre. La materia no es consciente y no puede
tener conocimiento del bien o del mal, del placer o del dolor. La individualidad del hombre no es material. Esta
Ciencia del ser gobierna no sólo en el más allá, en lo que
los hombres llaman Paraíso, sino aquí y ahora; es la gran
verdad del ser para el tiempo y la eternidad.

¿Qué es, entonces, la personalidad material que sufre,
peca y muere? No es el hombre, quien es la imagen y semejanza de Dios, sino la contrahechura del   La falsifica-
hombre, la semejanza invertida, la *desemejanza*   ción humana
llamada pecado, enfermedad y muerte. La irrealidad de la
pretensión de que un mortal sea la imagen verdadera de
Dios es ilustrada por las naturalezas opuestas del Espíritu
y de la materia, de la Mente y del cuerpo, porque la una es
inteligencia, mientras que la otra es no-inteligencia.

¿Es Dios una personalidad física? El Espíritu no es
físico. La creencia de que un cuerpo material sea el
hombre, es un concepto falso acerca del hom-   Erróneos
bre. Ha llegado el momento en que el concepto   conceptos
materiales
finito acerca del infinito y el concepto de que
un cuerpo material sea el sitio de la Mente tengan que dar
lugar a un concepto más divino acerca de la inteligencia
y sus manifestaciones —a la mejor comprensión que la
Ciencia ofrece del Ser Supremo, o Principio divino, y de
Su idea.

Si interpretamos a Dios como un Salvador corpóreo y
no como el Principio salvador, o Amor divino, continuare-
mos buscando la salvación por el perdón y no   La salvación
por la enmienda, y recurriendo a la materia, en   viene por
medio de
vez de recurrir al Espíritu, para la curación de   reforma
los enfermos. A medida que los mortales alcancen, mediante el conocimiento de la Ciencia Cristiana, un concepto más elevado, procurarán aprender, no de la materia,
sino del Principio divino, Dios, la manera de demostrar
que el Cristo, la Verdad, es el poder curativo y salvador.

Es esencial comprender, en lugar de creer, lo que se rela-

1 relates most nearly to the happiness of being. To seek
Truth through belief in a human doctrine is not to un-
3 derstand the infinite. We must not seek the immutable
and immortal through the finite, mutable, and mortal,
and so depend upon belief instead of demonstration, for
6 this is fatal to a knowledge of Science. The understanding of Truth gives full faith in Truth, and spiritual understanding is better than all burnt offerings.

9 The Master said, "No man cometh unto the Father
[the divine Principle of being] but by me," Christ,
Life, Truth, Love; for Christ says, "I am the way."
12 Physical causation was put aside from first to
last by this original man, Jesus. He knew that the
divine Principle, Love, creates and governs all that
15 is real.

In the Saxon and twenty other tongues *good* is the term
for God. The Scriptures declare all that He
Goodness
a portion
18 a portion   made to be good, like Himself, — good in
of God   Principle and in idea. Therefore the spiritual
universe is good, and reflects God as He is.

21 God's thoughts are perfect and eternal, are substance
and Life. Material and temporal thoughts are human,
Spiritual   involving error, and since God, Spirit, is the
24 thoughts   only cause, they lack a divine cause. The
temporal and material are not then creations of Spirit.
They are but counterfeits of the spiritual and eternal.
27 Transitory thoughts are the antipodes of everlasting
Truth, though (by the supposition of opposite qualities)
error must also say, "I am true." But by this saying
30 error, the lie, destroys itself.

Sin, sickness, and death are comprised in human material belief, and belong not to the divine Mind. They

ciona más íntimamente con la felicidad del ser. Buscar la 1
Verdad por medio de la creencia en una doctrina humana,
es no comprender al infinito. No debemos buscar al inmu- 3
table e inmortal mediante lo finito, mutable y mortal, confiando así en una creencia, en lugar de la demostración,
pues eso es funesto para un conocimiento de la Ciencia. 6
La comprensión de la Verdad da plena fe en la Verdad,
y la comprensión espiritual vale más que todos los holo-
caustos. 9

El Maestro dijo: "Nadie viene al Padre [el Principio divino del ser], sino por mí", el Cristo, la Vida, la Verdad, el
Amor; pues Cristo dice: "Yo soy el camino". Desde el co- 12
mienzo hasta el fin, la causalidad física fue rechazada por
ese hombre original, Jesús. Él sabía que el Principio divino, el Amor, crea y gobierna todo lo que es real. 15

En la lengua sajona, como en otras veinte lenguas, el
término *bien* se usa para denominar a Dios. La bondad
Las Escrituras declaran que todo lo que Dios forma parte 18
                                               integrante
ha hecho es bueno, semejante a Él —bueno en de Dios
Principio y en idea. Por lo tanto, el universo espiritual es
bueno y refleja a Dios como Él es. 21

Los pensamientos de Dios son perfectos y eternos, son
sustancia y Vida. Los pensamientos materiales y temporales son humanos y entrañan error; y puesto Pensamientos 24
que Dios, el Espíritu, es la causa única, carecen espirituales
de causa divina. Lo temporal y lo material no son, pues,
creaciones del Espíritu. No son sino las contrahechuras de 27
lo espiritual y lo eterno. Los pensamientos transitorios son
los antípodas de la Verdad eterna, aunque (por la suposición de cualidades opuestas) también el error tiene que de- 30
cir: "Soy verdadero". Mas por decir eso, el error, la mentira, se destruye.

El pecado, la enfermedad y la muerte están incluidos en 33
la creencia material humana y no pertenecen a la Mente

1 are without a real origin or existence. They have neither
Principle nor permanence, but belong, with all that is
3 material and temporal, to the nothingness of error, which
simulates the creations of Truth. All creations of Spirit
are eternal; but creations of matter must return to dust.
6 Error supposes man to be both mental and material.
Divine Science contradicts this postulate and maintains
man's spiritual identity.

9   We call the absence of Truth, *error.* Truth and error
are unlike. In Science, Truth is divine, and the *infinite*
Divine   God can have no unlikeness. Did God, Truth,
12 allness   create error? No! "Doth a fountain send
forth at the same place sweet water and bitter?" God
being everywhere and all-inclusive, how can He be absent
15 or suggest the absence of omnipresence and omnipotence?
How can there be more than *all?*

Neither understanding nor truth accompanies error,
18 nor is error the offshoot of Mind. Evil calls itself something, when it is nothing. It saith, "I am man, but I am
not the image and likeness of God;" whereas the Scrip-
21 tures declare that man was made in God's likeness.

Error is false, mortal belief; it is illusion, without spiritual identity or foundation, and it has no real existence.
24 Error   The supposition that life, substance, and in-
unveiled   telligence are *in* matter, or *of* it, is an error.
Matter is neither a thing nor a person, but merely the
27 objective supposition of Spirit's opposite. The five material senses testify to truth and error as united in a mind
both good and evil. Their false evidence will finally
30 yield to Truth, — to the recognition of Spirit and of the
spiritual creation.

Truth cannot be contaminated by error. The state-

divina. Están sin origen o existencia reales. No tienen ni   1
Principio ni permanencia, sino que pertenecen, con todo lo
que es material y temporal, a la nada del error, que simula   3
las creaciones de la Verdad. Todas las creaciones del Espíritu son eternas; pero las creaciones de la materia tienen
que volver al polvo. El error supone que el hombre es   6
mental y material a la vez. La Ciencia divina contradice ese postulado y mantiene la identidad espiritual del
hombre.   9

Llamamos *error* a la ausencia de la Verdad. La Verdad
y el error son desemejantes. En la Ciencia, la Verdad es
divina, y el Dios *infinito* no puede tener dese-   Totalidad   12
mejanza. ¿Es que Dios, la Verdad, creó al   divina
error? ¡No! "¿Acaso alguna fuente echa por una misma
abertura agua dulce y amarga?" Estando Dios en todas   15
partes y siendo omnímodo, ¿cómo puede estar ausente o
sugerir la ausencia de la omnipresencia y omnipotencia?
¿Cómo puede haber más que *todo?*   18

Ni la comprensión ni la verdad acompañan al error, ni
es el error el producto de la Mente. El mal pretende ser
algo, cuando que no es nada. Dice: "Soy el hombre, pero   21
no soy la imagen y semejanza de Dios"; mientras que las
Escrituras declaran que el hombre fue hecho a semejanza
de Dios.   24

El error es una creencia falsa y mortal; es ilusión, sin
identidad o base espiritual, y no tiene existencia real. La
suposición de que la vida, sustancia e inteligen-   Error desen-   27
cia están *en* la materia, o que proceden *de* ella,   mascarado
es un error. La materia no es ni una cosa ni una persona,
sino simplemente la suposición objetiva del opuesto del   30
Espíritu. Los cinco sentidos materiales testifican de la verdad y del error como si estuvieran unidos en una mente a
la vez buena y mala. Sus falsos testimonios se someterán   33
finalmente a la Verdad —al reconocimiento del Espíritu y
de la creación espiritual.

La Verdad no puede ser contaminada por el error. La   36

1 ment that *Truth is real* necessarily includes the correlated
statement, that *error, Truth's unlikeness, is unreal.*

3   The suppositional warfare between truth and error is
only the mental conflict between the evidence of the spir-

The great   itual senses and the testimony of the material
6 conflict   senses, and this warfare between the Spirit and
flesh will settle all questions through faith in and the understanding of divine Love.

9   Superstition and understanding can never combine.
When the final physical and moral effects of Christian
Science are fully apprehended, the conflict between truth

12 and error, understanding and belief, Science and material
sense, foreshadowed by the prophets and inaugurated
by Jesus, will cease, and spiritual harmony reign. The

15 lightnings and thunderbolts of error may burst and flash
till the cloud is cleared and the tumult dies away in the
distance. Then the raindrops of divinity refresh the

18 earth. As St. Paul says: "There remaineth therefore
a rest to the people of God" (of Spirit).

  The chief stones in the temple of Christian Science are
21 to be found in the following postulates: that Life is God,

The chief   good, and not evil; that Soul is sinless, not
stones in   to be found in the body; that Spirit is not, and
24 the temple   cannot be, materialized; that Life is not subject
to death; that the spiritual real man has no birth, no material life, and no death.

27   Science reveals the glorious possibilities of immortal

The Christ- man, forever unlimited by the mortal senses.
element   The Christ-element in the Messiah made him
30 the Way-shower, Truth and Life.

  The eternal Truth destroys what mortals seem to have
learned from error, and man's real existence as a child

declaración de que *la Verdad es real,* necesariamente in- 1
cluye la declaración correlativa de que *el error, la deseme-*
janza de la Verdad, es irreal. 3

La hipotética lucha entre la verdad y el error es sólo el
conflicto mental entre la evidencia de los sentidos espirituales y el testimonio de los sentidos materiales,   El gran 6
y esa lucha entre el Espíritu y la carne resolverá   conflicto
toda cuestión por medio de la fe en el Amor divino y
la comprensión de ese Amor. 9

La superstición y la comprensión jamás pueden combinarse. Cuando los efectos definitivos, tanto físicos como
morales, de la Ciencia Cristiana sean plenamente com- 12
prendidos, el conflicto entre la verdad y el error, la comprensión y la creencia, la Ciencia y los sentidos materiales,
presagiado por los profetas e iniciado por Jesús, cesará, y 15
reinará la armonía espiritual. Los relámpagos y truenos
del error puede que destellen y resuenen, hasta que la
nube se despeje y el tumulto se apague a lo lejos. Entonces 18
las lluvias de la divinidad refrescan la tierra. Como dice
San Pablo: "Por tanto, queda un reposo para el pueblo de
Dios" (del Espíritu). 21

Las piedras principales en el templo de la Ciencia Cristiana han de encontrarse en los siguientes postulados: que
la Vida es Dios, el bien, y no el mal; que el   Las piedras 24
Alma es incapaz de pecar y no ha de encon-   principales
trarse en el cuerpo; que el Espíritu no está ma-   en el templo
terializado ni puede ser materializado; que la Vida no está 27
sujeta a la muerte; que el hombre espiritual y verdadero no
tiene nacimiento, vida material ni muerte.

La Ciencia revela las gloriosas posibilidades del hombre 30
inmortal, jamás limitado por los sentidos mor-   El elemento-
tales. El elemento-Cristo en el Mesías hizo que   Cristo
fuera el Mostrador del camino, la Verdad y la Vida. 33

La Verdad eterna destruye lo que los mortales parecen
haber aprendido del error, y la existencia real del hombre

1 of God comes to light. Truth demonstrated is eternal
life. Mortal man can never rise from the temporal *débris*
3 of error, belief in sin, sickness, and death, until he learns
that God is the only Life. The belief that life and sensation are in the body should be overcome by the under-
6 standing of what constitutes man as the image of God.
Then Spirit will have overcome the flesh.

A wicked mortal is not the idea of God. He is little
9 else than the expression of error. To suppose that sin,
Wickedness   lust, hatred, envy, hypocrisy, revenge, have life
is not man   abiding in them, is a terrible mistake. Life
12 and Life's idea, Truth and Truth's idea, never make men
sick, sinful, or mortal.

The fact that the Christ, or Truth, overcame and still
15 overcomes death proves the "king of terrors" to be but
Death but   a mortal belief, or error, which Truth destroys
an illusion   with the spiritual evidences of Life; and this
18 shows that what appears to the senses to be death is but a
mortal illusion, for to the real man and the real universe
there is no death-process.

21 The belief that matter has life results, by the universal
law of mortal mind, in a belief in death. So man, tree,
and flower are supposed to die; but the fact remains,
24 that God's universe is spiritual and immortal.

The spiritual fact and the material belief of things are
contradictions; but the spiritual is true, and therefore the
27 Spiritual   material must be untrue. Life is not in matter.
offspring   Therefore it cannot be said to pass out of matter. Matter and death are mortal illusions. Spirit and
30 all things spiritual are the real and eternal.

Man is not the offspring of flesh, but of Spirit, — of
Life, not of matter. Because Life is God, Life must be

como hijo de Dios sale a la luz. La Verdad demostrada es   1
vida eterna. El hombre mortal nunca podrá elevarse de
los escombros temporales del error, de la creencia en el pe-   3
cado, la enfermedad y la muerte, hasta que aprenda que
Dios es la única Vida. La creencia de que la vida y la sensación están en el cuerpo debe ser vencida comprendiendo   6
lo que constituye al hombre como imagen de Dios. Entonces el Espíritu habrá vencido a la carne.

Un mortal malvado no es la idea de Dios. Es poco más   9
que la expresión del error. Suponer que el pecado, la concupiscencia, el odio, la envidia, la hipocresía, la La maldad no
venganza tienen vida en sí mismos, es una es el hombre   12
equivocación terrible. La Vida y la idea de la Vida, la
Verdad y la idea de la Verdad, nunca hacen que los hombres sean enfermos, pecadores o mortales.   15

El hecho de que el Cristo, o la Verdad, venció y todavía
vence a la muerte, prueba que el "rey de los espantos" es
sólo una creencia mortal, o un error, que la La muerte   18
Verdad destruye con la evidencia espiritual de no es sino
la Vida; y eso demuestra que lo que a los senti- una ilusión
dos parece ser muerte no es sino una ilusión mortal, pues   21
para el hombre real y el universo real no existe el proceso
muerte.

La creencia de que la materia tiene vida resulta, por la   24
ley universal de la mente mortal, en una creencia en la
muerte. Por consiguiente, se supone que el hombre, el
árbol y la flor mueren; sin embargo, el hecho es que el uni-   27
verso de Dios es espiritual e inmortal.

La verdad espiritual y la creencia material de las cosas
se contradicen; pero lo espiritual es verdad, y, por lo tanto,   30
lo material tiene que ser falso. La Vida no está Linaje
en la materia. Por consiguiente, no puede de- espiritual
cirse que sale de la materia. La materia y la muerte son   33
ilusiones mortales. El Espíritu y todas las cosas espirituales son lo real y eterno.

El hombre no es linaje de la carne, sino del Espíritu —   36
de la Vida, no de la materia. Puesto que la Vida es Dios,

1 eternal, self-existent. Life is the everlasting I AM, the Being who was and is and shall be, whom nothing can erase.

3 If the Principle, rule, and demonstration of man's being
are not in the least understood before what is termed death

Death no overtakes mortals, they will rise no higher spir-
6 advantage itually in the scale of existence on account of
that single experience, but will remain as material as before the transition, still seeking happiness through a ma-
9 terial, instead of through a spiritual sense of life, and from
selfish and inferior motives. That Life or Mind is finite
and physical or is manifested through brain and nerves,
12 is false. Hence Truth comes to destroy this error and
its effects, — sickness, sin, and death. To the spiritual
class, relates the Scripture: "On such the second death
15 hath no power."

If the change called *death* destroyed the belief in sin,
sickness, and death, happiness would be won at the mo-
18 Future ment of dissolution, and be forever permanent;
purification but this is not so. Perfection is gained only
by perfection. They who are unrighteous shall be un-
21 righteous still, until in divine Science Christ, Truth, removes all ignorance and sin.

The sin and error which possess us at the instant of
24 death do not cease at that moment, but endure until the

Sin is death of these errors. To be wholly spiritual,
punished man must be sinless, and he becomes thus only
27 when he reaches perfection. The murderer, though slain
in the act, does not thereby forsake sin. He is no more
spiritual for believing that his body died and learning that
30 his cruel mind died not. His thoughts are no purer until
evil is disarmed by good. His body is as material as his
mind, and *vice versa*.

la Vida tiene que ser eterna, existente por sí misma. La
Vida es el eterno Yo soy, el Ser que era, y es, y que será,
a quien nada puede borrar.

Si el Principio, la regla y la demostración de la existencia del hombre no son comprendidos en lo más mínimo
antes que lo que se llama muerte sorprenda a   No hay
los mortales, éstos no ascenderán espiritual-   ventaja en
mente en la escala de la existencia debido a esa   la muerte
sola experiencia, sino que se quedarán tan materiales
como antes de la transición, aún buscando la felicidad mediante un concepto material, en vez de buscarla mediante
un concepto espiritual de la vida, e impulsados por móviles egoístas e inferiores. Que la Vida o Mente sea finita y
física o que se manifieste por medio del cerebro y los nervios, es falso. Por eso la Verdad viene a destruir ese error
y sus efectos —enfermedad, pecado y muerte. Es a los de
ánimo espiritual que se refieren las Escrituras cuando dicen: "La segunda muerte no tiene potestad sobre éstos".

Si el cambio llamado *muerte* destruyera la creencia en el
pecado, la enfermedad y la muerte, la felicidad se alcan-
zaría en el momento mismo de la disolución y   Purificación
permanecería para siempre; pero eso no es   futura
así. La perfección se consigue sólo con la perfección. Los
que son injustos serán injustos todavía, hasta que en la
Ciencia divina, Cristo, la Verdad, extirpe toda ignorancia
y pecado.

El pecado y el error que nos dominen en el instante de la
muerte no cesan en ese momento, sino que continúan
hasta la muerte de esos errores. Para ser com-   El pecado es
pletamente espiritual, el hombre tiene que estar   castigado
sin pecado, y lo estará sólo cuando alcance la perfección.
El asesino, aunque fuese muerto en flagrante, no por eso
abandona al pecado. No es más espiritual por creer que su
cuerpo murió y por saber que su mente cruel no murió.
Sus pensamientos no son más puros sino hasta que el mal
sea desarmado por el bien. Su cuerpo es tan material como su mente, y viceversa.

1   The suppositions that sin is pardoned while unfor-
saken, that happiness can be genuine in the midst of
3 sin, that the so-called death of the body frees from sin,
and that God's pardon is aught but the destruction of
sin, — these are grave mistakes. We know that all will
6 be changed "in the twinkling of an eye," when the last
trump shall sound; but this last call of wisdom cannot
come till mortals have already yielded to each lesser call
9 in the growth of Christian character. Mortals need not
fancy that belief in the experience of death will awaken
them to glorified being.

12   Universal salvation rests on progression and probation,
and is unattainable without them. Heaven is not a locality, but a divine state of Mind in which all the

Salvation
15 and   manifestations of Mind are harmonious and
probation
immortal, because sin is not there and man is
found having no righteousness of his own, but in posses-
18 sion of "the mind of the Lord," as the Scripture says.

"In the place where the tree falleth, there it shall
be." So we read in Ecclesiastes. This text has been
21 transformed into the popular proverb, "As the tree
falls, so it must lie." As man falleth asleep, so shall he
awake. As death findeth mortal man, so shall he be
24 after death, until probation and growth shall effect the
needed change. Mind never becomes dust. No resurrection from the grave awaits Mind or Life, for the grave
27 has no power over either.

No final judgment awaits mortals, for the judgment-

Day of   day of wisdom comes hourly and continually,
30 judgment   even the judgment by which mortal man is di-
vested of all material error. As for spiritual error there
is none.

Son graves equivocaciones las suposiciones de que el pe- 1
cado es perdonado aunque no se abandone, que la felicidad puede ser genuina en medio del pecado, que la lla- 3
mada muerte del cuerpo libera del pecado y que el perdón
de Dios es cualquier cosa menos la destrucción del pecado. Sabemos que todo será cambiado "en un abrir y ce- 6
rrar de ojos", cuando suene la final trompeta; pero esa
última llamada de la sabiduría no podrá venir hasta que
los mortales ya hayan respondido a cada llamada menor 9
en el desarrollo del carácter cristiano. Los mortales no deben imaginarse que la creencia en la experiencia de la
muerte los despertará a una existencia glorificada. 12

La salvación universal se basa en progreso y probación,
y es inalcanzable sin ellos. El cielo no es una localidad,
sino un estado divino de la Mente, en el cual   Salvación y 15
todas las manifestaciones de la Mente son ar-   probación
moniosas e inmortales, porque el pecado no está ahí y se
encuentra que el hombre no tiene justicia propia, sino que 18
está en posesión de la "mente del Señor", según afirman
las Escrituras.

"En el lugar que el árbol cayere, allí quedará". Así lee- 21
mos en Eclesiastés. Ese texto se ha transformado en el
proverbio popular: "Tal como cae el árbol, así tiene que
quedar". Tal como el hombre se duerme, así despertará. 24
Tal como la muerte encuentre al hombre mortal, así será
éste después de la muerte, hasta que la probación y el desarrollo efectúen el cambio necesario. La Mente jamás se 27
convierte en polvo. Ninguna resurrección de la tumba
espera a la Mente o la Vida, pues la tumba no tiene poder
sobre ninguna. 30

Ningún juicio final espera a los mortales, pues el día
del juicio de la sabiduría viene a toda hora y   El día
continuamente, el juicio por el cual el hombre   del juicio 33
mortal es despojado de todo error material. En cuanto al
error espiritual, no hay tal.

1   When the last mortal fault is destroyed, then the final
trump will sound which will end the battle of Truth with
3 error and mortality; "but of that day and hour, knoweth
no man." Here prophecy pauses. Divine Science alone
can compass the heights and depths of being and reveal
6 the infinite.

Truth will be to us "the resurrection and the life" only
as it destroys all error and the belief that Mind, the only
9 Primitive   immortality of man, can be fettered by the
error   body, and Life be controlled by death. A sinful, sick, and dying mortal is not the likeness of God, the
12 perfect and eternal.

Matter is the primitive belief of mortal mind, because
this so-called mind has no cognizance of Spirit. To
15 mortal mind, matter is substantial, and evil is
real. The so-called senses of mortals are material.
Hence the so-called life of mortals is dependent on
18 matter.

Explaining the origin of material man and mortal mind,
Jesus said: "Why do ye not understand my speech?
21 Even because ye cannot hear my word. Ye are of your
father, the devil [evil], and the lusts of your father ye will
do. He was a murderer from the beginning, and abode
24 not in the truth, because there is no truth in him. When
he speaketh a lie, he speaketh of his own: for he is a liar,
and the father of it."

27   This carnal material mentality, misnamed *mind,* is
mortal. Therefore man would be annihilated, were it
Immortal   not for the spiritual real man's indissoluble
30 man   connection with his God, which Jesus brought
to light. In his resurrection and ascension, Jesus showed
that a mortal man is not the real essence of manhood, and

Cuando la última falta mortal sea destruida, entonces 1
sonará la final trompeta, la cual terminará la lucha de la
Verdad con el error y la mortalidad; "pero del día y la 3
hora nadie sabe". Aquí se detiene la profecía. Sólo la
Ciencia divina puede abarcar las alturas y profundidades
del ser y revelar lo infinito. 6

La Verdad será para nosotros "la resurrección y la vida"
sólo cuando destruya todo error y la creencia de que la
Mente, la única inmortalidad del hombre, pue- El error 9
da estar encadenada por el cuerpo, y la Vida primitivo
gobernada por la muerte. Un mortal, que peca, enferma
y muere, no es la semejanza de Dios, el perfecto y eterno. 12

La materia es la creencia primitiva de la mente mortal,
porque esa llamada mente no tiene conocimiento del
Espíritu. Para la mente mortal, la materia es sustancia y el 15
mal es real. Los llamados sentidos de los mortales son materiales. De ahí que la llamada vida de los mortales dependa de la materia. 18

Explicando el origen del hombre material y de la mente
mortal, Jesús dijo: "¿Por qué no entendéis mi lenguaje?
Porque no podéis escuchar mi palabra. Vosotros sois de 21
vuestro padre el diablo [el mal], y los deseos de vuestro
padre queréis hacer. Él ha sido homicida desde el principio, y no ha permanecido en la verdad, porque no hay ver- 24
dad en él. Cuando habla mentira, de suyo habla; porque
es mentiroso, y padre de mentira".

Esa mentalidad material y carnal, falsamente denomi- 27
nada *mente,* es mortal. Por tanto, el hombre sería aniquilado, si no fuera por el vínculo indisoluble del El hombre
hombre real y espiritual con su Dios, el cual inmortal 30
Jesús reveló. En su resurrección y ascensión, Jesús demostró que el hombre mortal no es la esencia real del

1 that this unreal material mortality disappears in presence
of the reality.

3   Electricity is not a vital fluid, but the least material
form of illusive consciousness, — the material mindless-
Elementary   ness, which forms no link between matter and
6 electricity   Mind, and which destroys itself. Matter and
mortal mind are but different strata of human belief. The
grosser substratum is named matter or body; the more
9 ethereal is called mind. This so-called mind and body
is the illusion called a mortal, a mind in matter. In reality
and in Science, both strata, mortal mind and mortal body,
12 are false representatives of man.

The material so-called gases and forces are counterfeits of the spiritual forces of divine Mind, whose potency
15 is Truth, whose attraction is Love, whose adhesion and
cohesion are Life, perpetuating the eternal facts of being.
Electricity is the sharp surplus of materiality which coun-
18 terfeits the true essence of spirituality or truth, — the
great difference being that electricity is not intelligent,
while spiritual truth is Mind.

21   There is no vapid fury of mortal mind — expressed in
earthquake, wind, wave, lightning, fire, bestial ferocity
The counter-   — and this so-called mind is self-destroyed.
24 feit forces   The manifestations of evil, which counterfeit
divine justice, are called in the Scriptures, "The anger
of the Lord." In reality, they show the self-destruction
27 of error or matter and point to matter's opposite, the
strength and permanency of Spirit. Christian Science
brings to light Truth and its supremacy, universal har-
30 mony, the entireness of God, good, and the nothingness
of evil.

The five physical senses are the avenues and instru-

hombre y que esa mortalidad material e irreal desaparece 1
en presencia de la realidad.

La electricidad no es un fluido vital, sino la forma 3
menos material de consciencia ilusiva —un estado material sin mente, que no forma eslabón alguno   Electricidad
entre la materia y la Mente, y que se destruye a   elemental 6
sí mismo. La materia y la mente mortal no son sino diferentes estratos de creencia humana. El estrato más tosco es
denominado materia o cuerpo; el más etéreo es llamado 9
mente. Esa mente y ese cuerpo, así llamados, son la ilusión llamada un mortal, una mente en la materia. En la
realidad y en la Ciencia, ambos estratos, la mente mortal y 12
el cuerpo mortal, son falsos representantes del hombre.

Los llamados gases y fuerzas materiales son contrahechuras de las fuerzas espirituales de la Mente divina, cuya 15
potencia es la Verdad, cuya atracción es el Amor, cuya adhesión y cohesión son la Vida, que perpetúan las realidades eternas del ser. La electricidad es el agudo exce- 18
dente de la materialidad que contrahace a la verdadera
esencia de la espiritualidad o verdad —siendo la gran diferencia que la electricidad no es inteligente, mientras que 21
la verdad espiritual es Mente.

No hay vana furia de la mente mortal —expresada en
terremotos, vientos, olas, relámpagos, fuego y ferocidad 24
bestial— y esa llamada mente se destruye a sí   El remedo
misma. Las manifestaciones del mal, que con-   de las fuerzas
trahacen la justicia divina, se llaman en las Escrituras "la 27
ira de Jehová". En realidad, demuestran la autodestrucción del error o materia e indican lo contrario de la materia, la fuerza y permanencia del Espíritu. La Ciencia 30
Cristiana revela la Verdad y la supremacía de ésta, la armonía universal, la totalidad de Dios, el bien, y la nada del
mal.   33

Los cinco sentidos físicos son las vías e instrumentos

1 ments of human error, and they correspond with error.
   These senses indicate the common human belief, that life,
3 Instruments
of error substance, and intelligence are a unison of
   matter with Spirit. This is pantheism, and
   carries within itself the seeds of all error.

6   If man is both mind and matter, the loss of one finger
   would take away some quality and quantity of the man,
   for matter and man would be one.

9   The belief that matter thinks, sees, or feels is not more
   real than the belief that matter enjoys and suffers. This
   Mortal
verdict mortal belief, misnamed *man,* is error, saying:
12   "Matter has intelligence and sensation. Nerves
   feel. Brain thinks and sins. The stomach can make a
   man cross. Injury can cripple and matter can kill man."
15 This verdict of the so-called material senses victimizes
   mortals, taught, as they are by physiology and pathology,
   to revere false testimony, even the errors that are destroyed
18 by Truth through spiritual sense and Science.

      The lines of demarcation between immortal man, repre-
   senting Spirit, and mortal man, representing the error that
21 Mythical
pleasure life and intelligence are in matter, show the
   pleasures and pains of matter to be myths, and
   human belief in them to be the father of mythology, in
24 which matter is represented as divided into intelligent gods.
   Man's genuine selfhood is recognizable only in what is
   good and true. Man is neither self-made nor made by
27 mortals. God created man.

      The inebriate believes that there is pleasure in intoxica-
   tion. The thief believes that he gains something by steal-
30 ing, and the hypocrite that he is hiding himself. The
   Science of Mind corrects such mistakes, for Truth demonstrates the falsity of error.

del error humano y corresponden con el error. Esos senti- 1
dos indican la creencia humana común de que   Instrumentos
la vida, la sustancia y la inteligencia son un   del error   3
sincronismo de materia y Espíritu. Eso es panteísmo y
lleva en sí mismo las semillas de todo error.

Si el hombre fuera mente y materia a la vez, la pérdida 6
de un solo dedo quitaría a un hombre cierta cualidad y
cantidad, porque la materia y el hombre serían uno.

La creencia de que la materia piensa, ve o siente no es 9
más real que la creencia de que la materia goza y sufre.
Esa creencia mortal, falsamente denominada   Veredicto
hombre, es el error, que dice: "La materia tiene   mortal   12
inteligencia y sensación. Los nervios sienten. El cerebro
piensa y peca. El estómago puede malhumorar a un hombre. Una herida puede estropear al hombre y la materia 15
matarlo". Ese veredicto de los llamados sentidos materiales hace víctimas a los mortales, enseñados, como están,
por la fisiología y la patología, a reverenciar falsos testi- 18
monios, o sean los errores que son destruidos por la Verdad mediante el sentido espiritual y la Ciencia.

Las líneas de demarcación entre el hombre inmortal, 21
que representa al Espíritu, y el hombre mortal, que representa al error de que la vida y la inteligencia   Mítico placer
están en la materia, demuestran que los place-   24
res y dolores de la materia son mitos y que la creencia
humana en ellos es el padre de la mitología, en la cual la
materia está representada como dividida en dioses inteli- 27
gentes. La individualidad genuina del hombre se puede
reconocer sólo en lo que es bueno y verdadero. El hombre
no es creado por sí mismo, ni por los mortales. Dios creó 30
al hombre.

El ebrio cree que hay placer en la embriaguez. El la-
drón cree que gana algo robando, y el hipócrita que se está 33
encubriendo. La Ciencia de la Mente corrige tales equivocaciones, pues la Verdad demuestra la falsedad del error.

295 Science of Being

1 The belief that a severed limb is aching in the old loca-
Severed tion, the sensation seeming to be in nerves which
3 members are no longer there, is an added proof of the un-
reliability of physical testimony.

God creates and governs the universe, including man.
6 The universe is filled with spiritual ideas, which He
evolves, and they are obedient to the Mind
Mortals
unlike that makes them. Mortal mind would trans-
9 immortals form the spiritual into the material, and then
recover man's original self in order to escape from the
mortality of this error. Mortals are not like immortals,
12 created in God's own image; but infinite Spirit being all,
mortal consciousness will at last yield to the scientific fact
and disappear, and the real sense of being, perfect and
15 forever intact, will appear.

The manifestation of God through mortals is as light
passing through the window-pane. The light and the
18 Goodness glass never mingle, but as matter, the glass
transparent is less opaque than the walls. The mortal
mind through which Truth appears most vividly is that
21 one which has lost much materiality — much error — in
order to become a better transparency for Truth. Then,
like a cloud melting into thin vapor, it no longer hides
24 the sun.

All that is called mortal thought is made up of error.
The theoretical mind is matter, named *brain,* or *mate-*
27 Brainology *rial consciousness,* the exact opposite of real
a myth Mind, or Spirit. Brainology teaches that
mortals are created to suffer and die. It further
30 teaches that when man is dead, his immortal soul is
resurrected from death and mortality. Thus error the-
orizes that spirit is born of matter and returns to mat-

La creencia de que un miembro amputado está doliendo 1
en el lugar en que estuvo, pareciendo que la   Miembros
sensación está en los nervios que ya no están   amputados 3
allí, es una prueba más de que el testimonio físico no es
digno de confianza.

Dios crea y gobierna el universo, incluso el hombre. El 6
universo está lleno de ideas espirituales, que Dios desarrolla, y éstas obedecen a la Mente que las crea.   Los mortales
La mente mortal quisiera transformar lo espiri-   difieren de 9
tual en lo material y después recuperar la enti-   los inmortales
dad original del hombre para escapar de la mortalidad de
ese error. Los mortales no son como los inmortales, crea- 12
dos a imagen de Dios; pero siendo el Espíritu infinito todo,
la consciencia mortal se someterá finalmente a la realidad
científica y desaparecerá, y el verdadero concepto del ser, 15
perfecto y eternamente intacto, aparecerá.

La manifestación de Dios a través de los mortales es
como el paso de la luz por el cristal de la ventana. La luz y 18
el cristal nunca se mezclan, pero, como materia, La bondad es
el cristal es menos opaco que las paredes. La   transparente
mente mortal a través de la cual aparece más claramente la 21
Verdad es aquella que ha perdido mucha materialidad —
mucho error— para ofrecer mayor transparencia a la Verdad. Entonces, como una nube que se desvanece en tenue 24
vapor, ya no oculta más al sol.

Todo lo que es llamado pensamiento mortal está constituido de error. La mente teórica es materia, llamada 27
cerebro, o *consciencia material,* lo diametral- La cerebrolo-
mente opuesto de la Mente verdadera, o Espí-   gía un mito
ritu. La cerebrología enseña que los mortales son crea- 30
dos para sufrir y morir. Además enseña que, cuando
el hombre ha muerto, su alma inmortal es resucitada de la
muerte y de la mortalidad. Así es como el error conjetura 33
que el espíritu nace de la materia y vuelve a la materia, y

1 ter, and that man has a resurrection from dust; whereas
   Science unfolds the eternal verity, that man is the spiritual,
3 eternal reflection of God.

   Progress is born of experience. It is the ripening of
   mortal man, through which the mortal is dropped for
6 Scientific   the immortal. Either here or hereafter, suf-
   purgation   fering or Science must destroy all illusions
   regarding life and mind, and regenerate material sense
9 and self. The old man with his deeds must be put off.
   Nothing sensual or sinful is immortal. The death of a
   false material sense and of sin, not the death of organic
12 matter, is what reveals man and Life, harmonious, real,
   and eternal.

   The so-called pleasures and pains of matter perish,
15 and they must go out under the blaze of Truth, spiritual
   sense, and the actuality of being. Mortal belief must lose
   all satisfaction in error and sin in order to part with
18 them.

   Whether mortals will learn this sooner or later, and
   how long they will suffer the pangs of destruction, de-
21 pends upon the tenacity of error.

   The knowledge obtained from the corporeal senses
   leads to sin and death. When the evidence of Spirit
24 Mixed   and matter, Truth and error, seems to com-
   testimony   mingle, it rests upon foundations which time
   is wearing away. Mortal mind judges by the testimony
27 of the material senses, until Science obliterates this false
   testimony. An improved belief is one step out of error,
   and aids in taking the next step and in understanding
30 the situation in Christian Science.

   Mortal belief is a liar from the beginning, not deserving
   power. It says to mortals, "You are wretched!" and they

que el hombre resucita del polvo; mientras que la Ciencia 1
revela la eterna verdad de que el hombre es el reflejo espiritual y eterno de Dios. 3

El progreso nace de la experiencia. Es la maduración
del hombre mortal mediante la cual se abandona lo mortal
por lo inmortal. Bien aquí o en el más allá, el   Purificación 6
sufrimiento o la Ciencia tiene que destruir to-   científica
das las ilusiones con respecto a la vida y la mente y regene-
rar el sentido y el yo materiales. Tenemos que despojarnos 9
del viejo hombre con sus hechos. Nada que sea sensual o
pecaminoso es inmortal. La muerte de un falso concepto
material y la del pecado, no la muerte de la materia or- 12
gánica, es lo que revela que el hombre y la Vida son armoniosos, reales y eternos.

Los llamados placeres y dolores de la materia perecen, y 15
tienen que desvanecerse ante el resplandor de la Verdad, el
sentido espiritual, y la realidad del ser. La creencia mortal tiene que perder toda satisfacción en el error y el pe- 18
cado para deshacerse de ellos.

Si es que los mortales van a aprender eso ahora o más
tarde, y por cuánto tiempo sufrirán los tormentos de la 21
destrucción, depende de la tenacidad del error.

Los conocimientos obtenidos de los sentidos corporales
conducen al pecado y a la muerte. Cuando la evidencia 24
del Espíritu parece mezclarse con la de la ma-   Testimonio
teria, y la de la Verdad con la del error, des-   mezclado
cansa sobre cimientos que el tiempo va deteriorando. 27
La mente mortal juzga por el testimonio de los sentidos
materiales, hasta que la Ciencia borra ese falso testimonio.
Una creencia mejorada es un paso fuera del error y ayuda 30
a dar el paso siguiente y a comprender la situación en la
Ciencia Cristiana.

La creencia mortal es mentirosa desde el comienzo y no 33
merece poder. Dice a los mortales: "¡Sois desdichados!" y

1 think they are so; and nothing can change this state, until
the belief changes. Mortal belief says, "You are happy!"
3 Belief an   and mortals are so; and no circumstance can
autocrat   alter the situation, until the belief on this subject changes. Human belief says to mortals, "You are
6 sick!" and this testimony manifests itself on the body as
sickness. It is as necessary for a health-illusion, as for
an illusion of sickness, to be instructed out of itself into
9 the understanding of what constitutes health; for a change
in either a health-belief or a belief in sickness affects the
physical condition.

12 Erroneous belief is destroyed by truth. Change the
evidence, and that disappears which before seemed real
Self-   to this false belief, and the human conscious-
15 improvement   ness rises higher. Thus the reality of being
is attained and man found to be immortal. The only
fact concerning any material concept is, that it is neither
18 scientific nor eternal, but subject to change and dissolution.

Faith is higher and more spiritual than belief. It is
21 a chrysalis state of human thought, in which spiritual
Faith higher   evidence, contradicting the testimony of mate-
than belief   rial sense, begins to appear, and Truth, the
24 ever-present, is becoming understood. Human thoughts
have their degrees of comparison. Some thoughts are
better than others. A belief in Truth is better than a
27 belief in error, but no mortal testimony is founded on the
divine rock. Mortal testimony can be shaken. Until
belief becomes faith, and faith becomes spiritual under-
30 standing, human thought has little relation to the actual
or divine.

A mortal belief fulfils its own conditions. Sickness,

ellos creen que lo son; y nada puede cambiar ese estado, 1
hasta que cambia la creencia. La creencia mortal dice:
"¡Sois felices!" y los mortales lo son; y no hay
circunstancia que pueda alterar la situación, 3
hasta que cambie la creencia sobre ese tema. La creencia
humana dice a los mortales: "¡Estáis enfermos!" y ese tes- 6
timonio se manifiesta en el cuerpo como enfermedad. Es
tan necesario instruir a una ilusión de salud, como a una
de enfermedad, para que, saliendo de sí misma, com- 9
prenda lo que constituye la salud; pues un cambio tanto en
una creencia de salud como en una creencia de enfermedad afecta a la condición física. 12

La creencia del margen: *La creencia es autócrata*

La creencia errónea es destruida por la verdad. Cambiad el testimonio, y desaparece aquello que antes parecía
real a esa creencia falsa, y la consciencia 15
humana se eleva más alto. Así se alcanza la
realidad del ser y se comprende que el hombre
es inmortal. El único hecho concerniente a cualquier con- 18
cepto material es que no es ni científico ni eterno, sino que
está sujeto a cambio y disolución.

La creencia del margen: *El autoper- fecciona- miento*

La fe es más elevada y más espiritual que la creencia. 21
Es un estado de crisálida del pensamiento humano, en el
cual la evidencia espiritual, contradiciendo al
testimonio de los sentidos materiales, empieza a 24
aparecer, y la Verdad, lo siempre presente, empieza a comprenderse. Los pensamientos humanos tienen
sus grados de comparación. Algunos pensamientos son 27
mejores que otros. Una creencia en la Verdad es mejor
que una creencia en el error, pero ningún testimonio mortal está fundado sobre la roca divina. El testimonio mortal 30
puede ser sacudido. Hasta que la creencia se convierte en
fe y la fe en comprensión espiritual, el pensamiento humano tiene poca relación con lo real o divino. 33

La creencia del margen: *La fe es más elevada que la creencia*

Una creencia mortal realiza sus propias condiciones. La

1 sin, and death are the vague realities of human conclusions. Life, Truth, and Love are the realities of divine
3 Science. They dawn in faith and glow full-orbed in
   spiritual understanding. As a cloud hides the sun it
   cannot extinguish, so false belief silences for a while the
6 voice of immutable harmony, but false belief cannot destroy Science armed with faith, hope, and fruition.

      What is termed material sense can report only a mor-
9 tal temporary sense of things, whereas spiritual sense can
   Truth's   bear witness only to Truth. To material sense,
   witness   the unreal is the real until this sense is corrected
12 by Christian Science.

      Spiritual sense, contradicting the material senses, in-
   volves intuition, hope, faith, understanding, fruition, real-
15 ity. Material sense expresses the belief that mind is in
   matter. This human belief, alternating between a sense
   of pleasure and pain, hope and fear, life and death, never
18 reaches beyond the boundary of the mortal or the unreal.
   When the real is attained, which is announced by Science,
   joy is no longer a trembler, nor is hope a cheat. Spirit-
21 ual ideas, like numbers and notes, start from Principle,
   and admit no materialistic beliefs. Spiritual ideas lead
   up to their divine origin, God, and to the spiritual sense
24 of being.

      Angels are not etherealized human beings, evolving
   animal qualities in their wings; but they are celestial
27 Thought-   visitants, flying on spiritual, not material,
   angels   pinions. Angels are pure thoughts from God,
   winged with Truth and Love, no matter what their indi-
30 vidualism may be. Human conjecture confers upon angels
   its own forms of thought, marked with superstitious outlines, making them human creatures with suggestive

enfermedad, el pecado y la muerte son las vagas realidades 1
de conclusiones humanas. La Vida, la Verdad y el Amor
son las realidades de la Ciencia divina. Amanecen en la fe 3
y resplandecen de lleno en la comprensión espiritual. Así
como una nube oculta al sol, que no le es posible extinguir,
así también la creencia falsa temporariamente acalla 6
la voz de la armonía inmutable; pero la creencia falsa
no puede destruir a la Ciencia armada de fe, esperanza y
realización. 9

Lo que se denomina sentido material puede informar
sólo sobre un concepto mortal y temporario de las cosas,
mientras que el sentido espiritual puede testifi-   Testigo de 12
car sólo de la Verdad. Para los sentidos mate-   la Verdad
riales, lo irreal es lo real, hasta que ese concepto es corre-
gido por la Ciencia Cristiana. 15

El sentido espiritual, contradiciendo los sentidos materiales, entraña intuición, esperanza, fe, comprensión, realización, realidad. El sentido material expresa la creencia 18
de que la mente está en la materia. Esa creencia humana,
alternando entre un sentido de placer y dolor, de esperanza y temor, de vida y muerte, nunca traspasa el límite de 21
lo mortal o irreal. Cuando se logra lo real, lo cual es
anunciado por la Ciencia, la alegría ya no tiembla ni
nos defrauda la esperanza. Las ideas espirituales, como 24
los números y las notas, parten del Principio y no admiten
creencias materialistas. Las ideas espirituales conducen
a su origen divino, Dios, y al concepto espiritual del ser. 27

Los ángeles no son seres humanos etéreos, desplegando
en sus alas cualidades animales, sino visitantes celestiales,
que vuelan con alas espirituales, no materiales.   Los ángeles 30
Los ángeles son pensamientos puros que ema-   son pen-
nan de Dios, alados con Verdad y Amor, cual-   samientos
quiera que sea su individualidad. La conjetura humana 33
confiere a los ángeles sus propias formas de pensamiento,
delineadas con contornos originados por la superstición,
haciendo de ellos criaturas humanas supuestamente em- 36

1 feathers; but this is only fancy. It has behind it no more
reality than has the sculptor's thought when he carves
3 his "Statue of Liberty," which embodies his conception of an unseen quality or condition, but which has
no physical antecedent reality save in the artist's own ob-
6 servation and "chambers of imagery."

My angels are exalted thoughts, appearing at the door
of some sepulchre, in which human belief has buried
9 Our angelic   its fondest earthly hopes. With white fin-
messengers   gers they point upward to a new and glorified trust, to higher ideals of life and its joys. Angels
12 are God's representatives. These upward-soaring beings
never lead towards self, sin, or materiality, but guide to
the divine Principle of all good, whither every real indi-
15 viduality, image, or likeness of God, gathers. By giving
earnest heed to these spiritual guides they tarry with us,
and we entertain "angels unawares."

18 Knowledge gained from material sense is figuratively
represented in Scripture as a tree, bearing the fruits of
Knowledge   sin, sickness, and death. Ought we not then
21 and Truth   to judge the knowledge thus obtained to be
untrue and dangerous, since "the tree is known by his
fruit"?

24 Truth never destroys God's idea. Truth is spiritual,
eternal substance, which cannot destroy the right reflection. Corporeal sense, or error, may seem to hide Truth,
27 health, harmony, and Science, as the mist obscures the
sun or the mountain; but Science, the sunshine of Truth,
will melt away the shadow and reveal the celestial
30 peaks.

If man were solely a creature of the material senses,
he would have no eternal Principle and would be mutable

plumadas; pero eso es sólo fantasía. No la respalda más 1
realidad de la que tiene el pensamiento del escultor
cuando éste esculpe su "Estatua de la Libertad", la cual in- 3
corpora su concepción de una cualidad o condición invisible, pero que carece de realidad física antecedente, salvo
en la observación y en las "cámaras... de imágenes" del ar- 6
tista.

Mis ángeles son pensamientos elevados, que aparecen a
la puerta de algún sepulcro, en el cual la creencia humana 9
ha enterrado sus más caras esperanzas terre- *Nuestros*
nales. Con blancos dedos señalan hacia lo alto, *mensajeros*
hacia una confianza nueva y glorificada, hacia *angélicos* 12
ideales más elevados de la vida y sus goces. Los ángeles
son representantes de Dios. Esos seres de vuelo ascendente nunca conducen hacia el egoísmo, el pecado o la ma- 15
terialidad, sino que guían hacia el Principio divino de todo
bien, donde se reúne toda verdadera individualidad, imagen o semejanza de Dios. Al prestarles atención sincera 18
a esos guías espirituales, se quedan con nosotros, y hospe-
damos "a ángeles, sin saberlo".

El conocimiento obtenido de los sentidos materiales está 21
representado simbólicamente en la Biblia por un árbol que
da el fruto del pecado, de la enfermedad y de la *Conocimien-*
muerte. ¿No debiéramos, entonces, estimar *to y Verdad* 24
que el conocimiento así obtenido es falso y peligroso, toda
vez que "por el fruto se conoce el árbol"?

La Verdad jamás destruye a la idea de Dios. La Verdad 27
es la sustancia espiritual y eterna, la cual no puede destruir al verdadero reflejo. El sentido corporal, o el error,
puede que parezca ocultar a la Verdad, a la salud, a 30
la armonía y a la Ciencia, así como la niebla oscurece al
sol o a la montaña; pero la Ciencia, o sea, el sol de la
Verdad, disipará la sombra y revelará las cumbres celes- 33
tiales.

Si el hombre fuese únicamente una criatura de los sentidos materiales, no tendría Principio eterno y sería mutable 36

1 and mortal. Human logic is awry when it attempts
to draw correct spiritual conclusions regarding life from

3 *Old and*   matter. Finite sense has no true apprecia-
new man   tion of infinite Principle, God, or of His infinite image or reflection, man. The mirage, which makes

6 trees and cities seem to be where they are not, illustrates
the illusion of material man, who cannot be the image
of God.

9   So far as the scientific statement as to man is understood, it can be proved and will bring to light the true
reflection of God — the real man, or the *new* man (as

12 St. Paul has it).

The temporal and unreal never touch the eternal and
real. The mutable and imperfect never touch the im-

15 *The tares*   mutable and perfect. The inharmonious and
and wheat   self-destructive never touch the harmonious
and self-existent. These opposite qualities are the tares

18 and wheat, which never really mingle, though (to mortal
sight) they grow side by side until the harvest; then, Science separates the wheat from the tares, through the real-

21 ization of God as ever present and of man as reflecting
the divine likeness.

Spirit is God, Soul; therefore Soul is not in matter. If

24 Spirit were in matter, God would have no representative,
The divine   and matter would be identical with God.
reflection   The theory that soul, spirit, intelligence, in-

27 habits matter is taught by the schools. This theory is
unscientific. The universe reflects and expresses the divine substance or Mind; therefore God is seen only in the

30 spiritual universe and spiritual man, as the sun is seen in
the ray of light which goes out from it. God is revealed only in that which reflects Life, Truth, Love, —

y mortal. La lógica humana está desorientada cuando in- 1
tenta deducir de la materia correctas conclusiones espirituales referentes a la vida. El sentido finito no
tiene una percepción verdadera del Principio   *El viejo* 3
                                                  hombre y
infinito, Dios, o de Su imagen infinita o reflejo *el nuevo*
infinito, el hombre. El espejismo, que hace que árboles y ciu- 6
dades parezcan estar donde no están, ilustra la ilusión del
hombre material, el cual no puede ser la imagen de Dios.

En la medida en que se comprenda la exposición cientí- 9
fica en cuanto al hombre, podrá ser demostrada y revelará
al verdadero reflejo de Dios —el hombre real, o el *nuevo*
hombre (como lo expresa San Pablo). 12

Lo temporal y lo irreal nunca tocan lo eterno y lo real.
Lo mutable y lo imperfecto nunca tocan lo inmutable y lo
perfecto. Lo inarmónico y lo autodestructivo   *La cizaña* 15
nunca tocan lo armónico y lo autoexistente.   *y el trigo*
Esas cualidades opuestas son la cizaña y el trigo, que realmente jamás se mezclan, aunque (a la vista mortal) crez- 18
can juntos hasta la cosecha; entonces la Ciencia separa el
trigo de la cizaña mediante la comprensión de que Dios
está siempre presente y que el hombre refleja la semejanza 21
divina.

El Espíritu es Dios, el Alma; por lo tanto, el Alma no
está en la materia. Si el Espíritu estuviera en la materia, 24
Dios no tendría representante, y la materia   *El reflejo*
sería idéntica a Dios. La teoría de que el alma, *divino*
espíritu, inteligencia, habita en la materia es enseñada por 27
las escuelas. Esa teoría no es científica. El universo refleja y expresa la sustancia divina o Mente; por lo tanto,
Dios es visto sólo en el universo espiritual y en el hombre 30
espiritual, así como el sol es visto en el rayo de luz que
emana de él. Dios es revelado sólo en lo que refleja a la

1 yea, which manifests God's attributes and power, even
as the human likeness thrown upon the mirror, repeats
3 the color, form, and action of the person in front of the
mirror.

Few persons comprehend what Christian Science
6 means by the word *reflection*. To himself, mortal and
material man seems to be substance, but his sense of
substance involves error and therefore is material,
9 temporal.

On the other hand, the immortal, spiritual man is really
substantial, and reflects the eternal substance, or Spirit,
12 which mortals hope for. He reflects the divine, which
constitutes the only real and eternal entity. This reflection
seems to mortal sense transcendental, because the spiritual
15 man's substantiality transcends mortal vision and is revealed only through divine Science.

As God is substance and man is the divine image and
18 likeness, man should wish for, and in reality has, only
the substance of good, the substance of Spirit,
not matter. The belief that man has any other
21 substance, or mind, is not spiritual and breaks
the First Commandment, Thou shalt have one God, one
Mind. Mortal man seems to himself to be material sub-
24 stance, while man is "image" (idea). Delusion, sin, disease, and death arise from the false testimony of material
sense, which, from a supposed standpoint outside the
27 focal distance of infinite Spirit, presents an inverted image
of Mind and substance with everything turned upside
down.

30 This falsity presupposes soul to be an unsubstantial
dweller in material forms, and man to be material instead
of spiritual. Immortality is not bounded by mortality.

Inverted images and ideas

Vida, a la Verdad y al Amor —sí, en aquello que mani- 1
fiesta los atributos y el poder de Dios, así como la semejanza humana proyectada en el espejo repite el color, la 3
forma y la acción de la persona que está frente al espejo.

Pocas personas comprenden lo que la Ciencia Cristiana
da a entender con la palabra *reflejo*. El hombre mortal y 6
material supone que él mismo es sustancia, pero su concepto de sustancia implica error y por eso ese concepto es
material, temporal. 9

Por otra parte, el hombre inmortal y espiritual es realmente sustancial y refleja la sustancia eterna, o el Espíritu,
a la que los mortales aspiran. Refleja lo divino, que cons- 12
tituye la única entidad real y eterna. Ese reflejar parece
trascendental para el sentido mortal, porque la sustancialidad del hombre espiritual trasciende la visión mortal y es 15
revelada únicamente por medio de la Ciencia divina.

Puesto que Dios es sustancia y el hombre es la imagen y
semejanza divina, el hombre debe desear, y en realidad 18
posee, sólo la sustancia del bien, la sustancia
del Espíritu, no de la materia. La creencia de   Imágenes
e ideas
que el hombre tiene otra sustancia, o mente, no   invertidas
es espiritual y quebranta el Primer Mandamiento: Tendrás 21
un solo Dios, una sola Mente. Al hombre mortal le parece
que él es sustancia material, mientras que el hombre es 24
"imagen" (idea). El engaño, el pecado, la enfermedad y la
muerte son el resultado del falso testimonio del sentido
material, el cual, desde un punto de vista hipotético, si- 27
tuado fuera de la distancia focal del Espíritu infinito, presenta una imagen invertida de la Mente y de la sustancia,
con todo puesto al revés. 30

Esa falsedad presupone que el alma es un morador in-
sustancial dentro de formas materiales y que el hombre es
material en vez de espiritual. La inmortalidad no está li- 33

1 Soul is not compassed by finiteness. Principle is not to
be found in fragmentary ideas.

3   The material body and mind are temporal, but the
real man is spiritual and eternal. The identity of the
Identity   real man is not lost, but found through this
6 not lost   explanation; for the conscious infinitude of
existence and of all identity is thereby discerned and remains unchanged. It is impossible that man should lose
9 aught that is real, when God is all and eternally his. The
notion that mind is in matter, and that the so-called pleasures and pains, the birth, sin, sickness, and death of
12 matter, are real, is a mortal belief; and this belief is all
that will ever be lost.

Continuing our definition of *man,* let us remember that
15 harmonious and immortal man has existed forever, and
Definition   is always beyond and above the mortal illu-
of man   sion of any life, substance, and intelligence
18 as existent in matter. This statement is based on fact,
not fable. The Science of being reveals man as perfect,
even as the Father is perfect, because the Soul, or Mind,
21 of the spiritual man is God, the divine Principle of all
being, and because this real man is governed by Soul
instead of sense, by the law of Spirit, not by the so-called
24 laws of matter.

God is Love. He is therefore the divine, infinite Principle, called Person or God. Man's true consciousness
27 is in the mental, not in any bodily or personal likeness
to Spirit. Indeed, the body presents no proper likeness
of divinity, though mortal sense would fain have us so
30 believe.

Even in Christian Science, reproduction by Spirit's
individual ideas is but the reflection of the creative power

mitada por la mortalidad. El Alma no está circunscrita
por lo finito. El Principio no se puede encontrar en ideas
fragmentarias.

El cuerpo y la mente materiales son temporales, pero el
hombre real es espiritual y eterno. La identidad del hombre real no se pierde, sino que es hallada me- *La identidad
diante esa explicación; pues la consciente infi- *no se pierde*
nitud de la existencia y de toda identidad es así discernida
y permanece inalterada. Es imposible que el hombre pierda algo que es real, puesto que Dios es todo y eternamente suyo. La noción de que la mente está en la materia y
que los llamados placeres y dolores, el nacimiento, pecado, enfermedad y muerte, de la materia, son reales, es
una creencia mortal; y esa creencia es lo único que se
perderá.

Continuando nuestra definición del *hombre,* recordemos
que el hombre armonioso e inmortal ha existido eternamente, y siempre está más allá y por encima de *La definición
la ilusión mortal de que pueda existir vida, sus- *del hombre*
tancia e inteligencia en la materia. Esa declaración está
basada en la verdad y no en una fábula. La Ciencia del
ser revela que el hombre es perfecto, así como el Padre es
perfecto, porque el Alma, o la Mente, del hombre espiritual es Dios, el Principio divino de todo ser, y porque ese
hombre real es gobernado por el Alma y no por los sentidos, por la ley del Espíritu y no por las supuestas leyes de
la materia.

Dios es Amor. Es, por lo tanto, el Principio divino e infinito, llamado Persona o Dios. La verdadera consciencia
del hombre está en su semejanza mental con el Espíritu,
no en una semejanza corporal o personal. Por cierto, el
cuerpo no presenta semejanza verdadera de la divinidad,
aunque el sentido mortal gustosamente nos lo quisiera
hacer creer.

Aun en la Ciencia Cristiana, la reproducción por las
ideas individuales del Espíritu no es sino el reflejar del

1 of the divine Principle of those ideas. The reflection,
through mental manifestation, of the multitudinous
3 Mental   forms of Mind which people the realm of
propagation   the real is controlled by Mind, the Principle
governing the reflection. Multiplication of God's chil-
6 dren comes from no power of propagation in matter, it
is the reflection of Spirit.

The minutiæ of lesser individualities reflect the one di-
9 vine individuality and are comprehended in and formed
by Spirit, not by material sensation. Whatever reflects
Mind, Life, Truth, and Love, is spiritually conceived and
12 brought forth; but the statement that man is conceived
and evolved both spiritually and materially, or by both
God and man, contradicts this eternal truth. All the
15 vanity of the ages can never make both these contraries
true. Divine Science lays the axe at the root of the illusion that life, or mind, is formed by or is in the material
18 body, and Science will eventually destroy this illusion
through the self-destruction of all error and the beatified
understanding of the Science of Life.

21   The belief that pain and pleasure, life and death, holi-
Error   ness and unholiness, mingle in man, — that
defined   mortal, material man is the likeness of God
24 and is himself a creator, — is a fatal error.

God, without the image and likeness of Himself, would
be a nonentity, or Mind unexpressed. He would be
27 Man's   without a witness or proof of His own na-
entity   ture. Spiritual man is the image or idea of
spiritual   God, an idea which cannot be lost nor sep-
30 arated from its divine Principle. When the evidence
before the material senses yielded to spiritual sense, the
apostle declared that nothing could alienate him from

poder creativo del Principio divino de esas ideas. El refle- 1
jar, mediante manifestación mental, de las innumerables
formas de la Mente que pueblan el reino de lo Propagación 3
real, es regido por la Mente, el Principio que mental
gobierna ese reflejar. La multiplicación de los hijos de
Dios no procede de ningún poder de propagación en la 6
materia, sino que es la reflexión del Espíritu.

Las minucias de individualidades menores reflejan la
única individualidad divina, están comprendidas en el 9
Espíritu y son formadas por el Espíritu, no por la sensación material. Todo lo que refleja Mente, Vida, Verdad y
Amor es concebido y dado a luz espiritualmente; pero la 12
afirmación de que el hombre es concebido y desarrollado tanto material como espiritualmente, o por Dios y el
hombre a la vez, contradice esa verdad eterna. Toda la 15
vanidad de los siglos jamás puede hacer que esos dos contrarios sean verídicos a la vez. La Ciencia divina pone el
hacha a la raíz de la ilusión de que la vida, o la mente, sea 18
formada por el cuerpo material, o que habite en él, y la
Ciencia finalmente destruirá esa ilusión mediante la autodestrucción de todo error y mediante la comprensión ben- 21
dita de la Ciencia de la Vida.

La creencia de que el dolor y el placer, la vida y la
muerte, la santidad y la impiedad se mezclan Definición 24
en el hombre —que el hombre mortal y mate- del error
rial es la semejanza de Dios y que el hombre mismo es un
creador— es un error funesto. 27

Dios, sin Su propia imagen y semejanza, no tendría entidad, sería una Mente inexpresada. No tendría testigo o
prueba de Su naturaleza. El hombre espiritual La entidad 30
es la imagen o idea de Dios, una idea que no del hombre es
puede perderse ni separarse de su Principio di- espiritual
vino. Cuando el testimonio de los sentidos materiales ce- 33
dió al sentido espiritual, el apóstol declaró que nada podía

1 God, from the sweet sense and presence of Life and
Truth.

3   It is ignorance and false belief, based on a material
sense of things, which hide spiritual beauty and good-

Man
6 inseparable
from Love ness. Understanding this, Paul said: "Neither death, nor life, . . . nor things present,
nor things to come, nor height, nor depth, nor
any other creature, shall be able to separate us from
9 the love of God." This is the doctrine of Christian
Science: that divine Love cannot be deprived of its
manifestation, or object; that joy cannot be turned into
12 sorrow, for sorrow is not the master of joy; that good can
never produce evil; that matter can never produce mind
nor life result in death. The perfect man — governed
15 by God, his perfect Principle — is sinless and eternal.

Harmony is produced by its Principle, is controlled
by it and abides with it. Divine Principle is the Life
18 Harmony
natural of man. Man's happiness is not, therefore, at
the disposal of physical sense. Truth is not
contaminated by error. Harmony in man is as beautiful
21 as in music, and discord is unnatural, unreal.

The science of music governs tones. If mortals caught
harmony through material sense, they would lose har-
24 mony, if time or accident robbed them of material sense.
To be master of chords and discords, the science of
music must be understood. Left to the decisions
27 of material sense, music is liable to be misappre-
hended and lost in confusion. Controlled by belief,
instead of understanding, music is, must be, imper-
30 fectly expressed. So man, not understanding the Science of being, — thrusting aside his divine Principle as
incomprehensible, — is abandoned to conjectures, left in

separarle de Dios, de la dulce sensación y presencia de la   1
Vida y la Verdad.

Son la ignorancia y las creencias falsas, basadas en un   3
concepto material de las cosas, lo que oculta a la belleza
y bondad espirituales. Comprendiendo eso,
Pablo dijo: "Ni la muerte, ni la vida,... ni lo   *El hombre inseparable del Amor*   6
presente, ni lo por venir, ni lo alto, ni lo pro-
fundo, ni ninguna otra cosa creada nos podrá separar del
amor de Dios". Ésta es la doctrina de la Ciencia Cristiana: 9
que el Amor divino no puede ser privado de su manifestación u objeto; que el gozo no puede convertirse en pesar,
porque el pesar no es el vencedor del gozo; que el bien   12
nunca puede producir el mal; que la materia jamás puede
producir a la mente, ni la vida resultar en muerte. El
hombre perfecto —gobernado por Dios, su Principio per-   15
fecto— es sin pecado y eterno.

La armonía es producida por su Principio, está gobernada por él y mora en él. El Principio divino es la Vida   18
del hombre. La felicidad del hombre no está,   *La armonía es natural*
por lo tanto, a merced del sentido físico. La
Verdad no se contamina con el error. La armonía en el   21
hombre es tan bella como en la música, y la discordancia
es contranatural, irreal.

La ciencia de la música gobierna los tonos. Si los mor-   24
tales percibieran la armonía por medio de los sentidos
materiales, la perderían si el tiempo o un accidente los pri-
vara de los sentidos materiales. Para saber a fondo los   27
acordes y las disonancias, hay que comprender la ciencia
de la música. Dejada a las decisiones del sentido material,
la música puede ser mal interpretada y perderse en confu-   30
sión. Cuando la música es gobernada por la creencia, en
vez de la comprensión, es expresada, por fuerza, imperfectamente. Así también el hombre, al no comprender la   33
Ciencia del ser —al rechazar el Principio divino de él por
parecerle incomprensible— queda abandonado a las con-

1 the hands of ignorance, placed at the disposal of illusions,
subjected to material sense which is discord. A discon-
3 tented, discordant mortal is no more a *man* than discord
is music.

A picture in the camera or a face reflected in the mirror
6 is not the original, though resembling it. Man, in the

Human
reflection

likeness of his Maker, reflects the central light
of being, the invisible God. As there is no cor-
9 poreality in the mirrored form, which is but a reflection,
so man, like all things real, reflects God, his divine Principle, not in a mortal body.

12 Gender also is a quality, not of God, but a characteristic of mortal mind. The verity that God's image is not
a creator, though he reflects the creation of Mind, God,
15 constitutes the underlying reality of reflection. "Then
answered Jesus and said unto them: Verily, verily I say
unto you, the Son can do nothing of himself, but what he
18 seeth the Father do: for what things soever He doeth,
these also doeth the Son likewise."

The inverted images presented by the senses, the de-
21 flections of matter as opposed to the Science of spirit-

Inverted
images

ual reflection, are all unlike Spirit, God. In
the illusion of life that is here to-day and
24 gone to-morrow, man would be wholly mortal, were
it not that Love, the divine Principle that obtains in
divine Science, destroys all error and brings immor-
27 tality to light. Because man is the reflection of his
Maker, he is not subject to birth, growth, maturity, decay. These mortal dreams are of human origin, not
30 divine.

The Sadducees reasoned falsely about the resurrection, but not so blindly as the Pharisees, who believed

jecturas, dejado en manos de la ignorancia, puesto a dispo- 1
sición de las ilusiones, sujeto al sentido material, que es
discordancia. Un mortal descontento, discordante, no es 3
un *hombre,* como tampoco la discordancia es música.

Un retrato en la cámara oscura o una cara reflejada en
el espejo no es el original, aunque se parezca a él. El 6
hombre, en la semejanza de su Hacedor, refleja   Reflejo
la luz central del ser, el Dios invisible. Así   humano
como no hay corporeidad en la forma que aparece en el 9
espejo, la cual no es sino un reflejo, así el hombre, como
todas las cosas reales, refleja a Dios, su Principio divino —
mas no en un cuerpo mortal.   12

El género también es una cualidad, pero no procede de
Dios, sino que es una característica de la mente mortal. El
hecho de que la imagen de Dios no sea un creador, aunque 15
refleje la creación de la Mente, Dios, constituye la realidad
fundamental del reflejar. "Respondió entonces Jesús, y les
dijo: De cierto, de cierto os digo: No puede el Hijo hacer 18
nada por sí mismo, sino lo que ve hacer al Padre; porque
todo lo que el Padre hace, también lo hace el Hijo igualmente".   21

Las imágenes invertidas presentadas por los sentidos, las
desviaciones de la materia opuestas a la Ciencia del reflejar espiritual, son todas ellas desemejantes al   Imágenes 24
Espíritu, Dios. En la ilusión de la vida que está   invertidas
aquí hoy y que mañana no está más, el hombre sería del
todo mortal, si no fuera que el Amor, el Principio divino 27
que prevalece en la Ciencia divina, destruye todo error y
saca a luz la inmortalidad. Siendo, pues, el hombre el reflejo de su Hacedor, no está sujeto a nacimiento, desarro- 30
llo, madurez ni decadencia. Esos sueños mortales son de
origen humano, no divino.

Los saduceos razonaban equivocadamente acerca de la 33
resurrección, pero no con tanta ceguedad como los fari-

1 error to be as immortal as Truth. The Pharisees thought
that they could raise the spiritual from the material. They

3 Jewish   would first make life result in death, and then
traditions   resort to death to reproduce spiritual life.
Jesus taught them how death was to be overcome by

6 spiritual Life, and demonstrated this beyond cavil.

Life demonstrates Life. The immortality of Soul makes
man immortal. If God, who is Life, were parted for a

9 Divinity not   moment from His reflection, man, during that
childless   moment there would be no divinity reflected.
The Ego would be unexpressed, and the Father would be

12 childless, — no Father.

If Life or Soul and its representative, man, unite for
a period and then are separated as by a law of divorce to

15 be brought together again at some uncertain future time
and in a manner unknown, — and this is the general
religious opinion of mankind, — we are left without a

18 rational proof of immortality. But man cannot be separated for an instant from God, if man reflects God.
Thus Science proves man's existence to be intact.

21 The myriad forms of mortal thought, made manifest
as matter, are not more distinct nor real to the mate-

Thought-   rial senses than are the Soul-created forms
24 forms   to spiritual sense, which cognizes Life as permanent. Undisturbed amid the jarring testimony of the
material senses, Science, still enthroned, is unfolding

27 to mortals the immutable, harmonious, divine Principle,
— is unfolding Life and the universe, ever present and
eternal.

30 God's man, spiritually created, is not material and
mortal.

The parent of all human discord was the Adam-dream,

seos, que creían que el error era tan inmortal como la Ver- 1
dad. Los fariseos creían que podían resucitar lo espiritual
de lo material. Suponían que la vida primero   Tradiciones 3
resultaba en muerte y que después se podía re-   judaicas
currir a la muerte para reproducir la vida espiritual. Jesús
les enseñó de qué manera debía la muerte ser vencida con 6
la Vida espiritual, y demostró esto irrefutablemente.

La Vida demuestra a la Vida. La inmortalidad del
Alma hace que el hombre sea inmortal. Si Dios, quien es 9
Vida, fuera separado por un momento de Su   La divinidad
reflejo, el hombre, durante ese momento no   no carece
habría divinidad reflejada. El Ego quedaría   de hijos 12
inexpresado, y el Padre estaría sin hijos —no sería Padre.

Si la Vida o el Alma y su representante, el hombre, se
unen por un período y luego son separados como por una 15
ley de divorcio, para que se los una nuevamente en alguna
época futura e incierta y de una manera desconocida —y
ésa es en general la opinión religiosa de la humanidad— 18
quedamos sin prueba racional de inmortalidad. Pero el
hombre no puede ser separado ni por un instante de Dios,
si el hombre refleja a Dios. Por lo tanto, la Ciencia prueba 21
que la existencia del hombre está intacta.

Las innumerables formas del pensamiento mortal, que
se manifiestan como materia, no son ni más claras ni más 24
reales para los sentidos materiales de lo que son   Formas del
las formas creadas por el Alma para el sentido   pensamiento
espiritual, el cual reconoce que la Vida es permanente. 27
Imperturbada en medio del testimonio discordante de los
sentidos materiales, la Ciencia, aún entronizada, está revelando a los mortales el Principio inmutable, armonioso y 30
divino —revelando que la Vida y el universo están
siempre presentes y son eternos.

El hombre de Dios, creado espiritualmente, no es mate- 33
rial y mortal.

El origen de toda la discordia humana fue el sueño-

1 the deep sleep, in which originated the delusion that life
and intelligence proceeded from and passed into matter.

3 The serpent's   This pantheistic error, or so-called *serpent,* in-
whisper   sists still upon the opposite of Truth, saying,
"Ye shall be as gods;" that is, I will make error as real
6 and eternal as Truth.

Evil still affirms itself to be mind, and declares that
there is more than one intelligence or God. It says:
9 "There shall be lords and gods many. I declare that God
makes evil minds and evil spirits, and that I aid Him.
Truth shall change sides and be unlike Spirit. I will
12 put spirit into what I call matter, and matter shall seem
to have life as much as God, Spirit, who *is* the only Life."

This error has proved itself to be error. Its life is found
15 to be not Life, but only a transient, false sense of an ex-
Bad results   istence which ends in death. Error charges
from error   its lie to Truth and says: "The Lord knows
18 it. He has made man mortal and material, out of matter instead of Spirit." Thus error partakes of its own
nature and utters its own falsities. If we regard matter
21 as intelligent, and Mind as both good and evil, every sin
or supposed material pain and pleasure seems normal,
a part of God's creation, and so weighs against our course
24 Spiritward.

Truth has no beginning. The divine Mind is the Soul
of man, and gives man dominion over all things. Man
27 Higher   was not created from a material basis, nor
statutes   bidden to obey material laws which Spirit never
made; his province is in spiritual statutes, in the higher
30 law of Mind.

Above error's awful din, blackness, and chaos, the voice
of Truth still calls: "Adam, where art thou? Conscious-

Adán, aquel sueño profundo en el cual se originó la ilusión   1
de que la vida y la inteligencia procedieron de la materia y
entraron en ella. Ese error panteísta, esa   El susurro de   3
llamada *serpiente,* insiste aún en el opuesto de   la serpiente
la Verdad, diciendo: "Seréis como Dios"; es decir, yo haré
que el error sea tan real y eterno como la Verdad.   6

El mal todavía afirma que es mente y declara que hay
más de una inteligencia o Dios. Dice: "Habrá muchos señores y muchos dioses. Declaro que Dios hace mentes ma-   9
las y espíritus malos y que yo Le ayudo. La Verdad se
pondrá del lado contrario y será desemejante al Espíritu.
Pondré espíritu dentro de lo que llamo materia, y la ma-   12
teria parecerá tener tanta vida como Dios, el Espíritu, que
es la única Vida".

Ese error se ha demostrado ser error. Se descubre que   15
su vida no es la Vida, sino sólo un concepto transitorio y
falso de una existencia que termina en muerte.   Malos
El error impone su mentira a la Verdad y   resultados   18
dice: "El Señor la conoce. Él ha hecho mortal   del error
y material al hombre, de materia en vez de Espíritu".
Así participa el error de su propia naturaleza y profiere   21
sus propias mentiras. Si creemos que la materia es inteligente y que la Mente es buena y mala a la vez, todo pecado, todo supuesto dolor o placer material, parece nor-   24
mal, una parte de la creación de Dios, y así obstaculiza
nuestro curso hacia el Espíritu.

La Verdad no tiene comienzo. La Mente divina es el   27
Alma del hombre y da al hombre señorío sobre todas las
cosas. El hombre no fue creado partiendo de   Estatutos
una base material, ni ordenado a obedecer   superiores   30
leyes materiales que el Espíritu nunca hizo; su esfera está
en los estatutos espirituales, en la ley superior de la Mente.

Por encima del tumulto, la oscuridad y el caos terribles   33
del error, la voz de la Verdad todavía clama: "Adán,

1 ness, where art thou? Art thou dwelling in the belief
that mind is in matter, and that evil is mind, or art thou
3 The great   in the living faith that there is and can be but
question   one God, and keeping His commandment?"
Until the lesson is learned that God is the only Mind gov-
6 erning man, mortal belief will be afraid as it was in the
beginning, and will hide from the demand, "Where art
thou?" This awful demand, "Adam, where art thou?"
9 is met by the admission from the head, heart, stomach,
blood, nerves, etc.: "Lo, here I am, looking for happiness
and life in the body, but finding only an illusion, a blend-
12 ing of false claims, false pleasure, pain, sin, sickness, and
death."

The Soul-inspired patriarchs heard the voice of Truth,
15 and talked with God as consciously as man talks with man.

Jacob was *alone,* wrestling with error, — struggling
with a mortal sense of life, substance, and intelligence
18 Wrestling   as existent in matter with its false pleasures
of Jacob   and pains, — when an angel, a message from
Truth and Love, appeared to him and smote the sinew,
21 or strength, of his error, till he saw its unreality; and
Truth, being thereby understood, gave him spiritual
strength in this Peniel of divine Science. Then said
24 the spiritual evangel: "Let me go, for the day breaketh;"
that is, the light of Truth and Love dawns upon thee.
But the patriarch, perceiving his error and his need
27 of help, did not loosen his hold upon this glorious light
until his nature was transformed. When Jacob was
asked, "What is thy name?" he straightway answered;
30 and then his name was changed to Israel, for "as a prince"
had he prevailed and had "power with God and with
men." Then Jacob questioned his deliverer, "Tell me,

¿dónde estás tú? Consciencia, ¿dónde estás? ¿Estás mo- 1
rando en la creencia de que la mente está en la materia y
que el mal es mente, o estás en la fe viviente de La gran 3
que no hay, ni puede haber, más de un Dios, y pregunta
guardas Su mandamiento?" Mientras no se aprenda la
lección de que Dios es la única Mente que gobierna al 6
hombre, la creencia mortal tendrá miedo, como lo tuvo al
comienzo, y se esconderá de la pregunta: "¿Dónde estás
tú?" Esta pregunta terrible: "Adán, ¿dónde estás tú?" es 9
satisfecha por la confesión de la cabeza, el corazón, el estómago, la sangre, los nervios, etc.: "Heme aquí buscando felicidad y vida en el cuerpo, pero encontrando sólo una ilu- 12
sión, una mezcla de pretensiones falsas, placer falso, dolor,
pecado, enfermedad y muerte".

Los patriarcas, inspirados por el Alma, oían la voz de la 15
Verdad, y hablaban con Dios tan conscientemente como
un hombre habla con otro hombre.

Jacob estaba *solo,* luchando con el error —contendiendo 18
con un sentido mortal de que la vida, la sustancia y la inteligencia existen en la materia, con sus falsos La lucha
placeres y dolores— cuando un ángel, un men- de Jacob 21
saje de la Verdad y el Amor, se le apareció y castigó el
tendón, o fuerza, de su error, hasta que vio su irrealidad; y
la Verdad, siendo de tal modo comprendida, le confirió 24
fuerza espiritual en ese Peniel de la Ciencia divina. Entonces el mensajero espiritual le dijo: "Déjame, porque
raya el alba"; es decir, la luz de la Verdad y el Amor al- 27
borea sobre ti. Pero el patriarca, percibiendo su error y
que necesitaba ayuda, no se desprendió de esa luz gloriosa, hasta que su naturaleza fue transformada. Al pre- 30
guntársele: "¿Cuál es tu nombre?" Jacob contestó en seguida; y entonces su nombre fue cambiado por el de Israel,
pues "como un príncipe"* había prevalecido y tenido po- 33
der "con Dios, y con los hombres". Entonces pidió Jacob

* Según la versión *King James* de la Biblia

1 I pray thee, *thy* name;" but this appellation was withheld,
for the messenger was not a corporeal being, but a name-
3 less, incorporeal impartation of divine Love to man, which,
to use the word of the Psalmist, *restored* his Soul, — gave
him the spiritual sense of being and rebuked his material
6 sense.

The result of Jacob's struggle thus appeared. He had
conquered material error with the understanding of Spirit
9 Israel the   and of spiritual power. This changed the man.
new name   He was no longer called Jacob, but Israel, —
a prince of God, or a soldier of God, who had fought
12 a good fight. He was to become the father of those, who
through earnest striving followed his demonstration of the
power of Spirit over the material senses; and the children
15 of earth who followed his example were to be called the
children of Israel, until the Messiah should rename them.
If these children should go astray, and forget that Life
18 is God, good, and that good is not in elements which are
not spiritual, — thus losing the divine power which heals
the sick and sinning, — they were to be brought back
21 through great tribulation, to be renamed in Christian
Science and led to deny material sense, or mind in matter,
even as the gospel teaches.

24 The Science of being shows it to be impossible for infinite Spirit or Soul to be in a finite body or for man to
Life never   have an intelligence separate from his Maker.
27 structural   It is a self-evident error to suppose that there
can be such a reality as organic animal or vegetable life,
when such so-called life always ends in death. Life is
30 never for a moment extinct. Therefore it is never structural nor organic, and is never absorbed nor limited by its
own formations.

a su libertador: "Declárame ahora *tu* nombre"; pero ese ₁
apelativo no le fue revelado, pues el mensajero no era un
ser corpóreo, sino una anónima e incorpórea comunica- ₃
ción del Amor divino al hombre, la cual, para usar la palabra del Salmista, *confortó* su Alma —le dio el sentido
espiritual del ser y reprendió su sentido material. ₆

Así apareció el resultado de la lucha de Jacob. Él había
vencido al error material por su comprensión del Espíritu
y del poder espiritual. Eso le transformó. Ya ₉
no fue llamado Jacob, sino Israel —un príncipe $\quad$ Israel,
de Dios, o un soldado de Dios, que había pe- $\quad$ el nuevo
nombre
leado una buena batalla. Estaba destinado a ser el padre ₁₂
de aquellos que con esfuerzos sinceros siguieran su demostración del poder del Espíritu sobre los sentidos materiales;
y los hijos de la tierra que siguieran su ejemplo iban a ser ₁₅
llamados hijos de Israel, hasta que el Mesías les diese un
nombre nuevo. Si esos hijos se extraviaran y olvidaran
que la Vida es Dios, el bien, y que el bien no está en los ₁₈
elementos que no son espirituales —perdiendo así el poder
divino que sana al enfermo y al pecador— habrían de ser
restituidos por medio de grandes tribulaciones, para ser ₂₁
llamados con un nombre nuevo en la Ciencia Cristiana y
enseñados a negar el sentido material o mente en la materia, así como lo enseña el evangelio. ₂₄

La Ciencia del ser demuestra que es imposible que el
Espíritu infinito o el Alma infinita esté en un cuerpo finito
o que el hombre tenga una inteligencia sepa- $\quad$ La Vida ₂₇
rada de su Hacedor. Es un error manifiesto $\quad$ nunca es
estructural
suponer que la vida animal o vegetal orgánica
pueda ser realidad, cuando que esa llamada vida siempre ₃₀
acaba en muerte. La Vida jamás se extingue, ni por un
momento. Por lo tanto, no es nunca estructural u orgánica, ni puede ser absorbida o limitada jamás por sus pro- ₃₃
pias formaciones.

1   The artist is not in his painting. The picture is the artist's thought objectified. The human belief fancies
3   *Thought seen as substance*   that it delineates thought on matter, but what is matter? Did it exist prior to thought? Matter is made up of supposititious mortal mind-force;
6   but all might is divine Mind. Thought will finally be understood and seen in all form, substance, and color, but without material accompaniments. The potter is not in
9   the clay; else the clay would have power over the potter. God is His own infinite Mind, and expresses all.

Day may decline and shadows fall, but darkness flees
12   when the earth has again turned upon its axis. The sun
The central intelligence   is not affected by the revolution of the earth. So Science reveals Soul as God, untouched
15   by sin and death, — as the central Life and intelligence around which circle harmoniously all things in the systems of Mind.

18   Soul changeth not. We are commonly taught that there is a human soul which sins and is spiritually lost, — that
Soul imperishable   soul may be lost, and yet be immortal. If
21   Soul could sin, Spirit, Soul, would be flesh instead of Spirit. It is the belief of the flesh and of material sense which sins. If Soul sinned, Soul would die.
24   Sin is the element of self-destruction, and spiritual death is oblivion. If there was sin in Soul, the annihilation of Spirit would be inevitable. The only Life is Spirit, and
27   if Spirit should lose Life as God, good, then Spirit, which has no other existence, would be annihilated.

Mind is God, and God is not seen by material sense,
30   because Mind is Spirit, which material sense cannot discern. There is neither growth, maturity, nor decay in Soul. These changes are the mutations of material sense,

El artista no está en lo que pinta. El cuadro es el pensamiento objetivado del artista. La creencia humana se imagina que diseña al pensamiento sobre la materia, pero ¿qué es la materia? ¿Existió antes del pensamiento? La materia está hecha de la supuesta fuerza de la mente mortal; pero todo poder es Mente divina. El pensamiento finalmente será comprendido y visto en toda forma, sustancia y color, pero sin acompañamientos materiales. El alfarero no está en el barro; si estuviera, el barro tendría poder sobre el alfarero. Dios es Su propia Mente infinita y expresa todo.

El pensamiento visto como sustancia

El día puede declinar y las sombras descender, pero la oscuridad se desvanece cuando la tierra ha dado otra vuelta sobre su eje. El sol no es afectado por la revolución de la tierra. Así revela la Ciencia que el Alma es Dios, jamás tocada por el pecado y la muerte —revela que es la Vida e inteligencia central, alrededor de la cual giran armoniosamente todas las cosas en los sistemas de la Mente.

La inteligencia central

El Alma es inmutable. Comúnmente se nos enseña que hay un alma humana que peca y se pierde espiritualmente —que el alma puede perderse, y, sin embargo, ser inmortal. Si el Alma pudiera pecar, el Espíritu, o Alma, sería carne en vez de Espíritu. Es la creencia de la carne y del sentido material lo que peca. Si el Alma pecara, el Alma moriría. El pecado es el elemento de la autodestrucción, y la muerte espiritual es olvido. Si hubiera pecado en el Alma, la aniquilación del Espíritu sería inevitable. La única Vida es Espíritu, y si el Espíritu perdiera Vida en calidad de Dios, el bien, entonces el Espíritu, que no tiene otra existencia, sería aniquilado.

El Alma es imperecedera

La Mente es Dios, y no se ve a Dios mediante el sentido material; porque la Mente es Espíritu, que el sentido material no puede discernir. No hay crecimiento, madurez, ni decadencia en el Alma. Esos cambios son las mutaciones

1 the varying clouds of mortal belief, which hide the truth
of being.

3   What we term mortal mind or carnal mind, dependent
on matter for manifestation, is not Mind. God is Mind:
all that Mind, God, is, or hath made, is good, and He
6 made all. Hence evil is not made and is not real.

      Soul is immortal because it is Spirit, which has no ele-
ment of self-destruction. Is man lost spiritually? No,
9 Sin only of   he can only lose a sense material. All sin is
the flesh   of the flesh. It cannot be spiritual. Sin exists
here or hereafter only so long as the illusion of mind in
12 matter remains. It is a sense of sin, and not a sinful soul,
which is lost. Evil is destroyed by the sense of good.

      Through false estimates of soul as dwelling in sense
15 and of mind as dwelling in matter, belief strays into a
Soul   sense of temporary loss or absence of soul, spir-
impeccable   itual truth. This state of error is the mortal
18 dream of life and substance as existent in matter, and is
directly opposite to the immortal reality of being. So long
as we believe that soul can sin or that immortal Soul is in
21 mortal body, we can never understand the Science of being. When humanity does understand this Science, it
will become the law of Life to man, — even the higher law
24 of Soul, which prevails over material sense through harmony and immortality.

      The objects cognized by the physical senses have not
27 the reality of substance. They are only what mortal
belief calls them. Matter, sin, and mortality lose all
supposed consciousness or claim to life or existence, as
30 mortals lay off a false sense of life, substance, and intelligence. But the spiritual, eternal man is not touched by
these phases of mortality.

del sentido material, las nubes variantes de la creencia   1
mortal, que ocultan a la verdad del ser.

Lo que denominamos mente mortal o mente carnal, que   3
depende de la materia para manifestarse, no es Mente.
Dios es Mente; todo lo que la Mente, Dios, es, o ha hecho,
es bueno, y Él hizo todo. Por tanto, el mal no fue hecho y   6
no es real.

El Alma es inmortal porque es Espíritu, el cual no tiene
ningún elemento de autodestrucción. ¿Está el hombre per-   9
dido espiritualmente? No. Sólo puede perder
una consciencia material. Todo pecado es de la   *El pecado es sólo de la carne*
carne. No puede ser espiritual. El pecado exis-   12
te aquí o en el más allá sólo mientras perdure la ilusión de
que hay mente en la materia. Es una consciencia de pecado, y no un alma pecaminosa, lo que se pierde. El mal   15
es destruido por la consciencia de bien.

Debido a las falsas nociones de que el alma mora en los
sentidos y de que la mente mora en la materia, la creencia   18
se desvía hacia una noción de pérdida o ausen-   *El Alma es impecable*
cia temporarias del alma, la verdad espiritual.
Ese estado del error es el sueño mortal de que la vida y la   21
sustancia existen en la materia, y está directamente opuesto a la realidad inmortal del ser. Mientras creamos que el
alma puede pecar o que el Alma inmortal está en el cuerpo   24
mortal, no podremos comprender jamás la Ciencia del ser.
Cuando la humanidad comprenda esta Ciencia, será la ley
de la Vida para el hombre —es decir, la ley superior del   27
Alma, que prevalece sobre el sentido material mediante la
armonía y la inmortalidad.

Los objetos percibidos por los sentidos físicos no tienen   30
la realidad de la sustancia. Son únicamente lo que la creencia mortal los llama. La materia, el pecado y la mortalidad pierden toda supuesta consciencia o pretensión a vida   33
o existencia a medida que los mortales desechan un concepto falso acerca de la vida, la sustancia y la inteligencia.
Pero el hombre espiritual y eterno no es afectado por esas   36
fases de la mortalidad.

1   How true it is that whatever is learned through material
sense must be lost because such so-called knowledge is

3   Sense-   reversed by the spiritual facts of being in
dreams   Science. That which material sense calls
intangible, is found to be substance. What to material

6   sense seems substance, becomes nothingness, as the sense-
dream vanishes and reality appears.

The senses regard a corpse, not as man, but simply as

9   matter. People say, "Man is dead;" but this death is
the departure of a mortal's mind, not of matter. The
matter is still there. The belief of that mortal that he

12   must die occasioned his departure; yet you say that
matter has caused his death.

People go into ecstasies over the sense of a corporeal

15   Jehovah, though with scarcely a spark of love in their
Vain   hearts; yet God *is* Love, and without Love,
ecstasies   God, immortality cannot appear. Mortals try

18   to believe without understanding Truth; yet God *is*
Truth. Mortals claim that death is inevitable; but man's
eternal Principle is ever-present Life. Mortals-believe in

21   a finite personal God; while God is infinite Love, which
must be unlimited.

Our theories are based on finite premises, which can-

24   not penetrate beyond matter. A personal sense of God
Man-made   and of man's capabilities necessarily limits
theories   faith and hinders spiritual understanding. It

27   divides faith and understanding between matter and Spirit,
the finite and the infinite, and so turns away from the
intelligent and divine healing Principle to the inanimate

30   drug.

Jesus' spiritual origin and his demonstration of divine
Principle richly endowed him and entitled him to sonship

Cuán cierto es que todo lo que se aprende por medio de 1
los sentidos materiales ha de perderse, porque esos llamados conocimientos son invertidos por las verda- *Sueños de* 3
des espirituales del ser en la Ciencia. Aquello *los sentidos*
que los sentidos materiales llaman intangible resulta ser
sustancia. Lo que para los sentidos materiales parece ser 6
sustancia, viene a ser nada, a medida que el sueño de los
sentidos se desvanece y aparece la realidad.

Los sentidos consideran que un cadáver no es un hom- 9
bre, sino simplemente materia. La gente dice: "El hombre
está muerto"; pero esa muerte es la partida de la mente de
un mortal, no la partida de la materia. La materia aun 12
está allí. La creencia que abrigaba ese mortal de que tenía
que morir ocasionó su fallecimiento; no obstante, se dice
que fue la materia lo que causó su muerte. 15

La gente se extasía en el concepto de un Jehová corpóreo, aunque tenga apenas una chispa de amor en su corazón; sin embargo, Dios *es* Amor; y sin el Amor, 18
Dios, la inmortalidad no puede manifestarse. *Éxtasis vano*
Los mortales tratan de creer sin comprender la Verdad;
empero Dios *es* Verdad. Los mortales afirman que la 21
muerte es inevitable; pero el Principio eterno del hombre
es la Vida siempre presente. Los mortales creen en un
Dios personal y finito; mientras que Dios es Amor infinito, 24
que tiene que ser ilimitado.

Nuestras teorías están basadas en premisas finitas, que
no pueden penetrar más allá de la materia. El concepto 27
que personaliza a Dios y a las aptitudes del *Teorías for-*
hombre, necesariamente limita la fe e impide la *muladas por*
el hombre
comprensión espiritual. Divide la fe y la com- 30
prensión entre la materia y el Espíritu, entre lo finito y lo
infinito, y así se desvía del Principio curativo, inteligente y
divino y recurre al medicamento, que es inanimado. 33

El origen espiritual de Jesús y su demostración del Principio divino fueron para él una dote abundante y le dieron

1 in Science. He was the son of a virgin. The term
Christ Jesus, or Jesus the Christ (to give the full and
3 The one   proper translation of the Greek), may be ren-
anointed   dered "Jesus the anointed," Jesus the God-
crowned or the divinely royal man, as it is said of him in
6 the first chapter of Hebrews: —

> Therefore God, even thy God, hath anointed thee
> With the oil of gladness above thy fellows.

9   With this agrees another passage in the same chapter,
which refers to the Son as "the brightness of His [God's]
glory, and the express [expressed] image of His person
12 [infinite Mind]." It is noteworthy that the phrase "express image" in the Common Version is, in the Greek
Testament, *character*. Using this word in its higher mean-
15 ing, we may assume that the author of this remarkable
epistle regarded Christ as the Son of God, the royal
reflection of the infinite; and the cause given for the ex-
18 altation of Jesus, Mary's son, was that he "loved righteousness and hated iniquity." The passage is made
even clearer in the translation of the late George R.
21 Noyes, D.D.: "Who, being a brightness from His glory,
and an image of His being."
      Jesus of Nazareth was the most scientific man that
24 ever trod the globe. He plunged beneath the material
Jesus the   surface of things, and found the spiritual
Scientist   cause. To accommodate himself to imma-
27 ture ideas of spiritual power, — for spirituality was possessed only in a limited degree even by his disciples, —
Jesus called the body, which by spiritual power he
30 raised from the grave, "flesh and bones." To show
that the substance of himself was Spirit and the body

derecho de filiación en la Ciencia. Él era hijo de una vir- 1
gen. El término Cristo Jesús, o Jesús el Cristo (para dar la
completa y exacta traducción del griego), puede   El único   3
interpretarse como "Jesús el ungido", Jesús el   ungido
coronado por Dios o el hombre divinamente regio, como se dice de él en el primer capítulo de la Epístola a los 6
Hebreos: —

> Por lo cual te ungió Dios, el Dios tuyo,
> Con óleo de alegría más que a tus compañeros.   9

Eso está de acuerdo con otro pasaje del mismo capítulo,
que hace alusión al Hijo como "el resplandor de Su gloria
[la de Dios], y la imagen expresa* [expresada] de Su sus- 12
tancia [la de la Mente infinita]". Es de notarse que la frase
"imagen expresa" de la versión corriente, en el Testamento
griego es: *carácter*. Usando esa palabra en su significado 15
más elevado, podemos suponer que el autor de esa epístola notable consideraba que Cristo era el Hijo de Dios, el
reflejo regio del infinito; y la razón dada para la exaltación 18
de Jesús, el hijo de María, era que había "amado la justicia, y aborrecido la maldad". Ese pasaje adquiere mayor
claridad en la traducción del finado Dr. en Teología 21
George R. Noyes, que dice: "Quien, siendo un resplandor
de Su gloria, y una imagen de Su ser".

Jesús de Nazaret fue el hombre más científico que jamás 24
anduvo por la tierra. Penetraba por debajo de la superficie
material de las cosas y encontraba la causa es-   Jesús el
piritual. Para adecuarse a ideas inmaturas   Científico 27
acerca del poder espiritual —pues la espiritualidad era po-
seída sólo en grado limitado hasta por sus discípulos—
Jesús llamó al cuerpo, al que mediante el poder espiritual 30
había resucitado de la tumba, "carne y huesos". Para demostrar que su propia sustancia era Espíritu y que el

* Según la versión *King James* de la Biblia

1 no more perfect because of death and no less material
until the ascension (his further spiritual exaltation),
3 Jesus waited until the mortal or fleshly sense had re-
linquished the belief of substance-matter, and spiritual
sense had quenched all earthly yearnings. Thus he found
6 the eternal Ego, and proved that he and the Father were
inseparable as God and His reflection or spiritual man.
Our Master gained the solution of being, demonstrating
9 the existence of but one Mind without a second or equal.

The Jews, who sought to kill this man of God, showed
plainly that their material views were the parents of their
12 The bodily   wicked deeds. When Jesus spoke of repro-
resurrection   ducing his body, — knowing, as he did, that
Mind was the builder, — and said, "Destroy this temple,
15 and in three days I will raise it up," they thought that he
meant their material temple instead of his body. To such
materialists, the real man seemed a spectre, unseen and
18 unfamiliar, and the body, which they laid in a sepulchre,
seemed to be substance. This materialism lost sight of
the true Jesus; but the faithful Mary saw him, and he
21 presented to her, more than ever before, the true idea of
Life and substance.

Because of mortals' material and sinful belief, the
24 spiritual Jesus was imperceptible to them. The higher
Opposition of   his demonstration of divine Science carried
materialists   the problem of being, and the more dis-
27 tinctly he uttered the demands of its divine Principle,
Truth and Love, the more odious he became to sinners
and to those who, depending on doctrines and material
30 laws to save them from sin and sickness, were submis-
sive to death as being in supposed accord with the
inevitable law of life. Jesus proved them wrong by

cuerpo no era más perfecto a causa de la muerte, ni menos   1
material hasta la ascensión (su exaltación espiritual ulte-
rior), Jesús esperó hasta que el sentido mortal o carnal hu-   3
biese abandonado la creencia de materia-sustancia y el
sentido espiritual hubiese ahogado todo anhelo terrenal.
Así encontró el Ego eterno y probó que él y el Padre eran   6
inseparables como Dios y Su reflejo o el hombre espiritual.
Nuestro Maestro logró la solución del ser, demostrando la
existencia de una sola Mente, sin una segunda o igual.   9

   Los judíos, quienes trataron de matar a ese hombre de
Dios, mostraron claramente que sus puntos de vista materiales eran la causa de sus actos malvados.   12
Cuando Jesús habló de reproducir su cuerpo —   La resu-
                                             rrección
sabiendo, como lo sabía, que la Mente era el ar-   del cuerpo
quitecto— y dijo: "Destruid este templo, y en tres días lo   15
levantaré", pensaron que se refería al templo material de
ellos y no al cuerpo de él. Para tales materialistas el
hombre real parecía un espectro, invisible y desconocido, y   18
el cuerpo, que pusieron en un sepulcro, parecía ser sustancia. Ese materialismo perdió de vista al Jesús verdadero;
pero la fiel María le vio, y para ella representó más que   21
nunca la idea verdadera de Vida y sustancia.

   Debido a las creencias materiales y pecadoras de los
mortales, el Jesús espiritual no les era perceptible. Cuanto   24
más elevaba su demostración de la Ciencia di-   La oposición
vina al problema del ser, y cuanto más clara-   de los
                                     materialistas
mente proclamaba él las exigencias del Princi-   27
pio divino de ella, la Verdad y el Amor, tanto más odio
atraía de los pecadores y de aquellos que, dependiendo de
doctrinas y leyes materiales para que los salvasen del pe-   30
cado y la enfermedad, se sometían a la muerte, como si
ésta estuviera de acuerdo con la ley inevitable de la vida.
Jesús probó con su resurrección que ellos estaban equivo-   33

1 his resurrection, and said: "Whosoever liveth and believeth in me shall never die."

3   That saying of our Master, "I and my Father are one,"
separated him from the scholastic theology of the rabbis.

Hebrew   His better understanding of God was a rebuke
6 theology   to them. He knew of but one Mind and laid
no claim to any other. He knew that the Ego was Mind
instead of body and that matter, sin, and evil were not
9 Mind; and his understanding of this divine Science
brought upon him the anathemas of the age.

The opposite and false views of the people hid from
12 their sense Christ's sonship with God. They could not

The true   discern his spiritual existence. Their carnal
sonship   minds were at enmity with it. Their thoughts
15 were filled with mortal error, instead of with God's spiritual idea as presented by Christ Jesus. The likeness of
God we lose sight of through sin, which beclouds the spir-
18 itual sense of Truth; and we realize this likeness only
when we subdue sin and prove man's heritage, the liberty
of the sons of God.

21   Jesus' spiritual origin and understanding enabled him
to demonstrate the facts of being, — to prove irrefutably

Immaculate   how spiritual Truth destroys material error,
24 conception   heals sickness, and overcomes death. The
divine conception of Jesus pointed to this truth and presented an illustration of creation. The history of Jesus
27 shows him to have been more spiritual than all other
earthly personalities.

Wearing in part a human form (that is, as it seemed
30 to mortal view), being conceived by a human mother,
Jesus was the mediator between Spirit and the flesh,
between Truth and error. Explaining and demonstrat-

cados, y dijo: "Todo aquel que vive y cree en mí, no 1
morirá eternamente".

Esa máxima de nuestro Maestro: "Yo y el Padre uno so- 3
mos", lo separó de la teología escolástica de los rabinos.
Su mejor comprensión de Dios era un reproche   Teología
para ellos. Él sabía de sólo una Mente y no   hebrea 6
pretendía poseer ninguna otra. Sabía que el Ego era
Mente, en vez de cuerpo, y que la materia, el pecado y el
mal no eran Mente; y su comprensión de esa Ciencia di- 9
vina le acarreó los anatemas de la época.

Los opuestos y falsos puntos de vista de la gente les
ocultaron a su percepción la filiación de Cristo con Dios. 12
Ellos no podían discernir la existencia espiri-   Verdadera
tual de Cristo. Sus mentes carnales estaban en   filiación
enemistad con ella. Sus pensamientos estaban repletos de 15
error mortal, y no de la idea espiritual de Dios como fue
presentada por Cristo Jesús. Perdemos de vista la semejanza de Dios debido al pecado, que oscurece al sentido es- 18
piritual de la Verdad; y percibimos esa semejanza sólo
cuando vencemos al pecado y demostramos la herencia del
hombre, la libertad de los hijos de Dios. 21

El origen y la comprensión espirituales de Jesús le capa-
citaron para demostrar las realidades del ser —para probar
de manera irrefutable cómo la Verdad espiri-   La con- 24
tual destruye al error material, sana a la enfer-   cepción
medad y vence a la muerte. La concepción   inmaculada
divina de Jesús señaló hacia esa verdad y presentó una 27
ilustración de la creación. La historia de Jesús demuestra
que él fue más espiritual que ninguna otra de las personalidades terrenales. 30

Teniendo en parte una figura humana (esto es, según
parecía a la vista mortal), habiendo sido concebido por
una madre humana, Jesús fue el mediador entre el Espíritu 33
y la carne, entre la Verdad y el error. Al explicar y demos-

1 ing the way of divine Science, he became the way of
salvation to all who accepted his word. From him mor-

3 Jesus as   tals may learn how to escape from evil. The
mediator   real man being linked by Science to his Maker,
mortals need only turn from sin and lose sight of mortal

6 selfhood to find Christ, the real man and his relation to
God, and to recognize the divine sonship. Christ, Truth,
was demonstrated through Jesus to prove the power of

9 Spirit over the flesh, — to show that Truth is made
manifest by its effects upon the human mind and body,
healing sickness and destroying sin.

12   Jesus represented Christ, the true idea of God. Hence
the warfare between this spiritual idea and perfunctory
Spiritual   religion, between spiritual clear-sightedness

15 government   and the blindness of popular belief, which led
to the conclusion that the spiritual idea could be killed
by crucifying the flesh. The Christ-idea, or the Christ-

18 man, rose higher to human view because of the crucifixion,
and thus proved that Truth was the master of death.
Christ presents the indestructible man, whom Spirit cre-

21 ates, constitutes, and governs. Christ illustrates that
blending with God, his divine Principle, which gives man
dominion over all the earth.

24   The spiritual idea of God, as presented by Jesus, was
scourged in person, and its Principle was rejected. That
Deadness   man was accounted a criminal who could

27 in sin   prove God's divine power by healing the
sick, casting out evils, spiritualizing materialistic beliefs,
and raising the dead, — those dead in trespasses and

30 sins, satisfied with the flesh, resting on the basis of matter, blind to the possibilities of Spirit and its correla-
tive truth.

trar el camino de la Ciencia divina, vino a ser el camino de 1
salvación para todos los que aceptaban su palabra. Los
mortales pueden aprender de él a liberarse del *Jesús como* 3
mal. Estando el hombre real unido a su Hace- *mediador*
dor por medio de la Ciencia, los mortales sólo tienen que
apartarse del pecado y perder de vista la entidad mortal, 6
para encontrar al Cristo, al hombre verdadero y su relación con Dios, y para reconocer la filiación divina. El
Cristo, la Verdad, fue demostrado por medio de Jesús para 9
probar el poder del Espíritu sobre la carne —para mostrar
que la Verdad se manifiesta en sus efectos sobre la mente y
el cuerpo humanos, sanando a la enfermedad y destruyen- 12
do al pecado.

Jesús representaba al Cristo, la idea verdadera de Dios.
De ahí la lucha entre esa idea espiritual y la religión su- 15
perficial, entre la clara visión espiritual y la ce- *Gobierno*
guedad de la creencia popular, que llegó a la *espiritual*
conclusión de que se podía matar la idea espiritual crucifi- 18
cando a la carne. La idea-Cristo, o el hombre-Cristo, se
elevó más alto ante la consideración humana debido a la
crucifixión, probando así que la Verdad era amo de la 21
muerte. El Cristo presenta al hombre indestructible, a
quien el Espíritu crea, constituye y gobierna. El Cristo
ilustra esa fusión con Dios, su Principio divino, que da al 24
hombre señorío sobre toda la tierra.

La idea espiritual de Dios, como fue presentada por
Jesús, fue azotada en su persona, y su Principio fue recha- 27
zado. Se tuvo por criminal a aquel hombre que *Muertos en*
podía probar el divino poder de Dios sanando *el pecado*
a los enfermos, echando fuera males, espiritualizando 30
creencias materialistas y resucitando a los muertos —los
que estaban muertos en delitos y pecados, satisfechos con
la carne, descansando sobre la base de la materia, ciegos a 33
las posibilidades del Espíritu y a su verdad correlativa.

317 Science of Being

1   Jesus uttered things which had been "secret from the foundation of the world," — since material knowledge
3 usurped the throne of the creative divine Principle, insisted on the might of matter, the force of falsity, the insignificance of spirit, and proclaimed an anthropomorphic God.

6   Whosoever lives most the life of Jesus in this age and declares best the power of Christian Science, will

The cup of Jesus

drink of his Master's cup. Resistance to
9 Truth will haunt his steps, and he will incur the hatred of sinners, till "wisdom is justified of her children." These blessed benedictions rest upon
12 Jesus' followers: "If the world hate you, ye know that it hated me before it hated you;" "Lo, I am with you alway," — that is, not only in all time, but in *all ways*
15 and conditions.

    The individuality of man is no less tangible because it is spiritual and because his life is not at the mercy of
18 matter. The understanding of his spiritual individuality makes man more real, more formidable in truth, and enables him to conquer sin, disease, and death. Our Lord
21 and Master presented himself to his disciples after his resurrection from the grave, as the self-same Jesus whom they had loved before the tragedy on Calvary.

24   To the materialistic Thomas, looking for the ideal Saviour in matter instead of in Spirit and to the testi-

Material skepticism

mony of the material senses and the body,
27 more than to Soul, for an earnest of immortality, — to him Jesus furnished the proof that he was unchanged by the crucifixion. To this dull and doubt-
30 ing disciple Jesus remained a fleshly reality, so long as the Master remained an inhabitant of the earth. Nothing but a display of matter could make existence real

Jesús dijo cosas que habían estado "escondidas desde 1
la fundación del mundo" —desde que el conocimiento
material usurpó el trono del divino Principio creador, 3
insistió en la fuerza de la materia, en el poder de la falsedad, en la insignificancia del espíritu, y proclamó un Dios
antropomórfico. 6

Quienquiera que viva más la vida de Jesús en esta época
y declare mejor el poder de la Ciencia Cristiana, beberá de
la copa de su Maestro. La resistencia a la Ver-   La copa 9
dad le seguirá a cada paso, y se atraerá el odio   de Jesús
de los pecadores, hasta que "la sabiduría [sea] justifi-
cada por sus hijos". Estas santas bendiciones descansan 12
sobre los seguidores de Jesús: "Si el mundo os aborrece,
sabed que a mí me ha aborrecido antes que a vosotros";
"He aquí yo estoy con vosotros todos los días" —esto 15
es, no sólo en todo tiempo, sino en *todo sentido* y en toda
circunstancia.

La individualidad del hombre no es menos tangible por- 18
que es espiritual y porque su vida no está a merced de la
materia. La comprensión de su individualidad espiritual
hace al hombre más real, más formidable en la verdad, y 21
lo capacita para vencer al pecado, a la enfermedad y a la
muerte. Después de su resurrección de la tumba, nuestro
Señor y Maestro se presentó a sus discípulos como el 24
mismo Jesús a quien habían amado antes de la tragedia
del Calvario.

Al materialista Tomás, que buscaba al Salvador ideal en 27
la materia en vez de en el Espíritu, y que esperaba del testimonio de los sentidos materiales y del cuerpo   Escepticismo
más bien que del Alma una señal de la inmor-   material 30
talidad, le proporcionó Jesús la prueba de que la crucifixión no había cambiado nada en él. Para ese discípulo
lerdo y escéptico Jesús seguía siendo una realidad carnal 33
en tanto que el Maestro permaneciera como habitante de
la tierra. Nada sino una exhibición de materia podía hacer

1 to Thomas. For him to believe in matter was no task,
but for him to conceive of the substantiality of Spirit —
3 to know that nothing can efface Mind and immortality, in
which Spirit reigns — was more difficult.

Corporeal senses define diseases as realities; but the
6 Scriptures declare that God made all, even while the corporeal senses are saying that matter causes
disease and the divine Mind cannot or will
9 not heal it. The material senses originate and
support all that is material, untrue, selfish, or debased.
They would put soul into soil, life into limbo, and doom
12 all things to decay. We must silence this lie of material
sense with the truth of spiritual sense. We must cause
the error to cease that brought the belief of sin and death
15 and would efface the pure sense of omnipotence.

What the
senses
originate

Is the sick man sinful above all others? No! but
so far as he is discordant, he is not the image of God.
18 Weary of their material beliefs, from which
comes so much suffering, invalids grow more
spiritual, as the error — or belief that life is in matter —
21 yields to the reality of spiritual Life.

Sickness
as discord

The Science of Mind denies the error of sensation in
matter, and heals with Truth. Medical science treats
24 disease as though disease were real, therefore right, and
attempts to heal it with matter. If disease is right it is
wrong to heal it. Material methods are temporary, and
27 are not adapted to elevate mankind.

The governor is not subjected to the governed. In
Science man is governed by God, divine Principle, as
30 numbers are controlled and proved by His laws. Intelligence does not originate in numbers, but is manifested
through them. The body does not include soul, but man-

real la existencia para Tomás. No le costaba trabajo creer 1
en la materia, pero concebir la sustancialidad del Espíritu
—saber que nada puede borrar a la Mente y a la inmorta- 3
lidad, en las cuales reina el Espíritu— le era más difícil.

Los sentidos corporales definen las enfermedades como
realidades; pero las Escrituras declaran que Dios lo hizo 6
todo, aun cuando los sentidos corporales estén
diciendo que la materia causa la enfermedad y
que la Mente divina no puede o no quiere sa- 9
narla. Los sentidos materiales originan y sostienen todo lo
que es material, falso, egoísta o vil. Quisieran poner el
alma en la tierra, la vida en el limbo, y condenar todas las 12
cosas a perecimiento. Debemos acallar esa mentira de los
sentidos materiales con la verdad del sentido espiritual.
Debemos acabar con el error que trajo la creencia de pe- 15
cado y muerte y que quisiera destruir el claro concepto de
la omnipotencia.

¿Es más pecaminoso el enfermo que todos los demás? 18
¡No! pero mientras sea discordante, no es imagen de Dios.
Los enfermos, cansados de sus creencias materiales, de las cuales proviene tanto sufrimiento, 21
se espiritualizan progresivamente, a medida
que el error —o sea la creencia de que la vida está en la
materia— se somete a la realidad de la Vida espiritual. 24

La Ciencia de la Mente niega el error de sensación en la
materia y sana con la Verdad. La ciencia médica trata la
enfermedad como si la enfermedad fuera real, y por ello 27
legítima, e intenta curarla con la materia. Si la enfermedad es legítima, está mal sanarla. Los métodos materiales son temporarios y no son adecuados para elevar a la 30
humanidad.

El gobernante no está sometido al gobernado. En la
Ciencia el hombre es gobernado por Dios, el Principio di- 33
vino, así como los números son regidos y comprobados por
Sus leyes. La inteligencia no se origina en los números,
pero se manifiesta por medio de ellos. El cuerpo no in- 36

*Lo que
originan
los sentidos*

*La enferme-
dad como
discordia*

319 Science of Being

1 ifests mortality, a false sense of soul. The delusion that
there is life in matter has no kinship with the Life supernal.

3 Science depicts disease as error, as matter *versus*
Mind, and error reversed as subserving the facts of
Unscientific health. To calculate one's life-prospects
6 introspection from a material basis, would infringe upon
spiritual law and misguide human hope. Having faith
in the divine Principle of health and spiritually under-
9 standing God, sustains man under all circumstances;
whereas the lower appeal to the general faith in material
means (commonly called nature) must yield to the all-
12 might of infinite Spirit.

Throughout the infinite cycles of eternal existence,
Spirit and matter neither concur in man nor in the universe.
15 The varied doctrines and theories which presuppose
life and intelligence to exist in matter are so many ancient
God the and modern mythologies. Mystery, miracle,
18 only Mind sin, and death will disappear when it becomes
fairly understood that the divine Mind controls man and
man has no Mind but God.

21 The divine Science taught in the original language
of the Bible came through inspiration, and needs inspi-
Scriptures ration to be understood. Hence the misappre-
24 misinter- hension of the spiritual meaning of the Bible,
preted and the misinterpretation of the Word in
some instances by uninspired writers, who only wrote
27 down what an inspired teacher had said. A misplaced
word changes the sense and misstates the Science of
the Scriptures, as, for instance, to name Love as merely
30 an attribute of God; but we can by special and proper
capitalization speak of the love of Love, meaning by that
what the beloved disciple meant in one of his epistles,

cluye al alma, sino que manifiesta mortalidad, un falso 1
concepto acerca del alma. La ilusión de que hay vida en la
materia no tiene relación con la Vida celestial. 3

La Ciencia describe a la enfermedad como error, como
materia en contra de la Mente, y al reverso del error como
apoyando a las realidades de la salud. Si cal- Introspección 6
no científica
culáramos las perspectivas de nuestra vida
sobre una base material, infringiríamos la ley espiritual y
orientaríamos mal a la esperanza humana. El tener fe en 9
el Principio divino de la salud y el comprender espiritualmente a Dios sostiene al hombre en toda circunstancia;
mientras que el recurso inferior a la fe general en medios 12
materiales (comúnmente llamados naturaleza) tiene que
someterse a la omnipotencia del Espíritu infinito.

A través de los ciclos infinitos de la existencia eterna, el 15
Espíritu y la materia no coinciden ni en el hombre ni en el
universo.

Las diversas doctrinas y teorías que presuponen que hay 18
vida e inteligencia en la materia son otras tantas mitologías
antiguas y modernas. El misterio, el milagro, el Dios, la
pecado y la muerte desaparecerán cuando se única Mente 21
comprenda bien que la Mente divina gobierna al hombre y
que el hombre no tiene Mente que no sea Dios.

La Ciencia divina enseñada en el lenguaje original de la 24
Biblia vino por inspiración, y se necesita inspiración para
entenderla. De ahí la comprensión equivocada Las Escri-
respecto al significado espiritual de la Biblia y turas mal 27
interpretadas
en algunos casos la interpretación equivocada
de la Palabra por escritores no inspirados, que sólo escri-
bieron lo que un maestro inspirado había dicho. Una pa- 30
labra mal colocada cambia el sentido y expone incorrectamente a la Ciencia de las Escrituras, como, por ejemplo,
denominar al Amor como un mero atributo de Dios; pero 33
dando especial y correcto uso a la letra mayúscula, podemos hablar del amor del Amor, significando con eso lo que
el amado discípulo dio a entender en una de sus epístolas 36

1 when he said, "God is love." Likewise we can speak of
the truth of Truth and of the life of Life, for Christ plainly
3 declared, "I am the way, the truth, and the life."

Metaphors abound in the Bible, and names are often
expressive of spiritual ideas. The most distinguished
6 Interior   theologians in Europe and America agree that
meaning   the Scriptures have both a spiritual and literal meaning. In Smith's Bible Dictionary it is said:
9 "The spiritual interpretation of Scripture must rest
upon both the literal and moral;" and in the learned
article on Noah in the same work, the familiar text,
12 Genesis vi. 3, "And the Lord said, My spirit shall not
always strive with man, for that he also is flesh," is quoted
as follows, from the original Hebrew: "And Jehovah
15 said, My spirit shall not forever rule [or be humbled] in
men, seeing that they are [or, in their error they are]
but flesh." Here the original text declares plainly the
18 spiritual fact of being, even man's eternal and harmonious existence as image, idea, instead of matter (however transcendental such a thought appears), and avers
21 that this fact is not forever to be humbled by the belief
that man is flesh and matter, for according to that error
man is mortal.

24   The one important interpretation of Scripture is the
spiritual. For example, the text, "In my flesh shall I
Job, on the   see God," gives a profound idea of the di-
27 resurrection   vine power to heal the ills of the flesh, and
encourages mortals to hope in Him who healeth all our
diseases; whereas this passage is continually quoted
30 as if Job intended to declare that even if disease and
worms destroyed his body, yet in the latter days he should
stand in celestial perfection before Elohim, still clad

cuando dijo: "Dios es amor". De la misma manera se   1
puede hablar de la verdad de la Verdad y de la vida de la
Vida, pues Cristo claramente dijo: "Yo soy el camino, y la   3
verdad, y la vida".

Abundan las metáforas en la Biblia, y, a menudo, los
nombres expresan ideas espirituales. Los teólogos más   6
distinguidos de Europa y América están de   Significado
acuerdo en que las Escrituras tienen a la vez un   profundo
significado espiritual y literal. En el Diccionario Smith de   9
la Biblia se dice: "La interpretación espiritual de las Escrituras debe descansar a la vez en lo literal y en lo moral"; y
en el sabio artículo sobre Noé, de la misma obra, el cono-   12
cido texto del Génesis 6:3: "Y dijo Jehová: No contenderá
Mi espíritu con el hombre para siempre, porque ciertamente él es carne", aparece citado del original hebreo   15
como sigue: "Y dijo Jehová: Mi espíritu no regirá [o no
será humillado] por siempre en los hombres, ya que no son
[o, en su error no son] sino carne". Aquí el texto original   18
claramente declara la verdad espiritual del ser, o sea la
existencia eterna y armoniosa del hombre como imagen,
idea, en vez de materia (por muy trascendental que parez-   21
ca tal pensamiento), y asegura que esa verdad no habrá de
ser para siempre humillada por la creencia de que el
hombre es carne y materia, porque según ese error el   24
hombre es mortal.

La única interpretación importante de las Escrituras es
la espiritual. Por ejemplo, el texto: "En mi carne he de ver   27
a Dios", da una profunda idea del poder divino   Job, sobre la
para sanar los males de la carne, y anima a los   resurrección
mortales a tener esperanza en Aquel que sana todas nues-   30
tras dolencias; mientras que ese pasaje se cita continuamente como si Job quisiera decir que aunque la enfermedad y los gusanos destruyeran su cuerpo, en los últimos   33
días él se presentaría en perfección celestial ante Elohim

1 in material flesh, — an interpretation which is just the opposite of the true, as may be seen by studying the book
3 of Job. As Paul says, in his first epistle to the Corinthians, "Flesh and blood cannot inherit the kingdom of
God."

6   The Hebrew Lawgiver, slow of speech, despaired of
making the people understand what should be revealed
to him. When, led by wisdom to cast down his
Fear of the
9 serpent   rod, he saw it become a serpent, Moses fled be-
overcome
fore it; but wisdom bade him come back and
handle the serpent, and then Moses' fear departed. In
12 this incident was seen the actuality of Science. Matter
was shown to be a belief only. The serpent, evil, under
wisdom's bidding, was destroyed through understanding
15 divine Science, and this proof was a staff upon which to
lean. The illusion of Moses lost its power to alarm him,
when he discovered that what he apparently saw was really
18 but a phase of mortal belief.

It was scientifically demonstrated that leprosy was a
creation of mortal mind and not a condition of matter,
21 Leprosy   when Moses first put his hand into his bosom
healed   and drew it forth white as snow with the dread
disease, and presently restored his hand to its natural con-
24 dition by the same simple process. God had lessened
Moses' fear by this proof in divine Science, and the inward voice became to him the voice of God, which said:
27 "It shall come to pass, if they will not believe thee, neither
hearken to the voice of the first sign, that they will believe
the voice of the latter sign." And so it was in the coming
30 centuries, when the Science of being was demonstrated
by Jesus, who showed his students the power of Mind by
changing water into wine, and taught them how to handle

aún revestido con la carne material —una interpreta- 1
ción que es diametralmente opuesta a la verdadera, lo cual
puede verificarse estudiando el libro de Job. Como 3
dice Pablo en su primera epístola a los Corintios: "La
carne y la sangre no pueden heredar el reino de Dios".

El Legislador hebreo, que era tardo en el habla, deses- 6
peraba de hacer entender al pueblo lo que le iba a ser revelado a él. Guiado por la sabiduría, Moisés
echó en tierra su vara y vio que se convirtió en   El temor a
                                                      la culebra 9
una culebra, y huyó de ella; pero la sabiduría le   vencido
mandó volver y tomar a la culebra, y entonces desapareció
el temor de Moisés. En ese incidente se vio la realidad de 12
la Ciencia. Se demostró que la materia es sólo una creencia. La culebra, o el mal, bajo el mandato de la sabiduría,
fue destruida mediante la comprensión de la Ciencia di- 15
vina, y esa prueba llegó a ser para él un báculo en que
apoyarse. La ilusión de Moisés perdió el poder de alar-
marle cuando descubrió que lo que aparentemente había 18
visto no era realmente sino una fase de la creencia mortal.

Se demostró científicamente que la lepra era una creación de la mente mortal, y no una condición de la materia, 21
cuando Moisés metió la mano en su seno la pri-   La lepra
mera vez y la sacó blanca como la nieve con esa   sanada
temida enfermedad, y después restableció la mano a su es- 24
tado natural por el mismo sencillo procedimiento. Dios
había mitigado el temor de Moisés con esa prueba en la
Ciencia divina, y la voz interior vino a ser para él la voz de 27
Dios, que dijo: "Si aconteciere que no te creyeren ni obe-
decieren a la voz de la primera señal, creerán a la voz de la
postrera". Y así fue en los siglos siguientes, cuando Jesús 30
demostró la Ciencia del ser e hizo ver a sus discípulos el
poder de la Mente, convirtiendo el agua en vino, y
les enseñó a tomar serpientes sin dañarse, a sanar enfer- 33

1 serpents unharmed, to heal the sick and cast out evils in
proof of the supremacy of Mind.

3   When understanding changes the standpoints of life and
intelligence from a material to a spiritual basis, we shall
Standpoints   gain the reality of Life, the control of Soul over
6 changed   sense, and we shall perceive Christianity, or
Truth, in its divine Principle. This must be the climax
before harmonious and immortal man is obtained and his
9 capabilities revealed. It is highly important — in view
of the immense work to be accomplished before this recognition of divine Science can come — to turn our thoughts
12 towards divine Principle, that finite belief may be prepared to relinquish its error.

Man's wisdom finds no satisfaction in sin, since God
15 has sentenced sin to suffer. The necromancy of yester-
Saving the   day foreshadowed the mesmerism and hypno-
inebriate   tism of to-day. The drunkard thinks he enjoys
18 drunkenness, and you cannot make the inebriate leave
his besottedness, until his physical sense of pleasure yields
to a higher sense. Then he turns from his cups, as
21 the startled dreamer who wakens from an incubus in-
curred through the pains of distorted sense. A man who
likes to do wrong — finding pleasure in it and refraining
24 from it only through fear of consequences — is neither
a temperate man nor a reliable religionist.

The sharp experiences of belief in the supposititious life
27 of matter, as well as our disappointments and ceaseless
Uses of   woes, turn us like tired children to the arms
suffering   of divine Love. Then we begin to learn Life
30 in divine Science. Without this process of weaning,
"Canst thou by searching find out God?" It is easier
to desire Truth than to rid one's self of error. Mortals

mos y a echar fuera el mal, como prueba de la supremacía de la Mente.

Cuando la comprensión cambie nuestros puntos de vista acerca de la vida y la inteligencia de una base material a una base espiritual, lograremos la realidad de la Vida, el dominio del Alma sobre los sentidos, y percibiremos el cristianismo, o la Verdad, en su Principio divino. Eso ha de ser el punto culminante, antes que se llegue al hombre armonioso e inmortal y sean reveladas sus aptitudes. Es sumamente importante —en vista del inmenso trabajo a realizarse antes que pueda venir ese reconocimiento de la Ciencia divina— dirigir nuestros pensamientos hacia el Principio divino, para que la creencia finita pueda estar preparada a renunciar a sus errores.

Puntos de vista cambiados

La sabiduría del hombre no encuentra satisfacción en el pecado, puesto que Dios ha sentenciado al pecado a sufrir. La necromancia de ayer prefiguró el mesmerismo e hipnotismo de hoy. El ebrio piensa que disfruta su borrachera, y no se le puede hacer que deje su embriaguez hasta que su concepto físico de placer se someta a un concepto superior. Entonces se apartará de sus copas, como el soñador que despierta sobresaltado de una pesadilla ocasionada por los dolores del sentido desconcertado. A quien le agrada hacer el mal —que encuentra placer en ello y que se abstiene de ello sólo por temor a las consecuencias— no es hombre sobrio ni digno de confianza en cuanto a religión.

Salvando al ebrio

Las dolorosas experiencias que resultan de la creencia en la supuesta vida de la materia, así como nuestros desengaños e incesantes angustias, hacen que vayamos, cual niños cansados, a los brazos del Amor divino. Entonces empezamos a conocer la Vida en la Ciencia divina. Sin ese procedimiento de deshabituación, "¿Descubrirás tú los secretos de Dios?" Es más fácil desear la Verdad que deshacerse del error. Los

La utilidad del sufrimiento

1 may seek the understanding of Christian Science, but they
will not be able to glean from Christian Science the facts
3 of being without striving for them. This strife consists
in the endeavor to forsake error of every kind and to possess no other consciousness but good.

6   Through the wholesome chastisements of Love, we
are helped onward in the march towards righteousness,

A bright   peace, and purity, which are the landmarks
9 outlook   of Science. Beholding the infinite tasks of
truth, we pause, — wait on God. Then we push onward,
until boundless thought walks enraptured, and concep-
12 tion unconfined is winged to reach the divine glory.

In order to apprehend more, we must put into practice what we already know. We must recollect that

15 Need and   Truth is demonstrable when understood, and
supply   that good is not understood until demonstrated.
If "faithful over a few things," we shall be made rulers
18 over many; but the one unused talent decays and is lost.
When the sick or the sinning awake to realize their need
of what they have not, they will be receptive of divine
21 Science, which gravitates towards Soul and away from
material sense, removes thought from the body, and ele-
vates even mortal mind to the contemplation of some-
24 thing better than disease or sin. The true idea of God
gives the true understanding of Life and Love, robs the
grave of victory, takes away all sin and the delusion that
27 there are other minds, and destroys mortality.

The effects of Christian Science are not so much seen

Childlike   as felt. It is the "still, small voice" of Truth
30 receptivity   uttering itself. We are either turning away
from this utterance, or we are listening to it and going
up higher. Willingness to become as a little child and

mortales tal vez procuren comprender la Ciencia Cristia-   1
na, pero no podrán cosechar de la Ciencia Cristiana las
realidades del ser sin luchar por ellas. Esa lucha consiste   3
en el esfuerzo por abandonar el error de toda índole y de
no poseer otra consciencia que el bien.

Los saludables castigos del Amor nos ayudan a pro-   6
gresar en nuestra jornada hacia la rectitud, la paz y la
pureza, que son las señales del camino de la   Una pers-
Ciencia. Contemplando las infinitas tareas de   pectiva   9
la verdad, hacemos una pausa —esperamos en   esplendorosa
Dios. Luego avanzamos, hasta que el pensamiento ilimitado se adelante extasiado y a la concepción libre de trabas   12
le sean dadas alas para remontarse a la gloria divina.

A fin de comprender más, tenemos que poner en
práctica lo que ya sabemos. Tenemos que recordar que la   15
Verdad es demostrable cuando es comprendida   Carencia y
y que el bien no se comprende mientras no se   provisión
demuestre. Si somos "fieles sobre poco", sobre mucho se   18
nos pondrá; pero el talento que no se usa se deteriora y se
pierde. Cuando los enfermos o los pecadores despierten
para darse cuenta de la necesidad que tienen de lo que ca-   21
recen, estarán dispuestos a aceptar la Ciencia divina,
que gravita hacia el Alma y se aleja del sentido material,
aparta el pensamiento del cuerpo y eleva a la mente mortal   24
misma a la contemplación de algo mejor que la enfermedad o el pecado. La verdadera idea de Dios da la comprensión verdadera de la Vida y el Amor, despoja al sepul-   27
cro de su victoria, quita todo pecado y el engaño de que
hay otras mentes, y destruye a la mortalidad.

Los efectos de la Ciencia Cristiana se ven menos de lo   30
que se sienten. Es la "voz callada y suave"*de la   Receptivos
Verdad, expresándose. O bien nos estamos ale-   cual niños
jando de esa expresión, o la estamos escuchando y eleván-   33
donos. El estar dispuesto a llegar a ser como un niño y de-

*Según la Versión Moderna de la Biblia

1 to leave the old for the new, renders thought receptive of
the advanced idea. Gladness to leave the false landmarks
3 and joy to see them disappear, — this disposition helps
to precipitate the ultimate harmony. The purification
of sense and self is a proof of progress. "Blessed are the
6 pure in heart: for they shall see God."

Unless the harmony and immortality of man are becoming more apparent, we are not gaining the true idea
9 Narrow of God; and the body will reflect what gov-
pathway erns it, whether it be Truth or error,
understanding or belief, Spirit or matter. Therefore
12 "acquaint now thyself with Him, and be at peace."
Be watchful, sober, and vigilant. The way is straight
and narrow, which leads to the understanding that God
15 is the only Life. It is a warfare with the flesh, in which
we must conquer sin, sickness, and death, either here
or hereafter, — certainly before we can reach the goal
18 of Spirit, or life in God.

Paul was not at first a disciple of Jesus but a persecutor of Jesus' followers. When the truth first appeared
21 Paul's to him in Science, Paul was made blind,
enlightenment and his blindness was felt; but spiritual
light soon enabled him to follow the example and teach-
24 ings of Jesus, healing the sick and preaching Christianity throughout Asia Minor, Greece, and even in imperial
Rome.

27 Paul writes, "If Christ [Truth] be not risen, then is
our preaching vain." That is, if the idea of the supremacy of Spirit, which is the true conception of being,
30 come not to your thought, you cannot be benefited by
what I say.

Jesus said substantially, "He that believeth in me

jar lo viejo por lo nuevo, dispone al pensamiento para reci-   1
bir la idea avanzada. Alegría de abandonar las falsas señales del camino y regocijo al verlas desaparecer es la dis-   3
posición que ayuda a acelerar la armonía final. La purificación de los sentidos y del yo es prueba de progreso.
"Bienaventurados los de limpio corazón, porque ellos ve-   6
rán a Dios".

A menos que la armonía y la inmortalidad del hombre
se evidencien más, no estamos ganando la verdadera idea   9
de Dios; y el cuerpo reflejará lo que lo gobier-   El camino
na, ya sea la Verdad o el error, la comprensión   angosto
o la creencia, el Espíritu o la materia. Por lo tanto "vuelve   12
ahora en amistad con Él, y tendrás paz". Sé alerta, sobrio
y vigilante. El camino que lleva a la comprensión de que
Dios es la única Vida, es recto y angosto. Es una lucha con   15
la carne, lucha en la que tenemos que vencer al pecado, a
la enfermedad y a la muerte, ya sea aquí o en el más allá
—pero ciertamente antes que podamos alcanzar la meta   18
del Espíritu, o la vida en Dios.

Pablo no fue, al comienzo, discípulo de Jesús sino perseguidor de sus seguidores. Cuando la verdad se le apareció   21
por vez primera en la Ciencia, Pablo quedó cie-   La ilumina-
go, y su ceguera se hizo sentir; pero la luz es-   ción de Pablo
piritual pronto le capacitó para seguir el ejemplo y las en-   24
señanzas de Jesús, sanando a los enfermos y predicando el
cristianismo por toda el Asia Menor, Grecia y hasta en la
Roma imperial.   27

Pablo escribe: "Si Cristo [la Verdad] no resucitó, vana es
entonces nuestra predicación". Es decir, si la idea de la supremacía del Espíritu, que es el verdadero concepto del   30
ser, no viene a vuestro pensamiento, no podéis ser beneficiados por lo que digo.

Jesús dijo en sustancia: "El que cree en mí, no morirá".   33

1 shall not see death." That is, he who perceives the
true idea of Life loses his belief in death. He who has
3 Abiding   the true idea of good loses all sense of evil,
in Life   and by reason of this is being ushered into the
undying realities of Spirit. Such a one abideth in Life, —
6 life obtained not of the body incapable of supporting life,
but of Truth, unfolding its own immortal idea. Jesus
gave the true idea of being, which results in infinite bless-
9 ings to mortals.

In Colossians (iii. 4) Paul writes: "When Christ, who
is our life, shall appear [be manifested], then shall ye also
12 Indestruct-   appear [be manifested] with him in glory."
ible being   When spiritual being is understood in all its
perfection, continuity, and might, then shall man be found
15 in God's image. The absolute meaning of the apostolic
words is this: Then shall man be found, in His likeness,
perfect as the Father, indestructible in Life, "hid with
18 Christ in God," — with Truth in divine Love, where
human sense hath not seen man.

Paul had a clear sense of the demands of Truth upon
21 mortals physically and spiritually, when he said: "Pre-
Consecration   sent your bodies a living sacrifice, holy, ac-
required   ceptable unto God, which is your reasonable
24 service." But he, who is begotten of the beliefs of the
flesh and serves them, can never reach in this world the
divine heights of our Lord. The time cometh when
27 the spiritual origin of man, the divine Science which
ushered Jesus into human presence, will be understood
and demonstrated.

30   When first spoken in any age, Truth, like the light,
"shineth in darkness, and the darkness comprehended
it not." A false sense of life, substance, and mind

Esto es, quien percibe la verdadera idea de la Vida, pierde   1
su creencia en la muerte. Quien tiene la verdadera idea
del bien, pierde todo sentido del mal, y en   Morando   3
razón de eso va encontrando entrada en las   en la Vida
realidades imperecederas del Espíritu. Tal persona mora
en la Vida —vida que no es obtenida del cuerpo, incapaz   6
de sostener la vida, sino de la Verdad, que desenvuelve su
propia idea inmortal. Jesús dio la idea verdadera del
ser, que resulta en bendiciones infinitas para los mortales.   9

En Colosenses (3:4) Pablo escribe: "Cuando Cristo,
vuestra vida, se manifieste, entonces vosotros también seréis manifestados con él en gloria". Cuando el   Ser indes-   12
ser espiritual se comprenda en toda su perfec-   tructible
ción, continuidad y poder, entonces se verá que el hombre
es imagen de Dios. El significado absoluto de las palabras   15
apostólicas es este: Entonces se verá que el hombre, a Su
semejanza, es perfecto como el Padre, indestructible en la
Vida, y que está "escondido con Cristo en Dios" —con la   18
Verdad en el Amor divino, donde el sentido humano no ha
visto al hombre.

Pablo tenía un concepto claro de las exigencias físicas y   21
espirituales que la Verdad impone a los mortales, cuando
dijo: "Os ruego... que presentéis vuestros cuer-   Se requiere
pos en sacrificio vivo, santo, agradable a Dios,   consagración   24
que es vuestro culto racional". Pero el que es engendra-
do por las creencias de la carne y las sirve, jamás podrá
alcanzar en este mundo las alturas divinas de nuestro Se-   27
ñor. Viene el tiempo en que el origen espiritual del hombre, la Ciencia divina que trajo a Jesús a la presencia humana, será comprendido y demostrado.   30

Cuando en cualquier época se enuncia por primera vez
la Verdad, ésta, como la luz, "en las tinieblas resplandece,
y las tinieblas no la comprendieron"*. Un falso sentido de   33

* Según la Versión *King James* de la Biblia

1 hides the divine possibilities, and conceals scientific
demonstration.

3   If we wish to follow Christ, Truth, it must be in the
way of God's appointing. Jesus said, "He that believeth
on me, the works that I do shall he do also."

Loving God
supremely

6 He, who would reach the source and find the
divine remedy for every ill, must not try to climb the hill
of Science by some other road. All nature teaches God's
9 love to man, but man cannot love God supremely and set
his whole affections on spiritual things, while loving the
material or trusting in it more than in the spiritual.

12   We must forsake the foundation of material systems,
however time-honored, if we would gain the Christ as
our only Saviour. Not partially, but fully, the great
15 healer of mortal mind is the healer of the body.

The purpose and motive to live aright can be gained
now. This point won, you have started as you should.
18 You have begun at the numeration-table of Christian
Science, and nothing but wrong intention can hinder your
advancement. Working and praying with true motives,
21 your Father will open the way. "Who did hinder you,
that ye should not obey the truth?"

Saul of Tarsus beheld the way — the Christ, or Truth
24 — only when his uncertain sense of right yielded to a

Conversion
of Saul

spiritual sense, which is always right. Then
the man was changed. Thought assumed a
27 nobler outlook, and his life became more spiritual. He
learned the wrong that he had done in persecuting Christians, whose religion he had not understood, and in hu-
30 mility he took the new name of Paul. He beheld for the
first time the true idea of Love, and learned a lesson in
divine Science.

vida, sustancia y mente, oculta las posibilidades divinas y ₁
oscurece a la demostración científica.

Si deseamos seguir a Cristo, la Verdad, debemos hacerlo ₃
en la forma señalada por Dios. Jesús dijo: "El que en mí
cree, las obras que yo hago, él las hará también". El que quiera llegar a la fuente y encon- *Amando a
Dios supre-* ₆
trar el remedio divino para todo mal, no debe *mamente*
tratar de ascender la cuesta de la Ciencia tomando otro camino. Toda la naturaleza enseña el amor de Dios hacia el ₉
hombre, pero el hombre no puede amar a Dios supremamente y poner todo su afecto en cosas espirituales mientras
ame lo material o confíe en ello más que en lo espiritual. ₁₂

Debemos abandonar la base de sistemas materiales, por
muy venerables que sean, si queremos tener al Cristo por
nuestro único Salvador. El gran sanador de la mente mor- ₁₅
tal es el sanador del cuerpo, y eso no parcial, sino íntegra-
mente.

El propósito y el motivo de vivir rectamente pueden ₁₈
lograrse ahora. Una vez logrado ese punto, habréis comenzado como debíais. Habréis comenzado por la tabla
de sumar de la Ciencia Cristiana, y nada, salvo una mala ₂₁
intención, puede impedir vuestro progreso. Si trabajáis y
oráis con móviles sinceros, vuestro Padre os abrirá el camino. "¿Quién os estorbó para no obedecer a la verdad?" ₂₄

Saulo de Tarso percibió el camino —el Cristo o la Verdad— sólo cuando su sentido incierto acerca de lo que era
justo se sometió a un sentido espiritual, que *La conver-* ₂₇
es siempre justo. Entonces se transformó. Su *sión de Saulo*
pensamiento adoptó un punto de vista más noble, y su
vida se espiritualizó más. Comprendió el mal que había ₃₀
hecho en perseguir a los cristianos, cuya religión no había
comprendido, y en humildad tomó el nuevo nombre de
Pablo. Percibió por primera vez la idea verdadera del ₃₃
Amor y aprendió una lección en la Ciencia divina.

1   Reform comes by understanding that there is no abiding pleasure in evil, and also by gaining an affection for
3   good according to Science, which reveals the immortal
fact that neither pleasure nor pain, appetite nor passion,
can exist in or of matter, while divine Mind can and does
6   destroy the false beliefs of pleasure, pain, or fear and all
the sinful appetites of the human mind.

What a pitiful sight is malice, finding pleasure in re-
9   venge! Evil is sometimes a man's highest conception
Image of   of right, until his grasp on good grows stronger.
the beast   Then he loses pleasure in wickedness, and it
12   becomes his torment. The way to escape the misery of
sin is to cease sinning. There is no other way. Sin is
the image of the beast to be effaced by the sweat of agony.
15   It is a moral madness which rushes forth to clamor with
midnight and tempest.

To the physical senses, the strict demands of Christian
18   Peremptory   Science seem peremptory; but mortals are has-
demands   tening to learn that Life is God, good, and that
evil has in reality neither place nor power in the human or
21   the divine economy.

Fear of punishment never made man truly honest.
Moral courage is requisite to meet the wrong and to
24   Moral   proclaim the right. But how shall we re-
courage   form the man who has more animal than
moral courage, and who has not the true idea of good?
27   Through human consciousness, convince the mortal of
his mistake in seeking material means for gaining happiness. Reason is the most active human faculty. Let
30   that inform the sentiments and awaken the man's dormant sense of moral obligation, and by degrees he will
learn the nothingness of the pleasures of human sense

La reforma viene al comprender que no hay placer du- 1
radero en el mal, y también al adquirir un afecto por el
bien de acuerdo con la Ciencia, la cual revela la verdad in- 3
mortal de que ni el placer ni el dolor, ni los apetitos ni las
pasiones, pueden existir en la materia o debido a ella,
mientras que la Mente divina puede destruir y destruye las 6
creencias erróneas de placer, dolor o temor y todos los apetitos pecaminosos de la mente humana.

¡Qué triste es el espectáculo de la maldad, la cual se 9
complace en la venganza! El mal es a veces el concepto
más alto que tiene un hombre de lo que es   La imagen
justo, hasta que se apegue más firmemente al   de la bestia 12
bien. Entonces ya no se complace en la maldad, y ésta
viene a ser su tormento. El camino para escapar de las
miserias del pecado es cesar de pecar. No hay otro ca- 15
mino. El pecado es la imagen de la bestia y ha de borrarse
con el sudor de la agonía. Es una locura moral que sale a
hacer clamor con la medianoche y la tempestad. 18

Para los sentidos corporales las estrictas exigencias de la
Ciencia Cristiana parecen perentorias; pero los mortales se
están apresurando a comprender que la Vida es   Exigencias 21
Dios, el bien, y que el mal no tiene en realidad   perentorias
lugar ni poder en la economía humana o en la divina.

El temor al castigo jamás ha hecho al hombre verdade- 24
ramente honrado. Se requiere valor moral para enfrentar
al mal y proclamar lo que es justo. Pero ¿cómo
reformar al hombre que tiene más valor animal   Valor moral 27
que moral, y que no tiene la idea verdadera del bien? Por
medio de la consciencia humana convenced al mortal de
su equivocación en recurrir a medios materiales para al- 30
canzar la felicidad. La razón es la facultad humana más
activa. Dejad que ella informe a los sentimientos y des-
pierte el dormido sentido de obligación moral del hombre, 33
y gradualmente se dará cuenta de la nada de los placeres
del sentido humano y de la grandeza y felicidad del sen-

1 and the grandeur and bliss of a spiritual sense, which
silences the material or corporeal. Then he not only will
3 be saved, but *is* saved.

Mortals suppose that they can live without goodness,
when God is good and the only real Life. What is the
6 Final destruc- result? Understanding little about the divine
tion of error Principle which saves and heals, mortals get
rid of sin, sickness, and death only in belief. These errors
9 are not thus really destroyed, and must therefore cling
to mortals until, here or hereafter, they gain the true understanding of God in the Science which destroys human
12 delusions about Him and reveals the grand realities of
His allness.

This understanding of man's power, when he is
15 equipped by God, has sadly disappeared from Christian
Promise history. For centuries it has been dormant, a
perpetual lost element of Christianity. Our missionaries
18 carry the Bible to India, but can it be said that they
explain it practically, as Jesus did, when hundreds of
persons die there annually from serpent-bites? Under-
21 standing spiritual law and knowing that there is no material law, Jesus said: "These signs shall follow them that
believe, . . . they shall take up serpents, and if they
24 drink any deadly thing, it shall not hurt them. They
shall lay hands on the sick, and they shall recover." It
were well had Christendom believed and obeyed this
27 sacred saying.

Jesus' promise is perpetual. Had it been given only
to his immediate disciples, the Scriptural passage would
30 read *you,* not *they.* The purpose of his great life-work
extends through time and includes universal humanity.
Its Principle is infinite, reaching beyond the pale of a

tido espiritual, que acalla lo material o corporal. Entonces
el hombre no sólo será salvado, sino que *está* salvado.

Los mortales suponen que pueden vivir sin bondad,
cuando Dios es bueno y es la única Vida verdadera. ¿Cuál
es el resultado? Sabiendo poco del Principio
divino que salva y sana, los mortales se liberan
del pecado, la enfermedad y la muerte sólo en
creencia. Esos errores no están así realmente destruidos, y
por lo tanto tienen que aferrarse a los mortales hasta que,
aquí o en el más allá, adquieran la comprensión verdadera acerca de Dios en la Ciencia que destruye los errores
humanos en cuanto a Él y revela las grandes realidades de
Su totalidad.

La destrucción final del error

Esa comprensión del poder del hombre cuando está armado por Dios lamentablemente ha desaparecido de la
historia cristiana. Durante siglos ha estado inactiva —un elemento perdido del cristianismo.
Nuestros misioneros llevan la Biblia a la India, pero
¿puede decirse que la explican prácticamente, como lo
hacía Jesús, considerando que anualmente mueren allí
cientos de personas de mordeduras de serpientes? Comprendiendo la ley espiritual y sabiendo que no hay ley material, Jesús dijo: "Estas señales seguirán a los que creen:...
tomarán en las manos serpientes, y si bebieren cosa mortífera, no les hará daño; sobre los enfermos pondrán sus
manos, y sanarán". La cristiandad hubiera hecho bien en
creer y obedecer esas sagradas palabras.

Promesa perpetua

La promesa de Jesús es perpetua. Si la hubiera hecho
sólo a sus discípulos inmediatos, el pasaje de las Escrituras
diría *vosotros* y no *los*. El propósito de la gran obra de su
vida se extiende a través del tiempo e incluye a la humanidad universal. Su Principio es infinito y no está limitado

1 single period or of a limited following. As time moves
on, the healing elements of pure Christianity will be fairly
3 dealt with; they will be sought and taught, and will glow
in all the grandeur of universal goodness.

A little leaven leavens the whole lump. A little under-
6 standing of Christian Science proves the truth of all that
Imitation   I say of it. Because you cannot walk on the
of Jesus   water and raise the dead, you have no right to
9 question the great might of divine Science in these directions. Be thankful that Jesus, who was the true demonstrator of Science, did these things, and left his example for
12 us. In Science we can use only what we understand. We
must prove our faith by demonstration.

One should not tarry in the storm if the body is freez-
15 ing, nor should he remain in the devouring flames. Until one is able to prevent bad results, he should avoid their
occasion. To be discouraged, is to resemble a pupil in
18 addition, who attempts to solve a problem of Euclid, and
denies the rule of the problem because he fails in his first
effort.

21 There is no hypocrisy in Science. Principle is imperative. You cannot mock it by human will. Science is a
divine demand, not a human. Always right,
Error   its divine Principle never repents, but main-
24 destroyed,
not pardoned   tains the claim of Truth by quenching error.
The pardon of divine mercy is the destruction of error. If
27 men understood their real spiritual source to be all blessedness, they would struggle for recourse to the spiritual
and be at peace; but the deeper the error into which mor-
30 tal mind is plunged, the more intense the opposition to
spirituality, till error yields to Truth.

Human resistance to divine Science weakens in pro-

a un solo período o a un solo grupo de seguidores. A medida que el tiempo avance, se hará justicia a los elementos curativos del cristianismo puro; serán buscados y enseñados y resplandecerán con toda la grandeza del bien universal.

Un poco de levadura leuda toda la masa. Un poco de comprensión de Ciencia Cristiana prueba la verdad de todo lo que digo respecto a ella. El hecho de que no podéis andar sobre el agua y resucitar a los muertos, no os da derecho a dudar del gran poder de la Ciencia divina en ese sentido. Agradeced que Jesús, quien fue el verdadero demostrador de la Ciencia, hizo esas cosas y nos dejó su ejemplo. En la Ciencia podemos hacer uso sólo de lo que comprendemos. Tenemos que dar prueba de nuestra fe con la demostración.

La imitación de Jesús

No debiéramos demorarnos en la tempestad si el cuerpo se nos hiela, ni permanecer en las llamas devoradoras. Hasta que no seamos capaces de prevenir los malos efectos, debiéramos evitar que ocurran. Desalentarse es asemejarse a un colegial que sólo sabe sumar y que al intentar resolver un problema de Euclides niega la regla del problema porque fracasó en su primer esfuerzo.

No hay hipocresía en la Ciencia. El Principio es imperativo. No es posible burlarse de él mediante la voluntad humana. La Ciencia es una exigencia divina, no es una exigencia humana. Siempre en lo cierto, su Principio divino jamás se arrepiente, sino que mantiene el derecho de la Verdad exterminando al error. El perdón de la misericordia divina es la destrucción del error. Si los hombres comprendieran que su verdadero origen espiritual es todo bienaventuranza, lucharían por tener acceso a lo espiritual y estarían en paz; pero cuanto más profundo sea el error en que esté sumergida la mente mortal, tanto más intensa será la oposición a la espiritualidad, hasta que el error se someta a la Verdad.

El error es destruido, no perdonado

La resistencia humana a la Ciencia divina se debilita en

330 Science of Being

1 portion as mortals give up error for Truth and the understanding of being supersedes mere belief. Until the
3 The hopeful   author of this book learned the vastness of
outlook   Christian Science, the fixedness of mortal illusions, and the human hatred of Truth, she cherished
6 sanguine hopes that Christian Science would meet with
immediate and universal acceptance.

When the following platform is understood and the
9 letter and the spirit bear witness, the infallibility of divine
metaphysics will be demonstrated.

I. God is infinite, the only Life, substance, Spirit, or
12 Soul, the only intelligence of the universe, including man.
The deific   Eye hath neither seen God nor His image and
supremacy   likeness. Neither God nor the perfect man
15 can be discerned by the material senses. The individuality of Spirit, or the infinite, is unknown, and thus a
knowledge of it is left either to human conjecture or to the
18 revelation of divine Science.

II. God is what the Scriptures declare Him to be, —
Life, Truth, Love. Spirit is divine Principle, and divine
21 The deific   Principle is Love, and Love is Mind, and
definitions   Mind is not both good and bad, for God is
Mind; therefore there is in reality one Mind only, be-
24 cause there is one God.

III. The notion that both evil and good are real is a
delusion of material sense, which Science annihilates.
27 Evil   Evil is nothing, no thing, mind, nor power.
obsolete   As manifested by mankind it stands for a lie,
nothing claiming to be something, — for lust, dishonesty,
30 selfishness, envy, hypocrisy, slander, hate, theft, adultery,
murder, dementia, insanity, inanity, devil, hell, with all
the etceteras that word includes.

la proporción en que los mortales renuncian al error en
provecho de la Verdad y la comprensión de la existencia
reemplaza a la mera creencia. Hasta que la au-   Perspectiva
tora de este libro comprendió la inmensidad de   llena de
la Ciencia Cristiana, como también la fijeza de   esperanza
las ilusiones mortales y el odio humano a la Verdad, abri-
gó grandes esperanzas de que la Ciencia Cristiana fuera
aceptada inmediata y universalmente.

Cuando se comprenda la siguiente declaración de principios, y la letra y el espíritu aporten sus testimonios, se demostrará la infalibilidad de la metafísica divina.

I. Dios es infinito, la única Vida, sustancia, Espíritu o
Alma, la única inteligencia del universo, incluso el hombre. Ojo no vio a Dios ni a Su imagen y seme-   La supre-
janza. Ni Dios ni el hombre perfecto pueden   macía deífica
percibirse con los sentidos materiales. No se conoce la individualidad del Espíritu, o del infinito, y por eso tal conocimiento se deja o bien a conjeturas humanas o a la revelación de la Ciencia divina.

II. Dios es lo que las Escrituras declaran que es —Vida,
Verdad, Amor. El Espíritu es el Principio divino, y el
Principio divino es el Amor, y el Amor es la
Mente, y la Mente no es buena y mala a la vez,   Las defi-
porque Dios es Mente; por lo tanto, no hay,   deíficas
en realidad, sino una sola Mente, porque hay un solo Dios.

III. La noción de que tanto el mal como el bien son
reales es un engaño del sentido material, que la Ciencia
aniquila. El mal no es nada, no es ni cosa ni   El mal caído
mente ni poder. Como es manifestado por la   en desuso
humanidad, representa una mentira, la nada pretendiendo
ser algo —lujuria, improbidad, egoísmo, envidia, hipocresía, calumnia, odio, robo, adulterio, asesinato, demencia, insanía, inanidad, el demonio y el infierno, con todos
los etcéteras que esa palabra incluye.

1   IV. God is divine Life, and Life is no more confined
to the forms which reflect it than substance is in its
3 Life the   shadow. If life were in mortal man or mate-
   creator   rial things, it would be subject to their limi-
tations and would end in death. Life is Mind, the creator
6 reflected in His creations. If He dwelt within what He
creates, God would not be reflected but absorbed, and the
Science of being would be forever lost through a mortal
9 sense, which falsely testifies to a beginning and an
end.

V. The Scriptures imply that God is All-in-all. From
12 this it follows that nothing possesses reality nor existence
   Allness of   except the divine Mind and His ideas. The
   Spirit   Scriptures also declare that God is Spirit.
15 Therefore in Spirit all is harmony, and there can be no
discord; all is Life, and there is no death. Everything
in God's universe expresses Him.

18   VI. God is individual, incorporeal. He is divine Principle, Love, the universal cause, the only creator, and
   The universal   there is no other self-existence. He is all-
21 cause   inclusive, and is reflected by all that is real
and eternal and by nothing else. He fills all space, and
it is impossible to conceive of such omnipresence and in-
24 dividuality except as infinite Spirit or Mind. Hence all
is Spirit and spiritual.

VII. Life, Truth, and Love constitute the triune Person
27 called God, — that is, the triply divine Principle, Love.
   Divine   They represent a trinity in unity, three in
   trinity   one, — the same in essence, though multi-
30 form in office: God the Father-Mother; Christ the spiritual idea of sonship; divine Science or the Holy Comforter.
These three express in divine Science the threefold, essen-

La Ciencia del ser   331

IV. Dios es Vida divina, y la Vida no está más limitada ¹ a las formas que la reflejan de lo que la sustancia está en su sombra. Si la vida estuviera en el hombre   La Vida es ³ mortal o en las cosas materiales, estaría sujeta a   el creador las limitaciones de éstos y acabaría en muerte. La Vida es Mente, el creador reflejado en Sus creaciones. Si Dios ⁶ morara dentro de lo que crea, no sería reflejado sino absorbido, y la Ciencia del ser se perdería para siempre a través de un concepto mortal, que falsamente da testi- ⁹ monio de un comienzo y de un fin.

V. Las Escrituras dan a entender que Dios es Todo-en-todo. De eso se deduce que nada posee realidad ni exis- ¹² tencia excepto la Mente divina y Sus ideas. Las   La totalidad Escrituras también declaran que Dios es Espí-   del Espíritu ritu. Por lo tanto, en el Espíritu todo es armonía y no ¹⁵ puede haber discordancia; todo es Vida y no hay muerte. Todo en el universo de Dios expresa a Dios.

VI. Dios es individual, incorpóreo. Es el Principio divi- ¹⁸ no, el Amor, la causa universal, el único creador, y no hay otra autoexistencia. Es omnímodo, y es refle-   La causa jado por todo lo que es real y eterno y por nada   universal ²¹ más. Llena todo el espacio, y es imposible concebir tal omnipresencia e individualidad excepto como Espíritu infinito o Mente. Por lo tanto, todo es Espíritu y espiritual. ²⁴

VII. La Vida, la Verdad y el Amor constituyen la Persona trina y una, llamada Dios —esto es, el Principio triplemente divino, el Amor. Representan una   La trinidad ²⁷ trinidad en unidad, tres en uno —iguales en   divina esencia, aunque multiformes en función: Dios el Padre-Madre; Cristo la idea espiritual de filiación; la Ciencia di- ³⁰ vina o el Santo Consolador. Esos tres expresan en la Cien-

332   Science of Being

1 tial nature of the infinite. They also indicate the divine
Principle of scientific being, the intelligent relation of God
3 to man and the universe.

VIII. Father-Mother is the name for Deity, which indicates His tender relationship to His spiritual creation.

6 Father-   As the apostle expressed it in words which he
Mother   quoted with approbation from a classic poet:
"For we are also His offspring."

9 IX. Jesus was born of Mary. Christ is the true idea
voicing good, the divine message from God to men speak-

The Son   ing to the human consciousness. The Christ
12 of God   is incorporeal, spiritual, — yea, the divine
image and likeness, dispelling the illusions of the senses;
the Way, the Truth, and the Life, healing the sick and
15 casting out evils, destroying sin, disease, and death. As
Paul says: "There is one God, and one mediator between
God and men, the man Christ Jesus." The corporeal
18 man Jesus was human.

X. Jesus demonstrated Christ; he proved that Christ

Holy Ghost   is the divine idea of God — the Holy Ghost,
21 or Comforter or Comforter, revealing the divine Principle,
Love, and leading into all truth.

XI. Jesus was the son of a virgin. He was appointed
24 to speak God's word and to appear to mortals in such

Christ   a form of humanity as they could understand
Jesus   as well as perceive. Mary's conception of
27 him was spiritual, for only purity could reflect Truth
and Love, which were plainly incarnate in the good and
pure Christ Jesus. He expressed the highest type of
30 divinity, which a fleshly form could express in that age.
Into the real and ideal man the fleshly element cannot
enter. Thus it is that Christ illustrates the coincidence,

cia divina la triple naturaleza esencial del infinito. Indican 1
también el Principio divino del ser científico, la inteligente
relación de Dios con el hombre y el universo.   3

VIII. Padre-Madre es el nombre de la Deidad que indica Su tierna relación con Su creación espiri-
tual. Como el apóstol lo expresó en palabras de   Padre-Madre   6
un poeta clásico que citó en aprobación: "Porque linaje
Suyo somos".

IX. Jesús nació de María. El Cristo es la verdadera idea 9
que proclama al bien, el divino mensaje de Dios a los
hombres que habla a la consciencia humana. El   El Hijo
Cristo es incorpóreo, espiritual —sí, la imagen   de Dios   12
y semejanza divina, que disipa las ilusiones de los sentidos; el Camino, la Verdad y la Vida, que sana a los enfermos y echa fuera males, y que destruye al pecado, a la en- 15
fermedad y a la muerte. Como dice Pablo: "Hay un solo
Dios, y un solo mediador entre Dios y los hombres, Jesucristo hombre". El hombre corpóreo Jesús era humano.   18

X. Jesús demostró al Cristo; probó que el Cristo es la
divina idea de Dios —el Espíritu Santo, o Con-   El Espíritu
solador, que revela al Principio divino, el   Santo o   21
Amor, y conduce a toda la verdad.   Consolador

XI. Jesús era hijo de una virgen. Fue designado para
dar expresión a la palabra de Dios y para aparecer a los 24
mortales en una forma de humanidad que pu-
dieran comprender así como percibir. María le   Cristo Jesús
concibió espiritualmente, pues sólo la pureza podía reflejar 27
la Verdad y el Amor, que estaban tan evidentemente en-
carnados en el bueno y puro Cristo Jesús. Él expresó el
modelo más elevado de la divinidad que forma carnal 30
alguna podía expresar en aquella época. El elemento carnal no puede penetrar en el hombre real e ideal. Así es

333 Science of Being

1 or spiritual agreement, between God and man in His
image.

3   XII. The word *Christ* is not properly a synonym for
Jesus, though it is commonly so used. Jesus was a human

Messiah   name, which belonged to him in common with

6 *or Christ*   other Hebrew boys and men, for it is identical
with the name Joshua, the renowned Hebrew leader. On
the other hand, Christ is not a name so much as the divine

9 title of Jesus. Christ expresses God's spiritual, eternal
nature. The name is synonymous with Messiah, and alludes to the spirituality which is taught, illustrated, and

12 demonstrated in the life of which Christ Jesus was the
embodiment. The proper name of our Master in the
Greek was Jesus the Christ; but Christ Jesus better sig-

15 nifies the Godlike.

    XIII. The advent of Jesus of Nazareth marked the
first century of the Christian era, but the Christ is

18 *The divine*   without beginning of years or end of days.

Principle   Throughout all generations both before and

and idea   after the Christian era, the Christ, as the spirit-

21 ual idea, — the reflection of God, — has come with some
measure of power and grace to all prepared to receive
Christ, Truth. Abraham, Jacob, Moses, and the prophets

24 caught glorious glimpses of the Messiah, or Christ, which
baptized these seers in the divine nature, the essence of
Love. The divine image, idea, or Christ was, is, and

27 ever will be inseparable from the divine Principle, God.
Jesus referred to this unity of his spiritual identity thus:
"Before Abraham was, I am;" "I and my Father are

30 one;" "My Father is greater than I." The one Spirit
includes all identities.

    XIV. By these sayings Jesus meant, not that the hu-

que el Cristo ejemplifica la coincidencia, o el acuerdo espi-   1
ritual, entre Dios y el hombre a Su imagen.

XII. La palabra *Cristo* no es propiamente un sinónimo   3
de Jesús, aun cuando comúnmente se emplea así. Jesús
era un nombre humano, que llevaba en común   *El Mesías*
con otros niños y hombres hebreos, pues es   *o Cristo*   6
idéntico al nombre de Josué, el famoso caudillo hebreo.
Por otra parte, Cristo no es tanto un nombre como el título
divino de Jesús. Cristo expresa la naturaleza espiritual y   9
eterna de Dios. El nombre es sinónimo de Mesías y
alude a la espiritualidad que es enseñada, ilustrada y demostrada en la vida de la cual Cristo Jesús era la encarna-   12
ción. En griego, el nombre propio de nuestro Maestro era
Jesús el Cristo; pero Cristo Jesús es el que mejor indica su
semejanza a Dios.   15

XIII. El advenimiento de Jesús de Nazaret marcó el
primer siglo de la era cristiana, pero el Cristo no tiene
principio de años ni fin de días. A través de to-   *El Principio*   18
das las generaciones, tanto antes como después   *y la idea*
de la era cristiana, el Cristo, como idea espiri-   *divinos*
tual —reflejo de Dios— ha venido con cierta medida de   21
poder y gracia a todos los que estaban preparados para recibir al Cristo, la Verdad. Abraham, Jacob, Moisés y los
profetas captaron gloriosas vislumbres del Mesías o Cristo,   24
que bautizaron a esos videntes con la naturaleza divina, la
esencia del Amor. La imagen divina, idea divina, o Cristo,
era, es y siempre será inseparable del Principio divino,   27
Dios. Jesús se refirió a esa unidad de su identidad espiritual así: "Antes que Abraham fuese, yo soy"; "Yo y el
Padre uno somos"; "El Padre mayor es que yo". El Espí-   30
ritu único incluye todas las identidades.

XIV. Con esas declaraciones Jesús quiso decir, no que

1 man Jesus was or is eternal, but that the divine idea or
   Christ was and is so and therefore antedated Abraham;
3 Spiritual   not that the corporeal Jesus was one with the
   oneness   Father, but that the spiritual idea, Christ,
   dwells forever in the bosom of the Father, God, from
6 which it illumines heaven and earth; not that the Father
   is greater than Spirit, which is God, but greater, infinitely
   greater, than the fleshly Jesus, whose earthly career was
9 brief.

XV. The invisible Christ was imperceptible to the
so-called personal senses, whereas Jesus appeared as a
12 The Son's   bodily existence. This dual personality of the
    duality   unseen and the seen, the spiritual and mate-
rial, the eternal Christ and the corporeal Jesus manifest
15 in flesh, continued until the Master's ascension, when
the human, material concept, or Jesus, disappeared,
while the spiritual self, or Christ, continues to exist in
18 the eternal order of divine Science, taking away the sins
of the world, as the Christ has always done, even before
the human Jesus was incarnate to mortal eyes.

21 XVI. This was "the Lamb slain from the foundation
of the world," — slain, that is, according to the testi-
    Eternity of   mony of the corporeal senses, but undying in
24 the Christ   the deific Mind. The Revelator represents the
Son of man as saying (Revelation i. 17, 18): "I am the
first and the last: I am he that liveth, and was dead
27 [not understood]; and, behold, I am alive for evermore,
[Science has explained me]." This is a mystical statement of the eternity of the Christ, and is also a reference
30 to the human sense of Jesus crucified.

XVII. Spirit being God, there is but one Spirit, for
there can be but one infinite and therefore one God.

el Jesús humano era o es eterno, sino que la idea divina o   1
el Cristo lo era y lo es, y, por tanto, antecedió a Abraham;
no que el Jesús corpóreo era uno con el Padre,   Unidad   3
sino que la idea espiritual, o el Cristo, mora por   espiritual
siempre en el seno del Padre, Dios, desde donde ilumina al
cielo y a la tierra; no que el Padre sea más grande que el   6
Espíritu, que es Dios, pero sí más grande, infinitamente
más grande, que el Jesús corpóreo, cuya carrera terrenal
fue breve.   9

XV. El Cristo invisible era imperceptible a los llamados
sentidos personales, mientras que Jesús se manifestaba
como una existencia corpórea. Esa doble per-   La dualidad   12
sonalidad de lo invisible y lo visible, lo espiri-   del Hijo
tual y lo material, el Cristo eterno y el Jesús corpóreo,
manifiesto en la carne, continuó hasta la ascensión del Ma-   15
estro, cuando el concepto humano y material, o Jesús, desapareció, mientras que la individualidad espiritual, o el
Cristo, continúa existiendo en el orden eterno de la Cien-   18
cia divina, quitando los pecados del mundo, tal como el
Cristo siempre lo ha hecho, aun antes que el Jesús humano
fuese encarnado para los ojos mortales.   21

XVI. Ése era "el Cordero que fue inmolado desde el
principio del mundo" —inmolado, esto es, según el testimonio de los sentidos corporales, pero impere-   La eternidad   24
cedero en la Mente deífica. El autor del Apo-   del Cristo
calipsis representa al Hijo del hombre como diciendo
(Apocalipsis 1:17, 18): "Yo soy el primero y el último; y el   27
que vivo, y estuve muerto [no comprendido]; mas he aquí
que vivo por los siglos de los siglos [la Ciencia me ha expli-
cado]". Ésa es una declaración mística de la eternidad del   30
Cristo, y es también una alusión al concepto humano del
Jesús crucificado.

XVII. El Espíritu siendo Dios, no hay más de un solo   33
Espíritu, porque no puede haber sino un infinito y por lo

335   Science of Being

1 There are neither spirits many nor gods many. There
is no evil in Spirit, because God is Spirit. The theory,
3 *Infinite*   that Spirit is distinct from matter but must
Spirit   pass through it, or into it, to be individualized,
would reduce God to dependency on matter, and establish
6 a basis for pantheism.

XVIII. Spirit, God, has created all in and of Himself. Spirit never created matter. There is nothing in
9 *The only*   Spirit out of which matter could be made,
substance   for, as the Bible declares, without the Logos,
the Æon or Word of God, "was not anything made
12 that was made." Spirit is the only substance, the invisible and indivisible infinite God. Things spiritual and
eternal are substantial. Things material and temporal
15 are insubstantial.

XIX. Soul and Spirit being one, God and Soul are
one, and this one never included in a limited mind or a
18 *Soul and*   limited body. Spirit is eternal, divine. Noth-
Spirit one ing but Spirit, Soul, can evolve Life, for Spirit
is more than all else. Because Soul is immortal, it does
21 not exist in mortality. Soul must be incorporeal to be
Spirit, for Spirit is not finite. Only by losing the false
sense of Soul can we gain the eternal unfolding of Life as
24 immortality brought to light.

XX. Mind is the divine Principle, Love, and can produce nothing unlike the eternal Father-Mother, God.
27 *The one*   Reality is spiritual, harmonious, immutable,
divine Mind   immortal, divine, eternal. Nothing unspiritual can be real, harmonious, or eternal. Sin, sickness,
30 and mortality are the suppositional antipodes of Spirit,
and must be contradictions of reality.

XXI. The Ego is deathless and limitless, for limits

tanto un solo Dios. No hay ni muchos espíritus ni muchos   1
dioses. No hay mal en el Espíritu, porque Dios es Espíritu. La teoría de que el Espíritu es diferente de   El Espíritu   3
la materia, pero que tiene que pasar por ella, o   infinito
entrar en ella, para ser individualizado, reduciría a Dios a
depender de la materia y establecería una base para el   6
panteísmo.

XVIII. El Espíritu, Dios, lo ha creado todo en Sí mismo
y de Sí mismo. El Espíritu nunca creó a la materia. No   9
hay nada en el Espíritu de lo cual se pudiera   La sustancia
hacer materia, porque, como la Biblia declara,   única
sin el Logos, el Eón o el Verbo de Dios, "nada de lo que ha   12
sido hecho fue hecho". El Espíritu es la sustancia única, el
Dios infinito, invisible e indivisible. Las cosas espirituales
y eternas son sustanciales. Las cosas materiales y tempora-   15
les son insustanciales.

XIX. Siendo el Alma y el Espíritu uno, Dios y el Alma
son uno, y ese uno jamás está encerrado en una mente li-   18
mitada o en un cuerpo limitado. El Espíritu es
eterno, divino. Nada sino el Espíritu, Alma,   El Alma y
el Espíritu
puede producir Vida, porque el Espíritu es más   son uno
que todo lo demás. Puesto que el Alma es inmortal,   21
no existe en la mortalidad. El Alma tiene que ser incorpórea para ser Espíritu, pues el Espíritu no es finito. Sólo   24
perdiendo el concepto falso acerca del Alma podemos
lograr la revelación eterna de la Vida como inmortalidad
sacada a luz.   27

XX. La Mente es el Principio divino, el Amor, y no
puede producir nada desemejante al eterno Padre-Madre,
Dios. La realidad es espiritual, armoniosa, in-   La única   30
mutable, inmortal, divina, eterna. Nada que no   Mente divina
sea espiritual puede ser real, armonioso o eterno. El pecado, la enfermedad y la mortalidad son los hipotéticos   33
antípodas del Espíritu, y tienen que ser contradicciones en
cuanto a la realidad.

XXI. El Ego es imperecedero e ilimitado, pues límites   36

1 would imply and impose ignorance. Mind is the I AM,
   or infinity. Mind never enters the finite. Intelligence
3 never passes into non-intelligence, or matter.
   Good never enters into evil, the unlimited into
   the limited, the eternal into the temporal, nor the im-
6 mortal into mortality. The divine Ego, or individuality,
   is reflected in all spiritual individuality from the infinitesimal to the infinite.

The divine Ego

9   XXII. Immortal man was and is God's image or idea,
   even the infinite expression of infinite Mind, and immortal man is coexistent and coeternal with that
12 Mind. He has been forever in the eternal
   Mind, God; but infinite Mind can never be in man, but
   is reflected by man. The spiritual man's consciousness
15 and individuality are reflections of God. They are the
   emanations of Him who is Life, Truth, and Love. Immortal man is not and never was material, but always
18 spiritual and eternal.

The real manhood

      XXIII. God is indivisible. A portion of God could
   not enter man; neither could God's fulness be reflected
21 by a single man, else God would be manifestly
   finite, lose the deific character, and become
   less than God. Allness is the measure of the infinite, and
24 nothing less can express God.

Indivisibility of the infinite

      XXIV. God, the divine Principle of man, and man in
   God's likeness are inseparable, harmonious, and eternal.
27 The Science of being furnishes the rule of perfection, and brings immortality to light. God
   and man are not the same, but in the order of divine Sci-
30 ence, God and man coexist and are eternal. God is the
   parent Mind, and man is God's spiritual offspring.

God the parent Mind

      XXV. God is individual and personal in a scientific

implicarían e impondrían ignorancia. La Mente es el Yo 1
soy, o la infinitud. La Mente nunca entra en lo finito. La
inteligencia nunca entra en la no-inteligencia, o 3
materia. El bien nunca entra en el mal, lo ili- *El Ego divino*
mitado en lo limitado, lo eterno en lo temporal, ni lo inmortal en la mortalidad. El Ego divino, o la individuali- 6
dad divina, es reflejado en toda individualidad espiritual,
desde lo infinitesimal hasta lo infinito.

XXII. El hombre inmortal era y es la imagen o idea de 9
Dios, o sea, la expresión infinita de la Mente infinita, y el
hombre inmortal es coexistente y coeterno con *La verdadera*
esa Mente. Siempre ha estado en la Mente *naturaleza* 12
eterna, Dios; pero la Mente infinita nunca pue- *del hombre*
de estar en el hombre, sino que es reflejada por el hombre. La consciencia y la individualidad del hombre espi- 15
ritual son reflejos de Dios. Son las emanaciones de Él, que
es Vida, Verdad y Amor. El hombre inmortal no es, ni
fue jamás, material, sino siempre espiritual y eterno. 18

XXIII. Dios es indivisible. Una porción de Dios no
podría entrar en el hombre; ni podría la plenitud de Dios
ser reflejada por sólo un hombre; de ser así, *La indivisi-* 21
Dios sería manifiestamente finito, perdería el *bilidad del*
carácter deífico y vendría a ser algo menos que *infinito*
Dios. Totalidad es la medida del infinito, y nada menos 24
puede expresar a Dios.

XXIV. Dios, el Principio divino del hombre, y el hombre a semejanza de Dios son inseparables, armoniosos y 27
eternos. La Ciencia del ser proporciona la re- *Dios,*
gla de la perfección y saca a luz la inmortali- *la Mente*
dad. Dios y el hombre no son una y la misma *paterna* 30
cosa, pero en el orden de la Ciencia divina, Dios y el
hombre coexisten y son eternos. Dios es la Mente paterna,
y el hombre es linaje espiritual de Dios. 33

XXV. Dios es individual y personal en un sentido cien-

1 sense, but not in any anthropomorphic sense. Therefore
man, reflecting God, cannot lose his individuality; but as

3 material sensation, or a soul in the body, blind
Man reflects
the perfect   mortals do lose sight of spiritual individuality.
God
Material personality is not realism; it is not

6 the reflection or likeness of Spirit, the perfect God. Sensualism is not bliss, but bondage. For true happiness,
man must harmonize with his Principle, divine Love; the

9 Son must be in accord with the Father, in conformity with
Christ. According to divine Science, man is in a degree
as perfect as the Mind that forms him. The truth of be-

12 ing makes man harmonious and immortal, while error is
mortal and discordant.

XXVI. Christian Science demonstrates that none but

15 the pure in heart can see God, as the gospel
Purity the
path to   teaches. In proportion to his purity is man
perfection   perfect; and perfection is the order of celestial

18 being which demonstrates Life in Christ, Life's spiritual
ideal.

XXVII. The true idea of man, as the reflection of the

21 invisible God, is as incomprehensible to the limited senses
True idea   as is man's infinite Principle. The visible uni-
of man   verse and material man are the poor counter-

24 feits of the invisible universe and spiritual man. Eternal
things (verities) are God's thoughts as they exist in the
spiritual realm of the real. Temporal things are the

27 thoughts of mortals and are the unreal, being the opposite of the real or the spiritual and eternal.

XXVIII. Subject sickness, sin, and death to the rule

30 Truth   of health and holiness in Christian Science,
demonstrated   and you ascertain that this Science is demonstrably true, for it heals the sick and sinning as no

tífico, pero no lo es en ningún sentido antropomórfico. 1
Por lo tanto, el hombre, reflejando a Dios, no puede perder su individualidad; pero como sensación 3
material, o alma en el cuerpo, los ciegos mortales sí pierden de vista la individualidad espiritual. La personalidad material no es realidad; no es el 6
reflejo o semejanza del Espíritu, el Dios perfecto. El sensualismo no es felicidad, sino esclavitud. Para ser verdaderamente feliz, el hombre debe armonizar con su Princi- 9
pio, el Amor divino; el Hijo debe estar de acuerdo con el
Padre, en conformidad con Cristo. Según la Ciencia divina, el hombre es en cierta medida tan perfecto como la 12
Mente que lo forma. La verdad del ser hace armonioso e
inmortal al hombre, mientras que el error es mortal y discordante.

El hombre refleja al Dios perfecto

15

XXVI. La Ciencia Cristiana demuestra que sólo los de
limpio corazón pueden ver a Dios, como lo enseña el evangelio. En proporción a su pureza es 18
perfecto el hombre; y la perfección es el orden
de la existencia celestial, que demuestra la Vida en Cristo,
el ideal espiritual de la Vida.

Pureza, la senda hacia la perfección

21

XXVII. La idea verdadera del hombre, como reflejo del
Dios invisible, les es tan incomprensible a los sentidos limitados como les es el Principio infinito del 24
hombre. El universo visible y el hombre material no son sino pobres contrahechuras del universo invisible y del hombre espiritual. Las cosas eternas 27
(las realidades) son los pensamientos de Dios tal como
existen en el reino espiritual de lo real. Las cosas temporales son los pensamientos de los mortales y son lo irreal, 30
siendo lo opuesto a lo real o lo espiritual y eterno.

La idea verdadera del hombre

XXVIII. Sométanse la enfermedad, el pecado y la
muerte a la regla de la salud y santidad en la
Ciencia Cristiana, y se verificará que esta Ciencia es demostrablemente cierta, pues sana al enfermo y al

La Verdad demostrada 33

1 other system can. Christian Science, rightly understood, leads to eternal harmony. It brings to light the
3 only living and true God and man as made in His likeness; whereas the opposite belief — that man originates
in matter and has beginning and end, that he is both
6 soul and body, both good and evil, both spiritual and
material — terminates in discord and mortality, in the
error which must be destroyed by Truth. The mortality
9 of material man proves that error has been ingrafted
into the premises and conclusions of material and mortal
humanity.

12   XXIX. The word *Adam* is from the Hebrew *adamah*,
signifying the *red color of the ground, dust, nothingness.*

Adam not
ideal man

Divide the name Adam into two syllables,
15 and it reads, *a dam,* or obstruction. This
suggests the thought of something fluid, of mortal mind
in solution. It further suggests the thought of that
18 "darkness . . . upon the face of the deep," when matter or dust was deemed the agent of Deity in creating
man, — when matter, as that which is accursed, stood
21 opposed to Spirit. Here *a dam* is not a mere play upon
words; it stands for obstruction, error, even the supposed separation of man from God, and the obstacle
24 which the serpent, sin, would impose between man and
his creator. The dissection and definition of words,
aside from their metaphysical derivation, is not scien-
27 tific. Jehovah declared the ground was accursed; and
from this ground, or matter, sprang Adam, notwithstanding God had blessed the earth "for man's sake."
30 From this it follows that Adam was not the ideal man
for whom the earth was blessed. The ideal man was
revealed in due time, and was known as Christ Jesus.

pecador como no puede hacerlo ningún otro sistema. La   1
Ciencia Cristiana, bien comprendida, conduce a la armonía eterna. Revela al único Dios vivo y verdadero y al   3
hombre creado a Su semejanza; mientras que la creencia
opuesta —de que el hombre procede de la materia y tiene
comienzo y fin, de que es a la vez alma y cuerpo, bueno y   6
malo, espiritual y material— resulta en discordia y mortalidad, en el error que tiene que ser destruido por la Verdad. La mortalidad del hombre material demuestra que se   9
ha implantado el error en las premisas y conclusiones de la
humanidad material y mortal.

   XXIX. La palabra *Adán* deriva del hebreo *adamah,* que   12
significa *el color rojo de la tierra, el polvo, la nada.* Si se divide el nombre inglés Adam en dos sílabas —*a*   Adán no es el
dam— significa un dique, o una obstrucción.   hombre ideal   15
Eso nos hace pensar en algo fluido, en la mente mortal en
solución. Nos hace pensar, además, en aquellas "tinieblas... sobre la faz del abismo", cuando se suponía que la   18
materia, o polvo, era el agente de la Deidad en la creación
del hombre —cuando la materia, como lo que es maldito,
estuvo en oposición al Espíritu. Aquí *a dam* no es simple-   21
mente un juego de palabras; indica obstrucción, error,
o sea la supuesta separación entre el hombre y Dios, y el
obstáculo que la serpiente, el pecado, quisiera interponer   24
entre el hombre y su creador. La disección y definición
de palabras, aparte de su derivación metafísica, no es científica. Jehová declaró que la tierra estaba maldita; y de esa   27
tierra, o materia, procedió Adán, a pesar de que Dios había bendecido a la tierra "por causa del hombre". De eso
se deduce que Adán no fue el hombre ideal para quien   30
la tierra fue bendecida. El hombre ideal se reveló a su debido tiempo, y fue conocido como Cristo Jesús.

1   XXX. The destruction of sin is the divine method of
pardon. Divine Life destroys death, Truth destroys
3 *Divine*   error, and Love destroys hate. Being de-
pardon   stroyed, sin needs no other form of forgiveness.
Does not God's pardon, destroying any one sin, prophesy
6 and involve the final destruction of all sin?

XXXI. Since God is All, there is no room for His
unlikeness. God, Spirit, alone created all, and called it
9 *Evil not pro-*   good. Therefore evil, being contrary to good,
duced by God is unreal, and cannot be the product of God.
A sinner can receive no encouragement from the fact that
12 Science demonstrates the unreality of evil, for the sinner
would make a reality of sin, — would make that real
which is unreal, and thus heap up "wrath against the
15 day of wrath." He is joining in a conspiracy against
himself, — against his own awakening to the awful unreality by which he has been deceived. Only those, who
18 repent of sin and forsake the unreal, can fully understand
the unreality of evil.

XXXII. As the mythology of pagan Rome has yielded
21 to a more spiritual idea of Deity, so will our material
theories yield to spiritual ideas, until the finite
Basis of
health and   gives place to the infinite, sickness to health,
24 *immortality*   sin to holiness, and God's kingdom comes "in
earth, as it is in heaven." The basis of all health, sinlessness, and immortality is the great fact that God is
27 the only Mind; and this Mind must be not merely believed, but it must be understood. To get rid of sin
through Science, is to divest sin of any supposed mind
30 or reality, and never to admit that sin can have intelligence or power, pain or pleasure. You conquer error by
denying its verity. Our various theories will never lose

XXX. La destrucción del pecado es el método divino de   1
perdonar. La Vida divina destruye a la muerte, la Verdad
destruye al error y el Amor destruye al odio.   El perdón   3
Cuando el pecado es destruido no necesita otra   divino
forma de perdón. El perdón de Dios, al destruir cualquier
pecado, ¿no profetiza y entraña la destrucción final de   6
todo pecado?

XXXI. Puesto que Dios es Todo, no hay lugar para Su
desemejanza. Sólo Dios, el Espíritu, lo creó todo y lo   9
llamó bueno. Por tanto, el mal, siendo con-   El mal no es
trario al bien, es irreal, y no puede ser el pro-   producido
ducto de Dios. El pecador no puede sentirse   por Dios   12
alentado por el hecho de que la Ciencia demuestra la irrealidad del mal, porque el pecador quisiera hacer una realidad del pecado —quisiera hacer real lo que es irreal, acu-   15
mulando así "ira para el día de la ira". Se hace cómplice
de una conspiración contra sí mismo —contra su propio
despertar que lo haría darse cuenta de la terrible irreali-   18
dad que lo ha engañado. Sólo quienes se arrepienten del
pecado y abandonan lo irreal pueden comprender cabalmente la irrealidad del mal.   21

XXXII. Tal como la mitología de la Roma pagana se ha
sometido a una idea más espiritual de la Deidad, así también nuestras teorías materiales se someterán a   Base de   24
las ideas espirituales, hasta que lo finito se so-   la salud e
meta a lo infinito, la enfermedad a la salud, el   inmortalidad
pecado a la santidad, y el reino de Dios venga "como en el   27
cielo, así también en la tierra". La base de toda salud, im-
pecabilidad e inmortalidad es la gran verdad de que Dios
es la única Mente; y es necesario no meramente creer en   30
esa Mente, sino comprenderla. Liberarse del pecado por
medio de la Ciencia, es despojar al pecado de toda supuesta mente o realidad, sin admitir jamás que el pecado   33
pueda tener inteligencia o poder, dolor o placer. Vencéis
al error negando su realidad. Nuestras diversas teorías no

1 their imaginary power for good or evil, until we lose our
faith in them and make life its own proof of harmony
3 and God.

This text in the book of Ecclesiastes conveys the
Christian Science thought, especially when the word
6 *duty,* which is not in the original, is omitted: "Let
us hear the conclusion of the whole matter: Fear God,
and keep His commandments: for this is the whole
9 duty of man." In other words: Let us hear the conclusion of the whole matter: love God and keep His
commandments: for this is the whole of man in His
12 image and likeness. Divine Love is infinite. Therefore
all that really exists is in and of God, and manifests His
love.

15 "Thou shalt have no other gods before me." (Exodus
xx. 3.) The First Commandment is my favorite text.
It demonstrates Christian Science. It inculcates the tri-
18 unity of God, Spirit, Mind; it signifies that man shall
have no other spirit or mind but God, eternal good, and
that all men shall have one Mind. The divine Principle
21 of the First Commandment bases the Science of being, by
which man demonstrates health, holiness, and life eternal.
One infinite God, good, unifies men and nations; con-
24 stitutes the brotherhood of man; ends wars; fulfils the
Scripture, "Love thy neighbor as thyself;" annihilates
pagan and Christian idolatry, — whatever is wrong in
27 social, civil, criminal, political, and religious codes;
equalizes the sexes; annuls the curse on man, and leaves
nothing that can sin, suffer, be punished or destroyed.

perderán jamás su poder imaginario para bien o para mal,   1
hasta que no perdamos nuestra fe en ellas y hagamos que
la vida sea prueba de la armonía y de Dios.   3

Este texto del libro de Eclesiastés en inglés expresa el
pensamiento de la Ciencia Cristiana, especialmente cuando se omite la palabra *deber,* que no está en el original: 6
"Oigamos pues la conclusión de todo el asunto: Teme a
Dios, y guarda Sus mandamientos; porque esto es el todo
del deber del hombre"*. En otras palabras: Oigamos pues   9
la conclusión de todo el asunto: Ama a Dios y guarda Sus
mandamientos; porque esto es el todo del hombre a Su
imagen y semejanza. El Amor divino es infinito. Por lo   12
tanto, todo lo que realmente existe, está en Dios, emana de
Él y manifiesta Su amor.

"No tendrás dioses ajenos delante de mí" (Éxodo 20:3).   15
El Primer Mandamiento es mi texto favorito. Demuestra
Ciencia Cristiana. Inculca la triunidad de Dios, el Espíritu, la Mente; significa que el hombre no debe tener otro   18
espíritu o mente sino Dios, el bien eterno, y que todos los
hombres han de tener una sola Mente. El Principio divino
del Primer Mandamiento es la base de la Ciencia del ser,   21
por la cual el hombre demuestra salud, santidad y vida
eterna. Un solo Dios infinito, el bien, unifica a los hombres y a las naciones; constituye la hermandad del hom-   24
bre; pone fin a las guerras; cumple el mandato de las
Escrituras: "Amarás a tu prójimo como a ti mismo"; aniquila a la idolatría pagana y a la cristiana —todo lo que es   27
injusto en los códigos sociales, civiles, criminales, políticos
y religiosos; establece la igualdad de los sexos; anula la
maldición que pesa sobre el hombre, y no deja nada que   30
pueda pecar, sufrir, ser castigado o destruido.

* Según la versión *King James* de la Biblia

CHAPTER XI

Some Objections Answered

And because I tell you the truth, ye believe me not.
Which of you convinceth me of sin? And if I say
the truth, why do ye not believe me? — JESUS.

But if the spirit of Him that raised up Jesus from
the dead dwell in you, He that raised up Christ
from the dead shall also quicken your mortal bodies
by His spirit that dwelleth in you. — PAUL.

1   THE strictures on this volume would condemn to oblivion the truth, which is raising up thousands
3 from helplessness to strength and elevating them from a theoretical to a practical Christianity. These criticisms are generally based on detached sentences or clauses sep-
6 arated from their context. Even the Scriptures, which grow in beauty and consistency from one grand root, appear contradictory when subjected to such usage. Jesus
9 said, "Blessed are the pure in heart: for they shall see God" [Truth].

In Christian Science mere opinion is valueless. Proof
12 is essential to a due estimate of this subject. Sneers at
Supported the application of the word *Science* to Chris-
by facts tianity cannot prevent that from being scien-
15 tific which is based on divine Principle, demonstrated according to a divine given rule, and subjected to proof. The facts are so absolute and numerous in support of
18 Christian Science, that misrepresentation and denuncia-

341

CAPÍTULO XI

Respuesta a algunas objeciones

*Y a mí, porque digo la verdad, no me creéis. ¿Quién de
vosotros me redarguye de pecado? Pues si digo la verdad,
¿por qué vosotros no me creéis?* — JESÚS.

*Y si el espíritu de Aquel que levantó de los muertos a Jesús
mora en vosotros, El que levantó de los muertos a Cristo
Jesús vivificará también vuestros cuerpos mortales
por Su espíritu que mora en vosotros.* — PABLO.

Las críticas severas hechas a este libro quisieran con- 1
denar a olvido a la verdad, la cual está levantando a
millares del desvalimiento a la fortaleza y elevándolos de 3
un cristianismo teórico a un cristianismo práctico. Esas
críticas se basan, por lo general, en frases sueltas o en cláu-
sulas separadas de su contexto. Aun las Escrituras, que en 6
belleza y coherencia crecen de una sola gran raíz, parecen
contradictorias cuando están sujetas a ese uso. Jesús dijo:
"Bienaventurados los de limpio corazón, porque ellos ve- 9
rán a Dios" [la Verdad].

En la Ciencia Cristiana* la mera opinión no tiene valor.
La prueba es esencial para una apreciación correcta de ese 12
tema. Las burlas a la aplicación de la palabra Sostenida por
Ciencia al cristianismo no pueden impedir que los hechos
sea científico lo que está basado en el Principio divino, 15
lo que es demostrado de acuerdo con una regla fija divina
y puesto a prueba. Los hechos que apoyan la Ciencia
Cristiana son tan absolutos y numerosos que tergiversa- 18

* Véase "Nota" en la página que antecede al Índice.

1 tion cannot overthrow it. Paul alludes to "doubtful dis-
putations." The hour has struck when proof and demon-
3 stration, instead of opinion and dogma, are summoned to
the support of Christianity, "making wise the simple."

In the result of some unqualified condemnations of
6 scientific Mind-healing, one may see with sorrow the sad
Commands   effects on the sick of denying Truth. He that
of Jesus   decries this Science does it presumptuously,
9 in the face of Bible history and in defiance of the direct
command of Jesus, "Go ye into all the world, and preach
the gospel," to which command was added the promise
12 that his students should cast out evils and heal the sick.
He bade the seventy disciples, as well as the twelve,
heal the sick in any town where they should be hospitably
15 received.

If Christianity is not scientific, and Science is not of
God, then there is no invariable law, and truth becomes
18 Christianity   an accident. Shall it be denied that a system
scientific   which works according to the Scriptures has
Scriptural authority?

21 Christian Science awakens the sinner, reclaims the
infidel, and raises from the couch of pain the helpless
Argument of   invalid. It speaks to the dumb the words of
24 good works   Truth, and they answer with rejoicing. It
causes the deaf to hear, the lame to walk, and the blind
to see. Who would be the first to disown the Christli-
27 ness of good works, when our Master says, "By their
fruits ye shall know them"?

If Christian Scientists were teaching or practising
30 pharmacy or obstetrics according to the common theories, no denunciations would follow them, even if their
treatment resulted in the death of a patient. The people

ción y denuncia no pueden derribarla. Pablo alude a con- 1
tiendas "sobre opiniones". Ha sonado la hora en que la
prueba y la demostración, en lugar de la opinión y el dog- 3
ma, sean llamadas a apoyar al cristianismo, "haciendo sabio al sencillo".

En el resultado de ciertas censuras categóricas a la cu- 6
ración científica por la Mente, pueden observarse con pena
los tristes efectos que se producen en los enfer-   *Mandatos*
mos por negar la Verdad. El que desacredita   *de Jesús* 9
esta Ciencia, lo hace presuntuosamente, en contra de la
historia bíblica y en oposición obstinada al mandato directo de Jesús: "Id por todo el mundo y predicad el evan- 12
gelio", mandato que fue seguido de la promesa de que sus
discípulos echarían fuera males y sanarían enfermos. Él
ordenó a los setenta discípulos, al igual que a los doce, que 15
sanaran a los enfermos en cualquier ciudad en que fueran
recibidos con hospitalidad.

Si el cristianismo no es científico, y la Ciencia no es de 18
Dios, entonces no hay ley invariable, y la verdad viene a ser un accidente. ¿Podrá negarse   *El cristia-*
nismo es
que tiene autoridad bíblica un sistema que obra   *científico*
de acuerdo la Biblia?   21

La Ciencia Cristiana despierta al pecador, rescata al
incrédulo y levanta del lecho de dolor al enfermo desva- 24
lido. A los mudos les habla las palabras de la   *El argumento*
Verdad, y ellos responden con regocijo. Hace   *de las*
que el sordo oiga, que el cojo ande y que el   *buenas obras*
ciego vea. ¿Quién sería el primero en negar que las buenas 27
obras manifiestan el Cristo, cuando nuestro Maestro dice:
"Por sus frutos los conoceréis"?   30

Si los Científicos Cristianos enseñaran o ejercieran la
farmacia o la obstetricia de acuerdo con las teorías comunes, no serían censurados, aun cuando muriera un paciente 33
por efecto de su tratamiento. En tales casos se enseña a la

1   are taught in such cases to say, Amen. Shall I then be
smitten for healing and for teaching Truth as the Prin-
3   ciple of healing, and for proving my word by my deed?
James said: "Show me thy faith without thy works, and
I will show thee my faith by my works."

6   Is not finite mind ignorant of God's method? This
makes it doubly unfair to impugn and misrepresent the
Personal   facts, although, without this cross-bearing,
9   experience   one might not be able to say with the apostle,
"None of these things move me." The sick, the halt,
and the blind look up to Christian Science with blessings,
12   and Truth will not be forever hidden by unjust parody
from the quickened sense of the people.

Jesus strips all disguise from error, when his teachings
15   are fully understood. By parable and argument he ex-
Proof from   plains the impossibility of good producing evil;
miracles   and he also scientifically demonstrates this great
18   fact, proving by what are wrongly called miracles, that
sin, sickness, and death are beliefs — illusive errors —
which he could and did destroy.

21   It would sometimes seem as if truth were rejected because meekness and spirituality are the conditions of its
acceptance, while Christendom generally demands so
24   much less.

Anciently those apostles who were Jesus' students,
as well as Paul who was not one of his students, healed
27   Example of   the sick and reformed the sinner by their
the disciples   religion. Hence the mistake which allows
words, rather than works, to follow such examples!
30   Whoever is the first meekly and conscientiously to press
along the line of gospel-healing, is often accounted a
heretic.

gente a decir: Amén. ¿He de ser yo atacada, pues, por 1
curar, y por enseñar que la Verdad es el Principio de la
curación, y por probar mis palabras con mis obras? San- 3
tiago dijo: "Muéstrame tu fe sin tus obras, y yo te mostraré
mi fe por mis obras".

¿No ignora acaso la mente finita el método de Dios? 6
Eso hace que sea doblemente injusto impugnar y tergiversar los hechos —aunque, sin llevar esa cruz,   Experiencia
posiblemente uno no podría decir con el após-   personal 9
tol: "De ninguna cosa hago caso". Los enfermos, los cojos
y los ciegos miran hacia la Ciencia Cristiana y la bendicen,
y la Verdad no le será ocultada eternamente mediante pa- 12
rodias injustas al sentido vivificado de la gente.

Jesús arranca todo disfraz al error cuando sus enseñanzas se comprenden plenamente. Con parábolas y argu- 15
mentos explica la imposibilidad de que el bien   Los milagros
produzca al mal; y también demuestra esa   dan pruebas
gran verdad científicamente, probando, con lo que erró- 18
neamente se llaman milagros, que el pecado, la enfermedad y la muerte son creencias —errores ilusorios— que él
podía destruir y que destruyó.   21

A veces puede parecer que se rechaza a la verdad porque las condiciones para aceptarla son la humildad y la
espiritualidad, mientras que la cristiandad, por lo general, 24
exige tanto menos.

Antiguamente, aquellos apóstoles que eran discípulos de
Jesús, como también Pablo, que no fue uno de sus discípu- 27
los, sanaban al enfermo y reformaban al peca-   El ejemplo de
dor por medio de su religión. ¡De ahí la equi-   los discípulos
vocación que permite que palabras en lugar de obras sigan 30
tales ejemplos! Quienquiera que sea el primero en avanzar
humilde y concienzudamente por el sendero de la curación
evangélica se le considera, a menudo, hereje.   33

344   Some Objections Answered

1   It is objected to Christian Science that it claims God
as the only absolute Life and Soul, and man to be His
3   Strong   idea, — that is, His image. It should be
position   added that this is claimed to represent the
normal, healthful, and sinless condition of man in divine
6   Science, and that this claim is made because the Scriptures say that God has created man in His own image
and after His likeness. Is it sacrilegious to assume that
9   God's likeness is not found in matter, sin, sickness, and
death?

Were it more fully understood that Truth heals and
12   that error causes disease, the opponents of a demonstrable
Efficacy may   Science would perhaps mercifully withhold
be attested   their misrepresentations, which harm the sick;
15   and until the enemies of Christian Science test its efficacy
according to the rules which disclose its merits or de-
merits, it would be just to observe the Scriptural precept,
18   "Judge not."

There are various methods of treating disease, which
are not included in the commonly accepted systems; but
21   The one   there is only one which should be presented
divine method   to the whole world, and that is the Christian
Science which Jesus preached and practised and left to us
24   as his rich legacy.

Why should one refuse to investigate this method
of treating disease? Why support the popular systems
27   of medicine, when the physician may perchance be an
infidel and may lose ninety-and-nine patients, while
Christian Science cures its hundred? Is it because
30   allopathy and homœopathy are more fashionable and
less spiritual?

In the Bible the word *Spirit* is so commonly applied

Se objeta a la Ciencia Cristiana la afirmación de que Dios es la única y absoluta Vida y Alma, y que el hombre es Su idea —esto es, Su imagen. Debiera aña-

Posición firme

dirse que eso se afirma para representar el estado normal, saludable e impecable del hombre en la Ciencia divina, y que se hace esa afirmación porque las Escrituras dicen que Dios ha creado al hombre a Su imagen y conforme a Su semejanza. ¿Es acaso un sacrilegio aceptar que la semejanza de Dios no se encuentra en la materia, el pecado, la enfermedad y la muerte?

Si se comprendiera más claramente que la Verdad sana y que el error causa la enfermedad, los adversarios de una Ciencia demostrable quizás se abstendrían por

Eficacia comprobable

misericordia de sus tergiversaciones, que dañan al enfermo; y mientras los enemigos de la Ciencia Cristiana no hayan puesto a prueba la eficacia de ésta de acuerdo con las reglas que demuestran sus méritos o deméritos, sería más justo observar el precepto bíblico: "No juzguéis".

Existen varios métodos para el tratamiento de la enfermedad que no figuran entre los sistemas comúnmente aceptados; mas hay uno solo que debiera pre-

El único método divino

sentarse al mundo entero, y ése es la Ciencia Cristiana que Jesús enseñó y practicó y nos dejó como su precioso legado.

¿Por qué negarse a investigar ese método de tratar la enfermedad? ¿Por qué apoyar los sistemas comunes de medicina, cuando el médico quizás sea un incrédulo y tal vez pierda noventa y nueve pacientes, en tanto que la Ciencia Cristiana sana sus cien? ¿Será acaso porque la alopatía y la homeopatía están más de moda y son menos espirituales?

En la Biblia la palabra *Espíritu* se aplica tan común-

to Deity, that Spirit and God are often regarded as synonymous terms; and it is thus they are uniformly used

Omnipotence set forth and understood in Christian Science. As it is evident that the likeness of Spirit cannot be material, does it not follow that God cannot be in His unlikeness and work through drugs to heal the sick? When the omnipotence of God is preached and His ab-soluteness is set forth, Christian sermons will heal the sick.

It is sometimes said, in criticising Christian Science, that the mind which contradicts itself neither knows

Contradic-tions not found itself nor what it is saying. It is indeed no small matter to know one's self; but in this volume of mine there are no contradictory statements, — at least none which are apparent to those who understand its propositions well enough to pass judgment upon them. One who understands Christian Science can heal the sick on the divine Principle of Chris-tian Science, and this practical proof is the only feasible evidence that one does understand this Science.

Anybody, who is able to perceive the incongruity be-tween God's idea and poor humanity, ought to be able to discern the distinction (made by Christian Science) between God's man, made in His image, and the sinning race of Adam.

The apostle says: "For if a man think himself to be something, when he is nothing, he deceiveth himself." This thought of human, material nothingness, which Science inculcates, enrages the carnal mind and is the main cause of the carnal mind's antagonism.

It is not the purpose of Christian Science to "educate the idea of God, or treat it for disease," as is alleged

mente a la Deidad, que Espíritu y Dios se consideran a   1
menudo como términos sinónimos; y es así como uniform-
memente se usan y se comprenden en la Cien-   3
cia Cristiana. Siendo evidente que la seme-   *La omni-
janza del Espíritu no puede ser material, ¿no se   *potencia
proclamada
infiere de ello que Dios no puede estar en Su desemejanza   6
y obrar por medio de medicamentos para sanar a los enfermos? El día en que se predique la omnipotencia de Dios y
se proclame que Él es absoluto, los sermones cristianos   9
sanarán a los enfermos.

A veces se dice, al criticar a la Ciencia Cristiana, que la
mente que se contradice a sí misma ni se conoce a sí   12
misma ni sabe lo que está diciendo. Por cierto   *No contiene
que no es poca cosa conocerse a sí mismo; mas   *contradic-
ciones
en este mi libro no hay declaraciones contradic-   15
torias —al menos no las hay para quienes comprendan sus
proposiciones lo suficiente como para poder juzgarlas.
Quien comprenda la Ciencia Cristiana, puede sanar a los   18
enfermos basándose en el Principio divino de la Ciencia
Cristiana, y esa demostración práctica es la única prueba
posible de que realmente se comprende esa Ciencia.   21

Quien sea capaz de percibir la incongruencia entre la
idea de Dios y la pobre humanidad, debiera ser capaz de
discernir la diferencia (hecha por la Ciencia Cristiana)   24
entre el hombre de Dios, creado a Su imagen, y la raza pecadora de Adán.

El apóstol dice: "Porque el que se cree ser algo, no   27
siendo nada, a sí mismo se engaña". Este concepto, incul-
cado por la Ciencia, de que lo humano y lo material son
nada, encoleriza a la mente carnal y es la causa principal   30
del antagonismo de la mente carnal.

No es el propósito de la Ciencia Cristiana "educar a la
idea de Dios, o darle un tratamiento por estar enferma",   33

1   by one critic. I regret that such criticism confounds *man*
with Adam. When man is spoken of as made in God's
3   God's idea   image, it is not sinful and sickly mortal man
the ideal man   who is referred to, but the ideal man, reflecting
God's likeness.

6   It is sometimes said that Christian Science teaches the
nothingness of sin, sickness, and death, and then teaches
Nothingness   how this nothingness is to be saved and healed.
9   of error   The nothingness of nothing is plain; but we
need to understand that error *is* nothing, and that its
nothingness is not saved, but must be demonstrated in
12   order to prove the somethingness — yea, the allness —
of Truth. It is self-evident that we are harmonious only
as we cease to manifest evil or the belief that we suffer
15   from the sins of others. Disbelief in error destroys error,
and leads to the discernment of Truth. There are no
vacuums. How then can this demonstration be "fraught
18   with falsities painful to behold"?

We treat error through the understanding of Truth,
because Truth is error's antidote. If a dream ceases, it
21   Truth anti-   is self-destroyed, and the terror is over. When
dotes error   a sufferer is convinced that there is no reality
in his belief of pain, — because matter has no sensation,
24   hence pain in matter is a false belief, — how can he suffer
longer? Do you feel the pain of tooth-pulling, when you
believe that nitrous-oxide gas has made you unconscious?
27   Yet, in your concept, the tooth, the operation, and the
forceps are unchanged.

Material beliefs must be expelled to make room for
30   Serving   spiritual understanding. We cannot serve both
two masters   God and mammon at the same time; but is
not this what frail mortals are trying to do? Paul says:

como alega cierto crítico. Lamento que tal crítica con- 1
funda al *hombre* con Adán. Cuando se dice
que el hombre fue creado a imagen de Dios, no   La idea de Dios es el 3
se hace referencia al hombre mortal, pecador y   hombre ideal
enfermizo, sino al hombre ideal, que refleja la semejanza
de Dios.   6

A veces se dice que la Ciencia Cristiana enseña que el
pecado, la enfermedad y la muerte son nada, y después enseña la manera de salvar y sanar esa nada. Es   La nada 9
evidente que la nada es nada; pero necesitamos   del error
comprender que el error *es* nada, y que su nada no se salva, sino que tiene que ser demostrada a fin de probar que 12
la Verdad es algo —sí, que es todo. Es evidente por sí
mismo que somos armoniosos tan sólo cuando dejamos de
manifestar el mal o la creencia de que sufrimos a causa de 15
los pecados ajenos. No dar crédito al error destruye al
error y conduce al discernimiento de la Verdad. No existen vacíos. ¿Cómo puede, pues, estar esa demostración 18
"llena de falsedades que apena contemplar"?

Tratamos al error comprendiendo la Verdad, porque la
Verdad es el antídoto del error. Si un sueño cesa, se auto- 21
destruye, y se acaba el terror. Cuando el su-
friente se convence de que no hay realidad en   La Verdad es el antí-
su creencia de dolor —porque la materia no   doto del error 24
tiene sensación, y el dolor en la materia es por tanto una
creencia falsa— ¿cómo puede seguir sufriendo? ¿Se siente
el dolor de la extracción de una muela, cuando se cree que 27
el gas óxido nitroso ha producido un estado de inconsciencia? Sin embargo, en vuestro concepto, ni la muela, ni la
operación, ni las pinzas han cambiado.   30

Las creencias materiales tienen que ser expulsadas para
dar lugar a la comprensión espiritual. No po-
demos servir a Dios y a las riquezas al mismo   Sirviendo a dos señores 33
tiempo; ¿mas no es eso lo que los débiles mortales tratan
de hacer? Pablo dice: "El deseo de la carne es contra el

347   Some Objections Answered

1 "The flesh lusteth against the Spirit, and the Spirit against
the flesh." Who is ready to admit this?

3   It is said by one critic, that to verify this wonderful
philosophy Christian Science declares that whatever is
mortal or discordant has no origin, existence, nor real-
6 ness. Nothing really has Life but God, who is infinite
Life; hence all is Life, and death has no dominion. This
writer infers that if anything needs to be doctored, it
9 must be the one God, or Mind. Had he stated his syllogism correctly, the conclusion would be that there is nothing left to be doctored.

12   Critics should consider that the so-called mortal man
is not the reality of man. Then they would behold the
signs of Christ's coming. Christ, as the spir-
Essential
15 element of   itual or true idea of God, comes now as of
Christianity
old, preaching the gospel to the poor, healing the sick, and casting out evils. Is it error which
18 is restoring an essential element of Christianity, —
namely, apostolic, divine healing? No; it is the Science
of Christianity which is restoring it, and is the light
21 shining in darkness, which the darkness comprehends
not.

   If Christian Science takes away the popular gods, —
24 sin, sickness, and death, — it is Christ, Truth, who destroys these evils, and so proves their nothingness.

   The dream that matter and error are something
27 must yield to reason and revelation. Then mortals
will behold the nothingness of sickness and sin, and
sin and sickness will disappear from consciousness.
30 The harmonious will appear real, and the inharmonious unreal. These critics will then see that error
is indeed the nothingness, which they chide us for

Espíritu, y el del Espíritu es contra la carne". ¿Quién está   1
dispuesto a admitir eso?

Un crítico ha dicho que para justificar esa maravillosa   3
filosofía, la Ciencia Cristiana declara que todo lo que es
mortal o discordante no tiene origen, existencia o realidad. Nada realmente tiene Vida sino Dios, quien es Vida   6
infinita; por tanto todo es Vida, y la muerte no tiene dominio. Ese escritor infiere que si hay algo que necesite ser
medicinado tiene que ser el Dios único, o Mente. Si hu-   9
biera planteado su silogismo correctamente, la conclusión
sería que no queda nada que necesite ser medicinado.

Los críticos debieran considerar que el llamado hombre   12
mortal no es la realidad del hombre. Entonces verían las
señales de la venida del Cristo. El Cristo, como
la idea espiritual o verdadera de Dios, viene   Elemento esencial del   15
ahora, como antaño, anunciando el evangelio a   cristianismo
los pobres, sanando a los enfermos y echando fuera los
males. ¿Es el error lo que está restaurando un elemento   18
esencial del cristianismo —a saber, la curación apostólica
y divina? No; es la Ciencia del cristianismo lo que la está
restaurando y es la luz que resplandece en medio de las ti-   21
nieblas, y que las tinieblas no comprenden.

Si la Ciencia Cristiana elimina a los dioses populares —
el pecado, la enfermedad y la muerte— es Cristo, la Ver-   24
dad, quien destruye esos males y así comprueba la nada
de ellos.

El sueño de que la materia y el error son algo, tiene que   27
someterse a la razón y a la revelación. Entonces los mortales verán que la enfermedad y el pecado son nada, y el
pecado y la enfermedad desaparecerán de su consciencia.   30
Se evidenciará que lo armonioso es real y que lo inarmónico es irreal. Esos críticos verán entonces que el error

1 naming nothing and which we desire neither to honor
nor to fear.

3 Medical theories virtually admit the nothingness of
hallucinations, even while treating them as disease; and
who objects to this? Ought we not, then, to approve
6 any cure, which is effected by making the disease appear
to be — what it really is — an illusion?

Here is the difficulty: it is not generally understood how
9 one disease can be just as much a delusion as another. It
All disease   is a pity that the medical faculty and clergy
a delusion   have not learned this, for Jesus established
12 this foundational fact, when devils, delusions, were cast
out and the dumb spake.

Are we irreverent towards sin, or imputing too much
15 power to God, when we ascribe to Him almighty Life
Elimination   and Love? I deny His cooperation with evil,
of sickness   because I desire to have no faith in evil or in
18 any power but God, good. Is it not well to eliminate from
so-called mortal mind that which, so long as it remains in
mortal mind, will show itself in forms of sin, sickness, and
21 death? Instead of tenaciously defending the supposed
rights of disease, while complaining of the suffering disease brings, would it not be well to abandon the defence,
24 especially when by so doing our own condition can be improved and that of other persons as well?

I have never supposed the world would immediately
27 witness the full fruitage of Christian Science, or that sin,
Full fruitage disease, and death would not be believed for
yet to come   an indefinite time; but this I do aver, that,
30 as a result of teaching Christian Science, ethics and
temperance have received an impulse, health has been
restored, and longevity increased. If such are the pres-

es, por cierto, la nada que por llamarla nada nos increpan 1
y que no deseamos ni honrar ni temer.

Las teorías médicas admiten virtualmente la nada de las 3
alucinaciones, a pesar de que las tratan como enfermedades; y ¿quién objeta eso? ¿No debiéramos, entonces,
aprobar toda curación que se efectúa al hacer que la enfer- 6
medad se muestre por lo que realmente es: una ilusión?

He aquí la dificultad: no se comprende, por lo general,
que cierta enfermedad puede ser tan ilusoria como cual- 9
quier otra. Es una lástima que la facultad mé-   Toda
dica y el clero no hayan aprendido eso, pues   enfermedad
Jesús estableció ese hecho fundamental cuando   es ilusión   12
los demonios, o engaños, fueron expulsados, y los mudos
hablaron.

¿Somos irreverentes para con el pecado, o estamos atri- 15
buyendo demasiado poder a Dios, cuando atribuimos a
Dios Vida y Amor todopoderosos? Niego que
Él coopere con el mal, porque deseo no tener fe   Eliminación
                                                          de la
en el mal o en cualquier poder excepto Dios, el   enfermedad   18
bien. ¿No conviene eliminar de la llamada mente mortal
aquello que, mientras permanezca en ella, se manifestará 21
en formas de pecado, enfermedad y muerte? En lugar de
defender tenazmente los supuestos derechos de la enfermedad, mientras nos quejamos del sufrimiento que la en- 24
fermedad trae, ¿no convendría abandonar esa defensa,
especialmente cuando al hacerlo puede mejorarse nuestra
situación y la de otras personas también?   27

Jamás supuse que el mundo vería inmediatamente el
fruto total de la Ciencia Cristiana, o que no se seguiría
creyendo en el pecado, la enfermedad y la muer-   El fruto   30
te por tiempo indefinido; pero esto sí afirmo: completo aún
que, como resultado de enseñar Ciencia Cris-   por venir
tiana, la ética y la templanza han recibido un impulso, la 33
salud se ha restablecido y la longevidad aumentado. Si tal

1 ent fruits, what will the harvest be, when this Science is
more generally understood?

3   As Paul asked of the unfaithful in ancient days, so
the rabbis of the present day ask concerning our heal-
Law and   ing and teaching, "Through breaking the law,
6 gospel   dishonorest thou God?" We have the gospel,
however, and our Master annulled material law by healing contrary to it. We propose to follow the Master's
9 example. We should subordinate material law to spiritual law. Two essential points of Christian Science are,
that neither Life nor man dies, and that God is not the
12 author of sickness.

The chief difficulty in conveying the teachings of divine
Science accurately to human thought lies in this, that like
15 Language   all other languages, English is inadequate to
inadequate   the expression of spiritual conceptions and
propositions, because one is obliged to use material terms
18 in dealing with spiritual ideas. The elucidation of Christian Science lies in its spiritual sense, and this sense must
be gained by its disciples in order to grasp the meaning of
21 this Science. Out of this condition grew the prophecy
concerning the Christian apostles, "They shall speak with
new tongues."

24   Speaking of the things of Spirit while dwelling on
a material plane, material terms must be generally employed. Mortal thought does not at once catch the
27 higher meaning, and can do so only as thought is educated up to spiritual apprehension. To a certain extent
this is equally true of all learning, even that which is
30 wholly material.

In Christian Science, substance is understood to be
Spirit, while the opponents of Christian Science believe

es el fruto presente, ¿qué no será la cosecha, cuando esa   1
Ciencia sea más generalmente comprendida?

Como Pablo preguntó a los infieles de su tiempo, así   3
preguntan los rabinos de hoy respecto a nuestras curaciones y enseñanzas: "¿Con infracción de la ley   La ley y
deshonras a Dios?" Sin embargo, nosotros te-   el evangelio   6
nemos el evangelio, y nuestro Maestro anuló la ley material sanando en oposición a ella. Nos proponemos seguir
el ejemplo del Maestro. Debemos subordinar la ley mate-   9
rial a la ley espiritual. Dos puntos esenciales de la Ciencia
Cristiana son, que ni la Vida ni el hombre mueren y que
Dios no es el autor de la enfermedad.   12

La dificultad principal para transmitir con exactitud las
enseñanzas de la Ciencia divina al pensamiento humano
consiste en que, como todos los demás idiomas,   El lenguaje es   15
el inglés es insuficiente para la expresión de   inadecuado
conceptos y proposiciones espirituales, porque uno se ve
obligado a usar términos materiales cuando tiene que ver   18
con ideas espirituales. La elucidación de la Ciencia Cristiana se funda en su sentido espiritual, y sus discípulos
tienen que obtener ese sentido para comprender el signifi-   21
cado de esa Ciencia. De ese estado de cosas surgió la
profecía acerca de los apóstoles cristianos: "Hablarán nuevas lenguas".   24

Al hablar de las cosas del Espíritu mientras moramos en
un plano material, generalmente es necesario usar términos materiales. El pensamiento mortal no capta en segui-   27
da el significado superior, y sólo puede hacerlo a medida
que la educación del pensamiento lo eleva a la comprensión espiritual. Eso es válido, hasta cierto punto, respecto   30
a toda educación, incluso la que es enteramente material.

En la Ciencia Cristiana, se entiende que sustancia es
Espíritu, mientras que los adversarios de la Ciencia Cris-   33

1 substance to be matter. They think of matter as something and almost the only thing, and of the things which

3 Substance pertain to Spirit as next to nothing, or as very
spiritual   far removed from daily experience. Christian
Science takes exactly the opposite view.

6   To understand all our Master's sayings as recorded in the New Testament, sayings infinitely important,

Both words his followers must grow into that stature of
9 and works manhood in Christ Jesus which enables them
to interpret his spiritual meaning. Then they know how Truth casts out error and heals the sick. His

12 words were the offspring of his deeds, both of which must be understood. Unless the works are comprehended which his words explained, the words are

15 blind.

The Master often refused to explain his words, because it was difficult in a material age to apprehend spiritual

18 Truth. He said: "This people's heart is waxed gross, and their ears are dull of hearing, and their eyes they have closed; lest at any time they should see with their

21 eyes, and hear with their ears, and should understand with their heart, and should be converted, and I should heal them."

24   "The Word was made flesh." Divine Truth must be known by its effects on the body as well as on the mind,

The divine before the Science of being can be demon-
27 life-link   strated. Hence its embodiment in the incarnate Jesus, — that life-link forming the connection through which the real reaches the unreal, Soul rebukes sense, and

30 Truth destroys error.

In Jewish worship the Word was materially explained, and the spiritual sense was scarcely perceived. The

tiana creen que sustancia es materia. Piensan que la ma- 1
teria es algo y casi lo único y que las cosas que   *La sustancia*
pertenecen al Espíritu son casi nada, o muy ale-   *es espiritual* 3
jadas de la experiencia diaria. La Ciencia Cristiana adopta el punto de vista diametralmente opuesto.

Para comprender todas las palabras de nuestro Maestro 6
inscritas en el Nuevo Testamento, palabras infinitamente
importantes, sus seguidores tienen que progre-   *Tanto obras*
sar hasta llegar a la estatura del hombre perfec-   *como* 9
to en Cristo Jesús, que les capacita para in-   *palabras*
terpretar su significado espiritual. Entonces sabrán cómo
expulsa la Verdad al error y sana a los enfermos. Las 12
palabras de Jesús eran el resultado de sus obras, y ambas
cosas tienen que comprenderse. A menos que se comprendan las obras que sus palabras explicaban, las palabras son 15
oscuras.

El Maestro se rehusaba con frecuencia a explicar sus palabras, porque era difícil en una época material com- 18
prender la Verdad espiritual. Dijo: "El corazón de este
pueblo se ha engrosado, y con los oídos oyen pesadamente,
y han cerrado sus ojos; para que no vean con los ojos, y oi- 21
gan con los oídos, y con el corazón entiendan, y se convier-
tan, y yo los sane".

"[El] Verbo fue hecho carne". La Verdad divina tiene 24
que conocerse por sus efectos tanto en el cuerpo como en
la mente, antes que pueda demostrarse la Cien-   *El divino es-*
cia del ser. De ahí su incorporación en el Jesús   *labón de vida* 27
encarnado —aquel eslabón de vida que forma la conexión
por la cual lo real alcanza lo irreal, el Alma reprende a los
sentidos, y la Verdad destruye al error. 30

En el culto judaico la Palabra se explicaba materialmente, y el sentido espiritual apenas se percibía. La reli-

1 religion which sprang from half-hidden Israelitish history
was pedantic and void of healing power. When we lose

3 Truth a   faith in God's power to heal, we distrust the
present help   divine Principle which demonstrates Christian
Science, and then we cannot heal the sick. Neither can

6 we heal through the help of Spirit, if we plant ourselves
on a material basis.

The author became a member of the orthodox Con-

9 gregational Church in early years. Later she learned
that her own prayers failed to heal her as did the prayers
of her devout parents and the church; but when the

12 spiritual sense of the creed was discerned in the Science
of Christianity, this spiritual sense was a *present help*. It
was the living, palpitating presence of Christ, Truth, which

15 healed the sick.

We cannot bring out the practical proof of Christianity,
which Jesus required, while error seems as potent and

18 Fatal   real to us as Truth, and while we make a per-
premises   sonal devil and an anthropomorphic God our
starting-points, — especially if we consider Satan as a

21 being coequal in power with Deity, if not superior to Him.
Because such starting-points are neither spiritual nor
scientific, they cannot work out the Spirit-rule of Christian

24 healing, which proves the nothingness of error, discord,
by demonstrating the all-inclusiveness of harmonious
Truth.

27 The Israelites centred their thoughts on the material
in their attempted worship of the spiritual. To them
Fruitless   matter was substance, and Spirit was shadow.

30 worship   They thought to worship Spirit from a material standpoint, but this was impossible. They might
appeal to Jehovah, but their prayer brought down no

gión que surgió de la semioculta historia israelita era pe- 1
dante y carecía de poder sanativo. Cuando perdemos la fe
en el poder sanador de Dios, desconfiamos del   La Verdad   3
Principio divino que demuestra la Ciencia Cris-   es pronto
tiana, y entonces no podemos sanar a los enfer-   auxilio
mos. Tampoco podemos sanarlos mediante la ayuda del 6
Espíritu, si nos plantamos en una base material.

La autora se afilió a la Iglesia Congregacional ortodoxa
a edad temprana. Más tarde se dio cuenta de que ni sus 9
propias oraciones, ni las de sus devotos padres ni las de la
iglesia la sanaban; mas cuando discernió en la Ciencia del
cristianismo el sentido espiritual del credo, ese sentido 12
espiritual fue un *pronto auxilio*. Era la presencia viviente y
palpitante de Cristo, la Verdad, que sanaba a los enfermos.

No podemos presentar la prueba práctica del cristianis- 15
mo que Jesús exigía, mientras el error nos parezca tan potente y real como la Verdad y mientras nuestros   Premisas
puntos de partida sean un diablo personal y un   funestas   18
Dios antropomórfico —especialmente si consideramos a
Satanás como un ser coigual en poder, si no superior, a la
Deidad. No siendo espirituales ni científicos tales puntos 21
de partida, no pueden poner en práctica la regla del Espíritu para la curación cristiana —regla que prueba la
nada del error, o la discordancia, al demostrar la natura- 24
leza omnímoda de la Verdad armoniosa.

Los israelitas centraban sus pensamientos en lo material
en su intento de adorar lo espiritual. Para ellos la materia 27
era sustancia y el Espíritu era sombra. Creían   Adoración
adorar al Espíritu desde un punto de vista ma-   sin fruto
terial, pero eso era imposible. Tal vez suplicaban a Je- 30
hová, mas sus oraciones no les traían prueba alguna de

1 proof that it was heard, because they did not sufficiently
understand God to be able to demonstrate His power
3 to heal, — to make harmony the reality and discord the
unreality.

Our Master declared that his material body was not
6 spirit, evidently considering it a mortal and material be-
Spirit the   lief of flesh and bones, whereas the Jews took
tangible   a diametrically opposite view. To Jesus, not
9 materiality, but spirituality, was the reality of man's existence, while to the rabbis the spiritual was the intangible and uncertain, if not the unreal.

12 Would a mother say to her child, who is frightened at
imaginary ghosts and sick in consequence of the fear:
Ghosts   "I know that ghosts are real. They exist,
15 not realities and are to be feared; but you must not be
afraid of them"?

Children, like adults, *ought* to fear a reality which
18 can harm them and which they do not understand, for
at any moment they may become its helpless victims;
but instead of increasing children's fears by declaring
21 ghosts to be real, merciless, and powerful, thus water-
ing the very roots of childish timidity, children should
be assured that their fears are groundless, that ghosts
24 are not realities, but traditional beliefs, erroneous and
man-made.

In short, children should be told not to believe in ghosts,
27 because there are no such things. If belief in their reality
is destroyed, terror of ghosts will depart and health be restored. The objects of alarm will then vanish into noth-
30 ingness, no longer seeming worthy of fear or honor. To
accomplish a good result, it is certainly not irrational to
tell the truth about ghosts.

que habían sido escuchadas, porque no comprendían a   1
Dios lo bastante como para demostrar Su poder curativo
—para hacer de la armonía la realidad y de la discordan-   3
cia la irrealidad.

Nuestro Maestro declaró que su cuerpo material no era
espíritu, sin duda porque lo consideraba una creencia mor-   6
tal y material de carne y huesos, en tanto que   El Espíritu es
los judíos tenían un juicio diametralmente   lo tangible
opuesto. Para Jesús, no era la materialidad sino la espiri-   9
tualidad la realidad de la existencia del hombre, mientras
que para los rabinos lo espiritual era lo intangible e incierto, cuando no lo irreal.   12

¿Acaso diría una madre a su hijo, aterrorizado por fantasmas imaginarios y enfermo a consecuencia   Los fantas-
de su temor: "Yo sé que los fantasmas son   mas no son   15
reales. Existen y son temibles; pero tú no debes   realidades
temerlos"?

Los niños, como los adultos, *debieran* temer una reali-   18
dad que puede dañarles y que no comprenden, porque en
cualquier momento pueden ser sus víctimas indefensas;
pero en vez de aumentar los temores de los niños, decla-   21
rando que los fantasmas son reales, despiadados y poderosos, regando así las raíces mismas de la timidez infantil,
debiera asegurarse a los niños que sus temores carecen de   24
fundamento, que los fantasmas no son realidades, sino
creencias tradicionales, erróneas e imaginadas por los
hombres.   27

En resumen, debe decirse a los niños que no crean en
fantasmas, porque no existen tales cosas. Si se destruye la
creencia de que son reales, desaparecerá el terror a los fan-   30
tasmas y se restablecerá la salud. Entonces los motivos de
alarma se desvanecerán en la nada y ya no parecerán ser
dignos de temor o de honra. Para obtener buenos resulta-   33
dos, por cierto que no es irracional exponer la verdad acerca de los fantasmas.

353 Some Objections Answered

1 The Christianly scientific real is the sensuous unreal. Sin, disease, whatever seems real to material sense, is un-
3 *The real and the unreal* real in divine Science. The physical senses and Science have ever been antagonistic, and they will so continue, till the testimony of the physical
6 senses yields entirely to Christian Science.

How can a Christian, having the stronger evidence of Truth which contradicts the evidence of error, think of
9 the latter as real or true, either in the form of sickness or of sin? All must admit that Christ is "the way, the truth, and the life," and that omnipotent Truth certainly
12 does destroy error.

The age has not wholly outlived the sense of ghostly beliefs. It still holds them more or less. Time has not
15 *Superstition obsolete* yet reached eternity, immortality, complete reality. All the real is eternal. Perfection underlies reality. Without perfection, nothing is wholly
18 real. All things will continue to disappear, until perfection appears and reality is reached. We must give up the spectral at all points. We must not continue to admit
21 the somethingness of superstition, but we must yield up all belief in it and be wise. When we learn that error is not real, we shall be ready for progress, "forgetting
24 those things which are behind."

The grave does not banish the ghost of materiality. So long as there are supposed limits to Mind, and those
27 limits are human, so long will ghosts seem to continue. Mind is limitless. It never was material. The true idea of being is spiritual and immortal, and from this it follows
30 that whatever is laid off is the ghost, some unreal belief. Mortal beliefs can neither demonstrate Christianity nor apprehend the reality of Life.

Respuesta a algunas objeciones   353

Lo que es cristiana y científicamente real es lo irreal 1
desde el punto de vista sensorio. El pecado, la enfermedad, todo lo que a los sentidos materiales les   Lo real y   3
parece real, es irreal en la Ciencia divina. Los   lo irreal
sentidos físicos y la Ciencia siempre han sido antagonistas,
y continuarán siéndolo, hasta que el testimonio de los sen- 6
tidos físicos se someta por completo a la Ciencia Cristiana.

¿Cómo puede un cristiano, teniendo el testimonio más
poderoso de la Verdad, que contradice al testimonio del 9
error, pensar que este último es real o verdadero, ya sea en
forma de enfermedad o de pecado? Todos tienen que admitir que Cristo es "el camino, y la verdad, y la vida" y 12
que la Verdad omnipotente ciertamente destruye al error.

La época actual no ha dejado atrás por completo creencias en fantasmas. Todavía se aferra a ellas en menor o 15
mayor grado. El tiempo aún no ha alcanzado   La supersti-
la eternidad, la inmortalidad, la realidad com-   ción caída
pleta. Todo lo real es eterno. La perfección es   en desuso   18
la base de la realidad. Sin perfección nada es absolutamente real. Todas las cosas continuarán desapareciendo,
hasta que aparezca la perfección y se alcance la realidad. 21
Tenemos que abandonar lo espectral en todo sentido. No
debemos seguir admitiendo que la superstición pueda ser
algo, sino que debemos abandonar toda creencia en ella y 24
ser sabios. Cuando aprendamos que el error no es real, estaremos preparados para el progreso, "olvidando ciertamente lo que queda atrás".   27

La tumba no ahuyenta al fantasma de la materialidad.
Mientras se suponga que la Mente tiene límites y que esos
límites son humanos, los fantasmas seguirán apareciendo. 30
La Mente es ilimitada. Jamás fue material. La verdadera
idea del ser es espiritual e inmortal, y de eso se deduce
que todo lo que se desecha es el fantasma, o sea, alguna 33
creencia irreal. Las creencias mortales no pueden ni demostrar el cristianismo ni comprender la realidad de la
Vida.   36

354   Some Objections Answered

1   Are the protests of Christian Science against the notion
that there can be material life, substance, or mind "utter
3   Christian   falsities and absurdities," as some aver? Why
warfare   then do Christians try to obey the Scriptures
and war against "the world, the flesh, and the devil"?
6   Why do they invoke the divine aid to enable them to leave
all for Christ, Truth? Why do they use this phraseology,
and yet deny Christian Science, when it teaches precisely
9   this thought? The words of divine Science find their
immortality in deeds, for their Principle heals the sick
and spiritualizes humanity.

12   On the other hand, the Christian opponents of Christian Science neither give nor offer any proofs that their
Healing   Master's religion can heal the sick. Surely
15   omitted   it is not enough to cleave to barren and desul-
tory dogmas, derived from the traditions of the elders who
thereunto have set their seals.

18   Consistency is seen in example more than in precept.
Inconsistency is shown by words without deeds, which
Scientific   are like clouds without rain. If our words
21   consistency   fail to express our deeds, God will redeem that
weakness, and out of the mouth of babes He will perfect
praise. The night of materiality is far spent, and with
24   the dawn Truth will waken men spiritually to hear and
to speak the new tongue.

Sin should become unreal to every one. It is in itself
27   inconsistent, a divided kingdom. Its supposed realism
has no divine authority, and I rejoice in the apprehension
of this grand verity.

30   Spiritual   The opponents of divine Science must be
meaning   charitable, if they would be Christian. If the
letter of Christian Science appears inconsistent, they should

¿Son las protestas de la Ciencia Cristiana en contra de la 1
noción de que pueda haber vida, sustancia o mente materiales "falsedades y absurdos totales", como   Lucha   3
sostienen algunos? ¿Por qué entonces procuran   cristiana
los cristianos obedecer las Escrituras y luchar contra "el
mundo, la carne y el diablo"? ¿Por qué invocan el auxilio 6
divino para que puedan dejar todo por Cristo, la Verdad?
¿Por qué se sirven de esa fraseología y a pesar de ello niegan la Ciencia Cristiana, siendo que enseña precisamente 9
esta idea? Las palabras de la Ciencia divina encuentran su
inmortalidad en obras, porque su Principio sana a los enfermos y espiritualiza a la humanidad.   12

Por otra parte, los cristianos que se oponen a la Ciencia
Cristiana ni dan ni ofrecen prueba alguna de que la religión de su Maestro puede sanar a los enfer-   La curación 15
mos. Por cierto que no basta adherirse a dog-   omitida
mas estériles e inconexos, derivados de las tradiciones de
los ancianos que los han ratificado.   18

La coherencia se demuestra mejor con el ejemplo que
con los preceptos. La falta de coherencia se muestra con
palabras sin obras, que son cual nubes sin llu-   Consecuencia 21
via. Si nuestras palabras no logran expresar   científica
nuestras obras, Dios redimirá esa debilidad, y de la boca
de los niños Él perfeccionará la alabanza. La noche de la 24
materialidad está avanzada, y con el amanecer la Verdad
despertará a los hombres espiritualmente, para que oigan y
hablen la nueva lengua.   27

El pecado debiera volverse irreal para todos. Es en sí
mismo incoherente, un reino dividido. Su supuesta realidad no tiene autoridad divina, y me regocijo por compren- 30
der esa gran verdad.

Los que se oponen a la Ciencia divina deben   Significado
expresar amor al juzgar, si quieren ser cristia-   espiritual 33
nos. Si la letra de la Ciencia Cristiana parece incoheren-

1 gain the spiritual meaning of Christian Science, and then
the ambiguity will vanish.

3   The charge of inconsistency in Christianly scientific
methods of dealing with sin and disease is met by some-

Practical   thing practical, — namely, the proof of the
6 arguments   utility of these methods; and proofs are better
than mere verbal arguments or prayers which evince no
spiritual power to heal.

9   As for sin and disease, Christian Science says, in the
language of the Master, "Follow me; and let the dead
bury their dead." Let discord of every name and nature
12 be heard no more, and let the harmonious and true sense
of Life and being take possession of human consciousness.

What is the relative value of the two conflicting the-
15 ories regarding Christian healing? One, according to
the commands of our Master, heals the sick. The other,
popular religion, declines to admit that Christ's religion
18 has exercised any systematic healing power since the first
century.

The statement that the teachings of Christian Sci-
21 ence in this work are "absolutely false, and the most

Conditions   egregious fallacies ever offered for accept-
of criticism   ance," is an opinion wholly due to a misap-
24 prehension both of the divine Principle and practice of
Christian Science and to a consequent inability to demonstrate this Science. Without this understanding, no one
27 is capable of impartial or correct criticism, because demonstration and spiritual understanding are God's immortal
keynotes, proved to be such by our Master and evidenced
30 by the sick who are cured and by the sinners who are
reformed.

Strangely enough, we ask for material theories in sup-

te, debieran compenetrarse del significado espiritual de la   1
Ciencia Cristiana, y entonces desaparecerá la ambigüedad.

La acusación de falta de consecuencia en los métodos   3
cristianamente científicos de tratar al pecado y a la enfermedad se refuta con algo práctico —a saber, la   Argumentos
prueba de la utilidad de esos métodos; y las   prácticos   6
pruebas son mejores que meros argumentos u oraciones
verbales que no demuestran ningún poder espiritual para
sanar.   9

En cuanto al pecado y la enfermedad, la Ciencia Cristiana dice en el lenguaje del Maestro: "Sígueme; deja que los
muertos entierren a sus muertos". Que la discordancia,   12
cualquiera que sea su nombre y naturaleza, no se oiga más;
y que el sentido armonioso y verdadero de la Vida y del
ser tome posesión de la consciencia humana.   15

¿Cuál es el valor relativo de las dos teorías opuestas en
cuanto a la curación cristiana? La una, de acuerdo con los
mandatos de nuestro Maestro, sana a los enfermos. La   18
otra, la religión popular, se rehusa a admitir que la religión
de Cristo haya ejercido poder curativo sistemático alguno
desde el siglo primero.   21

La afirmación de que las enseñanzas de la Ciencia Cristiana expuestas en esta obra son "absolutamente falsas y
las falacias más inauditas que se hayan ofre-   Requisitos   24
cido jamás para ser aceptadas", es una opinión   para la crítica
que se debe por entero a que no se han comprendido ni el
Principio divino ni la práctica de la Ciencia Cristiana y a   27
la consiguiente incapacidad para demostrar esta Ciencia.
Sin esa comprensión nadie está capacitado para emitir
una crítica imparcial o correcta, porque la demostración y   30
la comprensión espiritual son las inmortales notas tónicas
de Dios, como nos lo probó nuestro Maestro y como lo atestiguan los enfermos que se sanan y los pecadores que se   33
reforman.

Por extraño que sea, se piden teorías materiales en apo-

1   port of spiritual and eternal truths, when the two are so
antagonistic that the material thought must become spir-

3   itualized before the spiritual fact is attained.
Weakness
of material   So-called material existence affords no evidence
theories   of spiritual existence and immortality. Sin,

6   sickness, and death do not prove man's entity or immortality. Discord can never establish the facts of harmony.
Matter is not the vestibule of Spirit.

9   Jesus reasoned on this subject practically, and controlled sickness, sin, and death on the basis of his spir-
Irreconcilable   ituality. Understanding the nothingness of

12   differences   material things, he spoke of flesh and Spirit
as the two opposites, — as error and Truth, not contrib-
uting in any way to each other's happiness and existence.

15   Jesus knew, "It is the spirit that quickeneth; the flesh
profiteth nothing."

There is neither a present nor an eternal copartner-

18   ship between error and Truth, between flesh and Spirit.
Copartnership   God is as incapable of producing sin, sick-
impossible   ness, and death as He is of experiencing these

21   errors. How then is it possible for Him to create man
subject to this triad of errors, — man who is made in the
divine likeness?

24   Does God create a material man out of Himself, Spirit?
Does evil proceed from good? Does divine Love commit a fraud on humanity by making man inclined to sin,

27   and then punishing him for it? Would any one call it
wise and good to create the primitive, and then punish its
derivative?

30   Does subsequent follow its antecedent? It does.
Was there original self-creative sin? Then there must
have been more than one creator, more than one God.

yo de verdades espirituales y eternas, cuando las dos son   1
tan antagónicas que el pensamiento material tiene que espi-
ritualizarse antes que se pueda alcanzar la reali-   3
dad espiritual. La llamada existencia material
no da prueba alguna de la existencia espiritual   Debilidad de las teorías materiales
ni de la inmortalidad. El pecado, la enfermedad y la muer-   6
te no prueban la entidad o la inmortalidad del hombre.
La discordancia nunca puede establecer las realidades de
la armonía. La materia no es el vestíbulo del Espíritu.   9

Jesús razonaba prácticamente sobre ese tema y, basándose en su espiritualidad, dominaba a la enfermedad, al
pecado y a la muerte. Comprendiendo la na-   12
da de las cosas materiales, se refería a la carne
y al Espíritu como los dos contrarios —como   Diferencias irreconciliables
el error y la Verdad, que no contribuyen de ninguna ma-   15
nera a la felicidad y existencia recíprocas. Jesús sabía que
"el espíritu es el que da vida; la carne para nada apro-
vecha".   18

No existe una asociación presente ni eterna entre el
error y la Verdad, entre la carne y el Espíritu. Dios es tan
incapaz de producir el pecado, la enfermedad y   21
la muerte, como lo es de experimentar esos   Asociación imposible
errores. ¿Cómo es posible, entonces, que haya creado al
hombre para que estuviera sujeto a ese trío de errores —al   24
hombre que es hecho a semejanza divina?

¿Crea Dios de Sí mismo, del Espíritu, a un hombre material? ¿Procede el mal del bien? ¿Defrauda el Amor divi-   27
no a la humanidad, creando al hombre con inclinación al
pecado y castigándole luego por ello? ¿Diría alguien que
es sabio y bueno crear lo primitivo para después castigar   30
su derivado?

¿Sigue lo subsecuente a su antecedente? Sí, le sigue.
¿Hubo pecado original que se creó a sí mismo? En ese   33
caso debe de haber existido más de un creador, más de un

357   Some Objections Answered

1 In common justice, we must admit that God will not
    punish man for doing what He created man
Two infinite
3 creators   capable of doing, and knew from the outset
absurd   that man would do. God is "of purer eyes
than to behold evil." We sustain Truth, not by accept-
6 ing, but by rejecting a lie.

Jesus said of personified evil, that it was "a liar, and
the father of it." Truth creates neither a lie, a capacity
9 to lie, nor a liar. If mankind would relinquish the belief
that God makes sickness, sin, and death, or makes man
capable of suffering on account of this malevolent triad,
12 the foundations of error would be sapped and error's destruction ensured; but if we theoretically endow mortals
with the creativeness and authority of Deity, how dare we
15 attempt to destroy what He hath made, or even to deny
that God made man evil and made evil good?

History teaches that the popular and false notions
18 about the Divine Being and character have originated
    in the human mind. As there is in reality but
Anthropo-
morphism   one God, one Mind, wrong notions about God
21 must have originated in a false supposition, not in immortal Truth, and they are fading out. They are false
claims, which will eventually disappear, according to the
24 vision of St. John in the Apocalypse.

If what opposes God is real, there must be two
powers, and God is not supreme and infinite. Can
27 One   Deity be almighty, if another mighty and
supremacy   self-creative cause exists and sways mankind? Has the Father "Life in Himself," as the Scrip-
30 tures say, and, if so, can Life, or God, dwell in evil and
create it? Can matter drive Life, Spirit, hence, and so
defeat omnipotence?

Dios. En justicia común, debemos admitir que Dios no

castigará al hombre por hacer lo que Él le creó

capaz de hacer y que sabía de antemano que el

hombre haría. Dios es "muy limpio... de ojos

para ver el mal". Sostenemos la Verdad no aceptando una

mentira, sino rechazándola.

*Dos creado-
res infinitos,
un absurdo*

Jesús dijo del mal personificado, que era "mentiroso, y

padre de mentira". La Verdad no crea ni mentira, ni fa-

cultad de mentir, ni a un mentiroso. Si el género humano

abandonara la creencia de que Dios crea la enfermedad, el

pecado y la muerte, o que capacita al hombre para que su-

fra a causa de ese trío malévolo, los fundamentos del error

se socavarían y quedaría asegurada la destrucción del

error; pero si teóricamente dotamos a los mortales con la

facultad creadora y la autoridad de la Deidad, ¿cómo nos

atreveríamos a tener el intento de destruir lo que Él ha

creado, o siquiera a negar que Dios hizo malo al hombre e

hizo bueno al mal?

La historia enseña que las nociones populares y falsas

acerca del Ser Divino y de Su carácter se han originado

en la mente humana. No habiendo en realidad

sino un solo Dios, una sola Mente, las nociones

erróneas acerca de Dios deben haberse originado en una

suposición falsa, no en la Verdad inmortal, y dichas no-

ciones se están desvaneciendo. Son falsas pretensiones,

que finalmente desaparecerán, según la visión de San Juan

en el Apocalipsis.

*Antropo-
morfismo*

Si lo que se opone a Dios es real, debe de haber dos po-

deres, y Dios no es supremo e infinito. ¿Puede la Deidad

ser todopoderosa si existe otra causa poderosa y

autocreativa y domina a la humanidad? ¿Tiene

el Padre "Vida en Sí mismo", como dicen las Escrituras, y,

de ser así, puede la Vida, o Dios, morar en el mal y

crearlo? ¿Puede la materia expulsar a la Vida, al Espíritu,

y vencer así a la omnipotencia?

*Una sola
supremacía*

358   Some Objections Answered

1   Is the woodman's axe, which destroys a tree's so-called life, superior to omnipotence? Can a leaden bullet de-
3   Matter impotent   prive a man of Life, — that is, of God, who is man's Life? If God is at the mercy of matter, then matter is omnipotent. Such doctrines are "confu-
6   sion worse confounded." If two statements directly contradict each other and one is true, the other must be false. Is Science thus contradictory?

9   Christian Science, understood, coincides with the Scriptures, and sustains logically and demonstratively
    Scientific and Biblical facts   every point it presents. Otherwise it would
12   not be Science, and could not present its proofs. Christian Science is neither made up of contradictory aphorisms nor of the inventions of those who scoff
15   at God. It presents the calm and clear verdict of Truth against error, uttered and illustrated by the prophets, by Jesus, by his apostles, as is recorded throughout the
18   Scriptures.

Why are the words of Jesus more frequently cited for our instruction than are his remarkable works? Is
21   it not because there are few who have gained a true knowledge of the great import to Christianity of those works?

24   Sometimes it is said: "Rest assured that whatever effect Christian Scientists may have on the sick, comes
    Personal confidence   through rousing within the sick a belief
27   that in the removal of disease these healers have wonderful power, derived from the Holy Ghost." Is it likely that church-members have more faith in
30   some Christian Scientist, whom they have perhaps never seen and against whom they have been warned, than they have in their own accredited and orthodox

¿Es acaso el hacha del leñador, que destruye la llamada 1
vida de un árbol, superior a la omnipotencia? ¿Puede una
bala de plomo privar a un hombre de la Vida   3
—es decir, de Dios, que es la Vida del hombre?   *La materia no tiene poder*
Si Dios está a merced de la materia, entonces la
materia es omnipotente. Semejantes doctrinas son "confu- 6
sión de confusiones". Si dos proposiciones se contradicen
directamente y una es verdadera, la otra tiene que ser falsa. ¿Es así de contradictoria la Ciencia?   9

La Ciencia Cristiana, comprendida, coincide con las
Escrituras y sostiene de manera lógica y demostrativa
cada punto que presenta. De otro modo no   12
sería Ciencia y no podría presentar sus prue-   *Hechos científicos y bíblicos*
bas. La Ciencia Cristiana no se compone ni de
aforismos contradictorios ni de las invenciones de los que 15
se mofan de Dios. Presenta el veredicto sereno y claro
de la Verdad contra el error, tal como fue expresado e ilus-
trado por los profetas, por Jesús y por sus apóstoles, según 18
consta en las Escrituras desde el comienzo hasta el fin.

¿Por qué será que cuando se nos instruye se citan las palabras de Jesús con más frecuencia que sus notables 21
obras? ¿No será porque son pocos los que han logrado
una comprensión verdadera del gran significado que
tienen esas obras para el cristianismo?   24

A veces se dice: "Tened la certeza que cualquier efecto
que los Científicos Cristianos puedan producir en los enfermos, resulta de haber despertado en los en-   *Confianza personal*   27
fermos la creencia de que dichos sanadores go-
zan de un poder maravilloso de curación, derivado del
Espíritu Santo". ¿Es posible que miembros de otras igle- 30
sias tengan más fe en algún Científico Cristiano, a quien
quizás jamás hayan visto y contra quien se les haya pre-
venido, de la que tienen en sus propios pastores acredita- 33

1 pastors, whom they have seen and have been taught
to love and to trust?

3   Let any clergyman try to cure his friends by their
faith in him. Will that faith heal them? Yet Scientists will take the same cases, and cures will follow.
6 Is this because the patients have more faith in the Scientist than in their pastor? I have healed infidels whose
only objection to this method was, that I as a Chris-
9 tian Scientist believed in the Holy Spirit, while they, the
patients, did not.

Even though you aver that the material senses are
12 indispensable to man's existence or entity, you must
change the human concept of life, and must at length
know yourself spiritually and scientifically. The evi-
15 dence of the existence of Spirit, Soul, is palpable only to
spiritual sense, and is not apparent to the material senses,
which cognize only that which is the opposite of Spirit.

18   True Christianity is to be honored wherever found,
but when shall we arrive at the goal which that word
Author's   implies? From Puritan parents, the discov-
21 parentage   erer of Christian Science early received her
religious education. In childhood, she often listened
with joy to these words, falling from the lips of her
24 saintly mother, "God is able to raise you up from sickness;" and she pondered the meaning of that Scripture
she so often quotes: "And these signs shall follow them
27 that believe; . . . they shall lay hands on the sick,
and they shall recover."

A Christian Scientist and an opponent are like two
30 Two differ-   artists. One says: "I have spiritual ideals,
ent artists   indestructible and glorious. When others see
them as I do, in their true light and loveliness, — and

dos y ortodoxos, a quienes han visto y han sido enseñados   1
a amar y en los cuales confiar?

Que trate cualquier clérigo de sanar a sus amigos por la   3
fe que en él tienen. ¿Los sanará esa fe? Sin embargo, los
Científicos Cristianos se harán cargo de esos mismos casos
y se efectuarán curaciones. ¿Se debe eso a que los enfer-   6
mos tienen más fe en el Científico que en su pastor? He
sanado a incrédulos cuya sola objeción a este método era
que yo como Científica Cristiana creía en el Espíritu San-   9
to, mientras que ellos, los pacientes, no creían en él.

Aun cuando afirméis que los sentidos materiales son indispensables para la existencia o entidad del hombre,   12
tenéis que cambiar ese concepto humano de la vida y,
a la larga, tenéis que conoceros espiritual y científicamente. La prueba de la existencia del Espíritu, Alma, es   15
palpable sólo al sentido espiritual y no es evidente a los
sentidos materiales, que perciben únicamente lo que es el
opuesto del Espíritu.   18

Al verdadero cristianismo ha de honrársele dondequiera que se encuentre, pero ¿cuándo alcanzaremos la
meta que esa palabra implica? De su padre y   *Los padres*   21
madre, ambos puritanos, la descubridora de la   *de la autora*
Ciencia Cristiana recibió a temprana edad educación religiosa. En su niñez, a menudo escuchaba con alegría estas   24
palabras, que salían de los labios de su santa madre: "Dios
puede restablecerte de la enfermedad"; y meditaba sobre
el significado del pasaje de las Escrituras que cita con   27
tanta frecuencia: "Y estas señales seguirán a los que creen:
...sobre los enfermos pondrán sus manos, y sanarán".

El Científico Cristiano y el que se opone a esta Ciencia   30
son como dos artistas. Uno dice: "Tengo ide-   *Dos artistas*
ales espirituales, indestructibles y gloriosos.   *diferentes*
Cuando otros los vean como yo los veo, en su verdadera   33

360 Some Objections Answered

1 know that these ideals are real and eternal because drawn
from Truth, — they will find that nothing is lost, and all
3 is won, by a right estimate of what is real."

The other artist replies: "You wrong my experience.
I have no mind-ideals except those which are both mental
6 and material. It is true that materiality renders these
ideals imperfect and destructible; yet I would not exchange mine for thine, for mine give me such personal
9 pleasure, and they are not so shockingly transcendental.
They require less self-abnegation, and keep Soul well out
of sight. Moreover, I have no notion of losing my old
12 doctrines or human opinions."

Dear reader, which mind-picture or externalized thought
shall be real to you, — the material or the spiritual?
15 Choose ye Both you cannot have. You are bringing out
to-day your own ideal. This ideal is either temporal
or eternal. Either Spirit or matter is your model. If you
18 try to have two models, then you practically have none.
Like a pendulum in a clock, you will be thrown back and
forth, striking the ribs of matter and swinging between the
21 real and the unreal.

Hear the wisdom of Job, as given in the excellent translation of the late Rev. George R. Noyes, D.D.: —

24   Shall mortal man be more just than God?
       Shall man be more pure than his Maker?
       Behold, He putteth no trust in His ministering spirits,
27   And His angels He chargeth with frailty.

Of old, the Jews put to death the Galilean Prophet,
the best Christian on earth, for the truth he spoke and
30 demonstrated, while to-day, Jew and Christian can unite
in doctrine and denomination on the very basis of Jesus'
words and works. The Jew believes that the Messiah or

luz y belleza —y sepan que esos ideales son reales y eter- 1
nos, porque emanan de la Verdad— descubrirán que nada
se pierde y que todo se gana al apreciar correctamente lo 3
que es real".

El otro artista replica: "Desestimas mi experiencia. Yo
no tengo más ideales en el pensamiento que aquellos que 6
son a la vez mentales y materiales. Es cierto que la materialidad hace que esos ideales sean imperfectos y destruc-
tibles; sin embargo, yo no cambiaría los míos por los tuyos, 9
porque los míos me dan tanto placer personal y no son tan
terriblemente trascendentales. Requieren menos abnegación y mantienen al Alma bien alejada de la vista. Ade- 12
más, no tengo la menor intención de abandonar mis viejas
doctrinas u opiniones humanas".

Querido lector, ¿cuál es el cuadro mental o pensamiento 15
exteriorizado que será real para ti —el material o el espiritual? A ambos no puedes tener. Estás manifes-   Escoge hoy
tando tu propio ideal. Ese ideal o es temporal   18
o es eterno. O bien el Espíritu o la materia es tu modelo.
Si tratas de tener dos modelos, entonces prácticamente no
tienes ninguno. Cual péndulo de reloj, serás llevado de 21
un lado a otro, golpeando los costados de la materia y oscilando entre lo real y lo irreal.

Escucha la sabiduría de Job, según la excelente traduc- 24
ción del finado Reverendo George R. Noyes, Doctor en
Teología:

> ¿Será el hombre mortal más justo que Dios?   27
> ¿Será el hombre más puro que su Hacedor?
> He aquí, Él no confía en Sus espíritus ministradores,
> Y a Sus ángeles les nota flaqueza.   30

Antaño, los judíos condenaron a muerte al Profeta de
Galilea, el mejor cristiano en la tierra, por la verdad que
habló y demostró, mientras que hoy, el judío y el cristiano 33
pueden unirse en doctrina y religión sobre la base misma
de las palabras y obras de Jesús. El judío cree que el Me-

361 Some Objections Answered

1 Christ has not yet come; the Christian believes that Christ is God. Here Christian Science intervenes, ex-
3 plains these doctrinal points, cancels the disagreement, and settles the question. Christ, as the true spiritual idea, is the ideal of God now and forever, here and everywhere.
6 The Jew who believes in the First Commandment is a monotheist; he has one omnipresent God. Thus the Jew unites with the Christian's doctrine that God is come and
9 is present now and forever. The Christian who believes in the First Commandment is a monotheist. Thus he virtually unites with the Jew's belief in one God, and
12 recognizes that Jesus Christ is not God, as Jesus himself declared, but is the Son of God. This declaration of Jesus, understood, conflicts not at all with another of his
15 sayings: "I and my Father are one," — that is, one in quality, not in quantity. As a drop of water is one with the ocean, a ray of light one with the sun, even so God
18 and man, Father and son, are one in being. The Scripture reads: "For in Him we live, and move, and have our being."
21 I have revised SCIENCE AND HEALTH only to give a clearer and fuller expression of its original meaning. Spiritual ideas unfold as we advance. A human perception of
24 divine Science, however limited, must be correct in order to be Science and subject to demonstration. A germ of infinite Truth, though least in the kingdom of heaven, is the
27 higher hope on earth, but it will be rejected and reviled until God prepares the soil for the seed. That which when sown bears immortal fruit, enriches mankind only
30 when it is understood, — hence the many readings given the Scriptures, and the requisite revisions of SCIENCE AND HEALTH WITH KEY TO THE SCRIPTURES.

sías o Cristo no ha venido aún; el cristiano cree que Cristo   1
es Dios. Aquí interviene la Ciencia Cristiana, explica esos
puntos doctrinales, anula el desacuerdo y resuelve el pro-   3
blema. El Cristo, como la verdadera idea espiritual, es el
ideal de Dios ahora y para siempre, aquí y en todas partes. El judío que cree en el Primer Mandamiento es mo-   6
noteísta; tiene un solo Dios omnipresente. Así el judío se
une a la doctrina del cristiano, de que Dios ha venido y
está presente ahora y eternamente. El cristiano que cree   9
en el Primer Mandamiento es monoteísta. Así se une virtualmente a la creencia del judío en un solo Dios y reconoce que Jesucristo no es Dios, como Jesús mismo lo de-   12
claró, sino que es el Hijo de Dios. Esa declaración de
Jesús, comprendida, no contradice en modo alguno otro de
sus dichos: "Yo y el Padre uno somos" —esto es, uno en   15
cualidad, no en cantidad. Tal como una gota de agua es
una con el mar, un rayo de luz uno con el sol, así Dios y
el hombre, Padre e hijo, son uno en el ser. Las Escrituras   18
dicen: "Porque en Él vivimos, y nos movemos, y somos".

He revisado CIENCIA Y SALUD sólo para dar una expresión más clara y más cabal de su sentido original. Las   21
ideas espirituales se desarrollan a medida que avanzamos.
Una percepción humana de la Ciencia divina, por limitada
que sea, tiene que ser correcta para que pueda ser Ciencia   24
y, como tal, demostrable. Un germen de Verdad infinita,
aunque sea el más pequeño en el reino de los cielos, es la
esperanza más sublime en la tierra, pero será rechazado y   27
denigrado hasta que Dios prepare el terreno para la siembra. Lo que al sembrarse da fruto inmortal, enriquece a la
humanidad sólo cuando se comprende —de ahí las mu-   30
chas interpretaciones que se han hecho de las Escrituras, y
las revisiones necesarias de CIENCIA Y SALUD CON CLAVE
DE LAS ESCRITURAS.   33

CHAPTER XII

Christian Science Practice

Why art thou cast down, O my soul [sense]?
And why art thou disquieted within me?
Hope thou in God; for I shall yet praise Him,
Who is the health of my countenance and my God. — PSALMS.

And these signs shall follow them that believe:
In my name shall they cast out devils: they shall
speak with new tongues; they shall take up serpents;
and if they drink any deadly thing, it shall not
hurt them; they shall lay hands on the sick, and
they shall recover. — JESUS.

1   IT is related in the seventh chapter of Luke's Gospel
that Jesus was once the honored guest of a certain
3 Pharisee, by name Simon, though he was quite unlike
Simon the disciple. While they were at meat, an unusual

A gospel   incident occurred, as if to interrupt the scene
6 narrative   of Oriental festivity. A "strange woman"
came in. Heedless of the fact that she was debarred from
such a place and such society, especially under the stern
9 rules of rabbinical law, as positively as if she were a Hindoo pariah intruding upon the household of a high-caste
Brahman, this woman (Mary Magdalene, as she has
12 since been called) approached Jesus. According to the
custom of those days, he reclined on a couch with his
head towards the table and his bare feet away from it.
15 It was therefore easy for the Magdalen to come behind

362

CAPÍTULO XII

La práctica de la Ciencia Cristiana

¿Por qué te abates, oh alma mía [sentido mío],
Y por qué te turbas dentro de mí?
Espera en Dios; porque aún he de alabarle,
Salvación mía y Dios mío. — SALMOS.

Y estas señales seguirán a los que creen: En mi nombre echarán
fuera demonios; hablarán nuevas lenguas; tomarán en las
manos serpientes, y si bebieren cosa mortífera, no les hará
daño; sobre los enfermos pondrán sus manos, y sanarán. — JESÚS.

EN el capítulo séptimo del Evangelio según San Lucas 1
se relata que una vez Jesús fue huésped de honor de cierto fariseo, de nombre Simón, aunque era muy 3
distinto de Simón el discípulo. Mientras estaban a la mesa,
ocurrió un incidente insólito, como si fuera para
interrumpir la escena festiva oriental. Entró   Una narra-
                                                      ción del 6
una "ramera". Sin reparar en el hecho de que   evangelio
le estaba prohibido entrar en ese lugar y alternar con esa
sociedad, especialmente bajo las reglas severas de la ley 9
rabínica, tan categóricamente como si hubiera sido un
paria hindú que se había entremetido en la familia
de un Brahmán de elevada casta, esa mujer (María Mag- 12
dalena, como se le ha llamado desde entonces) se acercó a
Jesús. Según la costumbre de aquella época, él estaba recos-
tado en un canapé, con la cabeza hacia la mesa y los pies 15
descalzos en dirección opuesta. Por eso le fue fácil a la

362

1 the couch and reach his feet. She bore an alabaster jar
containing costly and fragrant oil, — sandal oil perhaps,
3 which is in such common use in the East. Breaking
the sealed jar, she perfumed Jesus' feet with the oil,
wiping them with her long hair, which hung loosely
6 about her shoulders, as was customary with women of her
grade.

Did Jesus spurn the woman? Did he repel her adora-
9 tion? No! He regarded her compassionately. Nor was

Parable of
the creditor

this all. Knowing what those around him
were saying in their hearts, especially his host,
12 — that they were wondering why, being a prophet, the
exalted guest did not at once detect the woman's immoral
status and bid her depart, — knowing this, Jesus rebuked
15 them with a short story or parable. He described two
debtors, one for a large sum and one for a smaller, who
were released from their obligations by their common
18 creditor. "Which of them will love him most?" was the
Master's question to Simon the Pharisee; and Simon replied, "He to whom he forgave most." Jesus approved
21 the answer, and so brought home the lesson to all, following it with that remarkable declaration to the woman,
"Thy sins are forgiven."

24 Why did he thus summarize her debt to divine Love?
Had she repented and reformed, and did his insight

Divine
insight

detect this unspoken moral uprising? She
bathed his feet with her tears before she
27
anointed them with the oil. In the absence of other
proofs, was her grief sufficient evidence to warrant the
30 expectation of her repentance, reformation, and growth
in wisdom? Certainly there was encouragement in the
mere fact that she was showing her affection for a man

La práctica de la Ciencia Cristiana   363

Magdalena acercarse al canapé por detrás y llegar a sus pies. Llevaba ella un frasco de alabastro que contenía un costoso aceite aromático —quizás aceite de sándalo, que tanto se usa en el Oriente Medio. Abriendo el frasco sellado, perfumó los pies de Jesús con el aceite, enjugándolos con su larga cabellera, que caía suelta sobre los hombros como acostumbraban llevarla las mujeres de su clase.

¿Desdeñó Jesús a la mujer? ¿Rechazó su adoración? ¡No! La miró con compasión. Pero eso no fue todo. Sabiendo lo que decían en su corazón los que le rodeaban, particularmente su anfitrión —asombrados de que, siendo profeta, el eminente huésped no hubiera descubierto en seguida el estado inmoral de la mujer y le ordenara marcharse— sabiendo eso, Jesús les reprendió con un breve relato o parábola. Describió a dos deudores, uno que debía una suma grande y otro una menor, a quienes les fueron perdonadas sus deudas por su acreedor común. "¿Cuál de ellos le amará más?" fue la pregunta del Maestro a Simón el fariseo; y Simón respondió: "Aquel a quien perdonó más". Jesús aprobó la respuesta, haciendo sentir claramente la lección a todos y siguiéndola con aquella notable declaración hecha a la mujer: "Tus pecados te son perdonados".

Parábola del acreedor

¿Por qué resumió así Jesús la deuda de la mujer para con el Amor divino? ¿Habíase ella arrepentido y reformado, y había el discernimiento de Jesús percibido aquella silenciosa elevación moral? Con sus lágrimas le había regado ella sus pies antes de ungirlos con el aceite. A falta de otras pruebas, ¿ofrecía su pesar suficiente evidencia para que se justificara la esperanza de su arrepentimiento, reforma y crecimiento en sabiduría? Ciertamente era alentador el mero hecho que demostraba su afecto por un hombre de indudable bondad y pureza,

Penetrante visión divina

1 of undoubted goodness and purity, who has since been
rightfully regarded as the best man that ever trod this
3 planet. Her reverence was unfeigned, and it was manifested towards one who was soon, though they knew it
not, to lay down his mortal existence in behalf of all
6 sinners, that through his word and works they might be
redeemed from sensuality and sin.

Which was the higher tribute to such ineffable affec-
9 tion, the hospitality of the Pharisee or the contrition of
Penitence or   the Magdalen? This query Jesus answered
hospitality   by rebuking self-righteousness and declaring
12 the absolution of the penitent. He even said that this
poor woman had done what his rich entertainer had neglected to do, — wash and anoint his guest's feet, a special
15 sign of Oriental courtesy.

Here is suggested a solemn question, a question indicated by one of the needs of this age. Do Christian
18 Scientists seek Truth as Simon sought the Saviour, through
material conservatism and for personal homage? Jesus
told Simon that such seekers as he gave small reward
21 in return for the spiritual purgation which came through
the Messiah. If Christian Scientists are like Simon,
then it must be said of them also that they *love*
24 little.

On the other hand, do they show their regard for
Truth, or Christ, by their genuine repentance, by their
27 Genuine   broken hearts, expressed by meekness and
repentance   human affection, as did this woman? If
so, then it may be said of them, as Jesus said of the
30 unwelcome visitor, that they indeed love much, because
much is forgiven them.

Did the careless doctor, the nurse, the cook, and the

quien desde entonces se ha considerado con toda justicia el 1
mejor hombre que ha andado sobre este planeta. La veneración que ella manifestó era sincera y fue expresada a 3
quien pronto, aunque ellos lo ignoraban, iba a entregar su
existencia mortal en favor de todos los pecadores, para que
por sus palabras y obras pudieran ser redimidos de la sen- 6
sualidad y el pecado.

A tan inefable afecto ¿qué tributo fue mayor —la hospitalidad del fariseo o la contrición de la Magdalena? Esa 9
pregunta la contestó Jesús reprendiendo el fari-   Penitencia u
seísmo y declarando la absolución de la peni-   hospitalidad
tente. Incluso llegó a decir que esa pobre mujer había he- 12
cho lo que su rico anfitrión había dejado de hacer —lavar
y ungir los pies de su huésped, una señal especial de la
cortesía oriental.   15

Aquí se insinúa una pregunta solemne, pregunta moti-
vada por una de las necesidades de la época actual. ¿Buscan los Científicos Cristianos la Verdad como Simón 18
buscó al Salvador, mediante el tradicionalismo material y
por homenaje personal? Jesús dijo a Simón que buscadores como él daban poca recompensa por la purificación 21
espiritual que venía por medio del Mesías. Si los Científicos Cristianos son como Simón, habrá que decir de ellos
también que poco *aman*.   24

Por otra parte, ¿demuestran su respeto por la Verdad, o
el Cristo, con arrepentimiento sincero y con corazón aba-
tido, expresados en humildad y afecto humano,   Arrepen- 27
como lo hizo esa mujer? Si es así, entonces   timiento
puede decirse de ellos lo que Jesús dijo de esa   sincero
visitante mal recibida, que en verdad aman mucho, porque 30
mucho les es perdonado.

Si el médico desconsiderado, la enfermera, la cocinera y

365 Christian Science Practice

1 brusque business visitor sympathetically know the thorns
they plant in the pillow of the sick and the heavenly

3 Compassion   homesick looking away from earth, — Oh, did
requisite   they know! — this knowledge would do much
more towards healing the sick and preparing their helpers

6 for the "midnight call," than all cries of "Lord, Lord!"
The benign thought of Jesus, finding utterance in such
words as "Take no thought for your life," would heal

9 the sick, and so enable them to rise above the supposed
necessity for physical thought-taking and doctoring;
but if the unselfish affections be lacking, and common

12 sense and common humanity are disregarded, what mental quality remains, with which to evoke healing from
the outstretched arm of righteousness?

15 If the Scientist reaches his patient through divine
Love, the healing work will be accomplished at one
Speedy   visit, and the disease will vanish into its native

18 healing   nothingness like dew before the morning sunshine. If the Scientist has enough Christly affection to
win his own pardon, and such commendation as the Mag-

21 dalen gained from Jesus, then he is Christian enough to
practise scientifically and deal with his patients compassionately; and the result will correspond with the spiritual

24 intent.
If hypocrisy, stolidity, inhumanity, or vice finds its
way into the chambers of disease through the would-be

27 Truth   healer, it would, if it were possible, convert
desecrated   into a den of thieves the temple of the Holy
Ghost, — the patient's spiritual power to resuscitate him-

30 self. The unchristian practitioner is not giving to mind
or body the joy and strength of Truth. The poor suffering heart needs its rightful nutriment, such as peace,

el visitante por asuntos de negocios brusco supieran, y se   1
condolieran, de las espinas que clavan en las almohadas de
los enfermos y en las de los que añoran el cielo   *Compasión*   3
y apartan la vista de la tierra —¡oh, si supie-   *requerida*
ran!— saberlo contribuiría mucho más a la curación de los
enfermos y a la preparación de los que les asisten para la   6
"llamada de medianoche", que todas las exclamaciones de
"¡Señor, Señor!" El benigno pensamiento de Jesús, que se
expresa en palabras como: "No os afanéis por vuestra vi-   9
da", sanaría a los enfermos, capacitándoles así para elevarse por encima de la supuesta necesidad de afanarse por
el estado físico y de medicinarse; mas si falta el afecto sin-   12
cero y si se desatienden el sentido común y los sentimientos humanitarios naturales, ¿qué cualidad mental queda
para invocar la curación al brazo extendido de la justicia?   15

Si el Científico Cristiano atiende a su paciente por medio del Amor divino, la obra sanadora se realizará en una
sola visita, y la enfermedad se desvanecerá en   *Curación*   18
su estado original, la nada, como el rocío ante   *rápida*
el sol de la mañana. Si el Científico posee suficiente afecto
de la calidad del Cristo para lograr su propio perdón y ese   21
elogio de Jesús del que se hizo merecedora la Magdalena,
entonces es lo suficientemente cristiano para practicar
científicamente y tratar a sus pacientes con compasión; y el   24
resultado corresponderá con la intención espiritual.

Si la hipocresía, la insensibilidad, la inhumanidad o el
vicio entraran en los aposentos de los enfermos por medio   27
del que pretende ser sanador, convertirían en   *Profanación*
cueva de ladrones, si fuera posible, el templo   *de la Verdad*
del Espíritu Santo —el poder espiritual del paciente de re-   30
sucitarse a sí mismo. El practicista poco cristiano no infunde ni a la mente ni al cuerpo la alegría y fortaleza de la
Verdad. El pobre corazón adolorido necesita de su legítimo   33

1 patience in tribulation, and a priceless sense of the dear
Father's loving-kindness.

3   In order to cure his patient, the metaphysician
must first cast moral evils out of himself and thus
Moral evils   attain the spiritual freedom which will en-
6 to be cast out able him to cast physical evils out of his
patient; but heal he cannot, while his own spiritual
barrenness debars him from giving drink to the thirsty
9 and hinders him from reaching his patient's thought, —
yea, while mental penury chills his faith and understanding.

12   The physician who lacks sympathy for his fellow-
being is deficient in human affection, and we have the
The true   apostolic warrant for asking: "He that loveth
15 physician   not his brother whom he hath seen, how can
he love God whom he hath not seen?" Not having this
spiritual affection, the physician lacks faith in the divine
18 Mind and has not that recognition of infinite Love which
alone confers the healing power. Such so-called Scientists will strain out gnats, while they swallow the camels
21 of bigoted pedantry.

The physician must also watch, lest he be over-
whelmed by a sense of the odiousness of sin and by the
24 Source of   unveiling of sin in his own thoughts. The
calmness   sick are terrified by their sick beliefs, and
sinners should be affrighted by their sinful beliefs; but
27 the Christian Scientist will be calm in the presence of
both sin and disease, knowing, as he does, that Life is
God and God is All.

30   If we would open their prison doors for the sick, we
must first learn to bind up the broken-hearted. If we
would heal by the Spirit, we must not hide the talent

nutrimento, tal como paz, paciencia en las tribulaciones y un inestimable sentido de la bondad del amado Padre.

Para poder sanar a su paciente, el metafísico primero tiene que expulsar de sí mismo los males morales, y así lograr la libertad espiritual que le capacitará para expulsar de su paciente los males físicos; pero sanarlo no podrá, mientras su propia aridez espiritual le prive de dar de beber al sediento y le impida llegar al pensamiento de su paciente —esto es, mientras la penuria mental enfríe su fe y su comprensión.

Es imperativo expulsar los males morales

El sanador que no tiene compasión por sus semejantes es falto de afecto humano, y tenemos justificación apostólica para preguntar: "El que no ama a su hermano a quien ha visto, ¿cómo puede amar a Dios a quien no ha visto?" Si el sanador no tiene ese afecto espiritual, entonces le falta la fe en la Mente divina y carece de ese reconocimiento del Amor infinito que es lo único que confiere el poder de sanar. Los así llamados Científicos colarán mosquitos, mientras tragan los camellos de la intolerante pedantería.

El sanador verdadero

El sanador debe velar también para que no lo abrumen una sensación de la odiosidad del pecado y el descubrimiento de pecado en su propio pensamiento. Los enfermos están aterrorizados por sus creencias enfermizas, y los pecadores debieran estar atemorizados por sus creencias pecaminosas; mas el Científico Cristiano quedará sereno en presencia tanto del pecado como de la enfermedad, sabiendo, como sabe, que la Vida es Dios y que Dios es Todo.

Fuente de serenidad

Si quisiéramos abrir las puertas de su prisión a los enfermos, tenemos primero que aprender a vendar a los quebrantados de corazón. Si quisiéramos sanar por el Es-

1 of spiritual healing under the napkin of its form, nor
bury the *morale* of Christian Science in the grave-clothes
3 Genuine   of its letter. The tender word and Christian
healing   encouragement of an invalid, pitiful patience
with his fears and the removal of them, are better than
6 hecatombs of gushing theories, stereotyped borrowed
speeches, and the doling of arguments, which are but so
many parodies on legitimate Christian Science, aflame
9 with divine Love.

This is what is meant by seeking Truth, Christ, not
"for the loaves and fishes," nor, like the Pharisee, with
12 Gratitude   the arrogance of rank and display of scholar-
and humility   ship, but like Mary Magdalene, from the summit of devout consecration, with the oil of gladness and
15 the perfume of *gratitude,* with tears of repentance and
with those hairs all numbered by the Father.

A Christian Scientist occupies the place at this period
18 of which Jesus spoke to his disciples, when he said: "Ye
The salt of   are the salt of the earth." "Ye are the light
the earth   of the world. A city that is set on an hill can-
21 not be hid." Let us watch, work, and pray that this salt
lose not its saltness, and that this light be not hid, but
radiate and glow into noontide glory.

24 The infinite Truth of the Christ-cure has come to this
age through a "still, small voice," through silent utterances and divine anointing which quicken and increase
27 the beneficial effects of Christianity. I long to see the
consummation of my hope, namely, the student's higher
attainments in this line of light.

30 Because Truth is infinite, error should be known as
nothing. Because Truth is omnipotent in goodness,
error, Truth's opposite, has no might. Evil is but the

La práctica de la Ciencia Cristiana   367

píritu, no debemos esconder el talento de la curación es- 1
piritual bajo el sudario de su forma, ni enterrar el espíritu de la Ciencia Cristiana* en las vendas de   Curación   3
su letra. La palabra tierna y el aliento cristiano   auténtica
que se da al enfermo, la compasiva paciencia con sus
temores y la eliminación de los mismos, son mejores que   6
hecatombes de teorías verbosas, la repetición de discursos
trillados ajenos y la limosna de argumentos, que no son
sino otras tantas parodias de Ciencia Cristiana legítima,   9
que arde de Amor divino.

Eso es lo que significa buscar la Verdad, el Cristo, no
"por los panes y los peces", ni como el fariseo, con la arro- 12
gancia de la jerarquía y el alarde de la erudi-   Gratitud y
ción, sino como María Magdalena, desde la   humildad
cumbre de la consagración devota, con óleo de alegría y   15
perfume de *gratitud,* con lágrimas de arrepentimiento y
con esos cabellos todos contados por el Padre.

Un Científico Cristiano ocupa en esta época el lugar al   18
que se refirió Jesús cuando dijo a sus discípulos: "Vosotros
sois la sal de la tierra". "Vosotros sois la luz   La sal de
del mundo; una ciudad asentada sobre un mon-   la tierra   21
te no se puede esconder". Velemos, trabajemos y oremos,
para que esa sal no se haga insípida y esa luz no esté
escondida, sino que irradie y resplandezca hasta alcanzar   24
la gloria del mediodía.

La Verdad infinita de la curación por el Cristo ha venido a esta época por medio de una "voz callada y sua-   27
ve"**, por medio de silencioso lenguaje y de unción
divina, que vivifican y aumentan los efectos beneficiosos
del cristianismo. Anhelo ver el cumplimiento de mi espe-   30
ranza, a saber, los progresos superiores del estudiante en
este sendero de luz.

Porque la Verdad es infinita, debe reconocerse que el   33
error es nada. Porque la Verdad es omnipotente en bondad, el error, lo opuesto de la Verdad, no tiene poder. El

* Véase "Nota" en la página que antecede al Índice.
** Según la Versión Moderna de la Biblia

1 counterpoise of nothingness. The greatest wrong is
but a supposititious opposite of the highest right. The

3 *Real and*   confidence inspired by Science lies in the fact
counterfeit   that Truth is real and error is unreal. Error
is a coward before Truth. Divine Science insists that

6 time will prove all this. Both truth and error have come
nearer than ever before to the apprehension of mortals,
and truth will become still clearer as error is self-

9 destroyed.

Against the fatal beliefs that error is as real as Truth,
that evil is equal in power to good if not superior, and that

12 *Results of*   discord is as normal as harmony, even the hope
faith in Truth   of freedom from the bondage of sickness and
sin has little inspiration to nerve endeavor. When we

15 come to have more faith in the truth of being than we have
in error, more faith in Spirit than in matter, more faith
in living than in dying, more faith in God than in man,

18 then no material suppositions can prevent us from healing
the sick and destroying error.

That Life is not contingent on bodily conditions is

21 proved, when we learn that life and man survive this
Life independ-   body. Neither evil, disease, nor death can be
ent of matter   spiritual, and the material belief in them dis-

24 appears in the ratio of one's spiritual growth. Because
matter has no consciousness or Ego, it cannot act; its
conditions are illusions, and these false conditions are the

27 source of all seeming sickness. Admit the existence of
matter, and you admit that mortality (and therefore disease) has a foundation in fact. Deny the existence of

30 matter, and you can destroy the belief in material conditions. When fear disappears, the foundation of disease
is gone. Once let the mental physician believe in the

La práctica de la Ciencia Cristiana   368

mal no es sino el contrapeso de la nada. El mal más 1
grande no es más que el opuesto hipotético del bien más
elevado. La confianza inspirada por la Ciencia Lo real y 3
descansa en el hecho de que la Verdad es real y lo falso
el error es irreal. El error es un cobarde ante la Verdad.
La Ciencia divina insiste en que el tiempo probará todo 6
eso. Tanto la verdad como el error se han hecho más
comprensibles que nunca a los mortales, y la verdad llegará a ser aún más clara, a medida que el error se destruya 9
a sí mismo.

Contra las creencias funestas de que el error es tan real
como la Verdad, que el mal es igual al bien en poder, si no 12
superior, y que la discordancia es tan normal Resultados
como la armonía, hasta la esperanza de liberar- de la fe en
la Verdad
se de la esclavitud de la enfermedad y del pe- 15
cado tiene poca inspiración para alentar al esfuerzo. Cuando lleguemos a tener más fe en la verdad del ser que en el
error, más fe en el Espíritu que en la materia, más fe en vi- 18
vir que en morir, más fe en Dios que en el hombre, entonces ninguna suposición material podrá impedir que sane-
mos a los enfermos y destruyamos al error. 21

Que la Vida no depende de condiciones corporales quedará demostrado cuando lleguemos a comprender que la
vida y el hombre sobreviven a este cuerpo. Ni La Vida es 24
el mal ni la enfermedad ni la muerte pueden independiente de la
ser espirituales, y la creencia material en ellos materia
desaparece en la proporción de nuestro desarrollo espiri- 27
tual. Porque la materia carece de consciencia o Ego, no
puede obrar; sus condiciones son ilusiones, y esas falsas
condiciones constituyen la fuente de toda aparente enfer- 30
medad. Admitid la existencia de la materia y admitís que
la mortalidad (y por consiguiente la enfermedad) tiene una
base en la realidad. Negad la existencia de la materia y 33
podréis destruir la creencia en condiciones materiales.
Cuando desaparece el temor, desaparece la base de la enfermedad. Una vez que el sanador mental cree en la realidad 36

1 reality of matter, and he is liable to admit also the reality
of all discordant conditions, and this hinders his de-
3 stroying them. Thus he is unfitted for the successful
treatment of disease.

In proportion as matter loses to human sense all en-
6 tity as man, in that proportion does man become its
Man's   master. He enters into a diviner sense of the
entity   facts, and comprehends the theology of Jesus
9 as demonstrated in healing the sick, raising the dead,
and walking over the wave. All these deeds manifested
Jesus' control over the belief that matter is substance,
12 that it can be the arbiter of life or the constructor of any
form of existence.

We never read that Luke or Paul made a reality of
15 disease in order to discover some means of healing it.
The Christ   Jesus never asked if disease were acute or
treatment   chronic, and he never recommended atten-
18 tion to laws of health, never gave drugs, never prayed
to know if God were willing that a man should live. He
understood man, whose Life is God, to be immortal, and
21 knew that man has not two lives, one to be destroyed and
the other to be made indestructible.

The prophylactic and therapeutic (that is, the prevent-
24 ive and curative) arts belong emphatically to Christian
Matter not   Science, as would be readily seen, if psychology,
medicine   or the Science of Spirit, God, was understood.
27 Unscientific methods are finding their dead level. Limited to matter by their own law, what have they of the
advantages of Mind and immortality?

30 No man is physically healed in wilful error or by it,
any more than he is morally saved in or by sin. It is
error even to murmur or to be angry over sin. To be

La práctica de la Ciencia Cristiana   369

de la materia, está en peligro de admitir también la reali- 1
dad de todas las condiciones discordantes, y eso le impide
destruirlas. De ese modo se incapacita para tratar las 3
enfermedades con buen éxito.

En la proporción en que la materia pierde para el sentido humano toda entidad como hombre, en esa propor- 6
ción la domina el hombre. Adquiere él un sen- La entidad
tido más divino de los hechos y comprende la   del hombre
teología que Jesús demostró sanando a los enfermos, resu- 9
citando a los muertos y andando sobre las olas. Todas
esas obras manifestaron el dominio de Jesús sobre la
creencia de que la materia sea sustancia, que pueda ser el 12
árbitro de la vida o el constructor de cualquier forma de
existencia.

Jamás leemos que Lucas o Pablo hicieron de la enferme- 15
dad una realidad a fin de descubrir algún medio de sanarla. Jesús jamás preguntó si la enfermedad   El trata-
era aguda o crónica, y jamás recomendó que se   miento
mediante 18
prestara atención a leyes sanitarias, jamás dio   el Cristo
medicinas, jamás oró para saber si era la voluntad de Dios
que un hombre viviera. Él comprendió que el hombre, 21
cuya Vida es Dios, es inmortal, y sabía que el hombre no
tiene dos vidas, una que ha de destruirse y la otra que ha
de hacerse indestructible. 24

Las artes profiláctica y terapéutica (es decir, la preventiva y la curativa) pertenecen decisivamente a la Ciencia
Cristiana, como se vería fácilmente, si se com- La materia 27
prendiese la psicología, o Ciencia del Espíri-   no es
medicina
tu, Dios. Los métodos no científicos están llegando a un punto muerto. Limitados a la materia por su 30
propia ley, ¿qué tienen de las ventajas de la Mente y la inmortalidad?

Nadie se cura físicamente en error voluntario o por me- 33
dio de él, como tampoco se salva moralmente en pecado o
por medio de él. Es un error hasta murmurar del pecado o
enfadarse a causa de él. Para estar enteramente sano, el 36

1 every whit whole, man must be better spiritually as well
as physically. To be immortal, we must forsake the
3 No healing   mortal sense of things, turn from the lie of false
in sin   belief to Truth, and gather the facts of being
from the divine Mind. The body improves under the
6 same regimen which spiritualizes the thought; and if
health is not made manifest under this regimen, this
proves that fear is governing the body. This is the law
9 of cause and effect, or like producing like.

Homœopathy furnishes the evidence to the senses, that
symptoms, which might be produced by a certain drug,
12 Like curing   are removed by using the same drug which
like   might cause the symptoms. This confirms
my theory that faith in the drug is the sole factor in the
15 cure. The effect, which mortal mind produces through
one belief, it removes through an opposite belief, but it
uses the same medicine in both cases.

18 The moral and spiritual facts of health, whispered
into thought, produce very direct and marked effects on
the body. A physical diagnosis of disease — since mor-
21 tal mind must be the cause of disease — tends to induce
disease.

According to both medical testimony and individual
24 experience, a drug may eventually lose its supposed power
Transient   and do no more for the patient. Hygienic
potency   treatment also loses its efficacy. Quackery
of drugs
27   likewise fails at length to inspire the credulity
of the sick, and then they cease to improve. These lessons are useful. They should naturally and genuinely
30 change our basis from sensation to Christian Science,
from error to Truth, from matter to Spirit.

Physicians examine the pulse, tongue, lungs, to dis-

hombre debe mejorar tanto espiritual como físicamente.   1
Para ser inmortales, tenemos que abandonar el sentido
mortal de las cosas, volvernos de la mentira de   3
la creencia falsa hacia la Verdad y recoger de la
Mente divina las verdades del ser. El cuerpo

Estando en pecado no hay curación

mejora bajo el mismo régimen que espiritualiza al pensa-   6
miento; y si la salud no se manifiesta bajo ese régimen,
eso prueba que el temor está gobernando al cuerpo. Ésa
es la ley de causa y efecto, o sea, una cosa produciendo su   9
igual.

La homeopatía provee a los sentidos la prueba de que
los síntomas que un medicamento determinado pudiera   12
producir, desaparecen mediante el empleo del
mismo medicamento que los hubiera ocasionado. Eso confirma mi teoría de que es la fe

Curación de una cosa por otra semejante   15

en el medicamento el único factor en la curación. El efecto
que la mente mortal produce por medio de cierta creencia,
lo hace desaparecer mediante una creencia opuesta, pero   18
usa la misma medicina en ambos casos.

Las realidades morales y espirituales de la salud, susu-
rradas al pensamiento, producen efectos muy directos y   21
notables en el cuerpo. Un diagnóstico físico de la enfermedad —toda vez que la mente mortal tiene que ser la
causa de la dolencia— tiende a producir la enfermedad.   24

De acuerdo con el testimonio médico y la experiencia
individual, es posible que un medicamento pierda finalmente su supuesto poder y no haga más en favor del paciente. El tratamiento higiénico también pierde su eficacia. De igual manera la

Eficacia transitoria de los medicamentos   27

charlatanería deja a la larga de inspirar la credulidad de   30
los enfermos, y entonces cesan de mejorar. Esas lecciones
son provechosas. De un modo natural y genuino debieran
hacernos cambiar de base, de la sensación a la Ciencia   33
Cristiana, del error a la Verdad, de la materia al Espíritu.

Los médicos examinan el pulso, la lengua y los pul-

1 cover the condition of matter, when in fact all is
Mind. The body is the substratum of mortal mind,
3 Diagnosis   and this so-called mind must finally yield
of matter   to the mandate of immortal Mind.

Disquisitions on disease have a mental effect similar
6 to that produced on children by telling ghost-stories in
Ghost-stories   the dark. By those uninstructed in Christian
inducing fear   Science, nothing is really understood of material
9 existence. Mortals are believed to be here without their
consent and to be removed as involuntarily, not knowing
why nor when. As frightened children look everywhere
12 for the imaginary ghost, so sick humanity sees danger in
every direction, and looks for relief in all ways except the
right one. Darkness induces fear. The adult, in bond-
15 age to his beliefs, no more comprehends his real being
than does the child; and the adult must be taken out of
his darkness, before he can get rid of the illusive suffer-
18 ings which throng the gloaming. The way in divine
Science is the only way out of this condition.

I would not transform the infant at once into a
21 man, nor would I keep the suckling a lifelong babe.
No impossible thing do I ask when urging
Mind imparts
purity, health,   the claims of Christian Science; but because
24 and beauty   this teaching is in advance of the age, we
should not deny our need of its spiritual unfoldment.
Mankind will improve through Science and Christi-
27 anity. The necessity for uplifting the race is father to
the fact that Mind can do it; for Mind can impart
purity instead of impurity, strength instead of weak-
30 ness, and health instead of disease. Truth is an alterative in the entire system, and can make it "every whit
whole."

mones, para descubrir el estado de la materia, cuando en
realidad todo es Mente. El cuerpo es el subs-   Diagnóstico
trato de la mente mortal, y esa llamada mente   de la materia
tiene que someterse finalmente al mandato de la Mente
inmortal.

Las disquisiciones acerca de enfermedades tienen un
efecto mental similar al que experimentan los niños al
relatarles cuentos de fantasmas en la oscuridad.
Las personas no instruidas en Ciencia Cristiana   Cuentos de
fantasmas
nada entienden realmente acerca de la existen-   causan miedo
cia material. Se cree que los mortales están aquí sin su
consentimiento y que también son trasladados sin tomar
en cuenta su voluntad, sin saber por qué ni cuándo. Así
como los niños atemorizados buscan por todas partes al
fantasma imaginario, la enferma humanidad ve peligros
en todas direcciones y busca alivio por todos los medios
menos por el correcto. La oscuridad causa temor. El adulto, esclavizado por sus creencias, no comprende su ser verdadero mejor de lo que lo comprende el niño; y hay que
sacar al adulto de sus tinieblas, antes que pueda librar-
se de los sufrimientos engañosos que abundan en el crepúsculo. El camino en la Ciencia divina es la única salida
de esa condición.

No pido que el niño se transforme repentinamente en
hombre, ni que el niño de pecho siga siendo una criatura
toda la vida. Nada imposible pido al insistir en   La Mente
imparte
las exigencias de la Ciencia Cristiana; pero con-   pureza, salud
siderando que esa enseñanza se adelanta a su   y belleza
época, no debiéramos negar nuestra necesidad de que nos
desarrolle espiritualmente. El género humano se mejorará
por medio de la Ciencia y el cristianismo. De la necesidad
de elevar a la raza nace el hecho de que la Mente puede
hacerlo; porque la Mente puede impartir pureza en lugar
de impureza, fuerza en lugar de flaqueza y salud en lugar
de enfermedad. La Verdad es un alterante para todo el organismo y puede "sanarlo completamente".

1   Remember, brain is not mind. Matter cannot be sick,
and Mind is immortal. The mortal body is only an erro-
3   Brain not   neous mortal belief of mind in matter. What
     intelligent   you call matter was originally error in solu-
tion, elementary mortal mind, — likened by Milton to
6   "chaos and old night." One theory about this mortal
mind is, that its sensations can reproduce man, can form
blood, flesh, and bones. The Science of being, in which
9   all is divine Mind, or God and His idea, would be clearer
in this age, but for the belief that matter is the medium
of man, or that man can enter his own embodied thought,
12   bind himself with his own beliefs, and then call his bonds
material and name them divine law.

When man demonstrates Christian Science absolutely,
15   he will be perfect. He can neither sin, suffer, be subject
     Veritable   to matter, nor disobey the law of God. There-
     success   fore he will be as the angels in heaven. Chris-
18   tian Science and Christianity are one. How, then, in
Christianity any more than in Christian Science, can we
believe in the reality and power of both Truth and error,
21   Spirit and matter, and hope to succeed with contraries?
Matter is not self-sustaining. Its false supports fail one
after another. Matter succeeds for a period only by
24   falsely parading in the vestments of law.

"Whosoever shall deny me before men, him will I also
deny before my Father which is in heaven." In Chris-
27   Recognition   tian Science, a denial of Truth is fatal, while
     of benefits   a just acknowledgment of Truth and of what
it has done for us is an effectual help. If pride, super-
30   stition, or any error prevents the honest recognition of
benefits received, this will be a hindrance to the recovery
of the sick and the success of the student.

La práctica de la Ciencia Cristiana   372

Recordad que el cerebro no es mente. La materia no 1
puede estar enferma, y la Mente es inmortal. El cuerpo
mortal no es más que una creencia mortal erró- *El cerebro no* 3
nea de que hay mente en la materia. Lo que *es inteligente*
denomináis materia fue originalmente error en solución,
mente mortal elemental —comparada por Milton con el 6
"caos y la vieja noche". Una teoría acerca de esa mente
mortal es que las sensaciones de la misma pueden reproducir al hombre, pueden formar sangre, carne y huesos. 9
La Ciencia del ser, en la que todo es Mente divina, o Dios
y Su idea, sería más clara en esta época, si no fuera por la
creencia de que la materia es el medio del hombre, o sea, 12
que el hombre puede entrar en su propio pensamiento incorporado, atarse con sus propias creencias, y luego califi-
car de materiales a sus trabas y denominarlas ley divina. 15

Cuando el hombre demuestre la Ciencia Cristiana de
manera absoluta, será perfecto. No podrá pecar, sufrir, estar sujeto a la materia ni desobedecer la ley de *Verdadero* 18
Dios. Por tanto, será como los ángeles en el *buen éxito*
cielo. La Ciencia Cristiana y el cristianismo son uno.
¿Cómo podemos, entonces, en el cristianismo, más que en 21
la Ciencia Cristiana, creer en la realidad y el poder
tanto de la Verdad como del error, tanto del Espíritu como
de la materia, y esperar salir bien con esos opuestos? La 24
materia no se automantiene. Sus falsos apoyos fallan uno
tras otro. La materia triunfa por un tiempo sólo pre-
sentándose falsamente en vestidura de ley. 27

"A cualquiera que me niegue delante de los hombres, yo
también le negaré delante de mi Padre que está en los cielos". En la Ciencia Cristiana, negar la Verdad *Reconoci-* 30
es funesto, mientras que un justo reconoci- *miento de*
miento de la Verdad y de lo que ella ha hecho *beneficios*
por nosotros es una ayuda eficaz. Si el orgullo, la supersti- 33
ción o cualquier otro error impide que se reconozcan honradamente los beneficios recibidos, eso será un obstáculo
para el restablecimiento del enfermo y para el buen éxito 36
del estudiante.

373   Christian Science Practice

1   If we are Christians on all moral questions, but are in
darkness as to the physical exemption which Christian-

3   ity includes, then we must have more faith
in God on this subject and be more alive to
His promises. It is easier to cure the most

6   malignant disease than it is to cure sin. The author has
raised up the dying, partly because they were willing to
be restored, while she has struggled long, and perhaps in

9   vain, to lift a student out of a chronic sin. Under all
modes of pathological treatment, the sick recover more
rapidly from disease than does the sinner from his sin.

12   Healing is easier than teaching, if the teaching is faithfully
done.

Disease far more docile than iniquity

The fear of disease and the love of sin are the sources

15   of man's enslavement. "The fear of the Lord
is the beginning of wisdom," but the Scriptures
also declare, through the exalted thought of John, that

18   "perfect Love casteth out fear."

Love frees from fear

The fear occasioned by ignorance can be cured; but
to remove the effects of fear produced by sin, you must

21   rise above both fear and sin. Disease is expressed not
so much by the lips as in the functions of the body. Establish the scientific sense of health, and you relieve the

24   oppressed organ. The inflammation, decomposition, or
deposit will abate, and the disabled organ will resume its
healthy functions.

27   When the blood rushes madly through the veins or
languidly creeps along its frozen channels, we call these
conditions disease. This is a misconception.

30   Mortal mind is producing the propulsion or the
languor, and we prove this to be so when by mental means
the circulation is changed, and returns to that standard

Mind circulates blood

Si somos cristianos en todo lo que respecta a la moral, 1
pero estamos en tinieblas en cuanto a la inmunidad física
que el cristianismo incluye, entonces debemos   La enferme- 3
tener más fe en Dios en ese respecto y estar   dad es mucho
                                                más dócil que
más conscientes de Sus promesas. Es más fácil   la iniquidad
curar la enfermedad más perniciosa que curar el pecado. 6
La autora ha resucitado a moribundos, en parte porque estaban dispuestos a que se los restableciera, mientras que
para rescatar a algún alumno de un pecado crónico ha lu- 9
chado largo tiempo, y quizás en vano. En todas las formas
de tratamiento patológico, los enfermos se sanan más
pronto de la enfermedad que el pecador de su pecado. Es 12
más fácil curar que enseñar, si la enseñanza se imparte
fielmente.

El temor a la enfermedad y el amor al pecado son las 15
causas de la esclavitud del hombre. "El princi-   El Amor
pio de la sabiduría es el temor de Jehová", pe-   libera
                                                   del temor
ro las Escrituras también declaran, por medio   18
del pensamiento elevado de Juan, que "el perfecto Amor
echa fuera el temor".

El temor ocasionado por la ignorancia puede sanarse; 21
pero para eliminar los efectos del temor producido por el
pecado, tenéis que elevaros por encima de ambos, el temor
y el pecado. La enfermedad se expresa no tanto por los la- 24
bios como por las funciones del cuerpo. Estableced el sentido científico de la salud y aliviaréis el órgano oprimido.
La inflamación, la descomposición o el sedimento dismi- 27
nuirán, y el órgano incapacitado recuperará sus funciones
normales.

Cuando la sangre se precipita violentamente por las ve- 30
nas o se arrastra lánguidamente por sus helados conductos,
llamamos a esos estados enfermedad. Eso es   La mente
un concepto equivocado. La mente mortal está   hace que la 33
                                               sangre circule
produciendo la propulsión o la languidez, y se
prueba que eso es así cuando por recursos mentales se cambia la circulación y ésta vuelve a la norma que la mente 36

1 which mortal mind has decided upon as essential for
health. Anodynes, counter-irritants, and depletion never
3 reduce inflammation scientifically, but the truth of being,
whispered into the ear of mortal mind, will bring relief.

Hatred and its effects on the body are removed by
6 Love. Because mortal mind seems to be conscious, the
Mind can
destroy all ills sick say: "How can my mind cause a disease
I never thought of and knew nothing about,
9 until it appeared on my body?" The author has answered this question in her explanation of disease as originating in human belief before it is consciously apparent
12 on the body, which is in fact the objective state of mortal
mind, though it is called matter. This mortal blindness
and its sharp consequences show our need of divine meta-
15 physics. Through immortal Mind, or Truth, we can
destroy all ills which proceed from mortal mind.

Ignorance of the cause or approach of disease is no
18 argument against the mental origin of disease. You confess to ignorance of the future and incapacity to preserve
your own existence, and this belief helps rather than
21 hinders disease. Such a state of mind induces sickness.
It is like walking in darkness on the edge of a precipice.
You cannot forget the belief of danger, and your steps
24 are less firm because of your fear, and ignorance of mental
cause and effect.

Heat and cold are products of mortal mind. The body,
27 when bereft of mortal mind, at first cools, and after-
Temperature
is mental wards it is resolved into its primitive mortal
elements. Nothing that lives ever dies, and
30 *vice versa*. Mortal mind produces animal heat, and then
expels it through the abandonment of a belief, or increases it to the point of self-destruction. Hence it is

mortal ha establecido que es esencial para la salud. Los 1
calmantes, contrairritantes y sangrías jamás reducen la inflamación científicamente, pero la verdad del ser, susurra- 3
da al oído de la mente mortal, traerá alivio.

El odio y sus efectos en el cuerpo son eliminados por el
Amor. Debido a que la mente mortal parece estar cons- 6
ciente, el enfermo pregunta: "¿Cómo puede mi   La Mente
mente causar una enfermedad en la cual nunca   puede des-
                                                      truir todos
pensé y de la cual nada sabía, hasta que se   los males 9
manifestó en mi cuerpo?" La autora ha contestado esa
pregunta explicando que la enfermedad tiene su origen en
la creencia humana antes que estemos conscientes de su 12
aparición en el cuerpo, el cual, de hecho, es el estado objetivo de la mente mortal, aun cuando se lo llame materia.
Esa ceguedad mortal y sus dolorosas consecuencias de- 15
muestran la necesidad que tenemos de la metafísica divina. Por medio de la Mente inmortal, o sea la Verdad,
podemos destruir todos los males que proceden de la 18
mente mortal.

El ignorar la causa o la inminencia de la enfermedad no
es un argumento en contra del origen mental de la enfer- 21
medad. Confesáis vuestra ignorancia acerca del futuro y
vuestra incapacidad de preservar vuestra existencia, y esa
creencia sirve de ayuda más bien que de impedimento a la 24
enfermedad. Tal estado mental produce la enfermedad.
Es como caminar en la oscuridad al borde de un precipi-
cio. No podéis olvidar la creencia de peligro, y vuestros 27
pasos son menos firmes debido a vuestro temor y a vuestra
ignorancia de causa y efecto mentales.

El calor y el frío son productos de la mente mortal. 30
Cuando se quita al cuerpo la mente mortal, primero se
enfría, y después se reduce a sus elementos
mortales primitivos. Todo lo que vive jamás   La tempe-
                                                  ratura es 33
muere, y viceversa. La mente mortal produce   mental
calor animal y luego lo expele al abandonar una creencia,
o lo aumenta al punto de autodestrucción. Es, pues, la 36

1 mortal mind, not matter, which says, "I die." Heat
would pass from the body as painlessly as gas dissipates
3 into the air when it evaporates but for the belief that inflammation and pain must accompany the separation of
heat from the body.

6   Chills and heat are often the form in which fever manifests itself. Change the mental state, and the chills and
fever disappear. The old-school physician

Science
9 *versus*   proves this when his patient says, "I am better,"
hypnotism   but the patient believes that matter, not mind,
has helped him. The Christian Scientist demonstrates
12 that divine Mind heals, while the hypnotist dispossesses
the patient of his individuality in order to control him.
No person is benefited by yielding his mentality to any
15 mental despotism or malpractice. All unscientific mental
practice is erroneous and powerless, and should be understood and so rendered fruitless. The genuine Christian
18 Scientist is adding to his patient's mental and moral power,
and is increasing his patient's spirituality while restoring
him physically through divine Love.

21   Palsy is a belief that matter governs mortals, and can
Cure for   paralyze the body, making certain portions of
palsy   it motionless. Destroy the belief, show mortal
24 mind that muscles have no power to be lost, for Mind is
supreme, and you cure the palsy.

Consumptive patients always show great hopeful-
27 ness and courage, even when they are supposed to be in
Latent fear   hopeless danger. This state of mind seems
diagnosed   anomalous except to the expert in Christian
30 Science. This mental state is not understood, simply
because it is a stage of fear so excessive that it amounts
to fortitude. The belief in consumption presents to mor-

mente mortal, y no la materia, lo que dice: "Me muero". 1
El calor saldría del cuerpo sin causar dolor, como el gas se
disipa en el aire al evaporarse, si no fuera por la creencia 3
que la inflamación y el dolor deben acompañar a la separación de calor del cuerpo.

Los escalofríos y el calor son, a menudo, la forma en que 6
se manifiesta la fiebre. Cambiad el estado mental, y los escalofríos y la fiebre desaparecen. El médico de
la vieja escuela prueba eso cuando su paciente   Ciencia en
contraste con 9
declara: "Estoy mejor"; pero el paciente cree   hipnotismo
que es la materia, y no la mente, lo que lo ha aliviado. El
Científico Cristiano demuestra que la Mente divina cura, 12
mientras que el hipnotizador desposee al paciente de su individualidad para dominarle. Nadie se beneficia al entregar su mentalidad a algún despotismo o malapráctica 15
mental. Toda práctica mental no científica es errónea y
carente de poder, y debiera ser comprendida y así hecha
infructífera. El Científico Cristiano genuino aumenta el 18
poder mental y moral de su paciente, y desarrolla la espiritualidad de éste al restablecerlo físicamente por medio
del Amor divino. 21

La parálisis es una creencia de que la materia gobierna a
los mortales y que puede paralizar al cuerpo in-
movilizando ciertas partes del mismo. Destruid   Cura para
la parálisis 24
la creencia, mostrad a la mente mortal que los músculos no
tienen poder que perder, porque la Mente es suprema, y
curáis la parálisis. 27

Los que padecen de tuberculosis siempre muestran gran
esperanza y valor, aun cuando se supone que están en peligro irremediable. Ese estado de ánimo parece
anómalo, excepto para el experto en Ciencia   El temor
latente diag- 30
Cristiana. No se comprende ese estado men-   nosticado
tal, simplemente porque es una fase de temor tan excesivo 33
que equivale a fortaleza. La creencia en tuberculosis pre-

1 tal thought a hopeless state, an image more terrifying than
that of most other diseases. The patient turns involun-
3 tarily from the contemplation of it, but though unacknowledged, the latent fear and the despair of recovery remain
in thought.

6   Just so is it with the greatest sin. It is the most subtle,
and does its work almost self-deceived. The diseases

Insidious   deemed dangerous sometimes come from the
9 concepts   most hidden, undefined, and insidious beliefs.
The pallid invalid, whom you declare to be wasting away
with consumption of the blood, should be told that blood
12 never gave life and can never take it away, — that Life is
Spirit, and that there is more life and immortality in one
good motive and act, than in all the blood which ever
15 flowed through mortal veins and simulated a corporeal
sense of life.

      If the body is material, it cannot, for that very reason,
18 suffer with a fever. Because the so-called material body

Remedy   is a mental concept and governed by mortal
for fever   mind, it manifests only what that so-called
21 mind expresses. Therefore the efficient remedy is to
destroy the patient's false belief by both silently and audibly arguing the true facts in regard to harmonious
24 being, — representing man as healthy instead of diseased,
and showing that it is impossible for matter to suffer, to
feel pain or heat, to be thirsty or sick. Destroy fear,
27 and you end fever. Some people, mistaught as to Mind-
science, inquire when it will be safe to check a fever.
Know that in Science you cannot check a fever after ad-
30 mitting that it must have its course. To fear and admit
the power of disease, is to paralyze mental and scientific
demonstration.

La práctica de la Ciencia Cristiana   376

senta al pensamiento mortal un estado sin esperanza, una 1
imagen más aterradora que la de la mayoría de otras enfermedades. El paciente involuntariamente deja de con- 3
templarla, pero el temor latente y la desesperación de no
poder recuperar la salud, aunque no los declare, persisten
en su pensamiento. 6

Lo mismo ocurre con el pecado más grande. Es el más
astuto y realiza su obra casi engañándose. Las enfermedades que se supone que son peligrosas provie-   Conceptos 9
nen a veces de las creencias más recónditas, in-   insidiosos
definidas e insidiosas. Al pálido enfermo, que afirmáis
que se está agotando de consunción de la sangre, debe 12
decírsele que la sangre nunca dio vida y nunca la puede
quitar —que la Vida es Espíritu, y que hay más vida e inmortalidad en un solo móvil bueno y una sola acción 15
buena, que en toda la sangre que jamás haya corrido por
venas mortales y simulado un sentido corpóreo de vida.

Si el cuerpo es material, no puede, por esa misma razón, 18
padecer de fiebre. Puesto que el llamado cuerpo material
es un concepto mental y está gobernado por la   Remedio
mente mortal, manifiesta sólo lo que esa lla- para la fiebre 21
mada mente expresa. Por consiguiente, el remedio eficaz
es destruir la creencia falsa del paciente, afirmando tanto
audible como silenciosamente los hechos verdaderos en 24
cuanto a la existencia armoniosa —representando que el
hombre está sano en lugar de enfermo, y demostrando que
es imposible que la materia sufra, que sienta dolor o calor, 27
que esté sedienta o enferma. Destruid el temor y termináis
la fiebre. Algunas personas, que han recibido enseñanza
equivocada en cuanto a la Ciencia de la Mente, preguntan 30
cuándo se puede contener una fiebre sin peligro. Sabed
que en la Ciencia no podéis contener una fiebre después de
haber admitido que tiene que seguir su curso. Temer y ad- 33
mitir el poder de la enfermedad, es paralizar la demostración mental y científica.

377   Christian Science Practice

1   If your patient believes in taking cold, mentally convince him that matter cannot take cold, and that thought
3   governs this liability. If grief causes suffering, convince the sufferer that affliction is often the source of joy, and that he should rejoice always in ever-present Love.

6   Invalids flee to tropical climates in order to save their lives, but they come back no better than when they went
Climate   away. Then is the time to cure them through
9   harmless   Christian Science, and prove that they can be healthy in all climates, when their fear of climate is exterminated.

12   Through different states of mind, the body becomes suddenly weak or abnormally strong, showing mortal
Mind   mind to be the producer of strength or weak-
15 governs body   ness. A sudden joy or grief has caused what is termed instantaneous death. Because a belief originates unseen, the mental state should be continually
18   watched that it may not produce blindly its bad effects. The author never knew a patient who did not recover when the belief of the disease had gone. Remove the
21   leading error or governing fear of this lower so-called mind, and you remove the cause of all disease as well as the morbid or excited action of any organ. You also remove in
24   this way what are termed organic diseases as readily as functional difficulties.

The cause of all so-called disease is mental, a mortal
27   fear, a mistaken belief or conviction of the necessity and power of ill-health; also a fear that Mind is helpless to defend the life of man and incompetent to control it. With-
30   out this ignorant human belief, any circumstance is of itself powerless to produce suffering. It is latent belief in disease, as well as the fear of disease, which associates sick-

Si vuestro paciente cree en resfriarse, convencedle mentalmente que la materia no puede resfriarse y que el pensamiento gobierna esa predisposición. Si el pesar produce sufrimiento, convenced al que sufre que la aflicción es a menudo fuente de gozo, y que debe regocijarse continuamente en el Amor siempre presente.

Los enfermos parten apresurados hacia climas tropicales para salvar su vida, mas no regresan en mejor condición que cuando partieron. Entonces es el momento de sanarlos por medio de la Ciencia Cristiana y de probarles que pueden gozar de salud en cualquier clima cuando su temor al clima es destruido.

El clima es inofensivo

Por causa de diferentes estados mentales, el cuerpo repentinamente se pone débil o anormalmente fuerte, demostrando así que la mente mortal es lo que produce la fuerza o la debilidad. Una alegría o un pesar repentinos han causado lo que se denomina muerte instantánea. Debido a que una creencia se origina inadvertidamente, debiera vigilarse continuamente el estado mental, para que no produzca ciegamente sus malos efectos. La autora jamás conoció a un paciente que no se restableciera al desaparecer la creencia en la enfermedad. Eliminad el error principal de esa así llamada mente inferior o el temor que la gobierna, y elimináis la causa de toda enfermedad como también la acción morbosa o excitada de cualquier órgano. También elimináis en esa forma las enfermedades llamadas orgánicas, tan fácilmente como los trastornos funcionales.

La mente gobierna al cuerpo

La causa de toda llamada enfermedad es mental, es un temor mortal, una creencia o convicción equivocada de que la mala salud es necesaria y que tiene poder; también es un temor de que a la Mente le es imposible defender la vida del hombre y que es incompetente para gobernarla. Sin esa ignorante creencia humana, cualquier circunstancia es de por sí incapaz de producir sufrimiento. Es la creencia latente en la enfermedad, como también el temor

1 ness with certain circumstances and causes the two to
appear conjoined, even as poetry and music are repro-
3 duced in union by human memory. Disease has no intelligence. Unwittingly you sentence yourself to suffer.
The understanding of this will enable you to commute this
6 self-sentence, and meet every circumstance with truth.
Disease is less than mind, and Mind can control it.

Without the so-called human mind, there can be no
9 inflammatory nor torpid action of the system. Remove
Latent   the error, and you destroy its effects. By
power   looking a tiger fearlessly in the eye, Sir Charles
12 Napier sent it cowering back into the jungle. An animal may infuriate another by looking it in the eye, and
both will fight for nothing. A man's gaze, fastened
15 fearlessly on a ferocious beast, often causes the beast to
retreat in terror. This latter occurrence represents the
power of Truth over error, — the might of intelligence
18 exercised over mortal beliefs to destroy them; whereas
hypnotism and hygienic drilling and drugging, adopted
to cure matter, is represented by two material erroneous
21 bases.

Disease is not an intelligence to dispute the empire of
Mind or to dethrone Mind and take the government into
24 Disease   its own hands. Sickness is not a God-given,
powerless   nor a self-constituted material power, which
copes astutely with Mind and finally conquers it. God
27 never endowed matter with power to disable Life or to
chill harmony with a long and cold night of discord.
Such a power, without the divine permission, is incon-
30 ceivable; and if such a power could be divinely directed,
it would manifest less wisdom than we usually find displayed in human governments.

a ésta, lo que asocia a la enfermedad con ciertas circuns- 1
tancias y hace que ambas aparezcan juntas, así como la
memoria humana reproduce al unísono la poesía y la 3
música. La enfermedad no tiene inteligencia. Sin saberlo,
os sentenciáis a vosotros mismos a sufrir. El comprender
eso os permitirá conmutar esa autocondena y encarar 6
toda circunstancia con la verdad. La enfermedad es inferior a la mente, y la Mente puede dominarla.

Sin la llamada mente humana, no puede haber inflama- 9
ción ni acción aletargada en las funciones del organismo.
Suprimid el error y destruís sus efectos. Sir
Charles Napier, mirando, sin miedo, a los ojos   *Poder latente*
a un tigre, lo hizo retroceder agazapado a la selva. Un ani- 12
mal puede enfurecer a otro con sólo mirarlo a los ojos, y
pelearán los dos sin motivo. La mirada de un hombre, fi- 15
jada sin temor en una bestia feroz, a menudo obliga a la
bestia a retirarse aterrorizada. Ese último caso representa
el poder de la Verdad sobre el error —el poder de la inteli- 18
gencia ejercido sobre las creencias mortales para destruirlas; mientras que el hipnotismo, tanto como los ejercicios
higiénicos y la medicación, adoptados para curar la ma- 21
teria, son representados por dos bases materiales erróneas.

La enfermedad no es una inteligencia que pueda dispu-
tar el imperio de la Mente, o que pueda destronar a la 24
Mente y tomar el gobierno en sus propias ma-
nos. La enfermedad no es un poder material   *La enferme-
dado por Dios, ni autoconstituido, que contien-   dad carece
de poder*
de con astucia con la Mente y al fin la conquista. Dios ja- 27
más dotó de poder a la materia para invalidar a la Vida o
helar a la armonía con una larga y fría noche de discor- 30
dancia. Tal poder, sin el permiso divino, es inconcebible;
y si ese poder pudiera ser divinamente dirigido, manifes-
taría menos sabiduría de la que generalmente vemos mani- 33
festada en gobiernos humanos.

379   Christian Science Practice

1 If disease can attack and control the body without
the consent of mortals, sin can do the same, for both
3 Jurisdiction   are errors, announced as partners in the be-
of Mind   ginning. The Christian Scientist finds only
effects, where the ordinary physician looks for causes.
6 The real jurisdiction of the world is in Mind, controlling
every effect and recognizing all causation as vested in
divine Mind.

9 A felon, on whom certain English students experi-
mented, fancied himself bleeding to death, and died be-
Power of   cause of that belief, when only a stream of
12 imagination   warm water was trickling over his arm. Had
he known his sense of bleeding was an illusion, he would
have risen above the false belief. Let the despairing in-
15 valid, inspecting the hue of her blood on a cambric hand-
kerchief, think of the experiment of those Oxford boys,
who caused the death of a man, when not a drop of his
18 blood was shed. Then let her learn the opposite statement of Life as taught in Christian Science, and she will
understand that she is not dying on account of the state of
21 her blood, but is suffering from her belief that blood is
destroying her life. The so-called vital current does not
affect the invalid's health, but her belief produces the
24 very results she dreads.

Fevers are errors of various types. The quickened
pulse, coated tongue, febrile heat, dry skin, pain in the
27 Fevers the   head and limbs, are pictures drawn on the
effect of fear   body by a mortal mind. The images, held in
this disturbed mind, frighten conscious thought. Unless
30 the fever-picture, drawn by millions of mortals and imaged on the body through the belief that mind is in matter
and discord is as real as harmony, is destroyed through

Si la enfermedad puede atacar y dominar al cuerpo sin el consentimiento de los mortales, el pecado puede hacer lo mismo, puesto que ambos son errores, que fueron declarados socios en el comienzo. El Científico Cristiano encuentra sólo efectos, donde el médico busca causas. La verdadera jurisdicción del mundo está en la Mente, que gobierna todo efecto y reconoce que toda causalidad está establecida en la Mente divina.

La jurisdicción de la Mente

Un criminal con quien experimentaron ciertos estudiantes ingleses imaginó que moría desangrado, y murió debido a esa creencia, cuando que todo lo que corría por su brazo era un hilo de agua tibia. De haber sabido que su sensación de que se desangraba era una ilusión, se hubiera sobrepuesto a la creencia falsa. Que la desesperanzada enferma, al examinar el tinte de su sangre en su pañuelo de batista, piense en el experimento de esos jóvenes de Oxford, que causaron la muerte de un hombre sin derramar una sola gota de su sangre. Después, que aprenda la contradeclaración de la Vida, como es enseñada en la Ciencia Cristiana, y comprenderá que no se está muriendo debido al estado de su sangre, sino que está sufriendo por su creencia de que la sangre está destruyendo su vida. El llamado fluido vital no afecta la salud de la enferma, sino que es su creencia la que produce los resultados mismos que ella teme.

El poder de la imaginación

Las fiebres son errores de varias clases. El pulso acelerado, la lengua saburrosa, el calor febril, la piel reseca, el dolor de cabeza y de las extremidades, no son sino imágenes proyectadas sobre el cuerpo por una mente mortal. Las imágenes, abrigadas en esa mente perturbada, atemorizan al pensamiento consciente. A menos que la imagen de la fiebre, trazada por millones de mortales y proyectada sobre el cuerpo por la creencia que la mente está en la materia y que la discordancia es tan real como la armonía, se destruya por medio

Las fiebres son efectos del temor

1 Science, it may rest at length on some receptive thought,
and become a fever case, which ends in a belief called
3 death, which belief must be finally conquered by eternal
Life. Truth is always the victor. Sickness and sin fall
by their own weight. Truth is the rock of ages, the head-
6 stone of the corner, "but on whomsoever it shall fall, it
will grind him to powder."

Contending for the evidence or indulging the demands
9 of sin, disease, or death, we virtually contend against
Misdirected   the control of Mind over body, and deny the
contention   power of Mind to heal. This false method
12 is as though the defendant should argue for the plaintiff
in favor of a decision which the defendant knows will
be turned against himself.

15   The physical effects of fear illustrate its illusion. Gaz-
ing at a chained lion, crouched for a spring, should not
Benefits of   terrify a man. The body is affected only with
18 metaphysics   the belief of disease produced by a so-called
mind ignorant of the truth which chains disease. Nothing but the power of Truth can prevent the fear of
21 error, and prove man's dominion over error.

Many years ago the author made a spiritual discovery, the scientific evidence of which has accumulated to
24 A higher   prove that the divine Mind produces in man
discovery   health, harmony, and immortality. Gradually this evidence will gather momentum and clearness,
27 until it reaches its culmination of scientific statement and
proof. Nothing is more disheartening than to believe
that there is a power opposite to God, or good, and that
30 God endows this opposing power with strength to be used
against Himself, against Life, health, harmony.

Every law of matter or the body, supposed to govern

de la Ciencia, es posible que al fin llegue a encontrar al- 1
bergue en algún pensamiento receptivo y venga a ser un
caso de fiebre que termine en una creencia llamada muerte 3
—creencia que ha de ser vencida finalmente por la Vida
eterna. La Verdad es siempre victoriosa. La enfermedad y
el pecado caen por su propio peso. La Verdad es la roca 6
de los siglos, la cabeza del ángulo, "y sobre quien ella
cayere, le desmenuzará".

Si contendemos en pro del testimonio del pecado, de la 9
enfermedad o de la muerte, o si nos sometemos a sus exigencias, virtualmente contendemos contra el   *Contienda*
gobierno de la Mente sobre el cuerpo y nega-   *mal dirigida* 12
mos el poder sanador de la Mente. Ese método falso es
como si el demandado alegara por el demandante en favor de una sentencia que el demandado sabe que se fallará 15
en su contra.

Los efectos físicos del temor comprueban su ilusión.
Ver a un león encadenado, listo para saltar, no debiera 18
aterrar a nadie. El cuerpo es afectado sólo por   *Beneficios de*
la creencia de la enfermedad, producida por   *la metafísica*
una llamada mente que ignora la verdad que encadena a 21
la enfermedad. Nada sino el poder de la Verdad puede
evitar el temor al error y demostrar el dominio del hombre
sobre el error. 24

Hace muchos años, la autora hizo un descubrimiento espiritual, cuya evidencia científica se ha acumulado y demuestra que la Mente divina produce en el   *Un descubri-* 27
hombre salud, armonía e inmortalidad. Gra-   *miento*
dualmente esa evidencia aumentará en ímpetu   *más alto*
y claridad, hasta que llegue al punto máximo de su exposi- 30
ción y comprobación científicas. Nada es más desalenta-
dor que creer que existe un poder opuesto a Dios, o el
bien, y que Dios provee de fuerza a ese poder antagónico 33
para ser usada contra Él mismo, contra la Vida, la salud y
la armonía.

Toda ley de la materia o del cuerpo, que se supone que 36

381   Christian Science Practice

1 man, is rendered null and void by the law of Life, God.
Ignorant of our God-given rights, we submit to unjust
3 Ignorance   decrees, and the bias of education enforces
of our rights this slavery. Be no more willing to suffer the
illusion that you are sick or that some disease is develop-
6 ing in the system, than you are to yield to a sinful temptation on the ground that sin has its necessities.

When infringing some supposed law, you say that
9 there is danger. This fear is the danger and induces the
No laws   physical effects. We cannot in reality suffer
of matter   from breaking anything except a moral or
12 spiritual law. The so-called laws of mortal belief are
destroyed by the understanding that Soul is immortal,
and that mortal mind cannot legislate the times, periods,
15 and types of disease, with which mortals die. God is the
lawmaker, but He is not the author of barbarous codes.
In infinite Life and Love there is no sickness, sin, nor
18 death, and the Scriptures declare that we live, move, and
have our being in the infinite God.

Think less of the enactments of mortal mind, and you
21 will sooner grasp man's God-given dominion. You must
God-given   understand your way out of human theories
dominion   relating to health, or you will never believe
24 that you are quite free from some ailment. The harmony and immortality of man will never be reached
without the understanding that Mind is not in matter.
27 Let us banish sickness as an outlaw, and abide by the
rule of perpetual harmony, — God's law. It is man's
moral right to annul an unjust sentence, a sentence never
30 inflicted by divine authority.

Christ Jesus overruled the error which would impose
penalties for transgressions of the physical laws of

gobierna al hombre, es anulada y derogada por la ley de la
Vida, Dios. No conociendo los derechos que Dios nos ha
otorgado, nos sometemos a decretos injustos, y   Desconoci-
la influencia de la educación refuerza a esa es-   miento de
nuestros
clavitud. No os dispongáis a aceptar la ilusión   derechos
de que estáis enfermos o que se está desarrollando alguna
enfermedad en vuestro organismo, más de lo que os dis-
pondríais a someteros a una tentación pecaminosa basán-
doos en que el pecado tiene sus necesidades.

Al infringir alguna supuesta ley, decís que hay peligro.
Ese temor es el peligro y produce los efectos físicos. Realmente no podemos sufrir por quebrantar nada   No hay leyes
que no sea una ley moral o espiritual. Las lla-   de la materia
madas leyes de la creencia mortal se destruyen cuando se
comprende que el Alma es inmortal y que la mente mortal
no puede decretar leyes en cuanto a los tiempos, los períodos o las clases de enfermedades de que mueren los mortales. Dios es el legislador, pero no es el autor de códigos
despiadados. En la Vida y el Amor infinitos no hay enfermedad ni pecado ni muerte, y las Escrituras declaran que
vivimos, nos movemos y somos en el Dios infinito.

Pensad menos en los decretos de la mente mortal, y
comprenderéis más rápidamente el señorío que Dios ha
otorgado al hombre. Tenéis que comprender el   Señorío
camino que os liberará de las teorías humanas   otorgado
por Dios
concernientes a la salud; de lo contrario nunca
sentiréis que estáis del todo libres de alguna dolencia. La
armonía y la inmortalidad del hombre jamás se alcanzarán
sin la comprensión de que la Mente no está en la materia.
Desterremos la enfermedad como a un proscrito y acate-
mos la regla de la armonía perpetua —la ley de Dios. El
hombre tiene el derecho moral de anular una sentencia injusta, sentencia jamás impuesta por autoridad divina.

Cristo Jesús invalidó al error que pretendía imponer
penas por transgresiones de las leyes físicas en cuanto a la

1 health; he annulled supposed laws of matter, opposed
  Begin to the harmonies of Spirit, lacking divine au-
3 *rightly* thority and having only human approval for
their sanction.

If half the attention given to hygiene were given to the
6 study of Christian Science and to the spiritualization of
  Hygiene thought, this alone would usher in the millen-
  excessive nium. Constant bathing and rubbing to alter
9 the secretions or to remove unhealthy exhalations from
the cuticle receive a useful rebuke from Jesus' precept,
"Take no thought . . . for the body." We must beware
12 of making clean merely the outside of the platter.

He, who is ignorant of what is termed hygienic law, is
more receptive of spiritual power and of faith in one
15 *Blissful* God, than is the devotee of supposed hygienic
  ignorance law, who comes to teach the so-called ignorant one. Must we not then consider the so-called law
18 of matter a canon "more honored in the breach than
the observance"? A patient thoroughly booked in medical theories is more difficult to heal through Mind than
21 one who is not. This verifies the saying of our Master:
"Whosoever shall not receive the kingdom of God as a
little child, shall in no wise enter therein."

24 One whom I rescued from seeming spiritual oblivion,
in which the senses had engulfed him, wrote to me: "I
should have died, but for the glorious Principle you teach,
27 — supporting the power of Mind over the body and showing me the nothingness of the so-called pleasures and pains
of sense. The treatises I had read and the medicines I
30 had taken only abandoned me to more hopeless suffering
and despair. Adherence to hygiene was useless. Mortal
mind needed to be set right. The ailment was not bodily,

La práctica de la Ciencia Cristiana 382

salud; anuló las supuestas leyes de la materia, que se 1
oponen a la armonía del Espíritu, que carecen
de autoridad divina y que tienen sólo la apro- 3
bación humana como sanción.

Comenzad bien

Si la mitad de la atención que se presta a la higiene se
dedicara al estudio de Ciencia Cristiana y a la espirituali- 6
zación del pensamiento, sólo eso traería al milenio. Constantes baños y fricciones, aplicados
para alterar las secreciones o quitar de la epidermis exha- 9
laciones malsanas, son reprendidos convenientemente con
el precepto de Jesús: "No os afanéis... por el cuerpo". Debemos tener cuidado de no limpiar solamente lo de fuera 12
del plato.

Una higiene excesiva

El que ignora lo que se denomina leyes de higiene es
más receptivo al poder espiritual y a la fe en un solo Dios 15
que el partidario de las supuestas leyes higiéni-
cas, que viene a enseñar al supuesto ignorante.
¿No debiéramos, entonces, considerar la llamada ley de la 18
materia un canon "que más vale quebrantar que observar"? Es más difícil sanar por medio de la Mente a un paciente que sea muy versado en teorías médicas que a uno 21
que no lo sea. Eso comprueba lo que dijo nuestro Maestro: "El que no recibe el reino de Dios como un niño, no
entrará en él". 24

Bendita ignorancia

Una persona que liberé de un aparente olvido espiritual,
en el que los sentidos la habían sumido, me escribió: "Me
hubiera muerto si no hubiese sido por el glorioso Principio 27
que usted enseña —sosteniendo el poder de la Mente sobre
el cuerpo y mostrándome la nada de los llamados placeres
y dolores de los sentidos. Los tratados que había leído y 30
las medicinas que había tomado, sólo me abandonaron a
más sufrimiento sin esperanzas y a la desesperación. El
apego a la higiene fue inútil. La mente mortal necesitaba 33
de enmienda. La dolencia no era corporal sino mental, y

1 but mental, and I was cured when I learned my way in
Christian Science."

3   We need a clean body and a clean mind, — a body
rendered pure by Mind as well as washed by water.
A clean mind   One says: "I take good care of my body."
6 and body   To do this, the pure and exalting influence of
the divine Mind on the body is requisite, and the Christian
Scientist takes the best care of his body when he leaves
9 it most out of his thought, and, like the Apostle Paul, is
"willing rather to be absent from the body, and to be present with the Lord."

12   A hint may be taken from the emigrant, whose filth
does not affect his happiness, because mind and body
rest on the same basis. To the mind equally gross, dirt
15 gives no uneasiness. It is the native element of such a
mind, which is symbolized, and not chafed, by its surroundings; but impurity and uncleanliness, which do
18 not trouble the gross, could not be borne by the refined.
This shows that the mind must be clean to keep the body
in proper condition.

21   The tobacco-user, eating or smoking poison for half a
century, sometimes tells you that the weed preserves
Beliefs   his health, but does this make it so? Does his
24 illusive   assertion prove the use of tobacco to be a salu-
brious habit, and man to be the better for it? Such instances only prove the illusive physical effect of a false
27 belief, confirming the Scriptural conclusion concerning a
man, "As he thinketh in his heart, so is he."

The movement-cure — pinching and pounding the poor
30 body, to make it sensibly well when it ought to be in-
sensibly so — is another medical mistake, resulting from
the common notion that health depends on inert matter

sané cuando encontré mi camino en la Ciencia Cristiana".   1

Necesitamos un cuerpo limpio y una mente limpia —un cuerpo no sólo lavado con agua sino también purificado   3 por la Mente. Uno dice: "Cuido bien de mi cuerpo". Para hacerlo, se requiere la influencia pura y enaltecedora de la Mente divina sobre el   6 cuerpo, y el Científico Cristiano cuida tanto mejor de su cuerpo cuanto más lo deja fuera de su pensamiento y, como el Apóstol Pablo, está deseoso más bien de "estar au-   9 sente del cuerpo, y presente al Señor".

Mente y cuerpo limpios

Puede ofrecernos una lección el emigrante, cuyo desaseo en nada afecta su felicidad, debido a que su cuerpo y su   12 mente descansan sobre una misma base. A la mente igualmente burda no la intranquiliza el desaseo. Es el elemento natural de tal mentalidad, la cual es simbolizada por ese   15 ambiente y no se siente molesta en él; pero la impureza y la falta de aseo, que no molestan al hombre burdo, no podría soportarlas el hombre refinado. Eso prueba que la   18 mente tiene que estar limpia para mantener el cuerpo como es debido.

El adicto al tabaco, que masca o fuma veneno durante   21 medio siglo, a veces os dice que esa hierba le conserva la salud, pero porque lo dice ¿es así? ¿Prueba su afirmación que el uso del tabaco sea un hábito saludable y que debido a ello el hombre está   24 mejor? Semejantes casos sólo prueban el efecto físico ilusorio de una creencia falsa y confirman la conclusión   27 bíblica concerniente a un hombre: "Cual es su pensamiento en su corazón, tal es él".

Las creencias son engañosas

La cura por medio de masajes —apretando y sobando al   30 pobre cuerpo para ponerlo sensiblemente bien cuando que debiera estar así insensiblemente— es otra equivocación médica, que resulta de la noción común de que la salud   33

1 instead of on Mind. Can matter, or what is termed
matter, either feel or act without mind?

3   We should relieve our minds from the depressing thought
that we have transgressed a material law and must of
Corporeal   necessity pay the penalty. Let us reassure
6 penalties   ourselves with the law of Love. God never
punishes man for doing right, for honest labor, or for
deeds of kindness, though they expose him to fatigue,
9 cold, heat, contagion. If man seems to incur the penalty
through matter, this is but a belief of mortal mind, not
an enactment of wisdom, and man has only to enter his
12 protest against this belief in order to annul it. Through
this action of thought and its results upon the body, the
student will prove to himself, by small beginnings, the
15 grand verities of Christian Science.

If exposure to a draught of air while in a state of
perspiration is followed by chills, dry cough, influenza,
18 Not matter,   congestive symptoms in the lungs, or hints of
but Mind   inflammatory rheumatism, your Mind-remedy
is safe and sure. If you are a Christian Scientist, such
21 symptoms are not apt to follow exposure; but if you
believe in laws of matter and their fatal effects when
transgressed, you are not fit to conduct your own case or
24 to destroy the bad effects of your belief. When the fear
subsides and the conviction abides that you have broken
no law, neither rheumatism, consumption, nor any other
27 disease will ever result from exposure to the weather. In
Science this is an established fact which all the evidence
before the senses can never overrule.

30   Sickness, sin, and death must at length quail before
the divine rights of intelligence, and then the power
of Mind over the entire functions and organs of the

depende de la materia inerte, en vez de la Mente. ¿Puede 1
la materia, o lo que se llama materia, sentir u obrar sin la
mente? 3

Debiéramos aliviar nuestra mente del deprimente pensamiento de que hemos infringido una ley material y que
necesariamente debemos sufrir el castigo. Tran- Penas 6
quilicémonos con la ley del Amor. Dios nunca corporales
castiga al hombre por hacer lo que es justo, por labor honrada o por actos de bondad, aunque lo expongan a la fa- 9
tiga, al frío, al calor o al contagio. Si el hombre parece
sufrir un castigo a causa de la materia, eso es sólo una
creencia de la mente mortal, no una ley de la sabiduría, 12
y el hombre sólo tiene que iniciar su protesta contra esa
creencia a fin de anularla. Mediante esa acción del pensamiento y sus resultados sobre el cuerpo, el estudiante com- 15
probará por sí mismo, con pequeños comienzos, las grandes verdades de la Ciencia Cristiana.

Si el exponerse a una corriente de aire cuando se está 18
transpirando va seguida de escalofríos, tos seca, influenza,
síntomas de congestión pulmonar o indicaciones No la
de reumatismo inflamatorio, vuestro remedio materia, sino 21
seguro y eficaz es la Mente. Si sois Científicos la Mente
Cristianos, no es probable que sobrevengan tales síntomas
al exponeros a una corriente de aire; pero si creéis en las 24
leyes de la materia y en efectos funestos cuando éstas se
quebrantan, no estáis capacitados para atender vuestro
propio caso ni para destruir los malos efectos de vuestra 27
creencia. Cuando se calme el temor y quede la convicción
que no se ha violado ley alguna, ni el reumatismo ni la tuberculosis ni ninguna otra enfermedad jamás sobrevendrá 30
por exponeros a la intemperie. En la Ciencia ése es un hecho establecido que todo el testimonio de los sentidos
jamás podrá anular. 33

La enfermedad, el pecado y la muerte tendrán finalmente que subyugarse ante los derechos divinos de la inteligencia, y entonces el poder de la Mente sobre todos 36

1 human system will be acknowledged. It is proverbial
that Florence Nightingale and other philanthropists en-

3 Benefit of   gaged in humane labors have been able to
philanthropy undergo without sinking fatigues and exposures which ordinary people could not endure. The ex-

6 planation lies in the support which they derived from
the divine law, rising above the human. The spiritual
demand, quelling the material, supplies energy and en-

9 durance surpassing all other aids, and forestalls the
penalty which our beliefs would attach to our best
deeds. Let us remember that the eternal law of right,

12 though it can never annul the law which makes sin its
own executioner, exempts man from all penalties but
those due for wrong-doing.

15   Constant toil, deprivations, exposures, and all untow-
ard conditions, *if without sin,* can be experienced without suffering. Whatever it is your duty to do,

Honest toil
18 has no   you can do without harm to yourself. If you
penalty   sprain the muscles or wound the flesh, your
remedy is at hand. Mind decides whether or not the

21 flesh shall be discolored, painful, swollen, and inflamed.

You say that you have not slept well or have overeaten.
You are a law unto yourself. Saying this and believing

24 Our sleep   it, you will suffer in proportion to your belief
and food   and fear. Your sufferings are not the penalty
for having broken a law of matter, for it is a law of mortal

27 mind which you have disobeyed. You say or think, because you have partaken of salt fish, that you must be
thirsty, and you are thirsty accordingly, while the oppo-

30 site belief would produce the opposite result.

Any supposed information, coming from the body or
from inert matter as if either were intelligent, is an illu-

los órganos y funciones del organismo humano será re-   1
conocido. Es proverbial que Florence Nightingale y otros
filántropos ocupados en labores humanitarias   Beneficios de   3
han podido experimentar, sin desfallecer, fati-   la filantropía
gas y exposiciones a la intemperie que personas comunes
no hubieran podido soportar. La explicación está en el   6
apoyo que recibieron de la ley divina, que superó a la humana. La exigencia espiritual, al subyugar la material,
provee energía y fortaleza que superan a todo otro auxilio   9
e impide el castigo que nuestras creencias asociarían con
nuestras mejores acciones. Recordemos que la ley eterna
de la justicia, si bien no puede anular jamás la ley que   12
hace que el pecado sea su propio verdugo, exime al hombre de todos los castigos excepto de aquellos que merezca
por obrar mal.   15

El trabajo pesado continuo, las privaciones, las exposiciones a la intemperie y toda clase de condiciones desfa-
vorables, *si libres de pecado,* pueden so-   El trabajo   18
portarse sin sufrimiento. Sea cual fuere vuestro   honrado
deber, lo podéis hacer sin perjudicaros. Si   no incurre
                                                castigo
sufrís una torcedura de los músculos o una herida en la   21
carne, vuestro remedio está a mano. La mente decide si la
carne ha de amoratarse, estar dolorida, hinchada e infla-
mada, o no.   24

Decís que no habéis dormido bien o que habéis comido
demasiado. Sois una ley para con vosotros mismos. Al
decir eso y creerlo, sufriréis en proporción a   Nuestros   27
vuestra creencia y vuestro temor. Vuestros su-   sueños y
frimientos no son el castigo por haber infrin-   alimentos
gido una ley de la materia, pues lo que habéis desobede-   30
cido es una ley de la mente mortal. Decís o pensáis que
porque comisteis pescado salado, tenéis que estar sedientos, y lo estáis, mientras que la creencia opuesta produ-   33
ciría el resultado opuesto.

Toda supuesta información que proceda del cuerpo o de
la materia inerte, como si el uno o la otra fueran inteli-   36

1 sion of mortal mind, — one of its dreams. Realize that
Doubtful   the evidence of the senses is not to be accepted
3 evidence   in the case of sickness, any more than it is in
the case of sin.

Expose the body to certain temperatures, and belief
6 says that you may catch cold and have catarrh; but no
Climate   such result occurs without mind to demand
and belief   it and produce it. So long as mortals declare
9 that certain states of the atmosphere produce catarrh,
fever, rheumatism, or consumption, those effects will
follow, — not because of the climate, but on account of
12 the belief. The author has in too many instances healed
disease through the action of Truth on the minds of mortals, and the corresponding effects of Truth on the body,
15 not to know that this is so.

A blundering despatch, mistakenly announcing the
death of a friend, occasions the same grief that the friend's
18 Erroneous   real death would bring. You think that your
despatch   anguish is occasioned by your loss. Another
despatch, correcting the mistake, heals your grief, and
21 you learn that your suffering was merely the result of
your belief. Thus it is with all sorrow, sickness, and
death. You will learn at length that there is no cause
24 for grief, and divine wisdom will then be understood.
Error, not Truth, produces all the suffering on earth.

If a Christian Scientist had said, while you were labor-
27 ing under the influence of the belief of grief, "Your sor-
Mourning   row is without cause," you would not have
causeless   understood him, although the correctness of
30 the assertion might afterwards be proved to you. So,
when our friends pass from our sight and we lament,
that lamentation is needless and causeless. We shall

gentes, es una ilusión de la mente mortal —uno de sus sue- 1
ños. Tened presente que el testimonio de los   *Testimonio*
sentidos no ha de aceptarse ni en caso de enfer-   *dudoso*   3
medad ni en caso de pecado.

Exponed el cuerpo a ciertas temperaturas, y la creencia
dirá que es posible que os resfriéis o que pesquéis un ca-   6
tarro; pero semejante resultado no ocurrirá sin   *Clima y*
que la mente lo exija y lo produzca. Mientras   *creencia*
los mortales declaren que ciertos estados atmosféricos pro-   9
ducen catarro, fiebre, reumatismo o tuberculosis, resul-
tarán esos efectos —no debido al clima, sino a la creencia.
La autora ha sanado la enfermedad en tantos casos por   12
medio de la acción de la Verdad sobre la mente de los
mortales, con los correspondientes efectos de la Verdad
sobre el cuerpo, que sabe que es así.   15

Un mensaje disparatado, anunciando equivocadamente la muerte de un amigo, ocasiona el mismo dolor que
hubiera producido la muerte real del amigo. Os   *Mensaje*   18
imagináis que vuestra angustia la ocasionó   *equivocado*
esa pérdida. Otro mensaje, corrigiendo la equivocación,
sana vuestro pesar, y aprendéis que vuestra aflicción fue   21
meramente el resultado de vuestra creencia. Lo mismo
ocurre con toda aflicción, enfermedad y muerte. Finalmente aprenderéis que no existe causa para el pesar, y en-   24
tonces se comprenderá la sabiduría divina. El error, no la
Verdad, produce todo el sufrimiento en la tierra.

Si un Científico Cristiano os hubiera dicho, mientras   27
padecíais bajo la influencia de la creencia en el pesar:
"Vuestra pena es infundada", no le habríais   *Duelo*
comprendido, aunque se os hubiera probado   *infundado*   30
después la exactitud de la aseveración. Así pues, cuando
nuestros amigos desaparecen de nuestra vista y nos lamen-
tamos, esa lamentación es innecesaria e infundada. Nos   33

1 perceive this to be true when we grow into the understanding of Life, and know that there is no death.

3 Because mortal mind is kept active, must it pay the
penalty in a softened brain? Who dares to say that actual

Mind heals   Mind can be overworked? When we reach
6 brain-disease   our limits of mental endurance, we conclude
that intellectual labor has been carried sufficiently far;
but when we realize that immortal Mind is ever active,
9 and that spiritual energies can neither wear out nor can
so-called material law trespass upon God-given powers
and resources, we are able to rest in Truth, refreshed by
12 the assurances of immortality, opposed to mortality.

Our thinkers do not die early because they faithfully
perform the natural functions of being. If printers and
15 Right never   authors have the shortest span of earthly ex-
punishable   istence, it is not because they occupy the most
important posts and perform the most vital functions in
18 society. That man does not pay the severest penalty
who does the most good. By adhering to the realities of
eternal existence, — instead of reading disquisitions on
21 the inconsistent supposition that death comes in obedience
to the law of life, and that God punishes man for doing
good, — one cannot suffer as the result of any labor of
24 love, but grows stronger because of it. It is a law of so-
called mortal mind, misnamed matter, which causes all
things discordant.

27 The history of Christianity furnishes sublime proofs
of the supporting influence and protecting power bestowed

Christian   on man by his heavenly Father, omnipotent
30 history   Mind, who gives man faith and understanding
whereby to defend himself, not only from temptation, but
from bodily suffering.

daremos cuenta de que eso es cierto cuando lleguemos a
comprender la Vida y sepamos que no existe la muerte.

Porque la mente mortal se mantiene activa, ¿debe ser
castigada con reblandecimiento del cerebro? ¿Quién se
atreve a decir que la Mente verdadera puede
agotarse por exceso de trabajo? Cuando llegamos al límite de nuestra resistencia mental, deducimos que nuestra labor intelectual se ha prolongado lo
suficiente; pero cuando comprendamos que la Mente inmortal siempre está activa y que las energías espirituales
no pueden agotarse, ni puede la denominada ley material
infringir los poderes y recursos dados por Dios, podremos
descansar en la Verdad, renovados por la certeza de la inmortalidad, lo opuesto de la mortalidad.

La Mente sana las enfermedades del cerebro

Nuestros pensadores no mueren prematuramente por
desempeñar con fidelidad las funciones naturales de la
existencia. Si los impresores y autores tienen la
más corta vida terrenal, no es porque ocupen
los puestos más importantes y realicen las funciones más
vitales en la sociedad. Quien hace el mayor bien no es el
que sufre el castigo más severo. Cuando se adhiere uno a
las realidades de la existencia eterna —en lugar de leer di-
sertaciones sobre la contradictoria suposición de que la
muerte viene en obediencia a la ley de la vida y que Dios
castiga al hombre por hacer el bien— uno no puede sufrir
a consecuencia de alguna obra de amor, sino que se fortalece a causa de ella. Es una ley de la denominada mente
mortal, mal llamada materia, lo que causa todo lo discordante.

El bien nunca es castigado

La historia del cristianismo brinda pruebas sublimes de
la influencia sostenedora y del poder protector conferidos
al hombre por su Padre celestial, la Mente omnipotente, que da al hombre fe y entendimiento
con los cuales defenderse no sólo de la tentación sino también del sufrimiento corporal.

La historia cristiana

1   The Christian martyrs were prophets of Christian
Science. Through the uplifting and consecrating power
3   of divine Truth, they obtained a victory over the corporeal senses, a victory which Science alone can explain.
Stolidity, which is a resisting state of mortal mind, suffers
6   less, only because it knows less of material law.

The Apostle John testified to the divine basis of Christian Science, when dire inflictions failed to destroy his
9   body. Idolaters, believing in more than one mind, had
"gods many," and thought that they could kill the body
with matter, independently of mind.

12   Admit the common hypothesis that food is the nutriment of life, and there follows the necessity for another

Sustenance   admission in the opposite direction, — that
15 spiritual   food has power to destroy Life, God, through
a deficiency or an excess, a quality or a quantity. This
is a specimen of the ambiguous nature of all material
18   health-theories. They are self-contradictory and self-destructive, constituting a "kingdom divided against itself,"
which is "brought to desolation." If food was prepared
21   by Jesus for his disciples, it cannot destroy life.

The fact is, food does not affect the absolute Life of
man, and this becomes self-evident, when we learn that
24 God   God is our Life. Because sin and sickness are
sustains man   not qualities of Soul, or Life, we have hope in
immortality; but it would be foolish to venture beyond
27   our present understanding, foolish to stop eating until
we gain perfection and a clear comprehension of the living
Spirit. In that perfect day of understanding, we shall
30   neither eat to live nor live to eat.

If mortals think that food disturbs the harmonious
functions of mind and body, either the food or this thought

La práctica de la Ciencia Cristiana 388

Los mártires cristianos fueron profetas de la Ciencia 1
Cristiana. Gracias al poder enaltecedor y consagrante de
la Verdad divina, lograron una victoria sobre los sentidos 3
corporales, una victoria que sólo la Ciencia puede explicar.
La estolidez, que es un estado indócil de la mente mortal,
sufre menos sólo porque sabe menos de la ley material. 6

El Apóstol Juan dio testimonio de la base divina de la
Ciencia Cristiana cuando los crueles suplicios no lograron
destruir su cuerpo. Los idólatras, creyendo en más de una 9
mente, tenían "muchos dioses" y pensaban que podían
matar al cuerpo con la materia, independientemente de la
mente. 12

Admitid la hipótesis corriente de que el alimento es el
nutrimento de la vida, y tendréis que hacer otra admisión
en el sentido opuesto —que el alimento tiene el   El sustento 15
poder de destruir a la Vida, Dios, ya sea por   es espiritual
deficiencia o exceso, por calidad o cantidad. Ése es un
espécimen de la naturaleza ambigua de todas las teorías 18
materiales acerca de la salud. Son autocontradictorias y
autodestructivas, constituyendo un "reino dividido contra
sí mismo", que es "asolado". Si Jesús preparó alimento 21
para sus discípulos, el alimento no puede destruir a la vida.

El hecho es que el alimento no afecta a la Vida absoluta
del hombre, y eso se evidencia cuando aprendemos que 24
Dios es nuestra Vida. Porque el pecado y la en-   Dios sostiene
fermedad no son cualidades del Alma, o la   al hombre
Vida, tenemos esperanza en la inmortalidad; pero sería ne- 27
cio aventurarnos más allá de nuestra comprensión actual,
sería necio dejar de comer antes que alcancemos perfección y una clara comprensión del Espíritu viviente. En ese 30
día perfecto de la comprensión, ni comeremos para vivir ni
viviremos para comer.

Si los mortales piensan que el alimento perturba las fun- 33
ciones armoniosas de la mente y del cuerpo, debe aban-

must be dispensed with, for the penalty is coupled with the belief. Which shall it be? If this decision be left

Diet and
digestion to Christian Science, it will be given in behalf of the control of Mind over this belief and every erroneous belief, or material condition. The less we know or think about hygiene, the less we are predisposed to sickness. Recollect that it is not the nerves, not matter, but mortal mind, which reports food as undigested. Matter does not inform you of bodily derangements; it is supposed to do so. This pseudo-mental testimony can be destroyed only by the better results of Mind's opposite evidence.

Our dietetic theories first admit that food sustains the life of man, and then discuss the certainty that food can

Scripture
rebukes kill man. This false reasoning is rebuked in Scripture by the metaphors about the fount and stream, the tree and its fruit, and the kingdom divided against itself. If God has, as prevalent theories maintain, instituted laws that food shall support human life, He cannot annul these regulations by an opposite law that food shall be inimical to existence.

Materialists contradict their own statements. Their belief in material laws and in penalties for their infrac-

Ancient
confusion tion is the ancient error that there is fraternity between pain and pleasure, good and evil, God and Satan. This belief totters to its falling before the battle-axe of Science.

A case of convulsions, produced by indigestion, came under my observation. In her belief the woman had chronic liver-complaint, and was then suffering from a complication of symptoms connected with this belief. I cured her in a few minutes. One instant she spoke de-

donarse el alimento o ese concepto, pues el castigo está ₁
unido a la creencia. ¿Cuál será? Si la decisión se deja a la
Ciencia Cristiana, será a favor del dominio de Dieta y ₃
la Mente sobre esa creencia y sobre toda creen- digestión
cia errónea o condición material. Mientras menos sepamos de higiene o pensemos en ella, tanto menos predis- ₆
puestos estaremos a la enfermedad. Recordad que no son
los nervios ni la materia, sino la mente mortal, lo que nos
dice que los alimentos no se han digerido. La materia no ₉
os informa de los desarreglos del cuerpo; sólo se supone
que lo hace. Ese testimonio pseudomental puede destruirse solamente por los resultados mejores de la evi- ₁₂
dencia opuesta de la Mente.

Nuestras teorías dietéticas admiten primero que el alimento sostiene la vida del hombre y luego aseveran que el ₁₅
alimento puede matar al hombre. Las Escri- Las
turas reprueban ese falso razonamiento con las Escrituras
metáforas de la fuente y el arroyo, el árbol y su reprueban ₁₈
fruto y el reino dividido contra sí mismo. Si Dios, como
sostienen las teorías prevalecientes, ha instituido leyes para
que el alimento sustente la vida humana, Él no puede anu- ₂₁
lar esas disposiciones con una ley opuesta que haga que el
alimento sea perjudicial para la existencia.

Los materialistas contradicen sus propias declaraciones. ₂₄
Su creencia en leyes materiales y en castigos por infracción
de las mismas es el antiguo error de que pueda Antigua
haber fraternidad entre el dolor y el placer, el confusión ₂₇
bien y el mal, Dios y Satanás. Esa creencia se tambalea
hasta caer bajo el hacha de combate de la Ciencia.

Se puso bajo mi observación un caso de convulsiones ₃₀
originadas por indigestión. Una mujer, según su creencia,
padecía de un mal de hígado crónico, y en esa ocasión
sufría de una complicación de síntomas relacionados con ₃₃
esa creencia. La sané en pocos minutos. En cierto mo-

1 spairingly of herself. The next minute she said, "My
food is all digested, and I should like something more
3 to eat."

We cannot deny that Life is self-sustained, and we
should never deny the everlasting harmony of Soul, sim-
6 Ultimate   ply because, to the mortal senses, there is seem-
harmony   ing discord. It is our ignorance of God, the
divine Principle, which produces apparent discord, and
9 the right understanding of Him restores harmony. Truth
will at length compel us all to exchange the pleasures and
pains of sense for the joys of Soul.

12   When the first symptoms of disease appear, dispute the
testimony of the material senses with divine Science. Let
Unnecessary   your higher sense of justice destroy the false
15 prostration   process of mortal opinions which you name
law, and then you will not be confined to a sick-room nor
laid upon a bed of suffering in payment of the last far-
18 thing, the last penalty demanded by error. "Agree with
thine adversary quickly, whiles thou art in the way with
him." Suffer no claim of sin or of sickness to grow upon
21 the thought. Dismiss it with an abiding conviction that
it is illegitimate, because you know that God is no more
the author of sickness than He is of sin. You have no
24 law of His to support the necessity either of sin or sickness, but you have divine authority for denying that necessity and healing the sick.

27   "Agree to disagree" with approaching symptoms of
chronic or acute disease, whether it is cancer, consump-
Treatment   tion, or smallpox. Meet the incipient stages
30 of disease   of disease with as powerful mental opposition as a legislator would employ to defeat the passage of
an inhuman law. Rise in the conscious strength of the

mento habló de su estado con desesperación. Un minuto 1
después exclamó: "He digerido todo el alimento y me gustaría comer algo más". 3

No podemos negar que la Vida se sostiene a sí misma, y
nunca debiéramos negar la eterna armonía del Alma, simplemente porque para los sentidos mortales   Armonía 6
parece existir discordancia. Nuestra ignorancia   final
respecto a Dios, el Principio divino, es lo que produce la
aparente discordancia, y comprenderlo a Él correctamente 9
restaura la armonía. La Verdad finalmente nos obligará a
todos a cambiar los placeres y dolores de los sentidos por
los goces del Alma. 12

Cuando se presenten los primeros síntomas de enfermedad, combatid el testimonio de los sentidos materiales con
la Ciencia divina. Dejad que vuestro concepto   Postración 15
superior de justicia destruya el falso proceso de   innecesaria
las opiniones mortales que llamáis ley, y entonces no se os
recluirá en un cuarto de enfermo ni se os pondrá en un le- 18
cho de dolor en pago del último cuadrante, la última pena
exigida por el error. "Ponte de acuerdo con tu adversario
pronto, entre tanto que estás con él en el camino". No per- 21
mitáis que ninguna pretensión de pecado o enfermedad se
desarrolle en el pensamiento. Desechadla con la constante
convicción de que es ilegítima, porque sabéis que Dios 24
no es el autor de la enfermedad, como no lo es del pecado.
No tenéis ninguna ley de Dios que apoye la necesidad de
pecado o de enfermedad, sino que tenéis autoridad divina 27
para negar esa necesidad y sanar a los enfermos.

"Poneos de acuerdo en que estaréis en desacuerdo" con
los síntomas iniciales de enfermedad crónica o aguda, ya 30
sea cáncer, tuberculosis o viruela. Afrontad los
estados incipientes de la enfermedad con una   Tratamiento
oposición mental tan poderosa como la que   de las
empleaería un legislador para impedir la aprobación de una   enfermedades 33
ley inhumana. Elevaos en la consciente fortaleza del espí-

1 spirit of Truth to overthrow the plea of mortal mind,
alias matter, arrayed against the supremacy of Spirit.
3 Blot out the images of mortal thought and its beliefs in
sickness and sin. Then, when thou art delivered to the
judgment of Truth, Christ, the judge will say, "Thou
6 art whole!"

Instead of blind and calm submission to the incipient
or advanced stages of disease, rise in rebellion against
9 Righteous them. Banish the belief that you can possi-
rebellion bly entertain a single intruding pain which cannot be ruled out by the might of Mind, and in this way
12 you can prevent the development of pain in the body.
No law of God hinders this result. It is error to suffer
for aught but your own sins. Christ, or Truth, will de-
15 stroy all other supposed suffering, and real suffering for
your own sins will cease in proportion as the sin ceases.

Justice is the moral signification of law. Injustice de-
18 clares the absence of law. When the body is supposed
Contradict to say, "I am sick," never plead guilty. Since
error matter cannot talk, it must be mortal mind
21 which speaks; therefore meet the intimation with a protest. If you say, "I am sick," you plead guilty. Then
your adversary will deliver you to the judge (mortal
24 mind), and the judge will sentence you. Disease has
no intelligence to declare itself something and announce
its name. Mortal mind alone sentences itself. Therefore
27 make your own terms with sickness, and be just to yourself
and to others.

Mentally contradict every complaint from the body,
30 Sin to be and rise to the true consciousness of Life as
overcome Love, — as all that is pure, and bearing the
fruits of Spirit. Fear is the fountain of sickness,

ritu de la Verdad para trastornar los argumentos de la 1
mente mortal, alias materia, dispuesta a batallar contra la
supremacía del Espíritu. Borrad las imágenes del pensa- 3
miento mortal y sus creencias en enfermedad y pecado.
Entonces, cuando seáis entregados al juicio de la Verdad,
el Cristo, el juez dirá: "¡Estáis sanos!" 6

En lugar de una ciega y dócil sumisión a los estados
incipientes o avanzados de enfermedad, levantaos en rebelión contra ellos. Exterminad la creencia de   Rebelión 9
que podáis experimentar un solo dolor intruso   legítima
que no pueda ser eliminado por el poder de la Mente, y de
esa manera podéis evitar el desarrollo del dolor en el 12
cuerpo. No hay ley de Dios que impida ese resultado. Es
un error sufrir por pecados que no sean los vuestros. El
Cristo, o la Verdad, destruirá cualquier otro supuesto su- 15
frimiento, y el verdadero sufrimiento por vuestros propios
pecados cesará en la proporción en que cese el pecado.

La justicia es el significado moral de la ley. La injusti- 18
cia indica ausencia de ley. Cuando se supone que el cuerpo está diciendo: "Estoy enfermo", jamás os   Contradecid
confeséis culpables. Puesto que la materia no   al error 21
puede hablar, tiene que ser la mente mortal lo que habla;
por consiguiente, haced frente a esa intimación con una
protesta. Si decís: "Estoy enfermo", os confesáis culpa- 24
bles. Entonces vuestro adversario os entregará al juez (la
mente mortal), y el juez os sentenciará. La enfermedad no
tiene inteligencia para declarar que es algo y anunciar su 27
nombre. Sólo la mente mortal se sentencia a sí misma.
Por lo tanto, imponed vuestras propias condiciones a la enfermedad y sed justos con vosotros mismos y con los 30
demás.

Contradecid mentalmente toda queja del cuerpo, y elevaos a la verdadera consciencia de que la Vida   Hay que 33
es Amor —que es todo lo que es puro y que   vencer al
lleva el fruto del Espíritu. El temor es la fuente   pecado
de la enfermedad, y domináis el temor y el pecado por me- 36

1 and you master fear and sin through divine Mind; hence
   it is through divine Mind that you overcome disease.
3 Only while fear or sin remains can it bring forth death.
   To cure a bodily ailment, every broken moral law should
   be taken into account and the error be rebuked. Fear,
6 which is an element of all disease, must be cast out to
   readjust the balance for God. Casting out evil and fear
   enables truth to outweigh error. The only course is to
9 take antagonistic grounds against all that is opposed to
   the health, holiness, and harmony of man, God's image.
      The physical affirmation of disease should always be
12 met with the mental negation. Whatever benefit is pro-
   Illusions   duced on the body, must be expressed men-
   about nerves   tally, and thought should be held fast to this
15 ideal. If you believe in inflamed and weak nerves, you
   are liable to an attack from that source. You will call it
   neuralgia, but we call it a belief. If you think that con-
18 sumption is hereditary in your family, you are liable to
   the development of that thought in the form of what is
   termed pulmonary disease, unless Science shows you
21 otherwise. If you decide that climate or atmosphere is
   unhealthy, it will be so to you. Your decisions will master you, whichever direction they take.
24   Reverse the case. Stand porter at the door of thought.
   Admitting only such conclusions as you wish realized in
   Guarding   bodily results, you will control yourself har-
27 the door   moniously. When the condition is present
   which you say induces disease, whether it be air, exercise,
   heredity, contagion, or accident, then perform your office
30 as porter and shut out these unhealthy thoughts and fears.
   Exclude from mortal mind the offending errors; then the
   body cannot suffer from them. The issues of pain or

La práctica de la Ciencia Cristiana   392

dio de la Mente divina; por lo tanto, es por medio de la 1
Mente divina que vencéis la enfermedad. Sólo mientras
permanezca el temor o el pecado podrán ellos producir la 3
muerte. Para curar una dolencia corporal, debe tomarse
en cuenta toda ley moral infringida y reprobarse el error.
El temor, el cual es un elemento de toda enfermedad, tiene 6
que ser expulsado para reajustar la balanza a favor de
Dios. La expulsión del mal y del temor capacita a la verdad a preponderar sobre el error. El único camino a seguir 9
es tomar una actitud antagónica contra todo lo que se
oponga a la salud, la santidad y la armonía del hombre, la
imagen de Dios. 12

La afirmación física de la enfermedad debiera enfren-
tarse siempre con la negación mental. Cualquier beneficio
que se produzca en el cuerpo tiene que expre-   Ilusiones 15
sarse mentalmente, y el pensamiento debiera   acerca de
mantenerse firme en ese ideal. Si creéis en   los nervios
nervios inflamados y débiles, estáis propensos a un ataque 18
de esa fuente. Lo llamaréis neuralgia, pero nosotros lo
llamamos una creencia. Si pensáis que la tuberculosis es
hereditaria en vuestra familia, estáis expuestos al desarro- 21
llo de ese pensamiento en la forma que se conoce por el
nombre de enfermedad pulmonar, a menos que la Ciencia
os muestre lo contrario. Si decidís que cierto clima o am- 24
biente es malsano, así lo será para vosotros. Vuestras decisiones os dominarán, sea cual fuere el rumbo que tomaren.

Invertid el caso. Estad de portero a la puerta del pen- 27
samiento. Admitiendo sólo las conclusiones que queráis
que se realicen en resultados corporales, os go-   Guardando
bernaréis armoniosamente. Cuando se pre-   la puerta 30
sente la condición que según vuestra creencia ocasiona la
enfermedad, ya se trate de aire, ejercicio, herencia, contagio o accidente, desempeñad entonces vuestro oficio de 33
portero y cerrad el paso a tales pensamientos y temores
malsanos. Excluid de la mente mortal los errores nocivos;
entonces el cuerpo no podrá sufrir a causa de ellos. Los 36

1 pleasure must come through mind, and like a watchman
forsaking his post, we admit the intruding belief, forget-
3 ting that through divine help we can forbid this entrance.

The body seems to be self-acting, only because mortal
mind is ignorant of itself, of its own actions, and of their
6 The strength   results, — ignorant that the predisposing, re-
of Spirit   mote, and exciting cause of all bad effects is a
law of so-called mortal mind, not of matter. Mind is the
9 master of the corporeal senses, and can conquer sickness,
sin, and death. Exercise this God-given authority. Take
possession of your body, and govern its feeling and action.
12 Rise in the strength of Spirit to resist all that is unlike
good. God has made man capable of this, and nothing
can vitiate the ability and power divinely bestowed on
15 man.

Be firm in your understanding that the divine Mind
governs, and that in Science man reflects God's govern-
18 No pain   ment. Have no fear that matter can ache,
in matter   swell, and be inflamed as the result of a law
of any kind, when it is self-evident that matter can have
21 no pain nor inflammation. Your body would suffer no
more from tension or wounds than the trunk of a tree
which you gash or the electric wire which you stretch,
24 were it not for mortal mind.

When Jesus declares that "the light of the body is the
eye," he certainly means that light depends upon Mind,
27 not upon the complex humors, lenses, muscles, the iris
and pupil, constituting the visual organism.

Man is never sick, for Mind is not sick and matter
30 No real   cannot be. A false belief is both the tempter
disease   and the tempted, the sin and the sinner, the
disease and its cause. It is well to be calm in sickness;

resultados de dolor o de placer tienen que provenir de la ₁
mente, y como un guardián que abandona su puesto admitimos la creencia intrusa, olvidando que con la ayuda di- ₃
vina podemos prohibirle la entrada.

El cuerpo parece actuar por sí mismo sólo porque la
mente mortal nada sabe respecto de sí misma, de sus pro- ₆
pias acciones y sus resultados —no sabe que la La fuerza
causa predisponente, remota y ocasional de del Espíritu
todos los efectos malos es una ley de la llamada mente ₉
mortal y no de la materia. La Mente tiene dominio sobre
los sentidos corporales y puede vencer a la enfermedad, al
pecado y a la muerte. Ejerced esa autoridad otorgada por ₁₂
Dios. Tomad posesión de vuestro cuerpo y regid sus sensaciones y funciones. Levantaos en la fuerza del Espíritu
para resistir todo lo que sea desemejante al bien. Dios ha ₁₅
hecho al hombre capaz de eso, y nada puede invalidar la
capacidad y el poder divinamente otorgados al hombre.

Sed firmes en vuestra comprensión de que la Mente ₁₈
divina gobierna y que en la Ciencia el hombre refleja el
gobierno de Dios. No temáis que la materia No hay dolor
pueda doler, hincharse e inflamarse como re- en la materia ₂₁
sultado de una ley de cualquier índole, cuando es evidente
que la materia no puede tener dolor ni padecer inflamación. Vuestro cuerpo no sufriría debido a tensión o heri- ₂₄
das más de lo que sufriría un tronco de árbol al que cortáis
o el cordón eléctrico que estiráis, si no fuera por la mente
mortal. ₂₇

Cuando Jesús declara que "la lámpara del cuerpo es el
ojo", de cierto quiere decir que la luz depende de la Mente,
no de los complejos humores, cristalinos y músculos, del ₃₀
iris y de la pupila, que constituyen el organismo visual.

El hombre nunca está enfermo, porque la Mente no está
enferma y la materia no puede estarlo. Una No hay enfer- ₃₃
creencia falsa es a la vez el tentador y el ten- medad real
tado, el pecado y el pecador, la enfermedad y su causa. Es

1 to be hopeful is still better; but to understand that sickness is not real and that Truth can destroy its seeming
3 reality, is best of all, for this understanding is the universal and perfect remedy.

By conceding power to discord, a large majority of
6 doctors depress mental energy, which is the only real
Recuperation   recuperative power. Knowledge that we
mental   can accomplish the good we hope for, stimu-
9 lates the system to act in the direction which Mind points
out. The admission that any bodily condition is beyond
the control of Mind disarms man, prevents him from
12 helping himself, and enthrones matter through error. To
those struggling with sickness, such admissions are discouraging, — as much so as would be the advice to a man
15 who is down in the world, that he should not try to rise
above his difficulties.

Experience has proved to the author the fallacy of
18 material systems in general, — that their theories are
sometimes pernicious, and that their denials are better
than their affirmations. Will you bid a man let evils
21 overcome him, assuring him that all misfortunes are from
God, against whom mortals should not contend? Will
you tell the sick that their condition is hopeless, unless it
24 can be aided by a drug or climate? Are material means
the only refuge from fatal chances? Is there no divine
permission to conquer discord of every kind with harmony,
27 with Truth and Love?

We should remember that Life is God, and that God
Arguing   is omnipotent. Not understanding Christian
30 wrongly   Science, the sick usually have little faith in
it till they feel its beneficent influence. This shows
that faith is not the healer in such cases. The sick

bueno estar calmado durante la enfermedad; estar espe- 1
ranzado es aún mejor; pero comprender que la enfermedad
no es real y que la Verdad puede destruir su aparente rea- 3
lidad, es lo mejor de todo, ya que esa comprensión es el
remedio universal y perfecto.

Por conceder poder a la discordia, una gran mayoría de 6
médicos deprimen la energía mental, la cual es el único
verdadero poder de recuperación. El conoci-   La recu-
miento de que podemos realizar el bien que es-   peración 9
peramos, estimula al organismo a actuar en el   es mental
sentido que señala la Mente. La admisión de que cualquier condición corporal esté fuera del dominio de la 12
Mente, desarma al hombre, evita que éste se ayude a sí
mismo y entroniza a la materia mediante el error. Para
quienes están luchando con la enfermedad, tales admisio- 15
nes son desalentadoras —tanto como sería el consejo que
se diera a quien ha caído muy abajo en el mundo, dicién-
dole que no debiera tratar de sobreponerse a sus dificultades. 18

La experiencia le ha probado a la autora la falacia de los
sistemas materiales en general —que sus teorías son a
veces perniciosas y que sus negaciones son mejores que sus 21
afirmaciones. ¿Aconsejaríais a un hombre que se dejara
vencer por las calamidades, asegurándole que todos los in-
fortunios provienen de Dios, contra quien los mortales no 24
debieran contender? ¿Diríais a los enfermos que su estado
es desesperado, a menos que pueda ser auxiliado por una
medicina o por el clima? ¿Son los medios materiales el 27
único refugio contra contingencias funestas? ¿No hay acaso permiso divino para vencer toda clase de discordancia
con la armonía, con la Verdad y el Amor?   30

Debiéramos recordar que la Vida es Dios y que Dios es
omnipotente. No comprendiendo los enfermos   Razonando
la Ciencia Cristiana, tienen, por lo general, po- incorrec- 33
ca fe en ella, hasta que experimentan su benéfi-   tamente
ca influencia. Eso demuestra que no es la fe lo que cura
en tales casos. Los enfermos inconscientemente abogan a 36

395 Christian Science Practice

1 unconsciously argue for suffering, instead of against it. They admit its reality, whereas they should deny it. 3 They should plead in opposition to the testimony of the deceitful senses, and maintain man's immortality and eternal likeness to God.

6   Like the great Exemplar, the healer should speak to disease as one having authority over it, leaving Soul to master the false evidences of the corporeal senses and to assert its claims over mortal-ity and disease. The same Principle cures both sin and sickness. When divine Science overcomes faith in a car-12 nal mind, and faith in God destroys all faith in sin and in material methods of healing, then sin, disease, and death will disappear.

Divine authority

15   Prayers, in which God is not asked to heal but is be-sought to take the patient to Himself, do not benefit the sick. An ill-tempered, complaining, or deceit-18 ful person should not be a nurse. The nurse should be cheerful, orderly, punctual, patient, full of faith, — receptive to Truth and Love.

Aids in sickness

21   It is mental quackery to make disease a reality — to hold it as something seen and felt — and then to attempt its cure through Mind. It is no less erroneous 24 to believe in the real existence of a tumor, a cancer, or decayed lungs, while you argue against their reality, than it is for your patient to feel these ills in 27 physical belief. Mental practice, which holds disease as a reality, fastens disease on the patient, and it may appear in a more alarming form.

Mental quackery

30   The knowledge that brain-lobes cannot kill a man nor affect the functions of mind would prevent the brain from becoming diseased, though a moral offence is indeed the

favor del sufrimiento, en vez de abogar en contra. Admi- 1
ten su realidad, cuando debieran negarla. Debieran abogar
en contra del testimonio de los sentidos engañosos y soste- 3
ner la inmortalidad del hombre y su eterna semejanza con
Dios.

Al igual que el gran Modelo, el sanador debiera hablar a 6
la enfermedad como quien tiene autoridad sobre ella, dejando que el Alma domine los falsos testimo-   Autoridad
nios de los sentidos corporales y afirme sus rei-   divina   9
vindicaciones sobre la mortalidad y la enfermedad. El
mismo Principio sana tanto a la enfermedad como al pecado. Cuando la Ciencia divina domine la fe en una 12
mente carnal, y la fe en Dios destruya toda fe en el pecado
y en métodos materiales de curación, entonces el pecado,
la enfermedad y la muerte desaparecerán.   15

Las oraciones en las que no se pide a Dios que sane al
paciente, sino que se Le suplica que lo lleve hacía Él, no
benefician al enfermo. Una persona que sea   Ayudas en la 18
malhumorada, quejumbrosa o falsa no debiera   enfermedad
ser enfermera. La enfermera ha de ser alegre, ordenada,
puntual, paciente, llena de fe —sensible a la Verdad y al 21
Amor.

Es charlatanería mental hacer de la enfermedad una
realidad —considerarla como algo que se ve y se siente— y 24
luego tratar de curarla por medio de la Mente. Charlatanería
No es menos erróneo creer en la existencia real   mental
de un tumor, un cáncer o pulmones deteriorados, mientras 27
abogáis contra su realidad, que para vuestro paciente sentir esos males en la creencia física. La práctica mental
que considera que la enfermedad es una realidad, fija la 30
enfermedad en el paciente, y es posible que aparezca en
forma más alarmante.

El conocimiento de que los lóbulos cerebrales no pue- 33
den matar a un hombre ni afectar las funciones de la
mente, evitaría que el cerebro se enfermara, aunque una

1 worst of diseases. One should never hold in mind
the thought of disease, but should efface from
3 thought all forms and types of disease, both for
one's own sake and for that of the patient.

Effacing images of disease

Avoid talking illness to the patient. Make no unne-
6 cessary inquiries relative to feelings or disease. Never
startle with a discouraging remark about recovery, nor draw attention to certain symp-
9 toms as unfavorable, avoid speaking aloud the name of
the disease. Never say beforehand how much you have
to contend with in a case, nor encourage in the patient's
12 thought the expectation of growing worse before a crisis
is passed.

Avoid talking disease

The refutation of the testimony of material sense is
15 not a difficult task in view of the conceded falsity of this
testimony. The refutation becomes arduous,
not because the testimony of sin or disease is
18 true, but solely on account of the tenacity of belief in its
truth, due to the force of education and the overwhelming weight of opinions on the wrong side, — all teaching
21 that the body suffers, as if matter could have sensation.

False testimony refuted

At the right time explain to the sick the power which
their beliefs exercise over their bodies. Give them divine
24 and wholesome understanding, with which to
combat their erroneous sense, and so efface the
images of sickness from mortal mind. Keep distinctly in
27 thought that man is the offspring of God, not of man;
that man is spiritual, not material; that Soul is Spirit,
outside of matter, never in it, never giving the body life
30 and sensation. It breaks the dream of disease to understand that sickness is formed by the human mind, not by
matter nor by the divine Mind.

Healthful explanation

falta moral es, por cierto, la peor de las enfermedades.   1
Uno jamás debiera retener en la mente el pensamiento de enfermedad, sino más bien borrar   Borrando
imágenes de   3
de la mente toda forma y clase de enfermedad,   enfermedad
tanto por su propio bien como por el del paciente.

Evitad el hablar de enfermedad al paciente. No hagáis   6
indagaciones innecesarias con respecto a lo que siente el
enfermo o a la enfermedad. No le alarméis
nunca con alguna observación desalentadora   Evitad el
hablar de   9
acerca de su restablecimiento, ni atraigáis la   enfermedad
atención hacia determinados síntomas en sentido desfavorable; evitad la mención en alta voz del nombre de la en-   12
fermedad. Jamás digáis de antemano cuánto tendréis que
luchar en un caso, ni fomentéis en la mente del paciente la
expectativa de empeoramiento antes que pase la crisis.   15

La refutación del testimonio de los sentidos materiales
no es tarea difícil, ya que se ha admitido la falsedad de dicho testimonio. La refutación se dificulta no   Falso   18
porque sea verídico el testimonio del peca-   testimonio
refutado
do o de la enfermedad, sino sólo por lo tenaz de
la creencia de que es veraz, debido a la fuerza de la edu-   21
cación y al peso abrumador de las opiniones del lado equivocado —todas ellas enseñando que el cuerpo sufre, como
si la materia pudiera tener sensación.   24

En el momento oportuno explicad a los enfermos el
poder que sus creencias ejercen sobre su cuerpo. Dadles
comprensión divina y saludable con la cual   Explicación   27
combatir su concepto erróneo y así borrar de la   saludable
mente mortal las imágenes de la enfermedad. Mantened
claramente en vuestro pensamiento que el hombre es lina-   30
je de Dios y no del hombre; que el hombre es espiritual y
no material; que el Alma es Espíritu, afuera de la materia,
nunca en ella, jamás dando al cuerpo ni vida ni sensación.   33
Se destruye el sueño de enfermedad cuando se comprende
que la enfermedad es formada por la mente humana, no
por la materia ni por la Mente divina.   36

1   By not perceiving vital metaphysical points, not seeing
how mortal mind affects the body, — acting beneficially
3   Misleading   or injuriously on the health, as well as on the
methods   morals and the happiness of mortals, — we are
misled in our conclusions and methods. We throw the
6   mental influence on the wrong side, thereby actually injuring those whom we mean to bless.

Suffering is no less a mental condition than is enjoy-
9   ment. You cause bodily sufferings and increase them
Remedy for   by admitting their reality and continuance,
accidents   as directly as you enhance your joys by be-
12   lieving them to be real and continuous. When an accident happens, you think or exclaim, "I am hurt!"
Your thought is more powerful than your words, more
15   powerful than the accident itself, to make the injury
real.

Now reverse the process. Declare that you are not hurt
18   and understand the reason why, and you will find the
ensuing good effects to be in exact proportion to your
disbelief in physics, and your fidelity to divine meta-
21   physics, confidence in God as All, which the Scriptures
declare Him to be.

To heal the sick, one must be familiar with the great
24   verities of being. Mortals are no more material in their
Independent   waking hours than when they act, walk, see,
mentality   hear, enjoy, or suffer in dreams. We can
27   never treat mortal mind and matter separately, because
they combine as one. Give up the belief that mind
is, even temporarily, compressed within the skull, and
30   you will quickly become more manly or womanly. You
will understand yourself and your Maker better than
before.

Al no percibir puntos metafísicos vitales, ni ver cómo
afecta la mente mortal al cuerpo —obrando en beneficio o
perjuicio de la salud, así como de la moralidad — *Métodos*
y la felicidad de los mortales— nos equivoca- *conducentes*
mos en nuestras conclusiones y métodos. Arro- *a error*
jamos la influencia mental en el lado erróneo, así perjudicando realmente a quienes queremos bendecir.

El sufrimiento es un estado no menos mental que el
placer. Causáis sufrimientos corporales y los aumentáis al
admitir su realidad y continuidad, tan directa- *Remedio*
mente como aumentáis vuestras alegrías al cre- *para*
er que son reales y continuas. Cuando ocurre *accidentes*
un accidente pensáis o exclamáis: "¡Estoy lesionado!"
Vuestro pensamiento es más poderoso que vuestras palabras, más poderoso que el accidente en sí, como para hacer
real la lesión.

Invertid ahora el procedimiento. Declarad que no estáis
lesionados y comprended el porqué, y veréis que los buenos efectos resultantes estarán en proporción exacta a
vuestro descreimiento en la física y a vuestra fidelidad a la
metafísica divina, vuestra confianza en que Dios es Todo,
según declaran las Escrituras que es.

Para sanar a los enfermos hay que estar versado en las
grandes realidades del ser. Los mortales no son más materiales cuando están despiertos que cuando ac- *Mentalidad*
cionan, caminan, ven, oyen, gozan o sufren en *indepen-*
sueños. Nunca podemos tratar por separado a *diente*
la mente mortal y a la materia, porque se combinan en una
misma cosa. Desechad la creencia de que la mente está,
incluso temporariamente, comprimida dentro del cráneo, y
pronto seréis más hombre o más mujer. Os comprenderéis
a vosotros mismos y a vuestro Hacedor mejor que antes.

1   Sometimes Jesus called a disease by name, as when he
said to the epileptic boy, "Thou dumb and deaf spirit, I

3   Naming   charge thee, come out of him, and enter no
maladies   more into him." It is added that "the spirit
[error] cried, and rent him sore and came out of him, and

6   he was as one dead," — clear evidence that the malady
was not material. These instances show the concessions
which Jesus was willing to make to the popular ignorance

9   of spiritual Life-laws. Often he gave no name to the
distemper he cured. To the synagogue ruler's daughter,
whom they called dead but of whom he said, "she is not

12   dead, but sleepeth," he simply said, "Damsel, I say unto
thee, arise!" To the sufferer with the withered hand
he said, "Stretch forth thine hand," and it "was restored

15   whole, like as the other."

Homœopathic remedies, sometimes not containing a
particle of medicine, are known to relieve the symptoms

18   The action   of disease. What produces the change? It is
of faith   the faith of the doctor and the patient, which
reduces self-inflicted sufferings and produces a new effect

21   upon the body. In like manner destroy the illusion of
pleasure in intoxication, and the desire for strong drink
is gone. Appetite and disease reside in mortal mind, not

24   in matter.

So also faith, cooperating with a belief in the healing
effects of time and medication, will soothe fear and change

27   the belief of disease to a belief of health. Even a blind
faith removes bodily ailments for a season, but hypnotism
changes such ills into new and more difficult forms of dis-

30   ease. The Science of Mind must come to the rescue,
to work a radical cure. Then we understand the process.
The great fact remains that evil is not mind. Evil has

La práctica de la Ciencia Cristiana   398

Algunas veces Jesús llamaba a una enfermedad por su 1
nombre, como cuando le dijo al muchacho epiléptico:
"Espíritu mudo y sordo, yo te mando, sal de él, 3
y no entres más en él". Se añade que "el espí- *Nombrando las enfermedades*
ritu [el error], clamando y sacudiéndole con
violencia, salió; y él quedó como muerto" —clara eviden- 6
cia de que la dolencia no era material. Esos ejemplos
muestran las concesiones que Jesús estaba dispuesto a
hacer a la ignorancia popular acerca de las leyes espiritua- 9
les de la Vida. A menudo no daba nombre al trastorno
que él sanaba. A la hija del principal de la sinagoga, de la
cual decían que estaba muerta, pero de quien él declaró: 12
"No está muerta, sino que duerme", le dijo sencillamente:
"Niña, a ti te digo, ¡levántate!" Al enfermo que tenía
la mano seca, le dijo: "Extiende tu mano", y ésta "le fue 15
restaurada sana como la otra".

Se sabe que remedios homeopáticos, que a veces no contienen ni una partícula de medicina, alivian los síntomas 18
de la enfermedad. ¿Qué ocasiona el cambio? *La acción de la fe*
Es la fe del médico y del paciente, que reduce
los sufrimientos autoimpuestos y produce un efecto nuevo 21
sobre el cuerpo. De igual manera destruid la ilusión de
que existe placer en la embriaguez, y desaparece el deseo
de bebidas alcohólicas. Los apetitos y las enfermedades 24
residen en la mente mortal y no en la materia.

Así también la fe, cooperando con una creencia en los
efectos curativos del tiempo y de la medicación, calmará el 27
temor y cambiará la creencia de enfermedad a una de salud. Incluso la fe ciega quita padecimientos corporales por
un tiempo, pero el hipnotismo convierte tales dolencias en 30
formas nuevas y más difíciles de enfermedad. La Ciencia
de la Mente tiene que acudir en socorro para lograr una
cura radical. Entonces comprendemos el procedimiento. 33
Permanece el gran hecho de que el mal no es mente. El

1 no power, no intelligence, for God is good, and therefore
good is infinite, is All.

3   You say that certain material combinations produce
disease; but if the material body causes disease, can
Corporeal   matter cure what matter has caused? Mortal
6 combinations mind prescribes the drug, and administers it.
Mortal mind plans the exercise, and puts the body through
certain motions. No gastric gas accumulates, not a se-
9 cretion nor combination can operate, apart from the
action of mortal thought, *alias* mortal mind.

So-called mortal mind sends its despatches over its
12 body, but this so-called mind is both the service and
Automatic   message of this telegraphy. Nerves are un-
mechanism   able to talk, and matter can return no an-
15 swer to immortal Mind. If Mind is the only actor, how
can mechanism be automatic? Mortal mind perpetuates
its own thought. It constructs a machine, manages it,
18 and then calls it material. A mill at work or the action
of a water-wheel is but a derivative from, and continua-
tion of, the primitive mortal mind. Without this force
21 the body is devoid of action, and this deadness shows
that so-called mortal life is mortal mind, not matter.

Scientifically speaking, there is no mortal mind out of
24 which to make material beliefs, springing from illusion.
Mental   This misnamed mind is not an entity. It is
strength   only a false sense of matter, since matter is not
27 sensible. The one Mind, God, contains no mortal opinions. All that is real is included in this immortal Mind.

Our Master asked: "How can one enter into a strong
30 Confirmation man's house and spoil his goods, except he first
in a parable   bind the strong man?" In other words: How
can I heal the body, without beginning with so-called

mal no tiene poder ni inteligencia, porque Dios es el bien 1
y, por tanto, el bien es infinito, es Todo.

Se dice que determinadas combinaciones materiales pro- 3
ducen enfermedad; pero si el cuerpo material causa la
enfermedad, ¿puede la materia curar lo que la *Combina-*
materia ha causado? La mente mortal pres- *ciones* 6
cribe el medicamento y lo suministra. La mente *corporales*
mortal determina el ejercicio y somete al cuerpo a ciertos
movimientos. Ningún gas gástrico se acumula, ninguna 9
secreción o combinación puede operar, aparte de la acción del pensamiento mortal, alias mente mortal.

La llamada mente mortal envía sus mensajes por todo el 12
cuerpo, pero esa llamada mente es a la vez el mensajero y
el mensaje de esa telegrafía. Los nervios no *Mecanismo*
son capaces de hablar, y la materia no puede *automático* 15
dar respuesta a la Mente inmortal. Si es la Mente lo único
que actúa, ¿cómo puede ser automático el mecanismo? La
mente mortal perpetúa su propio pensamiento. Construye 18
una máquina, la maneja y luego la llama material. Un
molino en movimiento o la acción de una rueda hidráulica
no es otra cosa que un derivado de la primitiva mente mor- 21
tal y una continuación de ella. Sin esa fuerza el cuerpo
está desprovisto de acción, y esa inercia demuestra que la
llamada vida mortal es mente mortal y no materia. 24

Hablando científicamente, no hay mente mortal de la
cual producir creencias materiales, que nacen de la ilusión. Esa mal llamada mente no es una enti- *Fuerza* 27
dad. Es sólo un sentido falso de la materia, *mental*
pues la materia no tiene sensación. La única Mente, Dios,
no contiene opiniones mortales. Todo lo que es real está 30
incluido en esa Mente inmortal.

Nuestro Maestro preguntó: "¿Cómo puede alguno en-
trar en la casa del hombre fuerte, y saquear sus *Confirmación* 33
bienes, si primero no le ata?" En otras pala- *en una*
bras: ¿Cómo puedo curar el cuerpo sin empezar *parábola*
con la llamada mente mortal, que gobierna directamente 36

400 Christian Science Practice

1 mortal mind, which directly controls the body? When disease is once destroyed in this so-called mind, the fear
3 of disease is gone, and therefore the disease is thoroughly cured. Mortal mind is "the strong man," which must be held in subjection before its influence upon health
6 and morals can be removed. This error conquered, we can despoil "the strong man" of his goods, — namely, of sin and disease.

9 Mortals obtain the harmony of health, only as they forsake discord, acknowledge the supremacy of divine Mind, and abandon their material beliefs.

Eradicate
error from
thought

12 Eradicate the image of disease from the perturbed thought before it has taken tangible shape in conscious thought, *alias* the body, and you pre-
15 vent the development of disease. This task becomes easy, if you understand that every disease is an error, and has no character nor type, except what mortal mind assigns to
18 it. By lifting thought above error, or disease, and contending persistently for truth, you destroy error.

When we remove disease by addressing the disturbed
21 mind, giving no heed to the body, we prove that thought alone creates the suffering. Mortal mind

Mortal mind
controlled

rules all that is mortal. We see in the body
24 the images of this mind, even as in optics we see painted on the retina the image which becomes visible to the senses. The action of so-called mortal mind must be
27 destroyed by the divine Mind to bring out the harmony of being. Without divine control there is discord, manifest as sin, sickness, and death.

30 The Scriptures plainly declare the baneful influence of sinful thought on the body. Even our Master felt this. It is recorded that in certain localities he did not many

La práctica de la Ciencia Cristiana   400

al cuerpo? Una vez que la enfermedad es destruida en esa 1
llamada mente, desaparece el temor a la enfermedad, y,
por consiguiente, la enfermedad es sanada por completo. 3
La mente mortal es el "hombre fuerte" que tiene que ser
dominado, antes que su influencia sobre la salud y la moralidad pueda eliminarse. Una vez vencido ese error, po- 6
demos despojar al "hombre fuerte" de sus bienes —a
saber, del pecado y la enfermedad.

Los mortales alcanzan la armonía de la salud sólo a me- 9
dida que rechazan la discordancia, reconocen la supremacía de la Mente divina y abandonan sus creen-   Erradicad el
cias materiales. Erradicad del pensamiento   error del 12
perturbado la imagen de la enfermedad antes   pensamiento
que haya tomado forma tangible en el pensamiento consciente, alias el cuerpo, y evitaréis así el desarrollo de la en- 15
fermedad. Esa tarea resulta fácil, si comprendéis que toda
enfermedad es un error y que no tiene ni carácter ni clase
fuera de aquellos que le atribuya la mente mortal. Ele- 18
vando el pensamiento por encima del error, o la enfermedad, y luchando persistentemente por la verdad, destruís el
error. 21

Cuando suprimimos la enfermedad dirigiendo la palabra a la mente perturbada, sin prestarle atención al cuerpo,
probamos que es sólo el pensamiento el que   La mente 24
crea la dolencia. La mente mortal rige todo lo   mortal
que es mortal. Vemos en el cuerpo las imá-   dominada
genes de esa mente, así como en la óptica vemos pintada 27
en la retina la imagen que se hace visible a los sentidos.
La acción de la llamada mente mortal tiene que ser destruida por la Mente divina para sacar a luz la armonía del 30
ser. Sin el gobierno divino hay discordia, manifestada
como pecado, enfermedad y muerte.

Las Escrituras claramente señalan la influencia perni- 33
ciosa que los pensamientos pecaminosos tienen sobre el
cuerpo. Incluso nuestro Maestro sintió eso. Leemos que

1 mighty works "because of their unbelief" in Truth. Any
human error is its own enemy, and works against itself;
3 Mortal mind it does nothing in the right direction and much
not a healer in the wrong. If so-called mind is cherishing
evil passions and malicious purposes, it is not a healer,
6 but it engenders disease and death.

If faith in the truth of being, which you impart mentally while destroying error, causes chemicalization (as
9 Effect of   when an alkali is destroying an acid), it is be-
opposites   cause the truth of being must transform the
error to the end of producing a higher manifestation.
12 This fermentation should not aggravate the disease, but
should be as painless to man as to a fluid, since matter
has no sensation and mortal mind only feels and sees
15 materially.

What I term *chemicalization* is the upheaval produced
when immortal Truth is destroying erroneous mortal be-
18 lief. Mental chemicalization brings sin and sickness to
the surface, forcing impurities to pass away, as is the case
with a fermenting fluid.

21 The only effect produced by medicine is dependent upon
mental action. If the mind were parted from the body,
Medicine   could you produce any effect upon the brain
24 and brain   or body by applying the drug to either? Would
the drug remove paralysis, affect organization, or restore
will and action to cerebrum and cerebellum?

27 Until the advancing age admits the efficacy and supremacy of Mind, it is better for Christian Scientists to leave
Skilful   surgery and the adjustment of broken bones
30 surgery   and dislocations to the fingers of a surgeon,
while the mental healer confines himself chiefly to mental
reconstruction and to the prevention of inflammation.

en ciertas localidades no hizo muchos milagros "a causa de   1
la incredulidad de ellos" en cuanto a la Verdad. Cualquier
error humano es su propio enemigo y obra en   La mente   3
su contra; no hace nada en el sentido correcto y   mortal no es
mucho en el incorrecto. Si la llamada mente   un sanador
está alimentando malas pasiones y propósitos malévolos,   6
no es un sanador, sino que engendra enfermedad y muerte.

Si la fe en la verdad del ser, que impartís mentalmente
mientras destruís el error, produce una quimicalización   9
(como cuando un álcali está destruyendo a un   Efecto de
ácido), es porque la verdad del ser tiene que   los opuestos
transformar al error, con el fin de producir una manifesta-   12
ción más elevada. Esa fermentación no debiera agravar a
la enfermedad, sino que debiera ser tan indolora para el
hombre como lo es para un líquido, puesto que la materia   15
carece de sensación y sólo la mente mortal siente y ve
materialmente.

Lo que denomino *quimicalización* es el trastorno que se   18
produce cuando la Verdad inmortal está destruyendo la
creencia mortal errónea. La quimicalización mental saca
al pecado y a la enfermedad a la superficie, obligando a las   21
impurezas a separarse, como en el caso de un líquido
que fermenta.

El único efecto producido por la medicina depende de la   24
acción mental. Si la mente fuere separada del cuerpo,
¿podríais producir algún efecto en el cerebro o   La medicina
en el cuerpo aplicando el medicamento a cual-   y el cerebro   27
quiera de ellos? ¿Eliminaría el medicamento a la parálisis,
afectaría al organismo o restauraría la voluntad y la acción
al cerebro y al cerebelo?   30

Hasta que la época que avanza admita la eficacia y supremacía de la Mente, es mejor que los Científicos Cristianos dejen la cirugía y la compostura de los hue-   Cirugía   33
sos fracturados o dislocados en manos de un   experta
cirujano, mientras el sanador mental se ocupa principalmente de la reconstrucción mental y de la prevención de   36

402 Christian Science Practice

1 Christian Science is always the most skilful surgeon, but surgery is the branch of its healing which will be last 3 acknowledged. However, it is but just to say that the author has already in her possession well-authenticated records of the cure, by herself and her students through 6 mental surgery alone, of broken bones, dislocated joints, and spinal vertebræ.

The time approaches when mortal mind will forsake 9 its corporeal, structural, and material basis, when im-

Indestructible mortal Mind and its formations will be appre-
life of man hended in Science, and material beliefs will 12 not interfere with spiritual facts. Man is indestructible and eternal. Sometime it will be learned that mortal mind constructs the mortal body with this mind's own 15 mortal materials. In Science, no breakage nor dislocation can really occur. You say that accidents, injuries, and disease kill man, but this is not true. The life of man is 18 Mind. The material body manifests only what mortal mind believes, whether it be a broken bone, disease, or sin.

We say that one human mind can influence another and 21 in this way affect the body, but we rarely remember that

The evil of we govern our own bodies. The error, mes-
mesmerism merism — or hypnotism, to use the recent term 24 — illustrates the fact just stated. The operator would make his subjects believe that they cannot act voluntarily and handle themselves as they should do. If they yield 27 to this influence, it is because their belief is not better instructed by spiritual understanding. Hence the proof that hypnotism is not scientific; Science cannot produce 30 both disorder and order. The involuntary pleasure or pain of the person under hypnotic control is proved to be a belief without a real cause.

inflamación. La Ciencia Cristiana siempre es el cirujano   1
más hábil, pero la cirugía es el ramo de su método curativo
que será el último en ser reconocido. Sin embargo, no es   3
sino justo decir que ya obran en poder de la autora testimonios plenamente acreditados de curaciones, tanto de
huesos fracturados como de articulaciones dislocadas y de   6
vértebras, efectuadas por ella misma y por sus alumnos,
mediante la cirugía mental únicamente.

Se aproxima el momento en que la mente mortal aban-   9
done su base corpórea, estructural y material, en que la
Mente inmortal y sus formaciones sean perci-
bidas en la Ciencia y las creencias materiales   *La vida indestructible*   12
no obstaculicen las realidades espirituales. El   *del hombre*
hombre es indestructible y eterno. Algún día se sabrá que
la mente mortal construye el cuerpo mortal con los ma-   15
teriales mortales propios de esa mente. En la Ciencia,
ninguna fractura ni dislocación puede realmente ocurrir.
Decís que los accidentes, las lesiones y las enfermedades   18
matan al hombre, pero eso no es cierto. La vida del
hombre es la Mente. El cuerpo material manifiesta sólo lo
que la mente mortal cree, ya sea un hueso fracturado, una   21
enfermedad o un pecado.

Decimos que una mente humana puede influir a otra y
de esa manera afectar al cuerpo, pero rara vez recordamos   24
que gobernamos nuestro propio cuerpo. El   *El mal del*
error, el mesmerismo —o hipnotismo, para usar   *mesmerismo*
el término más reciente— ilustra el hecho que acabamos   27
de exponer. El hipnotizador quisiera hacer creer a sus sujetos que no pueden obrar por su propia voluntad y condu-
cirse como debieran. Si se someten a esa influencia, es   30
porque su creencia no está adecuadamente instruida por la
comprensión espiritual. De ahí la prueba que el hipnotismo no sea científico; la Ciencia no puede producir igual-   33
mente el desorden y el orden. Se ha demostrado que el
placer o el dolor involuntarios de la persona sometida al
dominio hipnótico es una creencia sin causa real.   36

1   So the sick through their beliefs have induced their own
diseased conditions. The great difference between vol-
3   Wrong-doer   untary and involuntary mesmerism is that vol-
should suffer   untary mesmerism is induced consciously and
should and does cause the perpetrator to suffer, while self-
6   mesmerism is induced unconsciously and by his mistake
a man is often instructed. In the first instance it is understood that the difficulty is a mental illusion, while in the
9   second it is believed that the misfortune is a material effect.
The human mind is employed to remove the illusion in
one case, but matter is appealed to in the other. In real-
12   ity, both have their origin in the human mind, and can be
healed only by the divine Mind.

You command the situation if you understand that
15   mortal existence is a state of self-deception and not the
Error's power   truth of being. Mortal mind is constantly
imaginary   producing on mortal body the results of false
18   opinions; and it will continue to do so, until mortal
error is deprived of its imaginary powers by Truth,
which sweeps away the gossamer web of mortal illusion.
21   The most Christian state is one of rectitude and spiritual understanding, and this is best adapted for healing the sick. Never conjure up some new discovery from
24   dark forebodings regarding disease and then acquaint
your patient with it.

The mortal so-called mind produces all that is unlike
27   the immortal Mind. The human mind determines the
Disease-   nature of a case, and the practitioner improves
production   or injures the case in proportion to the truth
30   or error which influences his conclusions. The mental
conception and development of disease are not understood by the patient, but the physician should be familiar

Es así que los enfermos, por sus creencias, han causado
sus propias condiciones enfermizas. La gran diferencia
entre el mesmerismo voluntario y el involuntario es que el mesmerismo voluntario es producido conscientemente y debiera causar y sí

Quien obra mal debiera sufrir

causa sufrimiento al perpetrador, mientras que el automes-
merismo se produce inconscientemente y, a menudo, el
hombre aprende por sus propios errores. En el primer
caso se comprende que la dificultad es una ilusión mental,
mientras que en el segundo se cree que el infortunio es un
efecto material. En un caso se emplea la mente humana
para suprimir la ilusión, mas en el otro se apela a la materia. En realidad, ambos tienen su origen en la mente humana, y pueden ser sanados sólo por la Mente divina.

Domináis la situación si entendéis que la existencia
mortal es un estado de autoengaño y no la verdad del ser.
La mente mortal está produciendo constantemente en el cuerpo mortal los resultados de
opiniones falsas; y continuará haciéndolo, hasta

El poder del error es imaginario

que el error mortal sea privado de sus poderes imaginarios
por la Verdad, la cual barre la telaraña de ilusión mortal.
El estado más cristiano es el de rectitud y de comprensión
espiritual, y ése es el más apropiado para sanar a los enfermos. No evoquéis jamás de presagios sombríos acerca
de la enfermedad ningún descubrimiento nuevo, para
luego informarlo a vuestro paciente.

La llamada mente mortal produce todo lo que es desemejante a la Mente inmortal. La mente humana determina la naturaleza de un caso, y el practicista
mejora o perjudica el caso en la proporción en
que la verdad o el error influya sus conclusio-

Lo que produce la enfermedad

nes. El origen y el desarrollo mentales de la enfermedad
no son comprendidos por el paciente, pero el sanador de-

1 with mental action and its effect in order to judge the case
according to Christian Science.

3   If a man is an inebriate, a slave to tobacco, or the special
servant of any one of the myriad forms of sin, meet and

Appetites to   destroy these errors with the truth of being, —
6 be abandoned   by exhibiting to the wrong-doer the suffering
which his submission to such habits brings, and by convincing him that there is no real pleasure in false appe-
9 tites. A corrupt mind is manifested in a corrupt body.
Lust, malice, and all sorts of evil are diseased beliefs, and
you can destroy them only by destroying the wicked
12 motives which produce them. If the evil is over in the
repentant mortal mind, while its effects still remain on the
individual, you can remove this disorder as God's law is
15 fulfilled and reformation cancels the crime. The healthy
sinner is the hardened sinner.

The temperance reform, felt all over our land, results
18 from metaphysical healing, which cuts down every tree

Temperance   that brings not forth good fruit. This con-
reform   viction, that there is no real pleasure in sin,
21 is one of the most important points in the theology of
Christian Science. Arouse the sinner to this new and
true view of sin, show him that sin confers no pleasure,
24 and this knowledge strengthens his moral courage and
increases his ability to master evil and to love good.

Healing the sick and reforming the sinner are one and
27 the same thing in Christian Science. Both cures require
the same method and are inseparable in Truth.

Sin or fear
the root of   Hatred, envy, dishonesty, fear, and so forth,
30 sickness   make a man sick, and neither material medicine nor Mind can help him permanently, even in body,
unless it makes him better mentally, and so delivers him

La práctica de la Ciencia Cristiana   404

biera conocer la acción mental y sus efectos, a fin de juzgar   1
el caso de acuerdo con la Ciencia Cristiana.

Si alguien es adicto a la bebida, un esclavo del tabaco o el   3
sirviente especial de cualquiera de las innumerables formas de pecado, encarad y destruid esos errores

con la verdad del ser —haciéndole ver, al que   6
hace mal, el sufrimiento que ocasiona la sumisión a tales hábitos y convenciéndole que no existe placer
real en falsos apetitos. Una mente corrupta se manifies-   9
ta en un cuerpo corrupto. La lujuria, la maldad y el mal
en todas sus formas, son creencias enfermizas, y sólo podéis vencerlas destruyendo los móviles perversos que las   12
producen. Si el mal ha cesado en la mente mortal arrepen-
tida, en tanto que sus efectos aún continúan en el individuo, podéis quitar ese trastorno a medida que la ley de   15
Dios se cumpla y la reforma borre el delito. El pecador
sano es el pecador empedernido.

Los apetitos han de abandonarse

La reforma antialcohólica, que se extiende por todo   18
nuestro país, es el resultado de la curación metafísica, que
corta todo árbol que no da buen fruto. Esta
convicción, de que no hay placer real en el pe-   21
cado, es uno de los puntos más importantes en
la teología de la Ciencia Cristiana. Despertad al pecador a
ese nuevo y verdadero punto de vista acerca del pecado,   24
mostradle que el pecado no da ningún placer, y ese conocimiento fortalece su valor moral y aumenta su habilidad
para vencer el mal y amar el bien.   27

Reforma anti- alcohólica

Sanar al enfermo y reformar al pecador es una misma
cosa en la Ciencia Cristiana. Ambas curaciones requieren
el mismo método y son inseparables en la Ver-   30
dad. El odio, la envidia, la improbidad, el temor y otras propensiones similares enferman al
hombre, y ni la medicina material ni la Mente pueden ayu-   33
darlo de modo permanente, ni siquiera en el cuerpo, a no
ser que lo mejoren mentalmente, librándolo así de sus des-

Pecado o temor, raíz de la enfermedad

1 from his destroyers. The basic error is mortal mind.
Hatred inflames the brutal propensities. The indulgence
3 of evil motives and aims makes any man, who is above the
lowest type of manhood, a hopeless sufferer.

Christian Science commands man to master the pro-
6 pensities, — to hold hatred in abeyance with kindness,
Mental to conquer lust with chastity, revenge with
conspirators charity, and to overcome deceit with hon-
9 esty. Choke these errors in their early stages, if you
would not cherish an army of conspirators against
health, happiness, and success. They will deliver you
12 to the judge, the arbiter of truth against error. The
judge will deliver you to justice, and the sentence of
the moral law will be executed upon mortal mind and
15 body. Both will be manacled until the last farthing
is paid, — until you have balanced your account with
God. "Whatsoever a man soweth, that shall he also
18 reap." The good man finally can overcome his fear of
sin. This is sin's necessity, — to destroy itself. Immortal man demonstrates the government of God, good,
21 in which is no power to sin.

It were better to be exposed to every plague on earth
than to endure the cumulative effects of a guilty con-
24 Cumulative science. The abiding consciousness of wrong-
repentance doing tends to destroy the ability to do right.
If sin is not regretted and is not lessening, then it is
27 hastening on to physical and moral doom. You are conquered by the moral penalties you incur and the ills they
bring. The pains of sinful sense are less harmful than its
30 pleasures. Belief in material suffering causes mortals to
retreat from their error, to flee from body to Spirit, and
to appeal to divine sources outside of themselves.

La práctica de la Ciencia Cristiana   405

tructores. El error básico es la mente mortal. El odio in- 1
flama las propensiones bestiales. La complacencia en móviles y propósitos malos transforma a cualquier hombre 3
que sea superior al tipo más bajo de humanidad, en
víctima de sufrimientos desesperados.

La Ciencia Cristiana ordena al hombre a dominar las 6
propensiones —refrenar el odio con la bondad, vencer la
lujuria con la castidad, la venganza con el

amor, y superar el engaño con la honradez. So-

focad esos errores en sus primeras etapas si no

Conspiradores mentales 9

queréis albergar a un ejército de conspiradores contra la
salud, la felicidad y el buen éxito. Ellos os entregarán al 12
juez, el árbitro de la verdad contra el error. El juez os
entregará a la justicia, y la sentencia de la ley moral fallará
en contra de la mente y el cuerpo mortales. Ambos serán 15
maniatados hasta que se pague el último cuadrante —
hasta que saldéis vuestra cuenta con Dios. "Todo lo que el
hombre sembrare, eso también segará". El hombre bueno 18
puede vencer finalmente su temor al pecado. Ésta es la necesidad del pecado: destruirse a sí mismo. El hombre inmortal demuestra el gobierno de Dios, el bien, en el cual 21
no existe facultad para pecar.

Mejor fuera estar expuesto a todas las plagas de la tierra
que sufrir los efectos cumulativos de una conciencia llena 24
de remordimientos. El estar consciente continuamente de que se está haciendo el mal tiende
a destruir la habilidad de hacer el bien. Si el

Arrepentimiento acumulativo 27

pecado no se deplora y no disminuye, entonces os va preci-
pitando a la ruina física y moral. Sois vencidos por las
penas morales en que incurrís y los males que éstas acarre- 30
an. Los padecimientos del sentido pecaminoso son menos
dañinos que sus placeres. La creencia en el sufrimiento
material hace que los mortales se aparten de su error, que 33
huyan del cuerpo hacia el Espíritu y recurran a fuentes divinas que se encuentran fuera de ellos mismos.

1   The Bible contains the recipe for all healing. "The
leaves of the tree were for the healing of the nations."

3   The leaves   Sin and sickness are both healed by the same
of healing   Principle. The tree is typical of man's divine
Principle, which is equal to every emergency, offering
6   full salvation from sin, sickness, and death. Sin will
submit to Christian Science when, in place of modes and
forms, the power of God is understood and demonstrated
9   in the healing of mortals, both mind and body. "Perfect Love casteth out fear."

The Science of being unveils the errors of sense, and
12   spiritual perception, aided by Science, reaches Truth.
Sickness   Then error disappears. Sin and sickness will
will abate   abate and seem less real as we approach the
15   scientific period, in which mortal sense is subdued and
all that is unlike the true likeness disappears. The moral
man has no fear that he will commit a murder, and he
18   should be as fearless on the question of disease.

Resist evil — error of every sort — and it will flee from
you. Error is opposed to Life. We can, and ultimately
21   Resist to   shall, so rise as to avail ourselves in every direc-
the end   tion of the supremacy of Truth over error, Life
over death, and good over evil, and this growth will go
24   on until we arrive at the fulness of God's idea, and no
more fear that we shall be sick and die. Inharmony of
any kind involves weakness and suffering, — a loss of
27   control over the body.

The depraved appetite for alcoholic drinks, tobacco,
tea, coffee, opium, is destroyed only by Mind's mastery
30   Morbid   of the body. This normal control is gained
cravings   through divine strength and understanding.
There is no enjoyment in getting drunk, in becoming a

La práctica de la Ciencia Cristiana   406

La Biblia contiene la receta para toda curación. "Las hojas del árbol eran para la sanidad de las naciones". Tanto el pecado como la enfermedad se sanan *Las hojas sanadoras* por el mismo Principio. El árbol simboliza al Principio divino del hombre, y ese Principio es suficiente para cualquier emergencia, ofreciendo salvación plena del pecado, la enfermedad y la muerte. El pecado se someterá a la Ciencia Cristiana cuando los modos y las formas den lugar a la comprensión y demostración del poder de Dios en la curación de los mortales, tanto en el cuerpo como en la mente. "El perfecto Amor echa fuera el temor".

La Ciencia del ser quita el velo a los errores de los sentidos, y la percepción espiritual, ayudada por la Ciencia, llega a la Verdad. Entonces desaparece el error. El pecado y la enfermedad disminuirán *La enfermedad disminuirá* y parecerán menos reales a medida que nos aproximemos al período científico, en el cual el sentido mortal será subyugado y desaparecerá todo lo que sea desemejante a la verdadera semejanza. El hombre moral no tiene temor de que cometerá un asesinato, y debiera estar igualmente libre de temor en cuanto a la enfermedad.

Resistid el mal —toda clase de error— y huirá de vosotros. El error se opone a la Vida. Podemos elevarnos, y finalmente nos elevaremos, a tal punto que nos *Resistid hasta el fin* valdremos, en toda dirección, de la supremacía de la Verdad sobre el error, de la Vida sobre la muerte y del bien sobre el mal, y ese crecimiento continuará hasta que lleguemos a la plenitud de la idea de Dios y ya no temamos que habremos de enfermar y morir. Toda falta de armonía entraña debilidad y sufrimiento —una pérdida de dominio sobre el cuerpo.

El gusto depravado por bebidas alcohólicas, tabaco, té, café u opio se destruye sólo por el dominio de la Mente sobre el cuerpo. Ese dominio normal se adquiere mediante fortaleza y comprensión divinas. *Apetitos morbosos* No hay placer en emborracharse, entontecerse o ha-

1 fool or an object of loathing; but there is a very sharp
remembrance of it, a suffering inconceivably terrible to
3 man's self-respect. Puffing the obnoxious fumes of tobacco, or chewing a leaf naturally attractive to no creature except a loathsome worm, is at least disgusting.

6   Man's enslavement to the most relentless masters —
passion, selfishness, envy, hatred, and revenge — is con-

Universal   quered only by a mighty struggle. Every
9 panacea   hour of delay makes the struggle more severe.
If man is not victorious over the passions, they crush
out happiness, health, and manhood. Here Christian
12 Science is the sovereign panacea, giving strength to the
weakness of mortal mind, — strength from the immortal
and omnipotent Mind, — and lifting humanity above
15 itself into purer desires, even into spiritual power and
good-will to man.

Let the slave of wrong desire learn the lessons of Chris-
18 tian Science, and he will get the better of that desire,
and ascend a degree in the scale of health, happiness,
and existence.

21   If delusion says, "I have lost my memory," contradict it. No faculty of Mind is lost. In Science, all

Immortal   being is eternal, spiritual, perfect, harmoni-
24 memory   ous in every action. Let the perfect model be
present in your thoughts instead of its demoralized opposite. This spiritualization of thought lets in the light,
27 and brings the divine Mind, Life not death, into your
consciousness.

There are many species of insanity. All sin is insan-
30 Sin a form   ity in different degrees. Sin is spared from
   of insanity   this classification, only because its method of
madness is in consonance with common mortal belief.

cerse objeto de repugnancia; sino que queda un agudo re-   1
cuerdo, un sufrimiento inconcebiblemente terrible para la
dignidad del hombre. Lanzar bocanadas del detestable   3
humo del tabaco, o mascar una hoja que no atrae naturalmente a ninguna criatura excepto a un asqueroso gusano,
es, al menos, repugnante.   6

La esclavitud del hombre a los amos más crueles —la
pasión, el egoísmo, la envidia, el odio y la venganza— se
vence sólo mediante una lucha enorme. Toda   Panacea   9
hora de atraso hace la lucha más severa. Si el   universal
hombre no triunfa sobre las pasiones, destruyen su felicidad, su salud y su condición de hombre. Aquí la Ciencia   12
Cristiana es la panacea soberana, dando fuerza a la debilidad de la mente mortal —fuerza que emana de la Mente
inmortal y omnipotente— y elevando a la humanidad por   15
encima de sí misma hacia deseos más puros, sí, hacia el
poder espiritual y la buena voluntad para con los hombres.

Cuando el esclavo de deseos erróneos aprenda las lec-   18
ciones de la Ciencia Cristiana, dominará esos deseos y as-
cenderá un tanto en la escala de la salud, la felicidad y la
existencia.   21

Si el engaño dice: "He perdido la memoria", contra-
decidlo. Ninguna facultad de la Mente se pierde. En la
Ciencia, todo el ser es eterno, espiritual, per-   La memoria   24
fecto, armonioso en toda acción. Dejad que el   es inmortal
modelo perfecto, en lugar de su opuesto desmoralizado,
esté presente en vuestros pensamientos. Esa espiritualiza-   27
ción del pensamiento deja entrar a la luz y hace que estéis
conscientes de la Mente divina, de la Vida y no de la
muerte.   30

Hay muchas formas de demencia. Todo pe-   El pecado es
cado es demencia en diferentes grados. El pe-   una forma de
cado se escapa de esa clasificación sólo porque   demencia   33
su método de locura está en consonancia con la creencia

1 Every sort of sickness is error, — that is, sickness is
loss of harmony. This view is not altered by the fact
3 that sin is worse than sickness, and sickness is not acknowledged nor discovered to be error by many who are
sick.

6   There is a universal insanity of so-called health, which
mistakes fable for fact throughout the entire round of the
material senses, but this general craze cannot, in a scien-
9 tific diagnosis, shield the individual case from the special
name of insanity. Those unfortunate people who are
committed to insane asylums are only so many distinctly
12 defined instances of the baneful effects of illusion on mortal minds and bodies.

      The supposition that we can correct insanity by the use
15 of purgatives and narcotics is in itself a mild species of
Drugs and   insanity. Can drugs go of their own accord
brain-lobes   to the brain and destroy the so-called inflam-
18 mation of disordered functions, thus reaching mortal
mind through matter? Drugs do not affect a corpse, and
Truth does not distribute drugs through the blood, and
21 from them derive a supposed effect on intelligence and sentiment. A dislocation of the tarsal joint would produce
insanity as perceptibly as would congestion of the brain,
24 were it not that mortal mind thinks that the tarsal joint is
less intimately connected with the mind than is the brain.
Reverse the belief, and the results would be perceptibly
27 different.

      The unconscious thought in the corporeal substra-
tum of brain produces no effect, and that condition of
30 Matter and   the body which we call sensation in matter
animate error is unreal. Mortal mind is ignorant of itself, — ignorant of the errors it includes and of their

mortal común. Toda clase de enfermedad es error —es de-   1
cir, la enfermedad es pérdida de armonía. Ese punto de
vista no es alterado por el hecho de que el pecado es peor   3
que la enfermedad y que muchos que están enfermos no
reconocen ni descubren siquiera que la enfermedad es un
error.   6

Existe una demencia universal de la llamada salud, que
confunde la fábula con la realidad en todo lo que atañe a
los sentidos materiales, pero esa locura general no puede,   9
en un diagnóstico científico, proteger el caso individual
contra el nombre específico de demencia. Los desventura-
dos que han sido internados en manicomios no son sino   12
tantos ejemplos, claramente definidos, de los efectos dañinos de la ilusión sobre las mentes y cuerpos mortales.

La suposición de que podemos remediar la demencia   15
empleando purgantes y narcóticos es, en sí misma, una
leve forma de demencia. ¿Pueden las medi-   Las medicinas ir espontáneamente al cerebro y destruir   cinas y los
lóbulos   18
la llamada inflamación de funciones trastorna-   cerebrales
das, llegando así a la mente mortal por medio de la materia? Las medicinas no surten efecto en un cadáver, y la   21
Verdad no distribuye medicinas a través de la sangre y no
deriva de ellas un supuesto efecto sobre la inteligencia y
los sentimientos. Una dislocación del tarso produciría la   24
demencia tan perceptiblemente como lo haría una congestión cerebral, si no fuera que la mente mortal piensa que la
relación entre el tarso y la mente es menos íntima que la   27
que existe entre la mente y el cerebro. Inviértase la creencia, y los resultados serían perceptiblemente diferentes.

El pensamiento inconsciente que radica en el substrato   30
corpóreo del cerebro no produce efecto alguno,   La materia
y aquel estado del cuerpo que denominamos   y el error
animado
sensación en la materia es irreal. La mente   33
mortal no se conoce a sí misma —no conoce los errores

1 effects. Intelligent matter is an impossibility. You
may say: "But if disease obtains in matter, why do
3 you insist that disease is formed by mortal mind and
not by matter?" *Mortal mind* and body combine as
one, and the nearer matter approaches its final state-
6 ment, — animate error called nerves, brain, mind, — the
more prolific it is likely to become in sin and disease-
beliefs.

9   Unconscious mortal mind — *alias* matter, brain — cannot dictate terms to consciousness nor say, "I am sick."
Dictation   The belief, that the unconscious substratum
12 of error   of mortal mind, termed the body, suffers and
reports disease independently of this so-called conscious
mind, is the error which prevents mortals from knowing
15 how to govern their bodies.

The so-called conscious mortal mind is believed to be
superior to its unconscious substratum, matter, and
18 So-called   the stronger never yields to the weaker, ex-
superiority   cept through fear or choice. The animate
should be governed by God alone. The real man is
21 spiritual and immortal, but the mortal and imperfect
so-called "children of men" are counterfeits from the
beginning, to be laid aside for the pure reality. This
24 mortal is put off, and the new man or real man is put
on, in proportion as mortals realize the Science of man
and seek the true model.

27   We have no right to say that life depends on matter
now, but will not depend on it after death. We cannot
Death no   spend our days here in ignorance of the Science
30 benefactor   of Life, and expect to find beyond the grave
a reward for this ignorance. Death will not make us
harmonious and immortal as a recompense for ignorance.

que ella encierra y los efectos que éstos producen. Es im- 1
posible que la materia sea inteligente. Tal vez digáis:
"Pero si la enfermedad existe en la materia, ¿por qué 3
insiste usted en que la enfermedad la produce la mente
mortal y no la materia?" La *mente mortal* y el cuerpo se
combinan en uno, y cuanto más se acerca la materia a su 6
manifestación final —el error animado, llamado nervios,
cerebro, mente— tanto más probable es que sea más prolífica en pecado y en creencias de enfermedad. 9

La mente mortal inconsciente —alias materia, o cerebro— no es capaz de imponer condiciones a la consciencia
ni decir: "Estoy enferma". La creencia de que   Imposiciones 12
el substrato inconsciente de la mente mortal,   del error
denominado cuerpo, padece y anuncia la enfermedad con
independencia de esa llamada mente consciente, es el 15
error que impide que los mortales sepan gobernar su
cuerpo.

Se supone que la llamada mente mortal consciente es 18
superior a su substrato inconsciente, la materia, y lo más
fuerte jamás se somete a lo más débil, excepto   Supuesta
por temor o libre albedrío. Lo viviente debiera   superioridad 21
ser gobernado solamente por Dios. El hombre real es espiritual e inmortal; pero los llamados "hijos de los hombres", mortales e imperfectos, son contrahechuras desde el 24
comienzo, que habrán de desecharse a cambio de la realidad pura. A medida que los mortales comprendan la
Ciencia del hombre y busquen el modelo verdadero, se 27
despojarán de lo mortal y se revestirán del hombre nuevo,
u hombre verdadero.

No tenemos derecho a decir que la vida depende de la 30
materia ahora, pero que no dependerá de ella después de
la muerte. No podemos pasar aquí nuestros
días en ignorancia de la Ciencia de la Vida y   La muerte
no es 33
esperar que hemos de encontrar allende la tum-   bienhechora
ba un premio por esa ignorancia. La muerte no nos hará
armoniosos e inmortales en recompensa de la ignorancia. 36

410 Christian Science Practice

1 If here we give no heed to Christian Science, which is spiritual and eternal, we shall not be ready for spiritual
3 Life hereafter.

"This is life eternal," says Jesus, — *is,* not *shall be;* and then he defines everlasting life as a present knowledge
6 Life eternal of his Father and of himself, — the knowledge
and present of Love, Truth, and Life. "This is life eternal, that they might know Thee, the only true God, and
9 Jesus Christ, whom Thou hast sent." The Scriptures say, "Man shall not live by bread *alone,* but by every word that proceedeth out of the mouth of God," show-
12 ing that Truth is the actual life of man; but mankind objects to making this teaching practical.

Every trial of our faith in God makes us stronger.
15 The more difficult seems the material condition to be
Love casteth overcome by Spirit, the stronger should be our
out fear faith and the purer our love. The Apostle
18 John says: "There is no fear in Love, but perfect Love casteth out fear. . . . He that feareth is not made perfect in Love." Here is a definite and inspired proclama-
21 tion of Christian Science.

MENTAL TREATMENT ILLUSTRATED

The Science of mental practice is susceptible of no
24 misuse. Selfishness does not appear in the practice of
Be not Truth or Christian Science. If mental prac-
afraid tice is abused or is used in any way except to
27 promote right thinking and doing, the power to heal mentally will diminish, until the practitioner's healing ability is wholly lost. Christian scientific practice be-
30 gins with Christ's keynote of harmony, "Be not afraid!"

Si aquí no prestamos atención a la Ciencia Cristiana, que   1
es espiritual y eterna, no estaremos preparados para la
Vida espiritual en el más allá.   3

"Esta es la vida eterna", dice Jesús —dice que *es*, no que
será— y luego define la vida eterna como el conocimiento
actual de su Padre y de sí mismo —el conoci-   6
miento del Amor, la Verdad y la Vida. "Esta es   La vida es
la vida eterna: que Te conozcan a Ti, el único   eterna y
presente
Dios verdadero, y a Jesucristo, a quien has enviado". Las   9
Escrituras dicen: "No *sólo* de pan vivirá el hombre, sino de
toda palabra que sale de la boca de Dios", lo que muestra
que la Verdad es la vida verdadera del hombre; mas la hu-   12
manidad se resiste a llevar a la práctica esa enseñanza.

Cada prueba de nuestra fe en Dios nos hace más fuertes. Cuanto más difícil parezca la circunstancia material   15
que deba vencer el Espíritu, tanto más fuerte   El Amor
debiera ser nuestra fe y tanto más puro nues-   echa fuera
el temor
tro amor. El Apóstol Juan dice: "En el Amor   18
no hay temor, sino que el perfecto Amor echa fuera el
temor.... El que teme, no ha sido perfeccionado en el
Amor". He aquí una proclamación concreta e inspirada   21
de Ciencia Cristiana.

ILUSTRACIÓN DEL TRATAMIENTO MENTAL

La Ciencia de la práctica mental no es susceptible de   24
usos indebidos. No cabe egoísmo en la práctica de la Verdad o de la Ciencia Cristiana. Si se hace uso
indebido de la práctica mental, o si se la usa   No temáis
27
con fines que no sean los de fomentar la manera correcta
de pensar y obrar, el poder de curar mentalmente disminuirá a tal punto que la habilidad curativa del practicista   30
se pierde por completo. La práctica científica y cristiana

411 Christian Science Practice

1 Said Job: "The thing which I greatly feared is come
upon me."

3   My first discovery in the student's practice was this:
If the student silently called the disease by name, when

Naming   he argued against it, as a general rule the body
6 diseases   would respond more quickly, — just as a person replies more readily when his name is spoken; but
this was because the student was not perfectly attuned to
9 divine Science, and needed the arguments of truth for
reminders. If Spirit or the power of divine Love bear
witness to the truth, this is the ultimatum, the scientific
12 way, and the healing is instantaneous.

   It is recorded that once Jesus asked the name of a disease, — a disease which moderns would call *dementia.*

15 Evils cast   The demon, or evil, replied that his name was
out   Legion. Thereupon Jesus cast out the evil,
and the insane man was changed and straightway be-
18 came whole. The Scripture seems to import that Jesus
caused the evil to be self-seen and so destroyed.

   The procuring cause and foundation of all sickness is
21 fear, ignorance, or sin. Disease is always induced by a

Fear as the   false sense mentally entertained, not destroyed.
foundation   Disease is an image of thought externalized.
24 The mental state is called a material state. Whatever
is cherished in mortal mind as the physical condition is
imaged forth on the body.

27   Always begin your treatment by allaying the fear
of patients. Silently reassure them as to their exemp-

Unspoken   tion from disease and danger. Watch the re-
30 pleading   sult of this simple rule of Christian Science,
and you will find that it alleviates the symptoms of every
disease. If you succeed in wholly removing the fear,

La práctica de la Ciencia Cristiana   411

comienza con la nota tónica de armonía de Cristo: "¡No 1
temáis!" Job dijo: "Me ha acontecido lo que yo temía".

  Mi primer descubrimiento respecto a la práctica de mis 3
alumnos fue éste: Si el alumno llamaba silenciosamente la
enfermedad por su nombre al argumentar con-
tra ella, el cuerpo, por regla general, respondía   *Nombrando las enfer-* 6
con mayor prontitud —como cuando alguien   *medades*
responde más pronto al oír su nombre; empero, eso se
debía a que el alumno no estaba perfectamente a tono con 9
la Ciencia divina y necesitaba de los argumentos de la verdad como recordatorios. Si el Espíritu o el poder del
Amor divino da testimonio de la verdad, éste es el ultimá- 12
tum, el procedimiento científico, y la curación es instantánea.

  Leemos que Jesús preguntó en cierta ocasión el nombre 15
de una enfermedad —enfermedad que los modernos lla-
marían demencia. El demonio, o el mal, con-   *Males echa-*
testó que su nombre era Legión. En seguida   *dos fuera* 18
Jesús echó fuera el mal, y el demente fue transformado y
sanó al instante. Las Escrituras parecen dar a entender
que Jesús hizo que el mal se viera a sí mismo y así se 21
destruyera.

  La causa promotora y base de toda enfermedad es el temor, la ignorancia o el pecado. La enfermedad siempre es 24
producida por un concepto falso que se abriga   *El temor*
mentalmente y no se ha destruido. La enferme-   *como base*
dad es una imagen de pensamiento exteriorizada. El es- 27
tado mental es llamado estado material. Todo lo que se
abrigue en la mente mortal como condición física se manifiesta en el cuerpo. 30

  Comenzad siempre vuestro tratamiento apaciguando el
temor de los pacientes. En silencio aseguradles de su inmunidad de enfermedad y peligro. Observad el   *Argumentos* 33
resultado de esa regla sencilla de la Ciencia   *no pronun-*
Cristiana, y encontraréis que alivia los sínto-   *ciados*
mas de toda enfermedad. Si lográis eliminar el temor 36

1 your patient is healed. The great fact that God lovingly
governs all, never punishing aught but sin, is your stand-
3 point, from which to advance and destroy the human fear
of sickness. Mentally and silently plead the case scientifically for Truth. You may vary the arguments to meet
6 the peculiar or general symptoms of the case you treat,
but be thoroughly persuaded in your own mind concerning the truth which you think or speak, and you will be
9 the victor.

You may call the disease by name when you mentally
deny it; but by naming it audibly, you are liable under
12 Eloquent   some circumstances to impress it upon the
silence   thought. The power of Christian Science and
divine Love is omnipotent. It is indeed adequate to un-
15 clasp the hold and to destroy disease, sin, and death.

To prevent disease or to cure it, the power of Truth,
of divine Spirit, must break the dream of the material
18 Insistence   senses. To heal by argument, find the type
requisite   of the ailment, get its name, and array your
mental plea against the physical. Argue at first men-
21 tally, not audibly, that the patient has no disease, and
conform the argument so as to destroy the evidence of
disease. Mentally insist that harmony is the fact, and
24 that sickness is a temporal dream. Realize the presence
of health and the fact of harmonious being, until the
body corresponds with the normal conditions of health
27 and harmony.

If the case is that of a young child or an infant, it needs
to be met mainly through the parent's thought, silently
30 The cure   or audibly on the aforesaid basis of Christian
of infants   Science. The Scientist knows that there can
be no hereditary disease, since matter is not intelligent

por completo, vuestro paciente queda sano. La gran ver- 1
dad de que Dios lo gobierna todo afectuosamente y nunca
castiga nada excepto el pecado es vuestro punto de partida, 3
desde el cual avanzar y destruir el temor humano a la enfermedad. Mental y silenciosamente abogad por el caso de
una manera científica en favor de la Verdad. Podéis variar 6
los argumentos para hacer frente a los síntomas peculiares
o generales del caso que tratéis, pero estad persuadidos cabalmente en vuestra propia mente de la verdad que pen- 9
séis o digáis, y saldréis victoriosos.

Podéis llamar la enfermedad por su nombre cuando la
neguéis mentalmente; pero al nombrarla en voz alta estáis 12
expuestos, en ciertas circunstancias, a grabarla   Silencio
en el pensamiento. El poder de la Ciencia Cris-   elocuente
tiana y del Amor divino es omnipotente. Es de veras ade- 15
cuado para soltar la presa de la enfermedad, del pecado y
de la muerte y destruirlos.

Para evitar la enfermedad o para curarla, el poder de la 18
Verdad, el del Espíritu divino, tiene que romper el sueño
de los sentidos materiales. Para curar por me-   La insistencia
dio de argumentos, determinad la clase de la   es un 21
dolencia, averiguad su nombre y dirigid vues-   requisito
tros argumentos mentales en contra de lo corpóreo. Al comienzo argüid mental, no audiblemente, que el paciente 24
no tiene enfermedad, y ajustad el argumento de modo que
destruya el testimonio de la enfermedad. Insistid mentalmente en que la armonía es la realidad y que la enferme- 27
dad es un sueño temporal. Percibid la presencia de la salud y la realidad del ser armonioso, hasta que el cuerpo
corresponda a las condiciones normales de la salud y 30
armonía.

Si se trata de un niño pequeño o una criatura, es necesario atender el caso principalmente por medio del pensa- 33
miento de la madre o del padre, ya sea silenciosa o audiblemente, sobre la base antes mencio-   La curación
nada de la Ciencia Cristiana. El Científico sabe   de las
                                                   criaturas 36
que no puede haber enfermedad hereditaria, puesto que

1 and cannot transmit good or evil intelligence to man, and
God, the only Mind, does not produce pain in matter.
3 The act of yielding one's thoughts to the undue contemplation of physical wants or conditions induces those very
conditions. A single requirement, beyond what is neces-
6 sary to meet the simplest needs of the babe is harmful.
Mind regulates the condition of the stomach, bowels, and
food, the temperature of children and of men, and matter
9 does not. The wise or unwise views of parents and other
persons on these subjects produce good or bad effects on
the health of children.

12   The daily ablutions of an infant are no more natural
nor necessary than would be the process of taking a fish
Ablutions for   out of water every day and covering it with dirt
15 cleanliness   in order to make it thrive more vigorously in its
own element. "Cleanliness is next to godliness," but
washing should be only for the purpose of keeping the
18 body clean, and this can be effected without scrubbing the
whole surface daily. Water is not the natural habitat of
humanity. I insist on bodily cleanliness within and with-
21 out. I am not patient with a speck of dirt; but in caring
for an infant one need not wash his little body all over each
day in order to keep it sweet as the new-blown flower.

24   Giving drugs to infants, noticing every symptom of
flatulency, and constantly directing the mind to such
Juvenile   signs, — that mind being laden with illusions
27 ailments   about disease, health-laws, and death, — these
actions convey mental images to children's budding
thoughts, and often stamp them there, making it probable
30 at any time that such ills may be reproduced in the very
ailments feared. A child may have worms, if you say so,
or any other malady, timorously held in the beliefs con-

la materia no es inteligente y no puede trasmitir inteligen-   1
cia buena o mala al hombre, y que Dios, la Mente única,
no produce dolor en la materia. El acto de someter nues-   3
tros pensamientos a una contemplación indebida de las
exigencias o condiciones corporales produce esas condiciones mismas. Un solo requisito que exceda lo estricta-   6
mente necesario para satisfacer las necesidades más simples del bebé es perjudicial. La Mente regula el estado del
estómago, de los intestinos y del alimento, así como la tem-   9
peratura de niños y adultos, y la materia no lo hace. Las
opiniones prudentes o imprudentes de los padres y otras
personas sobre esos asuntos producen buenos o malos   12
efectos en la salud de los niños.

Bañar diariamente a una criatura no es más natural ni
necesario de lo que sería el procedimiento de sacar un pez   15
del agua todos los días y cubrirlo de tierra a fin
de desarrollarlo con mayor vigor en su propio   Baños
                                                 de aseo
elemento. "La limpieza es pariente de lo divino", pero el   18
lavarse debiera tener por único fin mantener limpio el
cuerpo, y eso puede hacerse sin refregar toda la superficie
del cuerpo diariamente. El agua no es el medio natural en   21
que habita el género humano. Insisto en la limpieza corporal por dentro y por fuera. No tolero ni una pizca de
mugre; pero al cuidar de una criatura no es necesario lavar   24
todo su cuerpecito cada día para mantenerlo fragante como la flor recién abierta.

Dar medicamentos a las criaturas, observar cada sín-   27
toma de flatulencia y dirigir la mente de continuo hacia
tales indicios —una mente que está cargada de
engaños acerca de enfermedades, leyes de sa-   Enferme-
                                                dades   30
lud, y muerte— son actos que comunican imá-   infantiles
genes mentales a los pensamientos en cierne de los niños y
a menudo las imprimen allí, haciendo probable que en   33
cualquier momento esos males se transformen precisamente en las dolencias temidas. Un niño puede tener lom-
brices, si así se dictamina, o cualquier otra enfermedad   36

1 cerning his body. Thus are laid the foundations of the
belief in disease and death, and thus are children educated
3 into discord.

The treatment of insanity is especially interesting.
However obstinate the case, it yields more readily than
6 Cure of   do most diseases to the salutary action of
insanity   truth, which counteracts error. The arguments to be used in curing insanity are the same as in
9 other diseases: namely, the impossibility that matter,
brain, can control or derange mind, can suffer or cause
suffering; also the fact that truth and love will establish
12 a healthy state, guide and govern mortal mind or the
thought of the patient, and destroy all error, whether it is
called dementia, hatred, or any other discord.

15   To fix truth steadfastly in your patients' thoughts, explain Christian Science to them, but not too soon, — not
until your patients are prepared for the explanation, —
18 lest you array the sick against their own interests by troub-
ling and perplexing their thought. The Christian Scientist's argument rests on the Christianly scientific basis of
21 being. The Scripture declares, "The Lord He is God
[good]; there is none else beside Him." Even so, harmony
is universal, and discord is unreal. Christian Science de-
24 clares that Mind is substance, also that matter neither
feels, suffers, nor enjoys. Hold these points strongly in
view. Keep in mind the verity of being, — that man is
27 the image and likeness of God, in whom all being is
painless and permanent. Remember that man's perfection is real and unimpeachable, whereas imperfection is
30 blameworthy, unreal, and is not brought about by divine
Love.

Matter cannot be inflamed. Inflammation is fear, an

La práctica de la Ciencia Cristiana   414

mantenida con temor en las creencias concernientes a su 1
cuerpo. Así se echan los cimientos de la creencia en la enfermedad y la muerte, y así se cultiva en los niños la discordia. 3

El tratamiento de la demencia es especialmente interesante. Por obstinado que sea el caso, cede más fácilmente 6
que la mayoría de las enfermedades a la acción saludable de la verdad, que contrarresta al   *Curación de la demencia*
error. Los argumentos que han de usarse para curar la demencia 9
son los mismos que para otras enfermedades: es decir, la imposibilidad de que la materia, el cerebro, pueda dominar o trastornar a la mente, sufrir o causar sufrimiento; 12
también el hecho de que la verdad y el amor establecerán un estado saludable, guiarán y gobernarán a la mente mortal o al pensamiento del paciente y destruirán todo 15
error, llámese demencia, odio o cualquier otra discordia.

Para fijar la verdad firmemente en los pensamientos de vuestros pacientes, explicadles la Ciencia Cristiana, pero 18
no demasiado pronto —nunca antes que vuestros pacientes estén preparados para la explicación— para no poner a los enfermos en contra de sus propios intereses inquietando y 21
confundiendo su pensamiento. El argumento del Científico Cristiano descansa sobre la base científicamente cristiana del ser. Las Escrituras declaran: "Jehová es Dios [el 24
bien], y no hay otro fuera de Él". De igual manera, la armonía es universal, y la discordancia irreal. La Ciencia Cristiana declara que la Mente es sustancia, también declara 27
que la materia no siente ni sufre ni goza. Mantened esos puntos firmemente a la vista. Tened presente la realidad
del ser —que el hombre es la imagen y semejanza de 30
Dios, en quien toda la existencia está exenta de dolor y es permanente. Recordad que la perfección del hombre es real e intachable, mientras que la imperfección es culpable, 33
irreal, y no es producida por el Amor divino.

La materia no puede inflamarse. La inflamación es te-

1 excited state of mortals which is not normal. Immortal Mind is the only cause; therefore disease is neither a
3 Matter is   cause nor an effect. Mind in every case is the
not inflamed   eternal God, good. Sin, disease, and death
have no foundations in Truth. Inflammation as a mor-
6 tal belief quickens or impedes the action of the system,
because thought moves quickly or slowly, leaps or halts
when it contemplates unpleasant things, or when the in-
9 dividual looks upon some object which he dreads. Inflammation never appears in a part which mortal thought
does not reach. That is why opiates relieve inflammation.
12 They quiet the thought by inducing stupefaction and by
resorting to matter instead of to Mind. Opiates do not
remove the pain in any scientific sense. They only ren-
15 der mortal mind temporarily less fearful, till it can master
an erroneous belief.

Note how thought makes the face pallid. It either re-
18 tards the circulation or quickens it, causing a pale or
Truth calms   flushed cheek. In the same way thought in-
the thought   creases or diminishes the secretions, the action
21 of the lungs, of the bowels, and of the heart. The muscles, moving quickly or slowly and impelled or palsied by
thought, represent the action of all the organs of the hu-
24 man system, including brain and viscera. To remove
the error producing disorder, you must calm and instruct
mortal mind with immortal Truth.

27 Etherization will apparently cause the body to disappear. Before the thoughts are fully at rest, the limbs
Effects of   will vanish from consciousness. Indeed, the
30 etherization   whole frame will sink from sight along with
surrounding objects, leaving the pain standing forth as
distinctly as a mountain-peak, as if it were a separate

mor, un estado agitado de los mortales que no es normal. 1
La Mente inmortal es la única causa; por consiguiente, la
enfermedad no es ni causa ni efecto. La Mente *La materia* 3
en todos los casos es el Dios eterno, el bien. El *no se inflama*
pecado, la enfermedad y la muerte no tienen fundamentos
en la Verdad. La inflamación, por ser una creencia mor- 6
tal, acelera o impide la acción del organismo, porque el
pensamiento se mueve rápida o lentamente, salta o se detiene cuando contempla cosas desagradables, o cuando el 9
individuo mira algún objeto que teme. La inflamación
jamás aparece en una parte que el pensamiento mortal
no alcance. Por eso los narcóticos alivian la inflamación. 12
Tranquilizan el pensamiento produciendo estupefacción y
recurriendo a la materia en lugar de la Mente. Los narcóticos no eliminan el dolor en ningún sentido científico. 15
Sólo hacen que la mente mortal esté temporariamente
menos temerosa, hasta que pueda dominar una creencia
errónea. 18

Observad cómo el pensamiento hace palidecer el rostro.
O retarda la circulación o la acelera, haciendo que las mejillas palidezcan o se sonrojen. Del mismo *La Verdad* 21
modo el pensamiento aumenta o disminuye las *calma el*
secreciones, la acción de los pulmones, de los *pensamiento*
intestinos y del corazón. Los músculos, que se mueven 24
rápida o lentamente y son movidos o paralizados por el
pensamiento, representan la acción de todos los órganos
del cuerpo humano, incluyendo el cerebro y las vísceras. 27
Para destruir el error que produce el desorden, tenéis que
calmar e instruir a la mente mortal con la Verdad inmortal.

La eterización aparentemente hará que el cuerpo desa- 30
parezca. Antes que los pensamientos estén en pleno reposo, las extremidades se desvanecerán de la *Efectos de la*
consciencia. De hecho, todo el cuerpo desapa- *eterización* 33
recerá de la vista junto con los objetos circundantes, dejando que el dolor se destaque tan claramente como la
cumbre de una montaña, como si fuera una parte distinta 36

1 bodily member. At last the agony also vanishes. This
process shows the pain to be in the mind, for the inflam-
3 mation is not suppressed; and the belief of pain will
presently return, unless the mental image occasioning
the pain be removed by recognizing the truth of being.

6   A hypodermic injection of morphine is administered
to a patient, and in twenty minutes the sufferer is qui-
Sedatives   etly asleep. To him there is no longer any
9 valueless   pain. Yet any physician — allopathic, homœopathic, botanic, eclectic — will tell you that the troublesome material cause is unremoved, and that when the
12 soporific influence of the opium is exhausted, the patient will find himself in the same pain, unless the belief
which occasions the pain has meanwhile been changed.
15 Where is the pain while the patient sleeps?

The material body, which you call me, is mortal mind,
and this mind is material in sensation, even as the body,
18 The so-called   which has originated from this material sense
physical ego   and been developed according to it, is material. This materialism of parent and child is only in
21 mortal mind, as the dead body proves; for when the
mortal has resigned his body to dust, the body is no
longer the parent, even in appearance.

24   The sick know nothing of the mental process by
which they are depleted, and next to nothing of the
Evil thought   metaphysical method by which they can be
27 depletes   healed. If they ask about their disease, tell
them only what is best for them to know. Assure them
that they think too much about their ailments, and
30 have already heard too much on that subject. Turn
their thoughts away from their bodies to higher objects. Teach them that their being is sustained by

La práctica de la Ciencia Cristiana   416

del cuerpo. Finalmente el sufrimiento también desaparece. Ese proceso muestra que el dolor está en la mente, pues la inflamación no es contenida; y la creencia de dolor pronto volverá, a menos que la imagen mental que ocasiona el dolor se extirpe mediante el reconocimiento de la verdad del ser.

Adminístrese una inyección hipodérmica de morfina a un paciente, y a los veinte minutos el sufriente se dormirá tranquilamente. Para él ya no existe dolor. No obstante, cualquier médico —alópata, homeópata, botánico o ecléctico— os dirá que la causa material perturbadora no se ha eliminado y que al disiparse la influencia soporífera del opio, el paciente se encontrará con el mismo dolor, a no ser que, entretanto, la creencia ocasionante del dolor haya sido cambiada. ¿Dónde está el dolor mientras duerme el paciente?

Los sedantes carecen de valor

El cuerpo material, al que llamáis *yo,* es mente mortal, y esa mente es material en sensación, así como es material el cuerpo que se ha originado de ese sentido material y se ha desarrollado de acuerdo con él. Ese materialismo de progenitor e hijo existe sólo en la mente mortal, como lo prueba el cuerpo muerto; porque cuando el mortal ha entregado su cuerpo al polvo, el cuerpo ya no es el progenitor, ni siquiera en apariencia.

El llamado ego corporal

Los enfermos no saben nada del proceso mental por el cual son debilitados y casi nada del método metafísico por el cual pueden ser sanados. Si hacen preguntas acerca de su enfermedad, decidles sólo lo que les sea más conveniente saber. Aseguradles que piensan demasiado en sus dolencias y que ya han oído hablar demasiado sobre el particular. Apartad sus pensamientos de su cuerpo hacia objetivos más elevados. Enseñadles que su ser está sostenido por el Espíritu, no por la

Los pensamientos malos debilitan

1

3

6

9

12

15

18

21

24

27

30

33

417   Christian Science Practice

1 Spirit, not by matter, and that they find health, peace, and harmony in God, divine Love.

3   Give sick people credit for sometimes knowing more than their doctors. Always support their trust in the

Helpful en-   power of Mind to sustain the body. Never
6 couragement   tell the sick that they have more courage than strength. Tell them rather, that their strength is in proportion to their courage. If you make the sick

9 realize this great truism, there will be no reaction from over-exertion or from excited conditions. Maintain the facts of Christian Science, — that Spirit is God, and

12 therefore cannot be sick; that what is termed matter cannot be sick; that all causation is Mind, acting through spiritual law. Then hold your ground with

15 the unshaken understanding of Truth and Love, and you will win. When you silence the witness against your plea, you destroy the evidence, for the disease disap-

18 pears. The evidence before the corporeal senses is not the Science of immortal man.

To the Christian Science healer, sickness is a dream

21 from which the patient needs to be awakened. Dis-

Disease to be   ease should not appear real to the physician,
made unreal   since it is demonstrable that the way to

24 cure the patient is to make disease unreal to him. To do this, the physician must understand the unreality of disease in Science.

27   Explain audibly to your patients, as soon as they can bear it, the complete control which Mind holds over the body. Show them how mortal mind seems to induce

30 disease by certain fears and false conclusions, and how divine Mind can cure by opposite thoughts. Give your patients an underlying understanding to support them

materia, y que encuentran salud, paz y armonía en Dios, el   1
Amor divino.

Conceded a los enfermos el mérito de que a veces saben   3
más que sus sanadores. Apoyad siempre su confianza en
el poder de la Mente de sostener al cuerpo. No   *Estímulo*
digáis nunca a los enfermos que tienen más va-   *que ayuda*   6
lor que fuerzas. Decidles más bien que su fuerza está en
proporción a su valor. Si lográis que los enfermos se den
cuenta de esa gran verdad, no habrá reacción a causa de   9
esfuerzos excesivos o estados de agitación. Mantened las
verdades de la Ciencia Cristiana —que el Espíritu es Dios
y no puede, por tanto, estar enfermo; que lo que se deno-   12
mina materia no puede enfermar; que toda causalidad es
Mente, obrando por medio de la ley espiritual. Luego de-
fended vuestra posición con la firme comprensión de la   15
Verdad y el Amor, y triunfaréis. Cuando silenciáis al testigo en contra de vuestro alegato, destruís el testimonio,
porque la enfermedad desaparece. El testimonio de los   18
sentidos corporales no es la Ciencia del hombre inmortal.

Para el sanador según la Ciencia Cristiana, la enfermedad es un sueño del cual es necesario despertar al pacien-   21
te. La enfermedad no debiera parecerle real al   *Tiene que de-*
sanador, puesto que es demostrable que la ma-   *mostrarse que*
                                                 la enferme-
nera de sanar al paciente es hacerle ver que la   *dad es irreal*   24
enfermedad es irreal. Para hacerlo, el sanador tiene que
comprender la irrealidad de la enfermedad en la Ciencia.

Explicad en forma audible a vuestros pacientes, tan   27
pronto como lo puedan soportar, el dominio absoluto que
la Mente tiene sobre el cuerpo. Mostradles cómo la mente
mortal parece producir la enfermedad por medio de ciertos   30
temores y falsas conclusiones, y cómo la Mente divina
puede curar por medio de pensamientos opuestos. Dad a
vuestros pacientes una comprensión fundamental para sos-   33

418   Christian Science Practice

1 and to shield them from the baneful effects of their own
conclusions. Show them that the conquest over sickness,
3 as well as over sin, depends on mentally destroying all
belief in material pleasure or pain.

Stick to the truth of being in contradistinction to the
6 error that life, substance, or intelligence can be in matter.

Christian
pleading
Plead with an honest conviction of truth and
a clear perception of the unchanging, unerr-
9 ing, and certain effect of divine Science. Then, if your
fidelity is half equal to the truth of your plea, you will
heal the sick.

12 It must be clear to you that sickness is no more
the reality of being than is sin. This mortal dream

Truthful
arguments
of sickness, sin, and death should cease
15 through Christian Science. Then one disease would be as readily destroyed as another. Whatever the belief is, if arguments are used to destroy it,
18 the belief must be repudiated, and the negation must ex-
tend to the supposed disease and to whatever decides its
type and symptoms. Truth is affirmative, and confers
21 harmony. All metaphysical logic is inspired by this simple rule of Truth, which governs all reality. By the
truthful arguments you employ, and especially by the
24 spirit of Truth and Love which you entertain, you will
heal the sick.

Include moral as well as physical belief in your efforts
27 to destroy error. Cast out all manner of evil. "Preach

Morality
required
the gospel to every creature." Speak the
truth to every form of error. Tumors, ulcers,
30 tubercles, inflammation, pain, deformed joints, are waking dream-shadows, dark images of mortal thought, which
flee before the light of Truth.

La práctica de la Ciencia Cristiana   418

tenerlos y protegerlos contra los efectos nocivos de sus pro- 1
pias conclusiones. Mostradles que la victoria, tanto sobre
la enfermedad como sobre el pecado, depende de la des- 3
trucción mental de toda creencia en el placer o en el dolor
materiales.

Aferraos a la verdad del ser en contraste con el error de 6
que la vida, la sustancia o la inteligencia puedan estar en
la materia. Abogad con sincera convicción de   Argumenta-
la verdad y con clara percepción del efecto in- ción cristiana 9
variable, infalible y seguro de la Ciencia divina. Entonces, si vuestra fidelidad es sólo semiigual a la verdad de
vuestro alegato, sanaréis al enfermo. 12

Tenéis que ver claramente que la enfermedad no es la
realidad del ser como tampoco lo es el pecado. Este sueño
mortal de enfermedad, pecado y muerte debie- Argumentos 15
ra cesar por medio de la Ciencia Cristiana. En- válidos
tonces cualquier enfermedad se destruiría tan fácilmente
como otra. Cualquiera que sea la creencia, si se emplean 18
argumentos para destruirla, la creencia tiene que refutarse
y la negación extenderse a la supuesta enfermedad y a
cuanto decida su clase y sus síntomas. La Verdad es afir- 21
mativa y confiere armonía. Toda lógica metafísica está
inspirada por esa regla sencilla de la Verdad, que gobierna toda realidad. Por los argumentos verídicos que uséis, 24
y especialmente por el espíritu de Verdad y Amor que
abriguéis, curaréis a los enfermos.

Incluid creencias morales, así como físicas, en vuestros 27
esfuerzos para destruir al error. Echad fuera toda clase de
mal. "Predicad el evangelio a toda criatura". Se requiere
Declarad la verdad a toda forma de error. Tu- moralidad 30
mores, úlceras, tubérculos, inflamaciones, dolores, coyunturas deformadas, son sombras de sueños diurnos, imágenes oscuras del pensamiento mortal, que huyen ante la 33
luz de la Verdad.

1   A moral question may hinder the recovery of the sick.
Lurking error, lust, envy, revenge, malice, or hate will
3 perpetuate or even create the belief in disease. Errors
of all sorts tend in this direction. Your true course is
to destroy the foe, and leave the field to God, Life, Truth,
6 and Love, remembering that God and His ideas alone
are real and harmonious.

If your patient from any cause suffers a relapse, meet
9 the cause mentally and courageously, knowing that
Relapse   there can be no reaction in Truth. Neither
unnecessary   disease itself, sin, nor fear has the power to
12 cause disease or a relapse. Disease has no intelligence
with which to move itself about or to change itself from
one form to another. If disease moves, mind, not mat-
15 ter, moves it; therefore be sure that you move it off.
Meet every adverse circumstance as its master. Observe mind instead of body, lest aught unfit for develop-
18 ment enter thought. Think less of material conditions
and more of spiritual.

Mind produces all action. If the action proceeds from
21 Truth, from immortal Mind, there is harmony; but mortal mind is liable to any phase of belief. A
Conquer
beliefs   relapse cannot in reality occur in mortals or
24 and fears   so-called mortal minds, for there is but one
Mind, one God. Never fear the mental malpractitioner,
the mental assassin, who, in attempting to rule mankind,
27 tramples upon the divine Principle of metaphysics, for God
is the only power. To succeed in healing, you must conquer your own fears as well as those of your patients, and
30 rise into higher and holier consciousness.

If it is found necessary to treat against relapse, know
that disease or its symptoms cannot change forms, nor

Una cuestión moral puede que impida el restablecimiento de los enfermos. El error en acecho, la concupiscencia,
la envidia, la venganza, la maldad o el odio, perpetuarán
y hasta crearán la creencia en la enfermedad. Errores
de toda clase tienden en esa dirección. El curso que verdaderamente debiera seguirse es destruir al enemigo y dejar el campo a Dios, Vida, Verdad y Amor, recordando que
sólo Dios y Sus ideas son reales y armoniosos.

Si vuestro paciente sufriera una recaída, por cualquier
causa, haced frente, mental y valientemente, a la causa, sabiendo que no puede haber reacción en la Ver-
dad. Ni la enfermedad misma ni el pecado ni   Las recaídas
                                                    no son
el temor tienen poder para causar una enferme-   necesarias
dad o una recaída. La enfermedad no tiene inteligencia
con que moverse de una parte a otra o transformarse de
una forma en otra. Si la enfermedad cambia de lugar, es
la mente y no la materia lo que la hace cambiar; por consiguiente, no dejéis de desalojarla. Enfrentad toda circunstancia adversa como su vencedor. Observad la mente en
lugar del cuerpo, no sea que algo cuyo desarrollo sea impropio entre en el pensamiento. Pensad menos en las condiciones materiales y más en las espirituales.

La Mente produce toda acción. Si la acción procede de
la Verdad, de la Mente inmortal, hay armonía; pero la
mente mortal es propensa a cualquier fase de
creencia. En realidad, no puede ocurrir recaída   Venced
                                                       creencias
en los mortales o en las llamadas mentes mor-   y temores
tales, porque existe una sola Mente, un solo Dios. Nunca
temáis al que hace uso de la malapráctica mental, al asesino mental, quien, en su intento de dominar al género humano, atropella al Principio divino de la metafísica, porque Dios es el único poder. Para curar con buen éxito,
tenéis que vencer tanto vuestros propios temores como los
de vuestros pacientes y remontaros a un estado de consciencia más elevado y más santo.

Si fuera necesario dar tratamiento contra una recaída,
sabed que la enfermedad o sus síntomas no pueden cam-

1 go from one part to another, for Truth destroys disease.
There is no metastasis, no stoppage of harmonious
3 True govern-   action, no paralysis. Truth not error, Love
ment of man   not hate, Spirit not matter, governs man. If
students do not readily heal themselves, they should
6 early call an experienced Christian Scientist to aid
them. If they are unwilling to do this for themselves,
they need only to know that error cannot produce this
9 unnatural reluctance.

Instruct the sick that they are not helpless victims,
for if they will only accept Truth, they can resist disease
12 Positive   and ward it off, as positively as they can the
reassurance   temptation to sin. This fact of Christian Science should be explained to invalids when they are in a
15 fit mood to receive it, — when they will not array themselves against it, but are ready to become receptive to the
new idea. The fact that Truth overcomes both disease
18 and sin reassures depressed hope. It imparts a healthy
stimulus to the body, and regulates the system. It increases or diminishes the action, as the case may require,
21 better than any drug, alterative, or tonic.

Mind is the natural stimulus of the body, but erroneous belief, taken at its best, is not promotive of health
24 Proper   or happiness. Tell the sick that they can
stimulus   meet disease fearlessly, if they only realize
that divine Love gives them all power over every physical
27 action and condition.

If it becomes necessary to startle mortal mind to break
its dream of suffering, vehemently tell your patient that
30 Awaken the   he must awake. Turn his gaze from the false
patient   evidence of the senses to the harmonious facts
of Soul and immortal being. Tell him that he suffers

La práctica de la Ciencia Cristiana   420

biar de forma, ni pasar de una parte a otra, porque la Verdad destruye la enfermedad. No existe ni metástasis ni interrupción de acción armoniosa ni parálisis. La Verdad y no el error, el Amor y no el odio, el Espíritu y no la materia, gobierna al hombre.

El gobierno verdadero del hombre

Si los estudiantes no se sanan prontamente por sí solos, no debieran demorar en acudir a un Científico Cristiano experimentado para que les ayude. Si no se sienten inclinados a hacerlo en beneficio propio, les basta saber que el error no puede producir esa renuencia contranatural.

Advertid a los enfermos que no son víctimas indefensas, pues si sólo aceptaran la Verdad, podrían resistir la enfermedad y rechazarla tan positivamente como la tentación de pecar. Esta verdad de la Ciencia Cristiana debiera explicarse a los enfermos cuando estén de buen ánimo para recibirla —cuando no adopten una actitud combativa contra ella, sino que estén listos para aceptar la nueva idea. El hecho de que la Verdad vence tanto a la enfermedad como al pecado reconforta la esperanza deprimida. Imparte un estímulo saludable al cuerpo y regula el organismo. Aumenta o disminuye la acción, según lo requiera el caso, mejor que cualquier medicina, alterante o tónico.

Aliento positivo

La Mente es el estímulo natural del cuerpo; pero la creencia errónea, hasta en el mejor de los casos, no es promotora de la salud o la felicidad. Decid a los enfermos que pueden hacer frente a la enfermedad sin temor, si tan sólo se dan cuenta de que el Amor divino les da todo el poder sobre cualquier acción y condición físicas.

Estímulo apropiado

Si fuera necesario sacudir la mente mortal para romper su sueño de sufrimiento, decid con vehemencia a vuestro paciente que tiene que despertar. Desviad su atención del falso testimonio de los sentidos hacia las realidades armoniosas del Alma y del ser inmortal. Decidle que sufre sólo como sufren los dementes —a

Despertad al paciente

1   only as the insane suffer, from false beliefs. The only
    difference is, that insanity implies belief in a diseased
3   brain, while physical ailments (so-called) arise from the
    belief that other portions of the body are deranged. De-
    rangement, or *disarrangement,* is a word which conveys
6   the true definition of all human belief in ill-health, or dis-
    turbed harmony. Should you thus startle mortal mind
    in order to remove its beliefs, afterwards make known
9   to the patient your motive for this shock, showing him
    that it was to facilitate recovery.

    If a crisis occurs in your treatment, you must treat
12 the patient less for the disease and more for the mental
    How to   disturbance or fermentation, and subdue the
    treat a crisis symptoms by removing the belief that this
15 chemicalization produces pain or disease. Insist vehe-
    mently on the great fact which covers the whole ground,
    that God, Spirit, is all, and that there is none beside
18 Him. There is *no disease.* When the supposed suffer-
    ing is gone from mortal mind, there can be no pain; and
    when the fear is destroyed, the inflammation will sub-
21 side. Calm the excitement sometimes induced by chemi-
    calization, which is the alterative effect produced by
    Truth upon error, and sometimes explain the symptoms
24 and their cause to the patient.

    It is no more Christianly scientific to see disease than
    it is to experience it. If you would destroy the sense
27 No perver-   of disease, you should not build it up by
    sion of Mind- wishing to see the forms it assumes or by
    science   employing a single material application for
30 its relief. The perversion of Mind-science is like as-
    serting that the products of eight multiplied by five, and
    of seven by ten, are both forty, and that their combined

causa de falsas creencias. La única diferencia es que la lo- 1
cura entraña la creencia en un cerebro enfermo, mientras
que las enfermedades físicas (así llamadas) provienen de la 3
creencia de que otras partes del cuerpo están desordena-
das. Desorden, o *desarreglo,* es una palabra que comunica
la verdadera definición de toda creencia humana en mala 6
salud, o armonía perturbada. Si llegarais a sacudir así a la
mente mortal para destruir sus creencias, informad después al paciente vuestro motivo para ese choque, expli- 9
cándole que era para facilitar su restablecimiento.

Si ocurre una crisis durante vuestro tratamiento, debéis
tratar al paciente menos por la enfermedad y más por la 12
perturbación o fermentación mental y suprimir   Cómo tratar
los síntomas destruyendo la creencia de que   una crisis
esa quimicalización produce dolor o enfermedad. Insistid 15
con vehemencia en el gran hecho que abarca toda la cuestión, que Dios, el Espíritu, es todo, y que fuera de Él no
hay otro. *No hay enfermedad.* Cuando el supuesto sufri- 18
miento desaparece de la mente mortal, no puede haber
dolor; y cuando el temor es destruido, la inflamación disminuye. Calmad la excitación causada a veces por la qui- 21
micalización, que es el efecto alterante producido por la
Verdad sobre el error, y en ciertas ocasiones explicad al
paciente los síntomas y sus causas. 24

Ver la enfermedad no es más científicamente cristiano
que experimentarla. Si queréis destruir la sensación de enfermedad, no debéis fomentarla queriendo ver   Ninguna 27
las formas que la enfermedad asume, ni em-   perversión
                                                   de la Ciencia
pleando remedio material alguno para su ali-   de la Mente
vio. Pervertir la Ciencia de la Mente es como asegurar que 30
los productos de ocho multiplicado por cinco, y de siete
por diez, son, en ambos casos, cuarenta, y que su suma

1 sum is fifty, and then calling the process mathematics.
Wiser than his persecutors, Jesus said: "If I by Beelze-
3 bub cast out devils, by whom do your children cast them
out?"

If the reader of this book observes a great stir through-
6 out his whole system, and certain moral and physical
Effect of   symptoms seem aggravated, these indications
this book   are favorable. Continue to read, and the book
9 will become the physician, allaying the tremor which
Truth often brings to error when destroying it.

Patients, unfamiliar with the cause of this commotion
12 and ignorant that it is a favorable omen, may be alarmed.
Disease   If such be the case, explain to them the law
neutralized   of this action. As when an acid and alkali
15 meet and bring out a third quality, so mental and moral
chemistry changes the material base of thought, giving
more spirituality to consciousness and causing it to depend
18 less on material evidence. These changes which go on
in mortal mind serve to reconstruct the body. Thus
Christian Science, by the alchemy of Spirit, destroys sin
21 and death.

Let us suppose two parallel cases of bone-disease, both
similarly produced and attended by the same symptoms.
24 Bone-healing   A surgeon is employed in one case, and a
by surgery   Christian Scientist in the other. The surgeon, holding that matter forms its own conditions and
27 renders them fatal at certain points, entertains fears and
doubts as to the ultimate outcome of the injury. Not
holding the reins of government in his own hands, he
30 believes that something stronger than Mind — namely,
matter — governs the case. His treatment is therefore
tentative. This mental state invites defeat. The belief

combinada es cincuenta, y luego llamar matemáticas a la
operación. Jesús, más sabio que sus perseguidores, dijo:
"Si yo echo fuera los demonios por Beelzebú, ¿por quién
los echan vuestros hijos?"

Si el que lee este libro advierte una gran conmoción a
través de todo su organismo, y ciertos síntomas morales y
físicos parecieran agravarse, esos indicios son
favorables. Que continúe leyendo, y el libro *Efectos de este libro*
vendrá a ser el médico, calmando el estremecimiento que a
menudo produce la Verdad sobre el error al destruirlo.

Los pacientes que no conocen la causa de esa conmoción y no saben que es un presagio favorable tal vez se
alarmen. Si ese fuere el caso, explicadles la ley
de esa acción. Así como de la combinación de *Neutralizada la enfer- medad*
un ácido y un álcali resulta una tercera cuali-
dad, la química mental y moral transforma la base material del pensamiento, espiritualizando más a la consciencia
y haciendo que dependa menos de la evidencia material.
Esos cambios que se efectúan en la mente mortal sirven
para reconstruir el cuerpo. De ese modo la Ciencia Cristiana, por la alquimia del Espíritu, destruye al pecado y a
la muerte.

Supongamos dos casos semejantes de una enfermedad
de los huesos, ambos producidos de la misma manera y
acompañados de los mismos síntomas. Se em-
plea a un cirujano en uno de los casos y a un *Tratamiento de los huesos por la cirugía*
Científico Cristiano en el otro. El cirujano, sos-
teniendo que la materia forma sus propias condiciones y
las vuelve funestas en ciertos estados, abriga dudas y temores acerca del resultado final de la lesión. No teniendo
las riendas de gobierno en sus manos, cree que algo más
fuerte que la Mente —es decir, la materia— gobierna el
caso. Su tratamiento, por lo tanto, es tentativo. Ese estado mental atrae fracaso. La creencia de que la materia

423   Christian Science Practice

1 that he has met his master in matter and may not be
able to mend the bone, increases his fear; yet this belief
3 should not be communicated to the patient, either ver-
bally or otherwise, for this fear greatly diminishes the
tendency towards a favorable result. Remember that the
6 unexpressed belief oftentimes affects a sensitive patient
more strongly than the expressed thought.

The Christian Scientist, understanding scientifically
9 that all is Mind, commences with mental causation, the
Scientific truth of being, to destroy the error. This cor-
corrective rective is an alterative, reaching to every part
12 of the human system. According to Scripture, it searches
"the joints and marrow," and it restores the harmony of
man.

15 The matter-physician deals with matter as both his foe
and his remedy. He regards the ailment as weakened or
Coping with strengthened according to the evidence which
18 difficulties matter presents. The metaphysician, making
Mind his basis of operation irrespective of matter and
regarding the truth and harmony of being as superior to
21 error and discord, has rendered himself strong, instead
of weak, to cope with the case; and he proportionately
strengthens his patient with the stimulus of courage and
24 conscious power. Both Science and consciousness are
now at work in the economy of being according to the law
of Mind, which ultimately asserts its absolute supremacy.

27 Ossification or any abnormal condition or derange-
ment of the body is as directly the action of mortal
Formation mind as is dementia or insanity. Bones have
30 from thought only the substance of thought which forms
them. They are only phenomena of the mind of mortals. The so-called substance of bone is formed first

puede más que él y que él tal vez no puede reparar el 1
hueso, aumenta sus temores; pero esa creencia no se debiera comunicar al paciente, ni verbalmente ni en otra 3
forma, pues ese temor disminuiría mucho la tendencia hacia un resultado favorable. Recordad que la creencia inexpresada, afecta a menudo a un paciente sensible con más 6
fuerza que el pensamiento expresado.

El Científico Cristiano, comprendiendo de manera científica que todo es Mente, comienza a destruir el error con 9
la causalidad mental, la verdad del ser. Ese   Correctivo
correctivo es un alterante que llega a todas las   científico
partes del organismo humano. Según las Escrituras, son- 12
dea "las coyunturas y los tuétanos", y restablece la armonía del hombre.

El médico que hace uso de la materia la encara como si 15
ella fuera al mismo tiempo su enemigo y su remedio. Considera que la dolencia se aminora o se agrava,   Haciendo
según el testimonio que presente la materia. El   frente a las 18
metafísico, haciendo de la Mente su base de   dificultades
operaciones, sin tomar en cuenta a la materia y considerando que la verdad y la armonía del ser son superiores al 21
error y la discordia, se ha fortalecido y no debilitado, para
hacer frente al caso; y proporcionalmente fortalece a su
paciente con el estímulo del valor y del poder consciente. 24
Tanto la Ciencia como la consciencia obran ahora en la
economía del ser de acuerdo a la ley de la Mente, que por
último impone su absoluta supremacía. 27

La osificación, o cualquier otra condición anormal o desarreglo del cuerpo, es tan directamente la acción de la
mente mortal como lo es la demencia o locura.   Formación 30
Los huesos tienen sólo la sustancia del pensa-   debida al
miento que los forma. Son sólo fenómenos de   pensamiento
la mente de los mortales. La llamada sustancia ósea es for- 33

1 by the parent's mind, through self-division. Soon the
child becomes a separate, individualized mortal mind,
3 which takes possession of itself and its own thoughts of
bones.

Accidents are unknown to God, or immortal Mind,
6 and we must leave the mortal basis of belief
*Accidents
unknown
to God* and unite with the one Mind, in order to
change the notion of chance to the proper sense
9 of God's unerring direction and thus bring out harmony.

Under divine Providence there can be no accidents,
since there is no room for imperfection in perfection.

12 In medical practice objections would be raised if one
doctor should administer a drug to counteract the work-
*Opposing
mentality* ing of a remedy prescribed by another doctor.
15 It is equally important in metaphysical practice that the *minds* which surround your patient should
not act against your influence by continually expressing
18 such opinions as may alarm or discourage, — either by
giving antagonistic advice or through unspoken thoughts
resting on your patient. While it is certain that the
21 divine Mind can remove any obstacle, still you need the
ear of your auditor. It is not more difficult to make yourself heard mentally while others are thinking about your
24 patients or conversing with them, if you understand
Christian Science — the oneness and the allness of divine
Love; but it is well to be alone with God and the sick
27 when treating disease.

To prevent or to cure scrofula and other so-called hereditary diseases, you must destroy the belief in these ills
30 and the faith in the possibility of their trans-
*Mind removes
scrofula* mission. The patient may tell you that he
has a humor in the blood, a scrofulous diathesis. His

mada primero por la mente materna, por autodivisión.   1
Pronto la criatura se vuelve una mente mortal separada e
individualizada, que toma posesión de sí misma y de sus   3
propios pensamientos respecto a los huesos.

Los accidentes son desconocidos para Dios, o Mente inmortal, y tenemos que abandonar la base mor-   Los acci-   6
tal de la creencia y unirnos con la Mente única,   dentes son
                                                   desconocidos
a fin de cambiar la noción de la casualidad por   para Dios
el concepto correcto de la infalible dirección de Dios y así   9
sacar a luz la armonía.

Bajo la divina Providencia no puede haber accidentes,
puesto que no hay lugar para la imperfección en la perfec-   12
ción.

En la práctica médica se objetaría si un médico adminis-
trara un medicamento para contrarrestar los efectos de un   15
remedio recetado por otro médico. Es igual-   Mentalidad
mente importante en la práctica metafísica que   antagónica
las *mentes* que rodeen a vuestro paciente no actúen en con-   18
tra de vuestra influencia expresando continuamente opiniones que pudieran alarmar o desalentar —ya sea dando
consejos antagónicos o por medio de pensamientos inex-   21
presados que reposen sobre vuestro paciente. Si bien es
cierto que la Mente divina puede quitar todo obstáculo,
necesitáis, no obstante, el oído de quien os escucha. No   24
es más difícil que se os oiga mentalmente mientras otras
personas están pensando en vuestros pacientes o conver-
sando con ellos, si comprendéis Ciencia Cristiana —la uni-   27
dad y la totalidad del Amor divino; pero es conveniente
estar a solas con Dios y los enfermos cuando tratáis la enfermedad.   30

Para evitar o curar la escrófula y otras llamadas enfermedades hereditarias, debéis destruir la creencia en esas
enfermedades y la fe en la posibilidad de que se   La Mente   33
transmitan. Puede que el paciente os diga que   extirpa la
tiene un humor en la sangre, una diátesis escro-   escrófula
fulosa. Sus padres o algunos de sus antepasados más le-   36

1 parents or some of his progenitors farther back have so
believed. Mortal mind, not matter, induces this con-
3 clusion and its results. You will have humors, just so
long as you believe them to be safety-valves or to be
ineradicable.

6   If the case to be mentally treated is consumption, take
up the leading points included (according to belief) in
Nothing to   this disease. Show that it is not inherited;
9 consume   that inflammation, tubercles, hemorrhage, and
decomposition are beliefs, images of mortal thought superimposed upon the body; that they are not the truth
12 of man; that they should be treated as error and put out
of thought. Then these ills will disappear.

If the body is diseased, this is but one of the beliefs of
15 mortal mind. Mortal man will be less mortal, when he
The lungs   learns that matter never sustained existence
re-formed   and can never destroy God, who is man's Life.
18 When this is understood, mankind will be more spiritual
and know that there is nothing to consume, since Spirit,
God, is All-in-all. What if the belief is consumption?
21 God is more to a man than his belief, and the less we acknowledge matter or its laws, the more immortality we
possess. Consciousness constructs a better body when
24 faith in matter has been conquered. Correct material
belief by spiritual understanding, and Spirit will form
you anew. You will never fear again except to offend
27 God, and you will never believe that heart or any portion of the body can destroy you.

If you have sound and capacious lungs and want
30 Soundness   them to remain so, be always ready with the
maintained   mental protest against the opposite belief in
heredity. Discard all notions about lungs, tubercles, in-

janos así lo creyeron. La mente mortal, no la materia, in- 1
duce esa conclusión y sus resultados. Tendréis humores
mientras creáis que son válvulas de seguridad o que son 3
inextirpables.

Si el caso que va a tratarse mentalmente es de tuberculosis, atacad los rasgos principales incluidos en esa enferme- 6
dad (según la creencia). Mostrad que no es
hereditaria; que inflamación, tubérculos, hemo-   *Nada hay que se consuma*
rragia y descomposición son creencias, imáge- 9
nes del pensamiento mortal sobrepuestas en el cuerpo;
que no son la verdad del hombre; que deben ser consideradas error y expulsadas del pensamiento. Entonces esos 12
males desaparecerán.

Si el cuerpo está enfermo, eso es sólo una de las creencias de la mente mortal. El hombre mortal será menos 15
mortal cuando aprenda que la materia nunca
sostuvo a la existencia y que jamás puede   *Los pulmones formados de nuevo*
destruir a Dios, que es la Vida del hombre. 18
Cuando eso se comprenda, la humanidad será más espiritual y sabrá que nada hay que pueda consumirse, puesto
que el Espíritu, Dios, es Todo-en-todo. ¿Qué importa si la 21
creencia es tuberculosis? Dios es más para un hombre que
su creencia, y cuanto menos acreditamos a la materia o sus
leyes, tanto más inmortalidad poseemos. La consciencia 24
construye un cuerpo mejor cuando la fe en la materia se ha
vencido. Corregid la creencia material con la comprensión
espiritual, y el Espíritu os formará de nuevo. Jamás vol- 27
veréis a tener otro temor que no sea el de ofender a Dios, y
jamás creeréis que el corazón o cualquier otra parte del
cuerpo os pueda destruir. 30

Si tenéis pulmones sanos y bien desarrollados y queréis
que continúen así, estad siempre preparados   *Conservación de la salud*
con la protesta mental contra la creencia opues- 33
ta en la herencia. Desechad toda noción acerca de pulmo-

1 herited consumption, or disease arising from any circumstance, and you will find that mortal mind, when
3 instructed by Truth, yields to divine power, which steers
the body into health.

The discoverer of Christian Science finds the path less
6 difficult when she has the high goal always before her
Our footsteps thoughts, than when she counts her footsteps
heavenward   in endeavoring to reach it. When the desti-
9 nation is desirable, expectation speeds our progress. The
struggle for Truth makes one strong instead of weak,
resting instead of wearying one. If the belief in death
12 were obliterated, and the understanding obtained that
there is no death, this would be a "tree of life," known
by its fruits. Man should renew his energies and en-
15 deavors, and see the folly of hypocrisy, while also learning the necessity of working out his own salvation. When
it is learned that disease cannot destroy life, and that
18 mortals are not saved from sin or sickness by death, this
understanding will quicken into newness of life. It will
master either a desire to die or a dread of the grave,
21 and thus destroy the great fear that besets mortal
existence.

The relinquishment of all faith in death and also of
24 the fear of its sting would raise the standard of health
Christian   and morals far beyond its present elevation,
standard   and would enable us to hold the banner of
27 Christianity aloft with unflinching faith in God, in Life
eternal. Sin brought death, and death will disappear
with the disappearance of sin. Man is immortal, and
30 the body cannot die, because matter has no life to sur-
render. The human concepts named matter, death, disease, sickness, and sin are all that can be destroyed.

nes, tubérculos, tisis hereditaria, o enfermedades originadas   1
por cualquier circunstancia, y encontraréis que la mente
mortal, cuando es instruida por la Verdad, se somete al   3
poder divino, que conduce al cuerpo hacia la salud.

A la descubridora de la Ciencia Cristiana se le hace
menos difícil el camino cuando tiene siempre presente ante   6
sus pensamientos la meta elevada, que cuando
cuenta los pasos al esforzarse por alcanzarla.   Nuestros
pasos hacia
Cuando el objetivo es deseable, la expectativa   el cielo   9
acelera nuestro progreso. La lucha por la Verdad nos fortalece en lugar de debilitarnos, nos da descanso en vez de
fatiga. Si se destruyera completamente la creencia en la   12
muerte y se comprendiera que no hay muerte, eso sería un
"árbol de la vida", conocido por sus frutos. El hombre debiera renovar sus energías y esfuerzos y ver la insensatez   15
de la hipocresía, a la vez que se da cuenta de la necesidad
de ocuparse en su salvación. Cuando se aprenda que la
enfermedad no puede destruir a la vida y que los mortales   18
no se salvan del pecado o de la enfermedad por la muerte,
esa comprensión nos despertará a vida nueva. Vencerá
tanto el deseo de morir como el pavor a la tumba y des-   21
truirá así el gran temor que acosa a la existencia mortal.

El abandono de toda fe en la muerte y también del temor a su aguijón elevaría la norma de la salud y de las cos-   24
tumbres muy por encima de su nivel presente, y   Norma
cristiana
nos capacitaría para levantar en alto el estandarte del cristianismo con una fe inquebrantable en Dios,   27
en la Vida eterna. El pecado trajo a la muerte, y la muerte
desaparecerá con la desaparición del pecado. El hombre
es inmortal, y el cuerpo no puede morir, porque la materia   30
no tiene vida que entregar. Únicamente los conceptos humanos llamados materia, muerte, enfermedad, dolencia y
pecado son destruibles.   33

1   If it is true that man lives, this fact can never change
in Science to the opposite belief that man dies. Life is
3   the law of Soul, even the law of the spirit of
Life not
contingent   Truth, and Soul is never without its represent-
on matter   ative. Man's individual being can no more
6 die nor disappear in unconsciousness than can Soul, for
both are immortal. If man believes in death now, he
must disbelieve in it when learning that there is no reality
9 in death, since the truth of being is deathless. The belief that existence is contingent on matter must be met
and mastered by Science, before Life can be understood
12 and harmony obtained.

Death is but another phase of the dream that existence can be material. Nothing can interfere with the
15 Mortality   harmony of being nor end the existence of
vanquished   man in Science. Man is the same after as
before a bone is broken or the body guillotined. If man
18 is never to overcome death, why do the Scriptures say,
"The last enemy that shall be destroyed is death"? The
tenor of the Word shows that we shall obtain the victory
21 over death in proportion as we overcome sin. The great
difficulty lies in ignorance of what God is. God, Life,
Truth, and Love make man undying. Immortal Mind,
24 governing all, must be acknowledged as supreme in the
physical realm, so-called, as well as in the spiritual.

Called to the bed of death, what material remedy has
27 man when all such remedies have failed? Spirit is his
No death   last resort, but it should have been his first
nor inaction   and only resort. The dream of death must
30 be mastered by Mind here or hereafter. Thought
will waken from its own material declaration, "I am
dead," to catch this trumpet-word of Truth, "There

Si es cierto que el hombre vive, ese hecho jamás puede 1
cambiar en la Ciencia a la creencia contraria de que el
hombre muere. La Vida es la ley del Alma, la
ley del espíritu de la Verdad, y el Alma jamás   La Vida no 3
existe sin su representante. Le es tan imposible   depende de
                                                     la materia
al ser individual del hombre morir o desaparecer en la in- 6
consciencia como le es al Alma, pues ambos son inmortales. Si el hombre cree en la muerte ahora, tendrá que dejar de creer en ella al aprender que no hay realidad en la 9
muerte, puesto que la verdad del ser es imperecedera. La
creencia de que la existencia depende de la materia tiene
que ser combatida y vencida por la Ciencia, antes que se 12
pueda entender la Vida y alcanzar la armonía.

La muerte no es sino otra fase del sueño de que la existencia pueda ser material. Nada puede perturbar a la ar- 15
monía del ser ni poner fin a la existencia del   Mortalidad
hombre en la Ciencia. El hombre es lo mismo   vencida
después que antes de fracturado un hueso o guillotinado el 18
cuerpo. Si el hombre nunca ha de vencer la muerte, ¿por
qué dicen las Escrituras: "El postrer enemigo que será destruido es la muerte"? El tenor de la Palabra indica que ob- 21
tendremos la victoria sobre la muerte en la proporción en
que venzamos al pecado. La gran dificultad reside en la
ignorancia de lo que es Dios. Dios, la Vida, la Verdad y el 24
Amor hacen imperecedero al hombre. Debe reconocerse
que la Mente inmortal, la cual gobierna todo, es suprema
en el llamado reino físico, tanto como en el espiritual. 27

Llamado al lecho de muerte, ¿qué remedio material
tiene el hombre, cuando todos esos remedios han fracasado? El Espíritu es su último recurso, pero de-   Ni muerte 30
biera haber sido su primero y único recurso. El   ni inacción
sueño de muerte tiene que ser vencido por la Mente aquí o
en el más allá. El pensamiento despertará de su propia 33
afirmación material: "Estoy muerto", para percibir esta
palabra de la Verdad resonando cual toque de clarín: "No

1 is no death, no inaction, diseased action, overaction, nor
reaction."

3 Life is real, and death is the illusion. A demonstration of the facts of Soul in Jesus' way resolves the dark

Vision visions of material sense into harmony and
6 *opening* immortality. Man's privilege at this supreme
moment is to prove the words of our Master: "If a man
keep my saying, he shall never see death." To divest
9 thought of false trusts and material evidences in order
that the spiritual facts of being may appear, — this is
the great attainment by means of which we shall sweep
12 away the false and give place to the true. Thus we may
establish in truth the temple, or body, "whose builder
and maker is God."

15 We should consecrate existence, not "to the unknown
God" whom we "ignorantly worship," but to the eternal

Intelligent builder, the everlasting Father, to the Life
18 *consecration* which mortal sense cannot impair nor mortal
belief destroy. We must realize the ability of mental
might to offset human misconceptions and to replace them
21 with the life which is spiritual, not material.

The great spiritual fact must be brought out that man
is, not *shall be,* perfect and immortal. We must hold
24 *The present* forever the consciousness of existence, and
immortality sooner or later, through Christ and Christian
Science, we must master sin and death. The evidence
27 of man's immortality will become more apparent, as material beliefs are given up and the immortal facts of being
are admitted.

30 The author has healed hopeless organic disease, and
raised the dying to life and health through the understanding of God as the only Life. It is a sin to believe

La práctica de la Ciencia Cristiana   428

hay muerte, no hay inacción, ni acción enfermiza, ni ac- 1
ción excesiva, ni reacción".

La Vida es real y la muerte es la ilusión. Una demostra- 3
ción de las verdades del Alma a la manera de Jesús transforma las visiones oscuras del sentido material   La visión
en armonía e inmortalidad. El privilegio del   se abre   6
hombre en este momento supremo es probar lo que dijo
nuestro Maestro: "El que guarda mi palabra, nunca verá
muerte". Quitar del pensamiento confianzas equivocadas 9
y testimonios materiales a fin de que aparezcan las verdades espirituales del ser, ése es el gran logro por el cual eli-
minaremos lo falso y daremos entrada a lo verdadero. Así 12
podremos establecer en la verdad el templo, o cuerpo,
"cuyo arquitecto y constructor es Dios".

Debiéramos consagrar nuestra existencia, no "al Dios 15
no conocido", a quien adoramos "sin conocerle", sino al
arquitecto eterno, al Padre sempiterno, a la   Consagración
Vida que el sentido mortal no puede perjudicar   inteligente   18
ni la creencia mortal destruir. Tenemos que compenetrar-
nos de la habilidad del poder mental para contrarrestar
los conceptos humanos erróneos y para reemplazarlos 21
con la vida que es espiritual y no material.

Hay que sacar a luz la gran verdad espiritual de que el
hombre ya *es,* no que *será,* perfecto e inmortal. Tenemos 24
que estar por siempre conscientes de la existen-   La inmortali-
cia, y tarde o temprano, por medio de Cristo y   dad actual
la Ciencia Cristiana, tendremos que vencer el pecado y la 27
muerte. La evidencia de la inmortalidad del hombre se
manifestará más, a medida que se abandonen las creencias
materiales y se admitan las realidades inmortales del ser. 30

La autora ha sanado enfermedades orgánicas desahucia-
das y devuelto la vida y la salud a moribundos por medio
de la comprensión de que Dios es la única Vida. Es pe- 33

1 that aught can overpower omnipotent and eternal Life,
and this Life must be brought to light by the understand-
3 Careful   ing that there is no death, as well as by other
guidance   graces of Spirit. We must begin, however,
with the more simple demonstrations of control, and
6 the sooner we begin the better. The final demonstration
takes time for its accomplishment. When walking, we
are guided by the eye. We look before our feet, and if
9 we are wise, we look beyond a single step in the line of
spiritual advancement.

The corpse, deserted by thought, is cold and decays,
12 but it never suffers. Science declares that man is sub-
Clay   ject to Mind. Mortal mind affirms that mind
replying to   is subordinate to the body, that the body is
15 the potter   dying, that it must be buried and decomposed
into dust; but mortal mind's affirmation is not true.
Mortals waken from the dream of death with bodies un-
18 seen by those who think that they bury the body.

If man did not exist before the material organization
began, he could not exist after the body is disintegrated.
21 Continuity   If we live after death and are immortal, we
of existence   must have lived before birth, for if Life ever
had any beginning, it must also have an ending, even ac-
24 cording to the calculations of natural science. Do you
believe this? No! Do you understand it? No! This
is why you doubt the statement and do not demonstrate
27 the facts it involves. We must have faith in all the sayings of our Master, though they are not included in the
teachings of the schools, and are not understood gener-
30 ally by our ethical instructors.

Jesus said (John viii. 51), "If a man keep my saying,
he shall never see death." That statement is not con-

cado creer que exista algo que pueda prevalecer sobre la 1
Vida omnipotente y eterna, y esa Vida tiene que ser revelada por la comprensión de que no hay muerte,   Dirección 3
así como por otras gracias del Espíritu. Debe-   cuidadosa
mos empezar, sin embargo, con las demostraciones más
simples de dominio, y cuanto más pronto empecemos, me- 6
jor. La demostración final requiere tiempo para su realización. Al caminar nos guiamos por la vista. Miramos delante de nuestros pies y, si somos prudentes, miramos 9
más allá de un mero paso en la línea de progreso.

El cadáver, abandonado por el pensamiento, se enfría y
descompone, pero jamás sufre. La Ciencia declara que el 12
hombre está subordinado a la Mente. La men-
te mortal afirma que la mente está subordina-   El barro
da al cuerpo, que el cuerpo se muere, que tiene   replicando
al alfarero 15
que ser enterrado y descomponerse en polvo; pero la afirmación de la mente mortal no es verídica. Los mortales
despiertan del sueño de la muerte con cuerpos invisibles 18
para quienes creen que entierran al cuerpo.

Si el hombre no existió antes de haber comenzado su organismo material, no podría existir después de la desinte- 21
gración del cuerpo. Si vivimos después de la   Continuidad
muerte y somos inmortales, debemos de haber   de la
vivido antes de nuestro nacimiento, porque si la   existencia 24
Vida alguna vez tuvo comienzo, también tiene que tener
fin, incluso de acuerdo con los cálculos de las ciencias naturales. ¿Creéis esto? ¡No! ¿Lo comprendéis? ¡No! Por 27
eso ponéis en duda esta afirmación y no demostráis los hechos que entraña. Debemos tener fe en todos los dichos de
nuestro Maestro, aun cuando no estén incluidos en las en- 30
señanzas de las escuelas y no sean generalmente comprendidos por nuestros profesores de moral.

Jesús dijo (Juan 8:51): "El que guarda mi palabra, 33
nunca verá muerte". Esa declaración no se limita a la vida

1 fined to spiritual life, but includes all the phenomena of
existence. Jesus demonstrated this, healing the dying
3 Life   and raising the dead. Mortal mind must part
all-inclusive   with error, must put off itself with its deeds,
and immortal manhood, the Christ ideal, will appear.
6 Faith should enlarge its borders and strengthen its base
by resting upon Spirit instead of matter. When man
gives up his belief in death, he will advance more rapidly
9 towards God, Life, and Love. Belief in sickness and
death, as certainly as belief in sin, tends to shut out the
true sense of Life and health. When will mankind wake
12 to this great fact in Science?

I here present to my readers an allegory illustrative
of the law of divine Mind and of the supposed laws of mat-
15 ter and hygiene, an allegory in which the plea of Christian
Science heals the sick.

Suppose a mental case to be on trial, as cases are tried
18 in court. A man is charged with having committed liver-
A mental   complaint. The patient feels ill, ruminates,
court case   and the trial commences. Personal Sense is
21 the plaintiff. Mortal Man is the defendant. False Belief
is the attorney for Personal Sense. Mortal Minds, Materia Medica, Anatomy, Physiology, Hypnotism, Envy,
24 Greed and Ingratitude, constitute the jury. The court-
room is filled with interested spectators, and Judge
Medicine is on the bench.

27   The evidence for the prosecution being called for, a
witness testifies thus: —

I represent Health-laws. I was present on certain nights
30 when the prisoner, or patient, watched with a sick friend.
Although I have the superintendence of human affairs, I
was personally abused on those occasions. I was told that

espiritual, sino que incluye todos los fenómenos de la 1
existencia. Jesús demostró eso sanando a los moribundos
y resucitando a los muertos. La mente mortal   La Vida lo 3
tiene que desprenderse del error, tiene que   incluye todo
despojarse de sí misma con sus hechos, y aparecerá la naturaleza inmortal del hombre, el ideal del Cristo. La fe 6
debiera ensanchar su territorio y fortificar su base descansando en el Espíritu y no en la materia. Cuando el hombre
abandone su creencia en la muerte, avanzará más rápida- 9
mente hacia Dios, hacia la Vida y el Amor. La creencia en
la enfermedad y la muerte, tan ciertamente como la creencia en el pecado, tiende a excluir el sentido verdadero de la 12
Vida y la salud. ¿Cuándo despertará la humanidad a esa
gran verdad en la Ciencia?

Aquí presento a mis lectores una alegoría ilustrativa de 15
la ley de la Mente divina y de las supuestas leyes de la materia e higiene, una alegoría en que el alegato de la Ciencia
Cristiana sana al enfermo. 18

Supongamos que un caso mental estuviese sujeto a juicio, tal como se juzgan los casos ante un tribunal. Un
hombre es acusado de haber cometido el delito   Un caso 21
de mal de hígado. El paciente se siente en-   mental ante
fermo, se pone a rumiar, y el juicio comienza.   el tribunal
El Sentido Personal es el demandante. El Hombre Mortal 24
es el acusado. La Creencia Falsa es el abogado del Sentido Personal. Las Mentes Mortales, la Materia Médica, la
Anatomía, la Fisiología, el Hipnotismo, la Envidia, la Co- 27
dicia y la Ingratitud forman el jurado. Los espectadores
interesados llenan la sala del tribunal, y el Juez Medicina
preside. 30

Emplazada la prueba del fiscal, uno de los testigos declara como sigue: —

Represento a las Leyes Sanitarias. Yo estaba presente ciertas 33
noches en que el prisionero, o sea el paciente, cuidaba de un
amigo enfermo. Aunque tengo el gobierno de los asuntos humanos, se hizo escarnio de mi persona en aquellas ocasiones. Se me 36

1 I must remain silent until called for at this trial, when I
   would be allowed to testify in the case. Notwithstanding
3 my rules to the contrary, the prisoner watched with the sick
   every night in the week. When the sick mortal was thirsty,
   the prisoner gave him drink. During all this time the pris-
6 oner attended to his daily labors, partaking of food at ir-
   regular intervals, sometimes going to sleep immediately
   after a heavy meal. At last he committed liver-complaint,
9 which I considered criminal, inasmuch as this offence is
   deemed punishable with death. Therefore I arrested Mortal Man in behalf of the state (namely, the body) and cast
12 him into prison.

   At the time of the arrest the prisoner summoned Physiology, Materia Medica, and Hypnotism to prevent his pun-
15 ishment. The struggle on their part was long. Materia
   Medica held out the longest, but at length all these assist-
   ants resigned to me, Health-laws, and I succeeded in get-
18 ting Mortal Man into close confinement until I should
   release him.

   The next witness is called: —

21 I am Coated Tongue. I am covered with a foul fur,
   placed on me the night of the liver-attack. Morbid Secretion hypnotized the prisoner and took control of his mind,
24 making him despondent.

   Another witness takes the stand and testifies: —

   I am Sallow Skin. I have been dry, hot, and chilled by
27 turns since the night of the liver-attack. I have lost my
   healthy hue and become unsightly, although nothing on my
   part has occasioned this change. I practise daily ablutions
30 and perform my functions as usual, but I am robbed of my
   good looks.

dijo que debía guardar silencio hasta que fuera citado para este   1
juicio, cuando me sería permitido testificar en el caso. A pesar de
mis disposiciones en contra, el prisionero velaba al enfermo todas   3
las noches de la semana. Cuando el mortal enfermo tenía sed, el
prisionero le daba de beber. Durante todo ese tiempo el prisionero atendía sus quehaceres cotidianos, alimentándose a interva-   6
los irregulares, yéndose a dormir, a veces, inmediatamente después de una comida pesada. Por último cometió el delito de mal
de hígado, lo cual consideré criminal, pues se supone que esa   9
transgresión merece la pena de muerte. Por tal motivo arresté al
Hombre Mortal en nombre del Estado (es decir, el cuerpo) y lo
encarcelé.   12

Al ser arrestado, el prisionero llamó a la Fisiología, a la Materia Médica y al Hipnotismo para evitar su castigo. Lucharon
éstos por mucho tiempo. La Materia Médica fue la que más re-   15
sistió; pero finalmente todos esos auxiliares se rindieron a mí, es
decir, a las Leyes Sanitarias, y logré que el Hombre Mortal fuese
encarcelado hasta que yo lo soltara.   18

Se llama al testigo siguiente: —

Soy la Lengua Saburrosa. Estoy cubierta de una capa sucia
que me fue puesta la noche del ataque al hígado. La Secreción   21
Morbosa hipnotizó al prisionero y se apoderó de su mente, su-
miéndole en el desaliento.

Otro testigo sube al estrado y declara: —   24

Soy la Piel Cetrina. He estado seca, caliente y con escalofríos
alternadamente desde la noche del ataque al hígado. He perdido
mi color saludable y me he vuelto repugnante, a pesar de no   27
haber hecho nada de mi parte que produjera ese cambio. Tomo
mis baños diarios y desempeño mis funciones como de costumbre, pero me veo privada de mi buen semblante.   30

1   The next witness testifies: —

I am Nerve, the State Commissioner for Mortal Man.
3 I am intimately acquainted with the plaintiff, Personal
Sense, and know him to be truthful and upright, whereas
Mortal Man, the prisoner at the bar, is capable of false-
6 hood. I was witness to the crime of liver-complaint. I
knew the prisoner would commit it, for I convey messages
from my residence in matter, *alias* brain, to body.

9   Another witness is called for by the Court of Error
and says: —

I am Mortality, Governor of the Province of Body, in
12 which Mortal Man resides. In this province there is a statute regarding disease, — namely, that he upon whose person disease is found shall be treated as a criminal and
15 punished with death.

The Judge asks if by doing good to his neighbor, it is
possible for man to become diseased, transgress the laws,
18 and merit punishment, and Governor Mortality replies in
the affirmative.

Another witness takes the stand and testifies: —

21   I am Death. I was called for, shortly after the report of
the crime, by the officer of the Board of Health, who protested that the prisoner had abused him, and that my pres-
24 ence was required to confirm his testimony. One of the
prisoner's friends, Materia Medica, was present when I
arrived, endeavoring to assist the prisoner to escape from
27 the hands of justice, *alias* nature's so-called law; but my
appearance with a message from the Board of Health
changed the purpose of Materia Medica, and he decided at
30 once that the prisoner should die.

La práctica de la Ciencia Cristiana   432

El testigo siguiente declara: —   1

Soy el Nervio, el Comisario Público encargado del Hombre Mortal. Conozco íntimamente al demandante, el Sentido Perso- 3 nal, y me consta que es veraz y probo, mientras que el Hombre Mortal, el prisionero ante el tribunal, es capaz de mentir. Fui testigo del delito de mal de hígado. Sabía que el prisionero lo co- 6 metería, pues transmito los mensajes al cuerpo desde mi residencia en la materia, alias el cerebro.

El Tribunal del Error llama a otro testigo, que declara: —   9

Soy la Mortalidad, el Gobernador de la Provincia del Cuerpo, en la cual reside el Hombre Mortal. En esa provincia hay una ley sobre enfermedades —a saber, que aquel en cuya persona se 12 encuentre una enfermedad será considerado criminal y castigado con la pena de muerte.

El Juez pregunta si es posible que por hacer el bien al 15 prójimo el hombre enferme, quebrante las leyes y merezca castigo, a lo que el Gobernador Mortalidad responde en sentido afirmativo.   18

Otro testigo sube al estrado y testifica: —

Soy la Muerte. Poco después de haberse denunciado el delito, fui llamada por el funcionario de la Junta de Sanidad, quien de- 21 claró que el prisionero lo había ultrajado y que requería mi presencia para que confirmara su testimonio. Cuando llegué, estaba presente uno de los amigos del prisionero, la Materia Médica, y 24 se esforzaba por ayudarlo a escapar de las manos de la justicia, alias la llamada ley de la naturaleza; pero mi llegada con un mensaje de la Junta de Sanidad cambió el propósito de la Ma- 27 teria Médica, que decidió en el acto que el prisionero debía morir.

433 Christian Science Practice

1 The testimony for the plaintiff, Personal Sense, being
closed, Judge Medicine arises, and with great solemnity
3 addresses the jury of Mortal Minds. He an-
Judge Medi-
cine charges
the jury alyzes the offence, reviews the testimony, and
explains the law relating to liver-complaint.
6 His conclusion is, that laws of nature render disease
homicidal. In compliance with a stern duty, his Honor,
Judge Medicine, urges the jury not to allow their judg-
9 ment to be warped by the irrational, unchristian suggestions of Christian Science. The jury must regard in such
cases only the evidence of Personal Sense against Mortal
12 Man.

As the Judge proceeds, the prisoner grows restless. His
sallow face blanches with fear, and a look of despair and
15 death settles upon it. The case is given to the jury. A
brief consultation ensues, and the jury returns a verdict
of "Guilty of liver-complaint in the first degree."

18 Judge Medicine then proceeds to pronounce the solemn
sentence of death upon the prisoner. Because he has
Mortal Man
sentenced loved his neighbor as himself, Mortal Man has
21 been guilty of benevolence in the first degree,
and this has led him into the commission of the second
crime, liver-complaint, which material laws condemn as
24 homicide. For this crime Mortal Man is sentenced to
be tortured until he is dead. "May God have mercy on
your soul," is the Judge's solemn peroration.

27 The prisoner is then remanded to his cell (sick-bed),
and Scholastic Theology is sent for to prepare the frightened sense of Life, God, — which sense must be immortal,
30 — for *death*.

Ah! but Christ, Truth, the spirit of Life and the
friend of Mortal Man, can open wide those prison doors

La práctica de la Ciencia Cristiana   433

Terminada la declaración en favor del demandante, el 1
Sentido Personal, el Juez Medicina se pone de pie y con
gran solemnidad dirige la palabra al jurado de   3
las Mentes Mortales. Analiza el delito, exa-   El Juez Medi-
                                                  cina instruye
mina la prueba y explica la ley tocante al mal   al jurado
de hígado. Su conclusión es que las leyes de la naturaleza 6
dictaminan que la enfermedad es homicida. En cumplimiento de un severo deber, su Señoría, el Juez Medicina,
insta al jurado a que no permita que su juicio sea des- 9
viado por las sugestiones irracionales y poco cristianas de
la Ciencia Cristiana. En semejantes casos el jurado debe
acatar sólo el testimonio del Sentido Personal contra el 12
Hombre Mortal.

A medida que prosigue el Juez, el prisionero se va inquietando. Su rostro cetrino palidece de espanto y se fija 15
en él un aire de desesperación y muerte. La causa es entre-
gada al jurado. Sigue una breve deliberación, y el jurado
pronuncia el fallo de: "Culpable de mal de hígado en pri- 18
mer grado".

El Juez Medicina procede entonces a dar la solemne
sentencia de pena de muerte al prisionero. Porque ha ama- 21
do a su prójimo como a sí mismo, el Hombre   El Hombre
Mortal se ha hecho culpable de benevolencia   Mortal es
                                                 sentenciado
en primer grado, y eso lo ha llevado a perpetrar   24
el segundo delito, el mal de hígado, que las leyes materiales condenan como homicidio. Por ese delito se condena
al Hombre Mortal a ser torturado hasta morir. "Tenga 27
Dios misericordia de tu alma", es la solemne peroración
del Juez.

El prisionero es devuelto entonces a su celda (su lecho 30
de enfermo), y se llama a la Teología Escolástica para preparar para la *muerte* al atemorizado sentido de Vida, Dios
—sentido que tiene que ser inmortal.   33

¡Ah! pero Cristo, la Verdad, el espíritu de Vida y amigo
del Hombre Mortal, puede abrir de par en par las puertas

1 and set the captive free. Swift on the wings of divine
Love, there comes a despatch: "Delay the execution;
3 the prisoner is not guilty." Consternation fills

Appeal to a higher tribunal

the prison-yard. Some exclaim, "It is contrary to law and justice." Others say,
6 "The law of Christ supersedes *our* laws; let us follow
Christ."

After much debate and opposition, permission is ob-
9 tained for a trial in the Court of Spirit, where Christian

Counsel for defence

Science is allowed to appear as counsel for
the unfortunate prisoner. Witnesses, judges,
12 and jurors, who were at the previous Court of Error,
are now summoned to appear before the bar of Justice
and eternal Truth.

15 When the case for Mortal Man *versus* Personal Sense
is opened, Mortal Man's counsel regards the prisoner
with the utmost tenderness. The counsel's earnest,
18 solemn eyes, kindling with hope and triumph, look upward. Then Christian Science turns suddenly to the
supreme tribunal, and opens the argument for the
21 defence: —

The prisoner at the bar has been unjustly sentenced.
His trial was a tragedy, and is morally illegal. Mortal
24 Man has had no proper counsel in the case. All the testimony has been on the side of Personal Sense, and we shall
unearth this foul conspiracy against the liberty and life of
27 Man. The only valid testimony in the case shows the
alleged crime never to have been committed. The prisoner is not proved "worthy of death, or of bonds."
30 Your Honor, the lower court has sentenced Mortal Man
to die, but God made Man immortal and amenable to
Spirit only. Denying justice to the body, that court com-

de esa prisión y poner en libertad al cautivo. Veloz en las 1
alas del Amor divino, llega un mensaje: "Suspéndase la ejecución; el prisionero no es culpable". La cons- 3

Apelación a un tribunal superior

ternación llena el patio de la cárcel. Algunos
exclaman: "Es contrario a la ley y la justicia".
Otros dicen: "La ley de Cristo deja sin efecto *nuestras* 6
leyes; sigamos a Cristo".

Después de mucho debate y oposición, se obtiene licencia para celebrar el juicio ante el Tribunal del Espíritu, 9
donde se permite que la Ciencia Cristiana com-

Abogado defensor

parezca como abogado defensor del desdichado
prisionero. Los testigos, jueces y jurados que estuvieron 12
presentes anteriormente en el Tribunal del Error, son cita-
dos ahora a comparecer ante la corte de la Justicia y de la
Verdad eterna. 15

Cuando se inicia la vista de la causa entre el Hombre
Mortal y el Sentido Personal, el abogado defensor del Hombre Mortal contempla al prisionero con infinita ternura. 18
Los ojos sinceros y solemnes del defensor, iluminados por
la esperanza y el triunfo, se elevan hacia lo alto. Luego
la Ciencia Cristiana se vuelve de repente hacia el tribunal 21
supremo e inicia el alegato de la defensa: —

El prisionero ante el tribunal ha sido sentenciado injustamente. Su juicio fue una tragedia y es moralmente ilegal. El 24
Hombre Mortal no ha tenido defensa competente en la causa.
Todas las pruebas han sido a favor del Sentido Personal, y pon-
dremos al descubierto esa conspiración infame contra la libertad 27
y la vida del Hombre. El único testimonio válido en el caso demuestra que el delito imputado jamás se cometió. No se ha probado que el prisionero sea "digno de muerte o de prisión". 30
Vuestra Señoría: el tribunal inferior ha impuesto al Hombre
Mortal la pena de muerte, pero Dios creó inmortal al Hombre y
sujeto sólo a la jurisdicción del Espíritu. Negándole justicia al 33

1 mended man's immortal Spirit to heavenly mercy, — Spirit
which is God Himself and Man's only lawgiver! Who or
3 what has sinned? Has the body or has Mortal Mind
committed a criminal deed? Counsellor False Belief has
argued that the body should die, while Reverend Theology
6 would console conscious Mortal Mind, which alone is capable of sin and suffering. The body committed no offence.
Mortal Man, in obedience to higher law, helped his fellow-
9 man, an act which should result in good to himself as well
as to others.

The law of our Supreme Court decrees that whosoever
12 *sinneth* shall die; but good deeds are immortal, bringing
joy instead of grief, pleasure instead of pain, and life
instead of death. If liver-complaint was committed by
15 trampling on Laws of Health, this was a good deed, for the
agent of those laws is an outlaw, a destroyer of Mortal
Man's liberty and rights. Laws of Health should be sen-
18 tenced to die.

Watching beside the couch of pain in the exercise of a
love that "is the fulfilling of the law," — doing "unto
21 others as ye would that they should do unto you," — this
is no infringement of law, for no demand, human or divine,
renders it just to punish a man for acting justly. If mor-
24 tals sin, our Supreme Judge in equity decides what penalty
is due for the sin, and Mortal Man can suffer only for his
sin. For naught else can he be punished, according to the
27 law of Spirit, God.

Then what jurisdiction had his Honor, Judge Medicine,
in this case? To him I might say, in Bible language, "Sit-
30 test thou to judge . . . after the law, and commandest . . .
to be smitten contrary to the law?" The only jurisdiction
to which the prisoner can submit is that of Truth, Life, and
33 Love. If they condemn him not, neither shall Judge Medicine condemn him; and I ask that the prisoner be restored
to the liberty of which he has been unjustly deprived.

cuerpo, aquel tribunal encomendó el Espíritu inmortal del hom- 1
bre a la clemencia celestial —¡Espíritu que es Dios mismo y el
único legislador del Hombre! ¿Quién o qué ha pecado? ¿Ha sido 3
el cuerpo o ha sido la Mente Mortal quien ha cometido la obra
criminal? El abogado Creencia Falsa ha argumentado que el
cuerpo debe morir, en tanto que la Reverenda Teología quisiera 6
consolar a la Mente Mortal consciente, que es lo único capaz
de pecar y sufrir. El cuerpo no cometió delito alguno. El Hombre Mortal, en obediencia a una ley más elevada, socorrió a su 9
prójimo, una acción que debiera resultar en bien para él mismo
así como para los demás.

La ley de nuestra Corte Suprema determina que quienquiera 12
que *pecare*, morirá; mas las buenas obras son inmortales y traen
gozo en vez de aflicción, placer en vez de dolor y vida en vez de
muerte. Si se cometió el delito de mal de hígado a causa de 15
haber pisoteado a las Leyes Sanitarias, esto último fue una buena
acción, puesto que el representante de esas ordenanzas es un proscrito, un destructor de la libertad y los derechos del Hombre 18
Mortal. Las Leyes Sanitarias debieran ser condenadas a muerte.

Velar junto al lecho de dolor en el ejercicio de un amor que es
"el cumplimiento de la ley" —hacer con los demás "lo que qui- 21
siereis que ellos hicieren con vosotros"— eso no es un quebrantamiento de la ley, por cuanto ninguna demanda, ya sea humana
o divina, justifica castigar a un hombre por proceder con justicia. 24
Si los mortales pecan, nuestro Juez Supremo en derecho natural
decide el castigo que merece el pecado, y el Hombre Mortal
puede sufrir sólo por su pecado. Por nada más puede ser castiga- 27
do, de acuerdo con la ley del Espíritu, Dios.

Entonces, ¿qué jurisdicción tuvo en este caso su Señoría, el
Juez Medicina? A él podría yo decir en el lenguaje de la Biblia: 30
"¿Estás tu sentado para juzgar... conforme a la ley, y quebran-
tando la ley... mandas golpear?" La única jurisdicción a la cual
se puede someter el prisionero es la de la Verdad, la Vida y el 33
Amor. Si ellos no le condenan, tampoco le ha de condenar el
Juez Medicina; y pido que al prisionero le sea devuelta la libertad
de la cual ha sido privado injustamente. 36

1   The principal witness (the officer of the Health-laws)
deposed that he was an eye-witness to the good deeds for
3 which Mortal Man is under sentence of death. After be-
traying him into the hands of your law, the Health-agent
disappeared, to reappear however at the trial as a witness
6 against Mortal Man and in the interest of Personal Sense,
a murderer. Your Supreme Court must find the prisoner on the night of the alleged offence to have been acting
9 within the limits of the divine law, and in obedience
thereto. Upon this statute hangs all the law and testimony.
Giving a cup of cold water in Christ's name, is a Christian
12 service. Laying down his life for a good deed, Mortal Man
should find it again. Such acts bear their own justification, and are under the protection of the Most High.
15   Prior to the night of his arrest, the prisoner summoned
two professed friends, Materia Medica and Physiology, to
prevent his committing liver-complaint, and thus save him
18 from arrest. But they brought with them Fear, the sheriff,
to precipitate the result which they were called to prevent.
It was Fear who handcuffed Mortal Man and would now
21 punish him. You have left Mortal Man no alternative.
He must obey your law, fear its consequences, and be punished for his fear. His friends struggled hard to rescue the
24 prisoner from the penalty they considered justly due, but
they were compelled to let him be taken into custody, tried,
and condemned. Thereupon Judge Medicine sat in judg-
27 ment on the case, and substantially charged the jury, twelve
Mortal Minds, to find the prisoner guilty. His Honor sentenced Mortal Man to die for the very deeds which the di-
30 vine law compels man to commit. Thus the Court of Error
construed obedience to the law of divine Love as disobedience to the law of Life. Claiming to protect Mortal Man
33 in right-doing, that court pronounced a sentence of death
for doing right.

One of the principal witnesses, Nerve, testified that he

La práctica de la Ciencia Cristiana   436

El testigo principal (el funcionario de las Leyes Sanitarias) de- 1
claró que fue testigo ocular de las buenas obras por las cuales el
Hombre Mortal está condenado a muerte. Después de traicio- 3
narle a manos de vuestra ley, ese Agente de Sanidad desapareció,
para reaparecer, sin embargo, en el juicio a fin de testificar en
contra del Hombre Mortal y a favor del Sentido Personal, un ase- 6
sino. Vuestra Corte Suprema debe reconocer que el prisionero
en la noche del crimen imputado estaba obrando conforme a la
ley divina y en obediencia a la misma. De este estatuto depende 9
toda la ley y el testimonio. Dar un vaso de agua fría en nombre
de Cristo es una obra cristiana. Por haber puesto su vida al hacer
una buena obra, el Hombre Mortal debiera hallarla nuevamen- 12
te. Tales acciones llevan en sí su propia justificación y están
bajo la protección del Altísimo.

Antes de la noche de su arresto, el prisionero mandó a buscar a 15
dos supuestos amigos, la Materia Médica y la Fisiología, para impedir que cometiera el delito de mal de hígado y salvarlo del
arresto. Mas ellos trajeron consigo al Temor, el alguacil, para 18
precipitar el resultado que habían sido llamados a impedir. Fue
el Temor quien maniató al Hombre Mortal y quien ahora quisiera verle castigado. No dejasteis opción al Hombre Mortal. Tiene 21
que obedecer vuestra ley, temer sus consecuencias y ser castigado
por su temor. Sus amigos lucharon tenazmente por rescatar al
prisionero del castigo que consideraban legítimo en justicia, pero 24
se vieron obligados a permitir que fuese detenido, procesado y
condenado. Entonces el Juez Medicina probó el caso y sustan-
cialmente instruyó al jurado, doce Mentes Mortales, a declarar 27
culpable al prisionero. Su Señoría sentenció al Hombre Mortal a
morir por las obras mismas que la ley divina ordena al hombre
que haga. Así el Tribunal del Error interpretó la obediencia a la 30
ley del Amor divino como desobediencia a la ley de la Vida. Pretendiendo proteger al Hombre Mortal por hacer el bien, ese tribunal dictó una sentencia de muerte por sus buenas obras. 33

Uno de los testigos principales, el Nervio, declaró que él era

437　Christian Science Practice

1 was a ruler of Body, in which province Mortal Man resides.
He also testified that he was on intimate terms with the
3 plaintiff, and knew Personal Sense to be truthful; that he
knew Man, and that Man was made in the image of God,
but was a criminal. This is a foul aspersion on man's
6 Maker. It blots the fair escutcheon of omnipotence. It indicates malice aforethought, a determination to condemn
Man in the interest of Personal Sense. At the bar of Truth,
9 in the presence of divine Justice, before the Judge of our
higher tribunal, the Supreme Court of Spirit, and before
its jurors, the Spiritual Senses, I proclaim this witness,
12 Nerve, to be destitute of intelligence and truth and to be
a false witness.

Man self-destroyed; the testimony of matter respected;
15 Spirit not allowed a hearing; Soul a criminal though
recommended to mercy; the helpless innocent body tortured, — these are the terrible records of your Court of
18 Error, and I ask that the Supreme Court of Spirit reverse
this decision.

Here the opposing counsel, False Belief, called Chris-
21 tian Science to order for contempt of court. Various
notables — Materia Medica, Anatomy, Physiology, Scholastic Theology, and Jurisprudence — rose to the ques-
24 tion of expelling Christian Science from the bar, for such
high-handed illegality. They declared that Christian Science was overthrowing the judicial proceedings of a regu-
27 larly constituted court.

But Judge Justice of the Supreme Court of Spirit overruled their motions on the ground that unjust usages
30 were not allowed at the bar of Truth, which ranks above
the lower Court of Error.

The attorney, Christian Science, then read from the
33 supreme statute-book, the Bible, certain extracts on the

un gobernador del Cuerpo, provincia en la cual reside el Hombre 1
Mortal. También declaró que estaba íntimamente relacionado
con el demandante y que le constaba que el Sentido Personal era 3
veraz; además, que conocía al Hombre y sabía que éste fue hecho
a imagen y semejanza de Dios, pero que era un criminal. Ésa es
una vil calumnia contra el Hacedor del hombre. Empaña el bello 6
blasón de la omnipotencia. Indica maldad premeditada, la determinación de condenar al Hombre en provecho del Sentido Personal. Ante el tribunal de la Verdad, en presencia de la Justicia di- 9
vina, ante el Juez de nuestro tribunal superior, la Corte Suprema
del Espíritu, y ante los miembros de su jurado, los Sentidos Espirituales, proclamo que este testigo, el Nervio, está desprovisto de 12
inteligencia y de verdad y que es un testigo falso.

El hombre autodestruido; los testimonios de la materia respe-
tados; la licencia de comparecer negada al Espíritu; el Alma con- 15
siderada criminal aunque recomendada a la clemencia; el cuerpo
indefenso e inocente torturado —esos son los fallos terribles de
vuestro Tribunal del Error; y pido que la Corte Suprema del 18
Espíritu revoque esa sentencia.

Aquí el abogado opositor, la Creencia Falsa, llamó al
orden a la Ciencia Cristiana por desacato al tribunal. Va- 21
rios notables —la Materia Médica, la Anatomía, la Fisiología, la Teología Escolástica y la Jurisprudencia— mo-
cionaron la expulsión de la Ciencia Cristiana del tribunal 24
por esa ilegalidad audaz. Declararon que la Ciencia Cristiana estaba trastornando los procedimientos judiciales de
un tribunal legalmente constituido. 27

Pero el Juez Justicia de la Corte Suprema del Espíritu
denegó las mociones de aquéllas, fundamentándose en que
no se permiten prácticas injustas en el tribunal de la Ver- 30
dad, cuya categoría es superior a la del Tribunal inferior
del Error.

El abogado, la Ciencia Cristiana, leyó entonces del códi- 33
go supremo, la Biblia, varios pasajes sobre los Derechos

1 Rights of Man, remarking that the Bible was better authority than Blackstone: —

3   Let us make man in our image, after our likeness; and
let them have dominion.

Behold, I give unto you power . . . over all the power
6 of the enemy: and nothing shall by any means hurt you.

If a man keep my saying, he shall never see death.

Then Christian Science proved the witness, Nerve, to
9 be a perjurer. Instead of being a ruler in the Province
of Body, in which Mortal Man was reported to reside,
Nerve was an insubordinate citizen, putting in false
12 claims to office and bearing false witness against Man.
Turning suddenly to Personal Sense, by this time silent,
Christian Science continued: —

15   I ask your arrest in the name of Almighty God on three
distinct charges of crime, to wit: perjury, treason, and conspiracy against the rights and life of man.

18   Then Christian Science continued: —

Another witness, equally inadequate, said that on the
night of the crime a garment of foul fur was spread over
21 him by Morbid Secretion, while the facts in the case show
that this fur is a foreign substance, imported by False Belief, the attorney for Personal Sense, who is in partnership
24 with Error and smuggles Error's goods into market without the inspection of Soul's government officers. When
the Court of Truth summoned Furred Tongue for examina-
27 tion, he disappeared and was never heard of more.

Morbid Secretion is not an importer or dealer in fur, but
we have heard Materia Medica explain how this fur is
30 manufactured, and we know Morbid Secretion to be on
friendly terms with the firm of Personal Sense, Error, &

La práctica de la Ciencia Cristiana   438

del Hombre, advirtiendo que la Biblia era una autoridad   1
superior a la de Blackstone: —

Hagamos al hombre a nuestra imagen, conforme a nuestra se-   3
mejanza; y señoree.
He aquí, os doy potestad... sobre toda fuerza del enemigo, y
nada os dañará.   6
El que guarda mi palabra, nunca verá muerte.

Entonces la Ciencia Cristiana demostró que el testigo, el
Nervio, era un perjuro. En vez de ser un gobernador en la   9
Provincia del Cuerpo, en la cual se dijo que el Hombre
Mortal residía, el Nervio era un ciudadano insubordinado,
que presentaba falsas pretensiones al cargo y hablaba fal-   12
so testimonio contra el Hombre. Volviéndose de repente
hacia el Sentido Personal, que a estas alturas se había
quedado callado, la Ciencia Cristiana continuó: —   15

Pido vuestro arresto en el nombre del Dios Todopoderoso,
bajo la acusación de tres delitos distintos, a saber: perjurio, traición y conspiración contra la vida y los derechos del hombre.   18

Luego la Ciencia Cristiana prosiguió: —

Otro testigo, igualmente incompetente, dijo que la noche del
delito la Secreción Morbosa tendió sobre él una capa sucia de sa-   21
burra, aun cuando los hechos en el caso demuestran que esa
capa es una sustancia extraña, importada por la Creencia Falsa,
el abogado del Sentido Personal, que está en sociedad con el   24
Error y contrabandea las mercancías del Error en el mercado,
sin la inspección de los funcionarios del Alma. Cuando el Tribunal de la Verdad emplazó a la Lengua Saburrosa para tomarle   27
declaración, ésta desapareció y jamás se supo de ella.
La Secreción Morbosa no es importadora ni traficante en capas, pero hemos oído a la Materia Médica explicar cómo se fabri-   30
can esas capas, y sabemos que la Secreción Morbosa mantiene relaciones amistosas con la firma Sentido Personal, Error y Cía.,

439   Christian Science Practice

1 Co., receiving pay from them and introducing their goods
into the market. Also, be it known that False Belief, the
3 counsel for the plaintiff, Personal Sense, is a buyer for this
firm. He manufactures for it, keeps a furnishing store,
and advertises largely for his employers.

6   Death testified that he was absent from the Province of
Body, when a message came from False Belief, commanding him to take part in the homicide. At this request
9 Death repaired to the spot where the liver-complaint was
in process, frightening away Materia Medica, who was then
manacling the prisoner in the attempt to save him. True,
12 Materia Medica was a misguided participant in the misdeed
for which the Health-officer had Mortal Man in custody,
though Mortal Man was innocent.

15   Christian Science turned from the abashed witnesses,
his words flashing as lightning in the perturbed faces
of these worthies, Scholastic Theology, Materia Medica,
18 Physiology, the blind Hypnotism, and the masked Personal Sense, and said: —

God will smite you, O whited walls, for injuring in your
21 ignorance the unfortunate Mortal Man who sought your
aid in his struggles against liver-complaint and Death.
You came to his rescue, only to fasten upon him an offence
24 of which he was innocent. You aided and abetted Fear
and Health-laws. You betrayed Mortal Man, meanwhile
declaring Disease to be God's servant and the righteous
27 executor of His laws. Our higher statutes declare you all,
witnesses, jurors, and judges, to be offenders, awaiting the
sentence which General Progress and Divine Love will
30 pronounce.

We send our best detectives to whatever locality is reported to be haunted by Disease, but on visiting the spot,
33 they learn that Disease was never there, for he could not

La práctica de la Ciencia Cristiana 439

recibiendo pago de ellos e introduciendo sus mercancías en el 1
mercado. Sépase también que la Creencia Falsa, el abogado del
Sentido Personal, el demandante, es agente de compras de dicha 3
firma. Fabrica para ella, mantiene un depósito de suministros
y da abundante publicidad a sus empleadores.

La Muerte declaró que estaba ausente de la Provincia del 6
Cuerpo cuando vino un mensaje de la Creencia Falsa ordenán-
dole que tomara parte en el homicidio. Ante tal llamado, la
Muerte acudió al lugar en que se estaba perpetrando el delito de 9
mal de hígado, ahuyentando a la Materia Médica, que en ese momento maniataba al prisionero en el intento de salvarle. Por
cierto que la Materia Médica fue un partícipe mal aconseja- 12
do en la transgresión por la cual el Funcionario de Sanidad había detenido al Hombre Mortal, aunque el Hombre Mortal era
inocente. 15

La Ciencia Cristiana, volviéndose de los avergonzados
testigos, con palabras que destellaban cual relámpagos en
las caras perturbadas de los dignatarios siguientes: la Teo- 18
logía Escolástica, la Materia Médica, la Fisiología, el ciego
Hipnotismo y el enmascarado Sentido Personal, dijo: —

Dios os golpeará, oh paredes blanqueadas, por perjudicar en 21
vuestra ignorancia al desdichado Hombre Mortal, que invocó
vuestro auxilio en su lucha contra el mal de hígado y la Muerte.
Vinisteis a rescatarle, mas sólo le imputasteis un delito del cual 24
era inocente. Ayudasteis y apoyasteis al Temor y a las Leyes Sanitarias. Traicionasteis al Hombre Mortal, al mismo tiempo que
declarabais que la Enfermedad era el siervo de Dios y el justo 27
ejecutor de Sus leyes. Nuestros estatutos superiores declaran
que todos vosotros, testigos, jurados y jueces, sois transgresores,
aguardando la sentencia que el Progreso General y el Amor 30
Divino pronunciarán.

Enviamos nuestros mejores detectives a toda localidad en la
que se declara que está acosada por la Enfermedad, mas al visitar 33
dicho lugar, encuentran que la Enfermedad jamás estuvo allí,

1 possibly elude their search. Your Material Court of Errors,
when it condemned Mortal Man on the ground of hygienic
3 disobedience, was manipulated by the oleaginous machina-
tions of the counsel, False Belief, whom Truth arraigns
before the supreme bar of Spirit to answer for his crime.
6 Morbid Secretion is taught how to make sleep befool reason
before sacrificing mortals to their false gods.

Mortal Minds were deceived by your attorney, False Be-
9 lief, and were influenced to give a verdict delivering Mortal
Man to Death. Good deeds are transformed into crimes,
to which you attach penalties; but no warping of justice
12 can render disobedience to the so-called laws of Matter
disobedience to God, or an act of homicide. Even penal
law holds homicide, under stress of circumstances, to be
15 justifiable. Now what greater justification can any deed
have, than that it is for the good of one's neighbor? Where-
fore, then, in the name of outraged justice, do you sentence
18 Mortal Man for ministering to the wants of his fellow-man
in obedience to divine law? You cannot trample upon the
decree of the Supreme Bench. Mortal Man has his appeal
21 to Spirit, God, who sentences only for sin.

The false and unjust beliefs of your human mental legis-
lators compel them to enact wicked laws of sickness and so
24 forth, and then render obedience to these laws punishable
as crime. In the presence of the Supreme Lawgiver, standing at the bar of Truth, and in accordance with the divine
27 statutes, I repudiate the false testimony of Personal Sense.
I ask that he be forbidden to enter against Mortal Man
any more suits to be tried at the Court of Material Error.
30 I appeal to the just and equitable decisions of divine Spirit
to restore to Mortal Man the rights of which he has been
deprived.

33   Here the counsel for the defence closed, and the Chief
Justice of the Supreme Court, with benign and imposing

pues le sería imposible escapar de sus pesquisas. Vuestro Tri- 1
bunal Material de Errores, al condenar al Hombre Mortal por desobediencia a la higiene, fue manipulado por las untuosas ma- 3
quinaciones del abogado, la Creencia Falsa, a quien la Verdad
denuncia ante el tribunal supremo del Espíritu para que respon-
da por su delito. A la Secreción Morbosa se le enseña a hacer que 6
el sueño engañe la razón antes de ofrecer a los mortales en sacrificio a sus falsos dioses.

Las Mentes Mortales fueron engañadas por vuestro abogado, 9
la Creencia Falsa, y fueron influidas para que dictaminaran la
entrega del Hombre Mortal a la Muerte. Las buenas obras son
transformadas en crímenes, a los cuales imponéis castigos; pero 12
ninguna distorsión de la justicia puede hacer que la desobediencia a las llamadas leyes de la Materia sea desobediencia a Dios o
un acto de homicidio. Aun el derecho penal considera que bajo 15
ciertas circunstancias un homicidio puede ser justificable. Pues
¿qué mayor justificación puede tener un acto que la de ser en
beneficio del prójimo? ¿Por qué, entonces, en el nombre de la 18
justicia atropellada, sentenciáis al Hombre Mortal por socorrer a
su semejante en obediencia a la ley divina? No podéis pisotear el
decreto de la Corte Suprema. El Hombre Mortal tiene el derecho 21
de apelar al Espíritu, Dios, quien condena sólo por el pecado.

Las falsas e injustas creencias de vuestros legisladores mentales humanos los obligan a promulgar leyes malvadas de enfer- 24
medades y cosas semejantes, y luego a hacer que la obediencia a
tales leyes sea castigada como un delito. En presencia del Legislador Supremo, compareciendo ante el tribunal de la Verdad y 27
de acuerdo con los estatutos divinos, repudio el falso testimonio
del Sentido Personal. Pido que se le prohiba entablar más de-
mandas contra el Hombre Mortal ante el Tribunal del Error Ma- 30
terial. Recurro al fallo justo y equitativo del Espíritu divino para
restituir al Hombre Mortal los derechos de que ha sido privado.

Con eso terminó el abogado defensor, y el Presidente de 33
la Corte Suprema, con benignidad y majestuosidad, com-

1 presence, comprehending and defining all law and evi-

Charge of the dence, explained from his statute-book, the

Chief Justice

3 Bible, that any so-called law, which undertakes to punish aught but sin, is null and void.

He also decided that the plaintiff, Personal Sense, be
6 not permitted to enter any suits at the bar of Soul, but
be enjoined to keep perpetual silence, and in case of
temptation, to give heavy bonds for good behavior. He
9 concluded his charge thus: —

The plea of False Belief we deem unworthy of a hearing.
Let what False Belief utters, now and forever, fall into
12 oblivion, "unknelled, uncoffined, and unknown." According to our statute, Material Law is a liar who cannot bear
witness against Mortal Man, neither can Fear arrest Mortal
15 Man nor can Disease cast him into prison. Our law refuses
to recognize Man as sick or dying, but holds him to be forever in the image and likeness of his Maker. Reversing the
18 testimony of Personal Sense and the decrees of the Court of
Error in favor of Matter, Spirit decides in favor of Man
and against Matter. We further recommend that Materia
21 Medica adopt Christian Science and that Health-laws,
Mesmerism, Hypnotism, Oriental Witchcraft, and Esoteric
Magic be publicly executed at the hands of our sheriff,
24 Progress.

The Supreme Bench decides in favor of intelligence, that
no law outside of divine Mind can punish or reward Mortal
27 Man. Your personal jurors in the Court of Error are
myths. Your attorney, False Belief, is an impostor, per-
suading Mortal Minds to return a verdict contrary to law
30 and gospel. The plaintiff, Personal Sense, is recorded in
our Book of books as a liar. Our great Teacher of mental
jurisprudence speaks of him also as "a murderer from the
33 beginning." We have no trials for sickness before the tri-

La práctica de la Ciencia Cristiana   441

prendiendo y definiendo toda ley y todo testimonio, explicó, 1
basándose en su código, la Biblia, que cual-
quier supuesta ley que pretenda castigar algo
que no sea pecado, no tiene validez.

Instrucciones del Presidente 3

También dispuso que al demandante, el Sentido Personal, no se le permitiera la iniciación de ningún procedi- 6
miento judicial ante el tribunal del Alma, sino que se le
obligue a mantener silencio perpetuo, y en caso de provo-
cación, a que dé una fianza considerable en garantía de 9
buena conducta. Terminó sus instrucciones de la manera
siguiente: —

Consideramos que el alegato de la Creencia Falsa no merece 12
juicio. Que caiga en el olvido lo que profiere la Creencia Falsa
desde ahora y para siempre, "sin campanas, sin sepultura y sin
cortejo". Según nuestro estatuto, la Ley Material es mendaz y no 15
puede testificar contra el Hombre Mortal, como tampoco puede
el Temor arrestar al Hombre Mortal, ni puede la Enfermedad en-
carcelarle. Nuestra ley se niega a reconocer que el Hombre está 18
sujeto a enfermedad o muerte, sino que considera que es por
siempre la imagen y semejanza de su Hacedor. Revocando el testimonio del Sentido Personal y los decretos del Tribunal del 21
Error a favor de la Materia, el Espíritu falla a favor del Hombre
y en contra de la Materia. Recomendamos, además, que la Materia Médica adopte a la Ciencia Cristiana, y que las Leyes Sani- 24
tarias, el Mesmerismo, el Hipnotismo, la Hechicería Oriental y la
Magia Esotérica sean ejecutados públicamente a manos de nuestro alguacil, el Progreso. 27

La Corte Suprema decide a favor de la inteligencia, decretan-
do que ninguna ley fuera de la Mente divina puede castigar o
recompensar al Hombre Mortal. Vuestros jurados personales en 30
el Tribunal del Error son mitos. Vuestro abogado, la Creencia
Falsa, es un impostor y persuade a las Mentes Mortales a dictar
un veredicto contrario a la ley y al evangelio. El demandante, el 33
Sentido Personal, es designado mentiroso en nuestro Libro de
libros. Nuestro gran Maestro de jurisprudencia mental también
se refiere a él como "homicida desde el principio". Ante el tribu- 36

442 Christian Science Practice

1 bunal of divine Spirit. There, Man is adjudged innocent
of transgressing physical laws, because there are no such
3 laws. Our statute is spiritual, our Government is divine.
"Shall not the Judge of all the earth do right?"

The Jury of Spiritual Senses agreed at once upon a
6 verdict, and there resounded throughout the vast audience-
Divine
verdict chamber of Spirit the cry, Not guilty. Then
the prisoner rose up regenerated, strong, free.
9 We noticed, as he shook hands with his counsel, Christian Science, that all sallowness and debility had disappeared. His form was erect and commanding, his
12 countenance beaming with health and happiness. Divine
Love had cast out fear. Mortal Man, no longer sick
and in prison, walked forth, his feet "beautiful upon the
15 mountains," as of one "that bringeth good tidings."

Neither animal magnetism nor hypnotism enters into
the practice of Christian Science, in which truth cannot
18 be reversed, but the reverse of error is true.
Christ
the great An improved belief cannot retrograde. When
physician Christ changes a belief of sin or of sickness into
21 a better belief, then belief melts into spiritual understanding, and sin, disease, and death disappear. Christ, Truth,
gives mortals temporary food and clothing until the ma-
24 terial, transformed with the ideal, disappears, and man
is clothed and fed spiritually. St. Paul says, "Work
out your own salvation with fear and trembling:" Jesus
27 said, "Fear not, little flock; for it is your Father's good
pleasure to give you the kingdom." This truth is
Christian Science.

30 Christian Scientists, be a law to yourselves that mental
malpractice cannot harm you either when asleep or when
awake.

nal del Espíritu divino no hay juicios por enfermedad. Allí el 1
Hombre es considerado inocente de quebrantar leyes físicas,
puesto que tales leyes no existen. Nuestro estatuto es espiritual, 3
nuestro Gobierno es divino. "El Juez de toda la tierra, ¿no ha de
hacer lo que es justo?"

El Jurado de los Sentidos Espirituales convino en se- 6
guida en dictar un veredicto, y por toda la vasta sala de la
audiencia del Espíritu resonó el grito de: "Ino- *Veredicto*
cente". Entonces se levantó el prisionero, re- *divino* 9
generado, fuerte y libre. Cuando estrechaba la mano de su
abogado defensor, la Ciencia Cristiana, observamos que
toda su palidez y debilidad había desaparecido. Su fi- 12
gura era erguida e imponente y su rostro resplandecía de
salud y felicidad. El Amor divino había echado fuera el
temor. El Hombre Mortal, que ya no estaba enfermo ni 15
preso, salió —sus pies "hermosos... sobre los montes" como los de uno "que trae alegres nuevas".

Ni el magnetismo animal ni el hipnotismo entran en la 18
práctica de la Ciencia Cristiana, en la cual la verdad no
puede ser invertida, mas el inverso del error es *Cristo, el*
verdad. Una creencia mejorada no puede re- *gran médico* 21
troceder. Cuando Cristo cambia una creencia de pecado o
enfermedad en una creencia mejor, entonces la creencia se
disuelve en comprensión espiritual, y desaparecen el pe- 24
cado, la enfermedad y la muerte. Cristo, la Verdad, da a
los mortales alimento y vestido temporarios, hasta que lo
material, transformado por lo ideal, desaparezca, y el 27
hombre sea vestido y alimentado espiritualmente. Dice
San Pablo: "Ocupaos en vuestra salvación con temor y
temblor". Jesús dijo: "No temáis, manada pequeña, por- 30
que a vuestro Padre le ha placido daros el reino". Esa
verdad es Ciencia Cristiana.

Científicos Cristianos, sed una ley para con vosotros 33
mismos que la malapráctica mental no puede dañaros, ni
dormidos ni despiertos.

CHAPTER XIII

Teaching Christian Science

Give instruction to a wise man, and he will be
yet wiser: teach a just man, and he will increase
in learning. — PROVERBS.

1 WHEN the discoverer of Christian Science is consulted by her followers as to the propriety, advan-
3 Study of tage, and consistency of systematic medical
medicine study, she tries to show them that under ordinary circumstances a resort to faith in corporeal means
6 tends to deter those, who make such a compromise, from
entire confidence in omnipotent Mind as really possessing
all power. While a course of medical study is at times
9 severely condemned by some Scientists, she feels, as she
always has felt, that all are privileged to work out their
own salvation according to their light, and that our motto
12 should be the Master's counsel, "Judge not, that ye be
not judged."

 If patients fail to experience the healing power of
15 Christian Science, and think they can be benefited by
Failure's certain ordinary physical methods of medical
lessons treatment, then the Mind-physician should
18 give up such cases, and leave invalids free to resort to
whatever other systems they fancy will afford relief.
Thus such invalids may learn the value of the apostolic
21 precept: "Reprove, rebuke, exhort with all longsuffering
and doctrine." If the sick find these material expedients

443

CAPÍTULO XIII

Enseñanza
de la Ciencia Cristiana

Da al sabio, y será más sabio;
enseña al justo, y aumentará
su saber. — PROVERBIOS.

C UANDO la descubridora de la Ciencia Cristiana* es   1
consultada por sus seguidores sobre la convenien-
cia, ventaja y compatibilidad de un estudio mé-   El estudio   3
dico sistemático, ella trata de mostrarles que   de medicina
acogerse, bajo circunstancias comunes, a la fe en recursos
corporales tiende a debilitar, en los que transigen, la plena   6
confianza en que es la Mente omnipotente lo que en verdad posee todo poder. Si bien un curso de estudios médicos es a veces severamente condenado por algunos Cientí-   9
ficos, ella estima, como siempre lo ha hecho, que todos
tienen el privilegio de ocuparse en su salvación como mejor les parezca y que nuestro lema debiera ser el consejo   12
del Maestro: "No juzguéis, para que no seáis juzgados".

Si los pacientes no experimentan el poder curativo de la
Ciencia Cristiana y piensan que pueden beneficiarse me-   15
diante ciertos métodos físicos comunes de   Lecciones de
tratamiento médico, entonces el sanador por la   los fracasos
Mente debiera abandonar tales casos y dejar a los enfer-   18
mos en libertad para que recurran a cualquier otro sistema
que se imaginen que pueda aliviarlos. Así aprenderán esos
enfermos el valor del precepto apostólico: "Redarguye, re-   21
prende, exhorta con toda paciencia y doctrina". Si los en-

* Véase "Nota" en la página que antecede al Índice.

1 unsatisfactory, and they receive no help from them, these
   very failures may open their blind eyes. In some way,
3 sooner or later, all must rise superior to materiality, and
   suffering is oft the divine agent in this elevation. "All
   things work together for good to them that love God," is
6 the dictum of Scripture.

   If Christian Scientists ever fail to receive aid from
   other Scientists, — their brethren upon whom they may
9 Refuge and   call, — God will still guide them into the right
   strength   use of temporary and eternal means. Step by
   step will those who trust Him find that "God is our refuge
12 and strength, a very present help in trouble."

   Students are advised by the author to be charitable
   and kind, not only towards differing forms of religion
15 Charity   and medicine, but to those who hold these dif-
   to those   fering opinions. Let us be faithful in pointing
   opposed   the way through Christ, as we understand it,
18 but let us also be careful always to "judge righteous judgment," and never to condemn rashly. "Whosoever shall
   smite thee on thy right cheek, turn to him the other also."
21 That is, Fear not that he will smite thee again for thy for-
   bearance. If ecclesiastical sects or medical schools turn
   a deaf ear to the teachings of Christian Science, then part
24 from these opponents as did Abraham when he parted
   from Lot, and say in thy heart: "Let there be no strife, I
   pray thee, between me and thee, and between my herd-
27 men and thy herdmen; for we be brethren." Immortals,
   or God's children in divine Science, are one harmonious
   family; but mortals, or the "children of men" in material
30 sense, are discordant and ofttimes false brethren.

   The teacher must make clear to students the Science
   of healing, especially its ethics, — that all is Mind, and

fermos descubren que tales recursos materiales no son sa- 1
tisfactorios, y que no los ayudan, es posible que esos fracasos mismos les abran sus ciegos ojos. De algún modo, 3
tarde o temprano, todos tienen que elevarse por encima de
la materialidad, y a menudo el sufrimiento es el factor divino en esa elevación. "A los que aman a Dios, todas las 6
cosas les ayudan a bien", es la máxima bíblica.

Si los Científicos Cristianos no llegaran a recibir alivio
de otros Científicos —sus hermanos a quienes tal vez acu- 9
dan— Dios, sin embargo, los guiará hacia el   Refugio y
uso correcto de medios temporarios y medios   fortaleza
eternos. Paso a paso hallarán los que en Él confían que 12
"Dios es nuestro amparo y fortaleza, nuestro pronto auxilio en las tribulaciones".

La autora aconseja a los estudiantes de Ciencia Cristia- 15
na que sean amables y bondadosos, no sólo con las formas
de religión y medicina que difieren de ésta, sino   Caridad para
también con los que mantienen tales opiniones   con los 18
diferentes. Seamos fieles en señalar el camino   contrarios
por medio de Cristo, como lo comprendemos, pero tengamos cuidado también de siempre "juzgar con justo juicio" 21
y de no condenar jamás precipitadamente. "A cualquiera que te hiera en la mejilla derecha, vuélvele también la otra". Es decir: No temas que te hiera por segunda 24
vez debido a tu indulgencia. Si sectas eclesiásticas o escuelas médicas se hacen los sordos en cuanto a las enseñanzas de la Ciencia Cristiana, sepárate entonces de esos opo- 27
sitores como hizo Abraham cuando se separó de Lot, y
di en tu corazón: "No haya ahora altercado entre nosotros dos, entre mis pastores y los tuyos, porque somos her- 30
manos". Los inmortales, o hijos de Dios en la Ciencia
divina, forman una sola familia armoniosa; pero los mortales, o "hijos de los hombres" en el sentido material, son 33
discordantes y a menudo falsos hermanos.

El maestro debe explicar a sus alumnos la Ciencia de la
curación, especialmente su ética: que todo es Mente y que 36

1 that the Scientist must conform to God's requirements.
Also the teacher must thoroughly fit his students to defend
3 themselves against sin, and to guard against the

Conforming
to explicit   attacks of the would-be *mental assassin*, who
rules
attempts to kill morally and physically. No
6 hypothesis as to the existence of another power should
interpose a doubt or fear to hinder the demonstration of
Christian Science. Unfold the latent energies and capac-
9 ities for good in your pupil. Teach the great possibilities
of man endued with divine Science. Teach the dangerous
possibility of dwarfing the spiritual understanding and
12 demonstration of Truth by sin, or by recourse to material
means for healing. Teach the meekness and might of life
"hid with Christ in God," and there will be no desire for
15 other healing methods. You render the divine law of
healing obscure and void, when you weigh the human in
the scale with the divine, or limit in any direction of
18 thought the omnipresence and omnipotence of God.

Christian Science silences human will, quiets fear with
Truth and Love, and illustrates the unlabored motion
21 Divine   of the divine energy in healing the sick. Self-
energy   seeking, envy, passion, pride, hatred, and
revenge are cast out by the divine Mind which heals
24 disease. The human will which maketh and worketh a lie,
hiding the divine Principle of harmony, is destructive to
health, and is the cause of disease rather than its cure.

27   There is great danger in teaching Mind-healing indis-
criminately, thus disregarding the morals of the student
Blight of   and caring only for the fees. Recalling Jeffer-
30 avarice   son's words about slavery, "I tremble, when I
remember that God is just," the author trembles whenever
she sees a man, for the petty consideration of money,

el Científico tiene que ajustarse a las exigencias de Dios. 1
El maestro tiene también que preparar a sus alumnos a
fondo para que se defiendan del pecado y   3
se protejan de los ataques del pretenso *asesino*   Ajustándose
                                                      a reglas
mental, que intenta matar moral y físicamente.   explícitas
Ninguna hipótesis en cuanto a la existencia de otro poder 6
debiera interponer dudas o temores para estorbar la demostración de la Ciencia Cristiana. Desarrollad en vuestros alumnos las energías y facultades latentes para el bien. 9
Enseñad las grandes posibilidades del hombre investido
de Ciencia divina. Enseñad la peligrosa posibilidad de
que se atrofien la comprensión espiritual y la demostración 12
de la Verdad por caer en el pecado o por recurrir a
medios materiales para curar. Enseñad la mansedumbre y
el poder de una vida "escondida con Cristo en Dios", y no 15
habrá deseos de usar otros métodos curativos. Oscurecéis
y anuláis la ley divina de la curación cuando pesáis en
una misma balanza lo humano con lo divino o limitáis en 18
cualquier dirección que tome vuestro pensamiento la
omnipresencia y omnipotencia de Dios.

La Ciencia Cristiana silencia la voluntad humana, cal- 21
ma el temor con la Verdad y el Amor e ilustra la acción
espontánea de la energía divina en la curación   Energía
de los enfermos. El egoísmo, la envidia, la pa-   divina 24
sión, el orgullo, el odio y la venganza son expulsados por
la Mente divina, la cual sana a la enfermedad. La voluntad humana que hace y obra mentira, ocultando el Princi- 27
pio divino de la armonía, destruye la salud y causa la enfermedad en vez de sanarla.

Hay un grave peligro en enseñar sin discriminación la 30
curación por la Mente, pasando así por alto la moral del
alumno e interesándose sólo por los honora-   La plaga de
rios. Recordando las palabras de Jefferson res-   la avaricia 33
pecto a la esclavitud: "Tiemblo, cuando recuerdo que Dios
es justo", la autora tiembla cada vez que ve a alguien que,
por el mezquino interés del dinero, imparte el poco conoci- 36

1 teaching his slight knowledge of Mind-power, — perhaps communicating his own bad morals, and in this way
3 dealing pitilessly with a community unprepared for self-
defence.

A thorough perusal of the author's publications heals
6 sickness. If patients sometimes seem worse while reading this book, the change may either arise from the alarm
of the physician, or it may mark the crisis of the disease.
9 Perseverance in the perusal of the book has generally
completely healed such cases.

Whoever practises the Science the author teaches,
12 through which Mind pours light and healing upon this
Exclusion of   generation, can practise on no one from sin-
malpractice   ister or malicious motives without destroying
15 his own power to heal and his own health. Good must
dominate in the thoughts of the healer, or his demonstration is protracted, dangerous, and impossible in Sci-
18 ence. A wrong motive involves defeat. In the Science
of Mind-healing, it is imperative to be honest, for victory
rests on the side of immutable right. To understand
21 God strengthens hope, enthrones faith in Truth, and
verifies Jesus' word: "Lo, I am with you alway, even
unto the end of the world."

24 Resisting evil, you overcome it and prove its nothingness. Not human platitudes, but divine beatitudes, re-
Iniquity   flect the spiritual light and might which heal
27 overcome   the sick. The exercise of will brings on a
hypnotic state, detrimental to health and integrity of
thought. This must therefore be watched and guarded
30 against. Covering iniquity will prevent prosperity and the
ultimate triumph of any cause. Ignorance of the error
to be eradicated oftentimes subjects you to its abuse.

miento que tiene del poder de la Mente —quizás comuni- 1
cando sus deficientes conceptos morales y de esa manera
comerciando despiadadamente con una comunidad que 3
no está preparada para defenderse.

Una lectura esmerada de las obras de la autora sana las
enfermedades. Si a veces los pacientes parecen agravarse 6
mientras leen este libro, el cambio puede provenir de la
alarma del médico o es posible que indique la crisis de la
enfermedad. La perseverancia en la lectura cuidadosa del 9
libro generalmente ha curado tales casos.

Quienquiera que practique la Ciencia que la autora enseña, por medio de la cual la Mente derrama luz y cura- 12
ción sobre esta generación, no puede dar tratamiento a nadie con intenciones siniestras o   Exclusión
                                                    de la
malévolas, sin destruir su propio poder curativo   malapráctica
y su propia salud. El bien tiene que dominar los pensa- 15
mientos del sanador, pues de lo contrario su demostración
es tardía, peligrosa e imposible en la Ciencia. Un móvil 18
maligno implica fracaso. En la Ciencia de la curación por
la Mente es indispensable de ser honesto, puesto que la
victoria está del lado del bien inmutable. Comprender a 21
Dios fortifica la esperanza, entroniza la fe en la Verdad y
confirma las palabras de Jesús: "He aquí yo estoy con vosotros todos los días, hasta el fin del mundo". 24

Resistiéndoos al mal lo vencéis y probáis que es nada.
Las bienaventuranzas divinas, no las banalidades humanas, reflejan la luz y el poder espirituales La iniquidad 27
que sanan al enfermo. El ejercicio de la vo-   vencida
luntad produce un estado hipnótico, nocivo a la salud y a
la integridad de pensamiento. Por tanto, uno debe vigilar 30
y guardarse de ello. El encubrimiento de la iniquidad impedirá la prosperidad y el triunfo final de cualquier causa.
Al no conocer el error que habéis de extirpar, os expone a 33
menudo a ser sus víctimas.

447 Teaching Christian Science

1 The heavenly law is broken by trespassing upon
man's individual right of self-government. We have no

3 authority in Christian Science and no moral
No trespass
on human
rights

right to attempt to influence the thoughts of
others, except it be to benefit them. In men-

6 tal practice you must not forget that erring human opinions, conflicting selfish motives, and ignorant attempts
to do good may render you incapable of knowing or

9 judging accurately the need of your fellow-men. Therefore the rule is, heal the sick when called upon for aid,
and save the victims of the mental assassins.

12 Ignorance, subtlety, or false charity does not forever conceal error; evil will in time disclose and punish itself. The recuperative action of the
Expose sin
15 without
believing in it

system, when mentally sustained by Truth,
goes on naturally. When sin or sickness —
the reverse of harmony — seems true to material sense,

18 impart without frightening or discouraging the patient the truth and spiritual understanding, which destroy disease. Expose and denounce the claims of

21 evil and disease in all their forms, but realize no
reality in them. A sinner is not reformed merely
by assuring him that he cannot be a sinner because

24 there is no sin. To put down the claim of sin,
you must detect it, remove the mask, point out the
illusion, and thus get the victory over sin and so prove

27 its unreality. The sick are not healed merely by
declaring there is no sickness, but by knowing that
there is none.

30 A sinner is afraid to cast the first stone. He may
say, as a subterfuge, that evil is unreal, but to know it,
he must demonstrate his statement. To assume that

Se quebranta la ley celestial al infringir el derecho indi- 1
vidual del hombre de gobernarse a sí mismo. No tenemos
autoridad en la Ciencia Cristiana, ni tenemos Los derechos 3
derecho moral, para tratar de influir en los pen- humanos no han de
samientos de los demás, como no sea para be- infringirse
neficiarlos. En la práctica mental no debéis olvidaros que 6
las opiniones humanas erradas, los móviles egoístas contradictorios y los intentos ignorantes por hacer el bien,
pueden incapacitaros para conocer o juzgar con exactitud 9
la necesidad de vuestros semejantes. Por tanto, la regla es:
sanar a los enfermos cuando se solicite vuestra ayuda y
salvar a las víctimas de los asesinos mentales. 12

La ignorancia, la astucia o la caridad falsa no ocultan al
error para siempre; con el tiempo el mal se descubrirá y se
castigará a sí mismo. La acción restablecedo- Denunciad el 15
ra del organismo, cuando es sostenida mental- pecado sin darle crédito
mente por la Verdad, sigue su curso natural.
Cuando el pecado o la enfermedad —lo contrario de la 18
armonía— parezca verídico al sentido material, comuni-
cad al paciente, sin alarmarlo ni desanimarlo, la verdad y
la comprensión espiritual que destruyen a la enfermedad. 21
Desenmascarad y denunciad las pretensiones del mal y de
la enfermedad en todas sus formas, pero no les concedáis
realidad. Un pecador no se reforma por asegurarle mera- 24
mente que no puede ser pecador porque no existe el pecado. Para suprimir la pretensión del pecado, tenéis que
descubrirla, arrancarle la máscara, señalar el engaño y de 27
ese modo obtener la victoria sobre el pecado y probar así
su irrealidad. Los enfermos no se sanan meramente declarando que no hay enfermedad, sino sabiendo que no la 30
hay.

El pecador teme arrojar la primera piedra. Puede que
diga, como subterfugio, que el mal es irreal, pero para 33
saber eso debe demostrar su declaración. Dar por sentado

1 there are no claims of evil and yet to indulge them, is
a moral offence. Blindness and self-righteousness cling
3 Wicked   fast to iniquity. When the Publican's wail
evasions   went out to the great heart of Love, it won his
humble desire. Evil which obtains in the bodily senses,
6 but which the heart condemns, has no foundation; but if
evil is uncondemned, it is undenied and nurtured. Under
such circumstances, to say that there is no evil, is an evil
9 in itself. When needed tell the truth concerning the lie.
Evasion of Truth cripples integrity, and casts thee down
from the pinnacle.

12   Christian Science rises above the evidence of the corporeal senses; but if you have not risen above sin your-
Truth's   self, do not congratulate yourself upon your
15 grand results   blindness to evil or upon the good you know
and *do* not. A dishonest position is far from Christianly
scientific. "He that covereth his sins shall not prosper:
18 but whoso confesseth and forsaketh them shall have
mercy." Try to leave on every student's mind the strong
impress of divine Science, a high sense of the moral and
21 spiritual qualifications requisite for healing, well knowing
it to be impossible for error, evil, and hate to accomplish
the grand results of Truth and Love. The reception or
24 pursuit of instructions opposite to absolute Christian
Science must always hinder scientific demonstration.

    If the student adheres strictly to the teachings of Chris-
27 tian Science and ventures not to break its rules, he can-
Adherence to   not fail of success in healing. It is Christian
righteousness   Science to do right, and nothing short of right-
30 doing has any claim to the name. To talk the right and
live the wrong is foolish deceit, doing one's self the most
harm. Fettered by sin yourself, it is difficult to free

que no hay pretensiones del mal y, sin embargo, entregarse ₁
a ellas es una ofensa moral. La ceguedad y la justificación
propia se aferran a la iniquidad. Cuando el ge-   Evasivas ₃
mido del publicano se elevó al gran corazón del   inicuas
Amor, logró su humilde deseo. El mal que rige en los sentidos corporales, pero que el corazón condena, carece de ₆
fundamento; pero si el mal no se condena, no es negado, es
fomentado. En tales condiciones, decir que no hay mal, es
un mal en sí mismo. Cuando sea necesario, dígase la ver- ₉
dad respecto a la mentira. El eludir la Verdad mutila la
integridad y os echa del pináculo.

La Ciencia Cristiana se eleva por encima del testimonio ₁₂
de los sentidos corporales; pero si no os habéis elevado por
encima del pecado, no os felicitéis por vuestra
ceguera en cuanto al mal, o por el bien que sa-   Los grandes
béis y que no *hacéis*. Una actitud ímproba está   resultados de ₁₅
                                                    la Verdad
muy lejos de ser cristianamente científica. "El que en-
cubre sus pecados no prosperará; mas el que los confiesa y ₁₈
se aparta alcanzará misericordia". Procurad que quede en
la mente de cada alumno la fuerte impresión de la Ciencia
divina, un elevado concepto de las cualidades morales y ₂₁
espirituales esenciales para la curación, sabiendo bien
que es imposible que el error, el mal y el odio logren los
grandes resultados de la Verdad y el Amor. La admisión o ₂₄
la búsqueda de enseñanzas opuestas a la Ciencia Cristiana
absoluta siempre ha de impedir la demostración científica.

Si el alumno se adhiere estrictamente a las enseñanzas ₂₇
de la Ciencia Cristiana y no se aventura a violar sus reglas,
no dejará de tener buen éxito en la curación.   Adhesión a
Es Ciencia Cristiana hacer el bien, y nada me-   la rectitud ₃₀
nos que hacer el bien puede aspirar a ese nombre. Proclamar el bien y vivir el mal es necio engaño, y quien más se
perjudica es uno mismo. Si vosotros mismos estáis atados ₃₃

1   another from the fetters of disease. With your own wrists
manacled, it is hard to break another's chains. A little
3   leaven causes the whole mass to ferment. A grain of
Christian Science does wonders for mortals, so omnipotent is Truth, but more of Christian Science must be
6   gained in order to continue in well doing.

The wrong done another reacts most heavily against
one's self. Right adjusts the balance sooner or later.
9   *Right adjusts*   Think it "easier for a camel to go through
the balance   the eye of a needle," than for you to benefit
yourself by injuring others. Man's moral mercury, ris-
12   ing or falling, registers his healing ability and fitness to
teach. You should practise well what you know, and
you will then advance in proportion to your honesty
15   and fidelity, — qualities which insure success in this
Science; but it requires a higher understanding to teach
this subject properly and correctly than it does to heal
18   the most difficult case.

The baneful effect of evil associates is less seen than
felt. The inoculation of evil human thoughts ought to
21   *Inoculation*   be understood and guarded against. The
of thought   first impression, made on a mind which is
attracted or repelled according to personal merit or de-
24   merit, is a good detective of individual character. Certain minds meet only to separate through simultaneous
repulsion. They are enemies without the preliminary
27   offence. The impure are at peace with the impure.
Only virtue is a rebuke to vice. A proper teacher of Christian Science improves the health and the morals of his
30   student if the student practises what he is taught, and
unless this result follows, the teacher is a Scientist only
in name.

por el pecado, os será difícil libertar a otro de las ataduras de la enfermedad. Si vuestras muñecas están esposadas, os es difícil romper las cadenas de otro. Un poco de levadura hace que fermente toda la masa. Un grano de Ciencia Cristiana hace maravillas por los mortales, tan omnipotente es la Verdad, pero hay que asimilar más de la Ciencia Cristiana para continuar haciendo el bien.

El mal que se hace a otro recae sobre uno mismo con mayor dureza. Tarde o temprano el bien ajusta la balanza. Considerad que es "más fácil pasar un camello por el ojo de una aguja", que beneficiarse uno mismo perjudicando a otros. El termómetro de la moral del hombre, al subir o bajar, denota su habilidad sanadora y su aptitud para enseñar. Debierais practicar bien lo que sabéis, y entonces progresaréis en proporción a vuestra honradez y fidelidad, cualidades que aseguran el buen éxito en esta Ciencia; pero se requiere una comprensión más elevada para enseñar este tema debida y correctamente, que para curar el caso más difícil.

El efecto pernicioso de malas compañías se ve menos de lo que se siente. Debiéramos comprender la inoculación de malos pensamientos humanos y protegernos contra ella. La primera impresión hecha en una mente que es atraída o repelida según el mérito o demérito personal es un buen indicador del carácter individual. Ciertas mentes se encuentran sólo para separarse por repulsión simultánea. Son enemigos sin ofensa preliminar. Los impuros están en paz con los impuros. Sólo la virtud es una represión para el vicio. Un buen maestro de Ciencia Cristiana mejora la salud y la condición moral de su alumno si éste practica lo que se le enseña, y a menos que se obtenga ese resultado, el maestro es un Científico sólo de nombre.

El bien ajusta la balanza

Inoculación del pensamiento

450 Teaching Christian Science

1   There is a large class of thinkers whose bigotry and conceit twist every fact to suit themselves. Their creed
3 *Three classes* teaches belief in a mysterious, supernatural
of neophytes God, and in a natural, all-powerful devil. Another class, still more unfortunate, are so depraved that
6 they appear to be innocent. They utter a falsehood, while looking you blandly in the face, and they never fail to stab their benefactor in the back. A third class
9 of thinkers build with solid masonry. They are sincere, generous, noble, and are therefore open to the approach and recognition of Truth. To teach Christian Science
12 to such as these is no task. They do not incline longingly to error, whine over the demands of Truth, nor play the traitor for place and power.

15   Some people yield slowly to the touch of Truth. Few yield without a struggle, and many are reluctant to ac-
Touchstone knowledge that they have yielded; but un-
18 *of Science* less this admission is made, evil will boast itself above good. The Christian Scientist has enlisted to lessen evil, disease, and death; and he will overcome
21 them by understanding their nothingness and the allness of God, or good. Sickness to him is no less a temptation than is sin, and he heals them both by understanding
24 God's power over them. The Christian Scientist knows that they are errors of belief, which Truth can and will destroy.

27   Who, that has felt the perilous beliefs in life, substance, and intelligence separated from God, can say that there
False claims is no error of belief? Knowing the claim of
30 *annihilated* animal magnetism, that all evil combines in the belief of life, substance, and intelligence in matter, electricity, animal nature, and organic life, who will deny

Hay una clase considerable de pensadores cuya intole- 1
rancia y presunción tergiversan todos los hechos a su con-
veniencia. Su credo enseña la creencia en un   Tres clases 3
Dios misterioso y sobrenatural y en un diablo   de neófitos
natural y todopoderoso. Otra clase, todavía más infortu-
nada, consiste de pensadores tan depravados que aparentan 6
ser inocentes. Dicen una mentira, mientras le miran a uno
blandamente a la cara, y jamás dejan de apuñalar a su
bienhechor en la espalda. Una tercera clase de pensadores 9
construye con mampostería firme. Son sinceros, generosos, nobles, y, por tanto, están dispuestos a aceptar y reconocer la Verdad. Enseñarles Ciencia Cristiana a tales 12
personas no es tarea difícil. No se inclinan anhelantes al
error, ni gimen ante las exigencias de la Verdad ni tampoco traicionan por alcanzar rango y poder. 15

Algunas personas ceden lentamente al toque de la Verdad. Pocas ceden sin lucha y muchas son reacias a admitir que han cedido; pero si no admiten que han   18
cedido, el mal se jactará de que es superior   Piedra de
al bien. El Científico Cristiano se ha alistado   toque de
                                                  la Ciencia
para disminuir el mal, la enfermedad y la muerte; y los 21
vencerá comprendiendo que nada son y que Dios, o el
bien, es Todo. La enfermedad no es para él una tentación
menor que el pecado, y sana a ambos comprendiendo el 24
poder de Dios sobre ellos. El Científico Cristiano sabe que
son errores de creencia, que la Verdad puede destruir y
destruirá. 27

¿Quién que haya experimentado las peligrosas creencias
de vida, sustancia e inteligencia separadas de Dios puede
decir que no hay error de creencia? Enterado   Pretensiones 30
de la pretensión del magnetismo animal, de que   falsas
todo el mal se combina en la creencia de que   aniquiladas
hay vida, sustancia e inteligencia en la materia, en la elec- 33
tricidad, en la naturaleza animal y en la vida orgánica,

1 that these are the errors which Truth must and will annihilate? Christian Scientists must live under the con-
3 stant pressure of the apostolic command to come out from
the material world and be separate. They must re-
nounce aggression, oppression and the pride of power.
6 Christianity, with the crown of Love upon her brow,
must be their queen of life.

Students of Christian Science, who start with its letter
9 and think to succeed without the spirit, will either make
Treasure   shipwreck of their faith or be turned sadly
in heaven   awry. They must not only seek, but strive,
12 to enter the narrow path of Life, for "wide is the gate,
and broad is the way, that leadeth to destruction, and
many there be which go in thereat." Man walks in the
15 direction towards which he looks, and where his treasure
is, there will his heart be also. If our hopes and affections are spiritual, they come from above, not from be-
18 neath, and they bear as of old the fruits of the Spirit.

Every Christian Scientist, every conscientious teacher
of the Science of Mind-healing, knows that human will
21 Obligations   is not Christian Science, and he must recog-
of teachers   nize this in order to defend himself from the
influence of human will. He feels morally obligated to
24 open the eyes of his students that they may perceive the
nature and methods of error of every sort, especially any
subtle degree of evil, deceived and deceiving. All mental
27 malpractice arises from ignorance or malice aforethought.
It is the injurious action of one mortal mind controlling
another from wrong motives, and it is practised either
30 with a mistaken or a wicked purpose.

Show your student that mental malpractice tends to
blast moral sense, health, and the human life. Instruct

¿quién negará que esos son los errores que la Verdad tiene 1
que aniquilar y aniquilará? Los Científicos Cristianos tienen que vivir bajo la presión constante del mandato apos- 3
tólico de salir del mundo material y apartarse de él. Tienen que renunciar a la agresión, a la opresión y al orgullo
del poder. La religión cristiana, con la corona del Amor 6
sobre sus sienes, tiene que ser la reina de su vida.

Los estudiantes de Ciencia Cristiana que empiezan con
la letra y piensan que pueden tener buen éxito sin el espí- 9
ritu, o bien harán naufragar su fe o se desviarán   Tesoro en
deplorablemente del buen camino. Tienen no   el cielo
sólo que buscar sino que luchar por entrar en el camino es- 12
trecho de la Vida, porque "ancha es la puerta, y espacioso
el camino que lleva a la perdición, y muchos son los que
entran por ella". El hombre se encamina hacia la direc- 15
ción en que mira, y donde esté su tesoro, allí estará también su corazón. Si nuestras esperanzas y afectos son espirituales, vienen de lo alto, no de abajo, y, como antaño, 18
dan los frutos del Espíritu.

Todo Científico Cristiano, todo maestro concienzudo de
la Ciencia de la curación por la Mente, sabe que la volun- 21
tad humana no es Ciencia Cristiana, y tiene   Obligaciones
que reconocerlo a fin de defenderse de la in-   de los
fluencia de la voluntad humana. Se siente mo-   maestros 24
ralmente obligado a abrir los ojos a sus alumnos, para
que puedan percibir la naturaleza y los métodos del error
de toda clase, especialmente cualquier grado sutil del mal, 27
que es engañado y engaña. Toda malapráctica mental
proviene de la ignorancia o de la maldad premeditada. Es
la acción nociva de una mente mortal dominando a otra 30
por móviles erróneos, y se la practica con fines equivocados o malignos.

Mostradle a vuestro alumno que la malapráctica mental 33
tiende a destruir al sentido moral, a la salud y a la vida humana. Enseñad a vuestro alumno a atrancar la puerta de

1 him how to bar the door of his thought against this
seeming power, — a task not difficult, when one under-
3 *Indispensable* stands that evil has in reality no power.
defence   Incorrect reasoning leads to practical error.
The wrong thought should be arrested before it has a
6 chance to manifest itself.

Walking in the light, we are accustomed to the light
and require it; we cannot see in darkness. But eyes ac-
9 *Egotistic*   customed to darkness are pained by the light.
darkness   When outgrowing the old, you should not fear
to put on the new. Your advancing course may pro-
12 voke envy, but it will also attract respect. When error
confronts you, withhold not the rebuke or the explanation which destroys error. Never breathe an immoral
15 atmosphere, unless in the attempt to purify it. Better is
the frugal intellectual repast with contentment and virtue,
than the luxury of learning with egotism and vice.

18 Right is radical. The teacher must know the truth
himself. He must live it and love it, or he cannot impart
Unwarranted it to others. We soil our garments with con-
21 *expectations* servatism, and afterwards we must wash them
clean. When the spiritual sense of Truth unfolds its
harmonies, you take no risks in the policy of error. Ex-
24 pect to heal simply by repeating the author's words, by
right talking and wrong acting, and you will be disappointed. Such a practice does not demonstrate the
27 Science by which divine Mind heals the sick.

Acting from sinful motives destroys your power of
healing from the right motive. On the other hand, if
30 *Reliable*   you had the inclination or power to practise
authority   wrongly and then should adopt Christian
Science, the wrong power would be destroyed. You do

su pensamiento contra ese aparente poder —tarea que no 1
es difícil cuando se comprende que en realidad el mal no
tiene poder. El razonar incorrectamente con- *Defensa in-* 3
duce al error en la práctica. El pensamiento *dispensable*
erróneo debe detenerse antes que tenga ocasión de manifestarse. 6

Andando en la luz, nos acostumbramos a la luz y la necesitamos; no podemos ver en la oscuridad. Pero a los ojos
acostumbrados a la oscuridad hace daño la luz. *Oscuridad* 9
Cuando desecháis lo antiguo, no debierais te- *por egoísmo*
mer revestiros de lo nuevo. Vuestro progreso quizás pro-
voque envidia, pero también ganará respeto. Cuando el 12
error os enfrente, no escatiméis ni la represión ni la explicación que destruye al error. No respiréis jamás una atmósfera inmoral, excepto al tratar de purificarla. Más vale 15
el frugal refrigerio intelectual con el contento y la virtud
que el lujo de la erudición con el egoísmo y el vicio.

El bien es radical. El maestro mismo tiene que conocer 18
la verdad. Tiene que vivirla y amarla, pues de otro modo
no puede impartirla a otros. Manchamos nues- *Expectativas*
tros vestidos con tradicionalismo, y luego tene- *infundadas* 21
mos que lavarlos hasta que queden limpios. Cuando el
sentido espiritual de la Verdad desenvuelve sus armonías,
ya no corréis riesgos en la política del error. Si tenéis 24
esperanza de curar simplemente repitiendo las palabras de
la autora, hablando bien y obrando mal, os llevaréis un
chasco. Tal práctica no demuestra la Ciencia por la cual la 27
Mente divina sana al enfermo.

Actuar por móviles pecaminosos destruye vuestro poder
de curar por el móvil correcto. Por otro lado, si tuvierais 30
la inclinación de practicar erróneamente o el *Autoridad*
poder de hacerlo y luego adoptarais la Ciencia *confiable*
Cristiana, el poder maligno se destruiría. No negáis al 33

453 Teaching Christian Science

1 not deny the mathematician's right to distinguish the correct from the incorrect among the examples on the black-
3 board, nor disbelieve the musician when he distinguishes
concord from discord. In like manner it should be granted
that the author understands what she is saying.

6   Right and wrong, truth and error, will be at strife in
the minds of students, until victory rests on the side of
Winning   invincible truth. Mental chemicalization fol-
9 the field   lows the explanation of Truth, and a higher
basis is thus won; but with some individuals the morbid
moral or physical symptoms constantly reappear. I
12 have never witnessed so decided effects from the use of
material remedies as from the use of spiritual.

Teach your student that he must know himself be-
15 fore he can know others and minister to human needs.
Knowledge   Honesty is spiritual power. Dishonesty is
and honesty   human weakness, which forfeits divine help.
18 You uncover sin, not in order to injure, but in order
to bless the corporeal man; and a right motive has
its reward. Hidden sin is spiritual wickedness in high
21 places. The masquerader in this Science thanks God
that there is no evil, yet serves evil in the name of
good.

24   You should treat sickness mentally just as you would
sin, except that you must not tell the patient that he is
Metaphysical   sick nor give names to diseases, for such a
27 treatment   course increases fear, the foundation of disease, and impresses more deeply the wrong mind-picture.
A Christian Scientist's medicine is Mind, the divine Truth
30 that makes man free. A Christian Scientist never recom-
mends material hygiene, never manipulates. He does
not trespass on the rights of mind nor can he practise

matemático su derecho de distinguir entre lo correcto y lo 1
incorrecto en los ejemplos expuestos en la pizarra, ni du-
dáis del músico cuando distingue entre la armonía y la dis- 3
cordancia. De igual manera debiera admitirse que la autora entiende lo que está diciendo.

El bien y el mal, la verdad y el error, lucharán en la men- 6
te de los alumnos, hasta que la victoria quede del lado de
la verdad invencible. A la explicación de la   Alcanzando
Verdad sigue una quimicalización mental y así   la victoria 9
se obtiene una base más elevada; pero en algunos individuos reaparecen constantemente los síntomas morbosos,
sean éstos morales o físicos. Jamás he presenciado efectos 12
tan categóricos del uso de remedios materiales como del
uso de remedios espirituales.

Enseñad a vuestro alumno que tiene que conocerse a sí 15
mismo antes que pueda conocer a otros y atender a las necesidades humanas. La honradez es poder es-   Conocimien-
piritual. La falta de honradez es debilidad hu-   to y honradez 18
mana, que pierde el derecho a la ayuda divina. Descubrís
el pecado, no para perjudicar al hombre corpóreo, sino
para bendecirlo; y un móvil bueno tiene su recompensa. 21
El pecado oculto es iniquidad espiritual en lugares elevados. El farsante en esta Ciencia agradece a Dios que no
haya mal, y, no obstante, sirve al mal en nombre del bien. 24

Debierais tratar la enfermedad mentalmente de la misma manera que trataríais el pecado, excepto que no hay
que decir al paciente que está enfermo ni dar   Tratamiento 27
nombres a las enfermedades, porque el hacerlo   metafísico
aumenta el temor, la base de la enfermedad, e imprime
más profundamente el cuadro mental erróneo. La medi- 30
cina del Científico Cristiano es la Mente, la Verdad divina
que hace libre al hombre. Un Científico Cristiano nunca
recomienda la higiene material y jamás manipula. No in- 33
fringe los derechos de la mente, ni tampoco puede practi-

1 animal magnetism or hypnotism. It need not be added
that the use of tobacco or intoxicating drinks is not in
3 harmony with Christian Science.

Teach your students the omnipotence of Truth, which
illustrates the impotence of error. The understanding,
6 even in a degree, of the divine All-power de-
Impotence
of hate stroys fear, and plants the feet in the true path,
— the path which leads to the house built without hands
9 "eternal in the heavens." Human hate has no legitimate mandate and no kingdom. Love is enthroned.
That evil or matter has neither intelligence nor power,
12 is the doctrine of absolute Christian Science, and this is
the great truth which strips all disguise from error.

He, who understands in a sufficient degree the Princi-
15 ple of Mind-healing, points out to his student error as
Love the well as truth, the wrong as well as the right
incentive practice. Love for God and man is the true
18 incentive in both healing and teaching. Love inspires,
illumines, designates, and leads the way. Right motives
give pinions to thought, and strength and freedom to
21 speech and action. Love is priestess at the altar of
Truth. Wait patiently for divine Love to move upon the
waters of mortal mind, and form the perfect concept.
24 Patience must "have her perfect work."

Do not dismiss students at the close of a class term,
feeling that you have no more to do for them. Let your
27 *Continuity* loving care and counsel support all their feeble
of interest footsteps, until your students tread firmly in
the straight and narrow way. The superiority of spir-
30 itual power over sensuous is the central point of Christian Science. Remember that the letter and mental
argument are only human auxiliaries to aid in bringing

car el magnetismo animal o hipnotismo. Demás está aña- 1
dir que el uso de tabaco o de bebidas alcohólicas no está
en armonía con la Ciencia Cristiana. 3

Enseñad a vuestros alumnos la omnipotencia de la Verdad, la cual ilustra la impotencia del error. La comprensión, aun en cierto grado, del Todopoder divino *La impoten-* 6
destruye el temor y planta nuestros pies en la *cia del odio*
senda verdadera —la senda que conduce hacia la casa no
hecha de manos, "eterna, en los cielos". El odio humano 9
no tiene mandato legítimo ni reino. El Amor está entroni-
zado. Que el mal o materia no tiene ni inteligencia ni poder, es la doctrina de la Ciencia Cristiana absoluta, y ésa 12
es la gran verdad que arranca todo disfraz al error.

Quien comprende suficientemente el Principio de la curación por la Mente señala a sus alumnos tanto el error 15
como la verdad, tanto la práctica incorrecta *El amor es*
como la correcta. El amor a Dios y al hombre *el incentivo*
es el verdadero incentivo en la curación y en la enseñanza. 18
El Amor inspira el camino, lo ilumina, lo designa y va
adelante en él. Los móviles rectos dan alas al pensamiento, y fuerza y soltura a la palabra y a la acción. El 21
amor es sacerdote en el altar de la Verdad. Esperad pacientemente a que el Amor divino se mueva sobre la faz de
las aguas de la mente mortal y forme el concepto perfecto. 24
La paciencia debe "tener su obra completa".

No despidáis a vuestros alumnos al terminar el curso,
pensando que ya no tenéis nada más que hacer por ellos. 27
Apoyad todos sus pasos débiles con vuestros *Continuidad*
bondadosos cuidados y consejos, hasta que *del interés*
vuestros alumnos vayan seguros por el camino recto y 30
estrecho. La superioridad del poder espiritual sobre el sensorio es el punto central de la Ciencia Cristiana. Recordad
que la letra y los argumentos mentales son sólo auxiliares 33

1 thought into accord with the spirit of Truth and Love,
which heals the sick and the sinner.

3   A mental state of self-condemnation and guilt or a
faltering and doubting trust in Truth are unsuitable
Weakness   conditions for healing the sick. Such mental
6 and guilt   states indicate weakness instead of strength.
Hence the necessity of being right yourself in order to
teach this Science of healing. You must utilize the moral
9 might of Mind in order to walk over the waves of error
and support your claims by demonstration. If you are
yourself lost in the belief and fear of disease or sin, and
12 if, knowing the remedy, you fail to use the energies of
Mind in your own behalf, you can exercise little or no
power for others' help. "First cast out the beam out
15 of thine own eye; and then shalt thou see clearly to cast
out the mote out of thy brother's eye."

The student, who receives his knowledge of Christian
18 Science, or metaphysical healing, from a human teacher,
The trust of   may be mistaken in judgment and demonstra-
the All-wise   tion, but God cannot mistake. God selects
21 for the highest service one who has grown into such a
fitness for it as renders any abuse of the mission an impossibility. The All-wise does not bestow His highest
24 trusts upon the unworthy. When He commissions a messenger, it is one who is spiritually near Himself. No person can misuse this mental power, if he is taught of God
27 to discern it.

This strong point in Christian Science is not to be
overlooked, — that the same fountain cannot send forth
30 Integrity   both sweet waters and bitter. The higher
assured   your attainment in the Science of mental
healing and teaching, the more impossible it will be-

Enseñanza de Ciencia Cristiana   455

humanos para ayudar a poner al pensamiento en armo-   1
nía con el espíritu de la Verdad y el Amor, que sana al enfermo y al pecador.   3

Un estado mental de autocondenación y remordimiento o una confianza vacilante e incierta en la Verdad son
condiciones inadecuadas para sanar al enfer-   *Debilidad*   6
mo. Tales estados mentales indican debilidad   *y culpa*
en vez de fortaleza. De ahí la necesidad de que seáis rectos vosotros mismos para poder enseñar esta Ciencia de la   9
curación. Tenéis que utilizar el poder moral de la Mente
para poder andar sobre las olas del error y apoyar vuestras
declaraciones mediante la demostración. Si vosotros mis-   12
mos estáis perdidos en la creencia de enfermedad o pecado
y en el temor a ellos, y si, conociendo el remedio, no usáis
las energías de la Mente en beneficio propio, podéis ejercer   15
poco poder o ninguno en auxilio de los demás. "Saca primero la viga de tu propio ojo, y entonces verás bien para
sacar la paja del ojo de tu hermano".   18

El alumno que recibe sus conocimientos de Ciencia
Cristiana, o sea de curación metafísica, de un maestro humano, es posible que esté equivocado en su jui-   *El encargo*   21
cio o en su demostración, pero no es posible   *del Omni-*
que Dios se equivoque. Dios escoge para la   *sapiente*
misión más elevada a quien haya logrado una aptitud tal   24
para desempeñarla que cualquier abuso de esa misión se
hace imposible. El Omnisapiente no confiere Sus cargos
de confianza superiores al que sea indigno de ellos. Cuan-   27
do Él comisiona a un mensajero, es a alguien que está espiritualmente cerca de Él. Nadie puede hacer mal uso de
ese poder mental si Dios le ha enseñado a discernirlo.   30

No ha de pasarse por alto este punto importante en la
Ciencia Cristiana, a saber, que la misma fuente no puede
echar a la vez agua dulce y amarga. Cuanto   *Integridad*   33
más avanzado sea vuestro progreso en la Cien-   *asegurada*
cia de la curación mental y en la enseñanza, tanto más im-

1 come for you intentionally to influence mankind adverse
   to its highest hope and achievement.

3   Teaching or practising in the name of Truth, but contrary to its spirit or rules, is most dangerous quackery.
   Chicanery   Strict adherence to the divine Principle and
6 impossible   rules of the scientific method has secured
   the only success of the students of Christian Science.
   This alone entitles them to the high standing which
9 most of them hold in the community, a reputation ex-
   perimentally justified by their efforts. Whoever affirms that there is more than one Principle and method
12 of demonstrating Christian Science greatly errs, ignorantly or intentionally, and separates himself from the
   true conception of Christian Science healing and from
15 its possible demonstration.

      Any dishonesty in your theory and practice betrays a
   gross ignorance of the method of the Christ-cure. Science
18 No dishonest   makes no concessions to persons or opinions.
   concessions   One must abide in the *morale* of truth or he
   cannot demonstrate the divine Principle. So long as
21 matter is the basis of practice, illness cannot be effica-
   ciously treated by the metaphysical process. Truth does
   the work, and you must both understand and abide by the
24 divine Principle of your demonstration.

      A Christian Scientist requires my work SCIENCE AND
   HEALTH for his textbook, and so do all his students and
27 This volume   patients. Why? *First:* Because it is the voice
   indispensable of Truth to this age, and contains the full
   statement of Christian Science, or the Science of healing
30 through Mind. *Second:* Because it was the first book
   known, containing a thorough statement of Christian
   Science. Hence it gave the first rules for demonstrating

posible os será influir intencionalmente a la humanidad 1
contrariamente a sus esperanzas y logros más elevados.

El enseñar o practicar en nombre de la Verdad, pero en 3
contra de su espíritu o reglas, es charlatanería peligrosí-
sima. La estricta adherencia al Principio divi-   La argucia
no y a las reglas divinas del método científico es imposible 6
es lo único que ha asegurado a los estudiantes de Ciencia
Cristiana el buen éxito. Eso es lo único que los hace acree-
dores a la alta consideración que la mayoría de ellos dis- 9
fruta en la comunidad en que viven, reputación que por
los resultados de sus esfuerzos merecen. Quienquiera
que afirme que hay más de un Principio y método de de- 12
mostrar la Ciencia Cristiana comete un gran error, por
ignorancia o intencionalmente, y se aparta del concepto
verdadero de la curación por la Ciencia Cristiana y de la 15
posibilidad de demostrarla.

Cualquier falta de honradez en vuestra teoría o práctica
revela grave ignorancia del método de curar mediante el 18
Cristo. La Ciencia no hace concesiones a per-   No hay
sonas u opiniones. Tiene uno que permanecer   concesiones
en la moral de la verdad o no podrá demostrar   ímprobas 21
el Principio divino. Mientras que la materia sea la base
de la práctica, no se puede tratar eficazmente a la enfermedad por el procedimiento metafísico. La Verdad hace 24
la obra, y tenéis que comprender y obedecer el Principio
divino de vuestra demostración.

Un Científico Cristiano necesita mi obra CIENCIA Y SA- 27
LUD como su libro de texto y también la necesitan todos
sus alumnos y pacientes. ¿Por qué? *Primero:*   Este libro es
Porque es la voz de la Verdad para esta época y indispensable 30
contiene la exposición completa de la Ciencia Cristiana, o
sea la Ciencia de la curación por la Mente. *Segundo:* Porque fue el primer libro conocido que contuvo una exposi- 33
ción cabal de la Ciencia Cristiana. En consecuencia, dio

457 Teaching Christian Science

1 this Science, and registered the revealed Truth uncon-
taminated by human hypotheses. Other works, which
3 have borrowed from this book without giving it credit,
have adulterated the Science. *Third:* Because this book
has done more for teacher and student, for healer and
6 patient, than has been accomplished by other books.

Since the divine light of Christian Science first dawned
upon the author, she has never used this newly discovered
9 Purity of power in any direction which she fears to have
science fairly understood. Her prime object, since
entering this field of labor, has been to prevent suffering,
12 not to produce it. That we cannot scientifically both
cure and cause disease is self-evident. In the legend of
the shield, which led to a quarrel between two knights
15 because each of them could see but one face of it, both
sides were beautiful according to their degree; but to
mental malpractice, prolific of evil, there is no good as-
18 pect, either silvern or golden.

Christian Science is not an exception to the general
rule, that there is no excellence without labor in a direct
21 Backsliders line. One cannot scatter his fire, and at the
and mistakes same time hit the mark. To pursue other
vocations and advance rapidly in the demonstration of
24 this Science, is not possible. Departing from Christian
Science, some learners commend diet and hygiene.
They even practise these, intending thereby to initiate
27 the cure which they mean to complete with Mind, as if
the non-intelligent could aid Mind! The Scientist's
demonstration rests on one Principle, and there must
30 and can be no opposite rule. Let this Principle be applied to the cure of disease without exploiting other
means.

las primeras reglas para demostrar esa Ciencia e inscribió 1
la Verdad revelada no contaminada por hipótesis humanas. Otras obras, que se han apropiado de este libro sin 3
darle el crédito debido, han adulterado la Ciencia. *Tercero:* Porque este libro ha hecho más por el maestro y el
alumno, el sanador y el paciente, de lo que han logrado 6
otros libros.

Desde que la luz divina de la Ciencia Cristiana empezó
a alborear sobre la autora, jamás ha usado ella este recién 9
descubierto poder en ningún sentido que ella   La pureza de
pudiera recelar que fuese correctamente com-   la ciencia
prendido. Su objetivo principal, desde que entró en este 12
campo de acción, ha sido el de evitar el sufrimiento, no el
de producirlo. Es evidente de por sí que científicamente
no se puede curar y causar la enfermedad a la vez. En la 15
leyenda del escudo que provocó una reyerta entre dos ca-
balleros, porque cada uno de ellos no podía ver sino un
solo lado del mismo, ambos lados eran bellos según su 18
rango; pero en la malapráctica mental, tan prolífica en
mal, no hay aspecto bueno, ni plateado ni dorado.

La Ciencia Cristiana no es una excepción a la regla ge- 21
neral de que no se puede lograr excelencia si no se trabaja
en línea recta. No se puede desparramar el fue-   Deslices
go y al mismo tiempo dar en el blanco. Seguir   y yerros 24
otras profesiones y progresar rápidamente en la demostración de esta Ciencia, es imposible. Desviándose de la
Ciencia Cristiana, algunos aprendices recomiendan dietas 27
y regímenes sanitarios. Hasta los llevan a la práctica, intentando con ello iniciar la cura que pretenden completar
con la Mente, ¡como si lo no inteligente pudiera ayudar a 30
la Mente! La demostración del Científico descansa sobre
un solo Principio, y no debe ni puede haber regla contraria. Aplíquese ese Principio a la cura de las enferme- 33
dades sin emplear otros medios.

458   Teaching Christian Science

1   Mental quackery rests on the same platform as all
other quackery. The chief plank in this platform is the
3 Mental   doctrine that Science has two principles in
charlatanism   partnership, one good and the other evil, —
one spiritual, the other material, — and that these two
6 may be simultaneously at work on the sick. This
theory is supposed to favor practice from both a mental
and a material standpoint. Another plank in the plat-
9 form is this, that error will finally have the same effect
as truth.

It is anything but scientifically Christian to think of
12 aiding the divine Principle of healing or of trying to sus-
Divinity   tain the human body until the divine Mind
ever ready   is ready to take the case. Divinity is always
15 ready. *Semper paratus* is Truth's motto. Having seen
so much suffering from quackery, the author desires to
keep it out of Christian Science. The two-edged sword
18 of Truth must turn in every direction to guard "the tree
of life."

Sin makes deadly thrusts at the Christian Scientist as
21 ritualism and creed are summoned to give place to higher
The panoply   law, but Science will ameliorate mortal malice.
of wisdom   The Christianly scientific man reflects the
24 divine law, thus becoming a law unto himself. He does
violence to no man. Neither is he a false accuser. The
Christian Scientist wisely shapes his course, and is hon-
27 est and consistent in following the leadings of divine
Mind. He must prove, through living as well as healing and teaching, that Christ's way is the only one
30 by which mortals are radically saved from sin and
sickness.

Christianity causes men to turn naturally from matter

Enseñanza de Ciencia Cristiana   458

La charlatanería mental descansa sobre la misma base que cualquier otra charlatanería. El punto principal de esa base es la doctrina de que la Ciencia tiene dos principios asociados, uno bueno y el otro malo —uno espiritual y el otro material— y que esos dos pueden obrar simultáneamente en el enfermo. Se supone que esa teoría favorece al tratamiento desde el punto de vista tanto mental como material. Otro punto de esa base es que el error finalmente tendrá igual efecto que la verdad.

Charlatanería mental

De ninguna manera es científicamente cristiano pensar en ayudar al Principio divino de la curación o tratar de sostener el cuerpo humano hasta que la Mente divina esté lista para atender el caso. La divinidad siempre está pronta. *Semper paratus* es el lema de la Verdad. Habiendo visto tanto sufrimiento debido a la charlatanería, la autora desea excluirla de la Ciencia Cristiana. La espada de dos filos de la Verdad ha de revolverse en toda dirección para guardar "el árbol de la vida".

La divinidad siempre está pronta

El pecado hace embestidas mortales al Científico Cristiano a medida que el ritualismo y el credo son llamados a ceder el lugar a las leyes superiores, pero la Ciencia ablandará la maldad mortal. El hombre científicamente cristiano refleja a la ley divina, llegando así a ser una ley para sí mismo. No comete violencia contra nadie. Tampoco es calumniador. El Científico Cristiano dirige su conducta con prudencia y es honesto y consecuente al seguir las indicaciones de la Mente divina. Tiene que probar en su manera de vivir, así como sanando y enseñando, que el camino de Cristo es el único por el cual los mortales se salvan radicalmente del pecado y la enfermedad.

La panoplia de la sabiduría

El cristianismo hace que los hombres se vuelvan de

1 to Spirit, as the flower turns from darkness to light.
Man then appropriates those things which "eye hath
3 not seen nor ear heard." Paul and John
Advance-
ment by   had a clear apprehension that, as mortal man
sacrifice
achieves no worldly honors except by sacrifice,
6 so he must gain heavenly riches by forsaking all worldli-
ness. Then he will have nothing in common with the
worldling's affections, motives, and aims. Judge not the
9 future advancement of Christian Science by the steps
already taken, lest you yourself be condemned for failing to take the first step.

12   Any attempt to heal mortals with erring mortal mind,
instead of resting on the omnipotence of the divine
Dangerous   Mind, must prove abortive. Committing the
15 knowledge   bare process of mental healing to frail mortals, untaught and unrestrained by Christian Science,
is like putting a sharp knife into the hands of a blind
18 man or a raging maniac, and turning him loose in
the crowded streets of a city. Whether animated by
malice or ignorance, a false practitioner will work mis-
21 chief, and ignorance is more harmful than wilful wickedness, when the latter is distrusted and thwarted in its
incipiency.

24   To mortal sense Christian Science seems abstract, but
the process is simple and the results are sure if the Science
Certainty   is understood. The tree must be good, which
27 of results   produces good fruit. Guided by divine Truth
and not guesswork, the *theologus* (that is, the student —
the Christian and scientific expounder — of the divine
30 law) treats disease with more certain results than any
other healer on the globe. The Christian Scientist should
understand and adhere strictly to the rules of divine meta-

modo natural de la materia al Espíritu, como la flor se 1
vuelve de la oscuridad a la luz. El hombre se apropia entonces de aquellas cosas que "ojo no vio, ni 3
oído oyó". Pablo y Juan tuvieron una clara *Progreso mediante sacrificios*
percepción de que así como el hombre mortal
no alcanza honores mundanos sino sacrificándose, de igual 6
manera tiene que ganar las riquezas celestiales abandonando toda mundanalidad. Entonces ya no tendrá nada
en común con los afectos, móviles y objetivos del munda- 9
no. No juzguéis el adelanto futuro de la Ciencia Cristiana
por los pasos ya dados, no sea que vosotros mismos seáis
censurados por no haber dado el primer paso. 12

Cualquier intento de sanar a los mortales con la errada
mente mortal, en vez de apoyarse en la omnipotencia de la
Mente divina, tendrá que malograrse. Enco- *Conocimien-* 15
mendar el mero proceso de la curación mental *to peligroso*
a débiles mortales no instruidos ni frenados por la
Ciencia Cristiana, es como poner un cuchillo afilado en 18
manos de un ciego o de un loco furioso y luego soltarlo en
las calles de una ciudad atestadas de gente. Animado por
la maldad o por la ignorancia, un practicista falso perjudi- 21
cará, y la ignorancia es más dañina que la malignidad deli-
berada cuando se desconfía de esta última y es contrarres-
tada en sus comienzos. 24

La Ciencia Cristiana parece abstracta al sentido mortal,
pero el procedimiento es sencillo y los resultados son seguros si la Ciencia es comprendida. El árbol que *Resultados* 27
trae buen fruto tiene que ser bueno. Guiado *seguros*
por la Verdad divina y no por conjeturas, el teólogo (es decir, el estudiante —el expositor cristiano y científico— de 30
la ley divina) trata la enfermedad con resultados más seguros que cualquier otro sanador sobre la tierra. El Científico Cristiano debiera comprender y adherirse estrictamente 33

1 physics as laid down in this work, and rest his demonstration on this sure basis.

3   Ontology is defined as "the science of the necessary
constituents and relations of all beings," and it under-

Ontology   lies all metaphysical practice. Our system of
6 defined   Mind-healing rests on the apprehension of the
nature and essence of all being, — on the divine Mind
and Love's essential qualities. Its pharmacy is moral,
9 and its medicine is intellectual and spiritual, though used
for physical healing. Yet this most fundamental part of
metaphysics is the one most difficult to understand and
12 demonstrate, for to the material thought all is material,
till such thought is rectified by Spirit.

Sickness is neither imaginary nor unreal, — that is,
15 to the frightened, false sense of the patient. Sickness

Mischievous   is more than fancy; it is solid conviction. It
imagination   is therefore to be dealt with through right ap-
18 prehension of the truth of being. If Christian healing
is abused by mere smatterers in Science, it becomes a
tedious mischief-maker. Instead of scientifically effect-
21 ing a cure, it starts a petty crossfire over every cripple
and invalid, buffeting them with the superficial and cold
assertion, "Nothing ails you."

24   When the Science of Mind was a fresh revelation to
the author, she had to impart, while teaching its grand

Author's early   facts, the hue of spiritual ideas from her own
27 instructions   spiritual condition, and she had to do this orally
through the meagre channel afforded by language and by
her manuscript circulated among the students. As for-
30 mer beliefs were gradually expelled from her thought, the
teaching became clearer, until finally the shadow of old
errors was no longer cast upon divine Science.

a las reglas de la metafísica divina expuestas en esta obra y 1
apoyar su demostración sobre esta base segura.

La ontología se define como "la ciencia de los constituti- 3
vos y las relaciones necesarios de todos los seres" y es la
base de toda práctica metafísica. Nuestro sis- Definición de
tema de curación por la Mente descansa sobre   la ontología 6
la comprensión de la naturaleza y esencia de todo el ser
—sobre la Mente divina y las cualidades esenciales del
Amor. Su farmacia es moral y su medicina es intelectual y 9
espiritual, aun cuando se utilice para la curación física.
Sin embargo, esa parte tan fundamental de la metafísica
es la más difícil de comprender y demostrar, porque para 12
el pensamiento material todo es material, hasta que ese
pensamiento sea rectificado por el Espíritu.

La enfermedad no es ni imaginaria ni irreal —es decir, 15
no lo es para el sentido equivocado y atemorizado del paciente. La enfermedad es más que fantasía; es Imaginación
firme convicción. Por lo tanto, hay que tratarla   dañina 18
por medio de la comprensión correcta de la verdad del
ser. Si hacen mal uso de la curación cristiana los que conocen la Ciencia sólo superficialmente, viene a ser aquella 21
una fastidiosa semilla de discordia. En lugar de efectuar la
cura científicamente, inicia un despreciable tiroteo sobre
todo lisiado e inválido, abofeteándolos con la fría y super- 24
ficial afirmación: "Usted no tiene nada".

Cuando la Ciencia de la Mente era una revelación reciente para la autora, tenía ella que comunicar, al enseñar 27
sus grandes verdades, el matiz de las ideas espi- Las ense-
rituales desde su propio estado espiritual, y   ñanzas
                                                  tempranas
tuvo que hacerlo oralmente mediante el inade- de la autora 30
cuado conducto provisto por el lenguaje y mediante su
manuscrito que circulaba entre los alumnos. A medida
que gradualmente fueron excluidas de su pensamiento las 33
antiguas creencias, la enseñanza se iba haciendo más
clara, hasta que por último la sombra de viejos errores ya
no se proyectaba sobre la Ciencia divina. 36

461 Teaching Christian Science

1 I do not maintain that anyone can exist in the flesh without food and raiment; but I do believe that the

3 *Proof by induction* real man is immortal and that he lives in Spirit, not matter. Christian Science must be accepted at this period by induction. We admit the

6 whole, because a part is proved and that part illustrates and proves the entire Principle. Christian Science can be taught only by those who are morally advanced and

9 spiritually endowed, for it is not superficial, nor is it discerned from the standpoint of the human senses. Only by the illumination of the spiritual sense, can

12 the light of understanding be thrown upon this Science, because Science reverses the evidence before the material senses and furnishes the eternal interpretation of God and

15 man.

If you believe that you are sick, should you say, "I am sick"? No, but you should tell your belief sometimes,

18 if this be requisite to protect others. If you commit a crime, should you acknowledge to yourself that you are a criminal? Yes. Your responses should differ because

21 of the different effects they produce. Usually to admit that you are sick, renders your case less curable, while to recognize your sin, aids in destroying it. Both sin and

24 sickness are error, and Truth is their remedy. The truth regarding error is, that error is not true, hence it is unreal. To prove scientifically the error or unreality of sin, you

27 must first see the claim of sin, and then destroy it. Whereas, to prove scientifically the error or unreality of disease, you must mentally unsee the disease; then you

30 will not feel it, and it is destroyed.

Systematic teaching and the student's spiritual growth and experience in practice are requisite for a thorough

No sostengo que alguien pueda existir en la carne sin
alimento ni vestido; pero sí creo que el hombre verdadero
es inmortal y que vive en el Espíritu, no en la   Prueba por
materia. En esta época es necesario aceptar la   inducción
Ciencia Cristiana por inducción. Admitimos el todo, porque se ha probado una parte y esa parte ilustra y demuestra el Principio entero. La Ciencia Cristiana puede ser enseñada sólo por los que están moralmente adelantados y
espiritualmente dotados, pues no es superficial, ni tampoco
se discierne desde el punto de vista de los sentidos humanos. Sólo por la iluminación del sentido espiritual puede
arrojarse sobre esta Ciencia la luz de la comprensión, porque la Ciencia invierte el testimonio de los sentidos materiales y da la interpretación eterna de Dios y el hombre.

Si uno cree que está enfermo, ¿debiera decir: "Estoy enfermo"? No, pero a veces debiera dar a conocer su creencia, si es eso un requisito para proteger a otros. Si uno
comete un crimen, ¿debiera admitir para consigo mismo
que es un criminal? Sí. Sus respuestas debieran ser distintas a causa de los distintos efectos que producen. Por lo general, el admitir que uno está enfermo hace menos curable
su caso, mientras que el reconocer su pecado ayuda a destruirlo. Tanto el pecado como la enfermedad son errores,
y su remedio es la Verdad. La verdad en cuanto al error es
que el error no es verdad, y, en consecuencia, es irreal. Para probar científicamente el error o irrealidad del pecado,
tenéis que ver primero la pretensión del pecado y después
destruirla. Mientras que, para probar científicamente el
error o irrealidad de la enfermedad, mentalmente tenéis
que dejar de ver la enfermedad; entonces ya no la sentiréis,
y quedará destruida.

La enseñanza sistemática y el desarrollo espiritual del
alumno así como su experiencia en la práctica son requisi-

462 Teaching Christian Science

1 comprehension of Christian Science. Some individuals assimilate truth more readily than others, but any
3 Rapidity of   student, who adheres to the divine rules
assimilation   of Christian Science and imbibes the spirit
of Christ, can demonstrate Christian Science, cast out
6 error, heal the sick, and add continually to his store of
spiritual understanding, potency, enlightenment, and
success.

9   If the student goes away to practise Truth's teachings only in part, dividing his interests between God and
Divided   mammon and substituting his own views for
12 loyalty   Truth, he will inevitably reap the error he sows.
Whoever would demonstrate the healing of Christian
Science must abide strictly by its rules, heed every state-
15 ment, and advance from the rudiments laid down. There
is nothing difficult nor toilsome in this task, when the way
is pointed out; but self-denial, sincerity, Christianity, and
18 persistence alone win the prize, as they usually do in every
department of life.

    Anatomy, when conceived of spiritually, is mental self-
21 knowledge, and consists in the dissection of thoughts to
Anatomy   discover their quality, quantity, and origin.
defined   Are thoughts divine or human? That is the
24 important question. This branch of study is indispensable to the excision of error. The anatomy of Christian
Science teaches when and how to probe the self-in-
27 flicted wounds of selfishness, malice, envy, and hate. It
teaches the control of mad ambition. It unfolds the
hallowed influences of unselfishness, philanthropy, spir-
30 itual love. It urges the government of the body both
in health and in sickness. The Christian Scientist,
through understanding mental anatomy, discerns and

tos para comprender cabalmente la Ciencia Cristiana. Al- 1
gunas personas asimilan la verdad más fácilmente que
otras, pero todo discípulo que se adhiere a las   Rapidez de 3
reglas divinas de la Ciencia Cristiana y embebe   asimilación
el espíritu de Cristo, puede demostrar la Ciencia Cristiana,
echar fuera el error, sanar enfermos y agregar continua- 6
mente a su caudal de comprensión espiritual, poder, iluminación y buen éxito.

Si el alumno sale a practicar las enseñanzas de la Ver- 9
dad sólo en parte, dividiendo su interés entre Dios y las
riquezas y sustituyendo la Verdad con sus   Lealtad
propias opiniones, inevitablemente cosechará el   dividida 12
error que siembre. Quienquiera que desee demostrar la
curación por la Ciencia Cristiana, tiene que obrar estrictamente de acuerdo con sus reglas, tener en cuenta cada una 15
de sus proposiciones y avanzar partiendo de los rudimentos establecidos. Nada hay de difícil ni penoso en esa
tarea, cuando se ha señalado el camino; pero sólo la ab- 18
negación, la sinceridad, el cristianismo y la persistencia
ganan el premio, como generalmente lo hacen en todas las
actividades de la vida. 21

La anatomía, espiritualmente comprendida, es auto-
conocimiento mental y consiste en la disección de pensamientos para descubrir su calidad, cantidad y   Definición de 24
origen. ¿Son divinos los pensamientos o son   la anatomía
humanos? Ésa es la cuestión importante. Esa parte del
estudio es indispensable para la excisión del error. La ana- 27
tomía de la Ciencia Cristiana enseña cuándo y cómo se
han de sondear las heridas del egoísmo, la maldad, la envidia y el odio, que uno se inflige a sí mismo. Enseña a do- 30
minar la ambición desenfrenada. Revela las sagradas
influencias del altruísmo, de la filantropía, del amor espiritual. Insta a gobernar al cuerpo tanto cuando está 33
enfermo como cuando está sano. El Científico Cristiano,
comprendiendo la anatomía mental, discierne y combate

463 Teaching Christian Science

1 deals with the real cause of disease. The material physician gropes among phenomena, which fluctuate every in-
3 stant under influences not embraced in his diagnosis, and so he may stumble and fall in the darkness.

Teacher and student should also be familiar with the
6 obstetrics taught by this Science. To attend properly

Scientific obstetrics the birth of the new child, or divine idea, you should so detach mortal thought from its
9 material conceptions, that the birth will be natural and safe. Though gathering new energy, this idea cannot injure its useful surroundings in the travail of spiritual
12 birth. A spiritual idea has not a single element of error, and this truth removes properly whatever is offensive. The new idea, conceived and born of Truth and Love, is
15 clad in white garments. Its beginning will be meek, its growth sturdy, and its maturity undecaying. When this new birth takes place, the Christian Science infant
18 is born of the Spirit, born of God, and can cause the mother no more suffering. By this we know that Truth is here and has fulfilled its perfect work.

21 To decide quickly as to the proper treatment of error — whether error is manifested in forms of sickness, sin,

Unhesitating decision or death — is the first step towards destroy-
24 ing error. Our Master treated error through Mind. He never enjoined obedience to the laws of nature, if by these are meant laws of matter, nor did he use drugs.
27 There is a law of God applicable to healing, and it is a spiritual law instead of material. The sick are not healed by inanimate matter or drugs, as they believe that they
30 are. Such seeming medical effect or action is that of so-called mortal mind.

It has been said to the author, "The world is bene-

la verdadera causa de la enfermedad. El médico material ₁
anda a tientas entre fenómenos que fluctúan a cada instante bajo influencias no abarcadas en su diagnóstico, y ₃
por ello es posible que tropiece y caiga en la oscuridad.

Maestro y alumno debieran conocer también la obstetricia enseñada por esta Ciencia. Para atender de manera ₆
apropiada el nacimiento de la nueva criatura, o   Obstetricia
idea divina, debierais apartar de tal manera el   científica
pensamiento mortal de sus concepciones materiales que el ₉
nacimiento sea natural y sin peligro. Aunque acumule
nuevas energías, esa idea no puede causar daño a su útil
recinto en la labor del nacimiento espiritual. Una idea ₁₂
espiritual no tiene ni un solo elemento de error, y esa verdad elimina debidamente todo lo que sea nocivo. La
nueva idea, concebida y nacida de la Verdad y el Amor, ₁₅
está vestida de blanco. Su comienzo será humilde, su desarrollo robusto y su madurez imperecedera. Cuando
ocurre ese nuevo nacimiento, la criatura en la Ciencia ₁₈
Cristiana nace del Espíritu, nace de Dios, y no puede causar más sufrimiento a la madre. Por eso sabemos que la
Verdad está aquí y ha cumplido su obra perfecta.   ₂₁

La pronta decisión en cuanto al tratamiento del error —
ya sea que se manifieste en forma de enfermedad, pecado
o muerte— es el primer paso para destruirlo.   Pronta ₂₄
Nuestro Maestro trataba al error por medio de   decisión
la Mente. Jamás exigió obediencia a leyes de la naturaleza, si por eso se entiende que son leyes de la materia, ni ₂₇
tampoco usó medicinas. Hay una ley de Dios aplicable a
la curación, y ésa es una ley espiritual en vez de material.
Los enfermos no se sanan con la inanimada materia o ₃₀
medicinas, como ellos creen. Tal aparente efecto médico o
acción médica proviene de la llamada mente mortal.

Se le ha dicho a la autora: "El mundo se beneficia gra- ₃₃

1 fited by you, but it feels your influence without seeing
you. Why do you not make yourself more widely
3 *Seclusion of* known?" Could her friends know how little
the author time the author has had, in which to make
herself outwardly known except through her laborious
6 publications, — and how much time and toil are still required to establish the stately operations of Christian
Science, — they would understand why she is so secluded.
9 Others could not take her place, even if willing so to do.
She therefore remains unseen at her post, seeking no self-
aggrandizement but praying, watching, and working for
12 the redemption of mankind.

If from an injury or from any cause, a Christian Scientist were seized with pain so violent that he could not
15 treat himself mentally, — and the Scientists had failed
to relieve him, — the sufferer could call a surgeon, who
would give him a hypodermic injection, then, when the
18 belief of pain was lulled, he could handle his own case
mentally. Thus it is that we "prove all things; [and]
hold fast that which is good."

21 In founding a pathological system of Christianity, the
author has labored to expound divine Principle, and not
The right to exalt personality. The weapons of bigotry,
24 *motive and* ignorance, envy, fall before an honest heart.
its reward Adulterating Christian Science, makes it void.
Falsity has no foundation. "The hireling fleeth, because
27 he is an hireling, and careth not for the sheep." Neither
dishonesty nor ignorance ever founded, nor can they overthrow a scientific system of ethics.

cias a usted, pero siente su influencia sin verla. ¿Por qué
no se da a conocer en forma más amplia?" Si sus amigos
supieran qué poco tiempo ha tenido la autora   Retiro de
para darse a conocer públicamente, a no ser por   la autora
sus laboriosas publicaciones —y cuánto tiempo y trabajo
se necesitan aún para consolidar las imponentes obras de
la Ciencia Cristiana— comprenderían la razón por la cual
vive tan apartada. Otros no podrían ocupar su lugar, aunque estuvieran dispuestos a ello. Por tanto, ella permanece
en su puesto, sin ser vista, no en busca de su propio en-
grandecimiento, sino orando, velando y trabajando por la
redención del género humano.

Si debido a una lesión, o por cualquier otra causa, un
Científico Cristiano fuese atacado por un dolor tan agudo
que le fuera imposible darse un tratamiento mental a sí
mismo —y los Científicos no hubieran logrado aliviarle—
el sufriente podría llamar a un cirujano para que le admi-
nistre una inyección hipodérmica; entonces, al calmarse la
creencia de dolor, podría atender su propio caso mentalmente. Así es como "lo examinamos todo; [y] retenemos lo
bueno".

Al fundar un sistema patológico de cristianismo, la autora se ha esforzado por exponer el Principio divino y no
por exaltar la personalidad. Las armas del fa-   El buen
natismo, de la ignorancia y de la envidia caen   móvil y su
ante un corazón sincero. Adulterar la Ciencia   recompensa
Cristiana es anularla. La falsedad carece de fundamento.
"El asalariado huye, porque es asalariado, y no le impor-
tan las ovejas". Ni la falta de honradez ni la ignorancia
fundaron jamás un sistema de ética científico ni pueden
echarlo abajo.

CHAPTER XIV

Recapitulation

*For precept must be upon precept, precept upon
precept; line upon line, line upon line;
here a little, and there a little.* — ISAIAH.

1 THIS chapter is from the first edition of the author's
class-book, copyrighted in 1870. After much labor
3 and increased spiritual understanding, she revised that
treatise for this volume in 1875. Absolute Christian
Science pervades its statements, to elucidate scientific
6 metaphysics.

QUESTIONS AND ANSWERS

Question. — What is God?

9 *Answer.* — God is incorporeal, divine, supreme, infinite
Mind, Spirit, Soul, Principle, Life, Truth, Love.

Question. — Are these terms synonymous?
12 *Answer.* — They are. They refer to one absolute God.
They are also intended to express the nature, essence, and
wholeness of Deity. The attributes of God are justice,
15 mercy, wisdom, goodness, and so on.

Question. — Is there more than one God or Principle?
Answer. — There is not. Principle and its idea is one,
18 and this one is God, omnipotent, omniscient, and omni-

CAPÍTULO XIV

Recapitulación

Porque mandamiento tras mandamiento, mandato sobre
mandato, renglón tras renglón, línea sobre línea,
un poquito allí, otro poquito allá. — ISAÍAS.

ESTE capítulo es de la primera edición del libro de   1
clase de la autora, cuyo título de propiedad literaria
se obtuvo en 1870. Después de mucho trabajo y gracias a   3
una acrecentada comprensión espiritual, revisó dicho tratado para esta obra en 1875. Sus declaraciones están com-
penetradas de Ciencia Cristiana* absoluta para elucidar la   6
metafísica científica.

PREGUNTAS Y RESPUESTAS

Pregunta. — ¿Qué es Dios?   9

Respuesta. — Dios es Mente, Espíritu, Alma, Principio,
Vida, Verdad, Amor, incorpóreos, divinos, supremos,
infinitos.   12

Pregunta. — ¿Son sinónimos esos términos?

Respuesta. — Lo son. Se refieren a un Dios único y absoluto. También tienen por objeto expresar la naturaleza,   15
esencia y plenitud de la Deidad. Los atributos de Dios son
la justicia, la misericordia, la sabiduría, la bondad y así
sucesivamente.   18

Pregunta. — ¿Hay más de un Dios o Principio?

Respuesta. — No lo hay. El Principio y su idea es uno, y
ese uno es Dios, el Ser omnipotente, omnisciente y omni-   21

* Véase "Nota" en la página que antecede al Índice.

465

1 present Being, and His reflection is man and the universe.
Omni is adopted from the Latin adjective signifying *all*.
3 Hence God combines all-power or potency, all-science
or true knowledge, all-presence. The varied manifestations of Christian Science indicate Mind, never matter,
6 and have one Principle.

   Question. — What are spirits and souls?
   Answer. — To human belief, they are personalities
9 constituted of mind and matter, life and death, truth and
Real *versus*   error, good and evil; but these contrasting
unreal   pairs of terms represent contraries, as Chris-
12 tian Science reveals, which neither dwell together nor
assimilate. Truth is immortal; error is mortal. Truth
is limitless; error is limited. Truth is intelligent; error
15 is non-intelligent. Moreover, Truth is real, and error is
unreal. This last statement contains the point you will
most reluctantly admit, although first and last it is the
18 most important to understand.

   The term *souls* or *spirits* is as improper as the term
gods. Soul or Spirit signifies Deity and nothing else.
21 Mankind   There is no finite soul nor spirit. Soul or
redeemed   Spirit means only one Mind, and cannot be
rendered in the plural. Heathen mythology and Jewish
24 theology have perpetuated the fallacy that intelligence,
soul, and life can be in matter; and idolatry and ritualism
are the outcome of all man-made beliefs. The Science
27 of Christianity comes with fan in hand to separate the
chaff from the wheat. Science will declare God aright,
and Christianity will demonstrate this declaration and
30 its divine Principle, making mankind better physically,
morally, and spiritually.

presente, y Su reflejo es el hombre y el universo. *Omni* es
tomado del adjetivo latino que significa *todo*. Por tanto,
Dios reúne en Sí todo poder o potencia, toda ciencia o conocimiento verdadero, toda presencia. Las variadas manifestaciones de la Ciencia Cristiana indican Mente, jamás
materia, y tienen un solo Principio.

Pregunta. — ¿Qué son espíritus y almas?

Respuesta. — Para la creencia humana son personalidades compuestas de mente y materia, vida y muerte, verdad
y error, bien y mal; pero esos conjuntos de términos que contrastan entre sí, representan con- Lo real en
trarios que, como la Ciencia Cristiana revela, ni lo irreal
moran juntos ni se asimilan entre sí. La Verdad es inmortal; el error es mortal. La Verdad es ilimitada; el error es
limitado. La Verdad es inteligente; el error es no inteligente. Además, la Verdad es real, y el error es irreal. Esa
última declaración contiene el punto que más os resistiréis
a admitir, aunque en primera y última instancia es el que
más importa comprender.

El término *almas* o *espíritus* es tan impropio como el
término *dioses*. Alma o Espíritu significa Deidad y nada
más. No hay alma finita ni espíritu finito. Alma o Espíritu significa una sola Mente, y no se La humanidad redimida
puede usar en plural. La mitología pagana y la teología
judaica han perpetuado la falacia de que la inteligencia, el
alma y la vida puedan estar en la materia; y la idolatría
y el ritualismo son el producto de todas las creencias imaginadas por el hombre. La Ciencia del cristianismo viene
con aventador en mano a separar la paja del trigo. La
Ciencia explicará correctamente a Dios, y el cristianismo
demostrará esa explicación y su Principio divino, mejorando al género humano física, moral y espiritualmente.

467 Recapitulation

1   *Question.* — What are the demands of the Science of Soul?

3   *Answer.* — The first demand of this Science is, "Thou shalt have no other gods before me." This *me* is Spirit.

Two chief   Therefore the command means this: Thou shalt
6 commands   have no intelligence, no life, no substance, no truth, no love, but that which is spiritual. The second is like unto it, "Thou shalt love thy neighbor as thyself."
9 It should be thoroughly understood that all men have one Mind, one God and Father, one Life, Truth, and Love. Mankind will become perfect in proportion as this fact
12 becomes apparent, war will cease and the true brotherhood of man will be established. Having no other gods, turning to no other but the one perfect Mind to guide
15 him, man is the likeness of God, pure and eternal, having that Mind which was also in Christ.

   Science reveals Spirit, Soul, as not in the body, and
18 God as not in man but as reflected by man. The greater

Soul not con-   cannot be in the lesser. The belief that the
fined in body   greater can be in the lesser is an error that
21 works ill. This is a leading point in the Science of Soul, that Principle is not in its idea. Spirit, Soul, is not confined in man, and is never in matter. We reason im-
24 perfectly from effect to cause, when we conclude that matter is the effect of Spirit; but *a priori* reasoning shows material existence to be enigmatical. Spirit gives
27 the true mental idea. We cannot interpret Spirit, Mind, through matter. Matter neither sees, hears, nor feels.

   Reasoning from cause to effect in the Science of Mind,
30 Sinlessness of   we begin with Mind, which must be under-
Mind, Soul   stood through the idea which expresses it and cannot be learned from its opposite, matter. Thus we

Pregunta. — ¿Cuáles son las exigencias de la Ciencia del 1
Alma?

Respuesta. — La primera exigencia de esta Ciencia es: 3
"No tendrás dioses ajenos delante de mí". Ese *mí* es Espíritu. Por lo tanto, el mandato significa esto: Dos
No tendrás ninguna inteligencia, ninguna vi-   mandatos 6
da, ninguna sustancia, ninguna verdad, ningún   principales
amor, que no sea espiritual. La segunda es semejante:
"Amarás a tu prójimo como a ti mismo". Debiera entender- 9
se a fondo que todos los hombres tienen una sola Mente,
un solo Dios y Padre, una sola Vida, Verdad y Amor. El
género humano se perfeccionará en la medida en que se 12
evidencie ese hecho, cesarán las guerras y se establecerá
la verdadera hermandad del hombre. No teniendo otros
dioses, no recurriendo a ninguna otra sino a la única 15
Mente perfecta para que le guíe, el hombre es la semejanza
de Dios, puro y eterno, y tiene esa Mente que estaba también en Cristo.   18

La Ciencia revela que el Espíritu, o Alma, no está en el
cuerpo y que Dios no está en el hombre, sino que es reflejado por el hombre. Lo mayor no puede estar   El Alma no 21
en lo menor. La creencia que lo mayor pueda   está ence-
estar en lo menor es un error que hace mal. Un   el cuerpo
punto primordial de la Ciencia del Alma es que el Princi- 24
pio no está en su idea. El Espíritu, el Alma, no está encerrado en el hombre y jamás está en la materia. Razona-
mos imperfectamente de efecto a causa, cuando deducimos 27
que la materia es el efecto del Espíritu; mas el razonamiento *a priori* muestra que la existencia material es enigmática.
El Espíritu da la idea mental verdadera. No podemos in- 30
terpretar al Espíritu, a la Mente, por medio de la materia.
La materia ni ve ni oye ni siente.

Razonando de causa a efecto en la Ciencia de   Impeca- 33
la Mente, comenzamos con la Mente, que ha   bilidad de
de comprenderse mediante la idea que la expre- el Alma
sa y no puede aprenderse de su opuesto, la materia. Así 36

1 arrive at Truth, or intelligence, which evolves its own
unerring idea and never can be coordinate with human
3 illusions. If Soul sinned, it would be mortal, for sin is
mortality's self, because it kills itself. If Truth is immortal, error must be mortal, because error is unlike
6 Truth. Because Soul is immortal, Soul cannot sin, for
sin is not the eternal verity of being.

Question. — What is the scientific statement of being?
9 *Answer.* — There is no life, truth, intelligence, nor substance in matter. All is infinite Mind and its infinite
manifestation, for God is All-in-all. Spirit is immortal
12 Truth; matter is mortal error. Spirit is the real and
eternal; matter is the unreal and temporal. Spirit is
God, and man is His image and likeness. Therefore
15 man is not material; he is spiritual.

Question. — What is substance?
Answer. — Substance is that which is eternal and inca-
18 pable of discord and decay. Truth, Life, and Love are
Spiritual   substance, as the Scriptures use this word in
synonyms   Hebrews: "The substance of things hoped
21 for, the evidence of things not seen." Spirit, the synonym
of Mind, Soul, or God, is the only real substance. The
spiritual universe, including individual man, is a com-
24 pound idea, reflecting the divine substance of Spirit.

Question. — What is Life?
Answer. — Life is divine Principle, Mind, Soul, Spirit.
27 Eternity   Life is without beginning and without end.
of Life   Eternity, not time, expresses the thought of
Life, and time is no part of eternity. One ceases in
30 proportion as the other is recognized. Time is finite;

llegamos a la Verdad, o inteligencia, que desarrolla su pro- 1
pia idea infalible y jamás puede coordinarse con las ilusiones humanas. Si el Alma pecase, sería mortal, pues el pe- 3
cado es el yo de la mortalidad, porque se aniquila. Si la
Verdad es inmortal, el error tiene que ser mortal, porque
el error es desemejante a la Verdad. Porque el Alma es 6
inmortal, el Alma no puede pecar, pues el pecado no es la
realidad eterna del ser.

Pregunta. — ¿Cuál es la declaración científica del ser? 9
Respuesta. — No hay vida, verdad, inteligencia ni sustancia en la materia. Todo es Mente infinita y su manifestación infinita, porque Dios es Todo-en-todo. El Espíritu 12
es Verdad inmortal; la materia es error mortal. El Espíritu es lo real y eterno; la materia es lo irreal y temporal.
El Espíritu es Dios, y el hombre es Su imagen y semejan- 15
za. Por lo tanto el hombre no es material; él es espiritual.

Pregunta. — ¿Qué es sustancia?
Respuesta. — Sustancia es aquello que es eterno e inca- 18
paz de discordia y decadencia. La Verdad, la Vida y el
Amor son sustancia, como las Escrituras usan   Sinónimos
esa palabra en la Epístola a los Hebreos: "La   espirituales 21
certeza [*sustancia**] de lo que se espera, la convicción de lo
que no se ve". El Espíritu, sinónimo de la Mente, el Alma
o Dios, es la única sustancia verdadera. El universo espiri- 24
tual, incluso el hombre individual, es una idea compuesta,
que refleja la sustancia divina del Espíritu.

Pregunta. — ¿Qué es Vida? 27
Respuesta. — Vida es Principio divino, Mente, Alma,
Espíritu. La Vida no tiene comienzo ni fin. La   La eternidad
eternidad, no el tiempo, expresa la idea de la   de la Vida 30
Vida, y el tiempo no es parte de la eternidad. El uno
cesa en la proporción en que la otra es reconocida.
El tiempo es finito; la eternidad es por siempre infinita. 33

* Según la versión *King James* de la Biblia

1 eternity is forever infinite. Life is neither in nor of matter. What is termed matter is unknown to Spirit, which
3 includes in itself all substance and is Life eternal. Matter is a human concept. Life is divine Mind. Life is not
limited. Death and finiteness are unknown to Life. If
6 Life ever had a beginning, it would also have an ending.

Question. — What is intelligence?

Answer. — Intelligence is omniscience, omnipresence,
9 and omnipotence. It is the primal and eternal quality
of infinite Mind, of the triune Principle, — Life, Truth,
and Love, — named God.

12   *Question.* — What is Mind?

Answer. — Mind is God. The exterminator of error
is the great truth that God, good, is the *only* Mind, and
15 True sense   that the supposititious opposite of infinite Mind
of infinitude   — called *devil* or evil — is not Mind, is not
Truth, but error, without intelligence or reality. There
18 can be but one Mind, because there is but one God; and
if mortals claimed no other Mind and accepted no other,
sin would be unknown. We can have but one Mind, if
21 that one is infinite. We bury the sense of infinitude,
when we admit that, although God is infinite, evil has a
place in this infinity, for evil can have no place, where all
24 space is filled with God.

We lose the high signification of omnipotence, when
after admitting that God, or good, is omnipresent and
27 The sole   has all-power, we still believe there is another
governor   power, named *evil.* This belief that there
is more than one mind is as pernicious to divine theology
30 as are ancient mythology and pagan idolatry. With

La Vida ni está en la materia ni procede de ella. Lo que se 1
llama materia es desconocido para el Espíritu, el cual incluye en sí mismo toda sustancia y es Vida eterna. La ma- 3
teria es un concepto humano. La Vida es Mente divina.
La Vida no está limitada. La muerte y lo finito son desconocidos para la Vida. Si la Vida hubiera tenido comienzo 6
alguna vez, también tendría fin.

Pregunta. — ¿Qué es inteligencia?

Respuesta. — Inteligencia es omnisciencia, omnipresen- 9
cia y omnipotencia. Es la cualidad primaria y eterna de la
Mente infinita, del Principio trino y uno —Vida, Verdad y
Amor— denominado Dios.   12

Pregunta. — ¿Qué es Mente?

Respuesta. — Mente es Dios. Lo que extermina al error
es la gran verdad que Dios, el bien, es la Mente *única* y que 15
el supuesto contrario de la Mente infinita —lla-
mado *diablo* o mal— no es Mente, no es Ver-   El verdadero
dad, sino error, sin inteligencia ni realidad. No   sentido
de infinitud
puede haber sino una sola Mente, porque no hay sino un   18
solo Dios; y si los mortales no pretendieran otra Mente ni
aceptaran otra, no se conocería pecado. No podemos tener 21
sino una sola Mente, si esa una es infinita. Sepultamos el
sentido de infinitud cuando admitimos que, aunque Dios
es infinito, el mal tiene un lugar en esa infinitud, porque 24
el mal no puede tener lugar, ya que todo espacio está
ocupado por Dios.

Perdemos el alto significado de omnipotencia cuando, 27
después de admitir que Dios, o el bien, es omnipresente y
tiene todo poder, creemos aún que hay otro po-   El único
der, llamado el *mal.* Esa creencia de que hay   gobernador 30
más de una mente es tan perniciosa a la teología divina como lo son la mitología antigua y la idolatría pagana. Con

1 one Father, even God, the whole family of man would
be brethren; and with one Mind and that God, or good,
3 the brotherhood of man would consist of Love and Truth,
and have unity of Principle and spiritual power which
constitute divine Science. The supposed existence of
6 more than one mind was the basic error of idolatry. This
error assumed the loss of spiritual power, the loss of the
spiritual presence of Life as infinite Truth without an
9 unlikeness, and the loss of Love as ever present and
universal.

Divine Science explains the abstract statement that
12 there is one Mind by the following self-evident propo-

The divine   sition: If God, or good, is real, then evil, the
standard of   unlikeness of God, is unreal. And evil can
15 perfection   only seem to be real by giving reality to the
unreal. The children of God have but one Mind. How
can good lapse into evil, when God, the Mind of man,
18 never sins? The standard of perfection was originally
God and man. Has God taken down His own standard,
and has man fallen?

21   God is the creator of man, and, the divine Principle
of man remaining perfect, the divine idea or reflection,
man, remains perfect. Man is the expression
24 Indestructible   of God's being. If there ever was a moment
relationship   when man did not express the divine perfection, then there was a moment when man did not express
27 God, and consequently a time when Deity was unexpressed — that is, without entity. If man has lost perfection, then he has lost his perfect Principle, the divine
30 Mind. If man ever existed without this perfect Principle
or Mind, then man's existence was a myth.

The relations of God and man, divine Principle and

un mismo Padre, o sea Dios, todos en la familia humana   1
serían hermanos; y con una Mente única, y siendo ésa
Dios, o el bien, la hermandad del hombre consistiría de   3
Amor y Verdad y tendría unidad de Principio y poder espiritual, que constituyen la Ciencia divina. La supuesta
existencia de más de una mente fue el error básico de la   6
idolatría. Ese error suponía la pérdida del poder espiritual, la pérdida de la presencia espiritual de la Vida como Verdad infinita sin ninguna desemejanza, y la pérdida   9
del Amor como siempre presente y universal.

La Ciencia divina explica la afirmación abstracta que
hay una sola Mente por la manifiesta proposición que si-   12
gue: Si Dios, o el bien, es real, entonces el mal,
la desemejanza de Dios, es irreal. Y el mal só-   *La norma divina de la perfección*
lo puede parecer real atribuyendo realidad a lo   15
irreal. Los hijos de Dios no tienen sino una sola Mente.
¿Cómo puede el bien caer en mal, cuando Dios, la Mente
del hombre, jamás peca? La norma de la perfección   18
fue originalmente Dios y el hombre. ¿Acaso Dios ha reba-
jado Su propia norma, y acaso el hombre ha caído?

Dios es el creador del hombre, y permaneciendo per-   21
fecto el Principio divino del hombre, la idea divina o reflejo, el hombre, permanece perfecto. El hom-
bre es la expresión del ser de Dios. Si hubo   *Relación indes- tructible*   24
alguna vez un momento en que el hombre no
expresó la perfección divina, entonces hubo un momento
en que el hombre no expresó a Dios, y por consiguiente,   27
un momento en que la Deidad estuvo inexpresada —es decir, sin entidad. Si el hombre ha perdido perfección, entonces ha perdido su Principio perfecto, la Mente divina.   30
Si el hombre existió alguna vez sin ese Principio perfecto
o Mente, entonces la existencia del hombre fue un mito.

Las relaciones entre Dios y el hombre, el Principio divi-   33

1 idea, are indestructible in Science; and Science knows
no lapse from nor return to harmony, but holds the divine
3 order or spiritual law, in which God and all that He creates are perfect and eternal, to have remained unchanged
in its eternal history.

6   The unlikeness of Truth, — named *error*, — the opposite of Science, and the evidence before the five cor-
Celestial   poreal senses, afford no indication of the grand
9 evidence   facts of being; even as these so-called senses
receive no intimation of the earth's motions or of the
science of astronomy, but yield assent to astronomical
12 propositions on the authority of natural science.

The facts of divine Science should be admitted, —
although the evidence as to these facts is not supported
15 by evil, by matter, or by material sense, — because the
evidence that God and man coexist is fully sustained by
spiritual sense. Man is, and forever has been, God's re-
18 flection. God is infinite, therefore ever present, and
there is no other power nor presence. Hence the spirituality of the universe is the only fact of creation. "Let
21 God be true, but every [material] man a liar."

Question. — Are doctrines and creeds a benefit to man?
Answer. — The author subscribed to an orthodox
24 creed in early youth, and tried to adhere to it until she
The test of   caught the first gleam of that which inter-
experience   prets God as above mortal sense. This
27 view rebuked human beliefs, and gave the spiritual import, expressed through Science, of all that proceeds
from the divine Mind. Since then her highest creed has
30 been divine Science, which, reduced to human apprehension, she has named Christian Science. This Science

no y la idea divina, son indestructibles en la Ciencia; y la   1
Ciencia no conoce ningún alejamiento de la armonía ni retorno a ella, sino mantiene que el orden divino o ley espiri-   3
tual, en que Dios y todo lo que es creado por Él son perfectos y eternos, ha permanecido inalterado en su historia
eterna.   6

La desemejanza de la Verdad, —denominada *error*—, lo
opuesto de la Ciencia, y el testimonio ante los cinco sentidos corporales, no ofrecen ningún indicio de las   Testimonio   9
grandes realidades del ser; así como esos lla-   celestial
mados sentidos no reciben indicación de los movimientos
de la tierra o de la ciencia astronómica, sino que aceptan   12
las proposiciones astronómicas basados en la autoridad de
las ciencias naturales.

Las verdades de la Ciencia divina debieran admitirse —   15
aun cuando la evidencia respecto a esas verdades no estuviera apoyada por el mal, la materia o los sentidos materiales— porque la evidencia de que Dios y el hombre co-   18
existen está plenamente sostenida por el sentido espiritual.
El hombre es, y eternamente ha sido, el reflejo de Dios.
Dios es infinito, por lo tanto siempre presente, y no hay   21
otro poder ni otra presencia. Por consiguiente, la espiritualidad del universo es la única realidad de la creación.
"Sea Dios veraz, y todo hombre [material] mentiroso".   24

Pregunta. — ¿Benefician al hombre las doctrinas y los
credos?

Respuesta. — La autora estuvo de acuerdo con un credo   27
ortodoxo en su juventud y trató de adherirse a él, hasta
que tuvo la primera vislumbre de aquello que   La prueba de
explica que Dios está por encima del sentido   la experiencia   30
mortal. Esa vista reprobó a las creencias humanas y dio
el significado espiritual, expresado por medio de la Ciencia, de todo lo que procede de la Mente divina. Desde en-   33
tonces su credo más elevado ha sido la Ciencia divina, la
cual, al adaptarla a la comprensión humana, denominó
Christian Science*. Esta Ciencia enseña al hombre que   36

* Véase "Nota" en la página que antecede al Índice.

1 teaches man that God is the only Life, and that this Life
is Truth and Love; that God is to be understood, adored,
3 and demonstrated; that divine Truth casts out suppositional error and heals the sick.

The way which leads to Christian Science is straight
6 and narrow. God has set His signet upon Science, mak-
God's law
destroys evil ing it coordinate with all that is real and only
with that which is harmonious and eternal.
9 Sickness, sin, and death, being inharmonious, do not
originate in God nor belong to His government. His
law, rightly understood, destroys them. Jesus furnished
12 proofs of these statements.

Question. — What is error?

Answer. — Error is a supposition that pleasure and
15 pain, that intelligence, substance, life, are existent in mat-
Evanescent
materiality ter. Error is neither Mind nor one of Mind's
faculties. Error is the contradiction of Truth.
18 Error is a belief without understanding. Error is unreal
because untrue. It is that which seemeth to be and is not.
If error were true, its truth would be error, and we should
21 have a self-evident absurdity — namely, *erroneous truth.*
Thus we should continue to lose the standard of Truth.

Question. — Is there no sin?

24 *Answer.* — All reality is in God and His creation, harmonious and eternal. That which He creates is good,
Unrealities
that seem real and He makes all that is made. Therefore
27 the only reality of sin, sickness, or death is
the awful fact that unrealities seem real to human, erring
belief, until God strips off their disguise. They are not
30 true, because they are not of God. We learn in Christian

Dios es la única Vida y que esa Vida es Verdad y Amor;   1
que Dios ha de ser comprendido, adorado y demostrado;
que la Verdad divina expulsa al hipotético error y sana a   3
los enfermos.

El camino que lleva a la Ciencia Cristiana es recto y estrecho. Dios ha puesto Su sello a la Ciencia, coordinán-   6
dola con todo lo que es real y sólo con lo que es
armonioso y eterno. La enfermedad, el pecado   La ley de
Dios destruye
y la muerte, siendo inarmónicos, no se originan   al mal   9
en Dios, ni pertenecen a Su gobierno. La ley de Dios, correctamente comprendida, los destruye. Jesús dio pruebas
de esas afirmaciones.   12

Pregunta. — ¿Qué es el error?

Respuesta. — El error es una suposición de que el placer
y el dolor, la inteligencia, la sustancia y la vida, existen en   15
la materia. El error no es Mente ni una de las   Materialidad
que se
facultades de la Mente. El error es la contra-   desvanece
dicción de la Verdad. El error es una creencia   18
sin entendimiento. El error es irreal, porque no es verídico. Es aquello que parece ser y no es. Si el error fuera
verdad, su verdad sería error, y tendríamos un absurdo   21
manifiesto —a saber, *verdad errónea.* Así continuaríamos
perdiendo la norma de la Verdad.

Pregunta. — ¿No existe el pecado?   24

Respuesta. — Toda realidad está en Dios y Su creación,
armoniosa y eterna. Lo que Él crea es bueno, y Él hace
todo lo que es hecho. Por tanto, la única reali-   Irrealidades   27
dad del pecado, la enfermedad y la muerte es la   que parecen
reales
terrible verdad de que las irrealidades parecen
reales a la creencia humana y errada, hasta que Dios las   30
despoja de su disfraz. No son verdaderas, porque no proceden de Dios. Aprendemos en la Ciencia Cristiana que

473 Recapitulation

1 Science that all inharmony of mortal mind or body is illusion, possessing neither reality nor identity though seeming
3 to be real and identical.

The Science of Mind disposes of all evil. Truth, God,
is not the father of error. Sin, sickness, and death are
6 Christ the   to be classified as effects of error. Christ
ideal Truth   came to destroy the belief of sin. The God-
principle is omnipresent and omnipotent. God is every-
9 where, and nothing apart from Him is present or has
power. Christ is the ideal Truth, that comes to heal
sickness and sin through Christian Science, and attributes
12 all power to God. Jesus is the name of the man who,
more than all other men, has presented Christ, the true
idea of God, healing the sick and the sinning and destroy-
15 ing the power of death. Jesus is the human man, and
Christ is the divine idea; hence the duality of Jesus the
Christ.

18   In an age of ecclesiastical despotism, Jesus introduced
the teaching and practice of Christianity, affording the
Jesus not   proof of Christianity's truth and love; but to
21 God   reach his example and to test its unerring Science according to his rule, healing sickness, sin, and
death, a better understanding of God as divine Prin-
24 ciple, Love, rather than personality or the man Jesus, is
required.

Jesus established what he said by demonstration,
27 thus making his acts of higher importance than his
Jesus not   words. He proved what he taught. This
understood   is the Science of Christianity. Jesus *proved*
30 the Principle, which heals the sick and casts out error,
to be divine. Few, however, except his students understood in the least his teachings and their glorious

toda desarmonía de la mente o del cuerpo mortales es una   1
ilusión y no posee ni realidad ni identidad, aunque parezca
que es real y que tiene identidad.   3

La Ciencia de la Mente acaba con todo mal. La Verdad,
Dios, no es el padre del error. El pecado, la enfermedad y
la muerte han de clasificarse como efectos del   El Cristo es la   6
error. El Cristo vino para destruir la creencia   Verdad ideal
de pecado. El Principio-Dios es omnipresente y omnipotente. Dios está en todas partes, y nada fuera de Él está   9
presente ni tiene poder. El Cristo es la Verdad ideal, que
viene a sanar a la enfermedad y al pecado por medio de la
Ciencia Cristiana y que atribuye todo el poder a Dios.   12
Jesús es el nombre del hombre que más que ningún otro
ha manifestado al Cristo, la verdadera idea de Dios, sanando a enfermos y pecadores y destruyendo el poder de   15
la muerte. Jesús es el hombre humano, y el Cristo es la
idea divina; de ahí la dualidad de Jesús el Cristo.

En una época de despotismo eclesiástico, Jesús introdujo   18
la enseñanza y la práctica del cristianismo y dio la prueba
de la verdad y el amor del cristianismo; mas   Jesús no
para igualar su ejemplo y poner a prueba la   es Dios   21
Ciencia infalible de ese ejemplo de acuerdo con la regla
que él estableció, sanando la enfermedad, el pecado y la
muerte, se requiere una comprensión mejor de Dios como   24
Principio divino, el Amor, más bien que como personalidad o el hombre Jesús.

Jesús estableció por medio de la demostración lo que   27
dijo, dando así a sus acciones mayor importancia que a sus
palabras. Él probó lo que enseñó. Esto es la   No se
Ciencia del cristianismo. Jesús *probó* que el   comprendió   30
Principio que sana al enfermo y echa fuera al   a Jesús
error es divino. Pocos, sin embargo, excepto sus discípulos, entendieron en lo más mínimo sus enseñanzas y las   33

1 proofs, — namely, that Life, Truth, and Love (the Principle of this unacknowledged Science) destroy all error,
3 evil, disease, and death.

The reception accorded to Truth in the early Christian era is repeated to-day. Whoever introduces the
6 Miracles   Science of Christianity will be scoffed at and
rejected   scourged with worse cords than those which
cut the flesh. To the ignorant age in which it first
9 appears, Science seems to be a mistake, — hence the
misinterpretation and consequent maltreatment which
it receives. Christian marvels (and *marvel* is the sim-
12 ple meaning of the Greek word rendered *miracle* in the
New Testament) will be misunderstood and misused
by many, until the glorious Principle of these marvels is
15 gained.

If sin, sickness, and death are as real as Life, Truth,
and Love, then they must all be from the same source;
18 Divine   God must be their author. Now Jesus came
fulfilment   to destroy sin, sickness, and death; yet the
Scriptures aver, "I am not come to destroy, but to fulfil."
21 Is it possible, then, to believe that the evils which Jesus
lived to destroy are real or the offspring of the divine
will?

24 Despite the hallowing influence of Truth in the destruction of error, must error still be immortal? Truth
Truth de-   spares all that is true. If evil is real, Truth
27 stroys falsity   must make it so; but error, not Truth, is
the author of the unreal, and the unreal vanishes,
while all that is real is eternal. The apostle says that
30 the mission of Christ is to "destroy the works of the
devil." Truth destroys falsity and error, for light and
darkness cannot dwell together. Light extinguishes the

gloriosas pruebas de esas enseñanzas —a saber, que la   1
Vida, la Verdad y el Amor (el Principio de esa Ciencia no
reconocida) destruyen todo error, todo mal, enfermedad y   3
muerte.

La manera en que fue recibida la Verdad al comienzo
de la era cristiana se repite ahora. Quienquiera que intro-   6
duzca la Ciencia del cristianismo será objeto de   Milagros
mofa y azotado con cuerdas peores que esas   rechazados
que cortan la carne. A la época ignorante en la cual apare-   9
ce la Ciencia por primera vez, ésta parece ser una equivocación —de ahí la mala interpretación y el consiguiente
maltrato que recibe. Las maravillas cristianas (y *maravilla*   12
es el significado sencillo de la palabra griega traducida *milagro* en el Nuevo Testamento) serán mal comprendidas y
mal empleadas por muchos, hasta que se comprenda el   15
glorioso Principio de esas maravillas.

Si el pecado, la enfermedad y la muerte son tan reales
como la Vida, la Verdad y el Amor, entonces todos ellos   18
deben de proceder de la misma fuente: Dios   Cumpli-
debe de ser su autor. Ahora bien, Jesús vino a   miento
destruir el pecado, la enfermedad y la muerte;   divino
sin embargo, las Escrituras afirman: "No he venido para   21
destruir, sino para cumplir"*. ¿Es posible, entonces, creer
que los males, para cuya destrucción Jesús vivió, sean rea-   24
les o emanen de la voluntad divina?

A pesar de la influencia santificante de la Verdad en la
destrucción del error, ¿debe, no obstante, ser inmortal el   27
error? La Verdad preserva todo lo que es ver-   La Verdad
dad. Si el mal es real, la Verdad debe de ha-   destruye
berlo hecho así; pero el error, no la Verdad, es   la falsedad   30
el autor de lo irreal, y lo irreal desaparece, mientras que
todo lo que es real es eterno. El apóstol dice que la misión
del Cristo es "deshacer las obras del diablo". La Verdad   33
destruye a la falsedad y al error, pues la luz y las tinieblas
no pueden morar juntas. La luz destruye a las tinieblas, y

* Según la versión *King James* de la Biblia

1 darkness, and the Scripture declares that there is "no
night there." To Truth there is no error, — all is Truth.
3 To infinite Spirit there is no matter, — all is Spirit, divine
Principle and its idea.

Question. — What is man?

6   *Answer.* — Man is not matter; he is not made up of
brain, blood, bones, and other material elements. The

Fleshly fac-   Scriptures inform us that man is made in
9 tors unreal   the image and likeness of God. Matter is
not that likeness. The likeness of Spirit cannot be so
unlike Spirit. Man is spiritual and perfect; and be-
12 cause he is spiritual and perfect, he must be so understood in Christian Science. Man is idea, the image, of
Love; he is not physique. He is the compound idea of
15 God, including all right ideas; the generic term for
all that reflects God's image and likeness; the conscious
identity of being as found in Science, in which man is
18 the reflection of God, or Mind, and therefore is eternal;
that which has no separate mind from God; that which
has not a single quality underived from Deity; that which
21 possesses no life, intelligence, nor creative power of his
own, but reflects spiritually all that belongs to his Maker.

And God said: "Let us make man in our image, after
24 our likeness; and let them have dominion over the fish
of the sea, and over the fowl of the air, and over the cattle,
and over all the earth, and over every creeping thing that
27 creepeth upon the earth."

Man is incapable of sin, sickness, and death. The

Man   real man cannot depart from holiness, nor
30 unfallen   can God, by whom man is evolved, engender
the capacity or freedom to sin. A mortal sinner is not

las Escrituras declaran que "no habrá allí más noche".   1
Para la Verdad no hay error —todo es Verdad. Para el
Espíritu infinito no hay materia —todo es Espíritu, el Prin-   3
cipio divino y su idea.

Pregunta. — ¿Qué es el hombre?

Respuesta. — El hombre no es materia; no está consti-   6
tuido de cerebro, sangre, huesos y otros elementos materiales. Las Escrituras nos informan que el hombre   Los factores
está hecho a imagen y semejanza de Dios. La   carnales   9
materia no es esa semejanza. La semejanza del   son irreales
Espíritu no puede ser tan desemejante al Espíritu. El hombre es espiritual y perfecto; y porque es espiritual y per-   12
fecto, tiene que ser comprendido así en la Ciencia Cristiana. El hombre es idea, la imagen, del Amor; no es
físico. Es la compuesta idea de Dios e incluye todas las   15
ideas correctas; el término genérico de todo lo que refleja
la imagen y semejanza de Dios; la consciente identidad del
ser como se revela en la Ciencia, en la cual el hombre es el   18
reflejo de Dios, o Mente, y, por tanto, es eterno; lo que no
tiene mente separada de Dios; lo que no tiene ni una sola
cualidad que no derive de la Deidad; lo que no posee, de sí   21
mismo, ni vida ni inteligencia ni poder creativo, sino que
refleja espiritualmente todo lo que pertenece a su Hacedor.

Y dijo Dios: "Hagamos al hombre a nuestra imagen,   24
conforme a nuestra semejanza; y señoree en los peces del
mar, en las aves de los cielos, en las bestias, en toda la
tierra, y en todo animal que se arrastra sobre la tierra".   27

El hombre es incapaz de pecar, enfermar y morir. El
hombre verdadero no puede desviarse de la   El hombre
santidad, ni puede Dios, quien desarrolla al   no ha caído   30
hombre, engendrar la facultad o libertad de pecar. Un pe-

1 God's man. Mortals are the counterfeits of immortals.
They are the children of the wicked one, or the one evil,
3 which declares that man begins in dust or as a material
embryo. In divine Science, God and the real man are
inseparable as divine Principle and idea.

6   Error, urged to its final limits, is self-destroyed.
Error will cease to claim that soul is in body, that life
Mortals are   and intelligence are in matter, and that
9 not immortals this matter is man. God is the Principle of
man, and man is the idea of God. Hence man is not
mortal nor material. Mortals will disappear, and im-
12 mortals, or the children of God, will appear as the only
and eternal verities of man. Mortals are not fallen children of God. They never had a perfect state of being,
15 which may subsequently be regained. They were, from
the beginning of mortal history, "conceived in sin and
brought forth in iniquity." Mortality is finally swallowed
18 up in immortality. Sin, sickness, and death must disappear to give place to the facts which belong to immortal
man.

21   Learn this, O mortal, and earnestly seek the spiritual
status of man, which is outside of all material selfhood.
Imperishable   Remember that the Scriptures say of mortal
24 identity   man: "As for man, his days are as grass: as
a flower of the field, so he flourisheth. For the wind
passeth over it, and it is gone; and the place thereof shall
27 know it no more."

When speaking of God's children, not the children of
men, Jesus said, "The kingdom of God is within you;"
30 The kingdom that is, Truth and Love reign in the real
within   man, showing that man in God's image is
unfallen and eternal. Jesus beheld in Science the per-

cador mortal no es el hombre de Dios. Los mortales son 1
contrahechuras de los inmortales. Son los hijos del maligno, o el único mal, que declara que el hombre comienza 3
en polvo o como embrión material. En la Ciencia divina,
Dios y el hombre verdadero son inseparables como Principio divino e idea.   6

El error, acosado hasta sus límites finales, se destruye a
sí mismo. El error cesará de afirmar que el alma está en el
cuerpo, que la vida y la inteligencia están en la   Los mortales   9
materia y que esa materia es el hombre. Dios   no son
es el Principio del hombre, y el hombre es la   inmortales
idea de Dios. Por tanto, el hombre no es ni mortal ni ma- 12
terial. Los mortales desaparecerán, y los inmortales, o hijos de Dios, aparecerán como las realidades únicas y eternas del hombre. Los mortales no son hijos de Dios que 15
han caído. Jamás tuvieron un estado de existencia perfecto, el cual les sería posible recuperar posteriormente.
Desde el comienzo de la historia mortal fueron "concebi- 18
dos en pecado y dados a luz en iniquidad". Finalmente la
mortalidad es sorbida en la inmortalidad. El pecado, la
enfermedad y la muerte tienen que desaparecer para dar 21
lugar a las realidades que corresponden al hombre inmortal.

Aprende eso, oh mortal, y busca seriamente el estado 24
espiritual del hombre, que está fuera de toda entidad material. Recuerda que las Escrituras dicen del   Identidad
hombre mortal: "El hombre, como la hierba   imperecedera 27
son sus días; florece como la flor del campo, que pasó el
viento por ella, y pereció, y su lugar no la conocerá más".

Refiriéndose a los hijos de Dios, no a los hijos de los 30
hombres, Jesús dijo: "El reino de Dios está entre vosotros";
esto es, la Verdad y el Amor reinan en el   El reino
hombre verdadero, mostrando que el hombre a   entre 33
imagen de Dios no ha caído y es eterno. Jesús   nosotros
veía en la Ciencia al hombre perfecto, que aparecía a él

1 fect man, who appeared to him where sinning mortal
man appears to mortals. In this perfect man the Saviour
3 saw God's own likeness, and this correct view of man
healed the sick. Thus Jesus taught that the kingdom
of God is intact, universal, and that man is pure and holy.
6 Man is not a material habitation for Soul; he is himself
spiritual. Soul, being Spirit, is seen in nothing imperfect
nor material.

9   Whatever is material is mortal. To the five corporeal
senses, man appears to be matter and mind united; but

Material body never God's idea   Christian Science reveals man as the idea of
12 God, and declares the corporeal senses to be
mortal and erring illusions. Divine Science
shows it to be impossible that a material body, though
15 interwoven with matter's highest stratum, misnamed
mind, should be man, — the genuine and perfect man,
the immortal idea of being, indestructible and eternal.
18 Were it otherwise, man would be annihilated.

Question. — What are body and Soul?

Answer. — Identity is the reflection of Spirit, the re-
21 flection in multifarious forms of the living Principle,

Reflection of Spirit   Love. Soul is the substance, Life, and intelligence of man, which is individualized, but not
24 in matter. Soul can never reflect anything inferior to
Spirit.

Man is the expression of Soul. The Indians caught
27 some glimpses of the underlying reality, when

Man inseparable from Spirit   they called a certain beautiful lake "the smile
of the Great Spirit." Separated from man,
30 who expresses Soul, Spirit would be a nonentity; man,
divorced from Spirit, would lose his entity. But there is,

donde el hombre mortal y pecador aparece a los morta- 1
les. En ese hombre perfecto el Salvador veía la semejanza misma de Dios, y esa manera correcta de ver al hombre 3
sanaba a los enfermos. Así Jesús enseñó que el reino
de Dios está intacto, que es universal y que el hombre es
puro y santo. El hombre no es una morada material para 6
el Alma; es espiritual él mismo. El Alma, siendo Espíritu, no se manifiesta en nada que sea imperfecto o material. 9

Todo lo que es material es mortal. Para los cinco sentidos corporales el hombre parece ser materia y mente
unidas; mas la Ciencia Cristiana revela que el *El cuerpo* 12
hombre es la idea de Dios, y declara que los *material*
jamás es la
sentidos corporales son ilusiones mortales y *idea de Dios*
erradas. La Ciencia divina muestra que es imposible que 15
un cuerpo material, aunque entretejido con el estrato superior de la materia, mal denominado mente, sea el hombre
—el hombre genuino y perfecto, la idea inmortal del ser, 18
indestructible y eterna. Si no fuera así, el hombre sería
aniquilado.

Pregunta. — ¿Qué son el cuerpo y el Alma? 21

Respuesta. — La identidad es el reflejo del Espíritu, el
reflejo en formas múltiples y variadas del Principio viviente, el Amor. El Alma es la sustancia, Vida *El reflejo* 24
e inteligencia del hombre, que está individuali- *del Espíritu*
zada, pero no en la materia. El Alma jamás puede reflejar
nada que sea inferior al Espíritu. 27

El hombre es la expresión del Alma. Los indios norte-
americanos tuvieron algunas vislumbres de la *El hombre es*
realidad fundamental, al llamar a cierto her- *inseparable* 30
moso lago "La sonrisa del Gran Espíritu". Se- *del Espíritu*
parado del hombre, el cual expresa al Alma, el Espíritu no
tendría entidad; el hombre, divorciado del Espíritu, per- 33

1 there can be, no such division, for man is coexistent with
God.

3   What evidence of Soul or of immortality have you
within mortality? Even according to the teachings of
A vacant   natural science, man has never beheld Spirit
6 domicile   or Soul leaving a body or entering it. What
basis is there for the theory of indwelling spirit, except
the claim of mortal belief? What would be thought of
9 the declaration that a house was inhabited, and by a certain class of persons, when no such persons were ever seen
to go into the house or to come out of it, nor were they
12 even visible through the windows? Who can see a soul
in the body?

Question. — Does brain think, and do nerves feel, and
15 is there intelligence in matter?

Answer. — No, not if God is true and mortal man a
liar. The assertion that there can be pain or pleasure
18 Harmonious   in matter is erroneous. That body is most
functions   harmonious in which the discharge of the natural functions is least noticeable. How can intelligence
21 dwell in matter when matter is non-intelligent and
brain-lobes cannot think? Matter cannot perform the
functions of Mind. Error says, "I am man;" but this
24 belief is mortal and far from actual. From beginning
to end, whatever is mortal is composed of material human beliefs and of nothing else. That only is real which
27 reflects God. St. Paul said, "But when it pleased God,
who separated me from my mother's womb, and called me
by His grace, . . . I conferred not with flesh and blood."
30   *Mortal man* is really a self-contradictory phrase, for
man is not mortal, "neither indeed can be;" man is im-

dería su entidad. Pero no hay, no puede haber, tal separa- 1
ción, porque el hombre coexiste con Dios.

¿Qué evidencia de Alma o de inmortalidad se tiene en la 3
mortalidad? Aun según las enseñanzas de las ciencias naturales, el hombre no ha visto nunca al Espíritu Un domicilio
o al Alma salir de un cuerpo o entrar en él. vacío 6
¿Qué base hay para la teoría de un espíritu residente en el
cuerpo, excepto la afirmación de la creencia mortal? ¿Qué
se pensaría de la declaración de que una casa estaba habi- 9
tada, y por cierta clase de personas, a pesar de que jamás
se vio entrar en la casa ni salir de ella a tales personas y
que ni siquiera se las veía a través de las ventanas? ¿Quién 12
puede ver a un alma dentro del cuerpo?

Pregunta. — ¿Piensa el cerebro, sienten los nervios, y
hay inteligencia en la materia? 15

Respuesta. — No, no si Dios es veraz y el hombre mortal
mentiroso. La aseveración de que puede haber dolor o
placer en la materia es errónea. El cuerpo más Funciones 18
armonioso es aquel en el cual la operación de las armoniosas
funciones naturales es menos perceptible. ¿Cómo puede
la inteligencia morar en la materia, siendo que la materia 21
carece de inteligencia y los lóbulos cerebrales no pueden
pensar? La materia no puede desempeñar las funciones de
la Mente. El error dice: "Yo soy el hombre"; pero esa cre- 24
encia es mortal y está lejos de ser acertada. Desde el comienzo hasta el fin, todo lo que es mortal se compone de
creencias humanas materiales y de nada más. Es real sólo 27
lo que refleja a Dios. San Pablo dijo: "Pero cuando agradó
a Dios, que me apartó desde el vientre de mi madre, y me
llamó por su gracia,... no consulté... con carne y sangre". 30

Hombre mortal es realmente una expresión autocontra-
dictoria, pues el hombre no es mortal, "ni tampoco puede

1 mortal. If a child is the offspring of physical sense and
not of Soul, the child must have a material, not a spirit-
3 Immortal   ual origin. With what truth, then, could the
birthright   Scriptural rejoicing be uttered by any mother,
"I have gotten a man from the Lord"? On the con-
6 trary, if aught comes from God, it cannot be mortal and
material; it must be immortal and spiritual.

Matter is neither self-existent nor a product of Spirit.
9 An image of mortal thought, reflected on the retina, is
Matter's   all that the eye beholds. Matter cannot see,
supposed   feel, hear, taste, nor smell. It is not self-
selfhood
12 cognizant, — cannot feel itself, see itself, nor
understand itself. Take away so-called mortal mind,
which constitutes matter's supposed selfhood, and matter
15 can take no cognizance of matter. Does that which we
call dead ever see, hear, feel, or use any of the physical
senses?

18 "In the beginning God created the heaven and the
earth. And the earth was without form, and void; and
Chaos and   darkness was upon the face of the deep."
21 darkness   (Genesis i. 1, 2.) In the vast forever, in the
Science and truth of being, the only facts are Spirit
and its innumerable creations. Darkness and chaos
24 are the imaginary opposites of light, understanding,
and eternal harmony, and they are the elements of
nothingness.

27 We admit that black is not a color, because it reflects
no light. So evil should be denied identity or power,
Spiritual   because it has none of the divine hues. Paul
30 reflection   says: "For the invisible things of Him, from
the creation of the world, are clearly seen, being understood by the things that are made." (Romans i. 20.)

[serlo]"; el hombre es inmortal. Si un hijo es el producto 1
del sentido físico y no del Alma, debe de tener un origen
material, no un origen espiritual. ¿Con qué de-   Patrimonio 3
recho, pues, podría una madre expresar el rego-   inmortal
cijo bíblico: "Por voluntad de Jehová he adquirido varón"? Por el contrario, si algo viene de Dios, no puede ser 6
mortal y material; tiene que ser inmortal y espiritual.

La materia no es autoexistente ni producto del Espíritu.
Una imagen del pensamiento mortal reflejada en la retina 9
es lo único que el ojo ve. La materia no puede   La supuesta
ver, sentir, oír, gustar ni oler. No se conoce a sí   entidad de
misma —no puede sentirse, verse ni compren-   la materia
derse a sí misma. Quítese la llamada mente mortal, que 12
constituye la supuesta entidad de la materia, y la materia
no podrá tener conocimiento de la materia. ¿Es que lo que 15
llamamos muerto ve, oye, siente o usa en modo alguno
cualquiera de los sentidos físicos?

"En el principio creó Dios los cielos y la tierra. Y la 18
tierra estaba desordenada y vacía, y las tinieblas estaban
sobre la faz del abismo". (Génesis 1:1, 2.) En   Caos y
la vasta eternidad, en la Ciencia y verdad del   tinieblas 21
ser, las únicas realidades son el Espíritu y sus innumerables creaciones. Las tinieblas y el caos son los opuestos
imaginarios de la luz, de la comprensión y de la armonía 24
eterna, y son los elementos de la nada.

Admitimos que el negro no es color, porque no refleja
luz. De igual modo debería negársele entidad o poder al 27
mal, porque no tiene ninguno de los matices di-   El reflejar
vinos. Pablo dice: "Porque las cosas invisibles   espiritual
de Él... se hacen claramente visibles desde la creación del 30
mundo, siendo entendidas por medio de las cosas hechas".

1 When the substance of Spirit appears in Christian Science, the nothingness of matter is recognized. Where
3 the spirit of God is, and there is no place where God is
not, evil becomes nothing, — the opposite of the something of Spirit. If there is no spiritual reflection, then
6 there remains only the darkness of vacuity and not a trace
of heavenly tints.

Nerves are an element of the belief that there is sensa-
9 tion in matter, whereas matter is devoid of sensation.
Harmony   Consciousness, as well as action, is governed
from Spirit   by Mind, — is in God, the origin and gov-
12 ernor of all that Science reveals. Material sense has
its realm apart from Science in the unreal. Harmonious
action proceeds from Spirit, God. Inharmony has no
15 Principle; its action is erroneous and presupposes man
to be in matter. Inharmony would make matter the
cause as well as the effect of intelligence, or Soul, thus
18 attempting to separate Mind from God.

Man is not God, and God is not man. Again, God,
or good, never made man capable of sin. It is the oppo-
21 Evil non-   site of good — that is, evil — which seems to
existent   make men capable of wrong-doing. Hence,
evil is but an illusion, and it has no real basis. Evil is a
24 false belief. God is not its author. The supposititious
parent of evil is a lie.

The Bible declares: "All things were made by Him
27 [the divine Word]; and without Him was not anything
Vapor and   made that was made." This is the eternal
nothingness   verity of divine Science. If sin, sickness, and
30 death were understood as nothingness, they would disappear. As vapor melts before the sun, so evil would
vanish before the reality of good. One must hide the

(Romanos 1:20.) Cuando la sustancia del Espíritu aparece   1
en la Ciencia Cristiana, se reconoce que la materia es
nada. Donde está el espíritu de Dios, y no hay lugar   3
donde Dios no está, el mal se vuelve nada, lo contrario del
algo del Espíritu. Si no hay reflejar espiritual, entonces
sólo quedan las tinieblas del vacío y ni un solo vestigio de   6
matices celestiales.

Los nervios son un elemento de la creencia de que hay
sensación en la materia, mientras que la materia está des-   9
provista de sensación. La consciencia, así como
la acción, está gobernada por la Mente —está
en Dios, el origen y el gobernador de todo lo
que la Ciencia revela. El sentido material tiene su reino   12
fuera de la Ciencia, en lo irreal. La acción armoniosa procede del Espíritu, de Dios. La discordancia no tiene Prin-   15
cipio; su acción es errónea y presupone que el hombre
existe en la materia. La discordancia quisiera presentar a
la materia como si fuera tanto la causa como el efecto de   18
la inteligencia, o Alma, intentando así causar separación
entre la Mente y Dios.

El hombre no es Dios, y Dios no es el hombre. Además,   21
Dios, o el bien, jamás capacitó al hombre para pecar. Lo
opuesto del bien —es decir, el mal— es lo que
parece capacitar a los hombres para que obren
mal. Por lo tanto, el mal no es sino una ilusión y no tiene
base real. El mal es una falsa creencia. Dios no es su autor. El supuesto progenitor del mal es una mentira.   27

La Biblia declara: "Todas las cosas por Él [el Verbo di-
vino] fueron hechas, y sin Él nada de lo que ha sido hecho,
fue hecho". Esa es la verdad eterna de la
Ciencia divina. Si se comprendiera que el pecado, la enfermedad y la muerte son nada, desaparece-
rían. Como el vapor se disuelve ante el sol, así el mal se   33
desvanecería ante la realidad del bien. El uno tiene que

*La armonía
proviene
del Espíritu*   12

*El mal es
inexistente*   24

*El vapor   30
y la nada*

1 other. How important, then, to choose good as the
reality! Man is tributary to God, Spirit, and to nothing
3 else. God's being is infinity, freedom, harmony, and
boundless bliss. "Where the Spirit of the Lord is,
there is liberty." Like the archpriests of yore, man is
6 free "to enter into the holiest," — the realm of God.

Material sense never helps mortals to understand
Spirit, God. Through spiritual sense only, man com-
9 *The fruit*   prehends and loves Deity. The various con-
forbidden   tradictions of the Science of Mind by the material senses do not change the unseen Truth, which re-
12 mains forever intact. The forbidden fruit of knowledge,
against which wisdom warns man, is the testimony of
error, declaring existence to be at the mercy of death,
15 and good and evil to be capable of commingling. This
is the significance of the Scripture concerning this "tree
of the knowledge of good and evil," — this growth of
18 material belief, of which it is said: "In the day that thou
eatest thereof thou shalt surely die." Human hypotheses
first assume the reality of sickness, sin, and death, and
21 then assume the necessity of these evils because of their
admitted actuality. These human verdicts are the pro-
curers of all discord.

24   If Soul sins, it must be mortal. Sin has the elements
of self-destruction. It cannot sustain itself. If sin is
Sense and   supported, God must uphold it, and this is
27 *pure Soul*   impossible, since Truth cannot support error.
Soul is the divine Principle of man and never sins, —
hence the immortality of Soul. In Science we learn that
30 it is material sense, not Soul, which sins; and it will be
found that it is the sense of sin which is lost, and not a
sinful soul. When reading the Scriptures, the substitu-

ocultar al otro. ¡Cuán importante es, pues, escoger el bien   1
como la realidad! El hombre está subordinado a Dios, el
Espíritu, y a nada más. El ser de Dios es infinitud, liber-   3
tad, armonía y felicidad sin límites. "Donde está el Espíritu del Señor, allí hay libertad". Como los sumos sacerdotes de antaño, el hombre tiene libertad "para entrar en   6
el Lugar Santísimo" —el reino de Dios.

El sentido material jamás ayuda a los mortales a comprender al Espíritu, Dios. Es sólo por medio del sentido   9
espiritual que el hombre comprende y ama a la   El fruto
Deidad. Las diversas contradicciones que los   prohibido
sentidos materiales causan a la Ciencia de la Mente no   12
cambian la Verdad invisible, que por siempre permanece
intacta. El fruto prohibido del conocimiento, contra el
cual previene al hombre la sabiduría, es el testimonio del   15
error, que declara que la existencia está a merced de la
muerte y que el bien y el mal pueden entremezclarse. Ése
es el significado de la palabra de las Escrituras respecto a   18
ese "árbol de la ciencia del bien y del mal" —ese producto
de la creencia material, del cual se dice: "El día que de él
comieres, ciertamente morirás". Las hipótesis humanas   21
primero presuponen la realidad de la enfermedad, el pecado y la muerte y luego presuponen la necesidad de esos
males por razón de su admitida existencia. Esos veredic-   24
tos humanos son los instigadores de toda discordia.

Si el Alma peca, tiene que ser mortal. El pecado contiene los elementos de la autodestrucción. No puede soste-   27
nerse a sí mismo. Si el pecado tiene apoyo, es   Los senti-
Dios quien tiene que apoyarlo, y eso es impo-   dos y el
sible, puesto que la Verdad no puede apoyar al   Alma pura   30
error. El Alma es el Principio divino del hombre y jamás
peca —de ahí la inmortalidad del Alma. En la Ciencia
aprendemos que el sentido material, y no el Alma, es lo   33
que peca; y se hallará que es el sentido del pecado lo que
se pierde, y no un alma pecadora. Al leer las Escrituras, la

1 tion of the word *sense* for *soul* gives the exact meaning in
a majority of cases.

3   Human thought has adulterated the meaning of the
word *soul* through the hypothesis that soul is both an evil

Soul   and a good intelligence, resident in matter.
6 defined   The proper use of the word *soul* can always
be gained by substituting the word *God,* where the deific
meaning is required. In other cases, use the word *sense,*
9 and you will have the scientific signification. As used
in Christian Science, Soul is properly the synonym of
Spirit, or God; but out of Science, soul is identical with
12 sense, with material sensation.

   Question. — Is it important to understand these explanations in order to heal the sick?

15   *Answer.* — It is, since Christ is "the way" and the
truth casting out all error. Jesus called himself "the

Sonship   Son of man," but not the son of Joseph. As
18 of Jesus   woman is but a species of the genera, he was
literally the Son of Man. Jesus was the highest human
concept of the perfect man. He was inseparable from
21 Christ, the Messiah, — the divine idea of God outside
the flesh. This enabled Jesus to demonstrate his control over matter. Angels announced to the Wisemen of
24 old this dual appearing, and angels whisper it, through
faith, to the hungering heart in every age.

   Sickness is part of the error which Truth casts out.
27 Error will not expel error. Christian Science is the law

Sickness   of Truth, which heals the sick on the basis
erroneous   of the one Mind or God. It can heal in no
30 other way, since the human, mortal mind so-called is not
a healer, but causes the belief in disease.

sustitución de la palabra *alma* por la palabra *sentido* da el 1
significado correcto en la mayoría de los casos.

El pensamiento humano ha adulterado el significado de 3
la palabra *alma* mediante la hipótesis de que el alma es
una inteligencia tanto mala como buena, que La palabra
reside en la materia. El uso apropiado de la pa- alma definida 6
labra *alma* siempre puede obtenerse sustituyéndola por la
palabra *Dios,* donde se requiera el significado deífico. En
otros casos, empléese la palabra *sentido,* y se tendrá el sig- 9
nificado científico. Como se usa en la Ciencia Cristiana,
Alma es propiamente sinónimo de Espíritu, o Dios; pero
fuera de la Ciencia, alma es idéntica a sentido, a sensación 12
material.

Pregunta. — ¿Es importante comprender esas explicaciones para sanar a los enfermos? 15

Respuesta. — Lo es, puesto que Cristo es "el camino" y
la verdad que echan fuera todo error. Jesús se llamó "el
Hijo del Hombre", mas no el hijo de José. La filiación 18
Puesto que la mujer no es sino una especie del de Jesús
género humano, él era literalmente el Hijo del Hombre.
Jesús fue el concepto humano más elevado del hombre 21
perfecto. Era inseparable del Cristo, el Mesías —la idea
divina de Dios, afuera de la carne. Eso capacitó a Jesús
para demostrar su dominio sobre la materia. Los ángeles 24
anunciaron a los Magos de antaño ese aparecimiento
dual, y los ángeles lo susurran, por medio de la fe, al corazón hambriento en todas las épocas. 27

La enfermedad es parte del error que la Verdad expulsa. El error no expulsa al error. La Ciencia Cristiana
es la ley de la Verdad, que sana a los enfermos 30
sobre la base de la Mente única, o sea Dios. No La enfermedad es
puede sanar de ningún otro modo, ya que la errónea
llamada mente humana y mortal no es un sanador, sino 33
que causa la creencia en la enfermedad.

483 Recapitulation

1   Then comes the question, how do drugs, hygiene, and
animal magnetism heal? It may be affirmed that they
3 *True healing transcendent*   do not heal, but only relieve suffering temporarily, exchanging one disease for another.
We classify disease as error, which nothing but Truth or
6 Mind can heal, and this Mind must be divine, not human.
Mind transcends all other power, and will ultimately supersede all other means in healing. In order to heal by
9 Science, you must not be ignorant of the moral and spiritual demands of Science nor disobey them. Moral ignorance or sin affects your demonstration, and hinders its
12 approach to the standard in Christian Science.

    After the author's sacred discovery, she affixed the
name "Science" to Christianity, the name "error" to
15 *Terms adopted by the author*   corporeal sense, and the name "substance" to
Mind. Science has called the world to battle
over this issue and its demonstration, which
18 heals the sick, destroys error, and reveals the universal
harmony. To those natural Christian Scientists, the ancient worthies, and to Christ Jesus, God certainly revealed
21 the spirit of Christian Science, if not the absolute letter.

    Because the Science of Mind seems to bring into dis-
honor the ordinary scientific schools, which wrestle with
24 *Science the way*   material observations alone, this Science has
met with opposition; but if any system honors
God, it ought to receive aid, not opposition, from all think-
27 ing persons. And Christian Science does honor God as
no other theory honors Him, and it does this in the way
of His appointing, by doing many wonderful works
30 through the divine name and nature. One must fulfil
one's mission without timidity or dissimulation, for to be
well done, the work must be done unselfishly. Christianity

Surge entonces la pregunta: ¿Cómo curan los medicamentos, la higiene y el magnetismo animal? Se puede afirmar que no curan, sino que sólo alivian el sufrimiento temporalmente, sustituyendo una dolencia por otra. Clasificamos a la enfermedad como error, que nada sino la Verdad o Mente puede curar, y esa Mente debe ser divina, no humana. La Mente trasciende cualquier otro poder, y finalmente reemplazará todo otro medio en la curación. Para curar por la Ciencia, no debéis ignorar las exigencias morales y espirituales de la Ciencia ni faltar a ellas. La ignorancia moral o el pecado afecta vuestra demostración e impide que ésta se eleve a la norma de la Ciencia Cristiana.

Trascendencia de la curación verdadera

Después de su sagrado descubrimiento, la autora puso el nombre "Ciencia" al cristianismo, el nombre "error" al sentido corporal y el nombre "sustancia" a la Mente. La Ciencia ha emplazado al mundo sobre ese punto y su demostración, que sana a los enfermos, destruye el error y revela la armonía universal. A aquellos Científicos Cristianos naturales, los antiguos patriarcas, y a Cristo Jesús, Dios por cierto les reveló el espíritu de la Ciencia Cristiana, si no la letra absoluta.

Términos adoptados por la autora

Debido a que la Ciencia de la Mente parece desacreditar las escuelas científicas corrientes, que luchan sólo con observaciones materiales, esa Ciencia ha encontrado oposición; pero si algún sistema honra a Dios, debiera recibir ayuda, no oposición, de parte de todos los pensadores. Y la Ciencia Cristiana sí honra a Dios como ninguna otra teoría Le honra, y eso lo hace de la manera designada por Él, llevando a cabo muchas obras maravillosas por medio del nombre y la naturaleza divinos. Tiene uno que cumplir su misión sin timidez ni disimulo, pues si la obra ha de quedar bien hecha, ha de hacerse desinteresadamente. El cristianismo jamás estará

La Ciencia es el camino

1

3

6

9

12

15

18

21

24

27

30

33

1 will never be based on a divine Principle and so found to
be unerring, until its absolute Science is reached. When
3 this is accomplished, neither pride, prejudice, bigotry,
nor envy can wash away its foundation, for it is built upon
the rock, Christ.

6   *Question.* — Does Christian Science, or metaphysical
healing, include medication, material hygiene, mesmerism, hypnotism, theosophy, or spiritualism?

9   *Answer.* — Not one of them is included in it. In divine Science, the supposed laws of matter yield to the
Mindless   law of Mind. What are termed natural
12 methods   science and material laws are the objective
states of mortal mind. The physical universe expresses
the conscious and unconscious thoughts of mortals.
15 Physical force and mortal mind are one. Drugs and
hygiene oppose the supremacy of the divine Mind.
Drugs and inert matter are unconscious, mindless. Cer-
18 tain results, supposed to proceed from drugs, are really
caused by the faith in them which the false human consciousness is educated to feel.

21   Mesmerism is mortal, material illusion. Animal magnetism is the voluntary or involuntary action of error
Animal mag-   in all its forms; it is the human antipode
24 netism error   of divine Science. Science must triumph
over material sense, and Truth over error, thus putting
an end to the hypotheses involved in all false theories
27 and practices.

   Question. — Is materiality the concomitant of spirituality, and is material sense a necessary preliminary to
30 the understanding and expression of Spirit?

basado sobre un Principio divino y por consiguiente jamás   1
se hallará que es infalible, hasta que se llegue a su Ciencia
absoluta. Cuando eso se logre, ni el orgullo ni el prejuicio   3
ni la intolerancia ni la envidia podrán minar sus cimientos, porque está edificado sobre la roca, Cristo.

Pregunta. — ¿Incluye la Ciencia Cristiana, o sea la cura-   6
ción metafísica, la medicación, la higiene material, el mesmerismo, el hipnotismo, la teosofía o el espiritismo?

Respuesta. — Ninguno de esos métodos está incluido en   9
ella. En la Ciencia divina, las supuestas leyes de la materia ceden ante la ley de la Mente. Lo que se   Métodos
denomina ciencias naturales y leyes materiales   sin mente   12
son los estados objetivos de la mente mortal. El universo
físico expresa los pensamientos conscientes e inconscientes
de los mortales. La fuerza física y la mente mortal son   15
una misma cosa. Los medicamentos y la higiene se oponen a la supremacía de la Mente divina. Los medicamentos y la materia inerte son inconscientes, no tienen mente.   18
Ciertos resultados, que se supone que provienen de
los medicamentos, son causados realmente por la fe que
tiene en ellos la falsa consciencia humana, que ha sido   21
educada en ese sentido.

El mesmerismo es ilusión mortal y material. El magnetismo animal es la acción voluntaria o involuntaria del   24
error en todas sus formas; es el antípoda hu-   El magne-
mano de la Ciencia divina. La Ciencia tiene   tismo animal
que triunfar sobre el sentido material, y la Ver-   es un error   27
dad sobre el error, poniendo así fin a las hipótesis incluidas en todas las teorías y prácticas falsas.

Pregunta. — ¿Es la materialidad el concomitante de la   30
espiritualidad, y es el sentido material un preliminar necesario para la comprensión y la expresión del Espíritu?

1   *Answer.* — If error is necessary to define or to reveal
Truth, the answer is yes; but not otherwise. *Material*

3   Error only   *sense* is an absurd phrase, for matter has no
     ephemeral   sensation. Science declares that Mind, not
matter, sees, hears, feels, speaks. Whatever contradicts

6   this statement is the false sense, which ever betrays
mortals into sickness, sin, and death. If the unimpor-
tant and evil appear, only soon to disappear because

9   of their uselessness or their iniquity, then these ephem-
eral views of error ought to be obliterated by Truth.
Why malign Christian Science for instructing mortals how

12   to make sin, disease, and death appear more and more
unreal?

     Emerge gently from matter into Spirit. Think not

15   to thwart the spiritual ultimate of all things, but come
     Scientific   naturally into Spirit through better health and
     translations   morals and as the result of spiritual growth.

18   Not death, but the understanding of Life, makes man immortal. The belief that life can be in matter or soul in
body, and that man springs from dust or from an egg,

21   is the result of the mortal error which Christ, or Truth,
destroys by fulfilling the spiritual law of being, in which
man is perfect, even as the "Father which is in heaven

24   is perfect." If thought yields its dominion to other
powers, it cannot outline on the body its own beautiful
images, but it effaces them and delineates foreign agents,

27   called disease and sin.

     The heathen gods of mythology controlled war and
agriculture as much as nerves control sensation or

30   Material   muscles measure strength. To say that
     beliefs   strength is in matter, is like saying that the
power is in the lever. The notion of any life or intelli-

Respuesta. — Si el error es necesario para definir o reve- 1
lar la Verdad, la respuesta es sí; pero no de otro modo.
Sentido material es una frase absurda, pues la   El error es   3
materia no tiene sensación. La Ciencia declara   sólo efímero
que la Mente, no la materia, ve, oye, siente y habla. Todo
lo que contradiga esa declaración es el concepto falso que 6
de continuo traiciona a los mortales entregándolos a la enfermedad, al pecado y a la muerte. Si lo insignificante y lo
malo aparecen, sólo para desaparecer pronto, debido a su 9
inutilidad o iniquidad, entonces esas vistas efímeras del
error deben ser borradas por la Verdad. ¿Por qué difamar
a la Ciencia Cristiana por instruir a los mortales a hacer 12
que el pecado, la enfermedad y la muerte se muestren cada
vez más irreales?

Emerged suavemente de la materia al Espíritu. No cre- 15
áis que podéis impedir la espiritualización final de todas
las cosas, pero entrad de manera natural en el   Traslaciones
Espíritu por medio del mejoramiento de la sa-   científicas   18
lud y las condiciones morales y como resultado de progresos espirituales. No es la muerte, sino la comprensión de
la Vida, lo que hace inmortal al hombre. La creencia de 21
que la vida puede estar en la materia, o el alma en el
cuerpo, y que el hombre procede del polvo o de un óvulo,
es el resultado del error mortal que Cristo, o la Verdad, 24
destruye cumpliendo la ley espiritual del ser, en la cual el
hombre es perfecto, así como el "Padre que está en los cielos es perfecto". Si el pensamiento cede su dominio a otros 27
poderes, no puede trazar en el cuerpo sus propias bellas
imágenes, sino que las borra y proyecta factores extraños,
llamados enfermedad y pecado.   30

Los dioses paganos de la mitología regían la guerra y la
agricultura tanto como los nervios rigen la sensación o los
músculos determinan la fuerza. Decir que hay   Creencias   33
fuerza en la materia es tanto como decir que la   materiales
energía está en la palanca. La noción de que haya algu-

gence in matter is without foundation in fact, and you can have no faith in falsehood when you have learned falsehood's true nature.

Suppose one accident happens to the eye, another to the ear, and so on, until every corporeal sense is quenched.

Sense *versus* Soul   What is man's remedy? To die, that he may regain these senses? Even then he must gain spiritual understanding and spiritual sense in order to possess immortal consciousness. Earth's preparatory school must be improved to the utmost. In reality man never dies. The belief that he dies will not establish his scientific harmony. Death is not the result of Truth but of error, and one error will not correct another.

Jesus proved by the prints of the nails, that his body was the same immediately after death as before. If death

Death an error   restores sight, sound, and strength to man, then death is not an enemy but a better friend than Life. Alas for the blindness of belief, which makes harmony conditional upon death and matter, and yet supposes Mind unable to produce harmony! So long as this error of belief remains, mortals will continue mortal in belief and subject to chance and change.

Sight, hearing, all the spiritual senses of man, are eternal. They cannot be lost. Their reality and immor-

Permanent sensibility   tality are in Spirit and understanding, not in matter, — hence their permanence. If this were not so, man would be speedily annihilated. If the five corporeal senses were the medium through which to understand God, then palsy, blindness, and deafness would place man in a terrible situation, where he would be like those "having no hope, and without God in the world;" but as a matter of fact, these calamities often

na vida o inteligencia en la materia no tiene fundamento 1
en la realidad; y no se puede tener fe en la falsedad cuando se ha llegado a conocer la verdadera naturaleza de la 3
falsedad.

Supongamos que ocurra un accidente a los ojos, otro a
los oídos, y así sucesivamente, hasta que cada sentido cor- 6
poral quede destruido. ¿Qué remedio tiene el
hombre? ¿Morir, para recobrar esos sentidos?   Los sentidos
en contraste
Aun entonces tendría que adquirir compren-   con el Alma
sión espiritual y sentido espiritual, para poseer consciencia 9
inmortal. La escuela preparatoria de esta tierra ha de
aprovecharse al máximo. En realidad, el hombre nunca 12
muere. La creencia de que muere no establecerá su armonía científica. La muerte no es el resultado de la Verdad,
sino del error, y un error no corrige a otro. 15

Jesús probó por la señal de los clavos que inmediatamente después de la muerte su cuerpo era lo mismo que
antes. Si la muerte le restituye al hombre la   La muerte 18
vista, el oído y la fuerza, entonces la muerte no   es un error
es un enemigo, sino un amigo mejor que la Vida. ¡Ay de la
ceguedad de la creencia, que sostiene que la muerte y la 21
materia son condiciones indispensables para lograr armonía y hasta supone que la Mente no es capaz de producir
armonía! Mientras ese error de la creencia perdure, los 24
mortales seguirán siendo mortales en creencia, sujetos al
acaso y a los cambios.

La vista, el oído, todos los sentidos espirituales del 27
hombre, son eternos. No pueden perderse. Su realidad e
inmortalidad están en el Espíritu y en la com-   Sensibilidad
prensión, no en la materia —de ahí su perma-   permanente 30
nencia. Si eso no fuera así, el hombre quedaría prontamente aniquilado. Si los cinco sentidos corporales fuesen
el medio para comprender a Dios, entonces la parálisis, la 33
ceguera y la sordera colocarían al hombre en una situación
terrible, en la que estaría como los que están "sin esperanza y sin Dios en el mundo"; mas, en realidad, esas calami- 36

1 drive mortals to seek and to find a higher sense of happiness and existence.

3   Life is deathless. Life is the origin and ultimate of
man, never attainable through death, but gained by walking in the pathway of Truth both before and
6 after that which is called death. There is more
Christianity in seeing and hearing spiritually
than materially. There is more Science in the perpetual
9 exercise of the Mind-faculties than in their loss. Lost
they cannot be, while Mind remains. The apprehension
of this gave sight to the blind and hearing to the deaf cen-
12 turies ago, and it will repeat the wonder.

*Exercise
of Mind-
faculties*

Question. — You speak of belief. Who or what is it
that believes?
15   *Answer.* — Spirit is all-knowing; this precludes the
need of believing. Matter cannot believe, and Mind
understands. The body cannot believe. The
18 believer and belief are one and are mortal.
Christian evidence is founded on Science or
demonstrable Truth, flowing from immortal Mind, and
21 there is in reality no such thing as *mortal* mind. Mere
belief is blindness without Principle from which to explain the reason of its hope. The belief that life is sen-
24 tient and intelligent matter is erroneous.

*Understand-
ing* versus
belief

The Apostle James said, "Show me thy faith without
thy works, and I will show thee my faith by my works."
27 The understanding that Life is God, Spirit, lengthens
our days by strengthening our trust in the deathless
reality of Life, its almightiness and immortality.
30   This faith relies upon an understood Principle. This
Principle makes whole the diseased, and brings out the

dades a menudo impulsan a los mortales a buscar y a ha- 1
llar un concepto superior de la felicidad y la existencia.

La Vida es imperecedera. La Vida es el origen y la fina- 3
lidad del hombre, y jamás se alcanza por medio de la
muerte, sino que se logra caminando por el sen- El ejercicio
dero de la Verdad, tanto antes como después de de las 6
lo que se llama muerte. Hay más cristianismo de la Mente
facultades
en ver y oír espiritualmente que materialmente. Hay más
Ciencia en el ejercicio perpetuo de las facultades de la 9
Mente que en su pérdida. Éstas no pueden perderse mientras la Mente perdure. La comprensión de eso dio vista a
los ciegos y oído a los sordos hace siglos, y repetirá la ma- 12
ravilla.

Pregunta. — Usted habla de creencia. ¿Quién o qué
cree? 15

Respuesta. — El Espíritu es omnisciente; eso evita la necesidad de creer. La materia no puede creer, y la Mente
comprende. El cuerpo no puede creer. El cre- Comprensión 18
yente y la creencia son uno y son mortales. La en contraste
con creencia
evidencia cristiana se funda sobre la Ciencia,
o Verdad demostrable, que emana de la Mente inmortal, 21
y en realidad no hay tal cosa como mente *mortal.* Meramente creer es ceguedad, sin un Principio desde el cual
pueda explicar la razón de su esperanza. La creencia de 24
que la vida es materia sensible e inteligente es errónea.

El Apóstol Santiago dijo: "Muéstrame tu fe sin tus
obras, y yo te mostraré mi fe por mis obras". La compren- 27
sión de que la Vida es Dios, el Espíritu, prolonga nuestros
días, pues fortalece nuestra confianza en la realidad imperecedera de la Vida, su omnipotencia e inmortalidad. 30

Esa fe descansa en un Principio comprendido. Ese Principio restituye la salud a los enfermos y trae a luz los es-

1 enduring and harmonious phases of things. The result
of our teachings is their sufficient confirmation. When,
3 Confirmation on the strength of these instructions, you are
by healing   able to banish a severe malady, the cure shows
that you understand this teaching, and therefore you re-
6 ceive the blessing of Truth.

The Hebrew and Greek words often translated *belief*
differ somewhat in meaning from that conveyed by the
9 Belief and   English verb *believe;* they have more the sig-
firm trust   nificance of faith, understanding, trust, constancy, firmness. Hence the Scriptures often appear in
12 our common version to approve and endorse belief, when
they mean to enforce the necessity of understanding.

Question. — Do the five corporeal senses constitute
15 man?

Answer. — Christian Science sustains with immortal
proof the impossibility of any material sense, and defines
18 All faculties   these so-called senses as *mortal beliefs,* the
from Mind   testimony of which cannot be true either of
man or of his Maker. The corporeal senses can take no
21 cognizance of spiritual reality and immortality. Nerves
have no more sensation, apart from what belief bestows upon them, than the fibres of a plant. Mind alone
24 possesses all faculties, perception, and comprehension.
Therefore mental endowments are not at the mercy of
organization and decomposition, — otherwise the very
27 worms could unfashion man. If it were possible for the
real senses of man to be injured, Soul could reproduce
them in all their perfection; but they cannot be dis-
30 turbed nor destroyed, since they exist in immortal Mind,
not in matter.

tados perdurables y armoniosos de las cosas. El resultado 1
de nuestras enseñanzas es suficiente para confirmarlas.
Cuando en virtud de esas instrucciones puede   Confirmación 3
uno destruir una dolencia grave, la curación   mediante
demuestra que uno comprende esa enseñan-   curación
za, y, por lo tanto, recibe la bendición de la Verdad. 6

Las palabras hebrea y griega a menudo traducidas por
creencia difieren algo en su significado del que expresa el
verbo *creer;* tienen más bien el significado de   Creencia 9
fe, comprensión, confianza, constancia, firme-   y firme
za. De ahí que las Escrituras en nuestra ver-   confianza
sión corriente a menudo aparentan aprobar y ratificar el 12
creer, cuando su intención es recalcar la necesidad de comprender.

Pregunta. — ¿Constituyen los cinco sentidos corporales 15
al hombre?

Respuesta. — La Ciencia Cristiana sostiene con pruebas
inmortales la imposibilidad de la existencia de algún sen- 18
tido material y define esos llamados sentidos   Todas las
como *creencias mortales,* cuyo testimonio no   facultades
proceden de
puede ser veraz, ni en cuanto al hombre ni en   la Mente 21
cuanto a su Hacedor. No les es posible a los sentidos corporales tener conocimiento ni de la realidad espiritual ni
de la inmortalidad. Los nervios no tienen más sensación, 24
aparte de la que la creencia les otorga, que las fibras de
una planta. Sólo la Mente posee todas las facultades, toda
la percepción y comprensión. Por tanto, los dones men- 27
tales no están a merced de la organización y la descomposición —pues de lo contrario los gusanos mismos podrían
deshacer al hombre. Si fuera posible que los verdaderos 30
sentidos del hombre se dañaran, el Alma podría reprodu-
cirlos en toda su perfección; pero ellos no pueden ser per-
turbados ni destruidos, puesto que existen en la Mente in- 33
mortal, no en la materia.

1   The less mind there is manifested in matter the better.
When the unthinking lobster loses its claw, the claw grows
3   Possibilities   again. If the Science of Life were understood,
of Life   it would be found that the senses of Mind are
never lost and that matter has no sensation. Then the
6   human limb would be replaced as readily as the lobster's
claw, — not with an artificial limb, but with the genuine
one. Any hypothesis which supposes life to be in matter
9   is an educated belief. In infancy this belief is not equal
to guiding the hand to the mouth; and as consciousness
develops, this belief goes out, — yields to the reality of
12   everlasting Life.

Corporeal sense defrauds and lies; it breaks all the
commands of the Mosaic Decalogue to meet its own de-
15   Decalogue   mands. How then can this sense be the God-
disregarded   given channel to man of divine blessings or
understanding? How can man, reflecting God, be de-
18   pendent on material means for knowing, hearing, seeing?
Who dares to say that the senses of man can be at one time
the medium for sinning against God, at another the me-
21   dium for obeying God? An affirmative reply would contradict the Scripture, for the same fountain sendeth not
forth sweet waters and bitter.

24   The corporeal senses are the only source of evil or
error. Christian Science shows them to be false, because matter has no sensation, and no organic
Organic
27   construction   construction can give it hearing and sight nor
valueless   make it the medium of Mind. Outside the
material sense of things, all is harmony. A wrong sense
30   of God, man, and creation is *non-sense,* want of sense.
Mortal belief would have the material senses sometimes
good and sometimes bad. It assures mortals that there

Mientras menos mente se manifieste en la materia, tanto 1
mejor. Cuando la instintiva langosta pierde una pinza le
vuelve a crecer. Si se comprendiese la Ciencia Posibilidades 3
de la Vida, se comprendería que los sentidos de de la Vida
la Mente jamás se pierden y que la materia no tiene sensación. Entonces se restituiría un miembro del cuerpo hu- 6
mano tan fácilmente como la pinza de la langosta —no
con un miembro artificial sino con uno auténtico. Cualquier hipótesis que suponga que la vida está en la materia, 9
es una creencia impuesta por la educación. En la infancia
esa creencia no es capaz de llevar la mano a la boca; y a
medida que la consciencia se desarrolla, esa creencia desa- 12
parece —se somete a la realidad de la Vida eterna.

El sentido corporal defrauda y miente; quebranta todos
los mandamientos del Decálogo mosaico para satisfacer 15
sus propias exigencias. ¿Cómo es posible, en- El Decálogo
tonces, que ese sentido sea la vía provista por desatendido
Dios para que las bendiciones o la comprensión divinas 18
lleguen al hombre? ¿Cómo puede el hombre, el cual refleja a Dios, depender de medios materiales para conocer,
oír y ver? ¿Quién se atreve a decir que los sentidos del 21
hombre pueden ser algunas veces el medio para pecar contra Dios y algunas veces el medio para obedecer a Dios?
Una respuesta afirmativa contradiría las Escrituras, pues 24
una misma fuente no echa agua dulce y amarga.

Los sentidos corporales son el único origen del mal o
error. La Ciencia Cristiana demuestra que son falsos, por- 27
que la materia no tiene sensación, y ninguna es- La estructura
tructura orgánica puede darle oído y vista, ni orgánica ca-
hacer de ella el medio de la Mente. Fuera del rece de valor 30
concepto material de las cosas, todo es armonía. Un sentido erróneo acerca de Dios, el hombre y la creación es una
insensatez, una falta de sentido. Según la creencia mortal, 33
los sentidos materiales son a veces buenos y a veces malos.
Esa creencia asegura a los mortales que hay placer verda-

1 is real pleasure in sin; but the grand truths of Christian
Science dispute this error.

3   Will-power is but a product of belief, and this belief
commits depredations on harmony. Human will is an
animal propensity, not a faculty of Soul.
6 Hence it cannot govern man aright. Christian Science reveals Truth and Love as the

Will-power
an animal
propensity

motive-powers of man. Will — blind, stubborn, and head-
9 long — cooperates with appetite and passion. From this
cooperation arises its evil. From this also comes its powerlessness, since all power belongs to God, good.

12   The Science of Mind needs to be understood. Until
it is understood, mortals are more or less deprived of
Truth. Human theories are helpless to make
15 man harmonious or immortal, since he is so

Theories
helpless

already, according to Christian Science. Our only need
is to know this and reduce to practice the real man's di-
18 vine Principle, Love.

"Quench not the Spirit. Despise not prophesyings."
Human belief — or knowledge gained from the so-called
21 material senses — would, by fair logic, annihilate man along with the dissolving elements

True nature
and origin

of clay. The scientifically Christian explanations of the
24 nature and origin of man destroy all material sense with
immortal testimony. This immortal testimony ushers
in the spiritual sense of being, which can be obtained
27 in no other way.

Sleep and mesmerism explain the mythical nature of
material sense. Sleep shows material sense as either
30 oblivion, nothingness, or an illusion or dream.

Sleep an
illusion

Under the mesmeric illusion of belief, a man
will think that he is freezing when he is warm, and that he

dero en el pecado; pero las grandes verdades de la Ciencia 1
Cristiana desmienten ese error.

La fuerza de voluntad no es sino un producto de la 3
creencia, y esa creencia depreda a la armonía. La voluntad humana es una propensión animal, no una La fuerza de
facultad del Alma. Por tanto, no puede gober- voluntad es
una propen-
nar al hombre rectamente. La Ciencia Cris- sión animal 6
tiana revela que la Verdad y el Amor son las fuerzas mo-
trices del hombre. La voluntad —ciega, obstinada y te- 9
meraria— coopera con apetitos y pasiones. De esa cooperación proviene su mal. De ahí resulta también su falta de
poder, puesto que todo el poder pertenece a Dios, el bien. 12

La Ciencia de la Mente necesita ser comprendida.
Hasta que no sea comprendida, los mortales estarán más o
menos privados de la Verdad. Las teorías hu- Las teorías 15
manas son incapaces de hacer que el hombre son ineptas
sea armonioso o inmortal, puesto que ya lo es, según la
Ciencia Cristiana. Nuestra única necesidad es la de dar- 18
nos cuenta de eso y llevar a la práctica el Amor, el Principio divino del hombre verdadero.

"No apaguéis al Espíritu. No menospreciéis las profe- 21
cías". La creencia humana —o sea el conocimiento que se
obtiene de los denominados sentidos mate- Naturaleza
riales— con justa lógica aniquilaría al hombre y origen 24
junto con los disolventes elementos del barro. verdaderos
Las explicaciones científicamente cristianas de la naturaleza y el origen del hombre destruyen todo concepto mate- 27
rial con el testimonio inmortal. Ese testimonio inmortal
introduce al concepto espiritual del ser, que no puede obtenerse de ningún otro modo. 30

El dormir y el mesmerismo explican la naturaleza mítica del sentido material. El dormir muestra que el sentido
material es olvido, nada, o bien una ilusión o Sueño es 33
sueño. Bajo la ilusión mesmérica de una creen- ilusión
cia, alguien pensará que se está helando cuando tiene ca-

1 is swimming when he is on dry land. Needle-thrusts will
not hurt him. A delicious perfume will seem intolerable.
3 Animal magnetism thus uncovers material sense, and
shows it to be a belief without actual foundation or validity. Change the belief, and the sensation changes.
6 Destroy the belief, and the sensation disappears.

Material man is made up of involuntary and voluntary
error, of a negative right and a positive wrong, the latter
9 calling itself right. Man's spiritual individual-
Man linked with Spirit ity is never wrong. It is the likeness of man's
Maker. Matter cannot connect mortals with the true
12 origin and facts of being, in which all must end. It is only
by acknowledging the supremacy of Spirit, which annuls
the claims of matter, that mortals can lay off mortality and
15 find the indissoluble spiritual link which establishes man
forever in the divine likeness, inseparable from his creator.

The belief that matter and mind are one, — that mat-
18 ter is awake at one time and asleep at another, some-
Material man as a dream times presenting no appearance of mind, —
this belief culminates in another belief, that
21 man dies. Science reveals material man as never the real
being. The dream or belief goes on, whether our eyes are
closed or open. In sleep, memory and consciousness are
24 lost from the body, and they wander whither they will
apparently with their own separate embodiment. Personality is not the individuality of man. A wicked man
27 may have an attractive personality.

When we are awake, we dream of the pains and pleas-
Spiritual existence the one fact ures of matter. Who will say, even though he
30 does not understand Christian Science, that
this dream — rather than the dreamer — may
not be mortal man? Who can rationally say otherwise,

lor, y que está nadando cuando está en tierra seca. Las   1
punzaduras de aguja no le dolerán. Un perfume delicioso
le parecerá intolerable. El magnetismo animal pone así al   3
descubierto al sentido material y demuestra que es una
creencia sin base verdadera o validez. Cambiad la creencia y la sensación cambia. Destruid la creencia y la   6
sensación desaparece.

El hombre material está formado de error involuntario y
voluntario, de bien negativo y mal positivo, ese último   9
llamándose a sí mismo bien. La individualidad
espiritual del hombre jamás yerra. Es la seme-   El hombre
                                                   vinculado
janza del Hacedor del hombre. La materia no   al Espíritu   12
puede relacionar a los mortales con el origen verdadero
del ser, ni con los hechos verdaderos del ser, en los cuales
todo ha de venir a parar. Sólo reconociendo la supremacía   15
del Espíritu, que anula las pretensiones de la materia, pueden los mortales despojarse de la mortalidad y hallar el
indisoluble vínculo espiritual que establece al hombre   18
eternamente en la semejanza divina, inseparable de su
creador.

La creencia de que la materia y la mente son una misma   21
cosa —que la materia está despierta en cierto momento
y dormida en otro, algunas veces sin apariencia   El hombre
de mente— culmina en otra creencia, a saber,   material
                                                   es como   24
que el hombre muere. La Ciencia revela que el   un sueño
hombre material jamás es el verdadero ser. El sueño, o la
creencia, continúa, estén los ojos cerrados o abiertos.   27
Cuando dormimos, la memoria y la consciencia se alejan
del cuerpo y deambulan a su antojo, aparentemente con su
incorporación individual. La personalidad no es la indi-   30
vidualidad del hombre. Un hombre malvado puede tener
una personalidad atrayente.

Cuando estamos despiertos, soñamos con los dolores y   33
placeres de la materia. ¿Quién dirá, aunque no   La existencia
entienda Ciencia Cristiana, que ese sueño —   espiritual,
                                                   la única
más bien que el soñador— no sea tal vez el   realidad   36
hombre mortal? ¿Quién puede racionalmente decir lo con-

1 when the dream leaves mortal man intact in body and
thought, although the so-called dreamer is unconscious?
3 For right reasoning there should be but one fact before
the thought, namely, spiritual existence. In reality there
is no other existence, since Life cannot be united to its
6 unlikeness, mortality.

Being is holiness, harmony, immortality. It is already
proved that a knowledge of this, even in small degree,
9 Mind one   will uplift the physical and moral standard
and all   of mortals, will increase longevity, will purify
and elevate character. Thus progress will finally destroy
12 all error, and bring immortality to light. We know that
a statement proved to be good must be correct. New
thoughts are constantly obtaining the floor. These two
15 contradictory theories — that matter is something, or
that all is Mind — will dispute the ground, until one is
acknowledged to be the victor. Discussing his cam-
18 paign, General Grant said: "I propose to fight it out on
this line, if it takes all summer." Science says: All is
Mind and Mind's idea. You must fight it out on this
21 line. Matter can afford you no aid.

The notion that mind and matter commingle in the
human illusion as to sin, sickness, and death must even-
24 Scientific   tually submit to the Science of Mind, which
ultimatum   denies this notion. *God is Mind, and God is
infinite; hence all is Mind.* On this statement rests the
27 Science of being, and the Principle of this Science is divine, demonstrating harmony and immortality.

The conservative theory, long believed, is that there
30 are two factors, matter and mind, uniting on some impossible basis. This theory would keep truth and error
always at war. Victory would perch on neither banner.

trario, cuando el sueño deja intacto al hombre mortal en 1
cuerpo y pensamiento, aunque el llamado soñador esté inconsciente? A fin de razonar correctamente, debiera haber 3
un solo hecho ante el pensamiento, a saber: la existencia
espiritual. En realidad, no hay otra existencia, ya que la
Vida no puede estar unida a su desemejanza, la mortali- 6
dad.

El ser es santidad, armonía e inmortalidad. Ya se ha
comprobado que un conocimiento de eso, por pequeño 9
que sea, elevará la norma física y moral de los La Mente es
mortales, aumentará la longevidad y purificará una y es todo
y elevará el carácter. Así el progreso destruirá finalmente 12
todo error y sacará a luz la inmortalidad. Sabemos que
una afirmación que se ha comprobado que es buena, tiene
que ser correcta. Constantemente toman la palabra nue- 15
vos pensamientos. Estas dos teorías contradictorias —que
la materia es algo, o que todo es Mente— se disputarán el
terreno hasta que se reconozca que una de las dos es la vic- 18
toriosa. Hablando de su campaña, el General Grant dijo:
"Me propongo mantenerme en esta línea hasta terminar la
contienda, aunque tome todo el verano". La Ciencia dice: 21
Todo es Mente e idea de la Mente. Tenéis que manteneros
en esa línea hasta terminar la contienda. La materia no os
puede dar ayuda alguna. 24

La noción de que la mente y la materia se entremezclan
en la ilusión humana en cuanto al pecado, a la enfermedad
y a la muerte, tarde o temprano ha de some- Ultimátum 27
terse a la Ciencia de la Mente, la cual niega a científico
esa noción. *Dios es Mente, y Dios es infinito; por tanto,*
todo es Mente. Sobre esa declaración descansa la Ciencia 30
del ser, y el Principio de esa Ciencia es divino y demuestra
armonía e inmortalidad.

La teoría conservadora, largo tiempo aceptada, es que 33
hay dos factores, la materia y la mente, que se unen sobre
alguna base imposible. Esa teoría mantendría en guerra
constante a la verdad y al error. La victoria no se posaría 36

1 On the other hand, Christian Science speedily shows
Truth to be triumphant. To corporeal sense, the sun
3 Victory   appears to rise and set, and the earth to stand
for Truth   still; but astronomical science contradicts this,
and explains the solar system as working on a differ-
6 ent plan. All the evidence of physical sense and all the
knowledge obtained from physical sense must yield to
Science, to the immortal truth of all things.

9   *Question.* — Will you explain sickness and show how it
is to be healed?
Answer. — The method of Christian Science Mind-heal-
12 ing is touched upon in a previous chapter entitled Christian
Mental   Science Practice. A full answer to the above
preparation   question involves teaching, which enables the
15 healer to demonstrate and prove for himself the Principle
and rule of Christian Science or metaphysical healing.
Mind must be found superior to all the beliefs of the
18 five corporeal senses, and able to destroy all ills. Sick-
Mind de-   ness is a belief, which must be annihilated by
stroys all ills the divine Mind. Disease is an experience of
21 so-called mortal mind. It is fear made manifest on the
body. Christian Science takes away this physical sense
of discord, just as it removes any other sense of moral or
24 mental inharmony. That man is material, and that matter suffers, — these propositions can only seem real and
natural in illusion. Any sense of soul in matter is not the
27 reality of being.
If Jesus awakened Lazarus from the dream, illusion, of
death, this proved that the Christ could improve on a false
30 sense. Who dares to doubt this consummate test of the
power and willingness of divine Mind to hold man forever

sobre ninguna de las dos banderas. Por otra parte, la 1
Ciencia Cristiana no tarda en demostrar que la Verdad
triunfa. Al sentido corporal le parece que el sol   *Victoria para* 3
sale y se pone, y que la tierra está inmóvil; pero   *la Verdad*
la ciencia astronómica contradice eso y explica que el sistema solar funciona de acuerdo con un plan diferente. 6
Todo el testimonio de los sentidos físicos y todo el conocimiento que se obtiene por medio de los sentidos físicos
han de someterse a la Ciencia, a la verdad inmortal de to- 9
das las cosas.

Pregunta. — ¿Quiere usted explicar lo que es la enfermedad y mostrar cómo debe uno sanarla?   12

Respuesta. — El método de curación por la Mente en la
Ciencia Cristiana se ha tratado en parte en un capítulo anterior titulado: La práctica de la Ciencia Cris-   *Preparación* 15
tiana. Una respuesta completa a la antedicha   *mental*
pregunta entraña enseñanza, que capacita al sanador para
que demuestre y pruebe por sí mismo el Principio y la 18
regla de la Ciencia Cristiana o curación metafísica.

Hay que reconocer que la Mente es superior a todas las
creencias de los cinco sentidos corporales y que es capaz de 21
destruir todos los males. La enfermedad es una   *La Mente*
creencia que tiene que ser aniquilada por la   *destruye to-*
Mente divina. La enfermedad es una experien-   *dos los males* 24
cia de la llamada mente mortal. Es temor manifestado en
el cuerpo. La Ciencia Cristiana quita esa sensación física
de discordancia, tal como quita cualquier otra sensación 27
de discordancia moral o mental. Que el hombre es material y que la materia sufre son proposiciones que sólo pueden parecer reales y naturales en ilusión. Cualquier noción 30
de que hay alma en la materia no es la realidad del ser.

Si Jesús despertó a Lázaro del sueño, o ilusión, de la
muerte, eso probó que el Cristo podía corregir un con- 33
cepto falso. ¿Quién se atreve a poner en duda esa prueba
cabal del poder y buena voluntad de la Mente divina de

1 intact in his perfect state, and to govern man's entire
action? Jesus said: "Destroy this temple [body], and
3 in three days I [Mind] will raise it up;" and he did this
for tired humanity's reassurance.

Is it not a species of infidelity to believe that so great
6 a work as the Messiah's was done for himself or for God,

Inexhaustible who needed no help from Jesus' example to
divine Love preserve the eternal harmony? But mortals
9 did need this help, and Jesus pointed the way for them.
Divine Love always has met and always will meet every
human need. It is not well to imagine that Jesus demon-
12 strated the divine power to heal only for a select number
or for a limited period of time, since to all mankind and
in every hour, divine Love supplies all good.

15   The miracle of grace is no miracle to Love. Jesus
demonstrated the inability of corporeality, as well as the

Reason infinite ability of Spirit, thus helping erring
18 and Science human sense to flee from its own convictions
and seek safety in divine Science. Reason, rightly directed, serves to correct the errors of corporeal sense; but
21 sin, sickness, and death will seem real (even as the experiences of the sleeping dream seem real) until the Science of man's eternal harmony breaks their illusion with
24 the unbroken reality of scientific being.

Which of these two theories concerning man are you
ready to accept? One is the mortal testimony, changing,
27 dying, unreal. The other is the eternal and real evidence,
bearing Truth's signet, its lap piled high with immortal
fruits.

30   Our Master cast out devils (evils) and healed the sick.
It should be said of his followers also, that they cast fear
and all evil out of themselves and others and heal the sick.

mantener al hombre por siempre intacto en su estado per- 1
fecto y de gobernar la actividad entera del hombre? Jesús
dijo: "Destruid este templo [cuerpo], y en tres días [Yo, la 3
Mente] lo levantaré"; y eso lo hizo para la tranquilidad de
la cansada humanidad.

¿No es una especie de infidelidad creer que una obra tan 6
grande como la del Mesías fue hecha en beneficio propio o
en el de Dios, quien no necesitaba la ayuda del

ejemplo de Jesús para preservar la armonía   El Amor
divino es 9
eterno? Pero los mortales sí necesitaban esa   inagotable
ayuda, y Jesús les señaló el camino. El Amor divino siempre ha respondido y siempre responderá a toda necesidad 12
humana. No está bien imaginarse que Jesús demostró el
poder divino sanador sólo en beneficio de un número selecto o de un tiempo limitado, puesto que a la humanidad 15
entera y a toda hora el Amor divino suministra todo el
bien.

El milagro de la gracia no es milagro para el Amor. 18
Jesús demostró la incapacidad de la corporeidad, como
también la capacidad infinita del Espíritu, ayu-   La razón y
dando así al errado sentido humano a huir de   la Ciencia 21
sus propias convicciones y a buscar seguridad en la Ciencia divina. La razón, bien dirigida, sirve para corregir los
errores de los sentidos corporales; pero el pecado, la enfer- 24
medad y la muerte parecerán reales (así como las experiencias del sueño mientras dormimos parecen reales)
hasta que la Ciencia de la armonía eterna del hombre les 27
destruya su ilusión con la ininterrumpida realidad del ser
científico.

¿Cuál de estas dos teorías referentes al hombre estáis 30
dispuestos a aceptar? Una de ellas es el testimonio mortal
—mutable, perecedero e irreal. La otra es el testimonio
eterno y real, que lleva el sello de la Verdad, con su regazo 33
colmado de frutos inmortales.

Nuestro Maestro echaba fuera los demonios (males) y
sanaba a los enfermos. Se debiera poder decir de sus se- 36
guidores también que ellos echan fuera el temor y todo

1 God will heal the sick through man, whenever man is
Followers   governed by God. Truth casts out error now
3 of Jesus   as surely as it did nineteen centuries ago. All
of Truth is not understood; hence its healing power is not
fully demonstrated.

6   If sickness is true or the idea of Truth, you cannot
destroy sickness, and it would be absurd to try. Then
Destruction   classify sickness and error as our Master did,
9 of all evil   when he spoke of the sick, "whom Satan hath
bound," and find a sovereign antidote for error in the life-
giving power of Truth acting on human belief, a power
12 which opens the prison doors to such as are bound, and
sets the captive free physically and morally.

When the illusion of sickness or sin tempts you, cling
15 steadfastly to God and His idea. Allow nothing but His
Steadfast and   likeness to abide in your thought. Let neither
calm trust   fear nor doubt overshadow your clear sense and
18 calm trust, that the recognition of life harmonious — as
Life eternally is — can destroy any painful sense of, or
belief in, that which Life is not. Let Christian Science,
21 instead of corporeal sense, support your understanding of
being, and this understanding will supplant error with
Truth, replace mortality with immortality, and silence dis-
24 cord with harmony.

Question. — How can I progress most rapidly in the
understanding of Christian Science?
27 *Answer.* — Study thoroughly the letter and imbibe
the spirit. Adhere to the divine Principle of Chris-
Rudiments   tian Science and follow the behests of God,
30 and growth   abiding steadfastly in wisdom, Truth, and
Love. In the Science of Mind, you will soon ascertain

mal de sí mismos y de otros y sanan a los enfermos. Dios 1
sanará a los enfermos por medio del hombre,
siempre que el hombre esté gobernado por   *Los segui-*
Dios. La Verdad echa fuera al error ahora, tan   *dores* 3
de Jesús
ciertamente como lo hacía hace diez y nueve siglos. No se
ha comprendido toda la Verdad; por esa razón su poder 6
sanador no se demuestra plenamente.

Si la enfermedad es verdadera o idea de la Verdad, no
podéis destruir la enfermedad, y sería absurdo inten- 9
tarlo. Clasificad, pues, a la enfermedad y al   *La destruc-*
error como lo hizo nuestro Maestro cuando ha-   *ción de*
todo mal
bló de la enferma "que Satanás había atado", y   12
encontrad un antídoto soberano contra el error en el poder
vivificante de la Verdad, que actúa sobre la creencia humana, poder que abre las puertas de la cárcel a los pre- 15
sos y pone al cautivo en libertad, física y moralmente.

Cuando la ilusión de enfermedad o de pecado os tiente,
aferraos firmemente a Dios y Su idea. No permitáis que 18
nada sino Su semejanza more en vuestro pensamiento. No consintáis que ni el temor ni la   *Confianza*
firme
duda oscurezcan vuestro claro sentido y serena   *y serena* 21
confianza, que el reconocimiento de la vida armoniosa —
como lo es la Vida eternamente— puede destruir cualquier
concepto doloroso o creencia acerca de lo que la Vida no 24
es. Dejad que la Ciencia Cristiana, en vez del sentido corporal, apoye vuestra comprensión del ser, y esa comprensión sustituirá al error con la Verdad, reemplazará a la 27
mortalidad con la inmortalidad y acallará a la discordancia con la armonía.

Pregunta. — ¿Cómo puedo progresar más rápidamente 30
en la comprensión de la Ciencia Cristiana?

Respuesta. — Estúdiese a fondo la letra y embébase el
espíritu. Adhiérase al Principio divino de la Ciencia Cris- 33
tiana y acátense los mandatos de Dios, mo-   *Rudimentos*
rando firmemente en la sabiduría, la Verdad y   *y desarrollo*
el Amor. En la Ciencia de la Mente, pronto comprobaréis 36

1 that error cannot destroy error. You will also learn
that in Science there is no transfer of evil suggestions
3 from one mortal to another, for there is but one Mind,
and this ever-present omnipotent Mind is reflected by
man and governs the entire universe. You will learn
6 that in Christian Science the first duty is to obey
God, to have one Mind, and to love another as
yourself.

9   We all must learn that Life is God. Ask yourself:
Am I living the life that approaches the supreme good?
Condition   Am I demonstrating the healing power of
12 of progress   Truth and Love? If so, then the way will
grow brighter "unto the perfect day." Your fruits
will prove what the understanding of God brings to man.
15 Hold perpetually this thought, — that it is the spiritual
idea, the Holy Ghost and Christ, which enables you to
demonstrate, with scientific certainty, the rule of healing,
18 based upon its divine Principle, Love, underlying, over-
lying, and encompassing all true being.

    "The sting of death is sin; and the strength of sin is
21 the law," — the law of mortal belief, at war with the
Triumph   facts of immortal Life, even with the spiritual
over death   law which says to the grave, "Where is thy
24 victory?" But "when this corruptible shall have put
on incorruption, and this mortal shall have put on immortality, then shall be brought to pass the saying that
27 is written, Death is swallowed up in victory."

    Question. — Have Christian Scientists any religious
creed?
30   *Answer.* — They have not, if by that term is meant
doctrinal beliefs. The following is a brief exposition of

que el error no puede destruir al error. Aprenderéis tam- 1
bién que en la Ciencia no se pueden transmitir sugestiones
malévolas de un mortal a otro, pues hay una sola Mente, y 3
esa Mente omnipotente y siempre presente es reflejada
por el hombre y gobierna al universo entero. Aprenderéis
que en la Ciencia Cristiana el primer deber es obedecer a 6
Dios, tener una sola Mente, y amar al prójimo como a vosotros mismos.

Todos tenemos que aprender que la Vida es Dios. Pre- 9
guntaos: ¿Estoy viviendo la vida que más se acerca al bien
supremo? ¿Estoy demostrando el poder sana-
dor de la Verdad y el Amor? Si es así, enton-   *Requisito para el progreso* 12
ces el camino se irá iluminando cada vez más,
"hasta que el día es perfecto". Vuestros frutos probarán lo
que el comprender a Dios le trae al hombre. Mantened 15
perpetuamente este pensamiento: que es la idea espiritual,
el Espíritu Santo y Cristo, lo que os capacita para demostrar con certeza científica la regla de la curación, basada en 18
su Principio divino, el Amor, que está por debajo, por encima y alrededor de todo el ser verdadero.

"El aguijón de la muerte es el pecado, y el poder del pe- 21
cado, la ley" —la ley de la creencia mortal, que lucha contra las realidades de la Vida inmortal, sí, con-
tra la ley espiritual misma que dice: "¿Dónde   *El triunfo sobre la muerte* 24
[está], oh sepulcro, tu victoria?" Pero "cuando
esto corruptible se haya vestido de incorrupción, y esto
mortal se haya vestido de inmortalidad, entonces se cum- 27
plirá la palabra que está escrita: Sorbida es la muerte en
victoria".

Pregunta. — ¿Tienen los Científicos Cristianos algún 30
credo religioso?

Respuesta. — No lo tienen, si por dicho término se
quiere decir creencias doctrinales. Lo que sigue es una 33

1 the important points, or religious tenets, of Christian
Science: —

3   1. As adherents of Truth, we take the inspired Word
of the Bible as our sufficient guide to eternal Life.

   2. We acknowledge and adore one supreme and in-
6 finite God. We acknowledge His Son, one Christ; the
Holy Ghost or divine Comforter; and man in God's
image and likeness.

9   3. We acknowledge God's forgiveness of sin in the
destruction of sin and the spiritual understanding that
casts out evil as unreal. But the belief in sin is pun-
12 ished so long as the belief lasts.

   4. We acknowledge Jesus' atonement as the evidence of divine, efficacious Love, unfolding man's unity
15 with God through Christ Jesus the Way-shower; and
we acknowledge that man is saved through Christ,
through Truth, Life, and Love as demonstrated by the
18 Galilean Prophet in healing the sick and overcoming
sin and death.

   5. We acknowledge that the crucifixion of Jesus and
21 his resurrection served to uplift faith to understand eternal Life, even the allness of Soul, Spirit, and the nothingness of matter.

24   6. And we solemnly promise to watch, and pray for
that Mind to be in us which was also in Christ Jesus; to
do unto others as we would have them do unto us; and
27 to be merciful, just, and pure.

breve exposición de los puntos importantes, o artículos de   1
fe, de la Ciencia Cristiana: —

1. Como adherentes de la Verdad, aceptamos la Palabra   3
inspirada de la Biblia como nuestra guía suficiente hacia la
Vida eterna.

2. Reconocemos y adoramos a un solo Dios supremo e   6
infinito. Reconocemos a Su Hijo, Cristo único; al Espíritu
Santo o Consolador divino; y al hombre a imagen y semejanza de Dios.   9

3. Reconocemos el perdón del pecado por Dios en la
destrucción del pecado y en la comprensión espiritual que
echa fuera al mal como irreal. Pero la creencia en el pe-   12
cado es castigada mientras dure la creencia.

4. Reconocemos que la expiación de Jesús es la evidencia del Amor divino y eficaz, que revela la unidad del   15
hombre con Dios por medio de Cristo Jesús, el Mostrador
del camino; y reconocemos que el hombre se salva mediante el Cristo, mediante la Verdad, la Vida y el Amor   18
como los demostró el Profeta de Galilea al sanar a los enfermos y al vencer al pecado y a la muerte.

5. Reconocemos que la crucifixión de Jesús y su resu-   21
rrección sirvieron para elevar la fe a la comprensión de la
Vida eterna, como también de la totalidad del Alma, el
Espíritu, y la nada de la materia.   24

6. Y solemnemente prometemos velar, y orar por que
haya en nosotros aquella Mente que hubo también en
Cristo Jesús; hacer con los demás lo que quisiéramos que   27
ellos hicieren con nosotros; y ser misericordiosos, justos y
puros.

KEY TO THE SCRIPTURES

These things saith He that is holy, He that is true, He that hath the key of David, He that openeth, and no man shutteth; and shutteth, and no man openeth; I know thy works: behold, I have set before thee an open door, and no man can shut it. —REVELATION.

CLAVE DE LAS ESCRITURAS

*Esto dice el Santo, el Verdadero, El que tiene la llave
de David, El que abre y ninguno cierra, y cierra y ninguno
abre: Yo conozco tus obras; he aquí, he puesto delante de ti
una puerta abierta, la cual nadie puede cerrar.* — EL APOCALIPSIS.

Genesis

*And I appeared unto Abraham, unto Isaac, and unto
Jacob by the name of God Almighty; but by My name
Jehovah was I not known to them.* — EXODUS.

*All things were made by Him; and without Him was
not anything made that was made. In Him was life;
and the life was the light of men.* — JOHN.

1   SCIENTIFIC interpretation of the Scriptures properly starts with the beginning of the Old Testa-
3 Spiritual in- ment, chiefly because the spiritual import of
   terpretation the Word, in its earliest articulations, often
seems so smothered by the immediate context as to
6 require explication; whereas the New Testament narra-
tives are clearer and come nearer the heart. Jesus illumines them, showing the poverty of mortal existence,
9 but richly recompensing human want and woe with
spiritual gain. The incarnation of Truth, that amplifi-
cation of wonder and glory which angels could only
12 whisper and which God illustrated by light and harmony, is consonant with ever-present Love. So-called
mystery and miracle, which subserve the end of natural
15 good, are explained by that Love for whose rest the
weary ones sigh when needing something more native
to their immortal cravings than the history of perpetual
18 evil.

CAPÍTULO XV

Génesis

Y aparecí a Abraham, a Isaac y a Jacob
como Dios Omnipotente, mas en Mi nombre Jehová
no Me di a conocer a ellos. — ÉXODO.

Todas las cosas por Él fueron hechas, y sin Él nada de
lo que ha sido hecho, fue hecho. En Él estaba la vida,
y la vida era la luz de los hombres. — JUAN.

L A interpretación científica de las Escrituras empieza 1
apropiadamente con el comienzo del Antiguo Testamento, principalmente porque el significado 3
espiritual de la Palabra, en sus articulaciones
primitivas, parece estar a menudo tan ahogado
por el contexto inmediato que requiere explicación; mien- 6
tras que las narraciones del Nuevo Testamento son más
claras y nos llegan más al corazón. Jesús las ilumina, mostrando la pobreza de la existencia mortal, pero compen- 9
sando abundantemente la miseria y el dolor humanos con
ganancias espirituales. La encarnación de la Verdad,
aquella amplificación de maravilla y gloria que los ángeles 12
tan sólo podían susurrar y que Dios ilustró por medio de
luz y armonía, está en consonancia con el Amor siempre
presente. Los llamados misterios y milagros, que sirven a 15
los fines del bien natural, los explica ese Amor por cuyo
descanso suspiran los agobiados al necesitar algo que corresponda más a sus anhelos inmortales que la historia del 18
mal perpetuo.

Interpre-
tación
espiritual

1　A second necessity for beginning with Genesis is that
the living and real prelude of the older Scriptures is so
3　Spiritual　　brief that it would almost seem, from the
overture　　preponderance of unreality in the entire narrative, as if reality did not predominate over unreality,
6　the light over the dark, the straight line of Spirit over
the mortal deviations and inverted images of the creator
and His creation.

9　Spiritually followed, the book of Genesis is the history
of the untrue image of God, named a sinful mortal. This
Deflection　　deflection of being, rightly viewed, serves to
12　of being　　suggest the proper reflection of God and the
spiritual actuality of man, as given in the first chapter
of Genesis. Even thus the crude forms of human thought
15　take on higher symbols and significations, when scientifically Christian views of the universe appear, illuminat-
ing time with the glory of eternity.

18　In the following exegesis, each text is followed by its
spiritual interpretation according to the teachings of Christian Science.

21　　　　　　　　　　EXEGESIS

Genesis i. 1. In the beginning God created the heaven
and the earth.

24　The infinite has no beginning. This word *beginning*
is employed to signify *the only,* — that is, the eternal ver-
Ideas and　　ity and unity of God and man, including
27　identities　　the universe. The creative Principle — Life,
Truth, and Love — is God. The universe reflects God.
There is but one creator and one creation. This crea-

Una segunda necesidad para empezar con el Génesis es que el preludio viviente y verdadero de las Escrituras más antiguas es tan breve que casi parecería, a juz- Obertura gar por la preponderancia de la irrealidad en la espiritual narración entera, como si la realidad no predominara sobre la irrealidad, la luz sobre las tinieblas, la línea recta del Espíritu sobre las desviaciones mortales e imágenes invertidas respecto al creador y Su creación.

Considerado espiritualmente, el libro del Génesis es la historia de la imagen de Dios no verdadera, llamada pecador mortal. Esa refracción del ser, vista correc- Refracción tamente, sirve para sugerir el reflejo verdadero del ser de Dios y la realidad espiritual del hombre, como se da en el capítulo primero del Génesis. Aun así, las formas crudas del pensamiento humano adquieren un simbolismo y significado más elevados cuando aparecen los conceptos científicamente cristianos del universo, iluminando el tiempo con la gloria de la eternidad.

En la exégesis siguiente cada texto es seguido por su interpretación espiritual según las enseñanzas de la Ciencia Cristiana*.

EXÉGESIS

Génesis 1:1. En el principio creó Dios los cielos y la tierra.

Lo infinito no tiene comienzo. Esa palabra *principio* se emplea para significar lo *único* —es decir, la eterna realidad y unidad de Dios y el hombre, incluso el Ideas e universo. El Principio creador —la Vida, la identidades Verdad y el Amor— es Dios. El universo refleja a Dios. No hay más de un creador y una creación. Esa creación

* Véase "Nota" en la página que antecede al Índice.

1 tion consists of the unfolding of spiritual ideas and their
identities, which are embraced in the infinite Mind and
3 forever reflected. These ideas range from the infinitesimal to infinity, and the highest ideas are the sons
and daughters of God.

6   *Genesis* i. 2. And the earth was without form, and void;
and darkness was upon the face of the deep. And the
spirit of God moved upon the face of the waters.

9   The divine Principle and idea constitute spiritual harmony, — heaven and eternity. In the universe of Truth,
Spiritual   matter is unknown. No supposition of error
12 harmony   enters there. Divine Science, the Word of
God, saith to the darkness upon the face of error, "God
is All-in-all," and the light of ever-present Love illumines
15 the universe. Hence the eternal wonder, — that infinite
space is peopled with God's ideas, reflecting Him in
countless spiritual forms.

18   *Genesis* i. 3. And God said, Let there be light: and
there was light.

Immortal and divine Mind presents the idea of God:
21 *first,* in light; *second,* in reflection; *third,* in spiritual and
Mind's idea   immortal forms of beauty and goodness. But
faultless   this Mind creates no element nor symbol of
24 discord and decay. God creates neither erring thought,
mortal life, mutable truth, nor variable love.

Genesis i. 4. And God saw the light, that it was good:
27 and God divided the light from the darkness.

God, Spirit, dwelling in infinite light and harmony

consiste en el desarrollo de ideas espirituales y sus identi- 1
dades, las cuales están comprendidas en la Mente infinita
y eternamente reflejadas. Esas ideas se extienden desde lo 3
infinitesimal hasta lo infinito, y las ideas más elevadas son
los hijos y las hijas de Dios.

Génesis 1:2. Y la tierra estaba desordenada y vacía, y las ti- 6
nieblas estaban sobre la faz del abismo, y el espíritu de Dios se
movía sobre la faz de las aguas.

El Principio divino y la idea divina constituyen la ar- 9
monía espiritual —los cielos y la eternidad. En el universo
de la Verdad, no se conoce materia. Ninguna   Armonía
suposición de error penetra allí. La Ciencia di-   espiritual 12
vina, la Palabra de Dios, dice a las tinieblas sobre la faz
del error: "Dios es Todo-en-todo", y la luz del Amor siempre presente ilumina al universo. De ahí la eterna mara- 15
villa —que el espacio infinito esté poblado de las ideas de
Dios, que Le reflejan en incontables formas espirituales.

Génesis 1:3. Y dijo Dios: Sea la luz; y fue la luz.   18

La Mente inmortal y divina presenta la idea de Dios:
primero, en luz; *segundo,* en el reflejar; *tercero,* en formas
espirituales e inmortales de belleza y de bon-   La idea de 21
dad. Pero esa Mente no crea ningún elemento   la Mente no
o símbolo de discordia y decadencia. Dios no   tiene falta
crea ni pensamiento errado ni vida mortal ni verdad mu- 24
table ni amor variable.

Génesis 1:4. Y vio Dios que la luz era buena; y separó Dios la
luz de las tinieblas.   27

Dios, el Espíritu, morando en luz y armonía infinitas,

1 from which emanates the true idea, is never reflected by
aught but the good.

3 *Genesis* i. 5. And God called the light Day, and the
darkness He called Night. And the evening and the morning were the first day.

6 All questions as to the divine creation being both
spiritual and material are answered in this passage, for
Light preced- though solar beams are not yet included in
9 ing the sun   the record of creation, still there is light. This
light is not from the sun nor from volcanic flames, but it
is the revelation of Truth and of spiritual ideas. This
12 also shows that there is no place where God's light is not
seen, since Truth, Life, and Love fill immensity and are
ever-present. Was not this a revelation instead of a
15 creation?

The successive appearing of God's ideas is represented
as taking place on so many *evenings* and *mornings,* —
18 Evenings and words which indicate, in the absence of solar
mornings   time, spiritually clearer views of Him, views
which are not implied by material darkness and dawn.
21 Here we have the explanation of another passage of
Scripture, that "one day is with the Lord as a thousand
years." The rays of infinite Truth, when gathered into
24 the focus of ideas, bring light instantaneously, whereas
a thousand years of human doctrines, hypotheses, and
vague conjectures emit no such effulgence.

27 Did infinite Mind create matter, and call it *light?*
Spirit is light, and the contradiction of Spirit is matter,
Spirit *versus* darkness, and darkness obscures light. Mate-
30 darkness   rial sense is nothing but a supposition of the
absence of Spirit. No solar rays nor planetary revolutions

de donde emana la idea verdadera, nunca es reflejado por   1
nada sino por lo bueno.

Génesis 1:5. Y llamó Dios a la luz Día, y a las tinieblas llamó   3
Noche. Y fue la tarde y la mañana un día.

Toda pregunta sobre si la creación divina es a la vez espiritual y material se responde en ese pasaje, porque aun   6
cuando los rayos solares no están incluidos aún   Luz que pre-
en el relato de la creación, no obstante hay   cede al sol
luz. Esa luz no proviene del sol ni de llamas volcánicas,   9
sino que es la revelación de la Verdad y de las ideas espirituales. Eso demuestra también que no existe lugar en que
la luz de Dios no se vea, puesto que la Verdad, la Vida y el   12
Amor llenan la inmensidad y están siempre presentes.
¿No fue esa una revelación más bien que una creación?

La manifestación sucesiva de las ideas de Dios es repre-   15
sentada como si se efectuase en tantas *tardes* y *mañanas*
—palabras que indican, en ausencia del tiem-   Tardes y
po solar, conceptos espiritualmente más claros   mañanas   18
acerca de Dios, conceptos que no son indicados por las tinieblas y el alba materiales. Aquí tenemos la explicación de otro pasaje de las Escrituras, que "para con el Se-   21
ñor un día es como mil años". Los rayos de la Verdad
infinita, cuando se concentran en el foco de ideas, traen luz
instantáneamente, mientras que mil años de doctrinas,   24
hipótesis y vagas conjeturas humanas no emiten tal fulgor.

¿Creó la Mente infinita a la materia y la llamó *luz?* El
Espíritu es luz, y la contradicción del Espíritu   El Espíritu en   27
es materia, tinieblas, y las tinieblas oscurecen   contraste con
la luz. El sentido material no es sino una suposi-   las tinieblas
ción de la ausencia del Espíritu. Ni los rayos solares ni   30

1 form the day of Spirit. Immortal Mind makes its own
record, but mortal mind, sleep, dreams, sin, disease, and
3 death have no record in the first chapter of Genesis.

> *Genesis* i. 6. And God said, Let there be a firmament in
> the midst of the waters, and let it divide the waters from
> 6 the waters.

Spiritual understanding, by which human conception,
material sense, is separated from Truth, is the firmament.
9 Spiritual   The divine Mind, not matter, creates all iden-
firmament   tities, and they are forms of Mind, the ideas of
Spirit apparent only as Mind, never as mindless matter
12 nor the so-called material senses.

> *Genesis* i. 7. And God made the firmament, and divided
> the waters which were under the firmament from the waters
> 15 which were above the firmament: and it was so.

Spirit imparts the understanding which uplifts consciousness and leads into all truth. The Psalmist saith:
18 Understand-   "The Lord on high is mightier than the noise
ing imparted   of many waters, yea, than the mighty waves of
the sea." Spiritual sense is the discernment of spiritual
21 good. Understanding is the line of demarcation between
the real and unreal. Spiritual understanding unfolds
Mind, — Life, Truth, and Love, — and demonstrates the
24 divine sense, giving the spiritual proof of the universe in
Christian Science.

This understanding is not intellectual, is not the result
27 of scholarly attainments; it is the reality of all things
Original   brought to light. God's ideas reflect the im-
reflected   mortal, unerring, and infinite. The mortal,
30 erring, and finite are human beliefs, which apportion to

las revoluciones planetarias forman el día del Espíritu. La ₁
Mente inmortal escribe su propia historia, pero la mente
mortal, el dormir, los sueños, el pecado, la enfermedad y la ₃
muerte no se mencionan en el primer capítulo del Génesis.

Génesis 1:6. Luego dijo Dios: Haya expansión en medio de las
aguas, y separe las aguas de las aguas. ₆

La comprensión espiritual, que separa de la Verdad a la
concepción humana, el sentido material, es la expansión, o
firmamento. La Mente divina, no la materia, *Firmamento* ₉
crea todas las identidades, y éstas son formas *espiritual*
de la Mente, las ideas del Espíritu, evidentes sólo como
Mente, nunca como materia sin mente ni como los llama- ₁₂
dos sentidos materiales.

Génesis 1:7. E hizo Dios la expansión, y separó las aguas que
estaban debajo de la expansión, de las aguas que estaban sobre la ₁₅
expansión. Y fue así.

El Espíritu imparte la comprensión que eleva a la consciencia y conduce a toda la verdad. El Salmista dice: "Je- ₁₈
hová en las alturas es más poderoso que el *Comprensión*
estruendo de las muchas aguas, más que las *impartida*
recias ondas del mar". El sentido espiritual es el discer- ₂₁
nimiento del bien espiritual. La comprensión es la línea
de demarcación entre lo real y lo irreal. La comprensión
espiritual revela a la Mente —Vida, Verdad y Amor— y ₂₄
demuestra al sentido divino, dando prueba espiritual del
universo en la Ciencia Cristiana.

Esa comprensión no es intelectual, no es el resultado de ₂₇
logros eruditos; es la realidad de todas las cosas sacada a la
luz. Las ideas de Dios reflejan lo inmortal, in- *El original*
falible e infinito. Lo mortal, lo errado y lo fini- *reflejado* ₃₀
to son creencias humanas, que se arrogan una tarea impo-

1   themselves a task impossible for them, that of distinguish-
ing between the false and the true. Objects utterly un-
3   like the original do not reflect that original. Therefore
matter, not being the reflection of Spirit, has no real entity. Understanding is a quality of God, a quality which
6   separates Christian Science from supposition and makes
Truth final.

Genesis i. 8. And God called the firmament Heaven.
9   And the evening and the morning were the second day.

Through divine Science, Spirit, God, unites understanding to eternal harmony. The calm and exalted
12   Exalted   thought or spiritual apprehension is at peace.
thought   Thus the dawn of ideas goes on, forming each
successive stage of progress.

15   *Genesis* i. 9. And God said, Let the waters under the
heaven be gathered together unto one place, and let the dry
land appear: and it was so.

18   Spirit, God, gathers unformed thoughts into their
Unfolding   proper channels, and unfolds these thoughts,
of thoughts   even as He opens the petals of a holy purpose
21   in order that the purpose may appear.

Genesis i. 10. And God called the dry land Earth; and
the gathering together of the waters called He Seas: and
24   God saw that it was good.

Here the human concept and divine idea seem confused by the translator, but they are not so in the scien-
27   Spirit names   tifically Christian meaning of the text. Upon
and blesses   Adam devolved the pleasurable task of finding names for all material things, but Adam has not yet

sible para ellas, o sea la de discernir entre lo falso y lo   1
verdadero. Objetos completamente diferentes del original
no reflejan ese original. Por consiguiente, la materia, no   3
siendo el reflejo del Espíritu, carece de entidad verdadera.
La comprensión es una cualidad de Dios, una cualidad
que separa a la Ciencia Cristiana de la suposición y hace   6
que la Verdad sea definitiva.

Génesis 1:8. Y llamó Dios a la expansión Cielos. Y fue la
tarde y la mañana el día segundo.   9

Por medio de la Ciencia divina, el Espíritu, Dios, une la
comprensión a la armonía eterna. El pensamiento sereno
y elevado, o sea la aprehensión espiritual, está   Pensamiento 12
en paz. Así continúa el amanecer de las ideas,   elevado
que forma cada etapa sucesiva de progreso.

Génesis 1:9. Dijo también Dios: Júntense las aguas que están 15
debajo de los cielos en un lugar, y descúbrase lo seco. Y fue así.

El Espíritu, Dios, reúne pensamientos informes en sus
cauces adecuados y desarrolla esos pensamien-   Desarrollo de 18
tos, tal como abre los pétalos de un propósito   pensamientos
sagrado, con el fin de que ese propósito aparezca.

Génesis 1:10. Y llamó Dios a lo seco Tierra, y a la reunión de 21
las aguas llamó Mares. Y vio Dios que era bueno.

Aquí el concepto humano y la idea divina parecen haber
sido confundidos por el traductor, pero no lo   El Espí-   24
están en el sentido científicamente cristiano del   ritu pone
texto. Sobre Adán recayó la agradable tarea de   y bendice
encontrar nombres para todas las cosas materiales, pero   27

1 appeared in the narrative. In metaphor, the *dry land*
   illustrates the absolute formations instituted by Mind,
3 while *water* symbolizes the elements of Mind. Spirit duly
   feeds and clothes every object, as it appears in the line
   of spiritual creation, thus tenderly expressing the father-
6 hood and motherhood of God. Spirit names and blesses
   all. Without natures particularly defined, objects and
   subjects would be obscure, and creation would be full of
9 nameless offspring, — wanderers from the parent Mind,
   strangers in a tangled wilderness.

   Genesis i. 11. And God said, Let the earth bring forth
12 grass, the herb yielding seed, and the fruit tree yielding
   fruit after his kind, whose seed is in itself, upon the earth:
   and it was so.

15   The universe of Spirit reflects the creative power of
   the divine Principle, or Life, which reproduces the multi-
      Divine   tudinous forms of Mind and governs the mul-
18 propagation   tiplication of the compound idea man. The
   tree and herb do not yield fruit because of any propagating power of their own, but because they reflect the Mind
21 which includes all. A material world implies a mortal
   mind and man a creator. The scientific divine creation
   declares immortal Mind and the universe created by God.
24   Infinite Mind creates and governs all, from the mental molecule to infinity. This divine Principle of all
      Ever-appear-   expresses Science and art throughout His
27 ing creation   creation, and the immortality of man and the
   universe. Creation is ever appearing, and must ever continue to appear from the nature of its inexhaustible source.
30 Mortal sense inverts this appearing and calls ideas material. Thus misinterpreted, the divine idea seems to fall

Adán no ha aparecido aún en el relato. En metáfora, la
tierra seca ilustra las formaciones absolutas instituidas por
la Mente, mientras que el *agua* simboliza los elementos de
la Mente. El Espíritu alimenta y viste debidamente
todo objeto a medida que se evidencia en la línea de la
creación espiritual, así expresando tiernamente la paternidad y maternidad de Dios. El Espíritu da nombre a todo y
lo bendice. Sin naturalezas bien definidas, objetos y sujetos serían oscuros, y la creación estaría llena de vástagos
sin nombre —descarriados de la Mente paterna, forasteros
en un yermo enmarañado.

Génesis 1:11. Después dijo Dios: Produzca la tierra hierba
verde, hierba que dé semilla; árbol de fruto que dé fruto según su
género, que su semilla esté en él, sobre la tierra. Y fue así.

El universo del Espíritu refleja el poder creador del Principio divino, o la Vida, que reproduce las innumerables
formaciones de la Mente y gobierna la multi-   Propagación
plicación de la idea compuesta, el hombre. El   divina
árbol y la hierba dan fruto no porque tengan algún poder
propagativo propio, sino porque reflejan a la Mente que lo
incluye todo. Un mundo material sugiere una mente mortal y un hombre que es creador. La creación divina y
científica proclama a la Mente inmortal y al universo
creado por Dios.

La Mente infinita lo crea y lo gobierna todo, desde la
molécula mental hasta lo infinito. Ese Principio divino de
todo expresa Ciencia y arte en Su creación en-   La creación
tera, como también la inmortalidad del hombre   siempre
y del universo. La creación está siempre mani-   está mani-
                                                         festándose
festándose y tiene que seguir manifestándose perpetuamente, debido a la naturaleza de su fuente inagotable. El
sentido mortal invierte esa manifestación y llama materiales a las ideas. Así mal interpretada, la idea divina parece

1 to the level of a human or material belief, called mortal
man. But the seed is in itself, only as the divine Mind
3 is All and reproduces all — as Mind is the multiplier,
and Mind's infinite idea, man and the universe, is the
product. The only intelligence or substance of a thought,
6 a seed, or a flower is God, the creator of it. Mind is the
Soul of all. Mind is Life, Truth, and Love which governs all.

9   *Genesis* i. 12. And the earth brought forth grass, and
herb yielding seed after his kind, and the tree yielding
fruit, whose seed was in itself, after his kind: and God saw
12 that it was good.

God determines the gender of His own ideas. Gender is mental, not material. The seed within itself is
15 Mind's pure   the pure thought emanating from divine
thought   Mind. The feminine gender is not yet expressed in the text. *Gender* means simply *kind* or *sort,*
18 and does not necessarily refer either to masculinity or
femininity. The word is not confined to sexuality, and
grammars always recognize a neuter gender, neither
21 male nor female. The Mind or intelligence of production names the female gender last in the ascending order
of creation. The intelligent individual idea, be it male
24 or female, rising from the lesser to the greater, unfolds
the infinitude of Love.

Genesis i. 13. And the evening and the morning were
27 the third day.

The third stage in the order of Christian Science is an
important one to the human thought, letting in the light

caer al nivel de una creencia humana o material, llamada   1
hombre mortal. Pero la semilla está en sí misma sólo
porque la Mente divina es Todo y lo reproduce todo —   3
porque la Mente es el multiplicador y la idea infinita de la
Mente, el hombre y el universo, es el producto. La única
inteligencia o sustancia de un pensamiento, de una semilla   6
o de una flor es Dios, su creador. La Mente es el Alma de
todo. La Mente es la Vida, la Verdad y el Amor, que gobierna todo.   9

Génesis 1:12. Produjo, pues, la tierra hierba verde, hierba que
da semilla según su naturaleza, y árbol que da fruto, cuya semilla
está en él, según su género. Y vio Dios que era bueno.   12

Dios determina el género de Sus propias ideas. El género es mental, no material. La semilla dentro de sí misma
es el pensamiento puro que emana de la Mente   15
divina. El género femenino no se menciona aún   El pensa-
                                                  miento puro
en el texto. *Género* significa simplemente *cla-* de la Mente
se o *especie,* y no se refiere necesariamente a lo masculino   18
o a lo femenino. La palabra no está limitada a la sexuali-
dad, y las gramáticas siempre reconocen un género neutro,
que no es ni masculino ni femenino. La Mente o inteligen-   21
cia de la producción menciona el género femenino en el
último lugar en el orden ascendente de la creación. La
idea individual inteligente, sea varón o hembra, eleván-   24
dose de lo menor a lo mayor, revela la infinitud del Amor.

Génesis 1:13. Y fue la tarde y la mañana el día tercero.

La tercera etapa en el orden de la Ciencia Cristiana es   27
de gran importancia para el pensamiento humano, porque

1 of spiritual understanding. This period corresponds to
the resurrection, when Spirit is discerned to be the Life of
3 *Rising to*   all, and the deathless Life, or Mind, dependent
the light   upon no material organization. Our Master
reappeared to his students, — to their apprehension he
6 rose from the grave, — on the third day of his ascending
thought, and so presented to them the certain sense of
eternal Life.

9 *Genesis* i. 14. And God said, Let there be lights in the
firmament of the heaven, to divide the day from the night;
and let them be for signs, and for seasons, and for days,
12 and years.

Spirit creates no other than heavenly or celestial bodies,
but the stellar universe is no more celestial than our earth.
15 *Rarefaction*   This text gives the idea of the rarefaction of
of thought   thought as it ascends higher. God forms and
peoples the universe. The light of spiritual understand-
18 ing gives gleams of the infinite only, even as nebulæ indicate the immensity of space.

So-called mineral, vegetable, and animal substances
21 are no more contingent now on time or material struc-
Divine nature   ture than they were when "the morning stars
appearing   sang together." Mind made the "plant of
24 the field before it was in the earth." The periods of
spiritual ascension are the days and seasons of Mind's
creation, in which beauty, sublimity, purity, and holiness
27 — yea, the divine nature — appear in man and the universe never to disappear.

Knowing the Science of creation, in which all is Mind
30 and its ideas, Jesus rebuked the material thought of his
fellow-countrymen: "Ye can discern the face of the

deja penetrar la luz de la comprensión espiritual. Ese período corresponde a la resurrección, en la cual se discierne que el Espíritu es la Vida de todo, la Vida imperecedera, o Mente, que no depende de ninguna organización material. Nuestro Maestro reapareció a sus discípulos —según la aprehensión de ellos se levantó de la tumba— el tercer día de su pensamiento ascendente, y de esa manera les manifestó la certeza de Vida eterna.

Ascendiendo hacia la luz

Génesis 1:14. Dijo luego Dios: Haya lumbreras en la expansión de los cielos para separar el día de la noche; y sirvan de señales para las estaciones, para días y años.

El Espíritu no crea otros cuerpos sino los celestes o celestiales, pero el universo estelar no es más celestial que nuestra tierra. Ese texto nos da la idea de la rarefacción del pensamiento a medida que asciende a mayor altura. Dios forma y puebla al universo. La luz de la comprensión espiritual da sólo destellos de lo infinito, así como las nebulosas indican la inmensidad del espacio.

Rarefacción del pensamiento

Las llamadas sustancias minerales, vegetales y animales no dependen más del tiempo ni de la organización material ahora que cuando "alababan todas las estrellas del alba". La Mente hizo la "planta del campo antes que fuese en la tierra". Los períodos de la ascensión espiritual son los días y las estaciones de la creación de la Mente, en que la belleza, sublimidad, pureza y santidad —sí, la naturaleza divina— aparecen en el hombre y en el universo para no desaparecer jamás.

La naturaleza divina apareciendo

Conociendo la Ciencia de la creación, en la cual todo es la Mente y sus ideas, Jesús reprendió el pensamiento materialista de sus coterráneos diciendo: "Sabéis distinguir

1 sky; but can ye not discern the signs of the times?"
How much more should we seek to apprehend the spirit-
3 Spiritual ideas ual ideas of God, than to dwell on the objects
apprehended   of sense! To discern the rhythm of Spirit
and to be holy, thought must be purely spiritual.

6   *Genesis* i. 15. And let them be for lights in the firmament of the heaven, to give light upon the earth: and it
was so.

9   Truth and Love enlighten the understanding, in whose
"light shall we see light;" and this illumination is reflected spiritually by all who walk in the light and turn
12 away from a false material sense.

   Genesis i. 16. And God made two great lights; the
greater light to rule the day, and the lesser light to rule the
15 night: He made the stars also.

   The sun is a metaphorical representation of Soul outside the body, giving existence and intelligence to the
18 Geology   universe. Love alone can impart the limit-
a failure   less idea of infinite Mind. Geology has never
explained the earth's formations; it cannot explain them.
21 There is no Scriptural allusion to solar light until time has
been already divided into evening and morning; and the
allusion to fluids (Genesis i. 2) indicates a supposed for-
24 mation of matter by the resolving of fluids into solids,
analogous to the suppositional resolving of thoughts into
material things.

27   Light is a symbol of Mind, of Life, Truth, and Love,
Spiritual   and not a vitalizing property of matter. Sci-
subdivision   ence reveals only one Mind, and this one shin-
30 ing by its own light and governing the universe, including

el aspecto del cielo, ¡mas las señales de los tiempos no 1
podéis!" ¡Con mayor motivo deberíamos esforzarnos por
comprender las ideas espirituales de Dios, que 3
contemplar los objetos de los sentidos! Para Ideas espiri-
tuales com-
prendidas
discernir el ritmo del Espíritu y ser santo, el
pensamiento tiene que ser puramente espiritual. 6

Génesis 1:15. Y sean por lumbreras en la expansión de los cielos para alumbrar sobre la tierra. Y fue así.

La Verdad y el Amor iluminan a la comprensión, en 9
cuya "luz veremos la luz"; y esa iluminación es reflejada
espiritualmente por todos los que andan en la luz y se alejan de un falso concepto material. 12

Génesis 1:16. E hizo Dios las dos grandes lumbreras; la lumbrera mayor para que señorease en el día, y la lumbrera menor
para que señorease en la noche; hizo también las estrellas. 15

El sol es una representación metafórica del Alma, la
cual está afuera del cuerpo y da existencia e inteligencia al
universo. Sólo el Amor puede impartir la idea La geología 18
un fracaso
ilimitada concerniente a la Mente infinita. La
geología jamás ha explicado las formaciones de la tierra;
no puede explicarlas. No hay ninguna alusión bíblica a la 21
luz solar hasta que el tiempo ya está dividido en tardes y
mañanas; y la alusión a los fluidos (Génesis 1:2) indica
una supuesta formación de materia por la transformación 24
de fluidos en sólidos, análoga a la transformación hipotética de pensamientos en cosas materiales.

La luz es un símbolo de la Mente, de la Vida, la Verdad 27
y el Amor, y no una propiedad vivificante de la Subdivisión
espiritual
materia. La Ciencia revela una Mente única y
ésta resplandeciendo por su propia luz y gobernando al 30

1 man, in perfect harmony. This Mind forms ideas, its
own images, subdivides and radiates their borrowed light,
3 intelligence, and so explains the Scripture phrase, "whose
seed is in itself." Thus God's ideas "multiply and replenish the earth." The divine Mind supports the sub-
6 limity, magnitude, and infinitude of spiritual creation.

Genesis i. 17, 18. And God set them in the firmament of
the heaven, to give light upon the earth, and to rule over
9 the day and over the night, and to divide the light from the
darkness: and God saw that it was good.

In divine Science, which is the seal of Deity and has
12 Darkness   the impress of heaven, God is revealed as in-
scattered   finite light. In the eternal Mind, no night is
there.

15 *Genesis* i. 19. And the evening and the morning were
the fourth day.

The changing glow and full effulgence of God's infi-
18 nite ideas, images, mark the periods of progress.

Genesis i. 20. And God said, Let the waters bring forth
abundantly the moving creature that hath life, and fowl
21 that may fly above the earth in the open firmament of
heaven.

To mortal mind, the universe is liquid, solid, and aëri-
24 form. Spiritually interpreted, rocks and mountains stand
Soaring   for solid and grand ideas. Animals and mor-
aspirations   tals metaphorically present the gradation of
27 mortal thought, rising in the scale of intelligence, taking
form in masculine, feminine, or neuter gender. The
fowls, which fly above the earth in the open firmament

universo, incluso el hombre, en perfecta armonía. Esa 1
Mente forma ideas, sus propias imágenes, subdivide e irra-
dia la luz que ellas tomaron en préstamo, la inteligencia, y 3
de ese modo explica la frase de las Escrituras: "cuya semilla está dentro de sí misma"*. Así las ideas de Dios "se
multiplican y llenan la tierra". La Mente divina sostiene 6
la sublimidad, magnitud e infinitud de la creación espiritual.

Génesis 1:17, 18. Y las puso Dios en la expansión de los cielos 9
para alumbrar sobre la tierra, y para señorear en el día y en la
noche, y para separar la luz de las tinieblas. Y vio Dios que era
bueno.   12

En la Ciencia divina, la cual es el sello de la Deidad y
lleva la señal del cielo, Dios es revelado como   Tinieblas
luz infinita. En la Mente eterna no hay noche.   disipadas 15

Génesis 1:19. Y fue la tarde y la mañana el día cuarto.

El resplandor cambiante y el pleno fulgor de las ideas
infinitas, imágenes, de Dios, señalan los períodos de pro- 18
greso.

Génesis 1:20. Dijo Dios: Produzcan las aguas seres vivientes,
y aves que vuelen sobre la tierra, en la abierta expansión de los 21
cielos.

Para la mente mortal, el universo es líquido, sólido y ga-
seoso. Interpretadas espiritualmente, rocas y montañas 24
simbolizan ideas sólidas y grandiosas. Los animales y los mortales representan metafórica-   Aspiraciones
                                                 que se
mente la gradación del pensamiento mortal, as- remontan 27
cendiendo en la escala de la inteligencia y tomando forma
en los géneros masculino, femenino o neutro. Las aves,
que vuelan sobre la tierra en la amplia expansión de los cie- 30

* Según la Versión *King James* de la Biblia

1 of heaven, correspond to aspirations soaring beyond and
above corporeality to the understanding of the incorporeal
3 and divine Principle, Love.

Genesis i. 21. And God created great whales, and every
living creature that moveth, which the waters brought forth
6 abundantly, after their kind, and every winged fowl after
his kind: and God saw that it was good.

Spirit is symbolized by strength, presence, and power,
9 and also by holy thoughts, winged with Love. These an-

Seraphic gels of His presence, which have the holiest
symbols charge, abound in the spiritual atmosphere of
12 Mind, and consequently reproduce their own characteristics. Their individual forms we know not, but we do
know that their natures are allied to God's nature; and
15 spiritual blessings, thus typified, are the externalized, yet
subjective, states of faith and spiritual understanding.

Genesis i. 22. And God blessed them, saying, Be fruit-
18 ful, and multiply, and fill the waters in the seas; and let
fowl multiply in the earth.

Spirit blesses the multiplication of its own pure and
21 perfect ideas. From the infinite elements of the one

Multiplication Mind emanate all form, color, quality, and
of pure ideas quantity, and these are mental, both primarily
24 and secondarily. Their spiritual nature is discerned only
through the spiritual senses. Mortal mind inverts the true
likeness, and confers animal names and natures upon its
27 own misconceptions. Ignorant of the origin and operations of mortal mind, — that is, ignorant of itself, — this
so-called mind puts forth its own qualities, and claims
30 God as their author; albeit God is ignorant of the ex-

los, corresponden a las aspiraciones que se remontan más   1
allá y por encima de la corporeidad hacia la comprensión
del Principio incorpóreo y divino, el Amor.   3

Génesis 1:21. Y creó Dios los grandes monstruos marinos, y
todo ser viviente que se mueve, que las aguas produjeron según
su género, y toda ave alada según su especie. Y vio Dios que era   6
bueno.

El Espíritu es simbolizado por la fuerza, la presencia y el
poder y también por pensamientos sagrados, con alas de   9
Amor. Esos ángeles de Su presencia, los cua-   Símbolos
les tienen el encargo más sagrado, abundan en   seráficos
la atmósfera espiritual de la Mente y, por consiguiente, re-   12
producen sus propias características. Sus formas individuales no las conocemos, pero sabemos que su naturaleza
está aliada con la naturaleza de Dios; y las bendiciones es-   15
pirituales, así simbolizadas, son los estados exteriorizados,
aunque subjetivos, de la fe y la comprensión espiritual.

Génesis 1:22. Y Dios los bendijo, diciendo: Fructificad y mul-   18
tiplicaos, y llenad las aguas en los mares, y multiplíquense las
aves en la tierra.

El Espíritu bendice la multiplicación de sus puras y per-   21
fectas ideas. De los elementos infinitos de la Mente única
emanan toda forma, color, cualidad y cantidad,   Multipli-
y éstos son mentales, tanto primaria como se-   cación de   24
cundariamente. Su naturaleza espiritual se dis-   ideas puras
cierne sólo por medio de los sentidos espirituales. La
mente mortal invierte la verdadera semejanza y confiere   27
nombres y naturalezas animales a sus propios conceptos
erróneos. Ignorante del origen y de las operaciones de la
mente mortal —esto es, ignorante de sí misma— esa lla-   30
mada mente muestra sus propias cualidades y alega que
Dios es el autor de ellas; aun cuando Dios ignora la exis-

1 istence of both this mortal mentality, so-called, and its
claim, for the claim usurps the deific prerogatives and is
3 an attempted infringement on infinity.

Genesis i. 23. And the evening and the morning were
the fifth day.

6   Advancing spiritual steps in the teeming universe of
Mind lead on to spiritual spheres and exalted beings. To
Spiritual   material sense, this divine universe is dim and
9 spheres   distant, gray in the sombre hues of twilight;
but anon the veil is lifted, and the scene shifts into light.
In the record, time is not yet measured by solar revolutions,
12 and the motions and reflections of deific power cannot be
apprehended until divine Science becomes the interpreter.

Genesis i. 24. And God said, Let the earth bring forth
15 the living creature after his kind, cattle, and creeping thing,
and beast of the earth after his kind: and it was so.

Spirit diversifies, classifies, and individualizes all
18 Continuity   thoughts, which are as eternal as the Mind
of thoughts   conceiving them; but the intelligence, existence, and continuity of all individuality remain in God,
21 who is the divinely creative Principle thereof.

Genesis i. 25. And God made the beast of the earth after
his kind, and cattle after their kind, and everything that
24 creepeth upon the earth after his kind: and God saw that
it was good.

God creates all forms of reality. His thoughts are
27 spiritual realities. So-called mortal mind — being non-
existent and consequently not within the range of im-

tencia de esa mentalidad mortal, así llamada, y su preten- 1
sión, porque tal pretensión usurpa las prerrogativas deíficas e intenta infringir la infinidad. 3

Génesis 1:23. Y fue la tarde y la mañana el día quinto.

Los progresivos pasos espirituales en el prolífico universo de la Mente conducen hacia esferas espirituales y seres 6
sublimes. Para el sentido material ese univer-   Esferas
so divino es nebuloso y lejano, gris en los tonos   espirituales
sombríos del crepúsculo; pero pronto el velo se levanta, 9
y la escena se llena de luz. En ese relato el tiempo aún no
se mide por revoluciones solares, y los movimientos y
reflejos del poder deífico no pueden comprenderse hasta 12
que la Ciencia divina sea el intérprete.

Génesis 1:24. Luego dijo Dios: Produzca la tierra seres vivientes según su género, bestias y serpientes y animales de la 15
tierra según su especie. Y fue así.

El Espíritu diversifica, clasifica e individualiza todos los
pensamientos, los cuales son tan eternos como   Continuidad 18
la Mente que los concibe; pero la inteligencia,   de los
existencia y continuidad de toda individuali-   pensamientos
dad permanecen en Dios, que es su Principio divinamente 21
creador.

Génesis 1:25. E hizo Dios animales de la tierra según su género, y ganado según su género, y todo animal que se arrastra 24
sobre la tierra según su especie. Y vio Dios que era bueno.

Dios crea toda forma de realidad. Sus pensamientos son
realidades espirituales. La llamada mente mortal —siendo 27
inexistente y por consiguiente no estando en la esfera

1 mortal existence — could not by simulating deific power
invert the divine creation, and afterwards recreate per-
3 God's   sons or things upon its own plane, since noth-
thoughts
are spiritual   ing exists beyond the range of all-inclusive
realities   infinity, in which and of which God is the
6 sole creator. Mind, joyous in strength, dwells in the
realm of Mind. Mind's infinite ideas run and dis-
port themselves. In humility they climb the heights of
9 holiness.

Moral courage is "the lion of the tribe of Juda," the
king of the mental realm. Free and fearless it roams in
12 Qualities   the forest. Undisturbed it lies in the open
of thought   field, or rests in "green pastures, . . . beside
the still waters." In the figurative transmission from the
15 divine thought to the human, diligence, promptness, and
perseverance are likened to "the cattle upon a thousand
hills." They carry the baggage of stern resolve, and
18 keep pace with highest purpose. Tenderness accompanies all the might imparted by Spirit. The individuality created by God is not carnivorous, as witness the
21 millennial estate pictured by Isaiah: —

The wolf also shall dwell with the lamb,
And the leopard shall lie down with the kid;
24   And the calf and the young lion, and the fatling together;
And a little child shall lead them.

Understanding the control which Love held over all,
27 Daniel felt safe in the lions' den, and Paul proved the
Creatures of   viper to be harmless. All of God's creatures,
God useful   moving in the harmony of Science, are harm-
30 less, useful, indestructible. A realization of this grand
verity was a source of strength to the ancient worthies.

de la existencia inmortal— no podría, simulando el poder 1
deífico, invertir la creación divina y después volver a crear
personas o cosas sobre el plano de dicha mente, 3
puesto que nada existe fuera del alcance de la *Los pensa-mientos de*
infinitud omnímoda, en la cual y de la cual *Dios son*
Dios es el único creador. La Mente, gozosa en *realidades espirituales* 6
fortaleza, mora en el reino de la Mente. Las ideas infinitas
de la Mente corren y se recrean. En humildad ascienden
las alturas de la santidad. 9

El valor moral es "el león de la tribu de Judá", el rey
del reino mental. Libre y sin temor anda por la selva.
Imperturbado se echa en pleno campo, o descansa en "lu- 12
gares de delicados pastos... junto a aguas de re- *Cualidades*
poso". En la transmisión figurada del pensa- *del pen-samiento*
miento divino al humano, la diligencia, la pron- 15
titud y la perseverancia son comparadas con "los millares
de animales en los collados". Traen el bagaje de la firme
resolución y llevan el paso con los más altos propósitos. 18
La ternura acompaña toda la fuerza que el Espíritu imparte. La individualidad creada por Dios no es carnívora,
según atestigua el estado milenario descrito por Isaías: — 21

Morará el lobo con el cordero,
y el leopardo con el cabrito se acostará;
el becerro y el león y la bestia doméstica andarán juntos, 24
y un niño los pastoreará.

Comprendiendo el dominio que el Amor mantenía sobre todo, Daniel se sintió seguro en el foso de los leones 27
y Pablo probó que la víbora era inofensiva. *Las criaturas*
Todas las criaturas de Dios, moviéndose en la *de Dios*
armonía de la Ciencia, son inofensivas, útiles e *son útiles* 30
indestructibles. La comprensión de esa verdad sublime
fue una fuente de fortaleza para los antiguos patriarcas.

1 It supports Christian healing, and enables its possessor
   to emulate the example of Jesus. "And God saw that
3 it was good."

Patience is symbolized by the tireless worm, creeping
over lofty summits, persevering in its intent. The ser-
6 *The serpent*   pent of God's creating is neither subtle nor
   harmless   poisonous, but is a wise idea, charming in its
   adroitness, for Love's ideas are subject to the Mind which
9 forms them, — the power which changeth the serpent
   into a staff.

Genesis i. 26. And God said, Let us make man in our
12 image, after our likeness; and let them have dominion over
   the fish of the sea, and over the fowl of the air, and over
   the cattle, and over all the earth, and over every creeping
15 thing that creepeth upon the earth.

The eternal Elohim includes the forever universe.
The name Elohim is in the plural, but this plurality of
18 *Elohistic*   Spirit does not imply more than one God, nor
   plurality   does it imply three persons in one. It relates
   to the oneness, the tri-unity of Life, Truth, and Love.
21 "Let *them* have dominion." Man is the family name
   for all ideas, — the sons and daughters of God. All that
   God imparts moves in accord with Him, reflecting good-
24 ness and power.

Your mirrored reflection is your own image or likeness. If you lift a weight, your reflection does this also.
27 *Reflected*   If you speak, the lips of this likeness move in
   likeness   accord with yours. Now compare man before
   the mirror to his divine Principle, God. Call the mirror
30 divine Science, and call man the reflection. Then note

Apoya a la curación cristiana y capacita a quien la posee   1
para que emule el ejemplo de Jesús. "Y vio Dios que era
bueno".   3

La paciencia es simbolizada por el gusano incansable,
que sube sobre elevadas cumbres, perseverando en su intento. La serpiente creada por Dios no es ni as-   La serpiente   6
tuta ni venenosa, sino una idea sabia, encanta-   es inofensiva
dora en su destreza, pues las ideas del Amor están sujetas a
la Mente que las forma —al poder que cambia a la ser-   9
piente en vara.

Génesis 1:26. Entonces dijo Dios: Hagamos al hombre a nuestra imagen, conforme a nuestra semejanza; y señoree en los peces   12
del mar, en las aves de los cielos, en las bestias, en toda la tierra,
y en todo animal que se arrastra sobre la tierra.

El eterno Elohim abarca al universo sempiterno. El nom-   15
bre de Elohim está en el plural, pero esa pluralidad del
Espíritu no implica que haya más de un Dios,   Pluralidad
ni tampoco tres personas en una. Se refiere a la   elohística   18
unidad, o sea la triunidad, de la Vida, la Verdad y el
Amor. "Y señoreen *ellos*"*. Hombre es el nombre de familia de todas las ideas —los hijos y las hijas de Dios.   21
Todo lo que Dios imparte se mueve de acuerdo con Él, reflejando bondad y poder.

Vuestro reflejo en el espejo es vuestra propia imagen o   24
semejanza. Si levantáis un peso, vuestro reflejo también lo
hace. Si habláis, los labios de esa semejanza se   Semejanza
mueven de acuerdo con los vuestros. Com-   reflejada   27
parad ahora al hombre ante el espejo con su Principio divino, Dios. Llamad al espejo Ciencia divina, y llamad al
hombre el reflejo. Entonces notad cuán fiel, según la   30

* Según la versión *King James* de la Biblia

1 how true, according to Christian Science, is the reflection
   to its original. As the reflection of yourself appears in
3 the mirror, so you, being spiritual, are the reflection of
   God. The substance, Life, intelligence, Truth, and Love,
   which constitute Deity, are reflected by His creation;
6 and when we subordinate the false testimony of the
   corporeal senses to the facts of Science, we shall see
   this true likeness and reflection everywhere.

9   God fashions all things, after His own likeness. Life
   is reflected in existence, Truth in truthfulness, God in
   Love imparts goodness, which impart their own peace and
12 beauty permanence. Love, redolent with unselfishness, bathes all in beauty and light. The grass beneath
   our feet silently exclaims, "The meek shall inherit the
15 earth." The modest arbutus sends her sweet breath to
   heaven. The great rock gives shadow and shelter. The
   sunlight glints from the church-dome, glances into the
18 prison-cell, glides into the sick-chamber, brightens the
   flower, beautifies the landscape, blesses the earth. Man,
   made in His likeness, possesses and reflects God's domin-
21 ion over all the earth. Man and woman as coexistent
   and eternal with God forever reflect, in glorified quality,
   the infinite Father-Mother God.

24   *Genesis* i. 27. So God created man in His own image,
   in the image of God created He him; male and female
   created He them.

27   To emphasize this momentous thought, it is repeated
   that God made man in His own image, to reflect the
   Ideal man _ divine Spirit. It follows that *man* is a generic
30 and woman term. Masculine, feminine, and neuter gen-
   ders are human concepts. In one of the ancient lan-

Ciencia Cristiana, es el reflejo a su original. Tal como 1
vuestro reflejo aparece en el espejo, así vosotros, siendo espirituales, sois el reflejo de Dios. La sustancia, la Vida, la 3
inteligencia, la Verdad y el Amor que constituyen la Deidad son reflejados por Su creación; y cuando subordine-
mos el falso testimonio de los sentidos corporales a las rea- 6
lidades de la Ciencia, veremos esa semejanza y reflejo
verdaderos en todas partes.

Dios modela todas las cosas conforme a Su semejanza. 9
La Vida se refleja en existencia, la Verdad en veracidad,
Dios en bondad, las cuales imparten la paz y *El Amor im-*
permanencia que les son propias. El Amor, *parte belleza* 12
fragante de generosidad, baña todo en belleza y luz. La
hierba bajo nuestros pies silenciosamente exclama: "Los
mansos heredarán la tierra". El modesto madroño exhala 15
su dulce fragancia al cielo. La gran roca da sombra y abrigo. La luz del sol destella desde la cúpula de la iglesia, penetra en la celda de la prisión, se desliza en el aposento del 18
enfermo, ilumina la flor, embellece el paisaje, bendice la
tierra. El hombre, hecho a Su semejanza, posee y refleja el
señorío de Dios sobre toda la tierra. El hombre y la mu- 21
jer, coexistentes y eternos con Dios, reflejan eternamente, en calidad glorificada, al infinito Padre-Madre Dios.

Génesis 1:27. Y creó Dios al hombre a Su imagen, a imagen de 24
Dios lo creó; varón y hembra los creó.

Para dar énfasis a ese pensamiento trascendental, se rei-
tera que Dios creó al hombre a Su imagen, para que refleje 27
al Espíritu divino. Se infiere, entonces, que *El hombre*
hombre es un término genérico. Los géneros *y la mujer*
masculino, femenino y neutro son conceptos *ideales* 30
humanos. En una de las lenguas antiguas la palabra que

1 guages the word for *man* is used also as the synonym of
mind. This definition has been weakened by anthropo-
3 morphism, or a humanization of Deity. The word *an-*
thropomorphic, in such a phrase as "an anthropomorphic
God," is derived from two Greek words, signifying *man*
6 and *form,* and may be defined as a mortally mental attempt to reduce Deity to corporeality. The life-giving
quality of Mind is Spirit, not matter. The ideal man
9 corresponds to creation, to intelligence, and to Truth.
The ideal woman corresponds to Life and to Love. In
divine Science, we have not as much authority for con-
12 sidering God masculine, as we have for considering
Him feminine, for Love imparts the clearest idea of
Deity.

15 The world believes in many persons; but if God is personal, there is but one person, because there is but one
Divine   God. His personality can only be reflected,
18 personality   not transmitted. God has countless ideas, and
they all have one Principle and parentage. The only
proper symbol of God as person is Mind's infinite ideal.
21 What is this ideal? Who shall behold it? This ideal
is God's own image, spiritual and infinite. Even eternity
can never reveal the whole of God, since there is no limit
24 to infinitude or to its reflections.

Genesis i. 28. And God blessed them, and God said unto
them, Be fruitful, and multiply, and replenish the earth,
27 and subdue it; and have dominion over the fish of the sea,
and over the fowl of the air, and over every living thing
that moveth upon the earth.

30 Divine Love blesses its own ideas, and causes them to
multiply, — to manifest His power. Man is not made

significa *hombre* se usa también como sinónimo de *mente*.   1
Esa definición se ha debilitado por el antropomorfismo, o
humanización de la Deidad. La palabra *antropomórfico,*   3
en una frase como "un Dios antropomórfico", deriva de
dos palabras griegas, que significan *hombre* y *forma,* y
puede definirse como un intento de la mente mortal de re-   6
ducir la Deidad a la corporeidad. La cualidad vivificante
de la Mente es el Espíritu, no la materia. El hombre ideal
corresponde a la creación, a la inteligencia y a la Verdad.   9
La mujer ideal corresponde a la Vida y al Amor. En la
Ciencia divina no tenemos tanta autoridad para considerar
a Dios masculino como para considerarle femenino, por-   12
que el Amor imparte la idea más clara de la Deidad.

El mundo cree en una multiplicidad de personas; pero si
Dios es personal, no hay sino una sola persona, porque no   15
hay sino un solo Dios. Su personalidad sólo   Personalidad
puede ser reflejada, no transmitida. Dios tiene   divina
incontables ideas, y todas ellas tienen un mismo Principio   18
y un solo progenitor. El único símbolo apropiado de Dios
como persona es el ideal infinito de la Mente. ¿Cuál es
ese ideal? ¿Quién lo ha de ver? Ese ideal, espiritual e in-   21
finito, es la imagen de Dios. Ni la misma eternidad puede
revelar la plenitud de Dios, puesto que no existe límite
para la infinitud o para sus reflejos.   24

Génesis 1:28. Y los bendijo Dios, y les dijo: Fructificad y mul-
tiplicaos; llenad la tierra, y sojuzgadla, y señalead en los peces
del mar, en las aves de los cielos, y en todas las bestias que se   27
mueven sobre la tierra.

El Amor divino bendice sus ideas y hace que se multipli-
quen —que manifiesten Su poder. El hombre no ha sido   30

1 to till the soil. His birthright is dominion, not sub-
Birthright   jection. He is lord of the belief in earth
3 of man   and heaven, — himself subordinate alone to
his Maker. This is the Science of being.

Genesis i. 29, 30. And God said, Behold, I have given
6 you every herb bearing seed, which is upon the face of all
the earth, and every tree, in the which is the fruit of a tree
yielding seed; to you it shall be for meat. And to every
9 beast of the earth, and to every fowl of the air, and to
everything that creepeth upon the earth, wherein there is
life, I have given every green herb for meat: and it
12 was so.

God gives the lesser idea of Himself for a link to the
greater, and in return, the higher always protects the
15 Assistance in   lower. The rich in spirit help the poor in
brotherhood   one grand brotherhood, all having the same
Principle, or Father; and blessed is that man who seeth
18 his brother's need and supplieth it, seeking his own in
another's good. Love giveth to the least spiritual idea
might, immortality, and goodness, which shine through
21 all as the blossom shines through the bud. All the varied
expressions of God reflect health, holiness, immortality —
infinite Life, Truth, and Love.

24   *Genesis* i. 31. And God saw everything that He had
made, and, behold, it was very good. And the evening and
the morning were the sixth day.

27   The divine Principle, or Spirit, comprehends and expresses all, and all must therefore be as perfect as the
divine Principle is perfect. Nothing is new to Spirit.

creado para labrar la tierra. Su patrimonio es señorío, no   1
servidumbre. Señorea sobre la creencia de tie-   *El patrimonio*
rra y cielo y está subordinado sólo a su Hace-   *del hombre*   3
dor. Eso es la Ciencia del ser.

Génesis 1:29, 30. Y dijo Dios: He aquí que os he dado toda
planta que da semilla, que está sobre toda la tierra, y todo árbol   6
en que hay fruto y que da semilla; os serán para comer. Y a toda
bestia de la tierra, y a todas las aves de los cielos, y a todo lo que
se arrastra sobre la tierra, en que hay vida, toda planta verde les   9
será para comer. Y fue así.

Dios da la idea menor de Sí mismo como un eslabón
para la mayor y, en cambio, la más alta siempre protege a   12
la más baja. Los ricos en espíritu ayudan a los   *Auxilio en*
pobres en una gran hermandad, teniendo todos   *hermandad*
el mismo Principio, o Padre; y bendito es ese hombre que   15
ve la necesidad de su hermano y la satisface, procurando
su propio bien beneficiando a otro. El Amor da a la
idea espiritual más pequeña poder, inmortalidad y bon-   18
dad, que brillan a través de todo, como la flor brilla a
través del capullo. Todas las variadas expresiones de Dios
reflejan salud, santidad e inmortalidad —Vida, Verdad y   21
Amor infinitos.

Génesis 1:31. Y vio Dios todo lo que había hecho, y he aquí
que era bueno en gran manera. Y fue la tarde y la mañana el día   24
sexto.

El Principio divino, o sea el Espíritu, comprende y expresa todo, y todo tiene por tanto que ser tan perfecto   27
como el Principio divino es perfecto. Nada es nuevo para

519   Genesis

1 Nothing can be novel to eternal Mind, the author of all
things, who from all eternity knoweth His own ideas.

3 Perfection   Deity was satisfied with His work. How could
of creation   He be otherwise, since the spiritual creation
was the outgrowth, the emanation, of His infinite self-
6 containment and immortal wisdom?

Genesis ii. 1. Thus the heavens and the earth were
finished, and all the host of them.

9   Thus the ideas of God in universal being are complete
and forever expressed, for Science reveals infinity and
Infinity   the fatherhood and motherhood of Love. Hu-
12 measureless   man capacity is slow to discern and to grasp
God's creation and the divine power and presence which
go with it, demonstrating its spiritual origin. Mortals
15 can never know the infinite, until they throw off the old
man and reach the spiritual image and likeness. What
can fathom infinity! How shall we declare Him, till,
18 in the language of the apostle, "we all come in the unity
of the faith, and of the knowledge of the Son of God, unto
a perfect man, unto the measure of the stature of the ful-
21 ness of Christ"?

Genesis ii. 2. And on the seventh day God ended His
work which He had made; and He rested on the seventh
24 day from all His work which He had made.

God rests in action. Imparting has not impoverished,
Resting in   can never impoverish, the divine Mind. No
27 holy work   exhaustion follows the action of this Mind,
according to the apprehension of divine Science. The

el Espíritu. Nada puede ser novedad para la Mente eterna, 1
autora de todas las cosas, la que desde toda la eternidad
conoce a Sus ideas. La Deidad estaba satisfe- *La perfección* 3
cha con Su obra. ¿Cómo podría no estarlo, ya *de la creación*
que la creación espiritual fue el producto, la emanación, de
Su plenitud infinita y sabiduría inmortal? 6

Génesis 2:1. Fueron, pues, acabados los cielos y la tierra, y
todo el ejército de ellos.

Así las ideas de Dios en la existencia universal son com- 9
pletas y expresadas para siempre, porque la Ciencia revela
la infinitud y también revela la paternidad y *Infinitud*
maternidad del Amor. La capacidad humana *inconmen-* 12
es lenta para discernir y comprender la crea- *surable*
ción de Dios y el poder y la presencia divinos que la acompañan y que demuestran su origen espiritual. Los mortales 15
jamás pueden conocer lo infinito hasta que no se despojan
del viejo hombre y logran la imagen y semejanza espiritual. ¡Qué puede sondear a la infinitud! ¿Cómo hemos de 18
declarar a Dios, hasta que, como lo expresa el apóstol, "todos lleguemos a la unidad de la fe y del conocimiento del
Hijo de Dios, a un varón perfecto, a la medida de la esta- 21
tura de la plenitud de Cristo"?

Génesis 2:2. Y acabó Dios en el día séptimo la obra que hizo;
y reposó el día séptimo de toda la obra que hizo. 24

Dios descansa en actividad. El dar no ha empobrecido,
ni puede jamás empobrecer, a la Mente divina. *Descansando*
A la actividad de esa Mente no le sigue ningún *en labor* 27
agotamiento, según la aprehensión de la Cien- *sagrada*
cia divina. El descanso más elevado y dulce, aun desde un

1 highest and sweetest rest, even from a human standpoint,
is in holy work.

3   Unfathomable Mind is expressed. The depth, breadth,
height, might, majesty, and glory of infinite Love fill all

Love and man space. That is enough! Human language
6 coexistent   can repeat only an infinitesimal part of what
exists. The absolute ideal, man, is no more seen nor
comprehended by mortals, than is his infinite Principle,

9 Love. Principle and its idea, man, are coexistent and
eternal. The numerals of infinity, called *seven days,* can
never be reckoned according to the calendar of time.

12 These days will appear as mortality disappears, and they
will reveal eternity, newness of Life, in which all sense of
error forever disappears and thought accepts the divine

15 infinite calculus.

Genesis ii. 4, 5. These are the generations of the heavens
and of the earth when they were created, in the day that the

18 Lord God [Jehovah] made the earth and the heavens, and
every plant of the field before it was in the earth, and every
herb of the field before it grew: for the Lord God [Jehovah]

21 had not caused it to rain upon the earth, and there was not
a man to till the ground.

Here is the emphatic declaration that God creates all

24 through Mind, not through matter, — that the plant

Growth is grows, not because of seed or soil, but because
from Mind growth is the eternal mandate of Mind. Mor-

27 tal thought drops into the ground, but the immortal creating thought is from above, not from beneath. Because
Mind makes all, there is nothing left to be made by a

30 lower power. Spirit acts through the Science of Mind,
never causing man to till the ground, but making him

punto de vista humano, se encuentra en la labor sagrada. 1
La Mente insondable está expresada. La profundidad,
anchura, altura, poder, majestad y gloria del Amor infinito 3
llenan todo el espacio. ¡Eso es suficiente! El
lenguaje humano puede repetir sólo una parte
infinitesimal de lo que existe. El ideal absolu- 6
to, el hombre, no es más visto ni comprendido por los mortales que lo que es el Principio infinito de éste, el Amor.
El Principio y su idea, el hombre, son coexistentes y eter- 9
nos. Los numerales de la infinidad, conocidos como los
siete días, jamás podrán computarse de acuerdo con el ca-
lendario del tiempo. Esos días aparecerán a medida que 12
desaparezca la mortalidad, y revelarán la eternidad, Vida
siempre nueva, en que toda noción de error desaparece
para siempre y el pensamiento acepta el cálculo infinito y 15
divino.

El Amor y el hombre coexisten

Génesis 2:4, 5. Éstos son los orígenes de los cielos y de la tierra
cuando fueron creados, el día que Jehová Dios hizo la tierra y los 18
cielos, y toda planta del campo antes que fuese en la tierra, y toda
hierba del campo antes que naciese; porque Jehová Dios aún no
había hecho llover sobre la tierra, ni había hombre para que la- 21
brase la tierra.

He aquí la declaración enfática de que Dios crea todo
por medio de la Mente, no por medio de la materia —que 24
la planta crece, no debido a semilla o tierra,
sino porque el crecimiento es el eterno mandato
de la Mente. El pensamiento mortal cae en la 27
tierra, pero el pensamiento creador e inmortal viene de lo
alto, no de abajo. Puesto que la Mente hace todo, nada
le queda por hacer a un poder inferior. El Espíritu obra 30
por la Ciencia de la Mente, nunca obligando al hombre a

El creci- miento proviene de la Mente

521   Genesis

1 superior to the soil. Knowledge of this lifts man above
the sod, above earth and its environments, to conscious
3 spiritual harmony and eternal being.

Here the inspired record closes its narrative of being
that is without beginning or end. All that is made is
6 Spiritual   the work of God, and all is good. We leave
narrative   this brief, glorious history of spiritual creation
(as stated in the first chapter of Genesis) in the hands of
9 God, not of man, in the keeping of Spirit, not matter, —
joyfully acknowledging now and forever God's supremacy,
omnipotence, and omnipresence.

12 The harmony and immortality of man are intact. We
should look away from the opposite supposition that man
is created materially, and turn our gaze to the spiritual
15 record of creation, to that which should be engraved on
the understanding and heart "with the point of a diamond"
and the pen of an angel.

18 The reader will naturally ask if there is nothing more
about creation in the book of Genesis. Indeed there is,
but the continued account is mortal and material.

21 *Genesis* ii. 6. But there went up a mist from the earth,
and watered the whole face of the ground.

The Science and truth of the divine creation have been
24 presented in the verses already considered, and now the
The story   opposite error, a material view of creation, is
of error   to be set forth. The second chapter of Gene-
27 sis contains a statement of this material view of God and
the universe, a statement which is the exact opposite of
scientific truth as before recorded. The history of error
30 or matter, if veritable, would set aside the omnipotence

labrar la tierra, sino haciéndole superior a la tierra. El co- 1
nocimiento de eso eleva al hombre por encima del barro,
por encima de la tierra y su ambiente, hacia la armonía es- 3
piritual consciente y la existencia eterna.

Aquí la narración inspirada termina su descripción del
ser que no tiene comienzo ni fin. Todo lo que ha sido he- 6
cho es la obra de Dios, y todo es bueno. Deja-   Narración
mos esa historia breve y gloriosa de la creación   espiritual
espiritual (según se expone en el primer capítulo del 9
Génesis) en manos de Dios, no del hombre, al cuidado del
Espíritu, no de la materia —reconociendo gozosamente
ahora y para siempre la supremacía, omnipotencia y omni- 12
presencia de Dios.

La armonía y la inmortalidad del hombre están intactas. Debiéramos apartar la vista de la suposición contraria 15
de que el hombre es creado materialmente, y dirigir la mirada hacia la historia espiritual de la creación, hacia aquello que debería ser grabado en el entendimiento y en el co- 18
razón "con punta de diamante" y pluma de ángel.

Por supuesto que el lector preguntará si en el libro del
Génesis no hay nada más acerca de la creación. Por cierto 21
que sí, pero el relato que sigue es mortal y material.

Génesis 2:6. Sino que subía de la tierra un vapor, el cual re-
gaba toda la faz de la tierra.   24

La Ciencia y la verdad de la creación divina han sido
presentadas en los versículos ya considerados, y ahora el
error en contra, un concepto material respecto a   La historia 27
la creación, ha de ser presentado. El segundo   del error
capítulo del Génesis contiene una exposición de ese concepto material respecto a Dios y al universo, exposición 30
que es diametralmente opuesta a la verdad científica registrada primeramente. Si la historia del error o la materia

1 of Spirit; but it is the false history in contradistinction
to the true.

3   The Science of the first record proves the falsity of
the second. If one is true, the other is false, for they are
The two   antagonistic. The first record assigns all
6 records   might and government to God, and endows
man out of God's perfection and power. The second
record chronicles man as mutable and mortal, — as hav-
9 ing broken away from Deity and as revolving in an orbit
of his own. Existence, separate from divinity, Science
explains as impossible.

12   This second record unmistakably gives the history of
error in its externalized forms, called life and intelligence in matter. It records pantheism, opposed to the
15 supremacy of divine Spirit; but this state of things is
declared to be temporary and this man to be mortal, —
dust returning to dust.

18   In this erroneous theory, matter takes the place of Spirit.
Matter is represented as the life-giving principle of the
earth. Spirit is represented as entering mat-
Erroneous
21 represen-   ter in order to create man. God's glowing
tation   denunciations of man when not found in His
image, the likeness of Spirit, convince reason and coincide
24 with revelation in declaring this material creation false.

This latter part of the second chapter of Genesis, which
portrays Spirit as supposedly cooperating with matter in
27 Hypothetical   constructing the universe, is based on some
reversal   hypothesis of error, for the Scripture just pre-
ceding declares God's work to be finished. Does Life,
30 Truth, and Love produce death, error, and hatred? Does
the creator condemn His own creation? Does the unerring Principle of divine law change or repent? It can-

fuese verídica, anularía a la omnipotencia del Espíritu;   1
pero es la historia falsa en contraste con la verdadera.

La Ciencia del primer relato prueba la falsedad del se-   3
gundo. Si uno es verdadero, el otro es falso, porque son
antagónicos. El primer relato atribuye todo el   Los dos
poder y gobierno a Dios y dota al hombre de la   relatos   6
perfección y el poder divinos. El segundo relato representa al hombre como mutable y mortal —como habiéndose separado de la Deidad y girando en su propia órbita.   9
La existencia separada de la divinidad es imposible, según
lo explica la Ciencia.

Ese segundo relato, sin lugar a dudas, presenta la histo-   12
ria del error en sus formas exteriorizadas, llamadas vida e
inteligencia en la materia. Relata la historia del panteísmo, que se opone a la supremacía del Espíritu divino; pero   15
declara también que ese estado de cosas es transitorio y
que ese hombre es mortal —polvo que vuelve al polvo.

En esa teoría errónea, la materia toma el lugar del Espí-   18
ritu. La materia es representada como el principio vivificante de la tierra. El Espíritu es representado   Representa-
como entrando en la materia para crear al hom-   ción errónea   21
bre. Las candentes denuncias de Dios contra el hombre,
cuando no es hallado a Su imagen, es decir, a semejanza
del Espíritu, convencen a la razón y coinciden con la reve-   24
lación al declarar falsa a esa creación material.

Esa última parte del segundo capítulo del Génesis, que
representa al Espíritu en supuesta cooperación con la ma-   27
teria en la construcción del universo, está ba-   Inversión
sada en alguna hipótesis del error, pues el texto   hipotética
bíblico que precede declara que la obra de Dios ha sido   30
acabada. ¿Pueden la Vida, la Verdad y el Amor producir
la muerte, el error y el odio? ¿Condena el creador a Su
propia creación? ¿Cambia o se arrepiente el Principio in-   33
falible de la ley divina? No puede ser así. Sin embargo,

1 not be so. Yet one might so judge from an unintelligent
perusal of the Scriptural account now under comment.

3   Because of its false basis, the mist of obscurity evolved
by error deepens the false claim, and finally declares that

Mist, or   God knows error and that error can improve
6 false claim   His creation. Although presenting the exact
opposite of Truth, the lie claims to be truth. The creations of matter arise from a mist or false claim, or from
9 mystification, and not from the firmament, or understanding, which God erects between the true and false.
In error everything comes from beneath, not from above.
12 All is material myth, instead of the reflection of
Spirit.

It may be worth while here to remark that, according
15 to the best scholars, there are clear evidences of two dis-

Distinct   tinct documents in the early part of the book of
documents   Genesis. One is called the Elohistic, because
18 the Supreme Being is therein called Elohim. The other
document is called the Jehovistic, because Deity therein is
always called Jehovah, — or Lord God, as our common
21 version translates it.

Throughout the first chapter of Genesis and in three
verses of the second, — in what we understand to be the
24 Jehovah   spiritually scientific account of creation, — it is
or Elohim   Elohim (God) who creates. From the fourth
verse of chapter two to chapter five, the creator is called
27 Jehovah, or the Lord. The different accounts become
more and more closely intertwined to the end of chapter
twelve, after which the distinction is not definitely trace-
30 able. In the historic parts of the Old Testament, it is
usually Jehovah, peculiarly the divine sovereign of the
Hebrew people, who is referred to.

podría inferirse eso leyendo con poca inteligencia el re- 1
lato bíblico ahora comentado.

Debido a su falso fundamento, la neblina de la oscuri- 3
dad, producida por el error, intensifica la falsa pretensión,
y, finalmente, declara que Dios conoce el error
y que el error puede mejorar la creación de   Neblina,
                                                   o falsa 6
Dios. Pese a que presenta lo diametralmente   pretensión
opuesto de la Verdad, la mentira pretende ser verdad. Las
creaciones de la materia provienen de una neblina o pre- 9
tensión falsa, o de una mistificación, y no del firmamento,
o comprensión, que Dios erige entre lo verdadero y lo
falso. En el error todo viene de abajo, no de lo alto. Todo 12
es mito material, en lugar del reflejo del Espíritu.

Tal vez merezca mencionar aquí que según los exégetas
más doctos, hay claras evidencias de dos documentos dis- 15
tintos en la primera parte del libro del Génesis. Documentos
Uno de ellos se llama elohístico, porque el Ser   distintos
Supremo en ese relato es denominado Elohim. El otro 18
documento se llama jehovístico, porque allí la Deidad
siempre lleva el nombre de Jehová —o Jehová Dios, como
lo traduce nuestra versión común de la Biblia. 21

En todo el primer capítulo del Génesis y en tres versículos del segundo —que entendemos que es el relato espiritualmente científico de la creación— es Elohim   Jehová o 24
(Dios) el creador. A partir del cuarto versículo   Elohim
del capítulo segundo hasta el capítulo quinto, el creador es
llamado Jehová, o Jehová Dios. Los distintos relatos se 27
entremezclan cada vez más hasta el final del capítulo duodécimo, después del cual ya no es posible establecer claramente la diferencia. En las partes históricas del Antiguo 30
Testamento, es generalmente Jehová, peculiarmente el
soberano divino del pueblo hebreo, a quien se hace referencia. 33

1   The idolatry which followed this material mythology is
seen in the Phœnician worship of Baal, in the Moabitish
3   Gods of the   god Chemosh, in the Moloch of the Amorites,
heathen   in the Hindoo Vishnu, in the Greek Aphro-
dite, and in a thousand other so-called deities.

6   It was also found among the Israelites, who constantly
went after "strange gods." They called the Supreme
Jehovah a   Being by the national name of Jehovah. In
9   tribal deity   that name of Jehovah, the true idea of God
seems almost lost. God becomes "a man of war," a
tribal god to be worshipped, rather than Love, the divine
12   Principle to be lived and loved.

Genesis ii. 7. And the Lord God [Jehovah] formed man
of the dust of the ground, and breathed into his nostrils
15   the breath of life; and man became a living soul.

Did the divine and infinite Principle become a finite
deity, that He should now be called Jehovah? With
18   Creation   a single command, Mind had made man,
reversed   both male and female. How then could a
material organization become the basis of man? How
21   could the non-intelligent become the medium of Mind,
and error be the enunciator of Truth? Matter is not
the reflection of Spirit, yet God is reflected in all His
24   creation. Is this addition to His creation real or unreal? Is it the truth, or is it a lie concerning man and
God?

27   It must be a lie, for God presently curses the ground.
Could Spirit evolve its opposite, matter, and give matter
ability to sin and suffer? Is Spirit, God, injected into
30   dust, and eventually ejected at the demand of matter?
Does Spirit enter dust, and lose therein the divine nature

La idolatría que siguió a esa mitología material se ve en 1
la adoración fenicia a Baal, en el dios Quemos de los moa-
bitas, en el Moloc de los amorreos, en el Visnú   Dioses de 3
hindú, en la Afrodita griega y en un millar de   los paganos
otras llamadas deidades.

También se encontraba entre los israelitas, quienes cons- 6
tantemente servían a "dioses ajenos". Ellos llamaban al Ser
Supremo por el nombre nacional de Jehová.   Jehová una
En ese nombre de Jehová la idea verdadera de   deidad 9
Dios parece estar casi perdida. Dios viene a ser   de tribu
un "varón de guerra", un dios de tribu que ha de adorarse,
más bien que Amor, el Principio divino que ha de vivirse y 12
amarse.

Génesis 2:7. Entonces Jehová Dios formó al hombre del polvo
de la tierra, y sopló en su nariz aliento de vida, y fue el hombre 15
un ser viviente.

¿Se convirtió el Principio divino e infinito en deidad
finita, para que ahora fuese llamado Jehová? Con un so- 18
lo mandato la Mente había hecho al hombre,   La creación
varón y hembra. ¿Cómo pudo, entonces, una   invertida
organización material volverse la base del hombre? 21
¿Cómo pudo lo no inteligente volverse el medio de la
Mente y ser el error el enunciador de la Verdad? La materia no es el reflejo del Espíritu, empero Dios está refle- 24
jado en toda Su creación. ¿Es esa adición a Su creación
real o irreal? ¿Es la verdad, o es una mentira, respecto al
hombre y a Dios? 27

Tiene que ser una mentira, porque Dios en seguida mal-
dice a la tierra. ¿Pudo el Espíritu producir su opuesto, la
materia, y dar a la materia la aptitud de pecar y sufrir? 30
¿Es el Espíritu, Dios, inyectado en el polvo y finalmente
expulsado a exigencia de la materia? ¿Entra el Espíritu en

1 and omnipotence? Does Mind, God, enter matter to become there a mortal sinner, animated by the breath of
3 God? In this narrative, the validity of matter is opposed,
not the validity of Spirit or Spirit's creations. Man reflects God; *mankind* represents the Adamic race, and is
6 a human, not a divine, creation.

The following are some of the equivalents of the term
man in different languages. In the Saxon, *mankind, a*
9 Definitions   *woman, any one;* in the Welsh, *that which rises*
of man   *up,* — the primary sense being *image, form;* in
the Hebrew, *image, similitude;* in the Icelandic, *mind.*
12 The following translation is from the Icelandic: —

And God said, Let us make man after our mind and
our likeness; and God shaped man after His mind; after
15 God's mind shaped He him; and He shaped them male and
female.

In the Gospel of John, it is declared that all things were
18 made through the Word of God, "and without Him [the
No baneful   *logos,* or *word*] was not anything made that
creation   was made." Everything good or worthy, God
21 made. Whatever is valueless or baneful, He did not
make, — hence its unreality. In the Science of Genesis
we read that He saw everything which He had made,
24 "and, behold, it was very good." The corporeal senses
declare otherwise; and if we give the same heed to the
history of error as to the records of truth, the Scriptural
27 record of sin and death favors the false conclusion of the
material senses. Sin, sickness, and death must be deemed
as devoid of reality as they are of good, God.

30   *Genesis* ii. 9. And out of the ground made the Lord God
[Jehovah] to grow every tree that is pleasant to the sight,

el polvo y pierde allí la naturaleza y omnipotencia divi-   1
nas? ¿Entra la Mente, Dios, en la materia, para volverse
allí un pecador mortal, animado por el aliento de Dios?   3
En esa narración se combate la validez de la materia, no
la validez del Espíritu o de las creaciones del Espíritu. El
hombre refleja a Dios; el *género humano* representa a la   6
raza de Adán y es una creación humana, no divina.

Damos a continuación algunos de los equivalentes del
término *hombre* en distintos idiomas. En el sajón, *género*   9
humano, una mujer, cualquier persona; en el ga-   Definiciones
lés, *lo que se eleva* —siendo su significado primi-   del hombre
tivo *imagen, forma;* en el hebreo, *imagen, similitud;* en el   12
islandés, *mente.* La traducción siguiente es del islandés: —

Y dijo Dios: Hagamos al hombre conforme a nuestra mente y
nuestra semejanza; y Dios formó al hombre conforme a Su men-   15
te; conforme a la mente de Dios le formó; y los formó varón y
hembra.

En el Evangelio según San Juan se declara que todas las   18
cosas fueron hechas por el Verbo de Dios, "y sin Él [el
logos, o *verbo*] nada de lo que ha sido hecho,   No hay crea-
fue hecho". Todo lo bueno o que vale, lo hizo   ción dañina   21
Dios. Lo que carece de valor, o que es nocivo, Él no lo
hizo —de ahí su irrealidad. En la Ciencia del Génesis leemos que Él vio todo lo que había hecho, "y he aquí que   24
era bueno en gran manera". Los sentidos corporales declaran que no; y si damos el mismo crédito a la historia del
error que al testimonio de la verdad, el relato bíblico del   27
pecado y de la muerte apoya la conclusión falsa de los sentidos materiales. El pecado, la enfermedad y la muerte deben conceptuarse tan faltos de realidad como del bien,   30
Dios.

Génesis 2:9. Y Jehová Dios hizo nacer de la tierra todo árbol
delicioso a la vista, y bueno para comer; también el árbol de vida   33

1 and good for food; the tree of life also, in the midst of the
garden, and the tree of knowledge of good and evil.

3   The previous and more scientific record of creation
declares that God made "every plant of the field be-

Contradicting   fore it was in the earth." This opposite
6 first creation   declaration, this statement that life issues
from matter, contradicts the teaching of the first chapter, — namely, that all Life is God. Belief is less than
9 understanding. Belief involves theories of material hearing, sight, touch, taste, and smell, termed the five senses.
The appetites and passions, sin, sickness, and death,
12 follow in the train of this error of a belief in intelligent
matter.

The first mention of evil is in the legendary Scriptural
15 text in the second chapter of Genesis. God pronounced

Record of   good all that He created, and the Scriptures
error   declare that He created all. The "tree of
18 life" stands for the idea of Truth, and the sword which
guards it is the type of divine Science. The "tree of
knowledge" stands for the erroneous doctrine that the
21 knowledge of evil is as real, hence as God-bestowed, as
the knowledge of good. Was evil instituted through God,
Love? Did He create this fruit-bearer of sin in contra-
24 diction of the first creation? This second biblical account
is a picture of error throughout.

Genesis ii. 15. And the Lord God [Jehovah] took the
27 man, and put him into the garden of Eden, to dress it and
to keep it.

The name Eden, according to Cruden, means *pleasure,*
30 *delight.* In this text Eden stands for the mortal, mate-

en medio del huerto, y el árbol de la ciencia del bien y del mal.   1

El relato precedente y más científico de la creación declara que Dios hizo "toda planta del campo antes que   3
fuese en la tierra". Esa declaración opuesta, Contradiciendo la
esa aserción de que la vida proviene de la ma-   primera
teria, contradice la enseñanza del primer capí-   creación   6
tulo —a saber, que toda Vida es Dios. Creencia es menos
que comprensión. La creencia tiene que ver con teorías
acerca del oído, la vista, el tacto, el gusto y el olfato mate-   9
riales, lo que se denomina los cinco sentidos. Los apetitos
y pasiones, el pecado, la enfermedad y la muerte, son la
consecuencia de ese error de una creencia en materia inte-   12
ligente.

La primera mención del mal está en el texto bíblico legendario en el segundo capítulo del Génesis. Dios pro-   15
nunció bueno todo lo que Él había creado, y las   Relato
Escrituras declaran que Él lo creó todo. El "ár-   del error
bol de vida" representa la idea de la Verdad, y la espa-   18
da que lo guarda es el símbolo de la Ciencia divina. El
"árbol de la ciencia del bien y del mal" representa la doctrina errónea de que el conocimiento del mal es tan real, y   21
por eso tan conferido por Dios, como el conocimiento del
bien. ¿Fue el mal instituido por Dios, el Amor? ¿Creó Él
ese árbol que lleva los frutos del pecado en contradicción   24
a la primera creación? Ese segundo relato bíblico es un
cuadro del error desde el comienzo hasta el fin.

Génesis 2:15. Tomó, pues, Jehová Dios al hombre, y lo puso   27
en el huerto de Edén, para que lo labrara y lo guardase.

El nombre Edén, según Cruden, significa *placer, deleite.*
En ese texto, Edén representa al cuerpo mortal y mate-   30

1 rial body. God could not put Mind into matter nor in-

Garden of   finite Spirit into finite form to dress it and

3 Eden   keep it, — to make it beautiful or to cause it
to live and grow. Man is God's reflection, needing no
cultivation, but ever beautiful and complete.

6   *Genesis* ii. 16, 17. And the Lord God [Jehovah] commanded the man, saying, Of every tree of the garden thou
mayest freely eat: but of the tree of the knowledge of good

9 and evil, thou shalt not eat of it: for in the day that thou
eatest thereof thou shalt surely die.

Here the metaphor represents God, Love, as tempting

12 man, but the Apostle James says: "God cannot be

No   tempted with evil, neither tempteth He any

temptation   man." It is true that a knowledge of evil would

15 from God   make man mortal. It is plain also that material perception, gathered from the corporeal senses, constitutes evil and mortal knowledge. But is it true that God,

18 good, made "the tree of life" to be the tree of death to His
own creation? Has evil the reality of good? Evil is unreal because it is a lie, — false in every statement.

21   *Genesis* ii. 19. And out of the ground the Lord God
[Jehovah] formed every beast of the field, and every fowl
of the air; and brought them unto Adam to see what he

24 would call them: and whatsoever Adam called every living
creature, that was the name thereof.

Here the lie represents God as repeating creation, but

27 Creation's   doing so materially, not spiritually, and ask-

counterfeit   ing a prospective sinner to help Him. Is the
Supreme Being retrograding, and is man giving up his

30 dignity? Was it requisite for the formation of man

rial. Dios no pudo haber puesto a la Mente en la materia, 1
ni al Espíritu infinito en una forma finita, El jardín
para labrarla y guardarla —para embellecerla de Edén 3
o hacerla vivir y crecer. El hombre es el reflejo de Dios
y no necesita que se le cultive, siendo siempre bello y completo. 6

Génesis 2:16, 17. Y mandó Jehová Dios al hombre, diciendo:
De todo árbol del huerto podrás comer; mas del árbol de la ciencia del bien y del mal no comerás; porque el día que de él co- 9
mieres, ciertamente morirás.

Aquí la metáfora representa a Dios, el Amor, como si
estuviera tentando al hombre; pero el Apóstol Santiago 12
dice: "Dios no puede ser tentado por el mal, ni La tentación
Él tienta a nadie". Es cierto que un conoci- no viene
miento del mal haría mortal al hombre. Tam- de Dios 15
bién es claro que la percepción material, obtenida de los
sentidos corporales, constituye al mal y al conocimiento
mortal. Pero, ¿será cierto que Dios, el bien, hizo "el árbol 18
de vida" para que éste fuera el árbol de la muerte de Su
propia creación? ¿Tiene el mal la realidad del bien? El
mal es irreal porque es una mentira —falso en todas sus 21
declaraciones.

Génesis 2:19. Jehová Dios formó, pues, de la tierra toda bestia
del campo, y toda ave de los cielos, y las trajo a Adán para que 24
viese cómo las había de llamar; y todo lo que Adán llamó a los
animales vivientes, ese es su nombre.

Aquí la mentira representa a Dios como si repitiera la 27
creación pero de una manera material, no espi- Falsificación
ritual, y pidiera ayuda a un posible pecador. de la creación
¿Está el Ser Supremo retrocediendo, y está el hombre 30
abandonando su dignidad? ¿Fue acaso necesario para la

1 that dust should become sentient, when all being is the
reflection of the eternal Mind, and the record declares
3 that God has already created man, both male and
female? That Adam gave the name and nature of
animals, is solely mythological and material. It can-
6 not be true that man was ordered to create man anew
in partnership with God; this supposition was a dream,
a myth.

9   *Genesis* ii. 21, 22. And the Lord God [Jehovah, Yawah]
caused a deep sleep to fall upon Adam, and he slept: and
He took one of his ribs, and closed up the flesh instead
12 thereof; and the rib, which the Lord God [Jehovah] had
taken from man, made He a woman, and brought her unto
the man.

15   Here falsity, error, credits Truth, God, with inducing
a sleep or hypnotic state in Adam in order to perform a
    Hypnotic   surgical operation on him and thereby create
18 surgery   woman. This is the first record of magnetism. Beginning creation with darkness instead of light,
— materially rather than spiritually, — error now simu-
21 lates the work of Truth, mocking Love and declaring what great things error has done. Beholding the
creations of his own dream and calling them real and
24 God-given, Adam — *alias* error — gives them names.
Afterwards he is supposed to become the basis of the
creation of woman and of his own kind, calling them
27 *mankind,* — that is, a kind of man.

But according to this narrative, surgery was first per-
    Mental   formed mentally and without instruments;
30 midwifery   and this may be a useful hint to the medical
faculty. Later in human history, when the forbidden

formación del hombre que el polvo llegara a tener sensa- 1
ción, cuando todo el ser es el reflejo de la Mente eterna y el
relato declara que Dios ya ha creado al hombre, varón 3
y hembra? Que Adán diera nombre y naturaleza a los
animales es sólo mitológico y material. No puede ser
cierto que el hombre fuese mandado a crear al hombre de 6
nuevo en colaboración con Dios; esa suposición fue un
sueño, un mito.

Génesis 2:21, 22.   Entonces Jehová Dios [Jahveh] hizo caer 9
sueño profundo sobre Adán, y mientras éste dormía, tomó una
de sus costillas, y cerró la carne en su lugar. Y de la costilla que
Jehová Dios tomó del hombre, hizo una mujer, y la trajo al 12
hombre.

Aquí la falsedad, el error, atribuye a la Verdad, Dios,
el haber producido un sueño o estado hipnótico en Adán 15
para practicarle una operación quirúrgica y así   Cirugía
crear a la mujer. Ése es el primer relato de   hipnótica
magnetismo. Empezando la creación con tinieblas en vez 18
de luz —empezando material en vez de espiritualmente—
el error ahora simula la obra de la Verdad, mofándose del
Amor y declarando cuán grandes cosas ha hecho el error. 21
Al contemplar las creaciones de su propio sueño y llamán-
dolas reales y dadas por Dios, Adán —alias el error— les
pone nombres. Más adelante se supone que él llega a ser 24
la base de la creación de la mujer y de su propia especie, llamándola *especie humana* —es decir, una especie de
hombre.   27
Pero de acuerdo con esa narración, la cirugía fue practicada al comienzo mentalmente y sin instrumen-   Obstetricia
tos; y eso pudiera ser una indicación útil para   mental 30
la facultad médica. Más tarde en la historia humana, cuan-

1 fruit was bringing forth fruit of its own kind, there
came a suggestion of change in the *modus operandi*, —
3 that man should be born of woman, not woman again
taken from man. It came about, also, that instruments
were needed to assist the birth of mortals. The first
6 system of suggestive obstetrics has changed. Another
change will come as to the nature and origin of man,
and this revelation will destroy the *dream* of existence,
9 reinstate reality, usher in Science and the glorious fact
of creation, that both man and woman proceed from
God and are His eternal children, belonging to no lesser
12 parent.

Genesis iii. 1–3. Now the serpent was more subtle than
any beast of the field which the Lord God [Jehovah] had
15 made. And he said unto the woman, Yea, hath God said,
Ye shall not eat of every tree of the garden? And the
woman said unto the serpent, We may eat of the fruit of
18 the trees of the garden: but of the fruit of the tree which is
in the midst of the garden, God hath said, Ye shall not eat
of it, neither shall ye touch it, lest ye die.

21   Whence comes a talking, lying serpent to tempt the
children of divine Love? The serpent enters into the
       Mythical   metaphor only as evil. We have nothing in the
24 serpent   animal kingdom which represents the species
described, — a talking serpent, — and should rejoice that
evil, by whatever figure presented, contradicts itself and
27 has neither origin nor support in Truth and good. Seeing
this, we should have faith to fight all claims of evil, because we know that they are worthless and unreal.

30   Adam, the synonym for error, stands for a belief of
material mind. He begins his reign over man some-

do el fruto prohibido estaba dando fruto de su propia espe- 1
cie, se sugirió un cambio en el *modus operandi* —que el
hombre debiera nacer de la mujer y no que la mujer fuera 3
tomada nuevamente del hombre. Aconteció también que
fue necesario usar instrumentos para ayudar en el nacimiento de los mortales. El primer sistema de obstetricia 6
sugestiva cambió. Vendrá otro cambio en cuanto a la naturaleza y el origen del hombre, y esa revelación destruirá
el *sueño* de la existencia, restablecerá la realidad, intro- 9
ducirá la Ciencia y el hecho glorioso de la creación, que
tanto el hombre como la mujer proceden de Dios y son
Sus hijos eternos, los cuales no pertenecen a ningún pro- 12
genitor inferior.

Génesis 3:1-3. Pero la serpiente era astuta, más que todos los
animales del campo que Jehová Dios había hecho; la cual dijo a 15
la mujer: ¿Conque Dios os ha dicho: No comáis de todo árbol del
huerto? Y la mujer respondió a la serpiente: Del fruto de los
árboles del huerto podemos comer; pero del fruto del árbol que 18
está en medio del huerto dijo Dios: No comeréis de él, ni le toca-
réis, para que no muráis.

¿De dónde viene una serpiente que habla y miente, para 21
tentar a los hijos del Amor divino? La serpiente entra en
la metáfora sólo como mal. No tenemos nada   La serpiente
en el reino animal que represente a la especie   mítica 24
descrita —una serpiente que habla— y debiéramos regoci-
jarnos de que el mal, en cualquier forma que se presente,
se contradice y no tiene origen ni apoyo en la Verdad y el 27
bien. Comprendiendo eso, debiéramos tener fe para combatir todas las pretensiones del mal, porque sabemos que
no tienen valor ni son reales. 30

Adán, sinónimo del error, representa una creencia de
que hay una mente material. Comienza a reinar sobre el

1 what mildly, but he increases in falsehood and his days

Error or become shorter. In this development, the im-

3 Adam mortal, spiritual law of Truth is made manifest
as forever opposed to mortal, material sense.

In divine Science, man is sustained by God, the divine

6 Principle of being. The earth, at God's command, brings

Divine forth food for man's use. Knowing this, Jesus

providence once said, "Take no thought for your life,

9 what ye shall eat, or what ye shall drink," — presuming
not on the prerogative of his creator, but recognizing God,
the Father and Mother of all, as able to feed and clothe

12 man as He doth the lilies.

Genesis iii. 4, 5. And the serpent said unto the woman,
Ye shall not surely die: for God doth know that in the day

15 ye eat thereof, then your eyes shall be opened; and ye shall
be as gods, knowing good and evil.

This myth represents error as always asserting its su-

18 periority over truth, giving the lie to divine Science and

Error's saying, through the material senses: "I can

assumption open your eyes. I can do what God has not

21 done for you. Bow down to me and have another god.
Only admit that I am real, that sin and sense are more
pleasant to the eyes than spiritual Life, more to be de-

24 sired than Truth, and I shall know you, and you will be
mine." Thus Spirit and flesh war.

The history of error is a dream-narrative. The dream

27 has no reality, no intelligence, no mind; therefore the

Scriptural dreamer and dream are one, for neither is

allegory true nor real. *First,* this narrative supposes

30 that something springs from nothing, that matter precedes mind. *Second,* it supposes that mind enters matter,

hombre con cierta suavidad, pero va aumentando en false-   1
dad y sus días se acortan. En ese suceso, la ley   El error
inmortal y espiritual de la Verdad se manifiesta   o Adán   3
en eterna oposición a los sentidos mortales y materiales.

En la Ciencia divina, el hombre es sostenido por Dios, el
Principio divino del ser. La tierra, al mandato de Dios,   6
produce alimento para el uso del hombre. Sa-   La providen-
biendo eso, Jesús una vez dijo: "No os afanéis   cia divina
por vuestra vida, qué habéis de comer o qué habéis de   9
beber" —no arrogándose la prerrogativa de su creador,
sino reconociendo que Dios, el Padre y la Madre de todos,
es capaz de alimentar y vestir al hombre como lo hace con   12
los lirios.

Génesis 3:4, 5. Entonces la serpiente dijo a la mujer: No mori-
réis; sino que sabe Dios que el día que comáis de él, serán abier-   15
tos vuestros ojos, y seréis como Dios, sabiendo el bien y el mal.

Ese mito representa al error como si siempre estuviese
afirmando su superioridad sobre la verdad, dando un   18
mentís a la Ciencia divina y diciendo por me-   La presun-
dio de los sentidos materiales: "Yo os puedo   ción del error
abrir los ojos. Yo puedo hacer lo que Dios no ha hecho   21
por vosotros. Prosternaos ante mí y tened otro dios. Sólo
admitid que yo soy real, que el pecado y el testimonio de
los sentidos son más agradables a los ojos que la Vida espi-   24
ritual, más deseables que la Verdad, y os conoceré, y seréis
míos". Así luchan el Espíritu y la carne.

La historia del error es un relato de sueños. El sueño no   27
tiene ni realidad ni inteligencia ni mente; por lo tanto, el
soñador y el sueño son una misma cosa, porque   Alegoría
ninguno de ellos es real ni verdadero. *Primero,*   bíblica   30
ese relato presupone que de la nada sale algo, que la materia precede a la mente. *Segundo,* presupone que la mente

1 and matter becomes living, substantial, and intelligent.
The order of this allegory — the belief that everything
3 springs from dust instead of from Deity — has been maintained in all the subsequent forms of belief. This is the
error, — that mortal man starts materially, that non-
6 intelligence becomes intelligence, that mind and soul are
both right and wrong.

It is well that the upper portions of the brain represent
9 the higher moral sentiments, as if hope were ever prophe-
Higher   sying thus: The human mind will sometime
hope   rise above all material and physical sense, ex-
12 changing it for spiritual perception, and exchanging human concepts for the divine consciousness. Then man
will recognize his God-given dominion and being.

15   If, in the beginning, man's body originated in non-
intelligent dust, and mind was afterwards put into body
Biological   by the creator, why is not this divine order
18 inventions   still maintained by God in perpetuating the
species? Who will say that minerals, vegetables, and
animals have a propagating property of their own?
21 Who dares to say either that God is in matter or that
matter exists without God? Has man sought out other
creative inventions, and so changed the method of his
24 Maker?

Which institutes Life, — matter or Mind? Does Life
begin with Mind or with matter? Is Life sustained by
27 matter or by Spirit? Certainly not by both, since flesh
wars against Spirit and the corporeal senses can take no
cognizance of Spirit. The mythologic theory of mate-
30 rial life at no point resembles the scientifically Christian
record of man as created by Mind in the image and likeness of God and having dominion over all the earth. Did

entra en la materia y que la materia se vuelve viviente, sus-   1
tancial e inteligente. El orden de esa alegoría —la creencia de que todo proviene del polvo en lugar de la Dei-   3
dad— ha sido mantenido en todas las formas subsiguientes
de creencia. Éste es el error —que el hombre mortal empieza materialmente, que la no-inteligencia se convierte en   6
inteligencia y que la mente y el alma aciertan y yerran a la
vez.

Es circunstancia feliz que las partes superiores del cere-   9
bro representan los sentimientos morales más elevados,
como si la esperanza siempre estuviera profeti-   Esperanza
zando así: La mente humana algún día se ele-   más elevada   12
vará sobre todo sentido material y físico, cambiándolo por
la percepción espiritual y cambiando los conceptos humanos por la consciencia divina. Entonces el hombre re-   15
conocerá su señorío y su ser, que Dios le ha dado.

Si en el comienzo el cuerpo del hombre se originó en
el polvo no inteligente y el creador puso después la mente   18
en el cuerpo, ¿por qué ese orden divino no es   Artificios
aún mantenido por Dios al perpetuar las espe-   biológicos
cies? ¿Quién dirá que los minerales, vegetales y ani-   21
males tienen la propiedad de propagarse por sí mismos?
¿Quién se atreverá a decir que Dios está en la materia
o que la materia existe sin Dios? ¿Ha buscado el hombre   24
otros artificios creativos y cambiado así el método de su
Hacedor?

¿Cuál instituye a la Vida —la materia o la Mente? ¿Em-   27
pieza la Vida con la Mente o con la materia? ¿Está la Vida
sostenida por la materia o por el Espíritu? Ciertamente no
por ambos, puesto que la carne lucha contra el Espíritu y   30
los sentidos corporales no pueden percibir al Espíritu. La
teoría mitológica de vida material en ningún punto se asemeja a la historia científicamente cristiana en la cual el   33
hombre es creado por la Mente, a imagen y semejanza de
Dios, y que tiene señorío sobre toda la tierra. ¿Creó Dios
al comienzo sin ayuda a un hombre —esto es, a Adán—   36

1 God at first create one man unaided, — that is, Adam, —
but afterwards require the union of the two sexes in order
3 to create the rest of the human family? No! God makes
and governs all.

All human knowledge and material sense must be
6 gained from the five corporeal senses. Is this knowledge

Progeny   safe, when eating its first fruits brought death?
cursed   "In the day that thou eatest thereof thou shalt
9 surely die," was the prediction in the story under consideration. Adam and his progeny were cursed, not blessed;
and this indicates that the divine Spirit, or Father, con-
12 demns material man and remands him to dust.

Genesis iii. 9, 10. And the Lord God [Jehovah] called
unto Adam, and said unto him, Where art thou? And he
15 said, I heard Thy voice in the garden, and I was afraid,
because I was naked; and I hid myself.

Knowledge and pleasure, evolved through material
18 sense, produced the immediate fruits of fear and shame.

Shame the   Ashamed before Truth, error shrank abashed
effect of sin   from the divine voice calling out to the cor-
21 poreal senses. Its summons may be thus paraphrased:
"Where art thou, man? Is Mind in matter? Is Mind
capable of error as well as of truth, of evil as well as of
24 good, when God is All and He is Mind and there is but
one God, hence one Mind?"

Fear was the first manifestation of the error of mate-
27 rial sense. Thus error began and will end the dream of

Fear comes   matter. In the allegory the body had been
of error   naked, and Adam knew it not; but now error
30 demands that *mind* shall see and feel through matter, the
five senses. The first impression material man had of

pero necesitó después la unión de los dos sexos para crear   1
a los demás miembros de la familia humana? ¡No! Dios
hace y gobierna todo.   3

Todo el conocimiento humano y toda la percepción material tienen que obtenerse de los cinco sentidos corporales. ¿No es acaso peligroso ese conocimiento,   Prole   6
cuando el comer sus primeros frutos trajo la   maldecida
muerte? "El día que de él comieres, ciertamente morirás",
fue la predicción en el relato que se está considerando.   9
Adán y su prole fueron maldecidos, no bendecidos; y eso
indica que el Espíritu divino, o Padre, condena al hombre
material y lo devuelve al polvo.   12

Génesis 3:9, 10. Mas Jehová Dios llamó al hombre, y le dijo:
¿Dónde estás tú? Y él respondió: Oí Tu voz en el huerto, y tuve
miedo, porque estaba desnudo; y me escondí.   15

El conocimiento y el placer, desarrollados por el sentido
material, produjeron los frutos inmediatos de temor y
vergüenza. Avergonzado ante la Verdad, el   La vergüen-   18
error huyó confuso de la voz divina que llama-   za, efecto
ba a los sentidos corporales. Su llamada puede   del pecado
parafrasearse así: "Hombre, ¿dónde estás? ¿Está la Mente   21
en la materia? ¿Es la Mente capaz de error como de verdad, de mal como de bien, cuando Dios es Todo y Él es
Mente, y no hay más de un solo Dios y, por tanto, una sola   24
Mente?"

El temor fue la primera manifestación del error del sentido material. Así el error empezó el sueño de la materia y   27
así lo terminará. En la alegoría, el cuerpo ha-   El temor re-
bía estado desnudo, y Adán no lo sabía; pero   sulta del error
ahora el error exige que la *mente* vea y sienta por medio de   30
la materia, los cinco sentidos. La primera impresión que el

1 himself was one of nakedness and shame. Had he lost
man's rich inheritance and God's behest, dominion over
3 all the earth? No! This had never been bestowed on
Adam.

Genesis iii. 11, 12. And He said, Who told thee that
6 thou wast naked? Hast thou eaten of the tree, whereof I
commanded thee that thou shouldst not eat? And the man
said, The woman whom Thou gavest to be with me, she gave
9 me of the tree, and I did eat.

Here there is an attempt to trace all human errors
directly or indirectly to God, or good, as if He were the
12 The beguiling
first lie creator of evil. The allegory shows that the
snake-talker utters the first voluble lie, which
beguiles the woman and demoralizes the man. Adam,
15 *alias mortal error,* charges God and woman with his own
dereliction, saying, "The woman, whom Thou gavest
me, is responsible." According to this belief, the rib taken
18 from Adam's side has grown into an evil mind, named
woman, who aids man to make sinners more rapidly than
he can alone. Is this an help meet for man?

21 Materiality, so obnoxious to God, is already found in the
rapid deterioration of the bone and flesh which came from
Adam to form Eve. The belief in material life and in-
24 telligence is growing worse at every step, but error has its
suppositional day and multiplies until the end thereof.

Truth, cross-questioning man as to his knowledge of
27 error, finds woman the first to confess her fault. She
False
womanhood says, "The serpent beguiled me, and I did
eat;" as much as to say in meek penitence,
30 "Neither man nor God shall father my fault." She has
already learned that corporeal sense is the serpent. Hence

hombre material tuvo de sí mismo fue de desnudez y de   1
vergüenza. ¿Había perdido la rica herencia del hombre y
el mandato de Dios, o sea, señorío sobre toda la tierra?   3
¡No! Eso jamás le había sido dado a Adán.

Génesis 3:11, 12. Y Dios le dijo: ¿Quién te enseñó que estabas
desnudo? ¿Has comido del árbol de que Yo te mandé no co-   6
mieses? Y el hombre respondió: La mujer que me diste por com-
pañera me dio del árbol, y yo comí.

Aquí hay un intento de atribuir directa o indirectamente   9
todos los errores humanos a Dios, o el bien, como si Él
fuera el creador del mal. La alegoría muestra
que la serpiente que habla emite la primera   La engañosa
primera   12
mentira voluble, que engaña a la mujer y des-   mentira
moraliza al hombre. Adán, o sea, *error mortal,* culpa a
Dios y a la mujer de su propio descuido, diciendo: "La   15
mujer que me diste es responsable". Según esa creencia,
la costilla sacada del costado de Adán se ha convertido en
una mente malvada, denominada *mujer,* que ayuda al   18
hombre a hacer pecadores más rápidamente que por sí
solo. ¿Es ésa una ayuda idónea para el hombre?

La materialidad, tan ofensiva para Dios, ya se revela en   21
el rápido deterioro de la carne y el hueso que se tomaron
de Adán para formar a Eva. La creencia en una vida e inteligencia materiales empeora a cada paso, pero el error   24
tiene su día hipotético y se multiplica hasta su fin.

La Verdad, interrogando al hombre en cuanto a su conocimiento del error, encuentra que la mujer es la primera   27
en confesar su falta. Ella dice: "La serpiente   Falsa condi-
me engañó, y comí", como si en humilde peni-   ción de mujer
tencia dijera: "Ni el hombre ni Dios han de cargar con mi   30
culpa". Ella ya ha aprendido que el sentido corporal es la
serpiente. Por lo tanto, es la primera en abandonar la

1 she is first to abandon the belief in the material origin of
   man and to discern spiritual creation. This hereafter
3 enabled woman to be the mother of Jesus and to behold
   at the sepulchre the risen Saviour, who was soon to manifest the deathless man of God's creating. This enabled
6 woman to be first to interpret the Scriptures in their true
   sense, which reveals the spiritual origin of man.

   Genesis iii. 14, 15. And the Lord God [Jehovah] said
9 unto the serpent, . . . I will put enmity between thee and
   the woman, and between thy seed and her seed; it shall
   bruise thy head, and thou shalt bruise his heel.

12   This prophecy has been fulfilled. The Son of the Virgin-
   mother unfolded the remedy for Adam, or error; and the
   Spirit and   Apostle Paul explains this warfare between the
15 flesh   idea of divine power, which Jesus presented,
   and mythological material intelligence called *energy* and
   opposed to Spirit.
18   Paul says in his epistle to the Romans: "The carnal
   mind is enmity against God; for it is not subject to the
   law of God, neither indeed can be. So then they that
21 are in the flesh cannot please God. But ye are not in the
   flesh, but in the Spirit, if so be that the spirit of God dwell
   in you."
24   There will be greater mental opposition to the spiritual, scientific meaning of the Scriptures than there has
   Bruising   ever been since the Christian era began. The
27 sin's head   serpent, material sense, will bite the heel of
   the woman, — will struggle to destroy the spiritual idea
   of Love; and the woman, this idea, will bruise the head
30 of lust. The spiritual idea has given the understanding

creencia en el origen material del hombre y en percibir la 1
creación espiritual. Eso más tarde habilitó a la mujer
para ser la madre de Jesús y para ver junto al sepulcro al 3
Salvador resucitado, que pronto habría de manifestar al
hombre inmortal creado por Dios. Eso habilitó también a
la mujer para ser la primera en interpretar las Escrituras 6
en su sentido verdadero, que revela el origen espiritual del
hombre.

Génesis 3:14, 15. Y Jehová Dios dijo a la serpiente:... Pondré 9
enemistad entre ti y la mujer, y entre tu simiente y la simiente
suya; ésta te herirá en la cabeza, y tú le herirás en el calcañar.

Esa profecía se ha cumplido. El Hijo de la Virgen- 12
madre reveló el remedio para Adán, o el error; y el Apóstol Pablo explica esa lucha entre la idea del $\quad$ El Espíritu
poder divino, que Jesús presentó, y la mitoló- $\quad$ y la carne 15
gica inteligencia material denominada *energía* y que se
opone al Espíritu.

Pablo dice en su epístola a los romanos: "Los designios 18
de la carne son enemistad contra Dios; porque no se sujetan a la ley de Dios, ni tampoco pueden; y los que viven
según la carne no pueden agradar a Dios. Mas vosotros no 21
vivís según la carne, sino según el Espíritu, si es que el
espíritu de Dios mora en vosotros".

Habrá mayor oposición mental al significado espiritual 24
y científico de las Escrituras de la que jamás ha habido
desde el comienzo de la era cristiana. La ser- $\quad$ Rompiendo
piente, el sentido material, morderá el calcañar $\quad$ la cabeza 27
de la mujer —luchará por destruir la idea espi- $\quad$ al pecado
ritual del Amor; y la mujer, esa idea, herirá la cabeza a la
lujuria. La idea espiritual ha dado a la comprensión un 30

535 Genesis

1 a foothold in Christian Science. The seed of Truth and
the seed of error, of belief and of understanding, — yea,
3 the seed of Spirit and the seed of matter, — are the wheat
and tares which time will separate, the one to be burned,
the other to be garnered into heavenly places.

6 *Genesis* iii. 16. Unto the woman He said, I will greatly
multiply thy sorrow and thy conception: in sorrow thou
shalt bring forth children; and thy desire shall be to thy
9 husband, and he shall rule over thee.

Divine Science deals its chief blow at the supposed material foundations of life and intelligence. It dooms idol-
12 Judgment   atry. A belief in other gods, other creators,
on error   and other creations must go down before Christian Science. It unveils the results of sin as shown in
15 sickness and death. When will man pass through the
open gate of Christian Science into the heaven of Soul,
into the heritage of the first born among men? Truth is
18 indeed "the way."

Genesis iii. 17–19. And unto Adam He said, Because
thou hast hearkened unto the voice of thy wife, and hast
21 eaten of the tree of which I commanded thee, saying, Thou
shalt not eat of it: cursed is the ground for thy sake; in
sorrow shalt thou eat of it all the days of thy life: thorns
24 also and thistles shall it bring forth to thee; and thou shalt
eat the herb of the field: in the sweat of thy face shalt thou
eat bread, till thou return unto the ground; for out of it
27 wast thou taken: for dust thou art, and unto dust shalt
thou return.

In the first chapter of Genesis we read: "And God
30 called the dry land Earth; and the gathering together

punto de apoyo en la Ciencia Cristiana. La simiente de la 1
Verdad y la simiente del error, de la creencia y de la comprensión —sí, la simiente del Espíritu y la simiente de la 3
materia— son el trigo y la cizaña que el tiempo separará,
ésta para ser quemada y aquél para ser recogido en lugares
celestiales.   6

Génesis 3:16. A la mujer dijo: Multiplicaré en gran manera los
dolores en tus preñeces; con dolor darás a luz los hijos; y tu deseo
será para tu marido, y él se enseñoreará de ti.   9

La Ciencia divina asesta su golpe principal a las supuestas bases materiales de la vida e inteligencia. Condena la
idolatría. La creencia en otros dioses, otros   Juicio sobre 12
creadores y otras creaciones tiene que derrum-   el error
barse ante la Ciencia Cristiana. Ésta quita el velo a los resultados del pecado, que se manifiestan en enfermedad y 15
muerte. ¿Cuándo entrará el hombre por la puerta abierta
de la Ciencia Cristiana en el cielo del Alma, en la herencia
del primogénito entre los hombres? La Verdad por cierto 18
es "el camino".

Génesis 3:17–19. Y al hombre dijo: Por cuanto obedeciste a la
voz de tu mujer, y comiste del árbol de que te mandé diciendo: 21
No comerás de él; maldita será la tierra por tu causa; con dolor
comerás de ella todos los días de tu vida. Espinos y cardos te
producirá, y comerás plantas del campo. Con el sudor de tu ros- 24
tro comerás el pan hasta que vuelvas a la tierra, porque de ella
fuiste tomado; pues polvo eres, y al polvo volverás.

En el primer capítulo del Génesis leemos: "Y llamó 27
Dios a lo seco Tierra, y a la reunión de las aguas llamó

1 of the waters called He Seas." In the Apocalypse it is
written: "And I saw a new heaven and a new earth: for
3 the first heaven and the first earth were passed
New earth
and no   away; and there was no more sea." In St.
more sea   John's vision, heaven and earth stand for spir-
6 itual ideas, and the sea, as a symbol of tempest-tossed
human concepts advancing and receding, is represented
as having passed away. The divine understanding reigns,
9 is *all,* and there is no other consciousness.

The way of error is awful to contemplate. The illusion of sin is without hope or God. If man's spiritual
12 The fall   gravitation and attraction to one Father, in
of error   whom we "live, and move, and have our being," should be lost, and if man should be governed by
15 corporeality instead of divine Principle, by body instead
of by Soul, man would be annihilated. Created by flesh
instead of by Spirit, starting from matter instead of from
18 God, mortal man would be governed by himself. The
blind leading the blind, both would fall.

Passions and appetites must end in pain. They are
21 "of few days, and full of trouble." Their supposed joys
are cheats. Their narrow limits belittle their gratifica-
tions, and hedge about their achievements with thorns.

24 Mortal mind accepts the erroneous, material conception of life and joy, but the true idea is gained from the
True   immortal side. Through toil, struggle, and sor-
27 attainment row, what do mortals attain? They give up
their belief in perishable life and happiness; the mortal
and material return to dust, and the immortal is reached.

30 *Genesis* iii. 22–24. And the Lord God [Jehovah] said,
Behold, the man is become as one of us, to know good

Mares". En el Apocalipsis está escrito: "Vi un cielo nuevo 1
y una tierra nueva; porque el primer cielo y la primera
tierra pasaron, y el mar ya no existía más". En   3

*Una tierra
nueva y no
más mar*

la visión de San Juan, el cielo y la tierra significan ideas espirituales, y el mar, como un símbolo de los conceptos humanos que avanzan y retroceden, 6
agitados por la tempestad, está representado como habiendo pasado. El entendimiento divino reina, es *todo,* y no
hay otra consciencia.   9

La senda del error es horrible de contemplar. La ilusión
del pecado está sin esperanza o Dios. Si se perdieran la
gravitación y la atracción espirituales del hom-   12

*La caída
del error*

bre hacia el Padre único, en el cual "vivimos, y
nos movemos, y somos", y si el hombre fuera gobernado
por la corporalidad en vez del Principio divino, por el cuer- 15
po en vez del Alma, el hombre sería aniquilado. Creado
por la carne en vez del Espíritu, procediendo de la materia
en vez de Dios, el hombre mortal sería su propio goberna- 18
dor. Puesto que el ciego estaría guiando al ciego, ambos
caerían.

Las pasiones y los apetitos tienen que terminar en sufri- 21
miento. Son "cortos de días, y hastiados de sinsabores".
Sus supuestos goces son engaños. Sus estrechos límites
aminoran sus satisfacciones y cercan sus triunfos con 24
espinas.

La mente mortal acepta el concepto erróneo y material
de la vida y del goce, pero la idea verdadera se obtiene del 27
lado inmortal. Por medio de trabajos, luchas y

*El logro
verdadero*

amarguras, ¿qué logran los mortales? Aban-
donan su creencia en la vida y felicidad perecederas; lo 30
mortal y lo material vuelven a ser polvo, y se alcanza lo inmortal.

Génesis 3:22-24. Y dijo Jehová Dios: He aquí el hombre es 33
como uno de nosotros, sabiendo el bien y el mal; ahora, pues, que

537   Genesis

1 and evil: and now, lest he put forth his hand, and take
also of the tree of life, and eat, and live forever; therefore
3 the Lord God [Jehovah] sent him forth from the garden
of Eden, to till the ground from whence he was taken.
So He drove out the man: and He placed at the east
6 of the garden of Eden Cherubims, and a flaming sword
which turned every way, to keep the way of the tree of
life.

9   A knowledge of evil was never the essence of divinity or manhood. In the first chapter of Genesis, evil
Justice and has no local habitation nor name. Crea-
12 *recompense* tion is there represented as spiritual, entire,
and good. "Whatsoever a man soweth, that shall he
also reap." Error excludes itself from harmony. Sin
15 is its own punishment. Truth guards the gateway
to harmony. Error tills its own barren soil and buries
itself in the ground, since ground and dust stand for
18 nothingness.

No one can reasonably doubt that the purpose of this
allegory — this second account in Genesis — is to depict
21   the falsity of error and the effects of error.
Inspired Subsequent Bible revelation is coordinate
interpreta-
tion with the Science of creation recorded in the
24 first chapter of Genesis. Inspired writers interpret the
Word spiritually, while the ordinary historian interprets
it literally. Literally taken, the text is made to appear
27 contradictory in some places, and divine Love, which
blessed the earth and gave it to man for a possession, is
represented as changeable. The literal meaning would
30 imply that God withheld from man the opportunity to
reform, lest man should improve it and become better;
but this is not the nature of God, who is Love always, —

no alargue su mano, y tome también del árbol de la vida, y coma,   1
y viva para siempre. Y lo sacó Jehová del huerto del Edén, para
que labrase la tierra de que fue tomado. Echó, pues, fuera al   3
hombre, y puso al oriente del huerto de Edén querubines, y una
espada encendida que se revolvía por todos lados, para guardar
el camino del árbol de la vida.   6

Un conocimiento del mal nunca fue la esencia de la divinidad o del hombre real. En el primer capítulo del Génesis el mal no tiene ni morada local ni   *Justicia y*   9
nombre. Allí la creación está representada   *recompensa*
como espiritual, completa y buena. "Todo lo que el hombre sembrare, eso también segará". El error se excluye de   12
la armonía. El pecado es su propio castigo. La Verdad
guarda la puerta de la armonía. El error labra su propio
árido suelo y se sepulta en la tierra, puesto que la tierra y   15
el polvo significan la nada.

Nadie puede dudar racionalmente que el objeto de esa
alegoría —ese segundo relato del Génesis— es el de des-   18
cribir la falsedad del error y los efectos del
error. Toda la revelación bíblica subsiguiente   *Interpre-*
                                                    tación
está coordinada con la Ciencia de la creación   *inspirada*   21
relatada en el primer capítulo del Génesis. Los escritores
inspirados interpretan la Palabra espiritualmente, mientras
que el historiador común la interpreta literalmente. To-   24
mado literalmente, el texto parece contradictorio en ciertos pasajes, y el Amor divino, que bendijo la tierra y la
dio al hombre para que la poseyera, es representado como   27
siendo variable. El significado literal daría a entender
que Dios negó al hombre la oportunidad de reformarse
para que no la aprovechara y se mejorara; pero eso no es   30
la naturaleza de Dios, quien siempre es Amor —Amor

1 Love infinitely wise and altogether lovely, who "seeketh
not her own."

3   Truth should, and does, drive error out of all selfhood.
Truth is a two-edged sword, guarding and guiding.
Spiritual   Truth places the cherub wisdom at the gate
6 gateway   of understanding to note the proper guests.
Radiant with mercy and justice, the sword of Truth
gleams afar and indicates the infinite distance between
9 Truth and error, between the material and spiritual, —
the unreal and the real.

The sun, giving light and heat to the earth, is a figure
12 of divine Life and Love, enlightening and sustaining the
Contrasted   universe. The "tree of life" is significant of
testimony   eternal reality or being. The "tree of knowl-
15 edge" typifies unreality. The testimony of the serpent is
significant of the illusion of error, of the false claims that
misrepresent God, good. Sin, sickness, and death have
18 no record in the Elohistic introduction of Genesis, in which
God creates the heavens, earth, and man. Until that
which contradicts the truth of being enters into the arena,
21 evil has no history, and evil is brought into view only as
the unreal in contradistinction to the real and eternal.

Genesis iv. 1. And Adam knew Eve his wife; and she
24 conceived, and bare Cain, and said, I have gotten a man
from the Lord [Jehovah].

This account is given, not of immortal man, but of mor-
27 tal man, and of sin which is temporal. As both mortal
Erroneous   man and sin have a beginning, they must
conception   consequently have an end, while the sinless,
30 real man is eternal. Eve's declaration, "I have gotten
a man from the Lord," supposes God to be the author

infinitamente sabio y del todo amable, que "no busca lo 1
suyo".

La Verdad debiera echar fuera de toda individualidad al 3
error, y por cierto lo echa. La Verdad es una espada
de dos filos, que protege y guía. La Verdad co-   Puerta
loca al querubín de la sabiduría a la entrada de   espiritual 6
la comprensión para distinguir los huéspedes que han de
admitirse. Radiante de misericordia y justicia, la espada de la Verdad brilla lejos e indica la infinita distan- 9
cia que media entre la Verdad y el error, entre lo material
y lo espiritual —lo irreal y lo real.

El sol, que da luz y calor a la tierra, es un símbolo de la 12
Vida y el Amor divinos, que iluminan y sostienen el universo. El "árbol de vida" es símbolo de la rea-   Testimonios
lidad eterna o del ser eterno. El "árbol de la   contrastantes 15
ciencia del bien y del mal" simboliza la irrealidad. El testimonio de la serpiente es símbolo de la ilusión del error,
las falsas pretensiones que representan equivocadamente 18
a Dios, el bien. El pecado, la enfermedad y la muerte
no tienen historia en la introducción elohística del Génesis, en la que Dios crea los cielos, la tierra y al hombre. 21
Hasta que lo que contradice a la verdad del ser no entra
en la arena, el mal no tiene historia, y el mal es introducido sólo como lo irreal en contraste con lo real y 24
eterno.

Génesis 4:1. Conoció Adán a su mujer Eva, la cual concibió y
dio a luz a Caín, y dijo: Por voluntad de Jehová he adquirido 27
varón.

Ese relato no se refiere al hombre inmortal, sino al
hombre mortal, y al pecado, el cual es temporal. Puesto 30
que el hombre mortal y el pecado tienen ambos   Concepción
un comienzo, tienen, por consiguiente, que te-   errónea
ner un fin, en tanto que el hombre real y sin pecado es 33
eterno. La declaración de Eva: "Por voluntad de Jehová
he adquirido varón", supone que Dios es el autor del

1 of sin and sin's progeny. This false sense of existence
is fratricidal. In the words of Jesus, it (evil, devil) is
3 "a murderer from the beginning." Error begins by
reckoning life as separate from Spirit, thus sapping the
foundations of immortality, as if life and immortality
6 were something which matter can both give and take
away.

What can be the standard of good, of Spirit, of Life,
9 or of Truth, if they produce their opposites, such as evil,
Only one   matter, error, and death? God could never
standard   impart an element of evil, and man possesses
12 nothing which he has not derived from God. How then
has man a basis for wrong-doing? Whence does he
obtain the propensity or power to do evil? Has Spirit
15 resigned to matter the government of the universe?

The Scriptures declare that God condemned this lie as
to man's origin and character by condemning its symbol,
18 A type of   the serpent, to grovel beneath all the beasts
falsehood   of the field. It is false to say that Truth and
error commingle in creation. In parable and argument,
21 this falsity is exposed by our Master as self-evidently
wrong. Disputing these points with the Pharisees and
arguing for the Science of creation, Jesus said: "Do men
24 gather grapes of thorns?" Paul asked: "What communion hath light with darkness? And what concord
hath Christ with Belial?"

27 The divine origin of Jesus gave him more than human
power to expound the facts of creation, and demonstrate
Scientific   the one Mind which makes and governs man
30 offspring   and the universe. The Science of creation,
so conspicuous in the birth of Jesus, inspired his wisest
and least-understood sayings, and was the basis of his

pecado y de la progenie del pecado. Ese falso concepto de   1
la existencia es fratricida. Según las palabras de Jesús,
ese concepto (el mal, el diablo) es "homicida desde el prin-   3
cipio". El error comienza por considerar que la vida está
separada del Espíritu, socavando así la base de la inmortalidad, como si la vida y la inmortalidad fueran algo   6
que la materia pudiera tanto dar como quitar.

   ¿Cuál puede ser la norma del bien, del Espíritu, de la
Vida o de la Verdad, si ellos producen a sus opuestos, tales   9
como el mal, la materia, el error y la muerte?   Una sola
Dios no podría nunca impartir un elemento del   norma
mal, y el hombre no posee nada que no provenga de Dios.   12
¿Cómo, entonces, tiene el hombre una base para obrar
mal? ¿De dónde obtiene él la propensión o el poder de
hacer el mal? ¿Acaso el Espíritu ha cedido a la materia el   15
gobierno del universo?

   Las Escrituras declaran que Dios condenó a esa mentira acerca del origen y carácter del hombre al condenar a   18
su símbolo, la serpiente, a arrastrarse debajo de   Un símbolo
todos los animales del campo. Es falso decir   de la falsedad
que la Verdad y el error se mezclan en la creación. Con   21
parábola y argumento nuestro Maestro expone que esa
falsedad es un error patente. Discutiendo esos puntos con
los fariseos y argumentando a favor de la Ciencia de la   24
creación, Jesús dijo: "¿Acaso se recogen uvas de los
espinos?" Pablo preguntó: "¿Qué comunión [tiene] la luz
con las tinieblas? ¿y qué concordia Cristo con Belial?"   27

   El origen divino de Jesús le dio más que poder humano
para explicar las realidades de la creación y demostrar
la única Mente que crea y gobierna al hombre y   Linaje   30
al universo. La Ciencia de la creación, tan vi-   científico
sible en el nacimiento de Jesús, inspiró sus palabras más
sabias y menos comprendidas, y fue la base de sus mara-   33

1　marvellous demonstrations. Christ is the offspring of
Spirit, and spiritual existence shows that Spirit creates
3　neither a wicked nor a mortal man, lapsing into sin, sickness, and death.

In Isaiah we read: "I make peace, and create evil. I
6　the Lord do all these things;" but the prophet referred to
Cleansing　divine law as stirring up the belief in evil to its
upheaval　utmost, when bringing it to the surface and re-
9　ducing it to its common denominator, nothingness. The
muddy river-bed must be stirred in order to purify the
stream. In moral chemicalization, when the symptoms
12　of evil, illusion, are aggravated, we may think in our ignorance that the Lord hath wrought an evil; but we ought
to know that God's law uncovers so-called sin and its
15　effects, only that Truth may annihilate all sense of evil
and all power to sin.

Science renders "unto Cæsar the things which are
18　Cæsar's; and unto God the things that are God's." It
Allegiance　saith to the human sense of sin, sickness, and
to Spirit　death, "God never made you, and you are a
21　false sense which hath no knowledge of God." The purpose of the Hebrew allegory, representing error as assum-
ing a divine character, is to teach mortals never to believe
24　a lie.

Genesis iv. 3, 4. Cain brought of the fruit of the ground
an offering unto the Lord [Jehovah]. And Abel, he also
27　brought of the firstlings of his flock, and of the fat thereof.

Cain is the type of mortal and material man, conceived
Spiritual and　in sin and "shapen in iniquity;" he is not the
30　material　type of Truth and Love. Material in origin
and sense, he brings a material offering to God. Abel

villosas demostraciones. Cristo es linaje del Espíritu, y la 1
existencia espiritual demuestra que el Espíritu no crea ni a
un hombre malvado ni a un hombre mortal, que caiga en 3
pecado, enfermedad o muerte.

En Isaías leemos: "Hago la paz y creo la adversidad. Yo
Jehová soy el que hago todo esto"; pero el profeta quiso 6
decir que la ley divina agita a la creencia en el   Agitación
mal hasta el fondo, al traerla a la superficie y   purificadora
reducirla a su denominador común, la nada. El lecho 9
fangoso de un río tiene que agitarse para purificar las
aguas. En la quimicalización moral, cuando se agravan
los síntomas del mal, de la ilusión, es posible que pense- 12
mos, en nuestra ignorancia, que el Señor ha producido un
mal; pero debiéramos saber que la ley de Dios desenmascara al llamado pecado y sus efectos sólo para que la Ver- 15
dad pueda aniquilar toda sensación de mal y toda capacidad de pecar.

La Ciencia da "a César lo que es de César, y a Dios lo 18
que es de Dios". Dice al sentido humano de pecado, enfermedad y muerte: "Dios nunca te hizo, y eres   Lealtad al
un sentido falso que no tiene conocimiento de   Espíritu 21
Dios". El propósito de la alegoría hebrea, que representa
al error como asumiendo carácter divino, es el de enseñar
a los mortales a no creer jamás una mentira.   24

Génesis 4:3, 4. Caín trajo del fruto de la tierra una ofrenda a
Jehová. Y Abel trajo también de los primogénitos de sus ovejas,
de lo más gordo de ellas.   27

Caín es el símbolo del hombre mortal y material, concebido en pecado y "en maldad... formado"; no es   Lo espiritual
el símbolo de la Verdad y el Amor. Siendo ma-   y lo material 30
terial en origen y sentimiento, lleva a Dios una ofrenda
material. Abel escoge su ofrenda de entre los primogénitos

1 takes his offering from the firstlings of the flock. A lamb
is a more animate form of existence, and more nearly re-
3 sembles a mind-offering than does Cain's fruit. Jealous
of his brother's gift, Cain seeks Abel's life, instead of making his own gift a higher tribute to the Most High.

6 *Genesis* iv. 4, 5. And the Lord [Jehovah] had respect
unto Abel, and to his offering: but unto Cain, and to his
offering, He had not respect.

9 Had God more respect for the homage bestowed through
a gentle animal than for the worship expressed by Cain's
fruit? No; but the lamb was a more spiritual type of
12 even the human concept of Love than the herbs of the
ground could be.

Genesis iv. 8. Cain rose up against Abel his brother, and
15 slew him.

The erroneous belief that life, substance, and intelligence can be material ruptures the life and brotherhood
18 of man at the very outset.

Genesis iv. 9. And the Lord [Jehovah] said unto Cain,
Where is Abel thy brother? And he said, I know not: Am
21 I my brother's keeper?

Here the serpentine lie invents new forms. At first it
Brotherhood usurps divine power. It is supposed to say
24 repudiated in the first instance, "Ye shall be as gods."
Now it repudiates even the human duty of man towards
his brother.

27 *Genesis* iv. 10, 11. And He [Jehovah] said, . . . The
voice of thy brother's blood crieth unto Me from the ground.
And now art thou cursed from the earth.

de su rebaño. Un cordero es una forma más animada de   1
existencia y tiene más semejanza a una ofrenda mental que
los frutos de Caín. Celoso de la ofrenda de su hermano,   3
Caín quiere matar a Abel, en vez de hacer que su propia
ofrenda fuese un tributo más digno del Altísimo.

Génesis 4:4, 5. Y miró Jehová con agrado a Abel y a su ofren-   6
da; pero no miró con agrado a Caín y a la ofrenda suya.

¿Miró Dios con más agrado el homenaje ofrecido en
forma de un manso animal que la adoración expresada por   9
los frutos de Caín? No; pero el cordero era un símbolo
más espiritual de incluso el concepto humano del Amor
que lo que podían ser las hierbas de la tierra.   12

Génesis 4:8. Caín se levantó contra su hermano Abel, y lo
mató.

La creencia errónea de que la vida, la sustancia y la inte-   15
ligencia puedan ser materiales quebranta a la vida y a la
hermandad del hombre desde el comienzo mismo.

Génesis 4:9. Y Jehová dijo a Caín: ¿Dónde está Abel tu her-   18
mano? Y él respondió: No sé. ¿Soy yo acaso guarda de mi hermano?

Aquí la mentira serpentina inventa nuevas formas. Pri-   21
mero usurpa el poder divino. Se supone que   Hermandad
en el primer caso haya dicho: "Seréis como   repudiada
Dios". Ahora repudia hasta el deber humano del hombre   24
hacia su hermano.

Génesis 4:10, 11. Y Él [Jehová] le dijo:... La voz de la sangre
de tu hermano clama a Mí desde la tierra. Ahora, pues, maldito   27
seas tú de la tierra.

1   The belief of life in matter sins at every step. It incurs divine displeasure, and it would kill Jesus that it
3   Murder brings might be rid of troublesome Truth. Material
its curse   beliefs would slay the spiritual idea whenever and wherever it appears. Though error hides
6   behind a lie and excuses guilt, error cannot forever be
concealed. Truth, through her eternal laws, unveils
error. Truth causes sin to betray itself, and sets upon
9   error the mark of the beast. Even the disposition to
excuse guilt or to conceal it is punished. The avoidance
of justice and the denial of truth tend to perpetuate sin,
12   invoke crime, jeopardize self-control, and mock divine
mercy.

Genesis iv. 15. And the Lord [Jehovah] said unto him,
15   Therefore whosoever slayeth Cain, vengeance shall be taken
on him sevenfold. And the Lord [Jehovah] set a mark
upon Cain, lest any finding him should kill him.

18   "They that take the sword shall perish with the
sword." Let Truth uncover and destroy error in God's
Retribution   own way, and let human justice pattern the
21   and remorse   divine. Sin will receive its full penalty, both
for what it is and for what it does. Justice marks
the sinner, and teaches mortals not to remove the
24   waymarks of God. To envy's own hell, justice consigns the lie which, to advance itself, breaks God's
commandments.

27   *Genesis* iv. 16. And Cain went out from the presence of
the Lord [Jehovah], and dwelt in the land of Nod.

The sinful misconception of Life as something less

La creencia de vida en la materia peca a cada paso. Se 1
atrae el desagrado divino y quisiera matar a Jesús para
deshacerse de la Verdad perturbadora. Las   3
creencias materiales quisieran matar la idea
espiritual siempre y en dondequiera que aparezca. Aunque el error se esconda detrás de una mentira y 6
excuse el delito, el error no puede ocultarse eternamente.
La Verdad, por medio de sus leyes eternas, desenmascara
al error. La Verdad hace que el pecado se muestre, y es- 9
tampa sobre el error la marca de la bestia. Hasta la propensión a excusar la culpa o de ocultarla es castigada. El
eludir la justicia y negar la verdad tienden a perpetuar el 12
pecado, a fomentar el crimen, a poner en peligro el dominio de sí mismo y a burlarse de la merced divina.

El homicidio trae su maldición

Génesis 4:15. Y le respondió Jehová: Ciertamente cualquiera 15
que matare a Caín, siete veces será castigado. Entonces Jehová puso señal en Caín, para que no lo matase cualquiera que le
hallara.   18

"Todos los que tomen espada, a espada perecerán". Dejad que la Verdad descubra y destruya al error en la forma
que Dios determine, y que la justicia humana   21
siga el modelo de la divina. El pecado recibirá
su pleno castigo, tanto por lo que es como por
lo que hace. La justicia marca al pecador y enseña a 24
los mortales a no quitar las señales de Dios que indican el
camino. Al infierno de la envidia envía la justicia a
la mentira que, para salir adelante, quebranta los manda- 27
mientos de Dios.

Retribución y remordimiento

Génesis 4:16. Salió, pues, Caín de delante de Jehová, y habitó
en tierra de Nod.   30

El pecaminoso concepto falso de que la Vida es menos

1   than God, having no truth to support it, falls back upon
     itself. This error, after reaching the climax of suffering,
3   Climax of   yields to Truth and returns to dust; but it
     suffering   is only mortal man and not the real man,
     who dies. The image of Spirit cannot be effaced, since it
6   is the idea of Truth and changes not, but becomes more
     beautifully apparent at error's demise.

     In divine Science, the material man is shut out from
9   the presence of God. The five corporeal senses cannot
     Dwelling in   take cognizance of Spirit. They cannot come
     dreamland   into His presence, and must dwell in dream-
12   land, until mortals arrive at the understanding that ma-
     terial life, with all its sin, sickness, and death, is an illu-
     sion, against which divine Science is engaged in a warfare
15   of extermination. The great verities of existence are
     never excluded by falsity.

     All error proceeds from the evidence before the mate-
18   rial senses. If man is material and originates in an
     Man springs   egg, who shall say that he is not primarily
     from Mind   dust? May not Darwin be right in think-
21   ing that apehood preceded mortal manhood? Minerals
     and vegetables are found, according to divine Science,
     to be the creations of erroneous thought, not of matter.
24   Did man, whom God created with a word, originate
     in an egg? When Spirit made all, did it leave aught
     for matter to create? Ideas of Truth alone are reflected
27   in the myriad manifestations of Life, and thus it is
     seen that man springs solely from Mind. The belief
     that matter supports life would make Life, or God,
30   mortal.

     The text, "In the day that the Lord God [Jehovah
     God] made the earth and the heavens," introduces the

que Dios, al no tener verdad que lo sostenga, se derrumba.   1
Ese error, después de llegar al colmo del sufrimiento, se
rinde a la Verdad y vuelve a ser polvo; pero   El colmo del   3
es sólo el hombre mortal, y no el hombre real,   sufrimiento
que muere. La imagen del Espíritu no puede ser borrada,
ya que es la idea de la Verdad y no cambia, sino que se   6
presenta más clara y bella al morir el error.

En la Ciencia divina el hombre material está excluido de
la presencia de Dios. Los cinco sentidos corporales no pue-   9
den tener conocimiento del Espíritu. No pue-
den venir a Su presencia y tienen que morar en   Morando en
la región de   la región de
los sueños   los sueños, hasta que los morta-   12
les lleguen a comprender que la vida material, con todo
su pecado, enfermedad y muerte, es una ilusión, contra la
cual la Ciencia divina está empeñada en una guerra de ex-   15
terminio. Las grandes verdades de la existencia jamás son
excluidas por la falsedad.

Todo error proviene del testimonio de los sentidos ma-   18
teriales. Si el hombre es material y se origina en un óvulo,
¿quién podrá decir que no es básicamente pol-   El hombre
vo? ¿No tendrá razón Darwin al pensar que el   procede   21
mono precedió al hombre mortal? Según la   de la Mente
Ciencia divina los minerales y vegetales son creaciones del
pensamiento erróneo, no de la materia. El hombre, a   24
quien creó Dios con una palabra, ¿se originó acaso en un
óvulo? Cuando el Espíritu lo hizo todo, ¿dejó algo para
que fuese creado por la materia? Únicamente las ideas de   27
la Verdad son reflejadas en las múltiples manifestaciones
de la Vida, y así se ve que el hombre procede sólo de
la Mente. La creencia de que la materia sostiene a la   30
vida, haría mortal a la Vida, o Dios.

El texto: "El día que Jehová Dios hizo la tierra y los cielos", inicia el relato de una creación material que siguió a   33

1 record of a material creation which followed the spiritual,
— a creation so wholly apart from God's, that Spirit
3 Material   had no participation in it. In God's creation
inception   ideas became productive, obedient to Mind.
There was no rain and "not a man to till the ground."
6 Mind, instead of matter, being the producer, Life was
self-sustained. Birth, decay, and death arise from the
material sense of things, not from the spiritual, for in
9 the latter Life consisteth not of the things which a man
eateth. Matter cannot change the eternal fact that
man exists because God exists. Nothing is new to the
12 infinite Mind.

In Science, Mind neither produces matter nor does
matter produce mind. No mortal mind has the might
15 First evil   or right or wisdom to create or to destroy.
suggestion   All is under the control of the one Mind,
even God. The first statement about evil, — the first
18 suggestion of more than the one Mind, — is in the fable
of the serpent. The facts of creation, as previously recorded, include nothing of the kind.

21 The serpent is supposed to say, "Ye shall be as gods,"
but these gods must be evolved from materiality and be
Material   the very antipodes of immortal and spiritual
24 personality   being. Man is the likeness of Spirit, but a
material personality is not this likeness. Therefore man,
in this allegory, is neither a lesser god nor the image and
27 likeness of the one God.

Material, erroneous belief reverses understanding and
truth. It declares mind to be in and of matter, so-called
30 mortal life to be Life, infinity to enter man's nostrils
so that matter becomes spiritual. Error begins with
corporeality as the producer instead of divine Prin-

la espiritual —una creación tan completamente aparte de   1
la de Dios, que el Espíritu no tuvo participación en ella.
En la creación de Dios las ideas se volvían pro-   Comienzo   3
ductivas, en obediencia a la Mente. No había   material
lluvia ni "hombre para que labrase la tierra". Siendo la
Mente, en vez de la materia, el productor, la Vida se sos-   6
tenía a sí misma. El nacimiento, la descomposición y la
muerte proceden del concepto material de las cosas, no del
espiritual, porque en ese último la Vida no consiste en lo   9
que un hombre come. La materia no puede alterar el hecho eterno de que el hombre existe porque Dios existe.
Nada es nuevo para la Mente infinita.   12

En la Ciencia, ni la Mente produce materia, ni la materia produce mente. Ninguna mente mortal tiene el poder
o el derecho o la sabiduría para crear o des-   La primera   15
truir. Todo está bajo el dominio de la Mente   sugestión
única, o sea Dios. La primera declaración res-   mala
pecto al mal —la primera sugestión de la existencia de más   18
de una Mente— se encuentra en la fábula de la serpiente.
Las realidades de la creación, como fueron registradas pre-
viamente, no incluyen tal cosa.   21

Se alega que la serpiente dice: "Seréis como dioses"*,
pero esos dioses tendrían que emanar de la materialidad y
ser los antípodas mismos del ser espiritual e in- Personalidad 24
mortal. El hombre es la semejanza del Espí-   material
ritu, pero una personalidad material no es esa semejanza.
Por lo tanto, el hombre, en esa alegoría, no es ni un dios   27
inferior ni la imagen y semejanza del único Dios.

La creencia material y errónea invierte a la comprensión
y a la verdad. Declara que la mente está en la materia y   30
que procede de ella, que la llamada vida mortal es la Vida,
que la infinitud entra por las narices del hombre, de manera que la materia se espiritualice. El error empieza con la 33
corporalidad, como si ésta, en vez del Principio divino, fue-

* Según la versión *King James* de la Biblia

1 ciple, and explains Deity through mortal and finite conceptions.

3   "Behold, the man is become as one of us." This could
not be the utterance of Truth or Science, for according
to the record, material man was fast degenerating and
6 never had been divinely conceived.

.The condemnation of mortals to till the ground means
this, — that mortals should so improve material belief
9 Mental   by thought tending spiritually upward as to
tillage   destroy materiality. Man, created by God,
was given dominion over the whole earth. The notion
12 of a material universe is utterly opposed to the theory
of man as evolved from Mind. Such fundamental errors
send falsity into all human doctrines and conclusions,
15 and do not accord infinity to Deity. Error tills the
whole ground in this material theory, which is entirely a
false view, destructive to existence and happiness. Out-
18 side of Christian Science all is vague and hypothetical, the
opposite of Truth; yet this opposite, in its false view of
God and man, impudently demands a blessing.

21   The translators of this record of scientific creation
entertained a false sense of being. They believed in
Erroneous   the existence of matter, its propagation and
24 standpoint   power. From that standpoint of error, they
could not apprehend the nature and operation of Spirit.
Hence the seeming contradiction in that Scripture, which
27 is so glorious in its spiritual signification. Truth has
but one reply to all error, — to sin, sickness, and death:
"Dust [nothingness] thou art, and unto dust [nothingness]
30 shalt thou return."

"As in Adam [error] all die, even so in Christ [Truth]
shall all be made alive." The mortality of man is a

se el productor, y explica a la Deidad mediante conceptos 1
mortales y finitos.

"He aquí el hombre es como uno de nosotros". Ésa no 3
podría ser la exclamación de la Verdad o la Ciencia, pues,
según el relato, el hombre material degeneraba con rapidez y jamás había sido concebido divinamente.   6

La condenación de los mortales a labrar la tierra significa esto: que los mortales debieran mejorar la creencia
material con pensamientos que tiendan a ele-   Cultivo   9
varse hacia lo espiritual y destruir así la mate-   mental
rialidad. Al hombre creado por Dios le fue dado señorío
sobre toda la tierra. La noción de un universo material es 12
enteramente opuesta a la teoría que enseña que el hombre
es una evolución de la Mente. Semejantes errores fundamentales introducen falsedades en todas las doctrinas y 15
conclusiones humanas, y no conceden infinitud a la Deidad. El error labra toda la tierra en esa teoría material,
que es por entero un concepto falso, destructivo para la 18
existencia y la felicidad. Fuera de la Ciencia Cristiana
todo es vago e hipotético, lo opuesto de la Verdad; sin embargo, ese opuesto, en su falso concepto acerca de Dios y 21
el hombre, exige desvergonzadamente una bendición.

Los traductores de ese relato de la creación científica
abrigaban un concepto falso del ser. Creían en la existen- 24
cia de la materia, su propagación y poder. Des-   Punto de
de ese punto de vista equivocado, no podían   vista erróneo
comprender la naturaleza y el modo de operar del Espí- 27
ritu. De ahí la aparente contradicción en ese relato bíblico, que es tan glorioso en su significación espiritual. La
Verdad no tiene sino una sola respuesta para todo el 30
error —para el pecado, la enfermedad y la muerte: "Polvo
[nada] eres, y al polvo [la nada] volverás".

"Como en Adán [el error] todos mueren, también en 33
Cristo [la Verdad] todos serán vivificados". La mortalidad

1 myth, for man is immortal. The false belief that spirit is
now submerged in matter, at some future time to be eman-
3 Mortality   cipated from it, — this belief alone is mortal.
mythical   Spirit, God, never germinates, but is "the same
yesterday, and to-day, and forever." If Mind, God, cre-
6 ates error, that error must exist in the divine Mind, and
this assumption of error would dethrone the perfection
of Deity.

9   Is Christian Science contradictory? Is the divine
Principle of creation misstated? Has God no Science to
No truth from   declare Mind, while matter is governed by un-
12 a material   erring intelligence? "There went up a mist
basis   from the earth." This represents error as
starting from an idea of good on a material basis. It
15 supposes God and man to be manifested only through
the corporeal senses, although the material senses can
take no cognizance of Spirit or the spiritual idea.

18   Genesis and the Apocalypse seem more obscure than
other portions of the Scripture, because they cannot
possibly be interpreted from a material standpoint. To
21 the author, they are transparent, for they contain the deep
divinity of the Bible.

Christian Science is dawning upon a material age.
24 The great spiritual facts of being, like rays of light, shine
Dawning of   in the darkness, though the darkness, com-
spiritual facts prehending them not, may deny their reality.
27 The proof that the system stated in this book is Christianly scientific resides in the good this system accom-
plishes, for it cures on a divine demonstrable Principle
30 which all may understand.

If mathematics should present a thousand different
examples of one rule, the proving of one example would

del hombre es un mito, porque el hombre es inmortal. La   1
creencia falsa de que el espíritu está ahora sumergido en la
materia, de la cual se emancipará en un tiempo   3
futuro —sólo esa creencia es mortal. El Espí-   *La mortali-
ritu, Dios, nunca germina, sino que es "el mis-   *dad es
mo ayer, y hoy, y por los siglos". Si la Mente, Dios, crea el   6
error, ese error debe de existir en la Mente divina, y esa
suposición de error destronaría la perfección de la Deidad.

¿Es contradictoria la Ciencia Cristiana? ¿Está expuesto   9
erróneamente el Principio divino de la creación? ¿Carece
Dios de una Ciencia que declare a la Mente,   *Ninguna ver-
mientras que la materia es gobernada por una   *dad se ob-
inteligencia infalible? "Subía de la tierra un   *base material
vapor". Eso representa al error como procediendo de una
idea del bien sobre una base material. Supone que Dios y   15
el hombre se manifiestan sólo mediante los sentidos corporales, aun cuando los sentidos materiales no pueden tener
conocimiento del Espíritu o de la idea espiritual.   18

El Génesis y el Apocalipsis parecen más oscuros que
otras partes de las Escrituras, porque no es posible inter-
pretarlos desde un punto de vista material. Para la autora   21
son transparentes, porque contienen la profunda divinidad
de la Biblia.

La Ciencia Cristiana está alboreando sobre una era ma-   24
terialista. Las grandes realidades espirituales del ser, cual
rayos de luz, resplandecen en medio de las ti-   *El amanecer
nieblas, aunque las tinieblas, no comprendién-   *de verdades   27
dolas, tal vez nieguen su realidad. La prueba   *espirituales
de que el sistema expuesto en este libro es cristianamente
científico se funda en el bien que este sistema cumple, por-   30
que sana sobre la base de un Principio demostrable y
divino que todos pueden comprender.

Si las matemáticas presentaran mil ejemplos distintos de   33
una sola regla, la demostración de un solo ejemplo proba-

1 authenticate all the others. A simple statement of Christian Science, if demonstrated by healing, contains the
3 *Proof given in healing*   proof of all here said of Christian Science. If
one of the statements in this book is true, every
one must be true, for not one departs from the stated sys-
6 tem and rule. You can prove for yourself, dear reader,
the Science of healing, and so ascertain if the author has
given you the correct interpretation of Scripture.

9   The late Louis Agassiz, by his microscopic examination
of a vulture's ovum, strengthens the thinker's conclusions
Embryonic evolution   as to the scientific theory of creation. Agassiz
12 was able to see in the egg the earth's atmos-
phere, the gathering clouds, the moon and stars, while the
germinating speck of so-called embryonic life seemed a
15 small sun. In its history of mortality, Darwin's theory
of evolution from a material basis is more consistent than
most theories. Briefly, this is Darwin's theory, — that
18 Mind produces its opposite, matter, and endues matter
with power to recreate the universe, including man. Material evolution implies that the great First Cause must
21 become material, and afterwards must either return to
Mind or go down into dust and nothingness.

The Scriptures are very sacred. Our aim must be to
24 have them understood spiritually, for only by this understanding can truth be gained. The true the-
True theory of the universe   ory of the universe, including man, is not in
27 material history but in spiritual development.
Inspired thought relinquishes a material, sensual, and
mortal theory of the universe, and adopts the spiritual and
30 immortal.

It is this spiritual perception of Scripture, which lifts
humanity out of disease and death and inspires faith.

ría la verdad de todos los demás. Una simple declaración 1
de la Ciencia Cristiana, si se demuestra por la curación,
contiene la prueba de todo lo que aquí se dice   3
de la Ciencia Cristiana. Si una sola de las de-   La prueba
claraciones en este libro es verdad, todas tienen   dada en
    la curación
que ser verdad, pues ninguna de ellas se desvía del sistema 6
y la regla aquí expuestos. Puedes comprobar por ti mismo,
querido lector, la Ciencia de la curación y así cerciorarte
si la autora te ha dado la interpretación correcta de las 9
Escrituras.

El finado Luis Agassiz, al examinar microscópicamente
un huevo de buitre, refuerza las conclusiones de los pensa- 12
dores sobre la teoría científica de la creación.   Evolución
Agassiz pudo ver en el huevo la atmósfera de la   embrionaria
tierra, las nubes en proceso de formación, la luna y las 15
estrellas, mientras que el punto germinante de la llamada
vida embrionaria parecía un pequeño sol. En su historia
de la existencia mortal, la teoría de Darwin sobre la evolu- 18
ción que parte desde una base material, es más coherente
que la mayoría de las teorías. En pocas palabras, la teoría
de Darwin es esta —que la Mente produce su opuesto, la 21
materia, y dota a la materia de poder para volver a crear al
universo, incluso el hombre. La evolución material da a
entender que la gran Causa Primera debe de volverse ma- 24
terial y que después debe de retornar a la Mente o redu-
cirse al polvo y a la nada.

Las Escrituras son muy sagradas. Nuestro objetivo de- 27
be ser el de contribuir a que se las comprenda espiritualmente, porque sólo mediante esa comprensión   Teoría
se puede llegar a la verdad. La teoría verda-   verdadera 30
dera del universo, incluso el hombre, no se   del universo
encuentra en la historia material sino en el desarrollo espiritual. El pensamiento inspirado renuncia a una teoría 33
material, sensual y mortal del universo y adopta la espiritual e inmortal.

Es esa percepción espiritual de las Escrituras lo que 36
saca a la humanidad de la enfermedad y la muerte e inspi-

1 "The Spirit and the bride say, Come! . . . and whosoever will, let him take the water of life freely." Christian
3 Scriptural   Science separates error from truth, and breathes
perception   through the sacred pages the spiritual sense of
life, substance, and intelligence. In this Science, we dis-
6 cover man in the image and likeness of God. We see that
man has never lost his spiritual estate and his eternal
harmony.

9   How little light or heat reach our earth when clouds
cover the sun's face! So Christian Science can be seen
The clouds   only as the clouds of corporeal sense roll away.
12 dissolving   Earth has little light or joy for mortals before
Life is spiritually learned. Every agony of mortal error
helps error to destroy error, and so aids the apprehension
15 of immortal Truth. This is the new birth going on
hourly, by which men may entertain angels, the true
ideas of God, the spiritual sense of being.

18   Speaking of the origin of mortals, a famous naturalist
says: "It is very possible that many general statements
Prediction of   now current, about birth and generation, will
21 a naturalist   be changed with the progress of information."
Had the naturalist, through his tireless researches, gained
the diviner side in Christian Science, — so far apart from
24 his material sense of animal growth and organization, —
he would have blessed the human race more abundantly.

Natural history is richly endowed by the labors and
27 genius of great men. Modern discoveries have brought
Methods of   to light important facts in regard to so-called
reproduction   embryonic life. Agassiz declares ("Methods
30 of Study in Natural History," page 275): "Certain animals, besides the ordinary process of generation, also
increase their numbers naturally and constantly by self-

ra fe. "El Espíritu y la Esposa dicen: ¡Ven!... y el que   1
quiera, tome del agua de la vida gratuitamente". La Ciencia Cristiana separa al error de la verdad e in-   Percepción de   3
funde a las páginas sagradas con el sentido es-   las Escrituras
piritual de la vida, la sustancia y la inteligencia. En esta
Ciencia descubrimos al hombre a imagen y semejanza de   6
Dios. Vemos que el hombre nunca ha perdido su estado
espiritual y su eterna armonía.

¡Qué poca luz o calor llega a nuestra tierra cuando las   9
nubes cubren la faz del sol! Así la Ciencia Cristiana puede
verse sólo a medida que se disipen las nubes de   Las nubes
los sentidos corporales. La tierra tiene poca luz   se disipan   12
o gozo para los mortales antes que la Vida se comprenda
espiritualmente. Toda agonía del error mortal ayuda al
error a destruir al error y contribuye así a la aprehensión   15
de la Verdad inmortal. Eso es el nuevo nacimiento, que
continúa hora tras hora, por el cual los hombres pueden
hospedar ángeles, las ideas verdaderas de Dios, el sentido   18
espiritual del ser.

Al hablar del origen de los mortales, un famoso naturalista dice: "Es muy posible que muchas afirmaciones gene-   21
rales que se hacen corrientemente en cuanto al   Predicción de
nacimiento y la generación, cambien con el pro-   un naturalista
greso de los conocimientos". Si el naturalista, mediante   24
sus incansables investigaciones, hubiese alcanzado el significado más divino, revelado en la Ciencia Cristiana —tan
alejado de su propio concepto material de desarrollo y or-   27
ganización animales— habría bendecido a la raza humana
más abundantemente.

Los trabajos y el genio de grandes hombres han enrique-   30
cido mucho a la historia natural. Los descubrimientos modernos han sacado a luz verdades importantes   Métodos de
con respecto a la llamada vida embrionaria.   reproducción   33
Agassiz declara ("Métodos de estudio en historia natural",
página 275): "Ciertos animales, además del procedimiento
ordinario de generación, también se multiplican de una   36

1 division." This discovery is corroborative of the Science
of Mind, for this discovery shows that the multiplication
3 of certain animals takes place apart from sexual conditions. The supposition that life germinates in eggs and
must decay after it has grown to maturity, if not before,
6 is shown by divine metaphysics to be a mistake, — a
blunder which will finally give place to higher theories
and demonstrations.

9   Creatures of lower forms of organism are supposed
to have, as classes, three different methods of reproduc-
The three   tion and to multiply their species sometimes
12 processes   through eggs, sometimes through buds, and
sometimes through self-division. According to recent
lore, successive generations do not begin with the *birth* of
15 new individuals, or personalities, but with the formation
of the nucleus, or egg, from which one or more individualities subsequently emerge; and we must therefore look
18 upon the simple ovum as the germ, the starting-point, of
the most complicated corporeal structures, including those
which we call human. Here these material researches
21 culminate in such vague hypotheses as must necessarily
attend false systems, which rely upon physics and are devoid of metaphysics.

24   In one instance a celebrated naturalist, Agassiz, dis-
covers the pathway leading to divine Science, and beards
Deference to   the lion of materialism in its den. At that
27 material law   point, however, even this great observer mistakes nature, forsakes Spirit as the divine origin of
creative Truth, and allows matter and material law to
30 usurp the prerogatives of omnipotence. He absolutely
drops from his summit, coming down to a belief in the
material origin of man, for he virtually affirms that

manera natural y constante por autodivisión". Ese descu- 1
brimiento corrobora a la Ciencia de la Mente, porque ese
descubrimiento enseña que la multiplicación de ciertos 3
animales ocurre independientemente de condiciones se-
xuales. La metafísica divina muestra que la suposición de
que la vida germina en óvulos y que tiene que decaer des- 6
pués de haber llegado a la madurez, si no antes, es una
equivocación —un desatino que al fin cederá el lugar a
teorías y demostraciones más elevadas. 9

Se supone que seres de formas inferiores de organismo
tienen, según su clasificación, tres modos distintos de reproducción y que multiplican sus especies a   Los tres pro- 12
veces por medio de óvulos, a veces mediante   cedimientos
brotes y a veces por autodivisión. De acuerdo con investigaciones recientes, las generaciones sucesivas no comien- 15
zan con el *nacimiento* de nuevos individuos, o personalidades, sino con la formación del núcleo, u óvulo, del cual
emergen subsiguientemente una o más entidades indivi- 18
duales; y, por tanto, tenemos que considerar al simple
óvulo como el germen, o punto de partida, de las estruc-
turas corporales más complejas, incluyendo las que llama- 21
mos humanas. Aquí esas investigaciones materiales cul-
minan en hipótesis tan vagas como las que acompañan
necesariamente los sistemas falsos, que se apoyan en la 24
física y están desprovistos de metafísica.

En una ocasión, un célebre naturalista, Agassiz, descubre la senda que conduce a la Ciencia divina, y desafía 27
al león del materialismo en su guarida. En ese
punto, sin embargo, aun ese gran observador   Deferencia
a la ley
se equivoca sobre la naturaleza, abandona al   material
Espíritu como origen divino de la Verdad creadora y per- 30
mite que la materia y la ley material usurpen las prerrogativas de la omnipotencia. Cae del todo de su pináculo y 33
desciende a una creencia en el origen material del hombre,

1 the germ of humanity is in a circumscribed and non-
intelligent egg.

3   If this be so, whence cometh Life, or Mind, to the
human race? Matter surely does not possess Mind.

Deep-reach-   God is the Life, or intelligence, which forms
6 ing interro-   and preserves the individuality and identity
gations   of animals as well as of men. God cannot
become finite, and be limited within material bounds.

9 Spirit cannot become matter, nor can Spirit be developed
through its opposite. Of what avail is it to investigate
what is miscalled material life, which ends, even as it be-

12 gins, in nameless nothingness? The true sense of being
and its eternal perfection should appear now, even as it
will hereafter.

15   Error of thought is reflected in error of action. The
continual contemplation of existence as material and cor-

Stages of   poreal — as beginning and ending, and with
18 existence   birth, decay, and dissolution as its component
stages — hides the true and spiritual Life, and causes
our standard to trail in the dust. If Life has any starting-

21 point whatsoever, then the great I AM is a myth. If Life
is God, as the Scriptures imply, then Life is not embryonic, it is infinite. An egg is an impossible enclosure for

24 Deity.

Embryology supplies no instance of one species producing its opposite. A serpent never begets a bird, nor

27 does a lion bring forth a lamb. Amalgamation is deemed
monstrous and is seldom fruitful, but it is not so hideous
and absurd as the supposition that Spirit — the pure and

30 holy, the immutable and immortal — can originate the
impure and mortal and dwell in it. As Christian Science
repudiates self-evident impossibilities, the material senses

porque afirma virtualmente que el germen del linaje hu- 1
mano está en un óvulo circunscrito y no inteligente.

Si es así, ¿de dónde viene la Vida, o la Mente, a la raza 3
humana? La materia por cierto no posee Mente. Dios es
la Vida, o inteligencia, que forma y preserva la *Interrogantes*
individualidad e identidad tanto de los ani- *de profundo* 6
males como de los hombres. Dios no puede *alcance*
volverse finito y estar limitado dentro de confines materiales. El Espíritu no puede convertirse en materia, ni puede 9
el Espíritu ser producido por medio de su opuesto. ¿De
qué sirve investigar lo que equivocadamente se llama vida
material, que acaba tal como empieza, en la anónima na- 12
da? El concepto verdadero del ser y su perfección eterna
debiera aparecer ahora, tal como aparecerá posteriormente. 15

Errores de pensamiento se reflejan en errores de acción.
El considerar continuamente a la existencia como material
y corporal —como teniendo comienzo y fin y *Etapas de la* 18
cuyas fases constituyentes son el nacimiento, la *existencia*
decadencia y la disolución— oculta la Vida verdadera y
espiritual y hace que nuestro estandarte se arrastre en el 21
polvo. Si la Vida tiene algún punto de partida, sea cual
fuere, entonces el gran YO SOY es un mito. Si la Vida es
Dios, como dan a entender las Escrituras, entonces la Vida 24
no es embrionaria sino infinita. Un óvulo es un recinto
imposible para la Deidad.

La embriología no ofrece ningún ejemplo de que una 27
especie produzca su opuesto. Una serpiente jamás procrea
un pájaro, ni un león engendra un cordero. El cruzamiento de especies distintas se considera monstruoso y es 30
raramente fructífero, pero no es tan horrible ni absurdo
como la suposición de que el Espíritu —lo puro y santo, lo
inmutable e inmortal— pueda originar lo impuro y mortal 33
y morar en ello. Como la Ciencia Cristiana repudia imposibilidades manifiestas, los sentidos materiales tienen

1 must father these absurdities, for both the material senses
and their reports are unnatural, impossible, and unreal.

3   Either Mind produces, or it is produced. If Mind is
first, it cannot produce its opposite in quality and quantity,

The real   called matter. If matter is first, it cannot pro-
6 producer   duce Mind. Like produces like. In natural
history, the bird is not the product of a beast. In spiritual
history, matter is not the progenitor of Mind.

9   One distinguished naturalist argues that mortals spring
from eggs and in races. Mr. Darwin admits this, but he

The ascent   adds that mankind has ascended through all
12 of species   the lower grades of existence. Evolution describes the gradations of human belief, but it does not
acknowledge the method of divine Mind, nor see that ma-
15 terial methods are impossible in divine Science and that
all Science is of God, not of man.

    Naturalists ask: "What can there be, of a material
18 nature, transmitted through these bodies called eggs, —

Transmitted   themselves composed of the simplest material
peculiarities elements, — by which all peculiarities of an-
21 cestry, belonging to either sex, are brought down from
generation to generation?" The question of the naturalist amounts to this: How can matter originate or trans-
24 mit mind? We answer that it cannot. Darkness and
doubt encompass thought, so long as it bases creation on
materiality. From a material standpoint, "Canst thou
27 by searching find out God?" All must be Mind, or
else all must be matter. Neither can produce the other.
Mind is immortal; but error declares that the material
30 seed must decay in order to propagate its species, and
the resulting germ is doomed to the same routine.

    The ancient and hypothetical question, Which is first,

que ser los autores de tales absurdos, porque tanto los sen- 1
tidos materiales como sus dictámenes son antinaturales,
imposibles e irreales. 3

O bien la Mente produce, o es producida. Si la Mente es
primera, no puede producir su opuesto en cualidad y cantidad, llamado materia. Si la materia es pri- El productor 6
mera, no puede producir a la Mente. Lo igual verdadero
produce su igual. En la historia natural, el ave no es el
producto de una bestia. En la historia espiritual, la ma- 9
teria no es el progenitor de la Mente.

Un distinguido naturalista arguye que los mortales nacen de óvulos y en grupos raciales. Darwin admite eso, 12
pero añade que la humanidad ha ascendido a La progresión
través de todas las etapas inferiores de existen- ascendente de
cia. La evolución describe los pasos graduales las especies 15
de la creencia humana, pero no reconoce el método de la
Mente divina, ni comprende que los métodos materiales
son imposibles en la Ciencia divina y que toda Ciencia es 18
de Dios y no del hombre.

Los naturalistas preguntan: "¿Qué puede haber, que sea
de naturaleza material, transmitida por medio de esos 21
cuerpos llamados óvulos —compuestos ellos Peculiari-
mismos de los elementos materiales más sim- dades
ples— por los cuales descienden de generación transmitidas 24
en generación todas las peculiaridades de los antepasados,
pertenecientes a uno u otro sexo?" La pregunta del naturalista se reduce a esto: ¿Cómo puede la materia originar o 27
transmitir a la mente? Nosotros contestamos que no
puede. Siempre que el pensamiento funde a la creación
sobre cimientos materiales, estará envuelto en oscuridad y 30
duda. Desde un punto de vista material, "¿Descubrirás tú
los secretos de Dios?" Todo tiene que ser Mente, o de lo
contrario, todo tiene que ser materia. Ninguna de ellas 33
puede producir a la otra. La Mente es inmortal; pero el
error declara que la semilla material tiene que descomponerse para propagar su especie, y el germen resultante 36
está condenado a la misma rutina.

La antigua e hipotética pregunta: ¿Qué es primero,

1 the egg or the bird? is answered, if the egg produces the
parent. But we cannot stop here. Another question
3 Causation not follows: Who or what produces the parent of
in matter   the egg? That the earth was hatched from the
"egg of night" was once an accepted theory. Heathen
6 philosophy, modern geology, and all other material hypotheses deal with causation as contingent on matter
and as necessarily apparent to the corporeal senses, even
9 where the proof requisite to sustain this assumption is un-
discovered. Mortal theories make friends of sin, sickness,
and death; whereas the spiritual scientific facts of exist-
12 ence include no member of this dolorous and fatal triad.

Human experience in mortal life, which starts from an
egg, corresponds with that of Job, when he says, "Man
15 Emergence   that is born of a woman is of few days, and
of mortals   full of trouble." Mortals must emerge from
this notion of material life as all-in-all. They must peck
18 open their shells with Christian Science, and look outward
and upward. But thought, loosened from a material
basis but not yet instructed by Science, may become wild
21 with freedom and so be self-contradictory.

From a material source flows no remedy for sorrow,
sin, and death, for the redeeming power, from the ills
24 Persistence   they occasion, is not in egg nor in dust. The
of species   blending tints of leaf and flower show the
order of matter to be the order of mortal mind. The
27 intermixture of different species, urged to its utmost
limits, results in a return to the original species. Thus
it is learned that matter is a manifestation of mortal
30 mind, and that matter always surrenders its claims when
the perfect and eternal Mind is understood.

Naturalists describe the origin of mortal and material

el huevo o el ave? se responde si el huevo engendra al pro-   1
genitor. Pero no podemos detenernos aquí. Sigue otra
pregunta: ¿Quién o qué engendra al progeni-   3
tor del huevo? Que la tierra fue incubada del   *La causalidad no está en la materia*
"huevo de la noche" fue en otro tiempo una te-
oría aceptada. La filosofía pagana, la geología moderna   6
y todas las demás hipótesis materiales consideran que la
causalidad depende de la materia y que se evidencia necesariamente a los sentidos corporales, aun cuando la prueba   9
indispensable para sostener tal suposición no se ha descubierto. Las teorías mortales se hacen amigas del pecado,
de la enfermedad y de la muerte, mientras que los hechos   12
científicos y espirituales de la existencia no incluyen ningún miembro de ese trío doloroso y funesto.

La experiencia humana en la vida mortal, que empieza   15
con un óvulo, corresponde a la de Job cuando dice: "El
hombre nacido de mujer, corto [es] de días, y   *Emancipación de los mortales*
hastiado de sinsabores". Los mortales tienen   18
que emerger de esa noción de que la vida material es todo-en-todo. Tienen que romper sus cascarones
con la Ciencia Cristiana y mirar hacia afuera y arriba.   21
Mas es posible que el pensamiento, desligado de su base
material pero aún sin instrucción en la Ciencia, se desen-
frene con esa libertad y de esa manera se contradiga.   24

De una fuente material no fluye remedio para el pesar,
el pecado y la muerte, porque el poder que redime de los
males que éstos causan no está ni en el óvulo ni   *Persistencia de las especies*
en el polvo. Los matices combinados de la hoja   27
y la flor demuestran que el orden de la materia
es el orden de la mente mortal. El cruzamiento de distin-   30
tas especies, llevado hasta sus límites extremos, resulta en
un regreso a las especies originales. Así se aprende que la
materia es una manifestación de la mente mortal, y que la   33
materia siempre abandona sus pretensiones cuando se comprende a la Mente perfecta y eterna.

Los naturalistas describen el origen de la existencia mor-   36

1 existence in the various forms of embryology, and accompany their descriptions with important observations,
3   which should awaken thought to a higher and
Better basis
than   purer contemplation of man's origin. This
embryology   clearer consciousness must precede an under-
6 standing of the harmony of being. Mortal thought must
obtain a better basis, get nearer the truth of being, or
health will never be universal, and harmony will never
9 become the standard of man.

One of our ablest naturalists has said: "We have no
right to assume that individuals have grown or been
12 formed under circumstances which made material conditions essential to their maintenance and reproduction,
or important to their origin and first introduction."
15 Why, then, is the naturalist's basis so materialistic,
and why are his deductions generally material?

Adam was created before Eve. In this instance, it is
18 seen that the maternal egg never brought forth Adam.
All nativity   Eve was formed from Adam's rib, not from a
in thought   fœtal ovum. Whatever theory may be adopted
21 by general mortal thought to account for human origin,
that theory is sure to become the signal for the appearance of its method in finite forms and operations. If con-
24 sentaneous human belief agrees upon an ovum as the
point of emergence for the human race, this potent belief
will immediately supersede the more ancient supersti-
27 tion about the creation from dust or from the rib of our
primeval father.

You may say that mortals are formed before they
30 Being is   think or know aught of their origin, and you
immortal   may also ask how belief can affect a result
which precedes the development of that belief. It can

tal y material en las diversas formas de la embriología y   1
acompañan sus descripciones con importantes observaciones que debieran despertar el pensamiento a   3
una consideración más elevada y más pura del   *Base mejor que la embriología*
origen del hombre. Esa consciencia más escla-
recida tiene que preceder a una comprensión de la armo-   6
nía del ser. El pensamiento mortal tiene que obtener una
base mejor, tiene que aproximarse más a la verdad del ser,
pues de lo contrario la salud jamás será universal y la ar-   9
monía jamás llegará a ser la norma del hombre.

Uno de nuestros naturalistas más competentes ha dicho:
"No tenemos razón para suponer que los individuos hayan   12
crecido o se hayan formado bajo circunstancias que hicieran esenciales las condiciones materiales para su sub-
sistencia y reproducción o importantes para su origen y   15
aparición inicial". ¿Por qué, entonces, se coloca el naturalista sobre una base tan materialista, y por qué son sus deducciones generalmente materiales?   18

Adán fue creado antes que Eva. En ese caso es evidente que el óvulo materno nunca engendró a Adán. Eva fue
formada de la costilla de Adán, no de un óvulo   *Todo*   21
fetal. Cualquiera que sea la teoría que adopte   *nacimiento está en el*
el pensamiento mortal general para explicar el   *pensamiento*
origen humano, esa teoría seguramente será la señal para   24
que aparezca su método en formas y actuaciones finitas.
Si la creencia humana acepta de común acuerdo la hipótesis de que un óvulo es el punto de partida de la raza hu-   27
mana, esa creencia potente suplantará inmediatamente la
superstición más antigua de que la creación procede del
polvo o de la costilla de nuestro padre primitivo.   30

Se puede alegar que los mortales se forman antes que
piensen o que sepan algo de su origen, y se pre-   *El ser es*
guntará también cómo es que la creencia puede   *inmortal*   33
afectar un resultado que precede al desarrollo de esa creencia. Sólo puede contestarse que la Ciencia Cristiana revela

1 only be replied, that Christian Science reveals what "eye
hath not seen," — even the cause of all that exists, — for
3 the universe, inclusive of man, is as eternal as God, who
is its divine immortal Principle. There is no such thing
as mortality, nor are there properly any mortal beings,
6 because being is immortal, like Deity, — or, rather, being
and Deity are inseparable.

Error is always error. It is *no thing*. Any statement
9 of life, following from a misconception of life, is errone-
Our conscious ous, because it is destitute of any knowledge
development of the so-called selfhood of life, destitute of
12 any knowledge of its origin or existence. The mortal
is unconscious of his fœtal and infantile existence; but
as he grows up into another false claim, that of self-con-
15 scious matter, he learns to say, "I am somebody; but
who made me?" Error replies, "God made you." The
first effort of error has been and is to impute to God the
18 creation of whatever is sinful and mortal; but infinite
Mind sets at naught such a mistaken belief.

Jesus defined this opposite of God and His creation
21 better than we can, when he said, "He is a liar, and the
Mendacity father of it." Jesus also said, "Have not I
of error chosen you twelve, and one of you is a devil?"
24 This he said of Judas, one of Adam's race. Jesus never
intimated that God made a devil, but he did say, "Ye
are of your father, the devil." All these sayings were to
27 show that mind in matter is the author of itself, and is
simply a falsity and illusion.

It is the general belief that the lower animals are less
30 Ailments sickly than those possessing higher organiza-
of animals tions, especially those of the human form.
This would indicate that there is less disease in propor-

"cosas que ojo no vio" —o sea, la causa de todo cuanto   1
existe— pues el universo, incluso el hombre, es tan eterno
como Dios, quien es su Principio inmortal y divino. No hay   3
tal cosa como mortalidad, ni hay, de hecho, seres mortales,
porque el ser es inmortal, como la Deidad —o, más
bien, el ser y la Deidad son inseparables.   6

El error siempre es error. No es *alguna cosa.* Cualquier
declaración acerca de la vida que se deduzca de una concepción equivocada acerca de la vida, es erró-   9
nea por estar desprovista de todo conocimiento *Nuestro desarrollo consciente*
de la llamada entidad de la vida, desprovista de
todo conocimiento de su origen o existencia. El mortal no   12
está consciente de su existencia fetal e infantil; pero a medida que se desarrolla y penetra otra falsa pretensión, la de
materia autoconsciente, aprende a decir: "Yo soy alguien;   15
pero ¿quién me creó?" El error responde: "Dios te creó".
El primer esfuerzo del error ha sido, y es, imputar a Dios
la creación de todo lo que es pecaminoso y mortal; pero   18
la Mente infinita anula creencia tan equivocada.

Jesús definió ese opuesto de Dios y de Su creación, mejor de lo que podemos hacerlo nosotros, cuando dijo: "Es   21
mentiroso, y padre de mentira". Jesús también *Mendacidad del error*
dijo: "¿No os he escogido yo a vosotros los
doce, y uno de vosotros es diablo?" Eso lo dijo de Judas,   24
uno de la raza de Adán. Jesús jamás dio a entender que
Dios hizo un diablo, pero sí dijo: "Vosotros sois de vuestro
padre el diablo". Todos esos dichos fueron para demos-   27
trar que la mente en la materia es la autora de sí misma y
que es simplemente una falsedad e ilusión.

Se cree generalmente que los animales infe-   30
riores son menos enfermizos que los que poseen *Enfermedades de los animales*
organismos superiores, especialmente aquellos
de forma humana. Eso indicaría que hay menos enferme-   33

1 tion as the force of mortal mind is less pungent or sensitive, and that health attends the absence of mortal mind.

3 A fair conclusion from this might be, that it is the human
belief, and not the divine arbitrament, which brings the
physical organism under the yoke of disease.

6   An inquirer once said to the discoverer of Christian
Science: "I like your explanations of truth, but I do
Ignorance the not comprehend what you say about error."
9 sign of error This is the nature of error. The mark of ignorance is on its forehead, for it neither understands nor
can be understood. Error would have itself received as
12 mind, as if it were as real and God-created as truth; but
Christian Science attributes to error neither entity nor
power, because error is neither mind nor the outcome of
15 Mind.

Searching for the origin of man, who is the reflection
of God, is like inquiring into the origin of God, the self-
18 The origin   existent and eternal. Only impotent error
of divinity   would seek to unite Spirit with matter, good
with evil, immortality with mortality, and call this
21 sham unity *man,* as if man were the offspring of both
Mind and matter, of both Deity and humanity. Creation rests on a spiritual basis. We lose our standard of
24 perfection and set aside the proper conception of Deity,
when we admit that the perfect is the author of aught
that can become imperfect, that God bestows the power
27 to sin, or that Truth confers the ability to err. Our
great example, Jesus, could restore the individualized
manifestation of existence, which seemed to vanish in
30 death. Knowing that God was the Life of man, Jesus
was able to present himself unchanged after the crucifixion. Truth fosters the idea of Truth, and not the be-

dades en proporción en que la fuerza de la mente mortal es   1
menos aguda o sensible y que la salud se presenta cuando
la mente mortal está ausente.   Una deducción lógica de   3
eso podría ser que es la creencia humana, y no el arbitrio
divino, lo que pone al organismo físico bajo el yugo de la
enfermedad.   6

Cierto investigador dijo una vez a la descubridora de la
Ciencia Cristiana: "Me gustan sus explicaciones de la verdad, pero no comprendo lo que usted dice acer-   La ignorancia   9
ca del error".   Esa es la naturaleza del error.   es la señal
La marca de la ignorancia está sobre su frente,   del error
pues ni comprende ni puede ser comprendido.   El error   12
quisiera pasar por mente, como si fuera tan real y tan creado por Dios como la verdad; pero la Ciencia Cristiana no
atribuye al error ni entidad ni poder, porque el error no es   15
mente ni el producto de la Mente.

Investigar el origen del hombre, que es el reflejo de
Dios, es como indagar el origen de Dios, el autoexistente y   18
eterno.   Sólo el impotente error trataría de unir   El origen de
al Espíritu con la materia, al bien con el mal, a   la divinidad
la inmortalidad con la mortalidad, y llamar esa falsa uni-   21
dad *hombre,* como si el hombre fuera a la vez vástago de la
Mente y de la materia, de la Deidad y de la humanidad.
La creación descansa sobre una base espiritual.   Perdemos   24
nuestra norma de perfección y desechamos el verdadero
concepto de la Deidad cuando admitimos que lo perfecto
es el autor de algo que pueda volverse imperfecto, que   27
Dios otorga el poder de pecar o que la Verdad confiere la
facultad de errar.   Jesús, nuestro gran ejemplo, pudo restaurar la manifestación individualizada de la existencia,   30
que parecía desvanecerse en la muerte.   Sabiendo que Dios
era la Vida del hombre, Jesús pudo presentarse inalterado
después de la crucifixión.   La Verdad ampara a la idea de   33

1 lief in illusion or error. That which is real, is sustained
by Spirit.

3   Vertebrata, articulata, mollusca, and radiata are mortal and material concepts classified, and are supposed to

Genera   possess life and mind. These false beliefs
6 classified   will disappear, when the radiation of Spirit
destroys forever all belief in intelligent matter. Then
will the new heaven and new earth appear, for the for-
9 mer things will have passed away.

Mortal belief infolds the conditions of sin. Mortal
belief dies to live again in renewed forms, only to go out

12   at last forever; for life everlasting is not to be
The
Christian's   gained by dying. Christian Science may ab-
privilege   sorb the attention of sage and philosopher, but

15 the Christian alone can fathom it. It is made known
most fully to him who understands best the divine Life.
Did the origin and the enlightenment of the race come

18 from the deep sleep which fell upon Adam? Sleep is
darkness, but God's creative mandate was, "Let there be
light." In sleep, cause and effect are mere illusions.

21 They seem to be something, but are not. Oblivion and
dreams, not realities, come with sleep. Even so goes on
the Adam-belief, of which mortal and material life is the

24 dream.

Ontology receives less attention than physiology. Why?

Ontology   Because mortal mind must waken to spiritual
27 versus   life before it cares to solve the problem of
physiology   being, hence the author's experience; but when
that awakening comes, existence will be on a new stand-

30 point.

It is related that a father plunged his infant babe, only
a few hours old, into the water for several minutes, and

la Verdad y no a la creencia en la ilusión o el error. Lo 1
que es real está sostenido por el Espíritu.

Los vertebrados, articulados, moluscos y radiados son 3
conceptos mortales y materiales clasificados, y se supone
que tienen vida y mente. Esas falsas creencias
desaparecerán cuando la radiación del Espíritu   La clasifica-
                                                   ción de   6
destruya para siempre toda creencia en materia   los géneros
inteligente. Entonces aparecerán el cielo nuevo y la tierra
nueva, porque las cosas de antes habrán pasado ya. 9

La creencia mortal lleva en sí las condiciones del pecado. La creencia mortal muere y vuelve a vivir en formas
renovadas, sólo para desaparecer al fin para   El privilegio 12
siempre; porque la vida eterna no se logra por   del cristiano
la muerte. La Ciencia Cristiana puede absorber la atención del sabio y del filósofo, pero sólo el cristiano puede 15
comprenderla a fondo. Se revela más plenamente a quien
comprende mejor la Vida divina. ¿Acaso vinieron el origen y la iluminación de la raza humana del sueño pro- 18
fundo que cayó sobre Adán? El sueño es oscuridad, pero
el mandato creador de Dios fue: "Sea la luz". En el sueño,
causa y efecto son meras ilusiones. Parecen ser algo, pero 21
no lo son. Olvido y sueños, no realidades, nos vienen al
dormir. De igual modo prosigue la creencia de Adán, de
la cual la vida mortal y material es el sueño. 24

La ontología recibe menos atención que la fisiología.
¿Por qué? Porque la mente mortal tiene que
despertar a la vida espiritual antes que pueda   Ontología
                                                  en contraste 27
interesarse por resolver el problema del ser, de con fisiología
ahí la experiencia de la autora; pero cuando venga ese despertar, la existencia se fundará sobre un nuevo punto de 30
vista.

Se cuenta que un padre sumergía en el agua por varios
minutos a su hijo recién nacido y repetía esa operación 33

1 repeated this operation daily, until the child could remain
   under water twenty minutes, moving and playing with-
3 out harm, like a fish. Parents should remember this,
   and learn how to develop their children properly on dry
   land.

6   Mind controls the birth-throes in the lower realms of
   nature, where parturition is without suffering. Vege-

   The curse   tables, minerals, and many animals suffer no
9 *removed*   pain in multiplying; but human propagation
   has its suffering because it is a false belief. Christian Science reveals harmony as proportionately increasing as the
12 line of creation rises towards spiritual man, — towards
   enlarged understanding and intelligence; but in the line
   of the corporeal senses, the less a mortal knows of sin,
15 disease, and mortality, the better for him, — the less pain
   and sorrow are his. When the mist of mortal mind evaporates, the curse will be removed which says to woman,
18 "In sorrow thou shalt bring forth children." Divine
   Science rolls back the clouds of error with the light of
   Truth, and lifts the curtain on man as never born and as
21 never dying, but as coexistent with his creator.

       Popular theology takes up the history of man as if he
   began materially right, but immediately fell into mental
24 sin; whereas revealed religion proclaims the Science of
   Mind and its formations as being in accordance with
   the first chapter of the Old Testament, when God, Mind,
27 spake and it was done.

diariamente, hasta que el niño pudo permanecer bajo el   1
agua veinte minutos, moviéndose y jugando sin dificultad,
como si fuera un pez. Padres y madres debieran tomar   3
nota de eso y aprender a desarrollar a sus hijos debidamente en tierra seca.

La Mente gobierna los partos en los reinos inferiores de   6
la naturaleza, donde el alumbramiento es sin sufrimiento.
Los vegetales, los minerales y muchos anima-   La maldición
les no sufren dolor al multiplicarse; pero la pro-   levantada   9
pagación humana tiene sus sufrimientos, porque es una
creencia falsa. La Ciencia Cristiana revela que la armonía
va aumentando progresivamente a medida que el orden   12
de la creación se eleva hacia el hombre espiritual —hacia
mayor comprensión e inteligencia; pero en el orden de los
sentidos corporales, cuanto menos sepa un mortal acerca   15
del pecado, la enfermedad y la mortalidad, tanto mejor
para él —tanto menos dolor y pesar tendrá. Cuando se
evapore la neblina de la mente mortal, se levantará la   18
maldición que dice a la mujer: "Con dolor darás a luz los
hijos". La Ciencia divina disipa las nubes del error con
la luz de la Verdad, levanta el telón y revela que el hombre   21
nunca ha nacido y nunca muere, sino que coexiste con su
creador.

La teología popular comienza la historia del hombre   24
como si él hubiera empezado materialmente bien pero inmediatamente hubiese caído en pecado mental; mientras
que la religión revelada proclama que la Ciencia de la   27
Mente y sus formaciones está de acuerdo con el primer
capítulo del Antiguo Testamento, cuando Dios, la Mente,
habló, y fue hecho.

   30

CHAPTER XVI

The Apocalypse

*Blessed is he that readeth, and they that
hear the words of this prophecy, and keep
those things which are written therein:
for the time is at hand.* — REVELATION.

*Great is the Lord, and greatly to be
praised in the city of our God, in the
mountain of His holiness.* — PSALMS.

1 ST. JOHN writes, in the tenth chapter of his book of
Revelation: —

3 And I saw another mighty angel come down from heaven,
clothed with a cloud: and a rainbow was upon his head, and
his face was as it were the sun, and his feet as pillars of
6 fire: and he had in his hand a little book open: and he
set his right foot upon the sea, and his left foot on the
earth.

9 This angel or message which comes from God, clothed
with a cloud, prefigures divine Science. To mortal sense
Science seems at first obscure, abstract, and
12 The new Evangel dark; but a bright promise crowns its brow.
When understood, it is Truth's prism and praise. When
you look it fairly in the face, you can heal by its means,
15 and it has for you a light above the sun, for God "is the
light thereof." Its feet are pillars of fire, foundations
of Truth and Love. It brings the baptism of the Holy
18 Ghost, whose flames of Truth were prophetically described by John the Baptist as consuming error.

558

CAPÍTULO XVI

El Apocalipsis

Bienaventurado el que lee, y los que
oyen las palabras de esta profecía, y guardan
las cosas en ella escritas; porque
el tiempo está cerca. — EL APOCALIPSIS.

Grande es Jehová, y digno de ser en gran
manera alabado en la ciudad de nuestro Dios,
en Su monte santo. — SALMOS.

S AN Juan escribe en el capítulo décimo de su libro   1
del Apocalipsis: —

Vi descender del cielo a otro ángel fuerte, envuelto en una   3
nube, con el arco iris sobre su cabeza; y su rostro era como el sol,
y sus pies como columnas de fuego. Tenía en su mano un librito
abierto; y puso su pie derecho sobre el mar, y el izquierdo sobre   6
la tierra.

Ese ángel o mensaje que viene de Dios, envuelto en una
nube, prefigura a la Ciencia divina. Para el sentido mor-   9
tal, la Ciencia parece al comienzo velada, abs-   El nuevo
tracta y oscura; pero una promesa luminosa   Evangelio
corona su frente. Cuando se la comprende es prisma y ala-   12
banza de la Verdad. Cuando la miráis abiertamente en la
cara, podéis curar por sus medios, y tiene para vosotros
una luz que sobrepasa al sol, porque Dios es "su lum-   15
brera". Sus pies son columnas de fuego, cimientos de Verdad y Amor. Trae el bautismo del Espíritu Santo, cuyas
llamas de Verdad fueron descritas proféticamente por   18
Juan el Bautista como consumidoras del error.

558

559 The Apocalypse

1   This angel had in his hand "a little book," open for all to read and understand. Did this same book contain
3 *Truth's volume*   the revelation of divine Science, the "right foot" or dominant power of which was upon the sea, — upon elementary, latent error, the source of
6 all error's visible forms? The angel's left foot was upon the earth; that is, a secondary power was exercised upon visible error and audible sin. The "still, small voice"
9 of scientific thought reaches over continent and ocean to the globe's remotest bound. The inaudible voice of Truth is, to the human mind, "as when a lion roareth."
12 It is heard in the desert and in dark places of fear. It arouses the "seven thunders" of evil, and stirs their latent forces to utter the full diapason of secret tones. Then is
15 the power of Truth demonstrated, — made manifest in the destruction of error. Then will a voice from harmony cry: "Go and take the little book. . . . Take it, and eat
18 it up; and it shall make thy belly bitter, but it shall be in thy mouth sweet as honey." Mortals, obey the heavenly evangel. Take divine Science. Read this book from
21 beginning to end. Study it, ponder it. It will be indeed sweet at its first taste, when it heals you; but murmur not over Truth, if you find its digestion bitter. When you
24 approach nearer and nearer to this divine Principle, when you eat the divine body of this Principle, — thus partaking of the nature, or primal elements, of Truth and Love,
27 — do not be surprised nor discontented because you must share the hemlock cup and eat the bitter herbs; for the Israelites of old at the Paschal meal thus prefigured this
30 perilous passage out of bondage into the El Dorado of faith and hope.

    The twelfth chapter of the Apocalypse, or Revela-

Ese ángel tenía en su mano "un librito" abierto para 1
que todos lo leyeran y comprendieran. ¿Contenía ese
mismo libro la revelación de la Ciencia divina, El libro de 3
cuyo "pie derecho", o poder dominante, estaba la Verdad
sobre el mar —sobre el error elemental y latente, el origen
de todas las formas visibles del error? El pie izquierdo del 6
ángel estaba sobre la tierra; esto es, un poder secundario se
empleaba contra el error visible y el pecado audible. La
"voz callada y suave"* del pensamiento científico cruza 9
continentes y océanos, hasta llegar a los extremos más remotos del globo. La voz inaudible de la Verdad es para la
mente humana como cuando "ruge un león". Se oye en el 12
desierto y en los lugares tenebrosos del temor. Despierta a
los "siete truenos" del mal e incita a sus fuerzas latentes a
que den voz a la gama completa de tonos secretos. En- 15
tonces el poder de la Verdad es demostrado —manifestándose en la destrucción del error. Entonces una voz procedente de la armonía exclamará: "Vé y toma el librito.... 18
Toma, y cómelo; y te amargará el vientre, pero en tu boca
será dulce como la miel". Mortales, obedeced el evangelio
celestial. Tomad la Ciencia divina. Leed este libro desde 21
el comienzo hasta el fin. Estudiadlo, meditadlo. Será
de veras dulce al saborearlo por vez primera, cuando os
sane; pero no murmuréis contra la Verdad si halláis 24
amarga su digestión. Cuando os acerquéis cada vez más
a ese Principio divino, cuando comáis el cuerpo divino de
ese Principio —participando así de la naturaleza, o ele- 27
mentos primarios, de la Verdad y el Amor— no estéis sor-
prendidos ni descontentos porque tenéis que participar de
la copa de cicuta y comer las hierbas amargas; porque los 30
israelitas de antaño en la cena pascual prefiguraron así
ese tránsito peligroso de la esclavitud a El Dorado de la fe
y la esperanza. 33

El capítulo duodécimo del Apocalipsis, o Revelación de

* Según la Versión Moderna de la Biblia

1 tion of St. John, has a special suggestiveness in connection with the nineteenth century. In the opening of the
3 To-day's   sixth seal, typical of six thousand years since
lesson   Adam, the distinctive feature has reference
to the present age.

6   *Revelation* xii. 1. And there appeared a great wonder in
heaven; a woman clothed with the sun, and the moon
under her feet, and upon her head a crown of twelve
9 stars.

Heaven represents harmony, and divine Science interprets the Principle of heavenly harmony. The great
12   miracle, to human sense, is divine Love, and
True estimate
of God's   the grand necessity of existence is to gain the
messenger   true idea of what constitutes the kingdom of
15 heaven in man. This goal is never reached while we
hate our neighbor or entertain a false estimate of anyone whom God has appointed to voice His Word. Again,
18 without a correct sense of its highest visible idea, we can
never understand the divine Principle. The botanist must
know the genus and species of a plant in order to classify
21 it correctly. As it is with things, so is it with persons.

Abuse of the motives and religion of St. Paul hid from
view the apostle's character, which made him equal to
24 Persecution   his great mission. Persecution of all who have
harmful   spoken something new and better of God has
not only obscured the light of the ages, but has been fatal
27 to the persecutors. Why? Because it has hid from
them the true idea which has been presented. To misunderstand Paul, was to be ignorant of the divine idea he
30 taught. Ignorance of the divine idea betrays at once a
greater ignorance of the divine Principle of the idea — igno-

San Juan, contiene una insinuación especial en relación
con el siglo diecinueve. Al abrir el sexto sello, La lección
que simboliza los seis mil años desde Adán, el de hoy
rasgo distintivo se refiere a la época presente.

El Apocalipsis 12:1. Apareció en el cielo una gran señal: una
mujer vestida del sol, con la luna debajo de sus pies, y sobre su
cabeza una corona de doce estrellas.

El cielo representa a la armonía, y la Ciencia divina interpreta al Principio de la armonía celestial. El gran milagro, para el sentido humano, es el Amor divino, Apreciación
y la gran necesidad de la existencia es obtener verdadera del
mensajero
la verdadera idea de lo que constituye el reino de Dios
de los cielos en el hombre. Esa meta jamás se alcanzará
mientras odiemos a nuestro prójimo o abriguemos una
opinión falsa de alguien a quien Dios ha designado para
proclamar Su Palabra. Además, sin un concepto correcto
de la idea visible más elevada del Principio divino, nunca
podremos comprender ese Principio. El botánico tiene que
conocer el género y especie de una planta para clasificarla
correctamente. Como es con las cosas, así es con las personas.

El vituperio a los motivos y religión de San Pablo ocultó
el carácter del apóstol, carácter que lo capacitó para su
gran misión. La persecución de todos los que La persecu-
han dicho algo nuevo y mejor acerca de Dios, ción es
perjudicial
no sólo ha oscurecido la luz de los siglos, sino
que ha sido funesta para los perseguidores. ¿Por qué? Porque les ha ocultado la verdadera idea que les fue presentada. No comprender a Pablo era ignorar la idea divina
que él enseñaba. Ignorancia respecto a la idea divina indica inmediatamente mayor ignorancia respecto al Principio

1   rance of Truth and Love. The understanding of Truth
and Love, the Principle which works out the ends of eternal
3   good and destroys both faith in evil and the practice of
evil, leads to the discernment of the divine idea.

Agassiz, through his microscope, saw the sun in an
6   egg at a point of so-called embryonic life. Because of
Espousals   his more spiritual vision, St. John saw an
supernal   "angel standing in the sun." The Revelator
9   beheld the spiritual idea from the mount of vision.
Purity was the symbol of Life and Love. The Revelator
saw also the spiritual ideal as a woman clothed in light, a
12 bride coming down from heaven, wedded to the Lamb
of Love. To John, "the bride" and "the Lamb" represented the correlation of divine Principle and spiritual idea,
15 God and His Christ, bringing harmony to earth.

John saw the human and divine coincidence, shown in
the man Jesus, as divinity embracing humanity in Life
18 Divinity and   and its demonstration, — reducing to human
humanity   perception and understanding the Life which
is God. In divine revelation, material and corporeal self-
21 hood disappear, and the spiritual idea is understood.

The woman in the Apocalypse symbolizes generic man,
the spiritual idea of God; she illustrates the coincidence
24 Spiritual   of God and man as the divine Principle and
sunlight   divine idea. The Revelator symbolizes Spirit
by the sun. The spiritual idea is clad with the radiance
27 of spiritual Truth, and matter is put under her feet. The
light portrayed is really neither solar nor lunar, but spiritual Life, which is "the light of men." In the first chapter
30 of the Fourth Gospel it is written, "There was a man sent
from God . . . to bear witness of that Light."

John the Baptist prophesied the coming of the im-

divino de la idea —ignorancia respecto a la Verdad y el 1
Amor. La comprensión de la Verdad y el Amor, el Principio que cumple los objetivos del bien eterno y destruye 3
tanto a la fe en el mal como a la práctica del mal, conduce
al discernimiento de la idea divina.

Agassiz vio con su microscopio al sol en un huevo, en un 6
punto determinado de la llamada vida embrionaria. Debido a su visión más espiritual, San Juan vio a Desposorios
"un ángel que estaba en pie en el sol". El autor celestiales
del Apocalipsis contempló la idea espiritual desde el mon- 9
te de la visión. La pureza era el símbolo de la Vida y el
Amor. El autor del Apocalipsis vio también el ideal espi- 12
ritual como una mujer vestida de luz, una novia que descendía del cielo, desposada con el Cordero del Amor. Para
Juan "la desposada" y "el Cordero" representaban la co- 15
rrelación entre el Principio divino y la idea espiritual, Dios
y Su Cristo, que trae armonía a la tierra.

Juan vio la coincidencia de lo humano y lo divino, ma- 18
nifestada en el hombre Jesús, como la divinidad abrazando
a la humanidad en la Vida y su demostración Divinidad y
—reduciendo a la percepción y comprensión humanidad 21
humanas la Vida que es Dios. En la revelación divina desaparece la entidad material y corpórea y se comprende la
idea espiritual. 24

La mujer en el Apocalipsis simboliza al hombre genérico, la idea espiritual de Dios; ilustra la coincidencia de
Dios y el hombre como el Principio divino y la Luz solar 27
idea divina. El autor del Apocalipsis simboliza espiritual
al Espíritu con el sol. La idea espiritual está vestida con el
resplandor de la Verdad espiritual, y la materia está puesta 30
debajo de sus pies. La luz que se describe no es realmente ni solar ni lunar, sino que es la Vida espiritual, la cual
es "la luz de los hombres". En el primer capítulo del Cuar- 33
to Evangelio está escrito: "Hubo un hombre enviado de
Dios... para que diese testimonio de la Luz".

Juan el Bautista profetizó la venida del Jesús inmacu- 36

1 maculate Jesus, and John saw in those days the spiritual
idea as the Messiah, who would baptize with the Holy
3 *Spiritual idea* Ghost, — divine Science. As Elias presented
revealed the idea of the fatherhood of God, which Jesus
afterwards manifested, so the Revelator completed this
6 figure with woman, typifying the spiritual idea of God's
motherhood. The moon is under her feet. This idea
reveals the universe as secondary and tributary to Spirit,
9 from which the universe borrows its reflected light, substance, life, and intelligence.

The spiritual idea is crowned with twelve stars. The
12 twelve tribes of Israel with all mortals, — separated by
Spiritual idea belief from man's divine origin and the true
crowned idea, — will through much tribulation yield to
15 the activities of the divine Principle of man in the harmony of Science. These are the stars in the crown of
rejoicing. They are the lamps in the spiritual heavens
18 of the age, which show the workings of the spiritual idea
by healing the sick and the sinning, and by manifesting
the light which shines "unto the perfect day" as the night
21 of materialism wanes.

Revelation xii. 2. And she being with child cried, travail-
ing in birth, and pained to be delivered.

24   Also the spiritual idea is typified by a woman in travail, waiting to be delivered of her sweet promise, but re-
Travail membering no more her sorrow for joy that
27 *and joy* the birth goes on; for great is the idea, and the
travail portentous.

Revelation xii. 3. And there appeared another wonder in
30 heaven; and behold a great red dragon, having seven heads
and ten horns, and seven crowns upon his heads.

lado, y en esos días vio Juan que la idea espiritual era el 1
Mesías, el cual bautizaría con el Espíritu Santo —la Ciencia divina. Así como Elías presentó la idea de 3
la paternidad de Dios, que Jesús manifestó más
tarde, del mismo modo el autor del Apocalipsis
completó esa alegoría con la mujer, la cual simboliza a la 6
idea espiritual de la maternidad de Dios. La luna está debajo de sus pies. Esa idea revela que el universo es secundario al Espíritu y tributario de él, del cual el universo 9
toma prestadas su luz reflejada, su sustancia, vida e inteligencia.

*La idea
espiritual
revelada*

La idea espiritual está coronada con doce estrellas. Las 12
doce tribus de Israel con todos los mortales —que la creencia ha separado del origen divino del hombre y
de la idea verdadera— se someterán, a través 15
de grandes tribulaciones, a las actividades del
Principio divino del hombre en la armonía de la Ciencia.
Esas son las estrellas en la corona del regocijo. Son las 18
lumbreras en el cielo espiritual de la época, que demuestran la acción de la idea espiritual, sanando a enfermos y a
pecadores y manifestando la luz que brilla "hasta que el 21
día es perfecto" a medida que la noche del materialismo se
desvanezca.

*La idea
espiritual
coronada*

El Apocalipsis 12:2. Y estando encinta, clamaba con dolores 24
de parto, en la angustia del alumbramiento.

La idea espiritual también es simbolizada por una mujer
que está con dolores de parto, esperando dar a 27
luz su dulce promesa, mas no recordando ya
sus dolores por la alegría de que el alumbramiento sigue su curso; pues grande es la idea, y el parto 30
portentoso.

*Alumbra-
miento
y alegría*

El Apocalipsis 12:3. También apareció otra señal en el cielo:
he aquí un gran dragón escarlata, que tenía siete cabezas y diez 33
cuernos, y en sus cabezas siete diademas.

563 The Apocalypse

1   Human sense may well marvel at discord, while, to a
diviner sense, harmony is the real and discord the unreal.

3 *The dragon* We may well be astonished at sin, sickness, and
as a type   death. We may well be perplexed at human
fear; and still more astounded at hatred, which lifts

6 its hydra head, showing its horns in the many inventions
of evil. But why should we stand aghast at nothingness?
The great red dragon symbolizes a lie, — the belief

9 that substance, life, and intelligence can be material.
This dragon stands for the sum total of human error.
The ten horns of the dragon typify the belief that mat-

12 ter has power of its own, and that by means of an
evil mind in matter the Ten Commandments can be
broken.

15   The Revelator lifts the veil from this embodiment of
all evil, and beholds its awful character; but he also
The sting of sees the nothingness of evil and the allness of

18 *the serpent* God. The Revelator sees that old serpent,
whose name is devil or evil, holding untiring watch, that
he may bite the heel of truth and seemingly impede the

21 offspring of the spiritual idea, which is prolific in health,
holiness, and immortality.

   Revelation xii. 4. And his tail drew the third part of the
24 stars of heaven, and did cast them to the earth: and the
dragon stood before the woman which was ready to be
delivered, for to devour her child as soon as it was born.

27   The serpentine form stands for subtlety, winding its
way amidst all evil, but doing this in the name of good.
Animal   Its sting is spoken of by Paul, when he refers
30 *tendency*   to "spiritual wickedness in high places." It
is the animal instinct in mortals, which would impel

Bien puede el sentido humano maravillarse de la discordancia, mientras que para un sentido más divino, la armonía es lo real y la discordancia lo irreal. Bien podemos asombrarnos del pecado, la enfermedad y la muerte. Bien podemos estar perplejos ante el temor humano, y aún más consternados ante el odio, que levanta su cabeza de hidra y muestra sus cuernos en las muchas maquinaciones del mal. Pero ¿por qué quedarnos horrorizados ante la nada? El gran dragón escarlata simboliza una mentira —la creencia de que la sustancia, la vida y la inteligencia puedan ser materiales. Ese dragón representa la suma total del error humano. Los diez cuernos del dragón simbolizan la creencia de que la materia tiene su propio poder y que por medio de una mente maligna en la materia pueden ser quebrantados los Diez Mandamientos.

El autor del Apocalipsis alza el velo de esa encarnación de todo mal y contempla su horrible naturaleza; pero también ve que el mal es nada y que Dios es Todo. El autor del Apocalipsis ve esa vieja serpiente, cuyo nombre es diablo o mal y que mantiene incansable acechanza para poder morder el calcañar de la verdad y, al parecer, estorbar al linaje de la idea espiritual, prolífico en salud, santidad e inmortalidad.

El Apocalipsis 12:4. Y su cola arrastraba la tercera parte de las estrellas del cielo, y las arrojó sobre la tierra. Y el dragón se paró frente a la mujer que estaba para dar a luz, a fin de devorar a su hijo tan pronto como naciese.

La forma serpentina representa a la astucia, deslizándose por su sinuoso camino en medio de todo mal, pero haciendo eso en nombre del bien. Su ponzoña es mencionada por Pablo, cuando se refiere a las "huestes espirituales de maldad en las regiones celestes". Es el instinto animal en los mortales, que trata de

El dragón como símbolo

La ponzoña de la serpiente

Tendencia animal

1 them to devour each other and cast out devils through
Beelzebub.

3   As of old, evil still charges the spiritual idea with error's
own nature and methods. This malicious animal in-
stinct, of which the dragon is the type, incites mortals to
6 kill morally and physically even their fellow-mortals, and
worse still, to charge the innocent with the crime. This
last infirmity of sin will sink its perpetrator into a night
9 without a star.

The author is convinced that the accusations against
Jesus of Nazareth and even his crucifixion were instigated
12 Malicious   by the criminal instinct here described. The
barbarity   Revelator speaks of Jesus as the Lamb of God
and of the dragon as warring against innocence. Since Jesus
15 must have been tempted in all points, he, the immaculate,
met and conquered sin in every form. The brutal barbarity of his foes could emanate from no source except the
18 highest degree of human depravity. Jesus *"opened not
his mouth."* Until the majesty of Truth should be demonstrated in divine Science, the spiritual idea was arraigned
21 before the tribunal of so-called mortal mind, which was
unloosed in order that the false claim of mind in matter
might uncover its own crime of defying immortal Mind.

24   From Genesis to the Apocalypse, sin, sickness, and
death, envy, hatred, and revenge, — all evil, — are typi-
Doom of   fied by a serpent, or animal subtlety. Jesus
27 the dragon   said, quoting a line from the Psalms, "They
hated me without a cause." The serpent is perpetually
close upon the heel of harmony. From the beginning
30 to the end, the serpent pursues with hatred the spiritual
idea. In Genesis, this allegorical, talking serpent typifies mortal mind, "more subtle than any beast of the

impulsarlos a devorarse unos a otros y a echar fuera los   1
demonios por medio de Beelzebú.

Como antaño, el mal todavía le achaca a la idea espiri-   3
tual la naturaleza y los métodos del error. Ese instinto
animal maligno, cuyo símbolo es el dragón, incita a los
mortales a matar moral y físicamente hasta a sus seme-   6
jantes mismos, y peor aún, a achacar el crimen a los inocentes. Esa última flaqueza del pecado hundirá a su
perpetrador en una noche sin estrellas.   9

La autora está convencida de que las acusaciones contra
Jesús de Nazaret y aun su crucifixión fueron instigadas por
el instinto criminal aquí descrito. El autor del   *Barbarie*   12
Apocalipsis se refiere a Jesús como el Cordero   *malvada*
de Dios y al dragón como guerreando contra la inocencia.
Puesto que Jesús debe de haber sido tentado en todo, él, el   15
inmaculado, enfrentó y venció al pecado en toda forma.
La barbarie brutal de sus enemigos no podía proceder de
ninguna causa excepto del máximo grado de depravación   18
humana. Jesús *"no abrió su boca"*. Hasta que la majestad
de la Verdad se demostrara en la Ciencia divina, la idea
espiritual fue acusada ante el tribunal de la llamada mente   21
mortal, que fue desatada para que la falsa pretensión de
que hay mente en la materia pudiera delatar su propio crimen, el de desafiar a la Mente inmortal.   24

Desde el Génesis hasta el Apocalipsis, el pecado, la
enfermedad y la muerte, la envidia, el odio y la venganza
—todo mal— están simbolizados por una ser-   *Ocaso del*   27
piente, o sea la astucia animal. Jesús dijo, ci-   *dragón*
tando una línea de los Salmos: "Sin causa me aborre-
cieron". La serpiente va de cerca perpetuamente tras el   30
calcañar de la armonía. Desde el comienzo hasta el fin, la
serpiente persigue con odio a la idea espiritual. En el
Génesis, esa alegórica serpiente parlante representa a la   33
mente mortal, "astuta, más que todos los animales del

1 field." In the Apocalypse, when nearing its doom, this
evil increases and becomes the great red dragon, swollen
3 with sin, inflamed with war against spirituality, and ripe
for destruction. It is full of lust and hate, loathing the
brightness of divine glory.

6   *Revelation* xii. 5. And she brought forth a man child,
who was to rule all nations with a rod of iron: and her
child was caught up unto God, and to His throne.

9   Led on by the grossest element of mortal mind, Herod
decreed the death of every male child in order that the
       The conflict   man Jesus, the masculine representative of the
12 with purity   spiritual idea, might never hold sway and de-
prive Herod of his crown. The impersonation of the
spiritual idea had a brief history in the earthly life of our
15 Master; but "of his kingdom there shall be no end,"
for Christ, God's idea, will eventually rule all nations
and peoples — imperatively, absolutely, finally — with di-
18 vine Science. This immaculate idea, represented first
by man and, according to the Revelator, last by woman,
will baptize with fire; and the fiery baptism will burn up
21 the chaff of error with the fervent heat of Truth and Love,
melting and purifying even the gold of human character.
After the stars sang together and all was primeval har-
24 mony, the material lie made war upon the spiritual idea;
but this only impelled the idea to rise to the zenith of
demonstration, destroying sin, sickness, and death, and
27 to be caught up unto God, — to be found in its divine
Principle.

      Revelation xii. 6. And the woman fled into the wilder-
30 ness, where she hath a place prepared of God.

campo". En el Apocalipsis, ese mal, al acercarse a su   1
ruina, aumenta y se convierte en el gran dragón escarlata,
hinchado de pecado, ardiendo en guerra contra la espiri-   3
tualidad y pronto para ser destruido. Está lleno de lujuria y odio, aborreciendo el resplandor de la gloria divina.

El Apocalipsis 12:5. Y ella dio a luz un hijo varón, que regirá   6
con vara de hierro a todas las naciones; y su hijo fue arrebatado
para Dios y para Su trono.

Impulsado por el elemento más bajo de la mente mor-   9
tal, Herodes decretó la muerte de todo niño varón, a fin
de que el hombre Jesús, el representante mas-   Conflicto con
culino de la idea espiritual, no pudiera reinar   la pureza   12
jamás y privar a Herodes de su corona. La personificación de la idea espiritual tuvo una historia breve en la
vida terrenal de nuestro Maestro; pero "su reino no   15
tendrá fin", porque el Cristo, la idea de Dios, regirá al
fin todas las naciones y todos los pueblos —imperativa,
absoluta y definitivamente— con la Ciencia divina. Esa   18
idea inmaculada, representada primero por el hombre y,
según el autor del Apocalipsis, al último por la mujer, bau-
tizará en fuego; y ese bautismo en fuego quemará la paja   21
del error en el calor ardiente de la Verdad y el Amor, acri-
solando y purificando el oro mismo del carácter humano.
Después que alababan todas las estrellas y todo era armo-   24
nía prístina, la mentira material hizo guerra a la idea espiritual; pero eso sólo impulsó a la idea a remontarse al
cenit de la demostración, destruyendo al pecado, a la en-   27
fermedad y a la muerte, y a ser arrebatada hasta Dios —a
ser percibida en su Principio divino.

El Apocalipsis 12:6. Y la mujer huyó al desierto, donde tiene   30
lugar preparado por Dios.

566 The Apocalypse

1 As the children of Israel were guided triumphantly through the Red Sea, the dark ebbing and flowing tides
3 Spiritual of human fear, — as they were led through the
guidance wilderness, walking wearily through the great desert of human hopes, and anticipating the promised
6 joy, — so shall the spiritual idea guide all right desires in their passage from sense to Soul, from a material sense of existence to the spiritual, up to the glory prepared for
9 them who love God. Stately Science pauses not, but moves before them, a pillar of cloud by day and of fire by night, leading to divine heights.

12 If we remember the beautiful description which Sir Walter Scott puts into the mouth of Rebecca the Jewess in the story of Ivanhoe, —

15 When Israel, of the Lord beloved,
Out of the land of bondage came,
Her fathers' God before her moved,
18 An awful guide, in smoke and flame, —

we may also offer the prayer which concludes the same hymn, —

21 And oh, when stoops on Judah's path
In shade and storm the frequent night,
Be Thou, longsuffering, slow to wrath,
24 A burning and a shining light!

Revelation xii. 7, 8. And there was war in heaven: Michael and his angels fought against the dragon; and the
27 dragon fought, and his angels, and prevailed not; neither was their place found any more in heaven.

The Old Testament assigns to the angels, God's divine
30 Angelic messages, different offices. Michael's charac-
offices teristic is spiritual strength. He leads the hosts of heaven against the power of sin, Satan, and

Así como los hijos de Israel fueron guiados triunfal- 1
mente a través del Mar Rojo, el oscuro flujo y reflujo del
temor humano —así como fueron conducidos a Dirección 3
a través del desierto, caminando cansados por el espiritual
gran yermo de las esperanzas humanas, en espera del goce
prometido— así la idea espiritual guiará todos los deseos 6
justos en su jornada de los sentidos al Alma, de un concepto material de la existencia al espiritual, hasta alcanzar
la gloria preparada para los que aman a Dios. La Ciencia 9
majestuosa no se detiene, sino que va delante de ellos,
una columna de nube de día y de fuego de noche, condu-
ciendo hacia las alturas divinas. 12

Si recordamos la bella descripción que Sir Walter Scott
pone en boca de Rebeca la judía en la narración de Ivanhoe: — 15

> Cuando Israel, amada del Señor,
> La esclavitud de Egipto abandonó,
> Guía imponente, en nube y en fulgor, 18
> El Dios de sus padres su senda marcó —

también podemos ofrecer la oración con que termina el
mismo himno: — 21

> Y cuando la noche en sombra o tempestad
> Cruzar su senda por doquier parece,
> Sé Tú, paciente, longánimo, a Judá, 24
> ¡Una luz que llamea y resplandece!

El Apocalipsis 12:7, 8. Después hubo una gran batalla en el
cielo: Miguel y sus ángeles luchaban contra el dragón; y luchaban 27
el dragón y sus ángeles; pero no prevalecieron, ni se halló ya lugar para ellos en el cielo.

El Antiguo Testamento asigna a los ángeles, los divinos 30
mensajes de Dios, diferentes oficios. La ca- Cargos de
racterística de Miguel es la fuerza espiritual. Él los ángeles
dirige las huestes del cielo contra el poder del pecado, 33

1 fights the holy wars. Gabriel has the more quiet task
   of imparting a sense of the ever-presence of ministering
3 Love. These angels deliver us from the depths. Truth
   and Love come nearer in the hour of woe, when strong
   faith or spiritual strength wrestles and prevails through
6 the understanding of God. The Gabriel of His presence
   has no contests. To infinite, ever-present Love, all is
   Love, and there is no error, no sin, sickness, nor death.
9 Against Love, the dragon warreth not long, for he is
   killed by the divine Principle. Truth and Love prevail
   against the dragon because the dragon cannot war with
12 them. Thus endeth the conflict between the flesh and
   Spirit.

       Revelation xii. 9. And the great dragon was cast out,
15 that old serpent, called the devil, and Satan, which deceiveth the whole world: he was cast out into the earth, and his
   angels were cast out with him.

18   That false claim — that ancient belief, that old serpent
   whose name is devil (evil), claiming that there is intelli-
                  gence in matter either to benefit or to injure
   Dragon
21 cast down   men — is pure delusion, the red dragon; and
   to earth   it is cast out by Christ, Truth, the spiritual
   idea, and so proved to be powerless. The words "cast
24 unto the earth" show the dragon to be nothingness, dust
   to dust; and therefore, in his pretence of being a talker,
   he must be a lie from the beginning. His angels, or mes-
27 sages, are cast out with their author. The beast and the
   false prophets are lust and hypocrisy. These wolves in
   sheep's clothing are detected and killed by innocence, the
30 Lamb of Love.
       Divine Science shows how the Lamb slays the wolf.

Satanás, y emprende las guerras santas. Gabriel tiene la 1
tarea más apacible, la de impartir un sentido de la omnipresencia del Amor ministrante. Esos ángeles nos salvan 3
de los abismos. La Verdad y el Amor se acercan más en la
hora de angustia, cuando la fe firme o la fuerza espiritual
lucha y prevalece porque se comprende a Dios. El Gabriel 6
de Su presencia no tiene contiendas. Para el Amor infinito, siempre presente, todo es Amor, y no hay ningún error,
ningún pecado ni enfermedad ni muerte. Contra el Amor 9
el dragón no lucha largo tiempo, porque es muerto por el
Principio divino. La Verdad y el Amor prevalecen contra
el dragón, porque el dragón no puede luchar contra ellos. 12
Así termina el conflicto entre la carne y el Espíritu.

El Apocalipsis 12:9. Y fue lanzado fuera el gran dragón, la serpiente antigua, que se llama diablo y Satanás, el cual engaña al 15
mundo entero; fue arrojado a la tierra, y sus ángeles fueron arrojados con él.

Esa falsa pretensión —esa antigua creencia, esa serpien- 18
te antigua, cuyo nombre es diablo (el mal), que pretende
que hay inteligencia en la materia, ya sea para
beneficiar o para dañar a los hombres— es puro
engaño, el dragón escarlata; y es lanzada fuera

*El dragón
arrojado* 21
a la tierra

por Cristo, la Verdad, la idea espiritual, y así probada impotente. Las palabras "arrojado a la tierra" demuestran 24
que el dragón es nada, polvo al polvo; y, por tanto, en su
pretensión de tener la facultad de hablar tiene que ser una
mentira desde el comienzo. Sus ángeles, o mensajes, son 27
arrojados juntamente con su autor. La bestia y los falsos
profetas son la lujuria y la hipocresía. Esos lobos vestidos
de oveja son descubiertos y muertos por la inocencia, el 30
Cordero del Amor.

La Ciencia divina muestra cómo el Cordero mata al

568   The Apocalypse

1 Innocence and Truth overcome guilt and error. Ever
since the foundation of the world, ever since error would
3 *Warfare*   establish material belief, evil has tried to slay
with error   the Lamb; but Science is able to destroy this
lie, called evil. The twelfth chapter of the Apocalypse
6 typifies the divine method of warfare in Science, and the
glorious results of this warfare. The following chapters
depict the fatal effects of trying to meet error with error.
9 The narrative follows the order used in Genesis. In
Genesis, first the true method of creation is set forth and
then the false. Here, also, the Revelator first exhibits
12 the true warfare and then the false.

Revelation xii. 10–12. And I heard a loud voice saying
in heaven, Now is come salvation, and strength, and the
15 kingdom of our God, and the power of His Christ: for the
accuser of our brethren is cast down, which accused them
before our God day and night. And they overcame him by
18 the blood of the Lamb, and by the word of their testimony;
and they loved not their lives unto the death. Therefore
rejoice, ye heavens, and ye that dwell in them. Woe to the
21 inhabiters of the earth and of the sea! for the devil is
come down unto you, having great wrath, because he
knoweth that he hath but a short time.

24 For victory over a single sin, we give thanks and mag-
nify the Lord of Hosts. What shall we say of the mighty
Pæan of   conquest over all sin? A louder song, sweeter
27 *jubilee*   than has ever before reached high heaven,
now rises clearer and nearer to the great heart of Christ;
for the accuser is not there, and Love sends forth her
30 primal and everlasting strain. Self-abnegation, by which
we lay down all for Truth, or Christ, in our warfare against
error, is a rule in Christian Science. This rule clearly

lobo. La inocencia y la Verdad vencen a la culpa y al 1
error. Desde la fundación del mundo, desde que el error
quiso establecer la creencia material, el mal ha Guerra 3
tratado de matar al Cordero; pero la Ciencia es al error
capaz de destruir esa mentira, llamada el mal. El capítulo
duodécimo del Apocalipsis simboliza el método divino de 6
guerrear en la Ciencia, y los resultados gloriosos de esa
guerra. Los capítulos siguientes describen los efectos funestos que resultan de la tentativa de combatir al error con 9
el error. La narración sigue el orden usado en el Génesis.
En el Génesis se presenta primero el método verdadero de
la creación y luego el falso. Aquí también, el autor del 12
Apocalipsis muestra primero el verdadero método de hacer la guerra y luego el falso.

El Apocalipsis 12:10–12. Entonces oí una gran voz en el cielo, 15
que decía: Ahora ha venido la salvación, el poder, y el reino de
nuestro Dios, y la autoridad de Su Cristo; porque ha sido lanzado
fuera el acusador de nuestros hermanos, el que los acusaba de- 18
lante de nuestro Dios día y noche. Y ellos le han vencido por
medio de la sangre del Cordero y de la palabra del testimonio de
ellos, y menospreciaron sus vidas hasta la muerte. Por lo cual 21
alegraos, cielos, y los que moráis en ellos. ¡Ay de los moradores
de la tierra y del mar! porque el diablo ha descendido a vosotros
con gran ira, sabiendo que tiene poco tiempo. 24

Por la victoria sobre un solo pecado, damos gracias y en-
grandecemos a Jehová de los Ejércitos. ¿Qué diremos del
portentoso triunfo sobre todo pecado? Un cán- Cántico 27
tico más alto, más dulce que jamás haya llegado de júbilo
a los cielos, se eleva ahora más claro y llega más cerca del
gran corazón de Cristo; porque el acusador no está allí, y 30
el Amor canta su prístina y perenne melodía. La abnegación, por la cual renunciamos a todo por la Verdad, o
Cristo, en nuestra guerra contra el error, es una regla en la 33
Ciencia Cristiana*. Esa regla claramente interpreta a

---

* Véase "Nota" en la página que antecede al Índice.

1 interprets God as divine Principle, — as Life, represented
by the Father; as Truth, represented by the Son; as Love,
3 represented by the Mother. Every mortal at some period,
here or hereafter, must grapple with and overcome the
mortal belief in a power opposed to God.

6   The Scripture, "Thou hast been faithful over a few
things, I will make thee ruler over many," is literally ful-

The robe   filled, when we are conscious of the supremacy
9 of Science   of Truth, by which the nothingness of error
is seen; and we know that the nothingness of error is in
proportion to its wickedness. He that touches the hem
12 of Christ's robe and masters his mortal beliefs, animality,
and hate, rejoices in the proof of healing, — in a sweet
and certain sense that God is Love. Alas for those who
15 break faith with divine Science and fail to strangle the
serpent of sin as well as of sickness! They are dwellers
still in the deep darkness of belief. They are in the surg-
18 ing sea of error, not struggling to lift their heads above the
drowning wave.

What must the end be? They must eventually expi-
21 ate their sin through suffering. The sin, which one has

Expiation by   made his bosom companion, comes back to him
suffering   at last with accelerated force, for the devil
24 knoweth his time is short. Here the Scriptures declare
that evil is temporal, not eternal. The dragon is at last
stung to death by his own malice; but how many periods
27 of torture it may take to remove all sin, must depend upon
sin's obduracy.

Revelation xii. 13. And when the dragon saw that he
30 was cast unto the earth, he persecuted the woman which
brought forth the man child.

Dios como Principio divino —como Vida, representada por   1
el Padre; como Verdad, representada por el Hijo; como
Amor, representado por la Madre. Todo mortal, aquí o   3
en el más allá, llegará a un punto en que tendrá que luchar
contra la creencia mortal en un poder opuesto a Dios, y
vencerla.   6

El pasaje bíblico: "Sobre poco has sido fiel, sobre mucho
te pondré", se cumple literalmente cuando estamos conscientes de la supremacía de la Verdad, por la   *El manto de*   9
cual se ve la nada del error; y sabemos que la   *la Ciencia*
nada del error está en proporción a su maldad. El que
toca el borde del manto de Cristo y domina sus creencias   12
mortales, la animalidad y el odio, se regocija en la prueba
de la curación —en un sentimiento dulce y seguro de que
Dios es Amor. ¡Ay de los que no son fieles con la Ciencia   15
divina y que dejan de estrangular la serpiente del pecado,
así como la de la enfermedad! Moran todavía en las profundas tinieblas de la creencia. Están en el embravecido   18
mar del error y no luchan por levantar la cabeza sobre la
ola que los ahoga.

¿Cuál tendrá que ser el fin? Tendrán finalmente que ex-   21
piar su pecado con el sufrimiento. El pecado a que uno
ha hecho su compañero íntimo se vuelve al fi-   *Expiación*
nal contra uno mismo con fuerza acelerada,   *mediante*   24
pues el diablo sabe que tiene poco tiempo.   *sufrimiento*
Aquí las Escrituras declaran que el mal es temporal, no
eterno. El dragón al fin es herido de muerte por su   27
propia maldad; mas el número de períodos de tortura que
serán necesarios para terminar con todo pecado tiene que
depender de la obstinación del pecado.   30

El Apocalipsis 12:13. Y cuando vio el dragón que había sido
arrojado a la tierra, persiguió a la mujer que había dado a luz al
hijo varón.   33

1   The march of mind and of honest investigation will
bring the hour when the people will chain, with fetters of
3   Apathy to   some sort, the growing occultism of this period.
occultism   The present apathy as to the tendency of
certain active yet unseen mental agencies will finally be
6   shocked into another extreme mortal mood, — into human
indignation; for one extreme follows another.

Revelation xii. 15, 16. And the serpent cast out of his
9   mouth water as a flood, after the woman, that he might
cause her to be carried away of the flood. And the earth
helped the woman, and the earth opened her mouth, and
12 swallowed up the flood which the dragon cast out of his
mouth.

Millions of unprejudiced minds — simple seekers for
15 Truth, weary wanderers, athirst in the desert — are wait-
Receptive   ing and watching for rest and drink. Give
hearts   them a cup of cold water in Christ's name,
18 and never fear the consequences. What if the old dragon
should send forth a new flood to drown the Christ-idea?
He can neither drown your voice with its roar, nor again
21 sink the world into the deep waters of chaos and old night.
In this age the earth will help the woman; the spiritual
idea will be understood. Those ready for the blessing
24 you impart will give thanks. The waters will be paci-
fied, and Christ will command the wave.

When God heals the sick or the sinning, they should
27 know the great benefit which Mind has wrought. They
Hidden ways   should also know the great delusion of mor-
of iniquity   tal mind, when it makes them sick or sinful.
30 Many are willing to open the eyes of the people to the
power of good resident in divine Mind, but they are

La marcha de la mente y de la investigación honrada 1
traerá la hora en que se encadenará, con trabas de alguna
clase, al creciente ocultismo de nuestros días. Apatía frente 3
La apatía actual en cuanto a la tendencia de al ocultismo
ciertas influencias mentales activas, aunque invisibles, finalmente recibirá un choque tal que dará lugar a otra acti- 6
tud mortal extrema —la indignación humana; porque de
un extremo se pasa al otro.

El Apocalipsis 12:15, 16. Y la serpiente arrojó de su boca, tras 9
la mujer, agua como un río, para que fuese arrastrada por el río.
Pero la tierra ayudó a la mujer, pues la tierra abrió su boca y
tragó el río que el dragón había echado de su boca. 12

Millones de mentes sin prejuicios —sencillos buscadores
de la Verdad, fatigados peregrinos, sedientos en el desierto— esperan con anhelo descanso y refrige- Corazones 15
rio. Dadles un vaso de agua fría en nombre de receptivos
Cristo y jamás temáis las consecuencias. ¿Qué importa-
ría si el viejo dragón arrojara un nuevo río para ahogar la 18
idea-Cristo? No podrá ni ahogar vuestra voz con sus ru-
gidos ni volver a hundir al mundo en las profundas aguas
del caos y la antigua noche. En esta época la tierra ayuda- 21
rá a la mujer; la idea espiritual será comprendida. Quienes estén preparados para la bendición que impartís, darán
gracias. Las aguas serán pacificadas, y el Cristo mandará 24
a las olas.

Cuando Dios sana al enfermo o al pecador, deberían
conocer el gran beneficio que la Mente ha realizado. Tam- 27
bién deberían conocer el gran engaño de la Métodos
mente mortal cuando los enferma o los hace ocultos de
pecar. Muchos están dispuestos a abrir los ojos la iniquidad 30
de la gente para que vean el poder del bien que reside en
la Mente divina, pero no están tan dispuestos a señalar el

1 not so willing to point out the evil in human thought,
and expose evil's hidden mental ways of accomplishing
3 iniquity.

Why this backwardness, since exposure is necessary
to ensure the avoidance of the evil? Because people like
6 *Christly* you better when you tell them their virtues
warning than when you tell them their vices. It requires the spirit of our blessed Master to tell a man his
9 faults, and so risk human displeasure for the sake of doing
right and benefiting our race. Who is telling mankind
of the foe in ambush? Is the informer one who sees the
12 foe? If so, listen and be wise. Escape from evil, and
designate those as unfaithful stewards who have seen the
danger and yet have given no warning.

15   At all times and under all circumstances, overcome
evil with good. Know thyself, and God will supply
The armor the wisdom and the occasion for a victory
18 *of divinity* over evil. Clad in the panoply of Love,
human hatred cannot reach you. The cement of a
higher humanity will unite all interests in the one
21 divinity.

Through trope and metaphor, the Revelator, immortal
scribe of Spirit and of a true idealism, furnishes the
24 *Pure religion* mirror in which mortals may see their own
enthroned image. In significant figures he depicts the
thoughts which he beholds in mortal mind. Thus he
27 rebukes the conceit of sin, and foreshadows its doom.
With his spiritual strength, he has opened wide the gates
of glory, and illumined the night of paganism with the
30 sublime grandeur of divine Science, outshining sin, sorcery,
lust, and hypocrisy. He takes away mitre and sceptre.
He enthrones pure and undefiled religion, and lifts on

mal en el pensamiento humano y a desenmascarar los ₁
ocultos métodos mentales de los que se sirve el mal para
llevar a cabo su iniquidad.   ₃

¿Por qué esa renuencia, ya que tal denuncia es necesaria para asegurar que se evite el mal? Porque os aprecia
más la gente cuando le habláis de sus vir-   *Advertencia* ₆
tudes que cuando le habláis de sus vicios.   *de Cristo*
Se requiere el espíritu de nuestro bendito Maestro para
decir a alguien sus defectos y exponerse así al desagrado ₉
humano por querer hacer el bien y beneficiar a la humanidad. ¿Quién está informando a la humanidad sobre el
enemigo en acecho? ¿Es el informante uno que ve al ₁₂
enemigo? Si es así, escuchadle y sed sabios. Escapad del
mal y poned la señal de mayordomos infieles a quienes
han visto el peligro y, sin embargo, no han dado aviso. ₁₅

En todo momento, y bajo toda circunstancia, vence con
el bien el mal. Conócete a ti mismo, y Dios proveerá la sabiduría y la ocasión para una victoria sobre el   ₁₈
                                              La armadura
mal. Si estás revestido de la panoplia del   *de la*
Amor, el odio humano no puede tocarte. El ce- *divinidad*
mento de una humanidad más elevada unirá todos los in- ₂₁
tereses en la divinidad única.

Mediante tropo y metáfora, el autor del Apocalipsis,
escriba inmortal del Espíritu y de un idealismo verdadero, ₂₄
proporciona el espejo en el cual los mortales
                                              La religión
pueden ver su propia imagen. Con símbolos   *pura*
significativos describe los pensamientos que ve *entronizada* ₂₇
en la mente mortal. Así reprende la arrogancia del pecado y presagia su destrucción final. Con su fuerza espiritual ha abierto de par en par las puertas de la gloria e ilu- ₃₀
minado la noche del paganismo con la grandeza sublime
de la Ciencia divina, que eclipsa al pecado, a la hechicería,
a la lujuria y a la hipocresía. Quita la mitra y el cetro. ₃₃
Entroniza a la religión pura e inmaculada, y eleva sólo a

1 high only those who have washed their robes white in
obedience and suffering.

3   Thus we see, in both the first and last books of the
Bible, — in Genesis and in the Apocalypse, — that sin
Native noth- is to be Christianly and scientifically reduced
6 ingness of sin to its native nothingness. "Love one another" (I John, iii. 23), is the most simple and profound
counsel of the inspired writer. In Science we are chil-
9 dren of God; but whatever is of material sense, or mortal, belongs not to His children, for materiality is the
inverted image of spirituality.

12   Love fulfils the law of Christian Science, and nothing
short of this divine Principle, understood and demon-
Fulfilment   strated, can ever furnish the vision of the
15 of the Law   Apocalypse, open the seven seals of error with
Truth, or uncover the myriad illusions of sin, sickness,
and death. Under the supremacy of Spirit, it will be seen
18 and acknowledged that matter must disappear.

In Revelation xxi. 1 we read: —

And I saw a new heaven and a new earth: for the first
21 heaven and the first earth were passed away; and there was
no more sea.

The Revelator had not yet passed the transitional
24 stage in human experience called death, but he already
Man's present saw a new heaven and a new earth. Through
possibilities what sense came this vision to St. John? Not
27 through the material visual organs for seeing, for optics
are inadequate to take in so wonderful a scene. Were this
new heaven and new earth terrestrial or celestial, mate-

quienes lavaron sus ropas y las emblanquecieron en obe- 1
diencia y sufrimiento.

Así vemos, tanto en el primero como en el último libro 3
de la Biblia —en el Génesis y el Apocalipsis—, que el pecado ha de ser reducido cristiana y científicamente a su nada original. "Que... nos amemos   *La nada
original* 6
unos a otros" (1 Juan 3:23) es el consejo más   *del pecado*
sencillo y profundo del inspirado escritor. En la Ciencia
somos hijos de Dios; pero todo lo que sea del sentido mate- 9
rial, o que sea mortal, no pertenece a Sus hijos, porque la
materialidad es la imagen invertida de la espiritualidad.

El Amor cumple la ley de la Ciencia Cristiana, y nada 12
que no sea ese Principio divino, comprendido y demostrado, podrá ofrecer jamás la visión del Apocalipsis, abrir los siete sellos del error con la Ver-   *Cumplimiento de* 15
dad o descubrir las múltiples ilusiones del pe-   *la Ley*
cado, la enfermedad y la muerte. Bajo la supremacía del
Espíritu, se verá y se reconocerá que la materia tiene que 18
desaparecer.

Leemos en el Apocalipsis 21:1: —

Vi un cielo nuevo y una tierra nueva; porque el primer cielo y 21
la primera tierra pasaron, y el mar ya no existía mas.

El autor del Apocalipsis aún no había pasado por el
estado de transición en la experiencia humana, llamado 24
muerte, pero ya veía un cielo nuevo y una tierra
nueva. ¿Mediante qué sentido vino esa visión   *Posibilidades
actuales*
a San Juan? No fue mediante los órganos ma-   *del hombre* 27
teriales de la vista, porque los ojos son inadecuados para
abarcar escena tan maravillosa. ¿Eran terrenales o celestiales, materiales o espirituales, ese cielo nuevo y esa 30

573 The Apocalypse

1 rial or spiritual? They could not be the former, for the
human sense of space is unable to grasp such a view.
3 The Revelator was on our plane of existence, while yet
beholding what the eye cannot see, — that which is invisible to the uninspired thought. This testimony of Holy
6 Writ sustains the fact in Science, that the heavens and
earth to one human consciousness, that consciousness
which God bestows, are spiritual, while to another, the
9 unillumined human mind, the vision is material. This
shows unmistakably that what the human mind terms
matter and spirit indicates states and stages of con-
12 sciousness.

Accompanying this scientific consciousness was another revelation, even the declaration from heaven, su-
15 Nearness   preme harmony, that God, the divine Principle
of Deity   of harmony, is ever with men, and they are
His people. Thus man was no longer regarded as a mis-
18 erable sinner, but as the blessed child of God. Why?
Because St. John's corporeal sense of the heavens and
earth had vanished, and in place of this false sense was
21 the spiritual sense, the subjective state by which he could
see the new heaven and new earth, which involve the
spiritual idea and consciousness of reality. This is Scrip-
24 tural authority for concluding that such a recognition of
being is, and has been, possible to men in this present
state of existence, — that we can become conscious,
27 here and now, of a cessation of death, sorrow, and pain.
This is indeed a foretaste of absolute Christian Science.
Take heart, dear sufferer, for this reality of being will
30 surely appear sometime and in some way. There will
be no more pain, and all tears will be wiped away. When
you read this, remember Jesus' words, "The kingdom of

tierra nueva? No podían ser lo primero, porque el con- 1
cepto humano del espacio no puede abarcar tal perspectiva. El autor del Apocalipsis estaba en nuestro plano de 3
existencia, y sin embargo contemplaba lo que el ojo no
puede ver —lo que es invisible para el pensamiento no inspirado. Ese testimonio de las Sagradas Escrituras sostiene 6
el hecho en la Ciencia, que los cielos y la tierra, para cierta
consciencia humana, esa consciencia que Dios imparte,
son espirituales, mientras que para otra, la mente humana 9
no iluminada, la visión es material. Eso demuestra ine-
quívocamente que lo que la mente humana llama materia
y espíritu indica estados y fases de consciencia. 12

Acompañando esa consciencia científica vino otra revelación, o sea la declaración procedente del cielo, la armonía suprema, que Dios, el Principio divino de la 15
armonía, está siempre con los hombres, y que
son Su pueblo. De manera que el hombre ya
no era considerado como un pecador miserable, sino como 18
el hijo bienaventurado de Dios. ¿Por qué? Porque el concepto corporal de San Juan respecto a los cielos y a la
tierra se había desvanecido, y en lugar de ese concepto 21
falso estaba el concepto espiritual, el estado subjetivo por
el cual pudo ver el cielo nuevo y la tierra nueva, que entrañan la idea espiritual y la consciencia de la realidad. Aquí 24
tenemos autoridad bíblica para concluir que tal reconocimiento del ser es, y ha sido, posible a los hombres en este
estado actual de existencia —que podemos estar cons- 27
cientes aquí y ahora de una cesación de muerte, de pesar y
de dolor. Eso es, en efecto, un goce anticipado de Ciencia
Cristiana absoluta. Anímate, querido doliente, pues esa 30
realidad del ser seguramente se manifestará algún día y
de algún modo. No habrá más dolor, y se enjugará toda
lágrima. Cuando leas esto, recuerda las palabras de Jesús: 33

La proxi-
midad de
la Deidad

1 God is within you." This spiritual consciousness is
therefore a present possibility.

3   The Revelator also takes in another view, adapted to
console the weary pilgrim, journeying "uphill all the way."

He writes, in Revelation xxi. 9: —

6   And there came unto me one of the seven angels which
had the seven vials full of the seven last plagues, and talked
with me, saying, Come hither, I will show thee the bride,
9 the Lamb's wife.

This ministry of Truth, this message from divine Love,
carried John away in spirit. It exalted him till he be-

12 *Vials of wrath and consolation*   came conscious of the spiritual facts of being
and the "New Jerusalem, coming down from
God, out of heaven," — the spiritual outpour-

15 ing of bliss and glory, which he describes as the city
which "lieth foursquare." The beauty of this text is,
that the sum total of human misery, represented by

18 the seven angelic vials full of seven plagues, has full
compensation in the law of Love. Note this, — that the
very message, or swift-winged thought, which poured

21 forth hatred and torment, brought also the experience
which at last lifted the seer to behold the great city, the
four equal sides of which were heaven-bestowed and

24 heaven-bestowing.
Think of this, dear reader, for it will lift the sack-
cloth from your eyes, and you will behold the soft-

27 *Spiritual wedlock*   winged dove descending upon you. The very
circumstance, which your suffering sense
deems wrathful and afflictive, Love can make an angel

30 entertained unawares. Then thought gently whispers:

"El reino de Dios está entre vosotros". Esa consciencia 1
espiritual es, por tanto, una posibilidad presente.

El autor del Apocalipsis también percibe otra visión, 3
que es apropiada para consolar al cansado peregrino, cuyo
camino es "siempre cuesta arriba".

En el Apocalipsis 21:9 escribe: —   6

Vino entonces a mí uno de los siete ángeles que tenían las siete copas llenas de las siete plagas postreras, y habló conmigo,
diciendo: Ven acá, yo te mostraré la desposada, la esposa del 9
Cordero.

Ese ministerio de la Verdad, ese mensaje del Amor divino, llevó a Juan en espíritu. Lo elevó, hasta que estuvo 12
consciente de las realidades espirituales del
ser y de la "Nueva Jerusalén, que descendía del
cielo, de Dios" —la efusión espiritual de felici-   15
dad y gloria, la cual describe como la ciudad que "se halla
establecida en cuadro". La belleza de ese texto es, que
la suma total de la miseria humana, representada por las 18
siete copas angélicas llenas de las siete plagas, tiene plena
compensación en la ley del Amor. Observad esto: el
mismo mensaje, o pensamiento alígero, que derramó odio 21
y tormento, trajo también la experiencia que por fin elevó
al vidente para que contemplara la gran ciudad, cuyos
cuatro costados iguales fueron un don del cielo y daban el 24
cielo.

Piensa en eso, querido lector, pues ha de levantar el cili-
cio de tus ojos y verás la paloma de suaves alas descen- 27
diendo sobre ti. La circunstancia misma que tu
sentido sufriente considera enojosa y aflictiva,
puede convertirla el Amor en un ángel que hospedas sin 30
saberlo. Entonces susurra suavemente el pensamiento:

Copas llenas de ira y consolación

Matrimonio espiritual

1 "Come hither! Arise from your false consciousness
into the true sense of Love, and behold the Lamb's
3 wife, — Love wedded to its own spiritual idea." Then
cometh the marriage feast, for this revelation will destroy forever the physical plagues imposed by material
6 sense.

This sacred city, described in the Apocalypse (xxi. 16)
as one that "lieth foursquare" and cometh "down from
9 The city   God, out of heaven," represents the light and
foursquare   glory of divine Science. The builder and
maker of this New Jerusalem is God, as we read in the
12 book of Hebrews; and it is "a city which hath foundations." The description is metaphoric. Spiritual teaching must always be by symbols. Did not Jesus illustrate
15 the truths he taught by the mustard-seed and the prodi-
gal? Taken in its allegorical sense, the description of
the city as foursquare has a profound meaning. The
18 four sides of our city are the Word, Christ, Christianity,
and divine Science; "and the gates of it shall not be shut
at all by day: for there shall be no night there." This
21 city is wholly spiritual, as its four sides indicate.

As the Psalmist saith, "Beautiful for situation, the
joy of the whole earth, is mount Zion, on the sides of
24 The royally   the north, the city of the great King." It is
divine gates   indeed a city of the Spirit, fair, royal, and
square. Northward, its gates open to the North Star,
27 the Word, the polar magnet of Revelation; eastward,
to the star seen by the Wisemen of the Orient, who followed it to the manger of Jesus; southward, to the
30 genial tropics, with the Southern Cross in the skies,
— the Cross of Calvary, which binds human society
into solemn union; westward, to the grand realization

"¡Ven acá! Levántate de tu consciencia falsa al concepto 1
verdadero del Amor y mira la esposa del Cordero —el
Amor desposado con su propia idea espiritual". Entonces 3
viene la fiesta nupcial, porque esa revelación destruirá
para siempre las plagas físicas impuestas por el sentido
material. 6

Esa ciudad sagrada, que, según se describe en el Apocalipsis (21:16), está "establecida en cuadro" y "desciende
del cielo, de Dios", representa la luz y la gloria   La ciudad 9
de la Ciencia divina. El arquitecto y construc-   cuadrada
tor de esa Nueva Jerusalén es Dios, según leemos en la
epístola a los Hebreos; y es "ciudad que tiene fundamen- 12
tos". La descripción es metafórica. La enseñanza espiritual tiene que hacerse siempre por símbolos. ¿No ilustró
Jesús las verdades que enseñó con el grano de mostaza y el 15
hijo pródigo? Considerada en su sentido alegórico, la descripción de la ciudad como estando en cuadro tiene un significado profundo. Los cuatro costados de nuestra ciudad 18
son: la Palabra, el Cristo, el cristianismo y la Ciencia divina; y "sus puertas nunca serán cerradas de día, pues allí
no habrá noche". Esa ciudad es enteramente espiritual, 21
como lo indican sus cuatro costados.

Come dice el Salmista: "Hermosa provincia, el gozo de
toda la tierra, es el Monte de Sion, a los lados del norte, la 24
ciudad del gran Rey". Es verdaderamente una   Las puertas
ciudad del Espíritu, hermosa, regia y cuadra-   regiamente
da. Hacia el norte sus puertas se abren sobre   divinas 27
la Estrella Polar, la Palabra, el imán polar de la Revelación; hacia el este, sobre la estrella vista por los Magos del
Oriente, que la siguieron hasta el pesebre de Jesús; hacia 30
el sur, sobre los agradables trópicos, con la Cruz del Sur en
los cielos —la Cruz del Calvario, que enlaza a la sociedad
humana en solemne unión; hacia el oeste, sobre la mag- 33

1 of the Golden Shore of Love and the Peaceful Sea of
Harmony.

3   This heavenly city, lighted by the Sun of Righteousness, — this New Jerusalem, this infinite All, which to
Revelation's   us seems hidden in the mist of remoteness, —
6 pure zenith   reached St. John's vision while yet he taber-
nacled with mortals.

In Revelation xxi. 22, further describing this holy city,
9 the beloved Disciple writes: —

And I saw no temple therein: for the Lord God Almighty
and the Lamb are the temple of it.

12   There was no temple, — that is, no material structure
in which to worship God, for He must be worshipped
The shrine   in spirit and in love. The word *temple* also
15 celestial   means *body.* The Revelator was familiar
with Jesus' use of this word, as when Jesus spoke of his
material body as the temple to be temporarily rebuilt
18 (John ii. 21). What further indication need we of the
real man's incorporeality than this, that John saw
heaven and earth with "no temple [body] therein"?
21 This kingdom of God "is within you," — is within
reach of man's consciousness here, and the spiritual
idea reveals it. In divine Science, man possesses this
24 recognition of harmony consciously in proportion to his
understanding of God.

The term Lord, as used in our version of the Old
27 Testament, is often synonymous with Jehovah, and ex-
Divine sense   presses the Jewish concept, not yet elevated
of Deity   to deific apprehension through spiritual trans-
30 figuration. Yet the word gradually approaches a higher
meaning. This human sense of Deity yields to the divine

na percepción de la Playa Dorada del Amor y el Mar 1
Apacible de la Armonía.

Esa ciudad celestial, iluminada por el Sol de Justicia — 3
esa Nueva Jerusalén, ese Todo infinito, que
a nosotros nos parece oculto en la nebulo- *El cenit puro de la revelación*
sidad de la lejanía— llegó a la visión de San 6
Juan cuando moraba aún entre los mortales.

En el Apocalipsis 21:22, continuando la descripción de
esa ciudad sagrada, el Discípulo bienamado escribe: — 9

Y no vi en ella templo; porque el Señor Dios Todopoderoso es
el templo de ella, y el Cordero.

No había templo —es decir, no había estructura mate- 12
rial en la cual adorar a Dios, porque debe ser adorado en
espíritu y en amor. La palabra *templo* también *El altar celestial*
significa *cuerpo*. El autor del Apocalipsis co- 15
nocía el uso que Jesús hacía de esa palabra, como cuando
se refirió Jesús a su cuerpo material como el templo que
habría de ser reconstruido temporalmente (Juan 2:21). 18
¿Qué otra indicación necesitamos de la incorporeidad del
hombre real sino ésta, que Juan vio el cielo y la tierra, pero
"no vio en ellos templo [cuerpo]"? Ese reino de Dios está 21
"entre vosotros" —está al alcance de la consciencia del
hombre aquí mismo, y la idea espiritual lo revela. En la
Ciencia divina, el hombre posee conscientemente ese re- 24
conocimiento de la armonía en la medida en que comprenda a Dios.

El término Señor, como se usa en nuestra versión del 27
Antiguo Testamento, es, con frecuencia, sinónimo de Jeho-
vá, y expresa el concepto judaico, no elevado *El concepto divino de la Deidad*
aún a la comprensión de lo deífico por medio 30
de la transfiguración espiritual. Sin embargo,
la palabra va aproximándose gradualmente a una significación más elevada. Ese concepto humano de la Deidad 33

577   The Apocalypse

1 sense, even as the material sense of personality yields
to the incorporeal sense of God and man as the infinite
3 Principle and infinite idea, — as one Father with His universal family, held in the gospel of Love. The Lamb's
wife presents the unity of male and female as no longer
6 two wedded individuals, but as two individual natures
in one; and this compounded spiritual individuality reflects God as Father-Mother, not as a corporeal being.
9 In this divinely united spiritual consciousness, there is no
impediment to eternal bliss, — to the perfectibility of
God's creation.

12   This spiritual, holy habitation has no boundary
nor limit, but its four cardinal points are: first, the
The city of   Word of Life, Truth, and Love; second,
15 our God   the Christ, the spiritual idea of God; third,
Christianity, which is the outcome of the divine Principle of the Christ-idea in Christian history; fourth,
18 Christian Science, which to-day and forever interprets
this great example and the great Exemplar. This city
of our God has no need of sun or satellite, for Love
21 is the light of it, and divine Mind is its own interpreter.
All who are saved must walk in this light. Mighty
potentates and dynasties will lay down their honors
24 within the heavenly city. Its gates open towards light
and glory both within and without, for all is good, and
nothing can enter that city, which "defileth, . . . or
27 maketh a lie."

The writer's present feeble sense of Christian Science
closes with St. John's Revelation as recorded by the
30 great apostle, for his vision is the acme of this Science
as the Bible reveals it.

In the following Psalm one word shows, though faintly,

se somete al concepto divino, lo mismo que el concepto 1
material respecto a la personalidad se somete al concepto
incorpóreo respecto a Dios y al hombre como Principio in- 3
finito e idea infinita —como un solo Padre con Su familia
universal, unidos en el evangelio del Amor. La esposa del
Cordero presenta la unión de varón y hembra, ya no como 6
dos individuos desposados, sino como dos naturalezas individuales en una; y esa compuesta individualidad espiritual refleja a Dios como Padre-Madre, no como un ser 9
corpóreo. En esa consciencia espiritual, divinamente unida, no hay impedimento para la felicidad eterna —para la
perfectibilidad de la creación de Dios. 12

Esa morada espiritual y sagrada no tiene lindero ni
límite, pero sus cuatro puntos cardinales son: primero, la
Palabra de Vida, Verdad y Amor; segundo, el La ciudad de 15
Cristo, la idea espiritual de Dios; tercero, el nuestro Dios
cristianismo, que es el producto del Principio divino de la
idea-Cristo en la historia cristiana; cuarto, la Ciencia Cris- 18
tiana, que ahora y para siempre interpreta a ese gran
ejemplo y al gran Modelo. Esa ciudad de nuestro Dios no
necesita ni sol ni satélite, porque el Amor es su luz y la 21
Mente divina es en sí misma su propio intérprete. Todos
los que se salvan tienen que andar en esa luz. Poderosos
potentados y dinastías entregarán sus honores en la ciudad 24
celestial. Sus puertas se abren hacia la luz y la gloria tanto
adentro como afuera, porque todo es bueno, y en esa ciudad no puede entrar "ninguna cosa inmunda, o que hace... 27
mentira".

La tenue percepción que la autora posee actualmente de
la Ciencia Cristiana termina con la Revelación de San 30
Juan, según está registrada por el gran apóstol, porque la
visión de él es el pináculo de esa Ciencia tal como la revela la Biblia. 33

En el siguiente Salmo una sola palabra demuestra, aun-

1 the light which Christian Science throws on the Scriptures
by substituting for the corporeal sense, the incorporeal
3 or spiritual sense of Deity: —

PSALM XXIII

[DIVINE LOVE] is my shepherd; I shall not want.
6   [LOVE] maketh me to lie down in green pastures:
[LOVE] leadeth me beside the still waters.

[LOVE] restoreth my soul [spiritual sense]: [LOVE] lead-
9 eth me in the paths of righteousness for His name's sake.

Yea, though I walk through the valley of the shadow of
death, I will fear no evil: for [LOVE] is with me; [LOVE'S]
12 rod and [LOVE'S] staff they comfort me.

[LOVE] prepareth a table before me in the presence of
mine enemies: [LOVE] anointeth my head with oil; my cup
15 runneth over.

Surely goodness and mercy shall follow me all the days of
my life; and I will dwell in the house [the consciousness]
18 of [LOVE] for ever.

que débilmente, la luz que la Ciencia Cristiana proyecta 1
sobre las Escrituras, al sustituir el concepto corpóreo con el
concepto incorpóreo o espiritual respecto a la Deidad: — 3

SALMO 23

[EL AMOR DIVINO] es mi pastor; nada me faltará.

En lugares de delicados pastos [EL AMOR] me hará descansar; 6
junto a aguas de reposo me pastoreará.

[EL AMOR] confortará mi alma [sentido espiritual]; [EL AMOR]
me guiará por sendas de justicia por amor de Su nombre. 9

Aunque ande en valle de sombra de muerte, no temeré mal alguno, porque [EL AMOR] estará conmigo; la vara [del AMOR] y el
cayado [del AMOR] me infundirán aliento. 12

[EL AMOR] adereza mesa delante de mí en presencia de mis
angustiadores; [EL AMOR] unge mi cabeza con aceite; mi copa
está rebosando. 15

Ciertamente el bien y la misericordia me seguirán todos los
días de mi vida, y en la casa [la consciencia] del [AMOR] moraré
por largos días. 18

Glossary

These things saith He that is holy, He that is true,
He that hath the key of David, He that openeth, and
no man shutteth; and shutteth, and no man openeth;
I know thy works: behold, I have set before thee
an open door, and no man can shut it. — REVELATION.

1 IN Christian Science we learn that the substitution of
the spiritual for the material definition of a Scrip-
3 tural word often elucidates the meaning of the inspired
writer. On this account this chapter is added. It contains the metaphysical interpretation of Bible terms,
6 giving their spiritual sense, which is also their original
meaning.

ABEL. Watchfulness; self-offering; surrendering to
9 the creator the early fruits of experience.

ABRAHAM. Fidelity; faith in the divine Life and in the
eternal Principle of being.
12 This patriarch illustrated the purpose of Love to create
trust in good, and showed the life-preserving power of
spiritual understanding.

15 ADAM. Error; a falsity; the belief in "original sin,"
sickness, and death; evil; the opposite of good, — of God
and His creation; a curse; a belief in intelligent matter,

CAPÍTULO XVII

Glosario*

Esto dice el Santo, el Verdadero,
El que tiene la llave de David, El que abre
y ninguno cierra, y cierra y ninguno abre:
Yo concozco tus obras; he aquí, he puesto delante de ti
una puerta abierta, la cual nadie puede cerrar. — EL APOCALIPSIS.

E N la Ciencia Cristiana** aprendemos que al susti- 1
tuir la definición material de una palabra bíblica
con la definición espiritual se aclara con frecuencia el sig- 3
nificado que el escritor inspirado quiere dar. Por ese motivo se añade este capítulo. Contiene la interpretación metafísica de términos que aparecen en la Biblia, dando el 6
sentido espiritual de ésos, que es también su significado
original.

ABEL. Vigilancia; ofrenda de sí mismo; entrega al crea- 9
dor de los frutos tempranos de la experiencia.

ABRAHAM. Fidelidad; fe en la Vida divina y en el eterno
Principio del ser. 12
Ese patriarca ilustró el propósito del Amor de crear
confianza en el bien, y demostró el poder de la comprensión espiritual para preservar la vida. 15

ADÁN. Error; una falsedad; la creencia en el "pecado
original", la enfermedad y la muerte; el mal; lo opuesto del
bien —de Dios y Su creación; una maldición; una creencia 18

*El índice alfabético en español se encuentra en la página 701.
**Véase "Nota" en la página que antecede al Índice.

579

1 finiteness, and mortality; "dust to dust;" red sand-
   stone; nothingness; the first god of mythology; not
3 God's man, who represents the one God and is His own
   image and likeness; the opposite of Spirit and His creations; that which is not the image and likeness of good,
6 but a material belief, opposed to the one Mind, or Spirit;
   a so-called finite mind, producing other minds, thus making "gods many and lords many" (I Corinthians viii. 5);
9 a product of nothing as the mimicry of something; an
   unreality as opposed to the great reality of spiritual existence and creation; a so-called man, whose origin,
12 substance, and mind are found to be the antipode of
   God, or Spirit; an inverted image of Spirit; the image
   and likeness of what God has not created, namely, mat-
15 ter, sin, sickness, and death; the opposer of Truth,
   termed error; Life's counterfeit, which ultimates in
   death; the opposite of Love, called hate; the usurper
18 of Spirit's creation, called self-creative matter; immortality's opposite, mortality; that of which wisdom saith,
   "Thou shalt surely die."
21   The name Adam represents the false supposition that
   Life is not eternal, but has beginning and end; that the
   infinite enters the finite, that intelligence passes into non-
24 intelligence, and that Soul dwells in material sense; that
   immortal Mind results in matter, and matter in mortal
   mind; that the one God and creator entered what He cre-
27 ated, and then disappeared in the atheism of matter.

   ADVERSARY. An adversary is one who opposes, denies,
   disputes, not one who constructs and sustains reality and
30 Truth. Jesus said of the devil, "He was a murderer from
   the beginning, . . . he is a liar and the father of it."

en la materia inteligente, en lo finito y en la mortalidad; "polvo que vuelve al polvo"; arenisca roja; la nada; el primer dios de la mitología; no el hombre de Dios, que representa al único Dios y es Su imagen y semejanza; lo opuesto del Espíritu y Sus creaciones; aquello que no es la imagen y semejanza del bien, sino una creencia material, opuesta a la Mente única, o Espíritu único; una llamada mente finita, que produce otras mentes, creando así "muchos dioses y muchos señores" (1 Corintios 8:5); un producto de la nada como remedo de algo; una irrealidad en oposición a la gran realidad de la existencia y creación espirituales; un llamado hombre, cuyo origen, sustancia y mente llegan a saberse que son el antípoda de Dios, el Espíritu; una imagen invertida del Espíritu; la imagen y semejanza de lo que Dios no ha creado, a saber: la materia, el pecado, la enfermedad y la muerte; lo que se opone a la Verdad, nombrado error; la contrahechura de la Vida, que acaba en muerte; lo opuesto del Amor, llamado odio; el usurpador de la creación del Espíritu, llamado materia autocreativa; lo contrario de la inmortalidad, o sea la mortalidad; aquello de lo cual dice la sabiduría: "Ciertamente morirás".

El nombre Adán representa la falsa suposición de que la Vida no es eterna, sino que tiene comienzo y fin; que lo infinito entra en lo finito, que la inteligencia se introduce en lo no inteligente, y que el Alma mora en el sentido material; que la Mente inmortal resulta en materia, y la materia en mente mortal; que el Dios y creador único entró en lo que creó y después desapareció en el ateísmo de la materia.

ADVERSARIO. Un adversario es uno que se opone, que niega y disputa, no uno que construye y sostiene la realidad y la Verdad. Jesús dijo del diablo: "Él ha sido homicida desde el principio, ...es mentiroso, y padre de mentira".

581   Glossary

1 This view of Satan is confirmed by the name often conferred upon him in Scripture, the "adversary."

3 ALMIGHTY. All-power; infinity; omnipotence.

ANGELS. God's thoughts passing to man; spiritual intuitions, pure and perfect; the inspiration of goodness, 6 purity, and immortality, counteracting all evil, sensuality, and mortality.

ARK. Safety; the idea, or reflection, of Truth, proved 9 to be as immortal as its Principle; the understanding of Spirit, destroying belief in matter.

God and man coexistent and eternal; Science show- 12 ing that the spiritual realities of all things are created by Him and exist forever. The ark indicates temptation overcome and followed by exaltation.

15 ASHER (Jacob's son). Hope and faith; spiritual compensation; the ills of the flesh rebuked.

BABEL. Self-destroying error; a kingdom divided 18 against itself, which cannot stand; material knowledge.

The higher false knowledge builds on the basis of evidence obtained from the five corporeal senses, the more 21 confusion ensues, and the more certain is the downfall of its structure.

BAPTISM. Purification by Spirit; submergence in 24 Spirit.

We are "willing rather to be absent from the body, and to be present with the Lord." (II Corinthians v. 8.)

Ese concepto de Satanás se confirma con el nombre de   1
"adversario", que se le da a menudo en las Escrituras.

TODOPODEROSO. Todo poder; infinitud; omnipotencia.   3

ÁNGELES. Pensamientos de Dios que vienen al hombre;
intuiciones espirituales, puras y perfectas; la inspiración de
la bondad, de la pureza y de la inmortalidad, que contra-   6
rresta todo mal, toda sensualidad y toda mortalidad.

ARCA. Seguridad; la idea, o reflejo, de la Verdad, que
se demuestra que es tan inmortal como su Principio; la   9
comprensión del Espíritu, que destruye a la creencia en la
materia.

Dios y el hombre, coexistentes y eternos; la Ciencia, que   12
prueba que las realidades espirituales de todas las cosas
son creadas por Él y existen por siempre. El arca indica la
tentación vencida y seguida de elevación.   15

ASER (hijo de Jacob). Esperanza y fe; compensación espiritual; represión a los males de la carne.

BABEL. Error que se destruye a sí mismo; un reino divi-   18
dido contra sí mismo, que no puede permanecer; conocimiento material.

Cuanto más alto edifica el falso conocimiento sobre la   21
base del testimonio obtenido de los cinco sentidos corporales, tanto más confusión sobreviene y tanto más cierta es
la caída de su estructura.   24

BAUTISMO. Purificación por el Espíritu; sumersión en el
Espíritu.

"Más quisiéramos estar ausentes del cuerpo, y presentes   27
al Señor". (2 Corintios 5:8.)

1   BELIEVING. Firmness and constancy; not a faltering
nor a blind faith, but the perception of spiritual Truth.
3 Mortal thoughts, illusion.

BENJAMIN (Jacob's son). A physical belief as to life,
substance, and mind; human knowledge, or so-called
6 mortal mind, devoted to matter; pride; envy; fame;
illusion; a false belief; error masquerading as the possessor of life, strength, animation, and power to act.
9 Renewal of affections; self-offering; an improved
state of mortal mind; the introduction of a more spiritual
origin; a gleam of the infinite idea of the infinite Prin-
12 ciple; a spiritual type; that which comforts, consoles,
and supports.

BRIDE. Purity and innocence, conceiving man in the
15 idea of God; a sense of Soul, which has spiritual bliss
and enjoys but cannot suffer.

BRIDEGROOM. Spiritual understanding; the pure con-
18 sciousness that God, the divine Principle, creates man
as His own spiritual idea, and that God is the only creative power.

21   BURIAL. Corporeality and physical sense put out of
sight and hearing; annihilation. Submergence in Spirit;
immortality brought to light.

24   CANAAN (the son of Ham). A sensuous belief; the
testimony of what is termed material sense; the error
which would make man mortal and would make mortal
27 mind a slave to the body.

CHILDREN. The spiritual thoughts and representatives of Life, Truth, and Love.

CREER. Firmeza y constancia; no una fe vacilante o ciega, sino la percepción de la Verdad espiritual. Pensamientos mortales, ilusión.

BENJAMÍN (hijo de Jacob). Una creencia física en cuanto a la vida, sustancia y mente; saber humano, o la llamada mente mortal, dedicado a la materia; orgullo; envidia; fama; ilusión; una creencia falsa; error que se disfraza de poseedor de vida, fuerza, animación y poder de acción.

Renovación de los afectos; ofrenda de sí mismo; un estado mejorado de la mente mortal; la introducción de un origen más espiritual; un destello de la idea infinita del Principio infinito; un modelo espiritual; lo que conforta, consuela y sostiene.

NOVIA. Pureza e inocencia, que concibe al hombre en la idea de Dios; un sentido de Alma, que posee felicidad espiritual y goza pero no puede sufrir.

NOVIO. Comprensión espiritual; la consciencia pura de que Dios, el Principio divino, crea al hombre como Su propia idea espiritual, y que Dios es el único poder creador.

SEPULTURA. La corporeidad y el sentido físico puestos fuera del alcance de la vista y el oído; aniquilación. Sumersión en el Espíritu; la inmortalidad sacada a luz.

CANAÁN (hijo de Cam). Una creencia sensual; el testimonio de lo que se denomina sentido material; el error que quisiera hacer mortal al hombre y esclavizar la mente mortal al cuerpo.

NIÑOS. Los pensamientos y representantes espirituales de la Vida, la Verdad y el Amor.

1   Sensual and mortal beliefs; counterfeits of creation,
whose better originals are God's thoughts, not in em-
3   bryo, but in maturity; material suppositions of life, substance, and intelligence, opposed to the Science of being.

CHILDREN OF ISRAEL. The representatives of Soul, not
6   corporeal sense; the offspring of Spirit, who, having
wrestled with error, sin, and sense, are governed by divine
Science; some of the ideas of God beheld as men, casting
9   out error and healing the sick; Christ's offspring.

CHRIST. The divine manifestation of God, which comes
to the flesh to destroy incarnate error.

12   CHURCH. The structure of Truth and Love; whatever rests upon and proceeds from divine Principle.
The Church is that institution, which affords proof of
15   its utility and is found elevating the race, rousing the
dormant understanding from material beliefs to the apprehension of spiritual ideas and the demonstration of
18   divine Science, thereby casting out devils, or error, and
healing the sick.

CREATOR. Spirit; Mind; intelligence; the animating
21   divine Principle of all that is real and good; self-existent
Life, Truth, and Love; that which is perfect and eternal;
the opposite of matter and evil, which have no Prin-
24   ciple; God, who made all that was made and could not
create an atom or an element the opposite of Himself.

DAN (Jacob's son). Animal magnetism; so-called mor-
27   tal mind controlling mortal mind; error, working out
the designs of error; one belief preying upon another.

Creencias sensuales y mortales; contrahechuras de la crea- 1
ción, cuyos originales mejores son pensamientos de Dios,
no en embrión, sino en madurez; suposiciones materiales 3
de vida, sustancia e inteligencia, opuestas a la Ciencia
del ser.

HIJOS DE ISRAEL. Los representantes del Alma, no del 6
sentido corporal; el linaje del Espíritu, que, habiendo lu-
chado con el error, el pecado y los sentidos, está gobernado
por la Ciencia divina; algunas de las ideas de Dios vistas 9
como hombres, que echan fuera al error y sanan a los enfermos; el linaje de Cristo.

CRISTO. La divina manifestación de Dios, la cual viene 12
a la carne para destruir al error encarnado.

IGLESIA. La estructura de la Verdad y el Amor; todo lo
que descansa en el Principio divino y procede de él. 15
La Iglesia es aquella institución que da prueba de su utilidad y eleva a la raza humana, despierta al entendimiento
dormido de las creencias materiales para que comprenda 18
las ideas espirituales y demuestre la Ciencia divina, y así
echa fuera a los demonios, o el error, y sana a los enfermos.

CREADOR. Espíritu; Mente; inteligencia; el vivificador 21
Principio divino de todo lo que es real y bueno; Vida, Verdad y Amor autoexistentes; lo que es perfecto y eterno; lo
opuesto de la materia y del mal, los cuales no tienen Prin- 24
cipio; Dios, quien hizo todo lo que fue hecho y quien no
pudo crear un átomo o un elemento que fuera el opuesto
de Él. 27

DAN (hijo de Jacob). Magnetismo animal; la llamada
mente mortal dominando a la mente mortal; el error, que
lleva a cabo los designios del error; una creencia que de- 30
preda a otra.

1　DAY. The irradiance of Life; light, the spiritual idea
of Truth and Love.

3　"And the evening and the morning were the first day."
(Genesis i. 5.) The objects of time and sense disappear
in the illumination of spiritual understanding, and Mind
6　measures time according to the good that is unfolded.
This unfolding is God's day, and "there shall be no night
there."

9　DEATH. An illusion, the lie of life in matter; the unreal and untrue; the opposite of Life.

Matter has no life, hence it has no real existence. Mind
12　is immortal. The flesh, warring against Spirit; that
which frets itself free from one belief only to be fettered
by another, until every belief of life where Life is not
15　yields to eternal Life. Any material evidence of death is
false, for it contradicts the spiritual facts of being.

DEVIL. Evil; a lie; error; neither corporeality nor
18　mind; the opposite of Truth; a belief in sin, sickness,
and death; animal magnetism or hypnotism; the lust of
the flesh, which saith: "I am life and intelligence in
21　matter. There is more than one mind, for I am mind, —
a wicked mind, self-made or created by a tribal god and
put into the opposite of mind, termed matter, thence to
24　reproduce a mortal universe, including man, not after the
image and likeness of Spirit, but after its own image."

DOVE. A symbol of divine Science; purity and peace;
27　hope and faith.

DUST. Nothingness; the absence of substance, life, or
intelligence.

DÍA. La irradiación de la Vida; luz, la idea espiritual de 1
la Verdad y el Amor.

"Y fue la tarde y la mañana un día". (Génesis 1:5.) Los 3
objetos del tiempo y de los sentidos desaparecen en la
iluminación de la comprensión espiritual, y la Mente mide
el tiempo de acuerdo con el bien que se desarrolla. Ese 6
desarrollo es el día de Dios, y "no habrá allí más noche".

MUERTE. Una ilusión, la mentira de que hay vida en la
materia; lo irreal y falso; lo opuesto de la Vida. 9

La materia no tiene vida, por lo tanto no tiene existencia
real. La Mente es inmortal. La carne, que lucha contra el
Espíritu; lo que se libera penosamente de una creencia, 12
sólo para ser encadenado por otra, hasta que toda creencia
de que hay vida donde no existe Vida se someta a la Vida
eterna. Toda evidencia material de muerte es falsa, pues 15
contradice a las realidades espirituales del ser.

DIABLO. El mal; una mentira; el error; ni corporeidad ni
mente; lo opuesto de la Verdad; una creencia en el pecado, 18
la enfermedad y la muerte; magnetismo animal o hipnotismo; los deseos de la carne, la cual dice: "Soy vida e inteligencia en la materia. Hay más de una mente, pues yo soy 21
mente —una mente perversa, autoproducida o creada por
un dios tribal y puesta en lo opuesto de la mente, denominado materia, para de ahí reproducir un universo mor- 24
tal, incluso el hombre, no según la imagen y semejanza del
Espíritu, sino según su propia imagen".

PALOMA. Un símbolo de la Ciencia divina; pureza y 27
paz; esperanza y fe.

POLVO. La nada; la ausencia de sustancia, vida o inteligencia. 30

585　Glossary

1　EARS. Not organs of the so-called corporeal senses, but spiritual understanding.

3　Jesus said, referring to spiritual perception, "Having ears, hear ye not?" (Mark viii. 18.)

EARTH. A sphere; a type of eternity and immortality,
6　which are likewise without beginning or end.

To material sense, earth is matter; to spiritual sense, it is a compound idea.

9　ELIAS. Prophecy; spiritual evidence opposed to material sense; Christian Science, with which can be discerned the spiritual fact of whatever the material senses behold;
12　the basis of immortality.

"Elias truly shall first come and restore all things." (Matthew xvii. 11.)

15　ERROR. See chapter on Recapitulation, page 472.

EUPHRATES (river). Divine Science encompassing the universe and man; the true idea of God; a type
18　of the glory which is to come; metaphysics taking the place of physics; the reign of righteousness. The atmosphere of human belief before it accepts sin, sickness, or
21　death; a state of mortal thought, the only error of which is limitation; finity; the opposite of infinity.

EVE. A beginning; mortality; that which does not
24　last forever; a finite belief concerning life, substance, and intelligence in matter; error; the belief that the human race originated materially instead of spiritually, —
27　that man started first from dust, second from a rib, and third from an egg.

Oídos. No los órganos de los llamados sentidos corpo- 1
rales, sino comprensión espiritual.

Refiriéndose a la percepción espiritual, Jesús dijo: "¿Te- 3
niendo oídos no oís?" (Marcos 8:18.)

Tierra. Una esfera; un símbolo de la eternidad e inmortalidad, que tampoco tienen comienzo ni fin.   6
Para el sentido material la tierra es materia; para el sentido espiritual es una idea compuesta.

Elías. Profecía; evidencia espiritual opuesta al sentido 9
material; Ciencia Cristiana, con la cual puede discernirse
la realidad espiritual de todo lo que los sentidos materiales
ven; la base de la inmortalidad.   12
"A la verdad, Elías viene primero, y restaurará todas las
cosas". (Mateo 17:11.)

Error. Véase el capítulo Recapitulación, página 472.   15

Eufrates (río). La Ciencia divina, que circunda al universo y al hombre; la idea verdadera de Dios; un símbolo
de la gloria que ha de venir; la metafísica, que reemplaza a 18
la física; el reino de la justicia. La atmósfera de la creencia
humana antes de aceptar el pecado, la enfermedad o la
muerte; un estado del pensamiento mortal, cuyo único 21
error es la limitación; lo finito; lo opuesto de lo infinito.

Eva. Un comienzo; mortalidad; lo que no dura para
siempre; una creencia finita concerniente a la vida, sustan- 24
cia e inteligencia en la materia; el error; la creencia de que
la raza humana se originó materialmente en vez de espiritualmente —que el hombre procedió primero del polvo, 27
segundo de una costilla y tercero de un óvulo.

586   Glossary

1   EVENING. Mistiness of mortal thought; weariness of mortal mind; obscured views; peace and rest.

3   EYES. Spiritual discernment, — not material but mental.
Jesus said, thinking of the outward vision, "Having
6   eyes, see ye not?" (Mark viii. 18.)

FAN. Separator of fable from fact; that which gives action to thought.

9   FATHER. Eternal Life; the one Mind; the divine Principle, commonly called God.

FEAR. Heat; inflammation; anxiety; ignorance; error;
12   desire; caution.

FIRE. Fear; remorse; lust; hatred; destruction; affliction purifying and elevating man.

15   FIRMAMENT. Spiritual understanding; the scientific line of demarcation between Truth and error, between Spirit and so-called matter.

18   FLESH. An error of physical belief; a supposition that life, substance, and intelligence are in matter; an illusion; a belief that matter has sensation.

21   GAD (Jacob's son). Science; spiritual being understood; haste towards harmony.

GETHSEMANE. Patient woe; the human yielding to
24   the divine; love meeting no response, but still remaining love.

LA TARDE. Nebulosidad del pensamiento mortal; cansancio de la mente mortal; perspectivas oscurecidas; paz y descanso.

OJOS. Discernimiento espiritual —no material, sino mental.

Pensando en la visión externa, Jesús dijo: "¿Teniendo ojos no veis?" (Marcos 8:18.)

AVENTADOR. Lo que separa a la fábula de la realidad; lo que da acción al pensamiento.

PADRE. Vida eterna; la Mente única; el Principio divino, comúnmente llamado Dios.

TEMOR. Calor; inflamación; ansiedad; ignorancia; error; deseo; cautela.

FUEGO. Temor; remordimiento; lujuria; odio; destrucción; aflicción que purifica y eleva al hombre.

EXPANSIÓN (FIRMAMENTO). Comprensión espiritual; la línea científica de demarcación entre la Verdad y el error, entre el Espíritu y la llamada materia.

CARNE. Un error de la creencia física; una suposición de que la vida, sustancia e inteligencia están en la materia; una ilusión; una creencia de que la materia tiene sensación.

GAD (hijo de Jacob). La Ciencia; el ser espiritual comprendido; apresuramiento hacia la armonía.

GETSEMANÍ. Angustia paciente; lo humano sometiéndose a lo divino; amor que no es correspondido, pero que sin embargo sigue siendo amor.

587   Glossary

1   GHOST. An illusion; a belief that mind is outlined and limited; a supposition that spirit is finite.

3   GIHON (river). The rights of woman acknowledged morally, civilly, and socially.

GOD. The great I AM; the all-knowing, all-seeing,
6   all-acting, all-wise, and all-loving, and eternal; Principle; Mind; Soul; Spirit; Life; Truth; Love; all substance; intelligence.

9   GODS. Mythology; a belief that life, substance, and intelligence are both mental and material; a supposition of sentient physicality; the belief that infinite Mind is in
12   finite forms; the various theories that hold mind to be a material sense, existing in brain, nerve, matter; supposititious minds, or souls, going in and out of matter, erring
15   and mortal; the serpents of error, which say, "Ye shall be as gods."

God is one God, infinite and perfect, and cannot be-
18   come finite and imperfect.

GOOD. God; Spirit; omnipotence; omniscience; omnipresence; omni-action.

21   HAM (Noah's son). Corporeal belief; sensuality; slavery; tyranny.

HEART. Mortal feelings, motives, affections, joys, and
24   sorrows.

HEAVEN. Harmony; the reign of Spirit; government by divine Principle; spirituality; bliss; the atmosphere
27   of Soul.

FANTASMA. Una ilusión; una creencia de que la mente 1
tiene contornos y límites; una suposición de que el espíritu
es finito. 3

GIHÓN (río). Los derechos de la mujer reconocidos moral, civil y socialmente.

DIOS. El gran YO SOY; el que todo lo sabe, que todo lo 6
ve, que es todo acción, todo sabiduría, todo amor, y que es
eterno; Principio; Mente; Alma; Espíritu; Vida; Verdad;
Amor; toda sustancia; inteligencia. 9

DIOSES. Mitología; una creencia de que la vida, sustancia e inteligencia son mentales y materiales a la vez; una
suposición de que existe corporeidad sensoria; la creencia 12
de que la Mente infinita está dentro de formas finitas; las
varias teorías que sostienen que la mente es un sentido material existente en el cerebro, los nervios y la materia; su- 15
puestas mentes, o almas, que erradas y mortales entran y
salen de la materia; las serpientes del error, que dicen:
"Seréis como dioses". 18
Dios es el único Dios, infinito y perfecto, y no puede
volverse finito e imperfecto.

EL BIEN. Dios; Espíritu; omnipotencia; omnisciencia; 21
omnipresencia; omniacción.

CAM (hijo de Noé). Creencia corporal; sensualidad; esclavitud; tiranía. 24

CORAZÓN. Sentimientos, móviles, afectos, goces y aflicciones mortales.

CIELO. Armonía; el reino del Espíritu; gobierno por el 27
Principio divino; espiritualidad; felicidad; la atmósfera
del Alma.

1 HELL. Mortal belief; error; lust; remorse; hatred; revenge; sin; sickness; death; suffering and self-de-
3 struction; self-imposed agony; effects of sin; that which "worketh abomination or maketh a lie."

   HIDDEKEL (river). Divine Science understood and
6 acknowledged.

   HOLY GHOST. Divine Science; the development of eternal Life, Truth, and Love.

9 I, or EGO. Divine Principle; Spirit; Soul; incorporeal, unerring, immortal, and eternal Mind.
   There is but one I, or Us, but one divine Principle, or
12 Mind, governing all existence; man and woman unchanged forever in their individual characters, even as numbers which never blend with each other, though they
15 are governed by one Principle. All the objects of God's creation reflect one Mind, and whatever reflects not this one Mind, is false and erroneous, even the belief that
18 life, substance, and intelligence are both mental and material.

   I AM. God; incorporeal and eternal Mind; divine
21 Principle; the only Ego.

   IN. A term obsolete in Science if used with reference to Spirit, or Deity.

24 INTELLIGENCE. Substance; self-existent and eternal Mind; that which is never unconscious nor limited.
   See chapter on Recapitulation, page 469.

INFIERNO. Creencia mortal; error; lujuria; remordi- 1
miento; odio; venganza; pecado; enfermedad; muerte; sufrimiento y autodestrucción; agonía autoimpuesta; efectos 3
del pecado; lo que "hace abominación y mentira".

HIDEKEL (río). La Ciencia divina comprendida y reconocida.   6

ESPÍRITU SANTO. La Ciencia divina; el desarrollo de la
Vida, la Verdad y el Amor eternos.

YO, o EGO. Principio divino; Espíritu; Alma; Mente in- 9
corpórea, infalible, inmortal y eterna.
    No hay sino un solo Yo, o Nosotros, un solo Principio
divino, o Mente divina, que gobierna toda existencia; el 12
hombre y la mujer, inalterados para siempre en sus caracteres individuales, al igual que los números, que jamás se
mezclan entre sí, aunque están gobernados por un mismo 15
Principio. Todos los objetos de la creación de Dios reflejan a una Mente única, y todo lo que no refleje a esa
Mente única, es falso y erróneo, incluso la creencia de que 18
la vida, la sustancia y la inteligencia son mentales y materiales a la vez.

YO SOY. Dios; Mente incorpórea y eterna; Principio di- 21
vino; el Ego único.

EN. Un término obsoleto en la Ciencia si se usa al referirse al Espíritu, o Deidad.   24

INTELIGENCIA. Sustancia; la Mente autoexistente y eterna; lo que nunca está inconsciente ni limitado.
    Véase el capítulo Recapitulación, página 469.   27

1   ISSACHAR (Jacob's son). A corporeal belief; the offspring of error; envy; hatred; selfishness; self-will;
3   lust.

JACOB. A corporeal mortal embracing duplicity, repentance, sensualism. Inspiration; the revelation of
6   Science, in which the so-called material senses yield to the spiritual sense of Life and Love.

JAPHET (Noah's son). A type of spiritual peace, flow-
9   ing from the understanding that God is the divine Principle of all existence, and that man is His idea, the child of His care.

12   JERUSALEM. Mortal belief and knowledge obtained from the five corporeal senses; the pride of power and the power of pride; sensuality; envy; oppression; tyr-
15   anny. Home, heaven.

JESUS. The highest human corporeal concept of the divine idea, rebuking and destroying error and bringing
18   to light man's immortality.

JOSEPH. A corporeal mortal; a higher sense of Truth rebuking mortal belief, or error, and showing the immor-
21   tality and supremacy of Truth; pure affection blessing its enemies.

JUDAH. A corporeal material belief progressing and
24   disappearing; the spiritual understanding of God and man appearing.

Isacar (hijo de Jacob). Una creencia corpórea; la prole 1
del error; envidia; odio; egoísmo; voluntariedad; lujuria.

Jacob. Un mortal corpóreo que incluye duplicidad, 3
arrepentimiento, sensualismo. Inspiración; la revelación
de la Ciencia, en la cual los llamados sentidos materiales
se someten al sentido espiritual de la Vida y el Amor. 6

Jafet (hijo de Noé). Un símbolo de la paz espiritual
que emana de la comprensión de que Dios es el Principio
divino de toda existencia y que el hombre es Su idea, el 9
hijo de Su solicitud.

Jerusalén. Creencia mortal y conocimientos mortales
obtenidos mediante los cinco sentidos corporales; el or- 12
gullo del poder y el poder del orgullo; sensualidad; envidia; opresión; tiranía. Hogar, cielo.

Jesús. El más elevado concepto corpóreo y humano de 15
la idea divina, que reprende y destruye al error y saca a luz
la inmortalidad del hombre.

José. Un mortal corpóreo; un concepto más elevado de 18
la Verdad, que reprende a la creencia mortal, o error, y
demuestra la inmortalidad y supremacía de la Verdad;
afecto puro que bendice a sus enemigos. 21

Judá. Una creencia material y corpórea que progresa y
desaparece; el aparecimiento de la comprensión espiritual
de Dios y el hombre. 24

1   KINGDOM OF HEAVEN. The reign of harmony in divine
Science; the realm of unerring, eternal, and omnipotent
3 Mind; the atmosphere of Spirit, where Soul is supreme.

KNOWLEDGE. Evidence obtained from the five corporeal senses; mortality; beliefs and opinions; human
6 theories, doctrines, hypotheses; that which is not divine
and is the origin of sin, sickness, and death; the opposite of spiritual Truth and understanding.

9   LAMB OF GOD. The spiritual idea of Love; self-immolation; innocence and purity; sacrifice.

LEVI (Jacob's son). A corporeal and sensual belief;
12 mortal man; denial of the fulness of God's creation;
ecclesiastical despotism.

LIFE. See chapter on Recapitulation, page 468.

15   LORD. In the Hebrew, this term is sometimes employed as a title, which has the inferior sense of master,
or ruler. In the Greek, the word *kurios* almost always
18 has this lower sense, unless specially coupled with the
name God. Its higher signification is Supreme Ruler.

LORD GOD. Jehovah.
21   This double term is not used in the first chapter of
Genesis, the record of spiritual creation. It is introduced in the second and following chapters, when the
24 spiritual sense of God and of infinity is disappearing
from the recorder's thought, — when the true scientific
statements of the Scriptures become clouded through a

REINO DE LOS CIELOS. El reino de la armonía en la 1
Ciencia divina; el dominio de la Mente infalible, eterna y
omnipotente; la atmósfera del Espíritu, donde el Alma es 3
suprema.

CONOCIMIENTO. El testimonio que se obtiene de los
cinco sentidos corporales; mortalidad; creencias y opinio- 6
nes; teorías, doctrinas e hipótesis humanas; lo que no es divino y es el origen del pecado, de la enfermedad y de la
muerte; lo opuesto de la Verdad y de la comprensión espi- 9
rituales.

CORDERO DE DIOS. La idea espiritual del Amor; la inmolación de sí mismo; inocencia y pureza; sacrificio.   12

LEVÍ (hijo de Jacob). Una creencia corpórea y sensual;
el hombre mortal; negación de la plenitud de la creación
de Dios; despotismo eclesiástico.   15

VIDA. Véase el capítulo Recapitulación, página 468.

SEÑOR. En el hebreo ese término se emplea a veces
como un título, que tiene el significado inferior de amo o 18
gobernante. En el griego la palabra *kirios* casi siempre
lleva ese sentido inferior, a menos que vaya unida especialmente al nombre de Dios. Su significado más elevado 21
es Gobernante Supremo.

JEHOVÁ DIOS. Ese término doble no se usa en el primer
capítulo del Génesis —el relato de la creación espiritual. 24
Se introduce en el segundo y subsiguientes capítulos,
cuando el concepto espiritual de Dios y de la infinitud va
desapareciendo del pensamiento del narrador —cuando 27
las verdaderas declaraciones científicas de las Escrituras

1 physical sense of God as finite and corporeal. From this
follow idolatry and mythology, — belief in many gods, or
3 material intelligences, as the opposite of the one Spirit,
or intelligence, named Elohim, or God.

MAN. The compound idea of infinite Spirit; the spirit-
6 ual image and likeness of God; the full representation of
Mind.

MATTER. Mythology; mortality; another name for
9 mortal mind; illusion; intelligence, substance, and life
in non-intelligence and mortality; life resulting in death,
and death in life; sensation in the sensationless; mind
12 originating in matter; the opposite of Truth; the opposite of Spirit; the opposite of God; that of which immortal
Mind takes no cognizance; that which mortal mind sees,
15 feels, hears, tastes, and smells only in belief.

MIND. The only I, or Us; the only Spirit, Soul, divine
Principle, substance, Life, Truth, Love; the one God;
18 not that which is *in* man, but the divine Principle, or God,
of whom man is the full and perfect expression; Deity,
which outlines but is not outlined.

21 MIRACLE. That which is divinely natural, but must
be learned humanly; a phenomenon of Science.

MORNING. Light; symbol of Truth; revelation and
24 progress.

MORTAL MIND. Nothing claiming to be something,
for Mind is immortal; mythology; error creating other
27 errors; a suppositional material sense, *alias* the belief

son ofuscadas por un concepto físico de Dios como finito   1
y corpóreo. De eso resultan la idolatría y la mitología —la
creencia en muchos dioses, o inteligencias materiales, en   3
contraposición al Espíritu único, o inteligencia única, llamado Elohim, o Dios.

HOMBRE. La compuesta idea del Espíritu infinito; la   6
imagen y semejanza espiritual de Dios; la representación
completa de la Mente.

MATERIA. Mitología; mortalidad; otro nombre para la   9
mente mortal; ilusión; inteligencia, sustancia y vida en la
no-inteligencia y en la mortalidad; la vida que resulta en
muerte y la muerte que resulta en vida; sensación en lo in-   12
sensible; mente que se origina en la materia; lo opuesto de
la Verdad; lo opuesto del Espíritu; lo opuesto de Dios; lo
que la Mente inmortal no reconoce; lo que la mente mortal   15
ve, siente, oye, gusta y huele sólo en creencia.

MENTE. El único Yo, o Nosotros; Espíritu, Alma, Principio divino, sustancia, Vida, Verdad, Amor —únicos; el   18
Dios único; no lo que está *en* el hombre, sino el Principio
divino, o Dios, de quien el hombre es la expresión plena y
perfecta; la Deidad, que delinea pero que no es delineada.   21

MILAGRO. Lo que es divinamente natural pero que
tiene que llegar a comprenderse humanamente; un fenómeno de la Ciencia.   24

LA MAÑANA. Luz; símbolo de la Verdad; revelación y
progreso.

MENTE MORTAL. La nada que pretende ser algo, pues   27
la Mente es inmortal; mitología; un error que crea otros
errores; un supuesto sentido material, alias la creencia de

1 that sensation is in matter, which is sensationless; a belief that life, substance, and intelligence are in and of
3 matter; the opposite of Spirit, and therefore the opposite
of God, or good; the belief that life has a beginning
and therefore an end; the belief that man is the off-
6 spring of mortals; the belief that there can be more than
one creator; idolatry; the subjective states of error;
material senses; that which neither exists in Science nor
9 can be recognized by the spiritual sense; sin; sickness;
death.

MOSES. A corporeal mortal; moral courage; a type
12 of moral law and the demonstration thereof; the proof
that, without the gospel, — the union of justice and affection, — there is something spiritually lacking, since justice
15 demands penalties under the law.

MOTHER. God; divine and eternal Principle; Life,
Truth, and Love.

18 NEW JERUSALEM. Divine Science; the spiritual facts
and harmony of the universe; the kingdom of heaven,
or reign of harmony.

21 NIGHT. Darkness; doubt; fear.

NOAH. A corporeal mortal; knowledge of the nothingness of material things and of the immortality of all
24 that is spiritual.

OIL. Consecration; charity; gentleness; prayer; heavenly inspiration.

27 PHARISEE. Corporeal and sensuous belief; self-righteousness; vanity; hypocrisy.

que la sensación está en la materia, la cual es insensible;   1
una creencia de que la vida, sustancia e inteligencia están
en la materia y proceden de ella; lo opuesto del Espíritu,   3
y, por tanto, lo opuesto de Dios, o el bien; la creencia de
que la vida tiene un comienzo y, por tanto, un fin; la creencia de que el hombre es vástago de los mortales; la creencia   6
de que puede haber más de un creador; idolatría; los estados subjetivos del error; los sentidos materiales; lo que no
existe en la Ciencia ni puede ser reconocido por el sentido   9
espiritual; pecado; enfermedad; muerte.

MOISÉS. Un mortal corpóreo; valor moral; un modelo
de ley moral y su demostración; la prueba de que sin el   12
evangelio —la unión de la justicia y el afecto— hay algo
que falta espiritualmente, puesto que la justicia exige penas bajo la ley.   15

MADRE. Dios; Principio divino y eterno; Vida, Verdad y
Amor.

LA NUEVA JERUSALÉN. La Ciencia divina; las realidades   18
espirituales y la armonía del universo; el reino de los cielos, o reino de la armonía.

NOCHE. Tinieblas; duda; temor.   21

NOÉ. Un mortal corpóreo; conocimiento de la nada de
las cosas materiales y de la inmortalidad de todo lo que es
espiritual.   24

ACEITE. Consagración; amor; dulzura; oración; inspiración celestial.

FARISEO. Creencia corpórea y sensoria; justificación   27
propia; vanidad; hipocresía.

593   Glossary

1   PISON (river). The love of the good and beautiful, and their immortality.

3   PRINCIPLE. See chapter on Recapitulation, page 465.

PROPHET. A spiritual seer; disappearance of material sense before the conscious facts of spiritual Truth.

6   PURSE. Laying up treasures in matter; error.

RED DRAGON. Error; fear; inflammation; sensuality; subtlety; animal magnetism; envy; revenge.

9   RESURRECTION. Spiritualization of thought; a new and higher idea of immortality, or spiritual existence; material belief yielding to spiritual understanding.

12   REUBEN (Jacob's son). Corporeality; sensuality; delusion; mortality; error.

RIVER. Channel of thought.
15   When smooth and unobstructed, it typifies the course of Truth; but muddy, foaming, and dashing, it is a type of error.

18   ROCK. Spiritual foundation; Truth. Coldness and stubbornness.

SALVATION. Life, Truth, and Love understood and
21   demonstrated as supreme over all; sin, sickness, and death destroyed.

SEAL. The signet of error revealed by Truth.

Pisón (río). El amor a lo bueno y bello, y la inmortali- 1
dad de éstos.

Principio. Véase el capítulo Recapitulación, página 3
465.

Profeta. Un vidente espiritual; la desaparición del sentido material ante la consciencia de las realidades de la 6
Verdad espiritual.

Bolsa. Hechura de tesoros en la materia; error.

Dragón escarlata. Error; temor; inflamación; sensua- 9
lidad; astucia; magnetismo animal; envidia; venganza.

Resurrección. Espiritualización del pensamiento; una
idea nueva y más elevada de inmortalidad, o existencia es- 12
piritual; la creencia material sometiéndose a la comprensión espiritual.

Rubén (hijo de Jacob). Corporeidad; sensualidad; en- 15
gaño; mortalidad; error.

Río. Vía del pensamiento.
Sereno y sin obstrucción, simboliza el curso de la Ver- 18
dad; pero turbio, revuelto y precipitado, es un símbolo del
error.

Roca. Cimientos espirituales; la Verdad. Frialdad y 21
obstinación.

Salvación. La Vida, la Verdad y el Amor comprendidos y demostrados como supremos sobre todo; el pecado, 24
la enfermedad y la muerte destruidos.

Sello. El sello del error, revelado por la Verdad.

1   SERPENT (*ophis,* in Greek; *nacash,* in Hebrew). Subtlety; a lie; the opposite of Truth, named error;
3 the first statement of mythology and idolatry; the belief in more than one God; animal magnetism; the first lie of limitation; finity; the first claim that there is an oppo-
6 site of Spirit, or good, termed matter, or evil; the first delusion that error exists as fact; the first claim that sin, sickness, and death are the realities of life. The first
9 audible claim that God was not omnipotent and that there was another power, named *evil,* which was as real and eternal as God, good.

12   SHEEP. Innocence; inoffensiveness; those who follow their leader.

SHEM (Noah's son). A corporeal mortal; kindly affec-
15 tion; love rebuking error; reproof of sensualism.

SON. The Son of God, the Messiah or Christ. The son of man, the offspring of the flesh. "Son of a year."

18   SOULS. See chapter on Recapitulation, page 466.

SPIRIT. Divine substance; Mind; divine Principle; all that is good; God; that only which is perfect, ever-
21 lasting, omnipresent, omnipotent, infinite.

SPIRITS. Mortal beliefs; corporeality; evil minds; supposed intelligences, or gods; the opposites of God;
24 errors; hallucinations. (See page 466.)

SUBSTANCE. See chapter on Recapitulation, page 468.

SERPIENTE (*ofis,* en griego; *nacash,* en hebreo). Astu- 1
cia; una mentira; lo opuesto a la Verdad, llamado error; la
primera declaración de la mitología e idolatría; la creencia 3
en más de un Dios; magnetismo animal; la primera mentira sobre limitación; lo finito; la primera pretensión de
que hay algo opuesto al Espíritu o el bien, denominado 6
materia, o mal; el primer engaño de que el error existe
como un hecho; la primera pretensión de que el pecado, la
enfermedad y la muerte son las realidades de la vida. La 9
primera pretensión audible de que Dios no era omnipotente y que existía otro poder, llamado *el mal,* que era tan
real y eterno como Dios, el bien.
                                                            12

OVEJAS. Inocencia; naturaleza inofensiva; los que siguen a su guía.

SEM (hijo de Noé). Un mortal corpóreo; afección cari- 15
ñosa; el amor que reprende al error; reprensión del sensualismo.

HIJO. El Hijo de Dios, el Mesías o Cristo. El hijo del 18
hombre, el vástago de la carne. "El hijo de un año".

ALMAS. Véase el capítulo Recapitulación, página 466.

ESPÍRITU. Sustancia divina; Mente; Principio divino; to- 21
do lo que es bueno; Dios; sólo lo que es perfecto, sempiterno, omnipresente, omnipotente, infinito.

ESPÍRITUS. Creencias mortales; corporeidad; mentes ma- 24
lévolas; supuestas inteligencias, o dioses; los opuestos de
Dios; errores; alucinaciones. (Véase la página 466.)

SUSTANCIA. Véase el capítulo Recapitulación, página 27
468.

1   SUN. The symbol of Soul governing man, — of Truth, Life, and Love.

3   SWORD. The idea of Truth; justice. Revenge; anger.

TARES. Mortality; error; sin; sickness; disease;
6   death.

TEMPLE. Body; the idea of Life, substance, and intelligence; the superstructure of Truth; the shrine of
9   Love; a material superstructure, where mortals congregate for worship.

THUMMIM. Perfection; the eternal demand of divine
12   Science.
The Urim and Thummim, which were to be on Aaron's breast when he went before Jehovah, were holiness and
15   purification of thought and deed, which alone can fit us for the office of spiritual teaching.

TIME. Mortal measurements; limits, in which are
18   summed up all human acts, thoughts, beliefs, opinions, knowledge; matter; error; that which begins before, and continues after, what is termed death, until the mortal
21   disappears and spiritual perfection appears.

TITHE. Contribution; tenth part; homage; gratitude. A sacrifice to the gods.

24   UNCLEANLINESS. Impure thoughts; error; sin; dirt.

UNGODLINESS. Opposition to the divine Principle and its spiritual idea.

SOL. El símbolo del Alma gobernando al hombre —el 1
símbolo de la Verdad, la Vida y el Amor.

ESPADA. La idea de la Verdad; justicia. Venganza; ira. 3

CIZAÑA. Mortalidad; error; pecado; enfermedad; dolencia; muerte.

TEMPLO. El cuerpo; la idea de la Vida, sustancia e inteligencia; la superestructura de la Verdad; el santuario del 6
Amor; una superestructura material, donde los mortales se
congregan para dar culto. 9

TUMIM. Perfección; la eterna exigencia de la Ciencia
divina.
El Urim y el Tumim, que debían estar sobre el pecho de 12
Aarón cuando éste se presentaba ante Jehová, eran la santidad y la purificación del pensamiento y de los actos, que
es lo único que nos puede preparar para el oficio de la en- 15
señanza espiritual.

TIEMPO. Medidas mortales; límites, en que están comprendidos todos los actos, pensamientos, creencias, opi- 18
niones y conocimientos humanos; materia; error; lo que
empieza antes y continúa después de lo que se denomina
muerte, hasta que desaparezca lo mortal y aparezca la per- 21
fección espiritual.

DIEZMO. Contribución; décima parte; homenaje; gratitud. Un sacrificio a los dioses. 24

INMUNDICIA. Pensamientos impuros; error; pecado;
suciedad.

IMPIEDAD. Oposición al Principio divino y a su idea 27
espiritual.

1   UNKNOWN. That which spiritual sense alone comprehends, and which is unknown to the material senses.

3   Paganism and agnosticism may define Deity as "the
great unknowable;" but Christian Science brings God
much nearer to man, and makes Him better known as
6   the All-in-all, forever near.

Paul saw in Athens an altar dedicated "to the unknown
God." Referring to it, he said to the Athenians: "Whom
9   therefore ye ignorantly worship, Him declare I unto you."
(Acts xvii. 23.)

URIM. Light.

12   The rabbins believed that the stones in the breast-
plate of the high-priest had supernatural illumination,
but Christian Science reveals Spirit, not matter, as the
15   illuminator of all. The illuminations of Science give us
a sense of the nothingness of error, and they show the
spiritual inspiration of Love and Truth to be the only fit
18   preparation for admission to the presence and power of
the Most High.

VALLEY. Depression; meekness; darkness.

21   "Though I walk through the valley of the shadow of
death, I will fear no evil." (Psalm xxiii. 4.)

Though the way is dark in mortal sense, divine Life
24   and Love illumine it, destroy the unrest of mortal thought,
the fear of death, and the supposed reality of error. Christian Science, contradicting sense, maketh the valley to bud
27   and blossom as the rose.

VEIL. A cover; concealment; hiding; hypocrisy.

The Jewish women wore veils over their faces in token

Lo no conocido. Lo que sólo el sentido espiritual com- 1
prende y que no es conocido por los sentidos materiales.

El paganismo y el agnosticismo pueden definir a la Dei- 3
dad como "el gran incognoscible"; empero la Ciencia Cristiana acerca a Dios mucho más al hombre y hace que
se Le conozca mejor como el Todo-en-todo, por siempre 6
cercano.

Pablo vio en Atenas un altar dedicado "al Dios no conocido". Refiriéndose a ese altar, dijo a los atenienses: "Al 9
que vosotros adoráis, pues, sin conocerle, es a quien yo os
anuncio". (Hechos 17:23.)

Urim. Luz. 12
Los rabinos creían que las piedras preciosas en el pecto-
ral del sumo sacerdote brillaban con iluminación sobrenatural, pero la Ciencia Cristiana revela que es el Espíritu, 15
no la materia, lo que ilumina todo. Las iluminaciones de
la Ciencia nos dan un sentido de la nada del error y demuestran que la inspiración espiritual del Amor y la Ver- 18
dad es la única preparación adecuada para tener acceso a
la presencia y al poder del Altísimo.

Valle. Depresión; mansedumbre; tinieblas. 21
"Aunque ande en valle de sombra de muerte, no temeré
mal alguno". (Salmo 23:4.)

Aunque en el sentido mortal el camino sea oscuro, la 24
Vida y el Amor divinos lo iluminan, destruyen la inquietud del pensamiento mortal, el temor a la muerte, y la supuesta realidad del error. La Ciencia Cristiana, contra- 27
diciendo a los sentidos, hace que el valle eche renuevos y
florezca como la rosa.

Velo. Una cubierta; encubrimiento; ocultación; hipo- 30
cresía.

Las mujeres judías llevaban velos sobre la cara en señal

597   Glossary

1 of reverence and submission and in accordance with
Pharisaical notions.

3   The Judaic religion consisted mostly of rites and ceremonies. The motives and affections of a man were of
little value, if only he appeared unto men to fast. The
6 great Nazarene, as meek as he was mighty, rebuked the
hypocrisy, which offered long petitions for blessings upon
material methods, but cloaked the crime, latent in thought,
9 which was ready to spring into action and crucify God's
anointed. The martyrdom of Jesus was the culminating
sin of Pharisaism. It rent the veil of the temple. It re-
12 vealed the false foundations and superstructures of superficial religion, tore from bigotry and superstition their
coverings, and opened the sepulchre with divine Science,
15 — immortality and Love.

WILDERNESS. Loneliness; doubt; darkness. Spon-
taneity of thought and idea; the vestibule in which a
18 material sense of things disappears, and spiritual sense
unfolds the great facts of existence.

WILL. The motive-power of error; mortal belief; ani-
21 mal power. The might and wisdom of God.
"For this is the will of God." (I Thessalonians
iv. 3.)
24   Will, as a quality of so-called mortal mind, is a wrong-
doer; hence it should not be confounded with the term
as applied to Mind or to one of God's qualities.

27   WIND. That which indicates the might of omnipotence and the movements of God's spiritual government,
encompassing all things. Destruction; anger; mortal
30 passions.

de reverencia y sumisión y conforme a nociones farisaicas.   1
La religión judaica constaba principalmente de ritos y
ceremonias. Los móviles y afectos de un hombre eran de   3
poca importancia con tal que ante los hombres aparentara
que ayunaba. El gran Nazareno, tan humilde como poderoso, reprendió la hipocresía que hacía largas peticiones   6
para que los métodos materiales fueran bendecidos, pero
que encubría al crimen, latente en el pensamiento, que estaba pronto para lanzarse a la acción y crucificar al ungido   9
de Dios. El martirio de Jesús fue el pecado culminante del
fariseísmo. Rasgó el velo del templo. Reveló los cimientos
y superestructuras falsos de la religión superficial, quitó la   12
máscara al fanatismo y a la superstición y abrió el sepulcro
con la Ciencia divina —la inmortalidad y el Amor.

DESIERTO. Soledad; duda; tinieblas. Espontaneidad de   15
pensamiento e idea; el vestíbulo en que el sentido material
de las cosas desaparece y el sentido espiritual revela las
grandes realidades de la existencia.   18

VOLUNTAD. La fuerza motriz del error; creencia mortal;
fuerza animal. El poder y la sabiduría de Dios.
"Pues la voluntad de Dios es vuestra santificación".   21
(1 Tesalonicenses 4:3.)
La voluntad, como cualidad de la llamada mente mortal, es un malhechor; por eso no debiera confundirse con el   24
término aplicado a la Mente o a una de las cualidades de
Dios.

VIENTO. Lo que indica la fuerza de la omnipotencia y   27
los movimientos del gobierno espiritual de Dios, abrazando todas las cosas. Destrucción; ira; pasiones mortales.

1   The Greek word for *wind* (*pneuma*) is used also for
spirit, as in the passage in John's Gospel, the third chap-
3   ter, where we read: "The wind [*pneuma*] bloweth where
it listeth. . . . So is every one that is born of the Spirit
[*pneuma*]." Here the original word is the same in both
6   cases, yet it has received different translations, as in other
passages in this same chapter and elsewhere in the New
Testament. This shows how our Master had constantly
9   to employ words of material significance in order to unfold
spiritual thoughts. In the record of Jesus' supposed
death, we read: "He bowed his head, and gave up the
12 ghost;" but this word *ghost* is *pneuma.* It might be translated *wind* or *air,* and the phrase is equivalent to our
common statement, "He breathed his last." What
15 Jesus gave up was indeed air, an etherealized form of
matter, for never did he give up Spirit, or Soul.

WINE. Inspiration; understanding. Error; fornica-
18 tion; temptation; passion.

YEAR. A solar measurement of time; mortality;
space for repentance.
21 "One day is with the Lord as a thousand years."
(II Peter iii. 8.)
One moment of divine consciousness, or the spiritual
24 understanding of Life and Love, is a foretaste of eternity.
This exalted view, obtained and retained when the Science of being is understood, would bridge over with life
27 discerned spiritually the interval of death, and man
would be in the full consciousness of his immortality and
eternal harmony, where sin, sickness, and death are un-
30 known. Time is a mortal thought, the divisor of which

El vocablo griego para *viento* (*pneuma*) se usa también 1
para *espíritu*, como en el pasaje del Evangelio según San
Juan, en el capítulo tercero, donde leemos: "El viento 3
[*pneuma*] sopla de donde quiere.... Así es todo aquel que es
nacido del Espíritu [*pneuma*]". Aquí la palabra original es
la misma en ambos casos, sin embargo, se ha traducido de 6
distintas maneras en ese pasaje como también en otros del
mismo capítulo y en otras partes del Nuevo Testamento.
Eso demuestra que nuestro Maestro tenía que emplear 9
constantemente palabras de significado material a fin de
revelar pensamientos espirituales. En el relato de la supuesta muerte de Jesús, leemos: "Habiendo inclinado la cabeza, 12
entregó el espíritu"; esa palabra *espíritu* es *pneuma*. Podría traducirse *viento* o *aire,* y la frase es equivalente a
nuestra expresión corriente: "Exhaló el último suspiro". 15
Lo que Jesús realmente exhaló fue aire, una forma eté-
rea de la materia, pues nunca entregó el Espíritu, o Alma.

Vino. Inspiración; comprensión. Error; fornicación; ten- 18
tación; pasión.

Año. Una medida solar del tiempo; mortalidad; tiempo
para que uno se arrepienta. 21
"Para con el Señor un día es como mil años". (2 Pedro
3:8.)
Un momento de consciencia divina, o de la comprensión 24
espiritual de la Vida y el Amor, es un goce anticipado de
eternidad. Esa elevada visión, obtenida y retenida al comprenderse la Ciencia del ser, tendería un puente de vida 27
percibida espiritualmente sobre el intervalo de la muerte,
y el hombre estaría en la plena consciencia de su inmortalidad y armonía eterna, donde no se conoce pecado, enfer- 30
medad y muerte. El tiempo es un pensamiento mortal,

599   Glossary

1   is the solar year. Eternity is God's measurement of Soul-filled years.

3   YOU. As applied to corporeality, a mortal; finity.

ZEAL. The reflected animation of Life, Truth, and Love. Blind enthusiasm; mortal will.

6   ZION. Spiritual foundation and superstructure; inspiration; spiritual strength. Emptiness; unfaithfulness; desolation.

cuyo divisor es el año solar. La eternidad es la medida de   1
Dios para los años llenos de Alma.

Tú. Aplicado a la corporeidad, significa un mortal; lo   3
finito.

Celo. La animación reflejada de la Vida, la Verdad y el
Amor. Entusiasmo ciego; voluntad mortal.   6

Sion. Base y superestructura espirituales; inspiración;
fuerza espiritual. Vacuidad; infidelidad; desolación.

CAPÍTULO XVIII

Los frutos
de la Ciencia Cristiana

Así que, por sus frutos los conoceréis. — JESÚS.

*Para que andéis como es digno del Señor, agradándole en
todo, llevando fruto en toda buena obra, y creciendo
en el conocimiento de Dios.* — PABLO.

*Levantémonos de mañana a las viñas; veamos si brotan
las vides, si están en cierne, si han florecido los
granados.* — CANTAR DE LOS CANTARES DE SALOMÓN.

PODRÍAN presentarse millares de cartas que atestiguan el poder curativo de la Ciencia Cristiana* y
que indican especialmente al gran número de personas que
han sido reformadas y sanadas por medio de la lectura cuidadosa o el estudio de ese libro.

Para que el lector se cerciore y le sirvan de aliento, se
reproducen aquí algunas de esas cartas, tomadas de las
publicaciones *The Christian Science Journal* y *Christian
Science Sentinel.* Los originales están en poder del Redactor, que puede dar prueba de la autenticidad de los testimonios narrados a continuación.

CURACIÓN DE REUMATISMO

Sufría mucho de una forma de reumatismo especialmente grave, y mis manos estaban afectadas a tal grado
que ni siquiera me era posible vestirme sin ayuda. El mal
afectó finalmente las rodillas, y me puse tan coja que necesitaba de ayuda para acostarme y para levantarme de la

* Véase "Nota" en la página que antecede al Índice.

cama. Acudí a diversos balnearios en busca de los beneficios que esperaba obtener de los baños y aguas prescritas por los médicos, pero no encontré alivio permanente. Fui examinada con rayos X, y se me informó que las coyunturas se estaban osificando. Entonces consulté a un eminente especialista, el cual me dijo, después de un examen minucioso, que mi estado seguiría empeorando hasta que me quedara completamente tullida.

En aquella época se me prestó un ejemplar del libro *Ciencia y Salud con Clave de las Escrituras,* por la Sra. Eddy. Lo leí más bien por curiosidad que con la idea de beneficiarme físicamente. A medida que la verdad me iba siendo revelada, me di cuenta de que la condición mental era lo que necesitaba corregirse, y que el Espíritu de verdad, el cual inspiró ese libro, era mi médico. Mi curación ha sido completa, y la liberación de mi pensamiento se manifiesta en una vida de activa utilidad, en vez de en la esclavitud de una invalidez y sufrimiento irremediables. Debo a nuestra amada Guía, la Sra. Eddy, una gratitud que meras palabras no pueden expresar. Su revelación de la aplicación práctica, más bien que meramente teórica, de las palabras de Jesús: "Conoceréis la verdad, y la verdad os hará libres" ha venido a ser mi redentor. No tuve ni siquiera necesidad de solicitar ayuda de ningún practicista, pero estoy muy agradecida por las palabras beneficiosas de amigos cariñosos. — E. B. B., Pasadena, California, E.U.A.

CURACIÓN DE ASTIGMATISMO Y HERNIA

Hace casi cinco años de que compré mi primer ejemplar del libro *Ciencia y Salud,* la lectura del cual me sanó en menos de cuatro meses de estreñimiento crónico, jaquecas nerviosas, astigmatismo y hernia.

¿Qué sería de mí, si esta bendita verdad no me la hubiera presentado, mediante grandes esfuerzos por persuadirme, un amigo muy querido? Seguramente estaría sumido en la más profunda desesperación, si no en la tumba. ¿Estoy verdaderamente agradecido por todos los beneficios que hemos recibido, tanto yo como los míos? Procuro que mis obras den testimonio de esto; pero a quienes no puedo ver personalmente, diré con toda sinceridad que sí, que estoy efectivamente más agradecido, de lo que mis palabras pueden expresar, por esta maravillosa curación que he obtenido, tanto en lo físico como en lo mental y moral, y a la vez deseo expresar aquí mi cántico de gratitud a nuestra querida Guía, quien, con su fidelidad a la Verdad, me hizo posible tocar por lo menos el borde del manto de Cristo. — B. S. J., Sioux City, Iowa, E.U.A.

RESTAURACIÓN DE LA SUSTANCIA DE LOS PULMONES

Hace cerca de quince años que la Ciencia Cristiana atrajo mi atención por vez primera. Hasta ese momento había estado inválida por muchos años. Padecía de una enfermedad intestinal, de bronquitis y de muchas otras dolencias. Un médico me dijo que mis pulmones estaban como si fueran papel mojado, propensos a desgarrarse en cualquier momento, y esto me llenó de temor, pues mi madre, dos hermanos y una hermana habían sido víctimas de la tuberculosis. Consulté a muchos médicos, y tomé todos los remedios materiales que prometían ayuda, pero no logré alivio alguno, hasta que di con un ejemplar del libro *Ciencia y Salud* de la Sra. Eddy. Ese libro fue puesto en mis manos por una persona que en aquel entonces no había podido apreciarlo, y se me dijo que me iba a ser muy difícil entenderlo. Comencé su lectura esperando esto, pero muy pronto percibí hermosos destellos de la Verdad, que disiparon mis temores y me sanaron de todas esas enfermedades, las cuales no han vuelto jamás.

Quisiera relatar también como fui sanada de la torcedura de un tobillo. El accidente ocurrió por la mañana, y durante todo el día y toda la noche me di tratamientos de la Ciencia Cristiana, lo mejor que pude. A la mañana siguiente, el tobillo no parecía haber mejorado y estaba muy adolorido, hinchado y amoratado. Como pensé que había hecho cuanto podía, decidí no pensar más en ello. Tomé mi libro *Ciencia y Salud* y comencé a leerlo. Muy pronto me absorbí tan completamente en la lectura, que me olvidé del tobillo; en efecto, desapareció por completo de mi pensamiento, pues percibí que toda la creación de Dios era espiritual, y perdí de vista mi entidad material por el momento. Al cabo de dos horas dejé el libro y me fui a otra habitación. Cuando volví a pensar en el tobillo, me di cuenta de que ya no me dolía. La hinchazón había disminuido, lo amoratado casi había desaparecido, y el tobillo estaba perfectamente bien. Había sanado al estar yo "ausente del cuerpo, y presente al Señor". Esa experiencia fue de mucho valor para mí, pues me enseñó cómo se efectúa la curación. — C. H., Portland, Oregon, E.U.A.

CURACIÓN EN POCOS DÍAS DE UN TUMOR FIBROSO

Mi gratitud por la Ciencia Cristiana no conoce límites. Padecía de un tumor fibroso que pesaba unos veinticinco kilogramos, acompañado de hemorragia contínua durante once años. El tumor se había estado desarrollando por espacio de dieciocho años.

604 Los frutos de la Ciencia Cristiana

Vivía en Fort Worth, Texas, y nunca había oído hablar de la Ciencia Cristiana hasta que salí para Chicago en el año 1887. Siempre había tratado de vivir cerca de Dios, y estoy segura de que Él guió mis pasos a esta verdad que sana y salva. Después de pasar algunas semanas en Chicago, recibí carta de una amiga de Texas que había sido sanada ella misma, y me instaba a que probara la Ciencia Cristiana.

Al cambiar de alojamiento, conocí a una señora que poseía un ejemplar de *Ciencia y Salud,* y al hablar con ella y decirle que había visto ese libro, me informó que ella tenía uno, y fue a buscarlo, diciéndome que podía leerlo. La revelación fue maravillosa y me produjo un gran despertar espiritual. Ese despertar jamás me dejó, y un día, al andar sola por la calle, me di cuenta repentinamente de que estaba sanada. Entonces caminé más de prisa, repitiendo a cada paso que efectivamente estaba sanada. Cuando llegué al lugar en que vivía, encontré a la dueña de casa y le dije que había sanado. Se quedó completamente asombrada. El tumor empezó a desaparecer inmediatamente, cesó la hemorragia, y pronto me sentí vigorizada.

Jamás hubo alegría mayor que la mía por esta curación mediante el Cristo, pues me había sentido muy fatigada y agobiada. Me preocupé poco de dormir o comer, pues mi corazón estaba lleno de gratitud, sabiendo que había tocado el borde del manto de Cristo.

Debo agregar que la lectura de *Ciencia y Salud,* y solamente eso, fue lo que me sanó, siendo ese ejemplar el segundo de esa obra que hasta entonces había visto. — S. L., Fort Worth, Texas, E.U.A.

CURACIÓN DE UNA DOLENCIA EN LA ESPINA DORSAL Y DE INDIGESTIÓN

Desde hace muchos años he confiado por completo en la Ciencia Cristiana para la curación; y me complace reconocer la ayuda espiritual y los otros múltiples beneficios que he recibido al aplicar sus enseñanzas. Tengo poderosas razones para estar agradecida a Dios y a nuestra venerable Guía, la Sra. Eddy, por esas bendiciones, las cuales disfruto gracias a su descubrimiento y su amor por la humanidad. Sólo había leído unas cuantas páginas de nuestro libro de texto *Ciencia y Salud con Clave de las Escrituras,* cuando vi que era la verdad y que contenía algo que pensé que jamás se podría encontrar en este estado de existencia. Inmediatamente tuve pruebas de la curación, y pude hacer mucho trabajo útil, sin sentir cansancio o fatiga.

A medida que pasaba el tiempo, me fui dando cuenta de la nulidad del desaliento, y entendí, en cierto grado, que Dios era mi Vida y que toda acción está en la Mente divina. Fui sanada de una dolencia en la columna vertebral. La nerviosidad y la debilidad se desvanecieron y fueron reemplazadas por la salud y el vigor. Un sentido más amplio de gozo y gratitud contribuyó mucho a vencer la indigestión que por largos años me había hecho sufrir. Un tobillo torcido sanó en pocas horas al poner en práctica mis conocimientos de Ciencia Cristiana y al atenerme con firmeza a la declaración que nuestra Guía hace en la página 384 de su libro *Ciencia y Salud:* "Dios nunca castiga al hombre por hacer lo que es justo, por labor honrada o por actos de bondad". Al día siguiente caminé cerca de tres kilómetros sin molestia. He vencido la creencia de males hereditarios y escasez, y la obstinación, el amor propio y el orgullo están desapareciendo. — Srta. G. W., Brookline, Massachusetts, E.U.A.

606 Los frutos de la Ciencia Cristiana

UN CASO DE CIRUGÍA MENTAL

Hace tiempo que he pensado que debiera relatar la experiencia por la que pasé en cirugía mental. En mayo de 1902, regresaba a mi casa en bicicleta para almorzar, y al descender una colina a gran velocidad, caí de la bicicleta al suelo, y cayendo sobre el lado izquierdo, con el brazo debajo de la cabeza, me fracturé el hueso entre el hombro y el codo. Puesto que sufría un dolor intenso, permanecí tendido sobre el suelo, declarando la verdad y negando que en el reino del Amor divino pudiera haber fracturas o accidentes, hasta que un señor vino en mi auxilio, diciendo que pensó que yo había perdido el conocimiento. Me encontraba a sólo dos cuadras y media de mi casa, así que monté mi bicicleta otra vez y logré llegar a mi casa. Al llegar, me acosté y dije a mi hijito que me trajera nuestro libro de texto. Inmediatamente me trajo *Ciencia y Salud*, que leí durante unos diez minutos, al cabo de los cuales todo dolor desapareció.

Nada dije del accidente a mi familia, sino que atendí algunos quehaceres y llegué con media hora de atraso a la oficina, siendo ése el único tiempo que falté a mi trabajo. Mis amigos aseguraban que el brazo no se había fracturado, porque en ese caso me hubiera sido imposible seguir trabajando sin ajustar el brazo y ponerlo en cabestrillo hasta que se hubiera soldado. Su insistencia sobre este punto casi me convenció de que podía haberme equivocado, hasta que un amigo me invitó a visitar la oficina de un médico, donde estaban haciendo experimentos con un aparato de rayos X. Le pedimos que me examinara el brazo izquierdo para ver si notaba algo fuera de lo común. Al examinarlo dijo: "Sí, efectivamente estuvo fracturado, pero el que lo compuso lo hizo tan bien que usted nunca volverá a sufrir por esa fractura". Entonces mi amigo le pidió que nos dijera cómo podía determinar dónde estaba la fractura. El médico señaló una parte que se veía ligeramente más gruesa, como cuando se suelda un pedazo de acero. Éste fue el primero de varios casos de cirugía mental que he conocido, y me ha causado profunda impresión.

Para beneficiar a otras personas que puedan tener casos parecidos que encarar, diré que he vencido jaquecas casi constantes que me habían afectado desde que puedo recordar. — L. C. S., Salt Lake City, Utah, E.U.A.

CURACIÓN RÁPIDA DE CATARATA

Deseo agregar mi testimonio a los de otras personas, con la esperanza de que pueda traer salud y felicidad a algún sufriente y acercarlo a Dios. Sané con sólo leer el maravilloso libro *Ciencia y Salud.* Por muchos años había sufrido periódicamente de irritación en los ojos, y había consultado a muchos oculistas, que me dijeron que padecía de iritis y cataratas. Me aseguraron que mis ojos seguirían molestándome y que acabaría por perder la vista si continuaba trabajando en una oficina, y me aconsejaron que me operara. Más tarde tuve que usar anteojos en mi trabajo y al aire libre por no poder soportar el viento, y mis ojos empeoraban cada día. No podía leer más que unos minutos a la vez, pues de lo contrario me ardían severamente. Tenía que descansar los ojos por la noche para poder usarlos al día siguiente; de hecho, la luz de gas se estaba volviendo insoportable por el dolor que me producía, e hice desdichado a mi hogar. Un querido hermano me habló de la Ciencia Cristiana y me dijo que si yo leyera el libro *Ciencia y Salud,* me ayudaría su lectura. Pidió prestado dicho libro y me lo trajo. La primera noche que lo leí me interesó tanto, que olvidé por completo mis ojos, hasta que mi esposa me advirtió que eran las once de la noche. Me di cuenta de que había estado leyendo ese libro por espacio de cuatro horas aproximadamente, e inmediatamente después hice la siguiente observación: "Creo que mis ojos están sanos ya", lo que en realidad fue así. Al día siguiente, al mirarme los ojos, mi esposa notó que la catarata había desaparecido. Dejé a un lado los anteojos que solía usar al aire libre, y no los he necesitado desde entonces, y por medio de la comprensión que he obtenido estudiando Ciencia Cristiana, he podido abandonar también los que usaba en casa, sin que jamás me hayan vuelto a doler los ojos. De esto hace ya más de un año y medio. — G. F. S., Liverpool, Inglaterra.

ENFERMEDAD DE LAS VÁLVULAS DEL CORAZÓN SANADA

Hace catorce años que en mi corazón se despertó la gratitud a Dios y la amada Guía simultáneamente. Después de tres meses de paciente y persistente esfuerzo por obtener el libro *Ciencia y Salud* (durante ese tiempo visité todas las librerías y muchas casas que venden libros usados en la ciudad de St. Paul), y habiendo fracasado en mi búsqueda, al fin recordé que la persona que me dijo que yo podría sanarme había mencionado un nombre y el edificio del Teatro McVicker en Chicago como relacionado de alguna manera con aquella obra. Escribí pidiendo que me informaran sobre una obra titulada Salud y Ciencia, y a vuelta de correo recibí el libro *Ciencia y Salud,* en el cual encontré inmediatamente una promesa de liberación de la enfermedad de las válvulas del corazón, con toda su secuela de malestares —nerviosismo extremo, debilidad, dispepsia e insomnio. Durante toda mi vida había sufrido de esos padecimientos, sin encontrar alivio permanente aún en los remedios materiales y sin esperanza de sanarme jamás. Sólo aquellos que han sufrido de semejante esclavitud y han encontrado su liberación por los mismos medios, pueden comprender la alegría tan grande que se experimenta en la primera lectura de ese libro maravilloso.

Medio día de lectura me convenció que había encontrado el camino hacia la santidad y la salud. Continué leyendo, pensando únicamente en la iluminación espiritual, contenta de esperar hasta que encontrara a alguna persona que pudiera sanarme; pero las cosas viejas habían pasado, y todo se había hecho nuevo. Fui sanada completamente, antes de conocer a algún Científico Cristiano, o a alguien que supiese algo acerca de la Ciencia Cristiana, y antes de que hubiese leído ni una sola línea de cualquier otra literatura de la Ciencia Cristiana, excepto una hoja de un folleto. Por lo tanto, es absolutamente cierto que la curación fue enteramente impersonal, como lo fue también la enseñanza, que me permitió comenzar a demostrar al instante el poder de la Verdad para destruir toda forma de error. — E. J. W., North Yakima, Washington, E.U.A.

ENCUENTRO DEL VERDADERO MÉDICO

Es con profundo sentido de gratitud que envío aquí los detalles de mi curación efectuada por la Ciencia Cristiana. Hace unos tres años, mientras visitaba a unos amigos en la parte suroeste de Ontario, llamaron mi atención hacia la Ciencia Cristiana y las curaciones maravillosas que estaba realizando. Había vivido en Nueva York durante veinticinco años, pero no recordaba haber oído hablar jamás de la Ciencia Cristiana.

Hasta aquella época, durante diecisiete años había estado sufriendo de indigestión y gastritis, en las formas más severas, sintiéndome agobiado a menudo por una aparente presión cardiaca. Hacía cuatro años que padecía de asma, y también había usado anteojos durante esos años. Me parecía que había ingerido toda clase de medicina conocida para aliviar mi indigestión, pero sólo había logrado alivios momentáneos. Compré un ejemplar del libro *Ciencia y Salud,* y simplemente con la lectura de ese gran libro sané completamente de todas mis dolencias físicas en dos semanas. Desde ese día hasta la fecha no he tomado medicinas y no espero volver a hacerlo, gracias a la ayuda de Dios y a la maravillosa luz que se me ha revelado, leyendo el libro de la Sra. Eddy. Acostumbraba fumar de ocho a diez cigarros puros al día y también tomaba ocasionalmente alguna bebida alcohólica, pero estos deseos han desaparecido —y creo que para siempre. Soy agente viajero y con frecuencia me invitan a beber, pero no me cuesta trabajo rehusar, y en muchas ocasiones mi abstinencia ayuda a otros a hacer lo mismo.

Si bien aprecio profundamente la liberación de mis enfermedades físicas, esto es insignificante si se compara con la elevación espiritual que la Ciencia Cristiana me ha traído. Por más de diez años no había entrado en una iglesia para asistir a los cultos regularmente, hasta que entré en una iglesia de la Ciencia Cristiana. Lo que vi y experimenté allí me pareció tan lleno de sinceridad, que amé la Ciencia Cristiana desde ese mismo momento. Jamás he recibido tratamiento —cada paso ganado ha sido por medio del estudio y demostración práctica, y sé que todos pueden hacer lo mismo, si tratan de hacerlo.

Desde que estudio Ciencia Cristiana, pude vencer en una noche un caso de una muela ulcerada, sólo con leer *Ciencia y Salud;* también vencí, en treinta y seis horas, un serio ataque de influenza, obedeciendo el precepto bíblico que dice: "¡Médico, cúrate a ti mismo!" — B. H. N., Nueva York, Nueva York, E.U.A.

Los frutos de la Ciencia Cristiana 611

CURACIÓN DE CÁNCER Y TUBERCULOSIS

Por muchos años sufrí de cáncer y tuberculosis internos. Estuve en manos de los mejores médicos de Nueva York, Minneapolis y Duluth, hasta que finalmente me desahuciaron; y fue entonces que oí de la Ciencia Cristiana. Un vecino que había sido sanado de tuberculosis, amablemente me prestó un ejemplar de *Ciencia y Salud* por la Sra. Eddy, el cual leí, y me interesé en él. La verdad contenida en ese libro no sólo me sanó en tres meses de mis enfermedades físicas, sino que también sanó mi mente. Ni un solo día he estado en cama desde entonces, es decir, desde hace once años. He tenido muchas buenas demostraciones durante ese tiempo; he pasado por más de un "fuego de prueba", pero esta verdad bendita me ha sostenido cuando, a veces, parecía estar sola, y Dios estaba conmigo.

Mencionaré aquí una demostración de parto sin dolor, que tuve después de venir a Idaho. Esto tal vez pueda ayudar a alguna hermana que esté buscando una demostración similar en el *Journal* como lo hice yo antes que naciera mi hijo. No pudiendo conseguir ayuda doméstica satisfactoria, atendí yo misma los quehaceres de la casa hasta el último momento, y me encontraba en perfecto estado de salud. Una mañana desperté a mi esposo a las cinco, y a las cinco y media nació mi hijo, sin que nadie estuviese presente sino mi esposo y yo. Fue una gran sorpresa para el resto de la familia cuando me vieron sentada cerca del fuego, con un recién nacido en mi regazo. Mi otro hijo preparó el desayuno, del cual participé con mucho apetito; al mediodía me reuní con la familia en el comedor. Al segundo día salí a la terraza, y al tercer día fui al patio; he estado perfectamente bien desde entonces, y de eso hace ya más de tres años. Para mí, que antes había pasado por tanta agonía al dar a luz, con médico a la cabe-

cera, esto me pareció maravilloso. Espero que el presente
relato interese a alguien que esté buscando la verdad, y
a la vez deseo expresar mi sincero afecto hacia nuestra
amada Guía, que nos ha dado la "Clave de las Escrituras".
— E. C. C., Lewiston, Idaho, E.U.A.

UN CASO NOTABLE

Hace nueve años mi único hijo estaba entre la vida y la
muerte. Algunos de los mejores médicos de Boston lo habían desahuciado, diciendo que si sobrevivía, siempre quedaría inválido y tullido. Una de las enfermedades era catarro gástrico. Solamente se le permitía comer pocas cosas;
y a pesar de tomar toda clase de precauciones, sufría tanto
que quedaba postrado, durante medio día, con espasmos.
También padecía de raquitismo; los médicos aseguraban
que no tenía un solo hueso normal en el cuerpo.

Fue mientras estaba pasando por lo que parecía ser su
mayor agonía, y cuando yo me sentí agobiada con la más
profunda desesperación, que oí hablar de la Ciencia Cristiana por primera vez. El portador de tan gratas nuevas
sólo pudo decirme que debiera venir a escuchar las cosas
maravillosas que la Ciencia Cristiana estaba haciendo.
Acepté la invitación, porque estaba dispuesta a probar
cualquier cosa para salvar a mi hijo, y por la noche del
viernes siguiente asistí por vez primera a la reunión que se
celebró en La Iglesia Madre, La Primera Iglesia de Cristo,
Científico (The Mother Church of Christ, Scientist). Mucho antes que principiaran los cultos todos los asientos estaban ocupados, lo cual me maravilló por tratarse de una
reunión semanal común, y aquella noche, al escuchar los
diversos testimonios comprendí que la Ciencia Cristiana
era la religión que yo había estado buscando desde hacía
muchos años. Al día siguiente fui en busca de un practicis-

ta, pero no logré ver al que se me había recomendado, por estar él muy ocupado. Al dirigirme a mi casa, pensé en algunos de los testimonios que había escuchado la noche anterior —de personas que habían sido sanadas simplemente con leer *Ciencia y Salud*. Resolví al momento pedir prestado un ejemplar de dicho libro, y sin soñar siquiera del sacrificio tan grande que haría mi amiga al hacerme este favor, fui y le pedí que me prestase su ejemplar de *Ciencia y Salud*. Jamás he visto a una persona desprenderse de un libro con tan pocas ganas, como mi amiga, al darme su ejemplar del libro de texto.

En mi casa leí el libro, en silencio y en voz alta, de día y de noche, y a pesar de que parecía no entenderlo, la curación comenzó a efectuarse inmediatamente. La boquita del niño, que había quedado torcida a consecuencia de los espasmos, volvió a su estado natural, y pronto pudo levantarse a jugar y correr por la casa como lo haría cualquier otro niño. En aquella época decidimos irnos a vivir al lejano oeste de los Estados Unidos.

En aquel entonces era principiante en la Ciencia, y mi esposo temía sobremanera que el viaje pudiera ocasionar una recaída al niño, pero en lugar de ser así, continuó mejorando. Durante las dos semanas que viajamos, leí constantemente la Biblia, *Ciencia y Salud* y *Escritos Misceláneos,* siendo nosotros los únicos en nuestro vagón que no sufrimos mareos en todo el viaje por tren. Las extremidades del niño se enderezaron perfectamente, comía cuanto deseaba, y por muchos años ha sido un niño normal y de buena salud en todo sentido. Ha estado expuesto a contagios de la peor clase, sin ser tocado ni perjudicado.

Había leído *Ciencia y Salud* por varios meses, antes de pensar en mí misma y mis propios innumerables achaques. Nunca fui de constitución fuerte, y algunas de mis dolencias se consideraban hereditarias y crónicas; por consiguiente, pasé muchos años agobiada, llevando a cuestas la creencia en las leyes médicas y hereditarias. Poco antes de comenzar la lectura de *Ciencia y Salud,* uno de los oculistas principales de Boston pasó medio día examinándome la vista. Su dictamen fue que mis ojos estaban en estado lamentable, y que siempre necesitaría usar anteojos. Mientras tanto comencé a leer *Ciencia y Salud,* y cuando reparé en mis ojos, ya no necesitaba lentes. Desde que he estado en la Ciencia, he utilizado mis ojos incesantemente, día y noche, haciendo toda clase de labores delicadas, sin necesitar la ayuda de los anteojos. Sané de todas mis dolencias mientras que buscaba la verdad para mi hijo, y muchas de ellas jamás han vuelto. Las que se presentaron, sólo aparecieron para ser destruidas. Dientes enfermos han sido restablecidos y desaparecieron manchas faciales sin pensar en ello, sólo por medio de la lectura de *Ciencia y Salud.* Todo esto, sin embargo, nada significa comparado con la elevación espiritual que he recibido, y sólo tengo motivos de agradecimiento. — M. T. W., Los Ángeles, California, E.U.A.

INTENSO SUFRIMIENTO VENCIDO

Durante cerca de cinco años sufrí de reumatismo ciático en forma tan severa que se me desfiguró el cuerpo. Cuando podía levantarme, andaba con la ayuda de un bastón. Los ataques venían periódicamente, sucediéndose con intervalos de dos o tres meses; cualquier exposición a la lluvia o a la humedad ocasionaba un ataque. Una vez estuve once semanas en cama, sufriendo intensamente todo el tiempo, salvo cuando se me aliviaba con inyecciones hipodérmicas. Cuando sufría esos ataques, mi médico de cabecera siempre me atendía. Mi hija consultó a otro médico, quien dijo que sería necesario operar, para poner al descubierto el nervio ciático y rasparlo. Hubo también otro médico, quien, conociendo el caso, examinó mi corazón y pronosticó que era débil, y que estaba expuesta a morir de padecimiento cardíaco en cualquier momento.

Después de sufrir tres años, oí hablar de la Ciencia Cristiana, pero no hice uso de ella por dos años, hasta que por fin decidí abandonar todo otro medio y confiar por completo en ella. No era conveniente llamar a un practicista, y por lo tanto recurrí al libro *Ciencia y Salud* y apliqué sus enseñanzas lo mejor que pude. En tres días el padecimiento desapareció por completo, y jamás ha habido el más ligero indicio de recaída. He estado bien desde entonces, disfruto ahora de perfecta salud. He sido beneficiada en todo sentido por la Ciencia Cristiana, física, mental y espiritualmente, y por nada del mundo prescindiría del conocimiento que poseo de esta Ciencia. — Sra. E. A. K., Billings, Montana, E.U.A.

CURACIÓN DE REUMATISMO Y NEFRITIS

Estoy muy agradecido a Dios por todo lo que Él ha hecho por mí. Repentinamente quedé solo, rodeado de dificultades y aflicciones, y empecé el estudio de la Biblia. Trataba de comprenderla antes de afiliarme a alguna iglesia, pues creía que esto se esperaría de mí. Desde mi niñez había asistido a toda clase de iglesias, pero jamás encontré alguna que me satisficiera. A medida que pasaba el tiempo, mi condición física me alarmaba mucho. El reumatismo ciático que me había molestado por algunos años, empeoró de tal manera que casi no podía hacer nada. Entonces aparecieron algunas complicaciones tan molestas que no me permitían caminar largas distancias y tenía que sentarme con frecuencia. Pensé que padecía de nefritis — y no hay palabras para describir los dolores tan intensos que sufría. Con todas esas cosas agobiantes, la muerte parecía muy cercana. Jamás me había afiliado a una iglesia, y ahora me parecía demasiado tarde para hacerlo, puesto que necesitaría esperar seis meses de prueba, y estaría muerto antes de tal espera.

Fue entonces que hice varias preguntas a mi hermana con referencia a la Ciencia Cristiana, puesto que ella ya había abrazado esa fe, y pronto me cercioré de que era lo que había estado buscando. Inmediatamente percibí que esta Ciencia declaraba la verdad y sólo la verdad. Empecé a leer el libro *Ciencia y Salud* al igual que el Nuevo Testamento. Quería saber lo que Jesús había dicho, ya que en ese momento no esperaba vivir mucho tiempo. No concurrí a las reuniones ni leí *Ciencia y Salud* para sanarme — porque no pensaba en eso— sino para ser salvado del infierno eterno en el más allá. Mi hermana me urgía que consultase a un practicista, pero yo continuaba leyendo y elevando mis oraciones a Dios, en silencio, y ¿qué sucedió? ¿A dónde se habían ido mis enfermedades? Persistí en leer *Ciencia y Salud,* juntamente con la Biblia, con la convicción de que Dios, tal como fue revelado por Cristo Jesús, puede hacer todo, que todas las cosas por Él fueron hechas, que Él puede sanar, y que de veras sana, a los enfermos. Él me ha sanado, gracias a Su santísimo nombre.
— G. J. H., Charleston, Illinois, E.U.A.

AGRADECIDA POR MÚLTIPLES BENDICIONES

En el año 1901 cuando conocí la Ciencia Cristiana era una inválida sin esperanza. Desde hacía siete años había sufrido dolores de espalda resultantes de una operación. No podía descansar ni dormir de noche, puesto que tenía dificultad para permanecer tendida y tenía que estar sentada en un sillón, rodeada de almohadas. Solamente quienes han padecido como yo, conocen el sufrimiento que experimentaba. Había agotado todos los recursos materiales, y ya no esperaba restablecerme jamás. Pero cierto día, mientras daba un paseo, tuve la fortuna de ir a la casa de un Científico Cristiano, y allí esta enseñanza me fue explicada. Se me aconsejó comprar el libro *Ciencia y Salud,* lo que hice, y el estudio de ese libro me sanó de la dolencia de espalda por completo. La Ciencia Cristiana también me ha sanado de un catarro crónico de la garganta y de una neuralgia que sufría desde mi niñez. Antes de interesarme por esta Ciencia, había obtenido los servicios de tres de los mejores médicos en Seattle, pero ninguno logró aliviarme.

Ya no sufro más, sino que me regocijo sumamente en la Ciencia Cristiana. La promesa de Dios ha sido cumplida en mí, "A vosotros los que teméis mi nombre, nacerá el Sol de justicia, y en sus alas traerá salvación". — E. O., Georgetown, Washington, E.U.A.

CURACIÓN DE NEURASTENIA Y OTROS MALES

Aunque era yo hijo de un pastor protestante no pude sacar provecho de la enseñanza continua de la teología antigua, y así me encontró la Ciencia Cristiana. Hace algunos años, un profesor de medicina cuyas obras se usan comúnmente, me declaró neurasténico. Había estado en esa condición por espacio de más o menos ocho años y hasta hace dos años, cuando la Ciencia Cristiana me fue presentada (gracias al Dios Todopoderoso) por conducto de un bondadoso amigo, estuve tomando medicinas casi de continuo, habiendo consultado en total once médicos quienes indudablemente hicieron todo lo que pudieron, pero sin resultado, a pesar de haberme recetado todos los medicamentos conocidos. Además había probado muchísimos específicos farmacéuticos. También se me sometió a diversas formas de tratamientos higiénicos y a otras cosas que prometían alivio. Cuando empecé a interesarme por la Ciencia Cristiana, estaba tomando tres veces al día cuarenta gotas de aceite de hígado de bacalao y tres de creosota, también tres gotas de solución arsenical de Fowler y como un mes antes había comprado dieciocho dólares de específicos farmacéuticos. Me había sometido a una dieta rigurosísima —por espacio de dos años no probé guisados, frituras, dulces, fruta fresca ni tomates.

Empecé a leer *Ciencia y Salud,* y antes de haber llegado a la mitad del libro por primera vez, comía de todo lo que comen los demás. Leí el libro desde el comienzo hasta el fin once veces, y muchas veces más porciones sueltas. El libro ha hecho su obra, y ya estoy completamente bien. — C. E. M., Filadelfia, Pensilvania, E.U.A.

MUCHOS MALES VENCIDOS

He recibido muchos beneficios de la Ciencia Cristiana, tanto espiritual como físicamente. Según el diagnóstico de los médicos padecía de reumatismo muscular, hidropesía y, desde hacía treinta años, de estreñimiento. Una amiga muy querida, a quien había conocido como una inválida y que había sanado gracias a la Ciencia Cristiana, me aconsejó leer el libro *Ciencia y Salud*. Así lo hice, con el deseo de conocer la verdad. Una de mis dificultades consistía en no poder dormir. Me puse a leer la Biblia y el libro de texto de la Ciencia Cristiana, y antes de haber concluido la lectura de *Ciencia y Salud,* mis varios males desaparecieron. Entonces me vino la idea: ¿Qué hacer con los viejos remedios? Pero la verdad triunfó, y tiré todos los remedios materiales que tenía. Eso ocurrió hace siete años, y desde entonces no he tenido necesidad de volverlos a utilizar. Mi esposo sanó del hábito del tabaco, que había tenido por espacio de cincuenta años, como también de una enfermedad de los riñones, por medio de la lectura del libro *Ciencia y Salud*. No tengo palabras para expresar la gratitud que siento hoy por las múltiples bendiciones que hemos recibido en nuestro hogar. — Sra. M. K. O., Seattle, Washington, E.U.A.

UNA CURACIÓN PROVECHOSA

Hace como once años que llegué a interesarme por el estudio de la Ciencia Cristiana, y sané de neuralgia estomacal, que había padecido desde mi niñez. A medida que pasaban los años, los ataques se sucedían con mayor frecuencia y eran más graves; los médicos sólo podían mitigar mis sufrimientos por medio de inyecciones hipodérmicas de morfina. Finalmente quedaba postrada a consecuencia de la morfina, por uno o dos días después de cada ataque. Sané completamente de este mal por medio del estudio del libro *Ciencia y Salud*. Pero creo que nunca comprendí lo que era el miedo hasta que empecé a practicar mis conocimientos de la Ciencia Cristiana con mis niños. No obstante, he probado muchas veces que el miedo no puede ni ayudar ni impedir nuestra demostración de la verdad. Comprendí esto por primera vez al curar a mi hijito de un grave ataque de crup. Desperté una noche por ese sonido que parece infundir terror a todo corazón de madre, y encontré a mi hijito sentado en su cama, ahogándose por falta de respiración. Me levanté, le tomé en mis brazos y fui con él a la habitación contigua. Mi primer pensamiento fue: "¡Oh, si solamente hubiera en el pueblo otro Científico Cristiano!" Pero no lo había, y el trabajo tenía que hacerse, y hacerse pronto. Intenté darle un tratamiento, pero me encontraba tan asustada que no podía ni pensar; así es que tomé el libro *Ciencia y Salud,* que se encontraba sobre una mesa junto a mí, y comencé a leer en voz alta. No había leído sino unas cuantas líneas, cuando estas palabras me vinieron, como si una voz las pronunciara: "La palabra de Dios es viva y eficaz, y más cortante que toda espada de dos filos". Casi al instante el niño dijo: "Mamá, canta 'La colina, di, Pastor' " —el himno de nuestra Guía, que tanto amamos, grandes y pequeños. Comencé a cantar, y al llegar al segundo verso, su vocecita se unió a la mía. Jamás olvidaré el sentimiento de júbilo y paz que se apoderó de mí al darme cuenta de la rapidez con que la palabra de Dios, por medio de *Ciencia y Salud* y ese bello himno, había llevado a cabo su obra sanadora. Ése es sólo un caso de entre muchos en que el poder sanativo de la palabra de Dios ha sido demostrado en nuestro hogar. — A. J. G., Riverside, California, E.U.A.

ALIVIO DE MUCHOS MALES

Pablo dijo: "Transformaos por medio de la renovación de vuestro entendimiento". En mi caso la sordera ha sido vencida por una comprensión más amplia de la palabra de Dios, según la explica la Sra. Eddy en su libro *Ciencia y Salud.* Muchas veces he podido acudir a Dios, sabiendo que Su voluntad es ayudarnos en nuestras dificultades, y he obtenido los beneficios que he necesitado. El catarro ha desaparecido; la amigdalitis, que frecuentemente me privaba de cumplir con mis deberes en la escuela y en el hogar, no se manifiesta más. Cuando se presenta alguna tentación (pues la Ciencia Cristiana es tanto preventiva como curativa), me vuelvo hacia ese libro maravilloso *Ciencia y Salud* y a mi Biblia tan amada, que se me ha hecho más querida desde que la leo bajo la nueva luz de la comprensión espiritual, hasta saber que mi mente ha sido renovada, puesto que la acción del organismo ha cambiado y la inflamación ha disminuido.

Así, en mi experiencia con la Ciencia Cristiana he constatado que la transformación ha empezado, y la Verdad es capaz de perfeccionar en mí lo que empezó tan gloriosamente. — Sra. C. A. McL., Brooklyn, Nueva Escocia, Canadá.

LOGRO DE SALUD Y DE PAZ

Durante quince años sufrí muchísimo, física y mentalmente. Médicos eminentes me dieron tratamiento para tuberculosis hereditaria, entorpecimiento del hígado y muchas otras enfermedades. Busqué alivio en balnearios famosos, en el clima saludable de la Florida y en el aire puro del Colorado, pero todo fue en vano. Mi vida era una tortura interminable.

No obstante, durante todo ese tiempo fui un ardiente buscador de la Verdad. Investigué las varias enseñanzas religiosas con sosegada atención y sin prejuicios. De protestante ortodoxo que era, vine a ser un escéptico y un seguidor de Voltaire, Tomás Paine e Ingersoll; sin embargo, todo el tiempo, retuve mi fe en un Ser supremo e inteligente, creador de todas las cosas. Enfermo, cansado, preso de la duda y la desesperación, entré casualmente en una iglesia de la Ciencia Cristiana en la ciudad de Nueva York, un miércoles por la noche, sin saber qué clase de lugar era ése. Viendo entrar un gran número de personas en aquel edificio, las seguí, suponiendo que la multitud venía por la celebración de un matrimonio. Al informárseme que se celebraba el culto de los miércoles por la noche, averigüé de cuál denominación se trataba. Pensé que sería alguna nueva teoría en moda, pero después de investigar, adquirí un ejemplar de *Ciencia y Salud,* prometiendo

leerlo detenidamente. Comencé a leer el libro un martes y
lo terminé el viernes de la misma semana. Todavía estaba
a oscuras. Puse el libro a un lado; involuntariamente cerré
los ojos y en silencio oré a Dios.

Permanecí unos instantes en esa actitud. Me sentí como
un marino que por días ha sido arrojado de aquí para allá
en un mar agitado, con las nubes muy bajas, las olas muy
altas y toda la naturaleza envuelta en tinieblas; en su desesperación se arrodilla y confía su alma a Dios, cuando de
pronto contempla la estrella polar por entre las nubes, que
le permite guiar su embarcación a playas seguras. Muchas
cosas se me esclarecieron. Percibí que hay una sola Paternidad, la de Dios, y una sola fraternidad, la del hombre;
que "habiendo yo sido ciego, ahora veo". Ya no había ni
penas, ni dolores, ni temor ni indigestión. Dormí esa
noche como un niño, y a la mañana siguiente desperté des-
cansado. No queda vestigio alguno de mi antiguo mal, y
me siento como un ser nuevo. — L. P., Nueva York,
Nueva York, E.U.A.

LOGRO DE SALUD Y DE PAZ

Hace como nueve años fui atraído a la Ciencia Cristiana
por un pariente mío, cuyos múltiples males habían cedido
a la salud y la armonía, reflejándose en todos sus actos y
expresiones cierta dulzura y gratitud. Me vino la idea de
que en efecto Dios sana todas nuestras dolencias.

La primera vez que leí el libro *Ciencia y Salud* no lo entendí. Me encontraba en tinieblas y lleno de pesimismo, y
abandoné el libro por algún tiempo. La buena semilla, sin
embargo, había sido sembrada, y en poco tiempo reanudé
la lectura con tanto interés que mis enfermedades desaparecieron "como la niebla ante el sol matutino". El asma
(que se consideraba hereditaria), la neuralgia en su forma

más grave, y además el hábito de fumar y beber que por muchos años había cultivado, desaparecieron. Alabado sea el Señor: "Envió su palabra" y me sanó, pues la lectura de *Ciencia y Salud* trajo a mi consciencia la verdad que nos hace libres. — S., Shellman, Georgia, E.U.A.

CURACIÓN RÁPIDA DE TUBERCULOSIS

Hace cerca de cinco años me interesé por la Ciencia Cristiana como resultado de la curación de mi esposa, de lo que los médicos habían llamado tuberculosis en sus últimos grados. Yo había probado todo cuanto ofrecía la medicina para aliviarla, y todos los médicos me dijeron casi lo mismo en relación con su caso. Por fin se limitaron a recomendarle un clima más seco y elevado, con la indicación de que cuando se sintiese peor se le diese algo para calmarla.

Probamos diferentes climas, pero en lugar de mejorar, empeoró. Por último, continuó luchando hasta el día primero de marzo de 1899, cuando tuvo que guardar cama nuevamente. Por espacio de dos días y dos noches sufrió muchísimo, y llamé a un médico. Vino, y diagnosticó el caso diciendo que no podía hacer nada en su favor, sino darle unas pastillas de morfina para ayudarla a descansar. Le di dos, de acuerdo con las instrucciones, y poco antes del momento en que debía darle la tercera ella me llamó a su cama y me dijo: "No me des más, porque me hacen más daño que bien", de modo que me volví y arrojé al fuego las pastillas que quedaban, aunque en ese momento nada sabía con respecto a la Ciencia Cristiana. Algo habíamos oído decir sobre ese tema, pero eso era todo. Esa noche le di la última pastilla como a las ocho, y a las nueve de la mañana siguiente una señora que había sido sanada en la Ciencia Cristiana la visitó y la puso en contacto con esta gran verdad. Mi esposa la aceptó y pensó en probarla, pues la señora le prestó su libro *Ciencia y Salud*. Recibió dicho libro como a las diez de la mañana de ese día, y siguió leyéndolo hasta la hora de la comida. Comió abundantemente por primera vez en tres días, y esa misma noche se vistió, bajó al comedor y tomó con gusto una cena completa. Durmió bien aquella noche. Pidió prestado a aquella señora su ejemplar de *Ciencia y Salud* dos horas diarias durante ocho días, y se sanó por completo. El día que empezó a leer *Ciencia y Salud* pesaba cuarenta y tres kilos; tres meses después su peso había aumentado a sesenta y un kilos. — A. J. D., Houston, Texas, E.U.A.

UN ESTUDIO PROVECHOSO

Tal vez pueda ser útil a otros saber que alguien realmente ha sanado de una grave enfermedad por medio de la Ciencia Cristiana. Hace más de nueve años que empezamos a interesarnos por la Ciencia, y sería difícil encontrar a una persona más sana de lo que yo soy ahora. Puedo estar activa todo el día, desde la mañana hasta la noche, sostenida por el pensamiento de que "los que esperan a Jehová tendrán nuevas fuerzas". Con toda veracidad puedo decir que apenas sé ya lo que es cansancio físico. Antes de interesarme por la Ciencia, los médicos opinaban que uno de mis pulmones ya no servía y que el otro se encontraba atacado de tuberculosis, de modo que desde su punto de vista me quedaban muy pocas esperanzas. Habíamos probado todos los medicamentos que me recetaron. Me había ido a las montañas, pero no pude permanecer allí a causa de la altura; y cuando los médicos ya no sabían qué más hacer, dijeron que sería mejor que fuésemos a Inglaterra —que el aire del mar me haría bien. Así es que pasamos tres meses en las Islas Británicas, y cuando regresé parecía muy mejorada; pero eso sólo duró un corto tiempo. En poco más de un mes me puse peor que antes, y le dijeron a mi madre que solamente me quedaban unas cuantas semanas o, a lo más, unos meses, de vida.

En aquel tiempo una señora, desconocida para nosotros, sugirió que probáramos la Ciencia Cristiana. No había prejuicio en contra, ya que ni siquiera sabíamos lo que era. Ni sabíamos si había algún Científico Cristiano en la ciudad donde vivíamos, en la parte occidental de los Estados Unidos, y cuando se nos dijo que podíamos pedir a alguien en Kansas City un tratamiento a distancia, pensamos que eso era absurdo. Se nos informó entonces que muchas personas habían sanado por medio de la lectura del libro de texto de la Ciencia Cristiana, *Ciencia y Salud,* y eso nos pareció todavía peor que lo del tratamiento a distancia, pero como habíamos probado todo lo que se nos había recomendado hasta entonces, mi madre mandó por el libro.

El libro llegó a mediados de octubre, y empezamos a leerlo juntas. Me pareció desde un principio que era algo que yo siempre había creído, pero que no había sabido expresar —parecía una cosa tan natural. Aunque mi restablecimiento fue muy lento, sentía que iba mejorando. Después de las vacaciones de Navidad asistí a la escuela y no falté un solo día durante el resto del año escolar —algo que nunca había yo logrado antes. Terminé mi curso sin ausentarme siquiera una sola vez —en efecto, desde entonces no he estado en cama un solo día. Me siento absolutamente convencida de que ahora cuento con dos pulmones sanos y fuertes. Las cavidades en el pecho se me han llenado y respiro perfectamente por los dos pulmones; rara vez sufro resfriados y no tengo ni indicios de tos.

La gente suele decir: "Ah, quizás usted nunca padeció de tuberculosis". Pues bien, he tenido todos los síntomas, y todos ellos han desaparecido por medio de la lectura de *Ciencia y Salud.* — E. L. B., Chicago, Illinois, E.U.A.

SANADO DE INCREDULIDAD Y DE MUCHAS
AFECCIONES FÍSICAS

Me siento movido a escribir mi testimonio y confío en
que se me acepte como un testigo más de la Verdad tal
como se expone en *Ciencia y Salud con Clave de las Escrituras*.

En 1883 oí por vez primera de la Ciencia Cristiana. Estaba sentado en una taberna de Leadville en Colorado,
leyendo un diario local, cuando me atrajo un artículo que
se refería a algunas extrañas personas en Boston que pretendían haber descubierto la manera de curar como lo
hacía Jesús. No recuerdo mucho del artículo, pero esas
palabras se grabaron en mi memoria.

Había llegado sin pensarlo al Estado de Colorado, procedente de la ciudad de Nueva York (mi ciudad natal),
donde había recibido tratamiento de muchos médicos notables. El último, que era demasiado honrado para aceptar mi dinero porque sabía que no podría curarme, me
aconsejó que no viera más médicos y que dejara de tomar
medicinas, pues sólo la muerte podía aliviarme. Mi enfermedad era albuminuria, según algunos, y según otros,
cálculos en los riñones, con inflamación muy aguda de la
vejiga y la próstata.

En la primavera de 1888 mi señora y yo pasábamos la
velada en la casa de un señor cuya esposa había sanado en
la región este de los Estados Unidos gracias a la Ciencia
Cristiana. Ese señor tomó un libro del estante, diciendo:
"He aquí una obra sobre la Ciencia Cristiana". Resultó
ser *Ciencia y Salud*. Tan pronto como leí la página del
título, me di cuenta de que ése era precisamente el libro
que deseábamos. Inmediatamente mandamos por el libro,
y cuando llegó, obedecimos al ángel y nos deleitamos con
su lectura. Tenía yo grandes prejuicios contra la Biblia, y

mi primera demostración sobre mis prejuicios fue consentir en leer los cuatro Evangelios. Mi esposa me compró un Nuevo Testamento, y comencé a leerlo. ¡Qué cambio se operó en mí! ¡En un instante todos mis prejuicios desaparecieron! Cuando leí las palabras del Maestro, comprendí su significado, y la lección que él trataba de transmitir. No me fue difícil aceptar toda la Biblia —no podía menos, pues estaba sencillamente cautivado. La enfermedad que me había acosado por años, ahora me estaba atormentando más que nunca durante unos seis meses, como si tratase de desviarme; pero perdí todo temor de ella.

Continué mi estudio de *Ciencia y Salud,* y la enfermedad desapareció. Con toda sinceridad puedo decir que *Ciencia y Salud* fue mi único sanador y ha sido mi único maestro. — R. A. C., Los Ángeles, California, E.U.A.

CURACIÓN DE AFECCIÓN A LOS OJOS

Supe de la Ciencia Cristiana cuando estaba yo hecho una ruina, pues mi cuerpo estaba completamente cubierto de llagas. Mis ojos estaban tan enfermos que tenía que estar semanas enteras en un cuarto oscuro, y la mayor parte del tiempo la pasaba en cama, bajo la influencia de narcóticos. El médico de la familia y un especialista dijeron que la enfermedad de los ojos no tenía remedio, aunque había la posibilidad de aliviarme por algún tiempo. Me hicieron una operación y dijo el médico que si me resfriaba quedaría completamente ciega. Mi sufrimiento era indescriptible. Un clérigo me visitaba casi a diario, se sentaba junto a mi cama y lloraba, y mi buen y afectuoso médico derramó lágrimas más de una vez. Al fin, después de un año de ese sufrimiento tan terrible, me enviaron a Indiana, a casa de una hermana que había sanado de los pulmones gracias a la Ciencia Cristiana. El día de mi llegada mi hermana me leyó de la Biblia y del libro *Ciencia y Salud con Clave de las Escrituras* por la Sra. Eddy, y sané. Supe que Dios no hacía acepción de personas, y cuando me di cuenta de lo que la Ciencia Cristiana había hecho por mi hermana, quien había sido transformada de una mera sombra a una mujer fuerte, robusta y sana, de buen semblante y sin tos, yo dije: "Dios tiene lo mismo para mí, si yo lo acepto". La Ciencia Cristiana me sanó instantáneamente, y estoy agradecida a Dios por habernos dado esa comprensión por medio de la Sra. Eddy, nuestra amada Guía. Ahora disfruto de perfecta salud. — Sra. F. S., Laurel, Misisipí, E.U.A.

EL LIBRO DE TEXTO ME SANÓ

Durante doce años antes del otoño de 1897 estuve la mayor parte del tiempo bajo atención médica. Varias opiniones se dieron acerca de la naturaleza de mi enfermedad, y algunos médicos la diagnosticaron como tumor o hinchazón anormal, etc. Sané al leer *Ciencia y Salud con Clave de las Escrituras* por la Sra. Eddy. Fue un caso claro de transformación del cuerpo por medio de renovación del entendimiento. En la actualidad me encuentro perfectamente bien. — J. M. H., Omaha, Nebraska, E.U.A.

CURACIÓN DE UNA ENFERMEDAD CRÓNICA DEL ESTÓMAGO

No hay duda de que la mayor parte de las personas vienen a la Ciencia Cristiana gracias a curaciones físicas, pero hay algunas a quienes eso no les llama la atención. Con la esperanza de que tales personas puedan derivar algún beneficio de mi propia experiencia, y con la gratitud que siento por la ayuda recibida, voy a narrarla. Tres años atrás no sabía nada de la Ciencia Cristiana, aparte del conocimiento obtenido de los periódicos y de la literatura común y corriente. Cuando alguna vez pensaba sobre esa materia, era para clasificar a la Ciencia Cristiana entre varias teorías humanas con las cuales no podía estar de acuerdo, porque parecían confiar en el bien y en el mal a la vez. Jamás había tenido conocimiento de algún caso de curación, tampoco había leído el libro de texto, ni oído mencionar las revistas *Journal* o *Sentinel,* aunque sí había visto a la gente concurrir a la iglesia de la Ciencia Cristiana. Estaba cansada de buscar algo satisfactorio en cuestiones de creencias religiosas, porque parecía como si Dios no pudiera o no quisiera establecer la armonía en las terribles condiciones prevalecientes en la sociedad humana. Había dejado de usar toda forma de oración, exceptuando el Padre Nuestro, y aun en esa oración omitía las palabras "no nos metas en tentación". ¡Cuánto deseaba conocer siquiera algo del "¿por qué?" y el "¿para qué?" de todo!

Tenía esa actitud cuando conocí la Ciencia Cristiana. Las circunstancias me pusieron en contacto con una amiga querida a quien había visto muy poco desde hacía un año o más; una mujer muy educada e inteligente. Me dijo que había sido tratada según la Ciencia Cristiana de una dolencia física y que se interesaba mucho por el estudio del libro *Ciencia y Salud con Clave de las Escrituras* por la Sra. Eddy. Me preguntó si quería leer el libro y le contesté que me agradaría mucho. El primer capítulo, titulado "La oración", me gustó muchísimo desde el comienzo, y cuando llegué a la parte en que la Sra. Eddy da el sentido espiritual del Padre Nuestro (en la página 17 de *Ciencia y Salud*), mi interés fue completo. Me di cuenta vagamente de que estaba aprendiendo lo que significa "orad sin cesar". Muy pronto compré un ejemplar del libro para mi uso personal, y con la ayuda de nuestras Lecciones-Sermón, según aparecen en el *Cuaderno Trimestral,* comencé en serio el estudio de *Ciencia y Salud,* juntamente con la Biblia.

En esa época tenía gran necesidad de sanarme de una enfermedad crónica del estómago, de la cual había sufrido por varios años. A mi parecer, no me interesaban los beneficios físicos que pudiera derivar de ese estudio, pero sí creí que esta Ciencia contenía la verdad de las cosas, y tan absorta estaba en comprender claramente lo que es su Principio, que pensaba muy poco en mí misma. A los tres o cuatro meses de estudio, me di cuenta de que la enfermedad del estómago había desaparecido, y se fueron además otros males que jamás han vuelto a aparecer. Logré esa curación mediante la búsqueda seria y concienzuda de la verdad contenida en la Biblia e interpretada por nuestra Guía en nuestro libro de texto *Ciencia y Salud.* Desde entonces he aprendido más sobre la Ciencia de la curación y he podido, en pequeña escala, ayudar a otros que la necesitan. También he aprendido que las curaciones se realizan amando y viviendo la Verdad, y que, reflejando el Amor divino, se obtienen "las señales que la siguen".

Cuando pensamos en la vida pura, afectuosa y desinteresada que la Sra. Eddy debe de haber vivido para llegar a estar consciente de esa verdad y para revelárnosla, las palabras son inadecuadas para expresar la gratitud que sus seguidores sienten por ella. Ésa se expresa mejor siguiendo obedientemente sus pasos así como ella sigue a Cristo. — H. T., Omaha, Nebraska, E.U.A.

CURACIÓN RÁPIDA DE DISPEPSIA

Se me ha ocurrido que he tenido tiempo de sobra para meditar sobre las múltiples bendiciones que he recibido gracias a la Ciencia Cristiana, puesto que hace ahora más de seis años que sané completamente de dispepsia y de estreñimiento en su forma más grave, leyendo *Ciencia y Salud.* Mi estado era tan grave que por tres años, o más, no pude tomar un solo vaso de agua fría. Todo lo que tomaba tenía que estar caliente, y el único alivio que podía obtener de la enfermedad de los intestinos, era por medio de enemas de agua caliente, que me pusieron por espacio de más de tres años.

Puedo decir en verdad que sané permanentemente, y diríase también instantáneamente, de esas dos dolencias mediante la lectura de *Ciencia y Salud,* como ya he mencionado, y, de hecho, creo que no había leído más de treinta páginas de ese libro cuando abandoné enteramente la más rigurosa de las dietas. Comí y bebí todo lo que deseaba sin el más leve mal efecto y he seguido haciendo esto desde aquella época hasta hoy. Y por más de seis años no ha habido en mi casa ni una gota de medicina, y somos una familia de cinco personas.

También he visto manifestarse el poder de la Verdad en nuestro hogar, al aliviarse el menor de nuestros hijos de un dolor sumamente agudo, recuperando su carácter juguetón en cuanto lo notificamos a un fiel practicista de esta ciudad. Por todo eso estoy agradecido a Dios y a nuestra Guía fiel, la Sra. Eddy, cuya vida pura y sin mácula le permitió descubrir esta preciosa verdad, para beneficio de toda la humanidad. — M. C. McK., Denver, Colorado, E.U.A.

DESPUÉS DE VEINTE AÑOS DE SUFRIMIENTO

Desde mi tierna infancia se me consideró inválida, por haberme lastimado gravemente en una mala caída mientras jugaba. El dolor fue intenso por algún tiempo, y por varias horas no pude andar ni permanecer de pie sin el apoyo de alguien. Más tarde, una creciente debilidad en la espalda, acompañada de dolores agudos, alarmaron a mis padres al grado de llamar a un médico, quien después de examinarme dijo que era una afección en la espina dorsal. Entonces siguieron veinte años de dolor cada vez más agudo, llegando a convertirse en sufrimiento intenso en diversas ocasiones. A medida que pasaron los años, y vine a ser esposa y madre, ese sufrimiento siguió aumentando. Todo lo que la destreza médica pudo hacer, fue hecho, pero sin encontrar algo que me beneficiara de manera permanente, y perdí la esperanza de recuperar la salud.

Cuando la Ciencia Cristiana llegó a mi conocimiento, estaba bajo el dictamen médico de que si sobrevivía esa semana, quedaría completamente inválida, sin poder mover ni pies ni manos. Mi esposo era agente viajero, y al ser llamado urgentemente para que volviese a casa, se encontró en el tren con un antiguo amigo, quien le preguntó por qué no probaba la Ciencia Cristiana. Al contestar mi esposo que nada sabíamos acerca de ella, el amigo le hizo una breve explicación de su poder curativo y de los beneficios que su propia familia había experimentado. Eso le infundió nueva esperanza, y al llegar a casa llamó a un practicista, quien recomendó que consiguiéramos el libro *Ciencia y Salud*, lo que hicimos en seguida, pero la ignorancia y el prejuicio de una educación anticuada produjeron tal temor que cuando los niños entraban en el cuarto, yo ocultaba el libro debajo de la ropa de cama, temiendo que no era de Dios y que podía hacerles daño. Sin embargo, el tierno amor de Dios fue más poderoso que todos estos temores tan insensatos, y el primer día que leí esas páginas sagradas me convencí de que sus enseñanzas eran las mismas verdades que Jesucristo había enseñado siglos atrás. Después de leer unas pocas páginas, arrojé la medicina por la ventana que daba a la cabecera de mi cama. Luego volví a mi libro y comencé a leer otra vez, cuando, he aquí,

Los frutos de la Ciencia Cristiana   633

la idea-Cristo amaneció sobre mí, y sané instantáneamente.

Primero noté que la parte dolorida de la espalda se aliviaba, y muy pronto pude levantarme de la cama. Continué leyendo ansiosamente; era como si quisiese devorar la verdad curativa, y la embebía como la planta sedienta absorbe la suave lluvia. A la hora del almuerzo fui a comer con la familia y comí con mucho apetito, para el asombro de todos. Nunca olvidaremos esa ocasión tan alegre. ¡Cómo dimos gracias a Dios por la Ciencia Cristiana!

A medida que ha pasado el tiempo, hasta transcurrir veinte años, la curación ha sido perfecta y mi gratitud a Dios se ha hecho cada vez más profunda y sincera, al pensar que una valerosa mujer había sido lo suficientemente pura para poner de manifiesto otra vez la curación mediante el Cristo, a fin de que permaneciera en el mundo por siempre y salvase a la humanidad doliente de toda enfermedad y pecado. — Sra. P. L. H., Fairmont, Minnesota, E.U.A.

DE LA DESESPERACIÓN A LA ESPERANZA Y LA ALEGRÍA

Frecuentemente he tenido deseos de dar a conocer lo que la Ciencia Cristiana ha hecho por mí, pero jamás podría relatar todas mis bendiciones, pues son muchas. Desde mi niñez estuve siempre enferma, nunca supe lo que era una hora de reposo y la mayor parte del tiempo estaba bajo el cuidado de un médico. En esa época vivía en la parte este de los Estados Unidos, y me aconsejaron que probara un cambio de clima, lo que hice. En la primavera me trasladé al oeste con mi familia, pero en lugar de mejorar empeoré cada vez más hasta que al fin me vi obligada a guardar cama, aproximadamente por espacio de tres años —con grandes sufrimientos. Parecía como si mis dolencias fueran todas las que puede heredar la carne, y los médicos las llamaban incurables, a saber: nefritis y muchas otras —en sus últimos grados. Mi caso era considerado extremo entre los médicos, muchos de los cuales eran prominentes especialistas. Muchos, al mirarme, solían mover la cabeza, diciendo: "¿Qué es lo que la mantiene viva?" Los médicos, que habían sido sumamente bondadosos y habían hecho por mí todo lo que podían, perdieron las esperanzas y fui desahuciada por todos los que me atendían.

Fue entonces que comprendí que "la necesidad del hombre es la oportunidad de Dios". El "librito" me fue dado en esa hora de gran necesidad. Lo leí sin pensar que me sanaría, pero como persona que se ahoga, me aferré a él. Lo leí y lo releí y pronto me di cuenta de que me estaba recuperando; entonces seguí leyendo y sané por completo de todas aquellas supuestas enfermedades incurables. — L. B., Austin, Minnesota, E.U.A.

LA VERDAD HACE LIBRE

Como hijo de médico, graduado de farmacéutico, y ex boticario, sentía un gran desprecio por todo lo que creía que era la Ciencia Cristiana. Sin embargo, hace como seis años y medio que, habiendo agotado todos los recursos materiales a mi alcance —medicina, electricidad, gimnasia y ciclismo entre otras cosas— y estando en un estado desesperado, comencé el estudio de Ciencia Cristiana. Había sufrido de catarros y dolor de garganta por más de treinta años, y en los últimos cinco años fueron agregándose otros muchos males, incluso dispepsia, bronquitis y la pérdida de veinte y siete kilos de peso. Sané completamente y recuperé la salud, las fuerzas y el peso por medio de la comprensión espiritual de la Ciencia Cristiana, como resultado de seis semanas de estudio aproximadamente. Sí, esta buena dádiva, este don perfecto, me vino por el cuidadoso y devoto estudio de Ciencia Cristiana, tal como es revelada al mundo hoy en día por medio del libro *Ciencia y Salud*. La promesa de Cristo Jesús: "La verdad os hará libres" se cumplió, y los últimos seis años de salud y armonía, de que he gozado, se han empleado en el esfuerzo de "retener lo bueno".

Aun cuando estoy sumamente agradecido por la curación física, mi gratitud por la regeneración mental y espiritual que he experimentado, es inexpresable. Cuando comprendí que la misión curativa de Jesús, tanto para las enfermedades como para el pecado, no terminó con su corta estadía en la tierra sino que es practicable en todas las épocas, mi alegría no tuvo límites. Habiendo gastado una fortuna en el antiguo sistema de curación, me pareció maravilloso haber sanado a tan pequeño costo como lo es el precio del "librito" y el estudio de unas cuantas semanas. Todo prejuicio se desvaneció inmediatamente ante las pruebas de que la Ciencia Cristiana es, en verdad, la elucidación y aplicación práctica de las enseñanzas de Jesús, las cuales son verdad demostrable, "la misma ayer, y hoy, y por los siglos". — C. N. C., Memphis, Tennessee, E.U.A.

OÍDOS SORDOS ABIERTOS

Como madre de familia, mi corazón rebosa de amor y gratitud hacia esa admirable mujer a quien tenemos el privilegio de llamar nuestra Guía, por todo lo que ella ha hecho en mi beneficio y en el de los míos con su libro.

Hace diez años sané de sordera hereditaria y sinusitis, simplemente leyendo el libro *Ciencia y Salud*. Desde hacía años había consultado y recibido tratamientos de algunos de los mejores especialistas de oídos y garganta, tanto en Inglaterra como en los Estados Unidos, pero empeoraba cada vez más. Una señora que había sanado gracias a la Ciencia Cristiana, me recomendó con ahínco que comprara el libro y lo estudiara. Lo hice de muy mala gana, pero no había leído ni siquiera cincuenta páginas, cuando me di cuenta de que realmente había encontrado la verdad que hace libre, y puedo decir sinceramente que desde entonces no ha vuelto la enfermedad que padecía.

Sin embargo, lo que agradezco más es la ayuda diaria que me proporciona en mi hogar y con mis hijitos. Estoy segura de que si las madres sólo supieran lo que la Ciencia Cristiana realmente significa, darían todo lo que poseen por conocerla. Hemos visto desaparecer, como el rocío ante el sol matutino, el crup, el sarampión, la fiebre y diversas así llamadas enfermedades de niños, por medio de la aplicación de la Ciencia Cristiana —la comprensión de que Dios siempre está presente y es omnipotente. He podido comprobar, fuera de toda duda, que Dios es nuestro pronto auxilio en las tribulaciones. ¡Qué ayuda tan bendita es esta verdad maravillosa en la educación de nuestros hijos! y ¡cuán rápidamente entiende el niño la verdad!

Hace algún tiempo mi hijita se dislocó el hombro; tenía entonces tres años de edad. Ocurrió cuando estaba yo sola con ella en casa. El dolor era tan intenso que la niña se desmayó. La ayudé mentalmente lo mejor que pude, pero continué pensando que tan pronto como alguien viniese correría yo a buscar ayuda. La niña parecía empeorar y lloraba mucho. La desvestí y traté de ajustarle el brazo, pero eso le causó tanto dolor que comencé a asustarme. Entonces, como un relámpago me vino el pensamiento: "¿Qué harías si estuvieras fuera del alcance de un practicista? Ahora es tu oportunidad para probar el poder y la presencia de Dios". Con estos pensamientos me vino tanta calma y confianza que perdí todo temor. Pregunté a la niña si quería que le leyese algo; me contestó: "Sí, mamá, léeme del libro de la verdad". Comencé a leerle en voz alta de *Ciencia y Salud,* y en menos de media hora noté que procuró levantar el brazo, pero gritó y se puso muy pálida. Seguí leyendo, y otra vez trató de ponerse un dulce en la boca. Esta vez noté con júbilo que casi alcanzó la boca, antes que sintiera el dolor. Continué leyéndole en voz alta hasta que mi hermana y mis dos niños entraron en el cuarto; le dio tanta alegría a la niña ver a sus hermanos que se olvidó de su brazo y saltó de la cama. Entonces comenzó a contar a su tía que se había fracturado el brazo y que su mamá la había curado con el libro de la verdad. Cuando le ocurrió eso, eran las diez y media de la mañana y a las tres de la tarde jugaba en el jardín, como si nada le hubiese pasado. — Sra. M. G., Winnipeg, Manitoba, Canadá.

SALVADA DE LOCURA Y SUICIDIO

Hace algunos años, cuando estaba sufriendo de un sentimiento de profunda melancolía y desesperación a causa de mala salud y de un hogar desdichado, alguien me prestó un ejemplar de *Ciencia y Salud* rogándome que lo leyese.

En esa época, mi hija había sido desahuciada por la medicina y condenada a morir lentamente de tuberculosis, la cual se suponía que había heredado. Mi propio estado parecía aún más alarmante, puesto que la locura comenzaba a manifestarse, y antes que ir a un manicomio me parecía que lo único que me quedaba era el suicidio. Una afección al corazón, una enfermedad de los riñones y constantes dolores de cabeza causados por males femeninos, eran algunas de las muchas dolencias de que sufría. El

médico procuraba persuadirme que me dejase operar,
como un medio para aliviarme, pero ya me había sometido
a una operación muy seria diez años antes, cuyo resultado
fue sólo más sufrimiento; así es que no consentí.

Al empezar la lectura del libro *Ciencia y Salud,* leí primero el capítulo llamado "La oración" y entonces no creía
que me fuese posible recordar nada de lo que leyera, pero
me invadió una dulce impresión de la protección y del
poder de Dios y la esperanza de que al fin había de encontrar en Él lo que tanto necesitaba —nuestro pronto auxilio
en las tribulaciones. Antes que yo terminara el capítulo
"La oración", mi hija bajaba al comedor y estaba co-
miendo tres veces al día y recobrando cada día más fuerzas, y antes que yo hubiese terminado de leer el libro de
texto, se encontraba ya bien. Pero no habiendo oído jamás
que alguien hubiese sanado simplemente con la lectura de
Ciencia y Salud, pasaron varios meses antes que yo diera la
gloria a Dios por esa curación.

Una por una desaparecieron todas mis dolencias, excepto los dolores de cabeza, que se hicieron cada vez
menos frecuentes hasta que al fin de tres años el temor a
ellos fue vencido por completo.

Ni mi hija ni yo hemos recibido tratamiento alguno. El
estudio de la Biblia y del libro de texto de la Ciencia Cristiana, *Ciencia y Salud* por la Sra. Eddy, nos ha sanado y
nos conserva bien.

Cuando la Ciencia Cristiana aún era nueva para mí,
asistí a una reunión de testimonios en Primera Iglesia de
Cristo, Científico, Chicago. Allí un señor refirió el caso de
una desdichada mujer que estaba por separarse de su
esposo. Cuando ese señor le preguntó si no amaba a su
esposo, ella respondió: "No; cuando me casé con él le
amaba, pero ahora ya no". Él le dijo que Dios había hecho al hombre a Su imagen y semejanza, y que Dios era

perfecto. Le aconsejó: "Vaya a su hogar y vea únicamente al hombre perfecto de Dios; no necesita usted amar a un pecador mortal, como aquel que ha estado viendo". La señora siguió su consejo, pues él le dijo que no había separación en la Mente divina. Dentro de poco, la paz y la armonía reinaban en su hogar, y tanto el esposo como la esposa se afiliaron a una iglesia de la Ciencia Cristiana.

Ese testimonio fue como un mensaje del cielo para mí. Había ya recibido muchos beneficios gracias al estudio de *Ciencia y Salud*, pero hasta entonces nunca había venido a mi consciencia ensombrecida el pensamiento de cuán maravilloso es nuestro Dios. Yo sabía que lo que había ocurrido en aquel hogar podía ocurrir igualmente en mi desdichado hogar, donde no existía ni paz ni reposo.

Llena de esperanza tomé mi cruz y paso a paso se hacía más liviana mi carga, dándome cuenta de la presencia de Cristo, la Verdad, que por cierto nos hace libres. No fue de repente que se realizó un cambio perceptible, pero al fin de tres años todo era paz, y todos los miembros de la familia íbamos juntos a la iglesia, comprendiendo que no hay sino una sola Mente. — E. J. B., Superior, Wisconsin, E.U.A.

ENFERMEDAD DEL ESTÓMAGO SANADA

Gracias a la lectura de *Ciencia y Salud* sané de un mal del estómago que había padecido por muchos años. Mi estado había llegado al punto en que sufría ataques periódicos, que se presentaban cada vez con mayor frecuencia. Era agente viajero, y a menudo tenía que llamar a un médico al hotel, durante los ataques agudos de dicha enfermedad, para que me diera morfina. Eso se convirtió en una costumbre en ciertos lugares, y tales ataques siempre me dejaban peor que antes. Como resultado del último ataque perdí mucho peso. Había consultado con muchos médicos y había empleado los remedios comunes durante esos años de sufrimiento, pero sin buenos resultados. Finalmente, y como último recurso, me decidí a probar la Ciencia Cristiana, y sané gracias a la lectura del libro *Ciencia y Salud con Clave de las Escrituras* por la Sra. Eddy.

Mi salud ha sido de lo mejor desde que sané, hace ya seis años. Tanto yo como mi familia confiamos ahora por completo en la Ciencia Cristiana para nuestras curaciones, y siempre la hemos encontrado eficaz. Sin embargo, creemos que la curación física sólo es cosa secundaria comparada con la comprensión que hemos logrado acerca de Dios y Su bondad. Esto, junto con nuestro amor cada vez mayor por la Biblia, está resultando de inmenso valor para nosotros. Estamos esforzándonos humildemente por vivir una vida que dé testimonio de nuestra gratitud hacia Dios y hacia nuestra amada Guía, la Sra. Eddy. — Charles E. Peck, St. Johnsbury, Vermont, E.U.A.

LIBRE DESPUÉS DE MUCHOS AÑOS DE SUFRIMIENTO

En la primavera de 1880 fui atacado de una grave enfermedad estomacal, que me tuvo en cama tres meses y me impidió salir por cerca de seis meses. Durante ese tiempo fui atendido por tres buenos médicos. Me fortalecí un poco pero sentí escaso alivio del mal estomacal. Se me recomendó probar con manantiales minerales y así lo hice, pero sólo para sufrir el mismo desengaño. Fui a un sanatorio y, sin embargo, el mal del estómago persistía. Algunos amigos me recomendaron específicos farmacéuticos, pero la curación no se efectuó.

Pasé varios años preocupado en esa forma. Por último, y especialmente para beneficiarme, estudié medicina durante dos años con un buen médico amigo mío, y en ese tiempo se presentó una dolencia en la vejiga, y por espacio de quince años sufrí tanto que a veces me pareció inútil seguir viviendo. Además de esas enfermedades, sufría de reumatismo e influenza todos los inviernos. También apareció en los ojos lo que llaman cataratas, produciendo inflamación casi continua hasta el punto de ofuscarme la vista para leer. Tenía muchas callosidades en los pies, que me molestaban, y para todos esos males había probado cuantos remedios se me ofrecían y podía conseguir, incluyendo los de especialistas, pero sin alivio alguno.

Gracias a un amigo que me encontró en ese estado de desesperación y desaliento y que me guió a la luz que no conoce tinieblas, adquirí un ejemplar de *Ciencia y Salud* por la Sra. Eddy, y sané en breve tiempo con la lectura de esta obra. — D. W. L., Anderson, Indiana, E.U.A.

ALIVIO DE SUFRIMIENTOS INTENSOS

Comencé a interesarme por la Ciencia Cristiana en 1901. Durante cuatro o cinco años había estado sufriendo de intensos ataques de dolor que sólo podía mitigar con el uso de narcóticos. Después de uno de esos ataques, que me pareció el peor de todos, consulté con el médico de la familia, quien diagnosticó una enfermedad de los riñones, de las más peligrosas, diciendo que no había medicamento que pudiera aliviarme y que debía someterme a una operación quirúrgica. Seguí empeorando y fui otra vez a ver al médico, y me aconsejó consultar con un médico del hospital municipal de Augusta. Ése me examinó también y diagnosticó algo diferente, pero igualmente grave. Entretanto, una amiga me ofreció un ejemplar de *Ciencia y Salud*. Le dije que no me interesaba la lectura del libro, pero ella insistió tanto que al fin le prometí leerlo. Recibí el libro un sábado, y el domingo por la mañana empecé su lectura. Cuando llegué al lugar en el cual la Sra. Eddy dice que había encontrado esa verdad en la Biblia, me puse a comparar los dos libros. Leí pasajes que me parecían sumamente razonables y me dije: Esto se aproxima más a la verdad que todo lo que he conocido hasta la fecha. Seguí leyendo todo el día, interrumpiendo la lectura solamente para comer. A medida que seguía leyendo, todo se me hacía más claro, y sentí que había sanado. Por la noche llegó una vecina a quien le dije: "Estoy sana, y este libro es lo que me sanó". Seguí leyendo y efectivamente había sanado. Ocho días después de mi curación hice todo el lavado. Esto ocurrió en febrero de 1901. Seis semanas después fui llamada para cuidar de mi madre, quien estaba bajo la atención de mi antiguo médico. Le dejé examinar mi costado, pues él quería saber si el mal aún quedaba, y después dijo: "Por cierto que ha desaparecido", a lo que le repliqué: "Doctor, usted me dijo que nunca quedaría bien sin una operación; ¿qué es lo que me ha sanado?" Él contestó: "Dios la ha sanado". — S. H. L., North Pittston, Maine, E.U.A.

AGRADECIDA POR MUCHAS BENDICIONES

Es con sincera gratitud, por las muchas bendiciones que me ha traído la Ciencia Cristiana, que doy este testimonio. Oí hablar por primera vez de la Ciencia Cristiana hace como quince años. Uno de mis amigos recibía tratamiento para ciertas dolencias físicas, y estaba leyendo el libro de texto de la Ciencia Cristiana, *Ciencia y Salud con Clave de las Escrituras*. El título de ese libro me llamó grandemente la atención y dije a mi amiga: "Si eso es una Clave de las Escrituras, tengo que adquirirlo".

Por mucho tiempo fui miembro de un curso de estudios bíblicos en una escuela dominical ortodoxa, pero nunca me sentí satisfecha con lo que ahí se enseñaba; algo faltaba, mas en aquel entonces no podía entender qué era. Compré un ejemplar de *Ciencia y Salud* y me puse a estudiarlo. Quisiera encontrar palabras para expresar lo que ese libro me trajo. Iluminó la Biblia con una luz gloriosa, y comencé a entender algunas de las declaraciones del Maestro, procurando ponerlas en práctica.

Durante muchos años había sentido un ardiente deseo de llevar una vida más cristiana y con frecuencia me preguntaba por qué había fracasado tan completamente en mi comprensión de la Biblia. Ahora lo sé; era debido a la falta de comprensión espiritual.

Al comienzo no sabía que la gente podía sanarse de la enfermedad y del pecado con la simple lectura de *Ciencia y Salud,* pero al poco tiempo me di cuenta de que eso era así. En aquella época sufría de varias dolencias, y una tras otra iban desapareciendo, hasta que encontré por fin que estaba sana y perfectamente libre de enfermedad. La elevación espiritual fue igualmente gloriosa, y a medida que avanzo en el estudio de esta bendita Ciencia, encuentro que estoy obteniendo ciertamente una comprensión que me ayuda a vencer tanto el pecado como la enfermedad en mí misma así como en los demás. Mi fe en el bien ha aumentado, y sé que estoy perdiendo la creencia de que el mal es un poder igual al bien. La senda no es penosa, porque cada victoria sobre mí misma me da una fe más grande y un deseo más sincero de seguir adelante. — E. J. R., Toledo, Ohio, E.U.A.

AGRADECIDO POR EL DESPERTAR MORAL Y ESPIRITUAL

Hace aproximadamente cuatro años que, después de haber probado diferentes remedios y recursos para conseguir alivio de mis sufrimientos corporales, un fiel amigo llamó mi atención hacia las enseñanzas de la Ciencia Cristiana. Después de cierta oposición decidí investigarlas, pensando que si estas enseñanzas eran útiles me servirían a mí igual que a otros, y si no prestaban utilidad alguna podría abandonarlas; pero que tendría que investigarlas para convencerme.

Después de haber leído la obra de la Sra. Eddy *Ciencia y Salud* durante varios días, encontré que mis dolencias habían desaparecido y experimenté un descanso que jamás había conocido antes. Había fumado casi incesantemente, aunque con frecuencia había decidido recurrir a la fuerza de voluntad para dejar de fumar, pero siempre fracasé. Ese deseo, igual que el deseo de tomar bebidas alcohólicas, simplemente desapareció, y quisiera expresar aquí que recibí todos esos beneficios antes de haber obtenido una comprensión completa de lo que estaba leyendo. Me sentí como un prisionero que por años había permanecido encadenado y que de pronto fue puesto en libertad. Entonces no sabía cómo habían caído las cadenas, pero tenía que admitir que cayeron gracias a la lectura de ese libro. Entonces experimenté un vehemente deseo de leer más y conocer qué era ese poder que me había liberado en unos cuantos días de lo que hacía años que estaba intentando quitarme de encima sin lograrlo. Luego percibí con claridad que ésa era la verdad que Jesucristo había enseñado y predicado hace casi dos mil años para libertar a la humanidad. Sin embargo, no se me ocurrió aplicar esas enseñanzas a mis negocios; por el contrario, al principio pensé que si continuaba con mi estudio, tendría que retirarme de los negocios.

Sin embargo, esto no sucedió, pues gradualmente me di cuenta de que la pequeña comprensión que tenía de esas maravillosas enseñanzas, vino a ser de gran utilidad en mis negocios. Me hice más amigable, más honrado y más bondadoso para con mis semejantes; también adquirí un criterio más acertado y pude hacer lo correcto en el momento oportuno. Como resultado natural de esto, mis negocios mejoraron. Antes que supiera de la Ciencia Cristiana, mis negocios me parecían a menudo una carga, y el temor y las preocupaciones me privaban de todo descanso. ¡Cuán distinto es ahora! Por medio del estudio de la Biblia, la cual posee ahora inconmensurables tesoros para mí, y nuestro libro de texto, *Ciencia y Salud,* así como las demás obras de nuestra Guía, encontré paz y confianza en Dios, como también la percepción de carácter que es necesaria para el manejo correcto de cualquier negocio. — W. H. H., Bloomfield, Nebraska, E.U.A.

CURACIÓN DE UNA ENFERMEDAD HEREDITARIA DE LOS PULMONES

Desde hace mucho tiempo he sentido deseos de testificar sobre el poder curativo de la Verdad. Tal como yo gozo al leer testimonios de los demás, quizás la lectura del mío cause regocijo a otros. Sané gracias a la lectura de *Ciencia y Salud.* Poniendo en práctica lo leído, encontré que es la verdad que Jesús enseñó —la verdad que hace libre.

Desde mi infancia no había disfrutado de un solo día en que me encontrara completamente bien. Sané de un mal pulmonar crónico. La tuberculosis era hereditaria en nuestra familia; mi madre y tres de mis hermanos fallecieron a causa de dicha enfermedad. La ley médica dijo que yo tenía que seguirlos en poco tiempo. También sufrí de una enfermedad estomacal por más de ocho años, durante los cuales siempre me acosté sin cenar, pues el temor de sufrir a causa de la comida era tan grande que me privaba de tomar alimentos aunque tuviese hambre. Por más de veinte años sufrí de los ovarios, a veces en una forma casi insoportable. Esa enfermedad comenzó al nacer mi primer hijo, y en una ocasión fue necesaria una operación. Sufrí casi todos los males de que es heredera la carne. Desde mi niñez padecí de la vista; usé anteojos durante catorce años. Varios oculistas afirmaron que perdería la vista; uno de ellos dijo que la perdería en menos de un año a no ser que me operasen, a lo cual me negué.

Pero gracias sean dadas a Dios, cuya Verdad me llegó por el estudio de nuestro libro de texto. Las palabras me faltan para expresar lo que, de múltiples maneras, la Ciencia Cristiana ha hecho por mí, por mis hijos, mi hogar y todo lo mío. La curación física es sólo una pequeña parte; la revelación e inspiración espirituales son "la perla preciosa", y esto es la mitad que nunca se ha dicho. — Sra. J. P. M., Kansas City, Misuri, E.U.A.

GRATITUD POR EL LIBRO DE TEXTO

Ha sido mi privilegio celebrar entrevistas con representantes de más del sesenta por ciento de las naciones del mundo debajo de su vid y debajo de su higuera. Nunca había oído exponer un principio con tanta comprensión que posibilitara a la humanidad a obedecer el mandato apostólico: "Examinadlo [probadlo] todo", hasta que el libro *Ciencia y Salud con Clave de las Escrituras* fue puesto en mis manos. Creo que el estudio sincero de ese libro conjuntamente con la Biblia capacitaría a uno para probarlo todo.

Hago esta afirmación sin reservas, por lo que mis ojos han visto y mis oídos han escuchado de aquellos de mis conciudadanos cuya veracidad es innegable, y también por las pruebas positivas que yo mismo he obtenido mediante el estudio de esos libros. Muchas supuestas leyes materiales que estaban arraigadas en mi mentalidad desde mi

Los frutos de la Ciencia Cristiana   647

juventud fueron anuladas. Algún tiempo pasó antes que comprendiese lo que nuestra Guía dice en *Escritos Misceláneos,* página 206: "Las etapas progresivas de la Ciencia Cristiana se adquieren mediante desarrollo, no por acrecentamiento". Sufrí muchas decepciones y reveses antes de disponerme a hacer el trabajo científico necesario para probar esa afirmación; a pesar de lo que nos cueste, estoy convencido que no podemos beneficiar la causa que profesamos amar hasta que estemos dispuestos a demostrar, por medio del trabajo científico, lo que realmente es Dios para cada uno de nosotros individualmente, así como nuestra relación con Él.

Deseo expresar mi agradecimiento cariñoso a nuestra Guía por la nueva edición de *Ciencia y Salud.* Al estudiar esa nueva edición, no puede uno menos que observar la inteligencia y el amor así como el pensamiento cuidadoso y consagrado que dicha revisión expresa. El cambio de una sola palabra en una frase esclarece a menudo el pensamiento científico, no sólo para aquellos que conocen bien el libro, sino también para aquellos que apenas están llegando a su luz llena de bendiciones. Bendita sea esa mujer, Mary Baker G. Eddy, que tanto amaba y veneraba a Dios y cuya verdadera obra es la obra de amor al ayudar a la humanidad a ayudarse a sí misma, mostrando a sus semejantes en forma comprensible lo que son sus derechos divinos y lo que Dios realmente es. — H. W. B., Hartford, Connecticut, E.U.A.

CURACIÓN DE HERNIA Y OTRAS ENFERMEDADES SERIAS

Al comenzar el estudio de Ciencia Cristiana, hace tres años, tenía una hernia muy seria, de la que había padecido durante treinta y dos años. A veces el dolor era tan intenso que parecía que no podía soportarlo. Esos ataques duraban entre cuatro y cinco horas, y a pesar de que se hacía por mí todo lo que humanamente era posible, no experimenté ningún alivio permanente hasta que comencé a leer *Ciencia y Salud con Clave de las Escrituras*. Después de ver el libro por primera vez, quería leerlo todo el tiempo. Quedaba tan absorta en el estudio del "librito" que apenas si me di cuenta del momento en que se efectuó la curación. Pero sí sané, y no solamente de la hernia, sino de otros males también —reumatismo inflamatorio, catarro, callos y juanetes.

Jamás me desprendería del libro, a menos que pudiese obtener otro ejemplar. Tengo setenta y siete años de edad, y gozo de muy buena salud. — Sra. M. E. P., St. Johnsbury, Vermont, E.U.A.

MADRE E HIJA SANADAS

Cuando encontré la Ciencia Cristiana había estado tomando medicamentos diariamente durante veinte años, por causa de estreñimiento. Me habían atendido varios médicos y especialistas; había recibido tratamientos magnéticos y osteopáticos; había probado cambios de clima; había sido operada en un hospital, y al salir de él estaba peor que antes. Estaba tan desalentada, después de probar todos los remedios de que había oído y nada aprovechar, sino que me iba peor, que me parecía que tendría que abandonar la esperanza de sanar, cuando una amiga me sugirió que probara la Ciencia Cristiana. Yo había oído que los Científicos Cristianos curaban por medio de la oración, y me parecía que éste tenía que ser el método empleado por Jesús. Sentí que esto era lo único que me faltaba probar. Mandé comprar el libro *Ciencia y Salud* y lo comencé a leer por curiosidad, sin pensar ni saber que me podía sanar con su mera lectura, puesto que creía que tendría que seguir tomando medicinas y someterme además a tratamiento por algún Científico Cristiano. Sin embargo, dejé la medicina y me puse a leer durante tres días; entonces comenzó a resplandecer una luz en las tinieblas. Sané del mal que me afligía, y no he tenido que tomar ninguna medicina desde entonces. He estudiado fielmente *Ciencia y Salud* desde esa fecha, y otros males han desaparecido. Mi hijita también ha sido sanada y ha aprendido a usar este conocimiento en su trabajo escolar. — Sra. O. R., Leadville, Colorado, E.U.A.

CURACIÓN DE ENFERMEDAD DEL HÍGADO

Al recordar la época en que creía que no tenía nada por qué vivir, y cuando al despertar cada mañana me sentía decepcionada por encontrarme aún entre los vivos (porque esperaba cada noche al cerrar los ojos, que sería por última vez), mi corazón se inunda de amor y gratitud hacia Dios por nuestra querida Guía, que descubrió esta verdad bendita, y hacia los seres queridos que me han ayudado tan cariñosa y pacientemente por el escabroso camino.

Hace doce años consulté con un médico, porque había yo notado algunas manchas raras en uno de mis brazos. Me dijo que eran manchas por un mal del hígado y que no valía la pena tratar tan poca cosa, que más valía esperar hasta que estuviese cubierta de ellas. Como tres meses después, estaba efectivamente cubierta de manchas, con excepción de la cara y las manos. Entonces me alarmé y consulté con otro médico, quien me recetó algunos remedios, pero al fin dijo que no podía hacer más por mí. Consulté con otros médicos, sin mejores resultados. Hace seis años unos amigos me aconsejaron consultar con su médico de familia, y cuando le visité me dijo que estaba seguro de poderme curar, de manera que le rogué que me recetara algo. Al final de dos años, después de recetarme remedios continuamente, me dijo que estaba yo tan llena de medicinas que temía recetarme más, y recomendó reposo. Después de haber desembolsado una pequeña fortuna, no estaba mejor, pero sí muy desalentada.

Hace dos años, después de haber fracasado en los negocios, solicité de uno de mis clientes que me permitiese usar una habitación amueblada, donde pudiera recibir a los pocos clientes que aún me quedaban. Esa señora, que es Científica Cristiana, me facilitó *Ciencia y Salud,* y debido a las muchas veces que me preguntaba cómo iba con mi lectura del libro, empecé a leerlo. También concurrí a los cultos de los miércoles por la noche, y vi que eran muy interesantes. Al oír los testimonios en dichas reuniones, decidí hablar con algún practicista acerca de las manchas; pero no hasta que yo dispusiera de por lo menos unos cien dólares, porque creía que necesitaría de esa cantidad para los tratamientos, pues estaba acostumbrada a pagar honorarios altos. Por delicadeza, no había preguntado acerca de los honorarios ni hablado con nadie sobre mis intenciones. Después de haber leído cerca de la mitad de *Ciencia y Salud,* habían desaparecido las manchas, y no había ni vestigios de ellas. Habían desaparecido completamente, sin tratamiento alguno. En pocas semanas la lectura de aquel libro había hecho lo que la medicina no había logrado en diez años. Es imposible expresar la sensación de alivio y felicidad que experimenté entonces. — C. K., Astoria, New York, E.U.A.

Si bien ya he atestiguado con quienes tengo trato y en muchos lugares respecto a mi curación gracias a la Ciencia Cristiana, siento que ya es tiempo de que ponga la luz en el candelero, para que todos la puedan ver. Mis recuerdos más remotos eran de una época de sufrimientos continuos —una herencia física de mi madre, que si bien producía interés simple al comienzo, al cabo de los años se agregaron los intereses compuestos. Mi padre era médico y se habían ensayado infructuosamente remedios materiales con mi madre; por tanto, mi padre había perdido la esperanza en ellos —de hecho, me decía que era preferible sufrir sin medicinas que tratar de evitar el dolor habituándome a ellas.

Fui maestra desde mi juventud y enseñé por más de veinte años. Durante todo ese tiempo no pasé un solo día sin padecer dolores o sin temor a ellos. Únicamente mi amor innato a la vida evitó que mi existencia llegara a ser una carga intolerable. Durante cinco años mi principal alimento fue la avena y llegué a acostumbrarme a ella casi tanto como Kaspar Hauser se acostumbró a su pan negro. A temprana edad se me enseñó a tener fe en Dios, y muchas veces el dolor desapareció, pero sólo para volver en forma más grave.

Al fin, mi corazón clamó al Dios vivo, y la respuesta llegó por conducto de uno de Sus mensajeros, que me habló de la Ciencia Cristiana. Le respondí que yo creía que Dios podía curar, pero que no tenía fe en la curación por la Ciencia Cristiana, aunque estaba dispuesta a investigar su teología, ya que posiblemente podría ayudarme a conocer el significado de la vida. Durante tres años había escudriñado las obras de los escritores más sabios en busca del origen de la vida; muchas veces creía haber dado con la pista, pero siempre se frustraba mi esperanza. Un día en que conversaba con esa amiga, me dijo que le gustaría prestarme el libro de texto *Ciencia y Salud,* lo cual acepté con agrado. Poco tiempo después tuve una crisis muy dolorosa. Por primera vez abrí el libro, y un párrafo que estaba por la mitad atrajo mi atención. Lo leí una y otra vez, durante cerca de dos horas. Cuando sonó la campana anunciando la hora del té, cerré el libro y nunca podré olvidar la forma en que percibí el cielo nuevo y la tierra nueva —todas las cosas de la naturaleza que estaban al alcance de mi vista parecían haberse lavado y limpiado. Las flores, que tanto he amado siempre, y que solían contarme tantas cosas dulces desde mi niñez, me hablaban ahora del Todo-en-todo; los corazones de mis amigos parecían más amables —había tocado el borde del manto de la curación.

Esa noche, olvidándome de los preparativos que solía hacer para el sufrimiento, cené y al día siguiente me sentí más celosa de buenas obras que nunca. Desde que cerré *Ciencia y Salud,* después de leerlo por primera vez, nunca he podido volver a encontrar el párrafo que tantas veces había leído; las palabras parecían haberse desvanecido, pero mi gozo no conocía límites por haber hallado la perla preciosa. La lectura constante del libro me sanó por completo, y durante catorce años no he tenido un solo día de sufrimiento físico. — Srta. L. M., Rome, Nueva York, E.U.A.

CURACIÓN DE SORDERA E HIDROPESÍA

Había sido sorda desde mi niñez. Sufría intensamente después de las comidas, y la hidropesía era otra de mis enfermedades. Eso, junto con la tuberculosis, hizo exclamar a un médico: "Estoy perplejo; hasta ahora nunca había visto un caso como el suyo".

Me encontré con una amiga que había sanado mediante la Ciencia Cristiana, y me dijo: "Debieras probar la Ciencia Cristiana". Obtuve un ejemplar de *Ciencia y Salud,* y en tres semanas sané por completo. Me sentí elevada. Parecía como si los brazos de Dios estuvieran alrededor de mí, como si el cielo hubiese descendido a la tierra. Después de cinco años de sufrimiento, ¿quién podrá dudar de mi inexpresable gratitud? — A. B., Pittsburgo, Pensilvania, E.U.A.

AGRADECIDA POR MUCHAS BENDICIONES

En 1894 empecé a estudiar Ciencia Cristiana. En esa época tenía gran necesidad de su verdad curativa. Durante muchos años había sido casi una inválida sin esperanza de volver a estar bien y fuerte. Años atrás tuve una operación que acabó en peritonitis. Durante tres años antes de estudiar *Ciencia y Salud* por la Sra. Eddy, casi nunca estuve libre de dolor de cabeza, ocasionado por la debilidad y el mal funcionamiento de mis órganos internos. Cuando empecé a estudiar Ciencia Cristiana, estaba tomando cinco clases distintas de medicamentos.

Comencé a leer *Ciencia y Salud* y no recibí tratamientos, porque pensé: "Si esto es la verdad, sanaré; si no lo es, me daré cuenta de ello y asunto concluido". Estudié devotamente, y poco a poco mis enfermedades me iban abandonando —ya estaba libre. Desde entonces, hace cerca de diez años, ni mis dos niños ni yo hemos tomado ninguna clase de medicina; y nuestra comprensión de la verdad nos ha permitido enfrentar y vencer toda sugestión de enfermedad.

Estaba afiliada con devoción a una iglesia ortodoxa,

pero a medida que crecía, empecé a poner en duda mis
creencias, y no pude encontrar respuestas satisfactorias a
mis preguntas. Me desilusioné y por fin dejé de asistir a la
iglesia. No podía aceptar el concepto que allí se enseñaba
acerca de Dios, y finalmente mis amigos con tristeza me
consideraban atea. Así me quedé hasta que aprendí a conocer a Dios tal como es revelado en *Ciencia y Salud,* y entonces fueron contestadas todas mis interrogaciones. De
niña, siempre oraba a Dios, como yo Lo concebía, y
cuando las sombras de la enfermedad, del dolor y de la
muerte envolvían a mi familia, entonces oraba como sólo
oran aquellos que saben que si Él no ayuda, no existe otro
auxilio; pero mis oraciones no hallaron respuesta. Entonces cerré mi Biblia, diciendo: "En alguna parte ha de
haber una falla, quizá algún día la descubra".

Sólo aquellos que conocen cuál era la actitud mental en
que me encontraba, pueden comprender la alegría que experimenté cuando empecé a conocer a Dios en la Ciencia
Cristiana y mi relación con Él.

Muchas pruebas del poder curativo de la Verdad y del
amparo protector de Dios llenan mi pensamiento. Hace
siete años, encontrándonos en un país lejano, donde entonces no se conocía la Ciencia Cristiana, mi hijita volvió
una mañana de la escuela y me dijo: "Mamá, tengo sarampión; veinte niñas están en cama y temo que me pase lo
mismo a mí". Su cara, sus manos y su pecho estaban cu-
biertos con una oscura erupción roja; tenía dolor de garganta e inflamados los ojos. Inmediatamente empezamos
a hacer nuestro trabajo mental, como la Ciencia nos enseña, y por la noche, cuando la dejé en el colegio, su cara
estaba limpia, sus ojos brillantes, y había desaparecido
todo temor. Así terminó la enfermedad. — F. M. P., Boston, Massachusetts, E.U.A.

Los frutos de la Ciencia Cristiana   655

UNA EXPERIENCIA FELIZ

Por amor y gratitud a Dios y a la Sra. Eddy, la intérprete de las hermosas enseñanzas de Jesús, quiero relatar algunos de los beneficios que he recibido de la Ciencia Cristiana. Hace poco más de un año que la Ciencia Cristiana me encontró en condiciones deplorables, tanto físicas como mentales. Tenía achaques de muchos años —una enfermedad crónica del estómago, un padecimiento agudo de los ojos, el cual se hacía insoportable a causa del constante temor de perder la vista (como ya le había sucedido a mi madre), como también una dolorosa hernia que había tenido por espacio de veinticinco años. Esas dolencias, sumadas a una situación poco feliz en mi hogar, me habían desalentado mucho. Había perdido totalmente la creencia en un Dios del todo misericordioso, y no sabía hacia dónde dirigirme en busca de ayuda. En ese momento llegué a conocer la Ciencia Cristiana y nunca olvidaré el sublime instante en que percibí que un Padre que es todo amor siempre está conmigo. Las penas y la ansiedad pasaron al olvido, y después de cuatro semanas de leer *Ciencia y Salud,* todos mis padecimientos desaparecieron. Hoy en día soy una mujer saludable y contenta.

Todo eso ha pasado en el transcurso de un corto año, y mi mayor deseo es ser cada vez más digna del nombre de hija de Dios. Con esto quiero expresar mi amor y gratitud por haber comprendido esta gloriosa verdad. — Sra. R. J., Chicago, Illinois, E.U.A.

UNA AYUDA SIEMPRE PRESENTE

Ha pasado un año desde que empecé a leer *Ciencia y Salud,* y ahora intentaré describir lo que ha hecho por mí el conocimiento de sus enseñanzas.

656 Los frutos de la Ciencia Cristiana

Mi situación era entonces muy angustiosa; sufría muchos dolores en los ojos, que me habían ocasionado gran malestar desde mi niñez. Fui tratado de la vista por algunos de los mejores especialistas de mi país de origen, y al llegar a los Estados Unidos me había medicinado mucho, usando anteojos durante cuatro años. También padecía de catarro, para el cual había tomado muchas medicinas, sin experimentar alivio. Además de eso, fumaba excesivamente, y casi sin interrupción usaba el tabaco en alguna forma, y a consecuencias de eso mi corazón funcionaba mal. También tomaba bebidas alcohólicas en abundancia.

La persona que me trajo lo que ahora tiene un valor tan alto para mí, fue un agente de libros. Le dije que me iba a ver obligado a dejar mi trabajo a causa de mi mala vista. Entonces me relató que él había sanado de cáncer por medio del tratamiento de la Ciencia Cristiana. Me enseñó un ejemplar de *Ciencia y Salud,* que se veía muy usado, asegurándome que si yo hacía mi parte sanaría de todas mis enfermedades. En seguida encargué un ejemplar del libro.

Mi curación fue muy rápida, pues después de leer el libro sólo tres semanas, sané por completo del vicio del tabaco. Con respecto a esa curación, diré que no necesité ni siquiera del esfuerzo de hacer una resolución. Estaba fumando un puro mientras leía *Ciencia y Salud,* cuando perdí todo deseo de seguir fumando; y desde entonces nunca me ha vuelto el deseo de usar el tabaco en ninguna forma. La próxima manifestación de la influencia del nuevo conocimiento adquirido fue en los ojos; mejoraron tan rápidamente que podía ocuparme de mi trabajo con facilidad y ya no he tenido que utilizar anteojos. Hoy en día mi corazón está normal, el catarro ha desaparecido totalmente, y ya no soy adicto al uso de bebidas alcohólicas.

La Ciencia Cristiana ha probado ser una ayuda siempre

presente, no sólo para vencer los males físicos, sino en los negocios y en la vida diaria. También ha vencido una fuerte sensación de temor. Miraba la Biblia con recelo, mientras que ahora ha venido a ser mi mentor y el cristianismo se ha convertido en una dulce realidad, porque el libro de texto de la Ciencia Cristiana ha sido verdaderamente la "Clave de las Escrituras", que infunde a las páginas del Evangelio un dulce soplo de armonía. — A. F., Sioux City, Iowa, E.U.A.

CURACIÓN DE GRAVE AFECCIÓN A LA VISTA

Después de haber oído hablar con indiferencia acerca de la Ciencia Cristiana desde un púlpito cristiano, resolví asistir a uno de sus servicios religiosos y escuchar por mí misma. Desde mi infancia me había consagrado a mi iglesia, y tan pronto como tuve la edad suficiente empecé a participar activamente en su obra. Considerando un deber concurrir a todos los cultos que se celebraban en mi propia iglesia, aproveché las reuniones de los miércoles. Con gratitud digo que mi primera visita no fue la última, pues vi inmediatamente que los concurrentes no sólo predicaban el cristianismo, sino que lo practicaban y lo vivían. En esa época usaba anteojos, y los había usado durante dieciséis años. A veces sufría dolores intensísimos, y debido a eso había consultado a un especialista tras otro. Todos ellos me dijeron casi lo mismo; cada uno me recomendaba que tuviera mucho cuidado y recetaron anteojos, que al parecer me aliviaban durante algún tiempo. Ninguno de ellos abrigaba esperanzas de que jamás pudiera recuperarme de la vista, diciendo que el defecto había existido desde mi infancia, y que con el tiempo quedaría ciega.

La idea de la ceguera me afligía mucho, pero traté de sobrellevarla con resignación cristiana, pensando que Dios había considerado conveniente darme esa aflicción; pero desde que aprendí que Él es el Padre afectuoso, que sólo nos manda el bien, lamento haberlo culpado de mis aflicciones. No recibí tratamiento alguno, sino que leí *Ciencia y Salud*. Mis ojos sanaron, y dejé de usar los anteojos. Jamás encontraré palabras suficientes para expresar mi gratitud hacia nuestra amada Guía, cuyas enseñanzas hicieron posible que recobrara la vista. Puedo decir verdaderamente que "habiendo yo sido ciega, ahora veo" —por medio de un mejor entendimiento de la Verdad he encontrado mi vista perfecta, tal como Dios me la dio. — Srta. B. S., Wilmington, Carolina del Norte, E.U.A.

TESTIMONIO PROCEDENTE DE IRLANDA

Con el corazón lleno de amor y gratitud hacia Dios y nuestra querida Guía, doy este testimonio para beneficio del Campo. Nunca fui fuerte en mi niñez; siempre padecía de catarros y resfriados y todo el tiempo estaba delicada de la garganta. Hace siete años sufrí un fuerte ataque de fiebre reumática y después otros dos menos intensos. Me dejaron con una estela de males de toda clase —debilidad, estreñimiento crónico y varias otras cosas— de tal manera que a menudo con esos padecimientos la vida era una carga para mí y pensé que nunca encontraría alivio o salud. También había perdido todo amor a Dios y la fe en Él. No podía aceptar a un Dios que, según creía entonces, castiga con enfermedad y penas a Sus hijos, como un medio de atraerlos a Él. En ese estado mental y físico conocí la Ciencia Cristiana. Una amiga muy querida, viendo mis sufrimientos, me presentó la verdad, y aun cuando al comienzo creí que no podría haber curación para mí, me pareció que el Dios de los Científicos Cristianos era el mismo a quien había buscado durante toda mi vida. Em-

Los frutos de la Ciencia Cristiana   659

pecé a leer *Ciencia y Salud,* y nunca olvidaré l.. alegría que sentí al darme cuenta de que podía amar a Dios y confiar en Él. Me dediqué a estudiar la Biblia, y durante un año no leí más que *Ciencia y Salud* y otras publicaciones de la Ciencia Cristiana. Después de estudiar el "librito" cerca de seis semanas, me di cuenta un día que ya había sanado, que no había tomado medicinas en tres semanas y que mi cuerpo estaba en perfecto estado de salud. La lectura de *Ciencia y Salud* me había sanado. El gozo y la elevación espiritual maravillosos que experimenté no pueden describirse con palabras. También había sufrido de astigmatismo y durante varios años me había visto obligada a usar anteojos especiales para leer o trabajar y jamás podía usar los ojos por más de media hora. Pero desde mi primera lectura de *Ciencia y Salud* vi que podía leer con cualquier clase de luz, sin molestia alguna y por cualquier espacio de tiempo. Estoy agradecida no sólo por la curación física, sino también por la regeneración mental. Me regocija pensar que ahora puedo ayudar a otros que estén enfermos y apenados. — E. E. L., Curragh Camp, Condado de Kildare, Irlanda.

EL LIBRO DE TEXTO HACE INNECESARIA UNA INTERVENCIÓN QUIRÚRGICA

A principios de 1895 mi médico dijo que necesitaba yo someterme a una operación quirúrgica para gozar de salud. Estaba yo presa de gran miedo y con temor por la operación. Una bondadosa vecina me visitó y, hablándome de la Ciencia Cristiana, me dio un ejemplar de *Ciencia y Salud.* Me dijo que tendría que dejar todas las medicinas y que ella estaba segura de que yo podría sanar leyendo aquel libro con fe y persistencia. El libro se convirtió en mi constante compañero y en poco tiempo sané.

Además de librarme de una operación, me curó por completo de los severos dolores de cabeza y de una enfermedad estomacal. Los médicos no pudieron aliviarme de ninguna de esas dolencias. Hace más de diez años que no he tomado medicinas de ninguna especie, y en el mismo período no he dejado de concurrir a los cultos de la Ciencia Cristiana por causa de enfermedad. Estoy perfectamente bien. Decir que estoy agradecida a Dios por esos beneficios no basta para expresar mis sentimientos. Fue maravillosa la curación física, pero la comprensión de Dios que he alcanzado y la capacidad de ayudar a los demás sobrepasan a todo. Siento, además, amor por nuestra querida Guía. — Sra. V. I. B., Concord, New Hampshire, E.U.A.

CURACIÓN DE LOS RIÑONES Y DE LA VISTA

Al iniciarse el año de 1904 trabajaba como profesora en un internado particular. Era yo una mujer triste y descontenta; padecía de los riñones y también de los ojos, y mi salud en general era muy mala. El médico dijo que el clima no me sentaba y que necesitaba un cambio. En su opinión, lo mejor era volver a Francia (mi país). Pero no quise abandonar el colegio, de manera que seguí luchando hasta julio, cuando salimos de viaje por un mes, mas al volver me sentí peor que nunca. Tuve muchas preocupaciones, una contrariedad tras otra, y frecuentemente pensaba que no valía la pena vivir. En septiembre de 1904 oímos hablar por primera vez de la Ciencia Cristiana por medio de una niña que estaba en nuestro internado y que había sanado por medio del tratamiento de la Ciencia Cristiana. Adquirimos el libro de texto, *Ciencia y Salud con Clave de las Escrituras* por la Sra. Eddy, y ¡qué revelación fue y es para nosotros! Sin duda es la fuente de la Verdad. Hacía muy poco tiempo que estaba leyendo *Ciencia y Salud,* cuando abandoné los anteojos, empecé a dormir bien y pronto sané mental y físicamente. Además, esta verdad ha traído armonía a nuestra escuela, donde había existido discordia. Todo ha cambiado favorablemente. No puedo describir la felicidad que me ha proporcionado la Ciencia Cristiana; sólo puedo exclamar con el salmista: "¡Bendice, alma mía, a Jehová!" y que Dios bendiga a la Sra. Eddy.

Mi única aspiración ahora es vivir la Ciencia Cristiana, no sólo en palabras sino en obras, amar más a Dios y al prójimo como a mí misma y acatar con humildad y obediencia todas las enseñanzas de nuestra Guía. Las palabras no pueden expresar mi gratitud hacia la Sra. Eddy por la Ciencia Cristiana. — S. A. K., Vancouver, British Columbia, Canadá.

CURACIÓN DE UNA ENFERMEDAD INTESTINAL

Cuando oí hablar por primera vez de la Ciencia Cristiana, llevaba nueve años padeciendo de una enfermedad intestinal muy dolorosa, la cual cuatro médicos ni siquiera pudieron diagnosticar, y cada uno de ellos atribuía a distintas causas los tremendos sufrimientos que me aquejaban. El último médico que consulté me aconsejó que no tomara más medicinas para esos ataques, ya que éstas no podían llegar a la causa de la enfermedad, ni producir mejoría. En esa época supe de la Ciencia Cristiana y tuve la oportunidad de leer *Ciencia y Salud con Clave de las Escrituras* por la Sra. Eddy durante unos cuantos minutos cada día por espacio de una semana, y como resultado sané. Ahora recuerdo, me di cuenta de no haber sufrido en lo más mínimo, desde que empecé a leer ese libro. Han transcurrido más o menos diecisiete años desde que se efectuó esta maravillosa curación, y no ha vuelto la enfermedad. Mi gratitud no tiene límites, y la mejor manera de expresarla es luchando con todas mis fuerzas por recorrer el sendero que tan amorosamente nos ha trazado nuestra Guía en su libro *Ciencia y Salud.* — Sra. J. W. C., Scranton, Pensilvania, E.U.A.

SANADA AL LEER EL LIBRO DE TEXTO

Después de tomar medicinas por cerca de un año, me vi obligada a dejar la escuela y ponerme bajo el cuidado de un médico por dos años, pero en vez de mejorar, mi estado se agravaba. Entonces me hicieron examinar por especialistas, quienes declararon que mi caso era incurable, agregando que estaba en los últimos grados de una enfermedad de los riñones y que no me quedaba mucho tiempo de vida. Poco después, mi tío me dio un ejemplar del libro *Ciencia y Salud con Clave de las Escrituras* y me pidió que lo estudiara. Al poco tiempo de estudiarlo, pude caminar varios kilómetros, lo que no había podido hacer durante tres años. También dejé de usar anteojos, que había usado por espacio de siete años, porque se me dijo que quedaría ciega si no cuidaba de mis ojos debidamente. Hace casi un año recibí la bendición de Dios y estoy disfrutando ahora de perfecta salud y felicidad. Desde que empecé a leer *Ciencia y Salud* no he vuelto a usar anteojos, ni he tomado medicina alguna. — L. R., Spring Valley, Minnesota, E.U.A.

TESTIMONIO PROCEDENTE DE ESCOCIA

Vine a la Ciencia Cristiana solamente para obtener una curación física. Me sentía muy enferma y desdichada, y muy cínica e incrédula en cuanto a lo que oía de Dios y la religión. Traté de llevar mi vida a mi manera y dejé la religión a un lado. Era una gran creyente en el destino y en la fuerza de voluntad, y pensé ponerlos en lugar de Dios; y como resultado hice muchas cosas imprudentes y tontas. Ahora estoy muy agradecida de poder decir que mi perspectiva de la vida ha cambiado por completo; he probado tantas veces la sabiduría y la bondad de Dios, que gustosa y agradecida reconozco que mi porvenir está en Sus manos, y que todas las cosas deben resolverse para bien. He hallado a un Dios a quien puedo amar y adorar con todo mi corazón, y ahora leo la Biblia con interés y comprensión.

Sané de un reumatismo muy grave, simplemente leyendo *Ciencia y Salud*. Había probado muchas medicinas y también masajes, pero sin resultado, y los médicos me dijeron que siempre sufriría de esa enfermedad, porque era hereditaria y también porque había tenido fiebre reumática de niña. Sufría día y noche, y nada me aliviaba, hasta que la Ciencia Cristiana me demostró la falsedad de esa creencia destruyéndola. Abandoné todas las medicinas que estaba tomando y desde entonces no he vuelto a tocarlas; de eso hace ya más de dos años. Anteriormente, había intentado a menudo pasarme sin una determinada medicina que había estado tomando todos los días durante diez años, pero cada vez que lo hacía me enfermaba, y tenía que volver a tomarla —hasta que descubrí que la Mente única es la única medicina, y entonces fui librada de todo sufrimiento.

También había padecido constantemente de ataques biliares, catarros y de un pecho débil; me habían aconsejado que no saliera en tiempo húmedo, etc., pero ahora me alegro de poder decir que me encuentro completamente libre de todas esas leyes materiales y salgo con cualquier estado del tiempo. — R. D. F., Edimburgo, Escocia.

MÁS VALE SANARSE QUE SUFRIR

Durante ocho años sufrí grandemente de debilidad pulmonar; después de recibir tratamiento de diez distintos médicos en los Estados de Illinois, Misuri y Colorado, se me dijo que no tenía esperanza de recuperarme de lo que ellos diagnosticaron como tuberculosis, que era hereditaria, pues mi padre también había padecido de esa enfermedad. Estaba sumamente extenuada y apenas podía andar. Mi estado general se agravó con lo que los médicos llamaron parálisis intestinal. Tres médicos diagnosticaron así mi caso en diferentes ocasiones, y le aseguraron a mi esposo que solamente podría obtener alivio temporal. Y aun eso me era difícil conseguir, a pesar de mis desesperados esfuerzos. A veces el sufrimiento casi me enloquecía; después de ocho años de medicinarme, encontré que mi estado se iba agravando día a día. Durante cuatro años no había tenido acción normal de los intestinos, y sólo debido a supremos esfuerzos y recurriendo a medicamentos poderosos o medios mecánicos, que causaban el consiguiente sufrimiento, podía producirse algún movimiento intestinal.

Nunca había oído hablar del poder curativo de la Ciencia Cristiana, y sólo por complacer a una amiga fui una noche, hace como tres años, a una de las reuniones de testimonios, en Boulder, Colorado. Mucho me impresionaron las cosas que oí, y en seguida me propuse investigar esa extraña religión, con la esperanza de que pudiera hacerme algún bien. Compré el libro de texto, *Ciencia y Salud,* y desde el primer momento comencé a sentirme mejor y más fuerte, tanto física como mentalmente, a medida que iba adquiriendo mayor comprensión y procuraba poner en práctica lo que aprendía. En el transcurso de una semana me sentí mejor, sin medicinas, de lo que me había sentido durante muchos años con ellas, y antes que hubieran pa-

sado tres meses, estaba mejor de salud de lo que había
estado en toda mi vida, pues siempre había sufrido de los
intestinos en una u otra forma. Desde esa época no he tomado ningún medicamento, y confío enteramente en la
Ciencia Cristiana. Mis pulmones están ahora sanos, mis
intestinos funcionan normalmente, mi salud en general es
excelente, y puedo resistir sin fatiga tareas que antes me
hubiesen postrado. El estudio de nuestro libro de texto fue
el único medio que se empleó para lograr mi curación. —
L. M. St. C., Matachín, Zona del Canal de Panamá.

CASO GRAVE DE ECZEMA SANADO

No hace más de dos años que pasé de la oscuridad a la
luz de la Ciencia Cristiana, y para mí la elevación espiritual ha sido maravillosa, sin mencionar la curación física.
Las palabras no pueden expresar mi gratitud por los beneficios que recibí en ese tiempo. Durante cinco años había
sufrido de esa terrible enfermedad, llamada eczema, espar-
cida sobre todo mi cuerpo. Cinco médicos dijeron que no
tenía remedio. El sufrimiento me parecía tan terrible
como el infierno de fuego en que me habían enseñado a
creer. Cuando conocí la Ciencia Cristiana, hace dos años,
gracias a una querida amiga, ésta me obsequió con un
ejemplar de *Ciencia y Salud,* y me pidió que lo leyera. Le
dije que lo haría, porque estaba como una persona que se
está ahogando y que para salvarse se agarra hasta de una
paja. Había estudiado la Biblia durante veintiocho años,
pero cuando comencé a leer *Ciencia y Salud* junto con la
Biblia, sané en menos de una semana. Nunca recibí tratamiento. Un caso de sarampión también sanó, veinticuatro
horas después de su aparición. — Sra. M. B. G., Vermil-
ion, Ohio, E.U.A.

CIENCIA Y SALUD ES UNA BENDICIÓN INAPRECIABLE

Estoy dispuesto a dar testimonio del poder curativo de la Ciencia Cristiana, habiendo batallado durante toda mi vida contra la enfermedad y los experimentos médicos. Varios doctores admitieron al fin que habían agotado toda su sabiduría y únicamente podían ofrecerme paliativos, diciendo que mi curación era imposible. Padecía de parálisis intestinal, frecuentes jaquecas que me producían sufrimientos indescriptibles, y mi existencia mortal casi la terminó un caso maligno de fiebre amarilla. Muchos eran los males que acompañaban esa inarmonía física; pero Dios avergüenza la sabiduría de los hombres, pues hace dos años, mientras estudiaba *Ciencia y Salud,* se levantó el velo de la ignorancia, y comprendí que la salud perfecta era mi estado verdadero, en el cual no hay recaída. El uso constante de anteojos, que durante muchos años me había parecido indispensable, resultó innecesario y dejé de usarlos. La Sra. Eddy ha hecho que la lectura de la Biblia sea para mí una fuente inagotable de consuelo. Por medio de su interpretación, "el camino del Señor" se ha iluminado para mí y los míos. Nos ayuda en nuestra tarea diaria de vencer la tiranía de la carne y su rebeldía en contra de la dirección bendita de Cristo, la Verdad. El estudio diario de la Biblia y de nuestro libro de texto, trae a nuestra consciencia, cada vez más, el poder de Dios para salvación. — J. C., Manatee, Florida, E.U.A.

UN CRÍTICO QUE SE CONVENCIÓ

Con gratitud hacia Dios reconozco mi deuda eterna a la Ciencia Cristiana. En 1895 asistí a mi primera reunión de la Ciencia Cristiana y estuve profundamente impresionado

por la sinceridad de las personas y el amor que reflejaban, pero en cuanto a la curación espiritual del cuerpo físico, no creía que semejante cosa fuese posible. Compré el libro *Ciencia y Salud* y lo estudié para poder hablar inteligentemente acerca de Ciencia Cristiana, con los supuestamente engañados discípulos de esta Ciencia. Continué mi estudio cuidadosamente y a fondo, y desde entonces he tenido abundantes razones para alegrarme de haberlo hecho, pues, por medio de ese estudio y el consiguiente entendimiento de mi relación con Dios, sané de una enfermedad que me había afligido desde mi niñez y para la cual no se conocía remedio. Seguramente mi experiencia ha sido el cumplimiento, en parte, del texto bíblico: "Envió Su Palabra, y los sanó, y los libró de su ruina". Creo que *Ciencia y Salud* revela la Palabra a que se refiere David en esa cita.
— C. A. B. B., Kansas City, Misuri, E.U.A.

NACIDA DE NUEVO

Fue en abril de 1904 que por primera vez oí la "voz callada y suave"* del Cristo y sané gracias a la Ciencia Cristiana. Desde entonces mis bendiciones han sido tantas, que su relato ocuparía demasiado espacio. Educada desde mi niñez en una atmósfera intelectual, habiendo sido mi abuelo paterno ministro ortodoxo de la vieja escuela por espacio de cuarenta años y mi padre un estudioso profundo, siempre buscando la verdad de las cosas, comencé muy temprano a investigar y a meditar sobre el significado de la vida, y antes de cumplir veinte años, llegué a la conclusión de que, aunque Dios probablemente existía en algún lugar remoto, era imposible relacionarlo con mi vida presente. Por tanto, mi más elevado credo era: "Haz lo que es justo, porque *es* justo, y no por temor al castigo". Entonces comenzó el sufrimiento. Pena tras pena se mani-

*Según la Versión Moderna de la Biblia

festaba en rápida sucesión; por diez largos años no tuve reposo, el camino era en verdad largo y escabroso y no podía volver atrás, hasta que al fin mi salud, lo único que no había variado durante mis aflicciones, se quebrantó, y con ello se disipó mi última esperanza. Pero había llegado la última hora de la noche, y la aurora se estaba acercando. Una amiga muy querida dejó sobre el piano el libro *Ciencia y Salud,* diciéndome que me beneficiaría mucho leyéndolo.

Alegre de alejarme de mis tristes pensamientos, abrí el "librito" y comencé a leer. Había leído por muy poco tiempo cuando se efectuó una maravillosa transformación. Fui renovada —nací de nuevo. Las meras palabras no pueden relatar la historia de la maravillosa elevación que me condujo a las puertas mismas del cielo. Cuando comencé a leer el libro, la vida era una carga, pero antes que hubiese terminado de leerlo por primera vez, ya estaba haciendo todo el trabajo doméstico y haciéndolo con facilidad; y desde ese día glorioso he sido una persona sana. Mi salud es espléndida, y estoy procurando que mi luz alumbre de tal manera que otros puedan ser guiados hacia la verdad. He tenido algunas fuertes luchas con el error, y he aprendido que no se puede llegar al cielo de un solo salto, ni introducirse fácilmente dentro de sus puertas, sino que el "pedir" y el "buscar" y el "llamar" deben hacerse con sinceridad y persistencia.

Por mucho tiempo estuve mirando hacia atrás, para ver si el error se había desvanecido, hasta que un día me di cuenta que, para vislumbrar lo que el sentido espiritual significa, debía volver la espalda al sentido corpóreo. Entonces me puse a trabajar seriamente para encontrar el verdadero camino. Abrí *Ciencia y Salud,* y se me aparecieron estas palabras: "Si comprendiésemos a Dios en vez de meramente creer en Él, esa comprensión establecería la salud" (pág. 203). Entonces me di cuenta que debía comprender correctamente lo que es Dios. Cerré el libro y, con la cabeza inclinada en oración, esperé con anhelo alguna respuesta. Cuánto tiempo esperé, no lo sé, pero de repente, como una maravillosa ráfaga de luz solar después de una tormenta, me vino claramente este pensamiento: "Estad quietos, y conoced que yo soy Dios". Retuve la respiración —en lo profundo de mi pensamiento anhelante penetró el infinito significado de aquel "Yo". Toda presunción, egotismo, egoísmo, todo lo que constituye el "yo" mortal, se desvaneció avergonzado. Caminaba, como si se dijera, sobre tierra santa. Las palabras son inadecuadas para expresar en toda su amplitud esa elevación espiritual, pero lo comprenderán quienes hayan tenido experiencias semejantes.

Desde aquel momento he mantenido una comprensión consciente de la eterna presencia de un Dios infinito, que sólo es bueno. — C. B. G., Hudson, Massachusetts, E.U.A.

SE DESTRUYE UNA INQUIETUD EN CUANTO A LA EXISTENCIA

Mediante la lectura de *Ciencia y Salud* y la consiguiente iluminación, sané de úlceras estomacales y otras dolencias similares, de una inquietud en cuanto a la existencia, de agnosticismo, etc. No intentaré describir la tortura que la enfermedad del estómago me hizo sufrir. El médico que me atendía dijo que podría vivir muy poco tiempo, y yo pensé que tenía que haber algún límite para mis sufrimientos; pero la enfermedad se desvaneció gracias a la Ciencia Cristiana, que me trajo paz.

Como muchos otros, había estado perdido, al parecer, en el mar del error, sin una brújula, aun cuando buscaba un refugio sincera y honradamente. Había investigado todas las religiones y filosofías que se me habían presentado, con excepción de la Ciencia Cristiana, que entonces no me había parecido digna de investigarse y que, no obstante, contenía la verdad misma que yo estaba buscando —la luz que "en las tinieblas resplandece, y las tinieblas no prevalecieron contra ella". Siguieron tres años de obstinada resistencia a la Verdad, causándome cada vez más sufrimiento, hasta que llegó la luz y con ella una nueva experiencia. Ahora, después de nueve años de experiencia en la Ciencia Cristiana bajo pruebas severas, puedo verdaderamente decir que nunca me ha fallado en el momento de necesidad. — J. F. J., Cincinnati, Ohio, E.U.A.

SANADO MORAL Y FÍSICAMENTE

No acepté la Ciencia Cristiana por una curación personal, sino cuando vi sanar a mi madre, cuya salud fue completamente restaurada con unos cuantos tratamientos de la Ciencia Cristiana, después de estar casi imposibilitada por el reumatismo, pensé que seguramente ésta tenía que ser la verdad tal como la enseñó y practicó Jesús, y si era así, eso era lo que yo había estado anhelando.

Eso pasó hace como diez años y fue lo primero que jamás había oído acerca de la Ciencia Cristiana. Pronto obtuvimos un ejemplar de *Ciencia y Salud,* y comencé a averiguar, debidamente, si la Ciencia Cristiana era la verdad. No pensaba estudiarla para sanar físicamente, pues, en realidad, no creía necesitarla para eso; pero mi alma ansiaba algo que no había podido encontrar aún. Ese libro era, en verdad, una clave de las Escrituras.

No hacía mucho que había estado leyendo cuando descubrí que mis ojos estaban buenos y fuertes. Podía leer cuanto quería y a cualquier hora, lo que no había podido hacer antes, pues mis ojos siempre habían sido débiles.

Los frutos de la Ciencia Cristiana 671

Los doctores dijeron que nunca serían muy fuertes y que si no usaba anteojos podría quedar completamente ciego. Nunca me resigné a usar anteojos, y ahora, gracias a la Ciencia Cristiana, ya no los necesito. Mi trabajo durante los últimos dos años como empleado de Correos del ferrocarril es una buena prueba. Al mismo tiempo que sanaron mis ojos, noté también que había sanado por completo de otra enfermedad de que había padecido toda mi vida y que se consideraba hereditaria. Desde entonces mi progreso me ha parecido lento; sin embargo, cuando miro hacia atrás y contemplo como era yo antes de conocer la Ciencia Cristiana, comparando mi vida de entonces con la de ahora, sólo puedo cerrar los ojos ante el cuadro y regocijarme por haber "nacido de nuevo" y de que diariamente haya estado despojándome del "viejo hombre con sus hechos" y revistiéndome del "nuevo".

Algunas de las muchas cosas que han sido vencidas con el estudio de *Ciencia y Salud,* y por medio de la comprensión y aplicación de la verdad que enseña, son el uso de malas palabras, el del tabaco, un carácter irritable, que a veces me causaba desdicha, tanto a mí como a quienes me rodeaban, y pensamientos tales como la maldad, la venganza, etc. — O. L. R., Fort Worth, Texas, E.U.A.

LOGRO DE SALUD Y COMPRENSIÓN

La mayor parte de mi niñez la pasé en manos de médicos. Desde mi nacimiento fui considerado un niño muy débil, pero mi madre era valiente, y como se dedicaba mucho a mí, empleó todos sus conocimientos y fuerzas a mi bienestar. La enfermedad y los medicamentos estaban continuamente delante de mí, y cuando llegué a la adolescencia pensaba que conocía un remedio material para cada enfermedad. Seguí en mi error, porque nunca me dijeron

la verdadera causa de mi dolencia. Además de estar bajo
el cuidado de un eminente especialista durante dos años,
era paciente externo de un hospital muy renombrado, pero
no sané. Es maravilloso como los "pequeños" de Dios
son socorridos ante todas estas aparentes dificultades.
Siempre acostumbraba orar, como me habían enseñado, y
a medida que crecía empecé a anhelar sabiduría. Poco a
poco nació en mí el deseo de libertad, y mis oraciones me
condujeron finalmente a la verdad. La primera semana
que supe de la Ciencia Cristiana visité la casa de unos amigos muy queridos que eran Científicos Cristianos, y al instante me sentí vivificado por la pureza de sus pensamientos y por sus vidas ejemplares. Compré el libro *Ciencia y
Salud,* y después de estudiarlo un rato con la Biblia, me di
cuenta de que si la Biblia era verdad, *Ciencia y Salud* también tendría que serlo. Comencé a hacer demostraciones
sobre mi estado físico y mental, y tan pronto como el temor y el dolor empezaron a abandonarme, me sentí animado a seguir adelante. Sané, y dejé de quejarme. Seguí
estudiando nuestro libro de texto, y cuando comprendí
algo acerca de la Ciencia de la Mente, mi primer pensamiento fue ayudar a otros. Fui guiado a donde podía progresar en la Ciencia, y ya no fui "llevado por doquiera de
todo viento de doctrina", sino que me adherí al Principio
tan firmemente como me fue posible. Desde el momento
en que estuve consciente de haber sido sanado, me abandonó el deseo de usar remedios materiales, porque al instante la Ciencia Cristiana me señaló el camino para atacar la causa de la discordia y la enfermedad. Lo único que
tuve que abandonar fueron las falsas creencias de la mente
mortal. La Ciencia Cristiana me enseñó entonces a amar
la iglesia y a apreciar lo que ya había hecho por la humanidad. Me acordé a menudo del viejo refrán: "La caridad
empieza por casa", y después de tres años de preparación,

me sentí capaz de llevar la Ciencia Cristiana a mi hogar, donde encontró, a su debido tiempo, cordial acogida y discípulos dispuestos. Eso me causó aún más alegría que mi propia curación. Cuánto más se manifestaba el bien, tanto mayor era mi amor por la verdad. La Ciencia Cristiana cambió el curso de mi vida desde el comienzo y dio a mi vida dirección y propósitos más nobles. Ya no me dejé influir tan fácilmente por los defectos de otras personas, cuando aprendí que el mal no era una persona ni ocupaba lugar alguno. Tampoco me sentía ofendido tan fácilmente cuando descubrí la manera de trabajar desinteresadamente por la edificación de la Causa. — A. E. J., Toledo, Ohio, E.U.A.

SE HALLA UNA AYUDA SIEMPRE PRESENTE

El 23 de marzo de 1900, cuando cumplí setenta y un años de edad, recibí de una de mis hijas un ejemplar de *Ciencia y Salud*. Aunque era un lector constante de toda clase de periódicos y libros, nunca había oído decir nada acerca de la Ciencia Cristiana, con excepción de que en aquella primavera había leído un artículo en un periódico de San Francisco, escrito por un clérigo ortodoxo, en que se refería a los adeptos de la Ciencia Cristiana de manera no muy favorable.

En el libro de la Sra. Eddy me encontré con muchos pensamientos que no entendí en mi primera lectura, pero, con mi continuo y cuidadoso estudio y la mucha ayuda que me proporcionaron mis conocimientos de química y filosofía natural, pronto abandoné la creencia de sensación en la materia, o sea la llamada sustancia elemental. Una tarde puse la correa de transmisión a la sierra circular, a fin de cortar leña para el fuego y también para partir en dos un pequeño madero de construcción. Al hacer eso, el

madero se cerró y se trabó la sierra. Tomé una pequeña
cuña de madera y traté de meterla en la hendedura que
había hecho la sierra, pero un pedacito de hielo impulsó el
madero hacia atrás y me saltó a la cara con tanta fuerza
que al rebotar en la mejilla izquierda cayó sobre la nieve
como a seis metros de distancia. La sangre salpicó la nieve
junto a la mesa de aserrar, y al tocarme la cara me di
cuenta de que tenía dos heridas, una sobre la mandíbula y
la otra más arriba, en el pómulo, del tamaño de una mo-
neda de un dólar. "Bueno", me dije. "¡He aquí un caso de
cirugía!" y sin más ceremonias, comencé a tratar el caso lo
mejor que pude, con el resultado de que se contuvo la
sangre casi instantáneamente y también se me quitó el intenso dolor que comenzaba a sentir. No presté más atención al incidente, sino que terminé mi trabajo y después
me fui a cenar. Cuando me lavé la cara, sentí una gran
hinchazón sobre la mandíbula, donde me había golpeado
el trozo de madera, pero después de mi lectura acostumbrada me acosté y dormí toda la noche hasta cerca del
amanecer, cuando un dolor en el lado derecho me despertó. Al tocar con la mano sentí que había otra hinchazón en el mismo lado, pero me di un tratamiento y me
volví a dormir. Aunque luego supe que la mandíbula se
me había fracturado, nunca perdí ni una hora de trabajo
después del accidente. No hay cicatriz, solamente una pequeña mancha roja sobre la mejilla, y la hinchazón sobre
el hueso hace mucho que ha desaparecido.

Resumiendo los beneficios que he recibido con la lectura de *Ciencia y Salud,* no puedo menos que referirme a
una enfermedad que tenía desde la guerra (1862), cuando
una diarrea crónica y maligna estuvo a punto de terminar
con mi existencia material. El oído también estaba seriamente dañado, por los efectos del estampido de los ca-
ñones en Shiloh, pero lo he recuperado, y yo, que antes no
me atrevía a comer ni siquiera una naranja o unas uvas,

puedo comer ahora de todo sin que me haga daño. La tranquilidad de espíritu me está dando un reposo que jamás había experimentado antes en mi vida, y he cesado de buscar lejos la presencia divina que siempre estuvo cerca, aun cuando yo no lo sabía. — L. B., Baldy, Nuevo México, E.U.A.

MUCHOS MALES FÍSICOS Y MENTALES VENCIDOS

Hace menos de un año, cuando todo lo que me rodeaba eran dificultades, fui guiada a la Ciencia Cristiana. Un ejemplar de *Ciencia y Salud,* propiedad de mi madre, se hallaba siempre sobre la mesa, pero yo rara vez lo leía. Sin embargo, un día era tan grande el conflicto mental, que comencé a leer con la esperanza de encontrar paz. Desde entonces, todos los días la Biblia y *Ciencia y Salud* han sido mis fieles compañeros. En aquella época sufría de una seria erupción en la cara, que ya había durado dos años. Habíamos consultado a varios médicos y empleado todos los remedios que nos fueron aconsejados para curar el mal, pero todo fue inútil. Había abandonado toda esperanza de sanarme, ya que el último médico que consultamos declaró que lo que tenía era tuberculosis de la piel y que era incurable. Pocas semanas después de que empecé a leer, me sorprendió ver que tenía la cara casi sana, y ahora mi mejilla está perfectamente bien y las cicatrices van desapareciendo.

En abril nació mi hijo, estando presentes sólo la practicista y una amiga mía. Sufrí muy poco, y al tercer día pude bajar las escaleras. Puedo amamantarlo —un privilegio que no tuve cuando nació mi primer hijo. El niño es un ejemplo de salud, no habiendo estado enfermo ni un solo día desde su nacimiento. — K. E. W. L., Mt. Dora, Florida, E.U.A.

OBTENCIÓN DE UNA NUEVA VIDA

Al abandonar mi hogar, de joven, llevaba conmigo una protección contra las tentaciones de toda gran ciudad —las oraciones de una madre y una pequeña Biblia. Por algún tiempo leí la Biblia y oré, aunque sin ninguna comprensión, pero eso no bastaba, y el mal parecía lograr la victoria. Pronto dejé de leer la Biblia; olvidé recurrir a Dios en oración y pedir Su dirección y ayuda, y en cambio, recurrí al mundo en busca de lo que nunca ha tenido ni jamás puede dar —salud, paz y alegría.

Por consiguiente, cuando la Ciencia Cristiana llegó a mi hogar, años después, me encontró sin la costumbre de orar, de ir a la iglesia y sin Dios; vivía en un hogar discordante y sin idea o conocimiento de las cosas espirituales. Hasta entonces, hacía años que mi esposa había estado buscando la salud por medio de los médicos, pero sin éxito, y, como último recurso, fue enviada a la Ciencia Cristiana. El auxilio recibido fue tan maravilloso que me hizo comenzar el estudio de *Ciencia y Salud*. El primer efecto que experimenté de la lectura de nuestro libro de texto fue un gran amor por la Biblia y un deseo de leerla, algo que no había hecho por años. Me dirigí a Dios en oración silenciosa, a fin de poder encontrar la luz y la verdad que me capacitarían para ser un hombre mejor. "Os es necesario nacer de nuevo". De esa manera, y como un niño, fui enseñado a orar "la oración eficaz del justo" que "puede mucho". En unas cuantas semanas de estudio de *Ciencia y Salud*, juntamente con la Biblia, y sin otra ayuda, sané del deseo de tomar bebidas alcohólicas, que por tantos años había cultivado, y del uso del tabaco. Diez años han transcurrido, y esos vicios ya no han vuelto a tentarme. Nunca he vuelto a beber o usar el tabaco en forma alguna, desde entonces hasta la fecha. Seguramente el siguiente pasaje bíblico se

Los frutos de la Ciencia Cristiana   677

ha cumplido en nuestro hogar: "Las cosas viejas pasaron; he aquí todas son hechas nuevas." ¿Cómo podremos apreciar el valor de un libro cuya lectura trae tal transformación y regeneración? Solamente a medida que nos esforzamos por vivir lo que enseña, haciendo lo posible por llevarlo a la práctica, podemos comenzar a pagar nuestra deuda a Dios, y a ella a quien Él ha enviado para aclarar al entendimiento humano la vida y las enseñanzas de Cristo Jesús. — W. H. P., Boston, Massachusetts, E.U.A.

UNA VOZ QUE VIENE DE INGLATERRA

Por varios años me sentí muy agobiada, sin estar lo suficientemente enferma para ser considerada inválida, pero sufriendo de fatiga y debilidad más de lo que las palabras pueden describir. Creyendo que ésta era la voluntad de Dios, no pedí ser sanada, aun cuando me medicinaba constantemente. Sufría de dispepsia, congestión del hígado y muchas otras cosas, incluyendo debilidad de la vista. Con todas las medicinas y con los diferentes cambios en busca de descanso, jamás recuperé la salud, y pensé que nunca lo lograría; así es que pedí en oración la fortaleza necesaria para llevar mi cruz pacientemente, en consideración a los demás. Un día, mientras estaba exhausta, recostada sobre mi diván, cosa que era común en mí, me vinieron estas palabras: "Todo lo que pidiereis en oración, creyendo, lo recibiréis". Me levanté, y de rodillas oré: "Dios mío, sáname". Estaba contando eso a una amiga, y bondadosamente me dio un *Sentinel.* ¡Imaginaos mi gozo al ver los testimonios de curaciones! Los creí, recordando las palabras de nuestro Señor: "Bienaventurados los que no vieron, y creyeron". Obtuve un ejemplar de *Ciencia y Salud,* y antes que hubiese transcurrido una semana, me di cuenta de que si Dios era mi todo, yo no necesita-

ba lentes. Mis ojos sanaron en pocos días, y desde entonces jamás he vuelto a pensar en los lentes. También
sané de dispepsia, y, desde entonces, nada de lo que como
me hace daño. Después fue destruida la creencia en leyes
de salud sabiendo que nuestro Padre celestial no las hizo,
y de eso resultó la hermosa experiencia de poder vencer
la fatiga.

Eso solo me llena de gratitud sin límites. Sin duda alguna son verdaderas las palabras: "Correrán, y no se cansarán". Eso sucedió hace más de un año, y puedo asegurar que ni una sola vez he sentido deseos de recostarme en
mi diván, ni he tenido dolor de cabeza, aun cuando trabajo
más que nunca. El temor también ha sido vencido de muchas maneras. — A. L., Chelmsford, Inglaterra.

APETITOS DEPRAVADOS VENCIDOS

Cuando la Ciencia Cristiana vino a mí por primera vez,
o mejor dicho, cuando yo vine a la Ciencia Cristiana, no
tenía una opinión muy mala de mí mismo, pues pensaba
que era yo una persona bastante buena. No tenía creencias religiosas. Me parecía que lo pasaba tan bien, si no
mejor, que algunos que profesaban el cristianismo. Así me
dejé llevar sin rumbo fijo hasta que fui guiado a investigar
la Ciencia Cristiana.

A medida que progresaba en la comprensión obtenida
del estudio, tanto de *Ciencia y Salud* como de la Biblia, y
comencé a conocerme a mí mismo, encontré que un gran
cambio se había operado en mí. Por quince años había
usado tabaco —lo mascaba y lo fumaba; por diez años
había sido esclavo del alcoholismo; también estaba acostumbrado a usar malas palabras. La Ciencia Cristiana me
quitó todos esos vicios. Una enfermedad del estómago y
otros males menores, tales como dolores de cabeza, mal

genio, un amor exagerado al dinero, etc., desaparecieron bajo la misma influencia benigna. Aquellas cosas que parecían ser placenteras ya no me proporcionan placer alguno. No eran placeres verdaderos. Nada he perdido ni sacrificado, pero mucho he ganado, aunque me doy cuenta de que todavía me falta mucho.

El estado mental de uno antes de investigar la Ciencia y después de haberla investigado es tan diferente como lo blanco de lo negro. Como dice la Sra. Eddy: "No la materia, sino la Mente, satisface". — G. B. P., Henry, Dakota del Sur, E.U.A.

CATARRO ESTOMACAL SANADO

Desearía expresar mi gratitud por los muchos beneficios que he recibido por medio de la Ciencia Cristiana y mencionar el gran gozo que me produjo el pensamiento de que el hombre no es víctima indefensa del pecado, la enfermedad y la muerte. Mediante esas enseñanzas me ha sido posible vencer muchos errores.

Cuando me fue presentada la Ciencia Cristiana, en Chicago, hace un año en abril, sufría de catarro estomacal en forma muy persistente y había sido un esclavo del hábito del cigarro durante dieciocho años. El dolor y la debilidad me habían privado de todo cuanto uno más estima. Los primeros síntomas de la enfermedad aparecieron hace aproximadamente cinco años en la forma de calambres muy agudos en el estómago, y, finalmente, se desarrollaron otros síntomas de esa dolorosa enfermedad. Me mediciné continuamente, haciendo cada día más rigurosa mi dieta, hasta que mi alimentación diaria llegó a consistir de tres rebanadas de pan tostado.

En esas condiciones partí del este de los Estados Unidos para radicarme en Chicago, esperando que un cambio de clima me beneficiaría. Después de permanecer allí por seis semanas, sin encontrar alivio, decidí regresar al este. El domingo por la mañana, antes de partir, compré una edición dominical de un periódico, y al leer los avisos religiosos, me fijé en los anuncios de los cultos de las iglesias de la Ciencia Cristiana. La curiosidad me condujo a uno de esos cultos, y jamás olvidaré aquella mañana como tampoco la sorpresa y la alegría que me causó encontrar aquella hermosa iglesia, y saber que un número tan crecido de personas creyera verdaderamente que Dios sana a los enfermos hoy en día. Eso me trajo el primer rayo de esperanza. El culto vespertino me encontró presente otra vez. Entre los avisos que se leyeron aparecía el de la sala de lectura, dando su dirección y hora de apertura. El lunes por la mañana fui puntualmente a dicha dirección, y el primer libro que tomé fue *Ciencia y Salud,* el cual me abrió un nuevo mundo.

Había estado a régimen por tanto tiempo y sufrido tanto, que sentía un miedo morboso al alimento. Cuando leí el pasaje que decía: "Ni los alimentos ni el estómago, sin el consentimiento de la mente mortal, pueden causar sufrimiento" (*Ciencia y Salud,* pág. 221), salí de la sala de lectura para comer algo. Encontré una panadería cerca de allí y compré una bolsa de pasteles que me comí, y poco después disfruté de una comida completa, sin el menor malestar en el estómago.

Desde entonces hasta ahora he comido cuanto he deseado y el deseo intenso de fumar que tuve por tantos años ha desaparecido totalmente. La comprensión de la Verdad, que me sanó por completo del estómago enfermo, también me sanó del vicio morboso del cigarro. Después de regresar al este, compré un ejemplar de *Ciencia y Salud,* el cual leo diariamente, y encuentro que es una ayuda constante en todos los problemas de la vida.

En mi hogar y en el trabajo hallo que esta Ciencia es un consuelo y una fuente de fortaleza. He encontrado muchas dificultades en el camino, pero ella me ha ayudado a vencerlas todas. — W. E. B., New Britain, Connecticut, E.U.A.

CURACIÓN DE LA ESPINA DORSAL

Cuando por primera vez oí hablar de la Ciencia Cristiana, hace siete años, supuse que sería una vieja chifladura bajo un nuevo nombre. En la pequeña ciudad del estado de Texas donde vivíamos entonces, había dos o tres Científicos Cristianos que se reunían en la casa de uno de ellos para leer la Lección-Sermón. Un día, al encontrarme con uno de ellos, le pregunté si los que no eran creyentes podían asistir a sus reuniones; me contestó que si querían podían hacerlo. Fui allí esperando que hicieran algo que pudiera provocar risa al contárselo a mis amigos. Cuánto me sorprendí al ver que lo único que hacían era leer de la Biblia y de otro libro, que llamaban *Ciencia y Salud.* Todavía pensé que todo aquello era una pura tontería, pero resolví seguir yendo a las reuniones hasta que descubriera todo lo que creían. Y así lo hice, hasta que comencé a entender algo de lo que sabían, no de lo que creían; y en vez de desperdiciar el tiempo contándoles a otros qué cosa tan tonta era la Ciencia Cristiana, estoy ahora procurando encontrar palabras para decir qué cosa tan grande y maravillosa es. Mediante el estudio de la Biblia y *Ciencia y Salud* he sanado de una enfermedad de la espina dorsal considerada incurable, de que había padecido desde hacía diez años. *Ciencia y Salud* ha sido mi único maestro, y deseo dar las gracias a nuestra querida Guía.

No hay ningún otro Científico Cristiano cerca de donde vivo, pero tengo mi *Cuaderno Trimestral,* y estudio las lec-

ciones a solas. Tengo cinco hijos pequeños, y la Ciencia
Cristiana me es de gran valor para dirigirlos y para vencer
las enfermedades corrientes que se les presenten. A menudo se ayudan unos a otros para vencer sus pequeñas
lastimaduras y temores. — Sra. M. H., Oleta, Oklahoma,
E.U.A.

MUCHAS DIFICULTADES VENCIDAS

En el segundo capítulo de la Primera Epístola Universal
de San Pedro, versículo noveno, leo: "Que anunciéis las
virtudes de aquel que os llamó de las tinieblas a su luz admirable". Las publicaciones, tan sabiamente establecidas
por nuestra Guía, nos proporcionan un medio de expresar
alabanzas a la Verdad.

Llevarme de la oscuridad del dolor y cansancio físicos a
la luz de la salud y alegría en el trabajo y en la vida —de
las tinieblas de una vista ofuscada a la luz de una visión
más clara —de la oscuridad de la duda y discordia a la
maravillosa luz de la realidad del bien— esto es lo que la
lectura del libro de texto de la Ciencia Cristiana ha hecho
por mí.

Cuando me facilitaron el libro, enseñaba en las escuelas
públicas de Chicago y mis ausencias del trabajo, a causa
de enfermedad, eran frecuentes. Por espacio de cinco semanas había estado bajo el cuidado de un especialista, debido a una enfermedad orgánica, y me dijo que tendría
que seguir viniendo durante cinco meses antes que pudiera
efectuarse una curación. Fue entonces que se me informó
del libro *Ciencia y Salud.* Nunca creí que la lectura de ese
libro pudiera sanarme, pero mi pensamiento cambió tanto
que sané no sólo del padecimiento orgánico, sino de la
vista borrosa, de fatiga y de una serie de otras manifestaciones discordantes. No volví a ver al especialista sino

cuatro meses después, cuando fui a pagar mi cuenta (que dicho sea de paso era cinco veces más de lo que pagué por el libro *Ciencia y Salud*). Desde que empecé a leer el libro, di mis clases con regularidad, sin perder un solo día de trabajo. También fui ayudada en mi trabajo de muchas otras maneras.

Leyendo el libro de texto aprendí que Dios nos ha dado fuerzas para hacer todo lo que tengamos que hacer y que lo que no debemos (envidiar, contender, rivalizar, vanagloriarnos, etc.) es lo que deja en su camino una estela de fatiga y discordia.

La gratitud que siento hacia nuestra amada Guía, la Sra. Eddy, y sus fieles alumnos, con quienes entablé relaciones amistosas más tarde, puede expresarse solamente por esfuerzos diarios para poner en práctica lo que se nos ha enseñado. — T. H. A., Madison, Wisconsin, E.U.A.

PREJUICIOS VENCIDOS

Comencé a interesarme por la Ciencia Cristiana hace algo más de tres años, en una época en que tenía gran necesidad de ayuda. Nunca había sido robusta, y con el transcurso de los años me puse más débil, hasta que al fin me sentí tan mal, que la vida vino a ser una carga para mí. Me enviaron el libro *Ciencia y Salud* por la Sra. Eddy, según me parece, en respuesta a mis oraciones. Sentí un poco de temor de todas esas teorías de moda, como yo las suponía, pero no había leído mucho antes de reconocer que había encontrado la verdad que nos hace libres. Sané de la enfermedad del estómago, de debilidad interna y de ataques biliares.

Un médico me había dicho que tal vez tendría que someterme a una operación para recuperar la salud; pero gracias a esta Verdad, he encontrado que la única operación necesaria es la regeneración de la supuesta mente humana al aprender a conocer a Dios. En muchos casos me ha sido posible ayudarme a mí misma y a los demás.

Las palabras no pueden expresar mi gratitud hacia la Sra. Eddy y hacia todos que ayudan a dar a conocer estas grandes verdades para beneficio del mundo entero. — E. E. M., Huntington, Virginia del Oeste, E.U.A.

TESTIMONIO CONVINCENTE

Llegué a interesarme por la Ciencia Cristiana hace cerca de cinco años, habiéndome atraído la naturaleza práctica de sus declaraciones, y tengo que decir desde el comienzo que, a pesar de mi poca experiencia, he encontrado en ella todo y más de lo que había soñado que podría realizarse sobre este plano de existencia. Estoy convencida de haber encontrado la Verdad. Dios es para mí, por cierto, una ayuda siempre presente.

Mi hijita, que tenía alrededor de diez meses de edad, sufría de estreñimiento. El mal era tan grave que temía salir con ella, no sabiendo nunca cuándo iba a tener un ataque de convulsiones. Había probado todos los remedios acostumbrados para tales casos, pero el mal parecía hacerse cada día más tenaz. En nuestra casa vivía una Científica Cristiana que dejaba que su luz alumbrara y, aunque hablaba poco, yo sentía el reflejo del Amor. Yo no tenía conocimiento de las enseñanzas de la Ciencia Cristiana, excepto que Dios es el médico en todo momento. A mi modo, creía que Él era todopoderoso, así es que un día dije a mi marido: "Estoy harta de medicinar a la niña, y voy a ponerla en manos de Dios, para ver qué hará Él. Ya he hecho todo lo que he podido". Hice lo que había dicho, deposité mi carga a los pies de Dios y la dejé ahí. A los dos días la niña estaba completamente bien, y desde entonces ha estado libre del mal. Tiene ahora seis años de edad. Algunos meses después, apareció una segunda prueba. Despertó una noche, como a las nueve, llorando y cubriéndose con la mano un oído. Para el sentido humano se estaba formando un absceso. Estaba a solas con ella. Tomé *Ciencia y Salud* y la Biblia, pero mientras más trabajaba, más gritaba la niña. El error seguía aconsejándome remedios materiales, pero yo dije con firmeza: "No; no volveré al error. Dios me ayudará". En ese momento mismo pensé en mi propio temor cuan excesivo era, y recordé una conversación que tuve con la Científica Cristiana que me habló de la verdad por primera vez. Me dijo que siempre había encontrado provechoso darse un tratamiento a sí misma, expulsando sus propios temores, antes de tratar a sus pacientes. Recosté a la niña y nuevamente tomé el libro *Ciencia y Salud*, y leí las siguientes palabras: "Cada prueba de nuestra fe en Dios nos hace más fuertes. Cuanto más difícil parezca la circunstancia material que deba vencer el Espíritu, tanto más fuerte debiera ser nuestra fe y tanto más puro nuestro amor. El Apóstol Juan dice: 'En el Amor no hay temor, sino que el perfecto Amor echa fuera el temor'" (*Ciencia y Salud,* pág. 410). Levanté los ojos, el llanto había cesado, la niña sonreía, y en pocos minutos me pidió que la pusiera en la cama. No ha habido más dificultad de esa naturaleza.

Desde entonces he visto el poder de la Verdad vencer al error en muchas formas, entre otras el crup, la tos ferina, amigdalitis, etc. Estoy agradecida por todas esas demostraciones, pero mucho más por la enseñanza espiritual de amor al prójimo, de perdonar, de dominar mi lengua y acabar con la crítica. — M. A. H., Brockton, Massachusetts, E.U.A.

SANADA FÍSICA Y ESPIRITUALMENTE

Había estado yo tomando remedios continuamente por muchos años. Por último caí enferma repentinamente sin poder abandonar mi habitación por cerca de dos meses. Después salí de viaje por tres meses, suponiendo que podría volver en condiciones de continuar mi trabajo. Mejoré mucho, pero el temor de una tuberculosis aguda se había apoderado de mi médico, mi familia y mis amigos, quienes me pusieron en guardia contra el invierno venidero. Muy pronto los resultados de aquel temor se manifestaron. Había trabajado sólo tres semanas cuando volvieron todos los dolores y achaques, y tenía que acostarme tan pronto como llegaba a casa, de modo que mi vida no ofrecía placer alguno. Mi jefe me aconsejó ver al médico y dijo que tal vez no debería trabajar ese invierno. Entonces recurrí a la Ciencia Cristiana. Me era imposible dejar de trabajar y vivir lejos de mi hogar, tampoco quería depender de doctores y medicinas por más tiempo. Tomé el libro y lo leí de camino al trabajo; al mediodía me acosté en un diván, en vez de salir a almorzar, y me quedé dormida. Cuando desperté me sentía como nueva, habiendo desaparecido todos los dolores y achaques; me di cuenta de que había sanado. Estaba tan feliz que casi no podía contenerme; para el sentido material aquello era maravilloso. Mientras caminaba, iba diciendo: "Maravilloso, maravilloso, maravilloso", y trataba de comprender "la exposición científica del ser", repitiendo de vez en cuando partes de ella y meditando. Leí el libro cuatro veces seguidas y cada vez encontraba algo más para ayudarme en mi comprensión.

Esa curación ocurrió en octubre de 1901, sin otra ayuda que *Ciencia y Salud;* poco después sané de otros males crónicos. En febrero pude deshacerme de los anteojos que había usado por diez años y medio por padecer de astigmatismo. Los oculistas me habían dicho que siempre tendría que usar lentes. Al mes siguiente mi padre me pidió que le ayudara, pues sufría mucho de estreñimiento, dispepsia y neuralgia. Había estado subsistiendo con salvado, casi muriéndose de hambre hasta verse en el más lamentable estado, y siempre tenía las piernas tan frías que debía tenerlas envueltas en frazadas. Me sentí muy humilde cuando me pidió ayuda, y le dije que sería mejor que llamara a un practicista, pues yo jamás había dado tratamientos mentales a nadie, pero él no consintió en tener a nadie más que a mí. Por fin consentí en tratar de hacerlo, pero le dije que no debiera culpar a la Ciencia si no sentía alivio, pues mi falta de comprensión, y no la Ciencia, sería lo culpable. A petición mía leyó *Ciencia y Salud,* comió cuanto apeticía y no empleó medicinas en forma alguna. Después de dos tratamientos me informó que había sanado de esa esclavitud de treinta años. En vista de todas esas señales que siguieron a mi aceptación de la Ciencia Cristiana, comprendí que ésta tenía que ser verdad. — R. L. A., Chicago, Illinois, E.U.A.

UNA VOZ DEL SUR

Fui delicada desde mi niñez y mis padres no creían que me fuera posible vivir más de unos cuantos años. Sin embargo, seguí viviendo aun cuando no experimenté mucha mejoría en mi salud. Los viajes y el cambio de clima me trajeron solamente alivio pasajero y los médicos no me dieron ninguna esperanza de poder restablecerme por completo.

Como último recurso comencé a leer el libro *Ciencia y Salud,* y antes de acabar de leerlo me di cuenta de que su autora estaba divinamente autorizada para traer ese mensaje espiritual a un mundo expectante. Mediante esa sola lectura se restableció mi salud, y sané de una enfermedad que todos los médicos habían considerado incurable.

Por eso, junto con la bendición más grande y más elevada por habérseme revelado la realidad espiritual del ser, estoy sumamente agradecida.

¿Qué podemos dar a cambio de tales beneficios recibidos y posibilitados gracias a la vida consagrada de nuestra amada Guía? Solamente siguiendo las enseñanzas de nuestro libro de texto y, mediante nuestra afectuosa obediencia a sus admoniciones oportunas y benévolas, podemos demostrar nuestra verdadera gratitud. — F. H. D., De Funiak Springs, Florida, E.U.A.

SANADO DESPUÉS DE MUCHO SUFRIMIENTO

Un testimonio publicado en el *Journal* me indujo a investigar la Ciencia Cristiana, y espero, a la vez, ser el medio por el cual otro pueda comprender la belleza de esta verdad salvadora y conocer correctamente a Dios y la relación del hombre con Él. Sé por experiencia que el prejuicio y la equivocación en cuanto a lo que es la Ciencia Cristiana impide a muchos gozar de las bendiciones que confiere.

Había estado tomando específicos farmacéuticos durante varios años y también estuve en uno de los mejores sanatorios de los Estados Unidos, pero no sané; no obstante, recibí algún beneficio, por lo cual siempre estaré agradecido a los médicos, que hicieron por mí todo lo que les fue posible. A veces pensaba que había agotado todos los remedios, pero no me desanimé, pues sentía que alguna cosa tenía que sanarme, si sólo me fuera posible encontrarla.

En ese estado de ánimo conocí la Ciencia Cristiana, y después de leer varios ejemplares del *Journal* compré un ejemplar de *Ciencia y Salud.* Leí a ratos durante varios días. Empecé a mejorar, y en una semana más o menos había sanado de la mayor parte de mis males, entre los cuales se encontraban la dispepsia y una debilidad nerviosa.

Aunque ya había oído hablar de la Ciencia Cristiana, nunca oí decir que la simple lectura del libro de texto de la Ciencia Cristiana pudiera sanar a alguien. Empecé a leer para indagar lo que era la Ciencia Cristiana, pero me sorprendí al encontrarme mejorado de salud, y pronto recibí pruebas de que la teología de *Ciencia y Salud* era lo que me sanaba, tal como fue la teología de Jesús lo que sanaba a los enfermos.

Me ha probado también que no puede haber una Iglesia de la Ciencia Cristiana que no sane a los enfermos y a los pecadores, porque la curación viene como resultado natural de las enseñanzas de la Ciencia Cristiana. La Biblia ha llegado a ser una nueva revelación para mí, y la puedo leer con mucho más comprensión por la luz que recibo al leer *Ciencia y Salud.* — A. F. M., Fairmont, Minnesota, E.U.A.

A TRAVÉS DE GRANDES TRIBULACIONES

Cuando intento explicar lo que la Ciencia Cristiana ha hecho por mí, me faltan las palabras. Por espacio de veinte años padecí continuamente de la espina dorsal, que me había lastimado a muy tierna edad. De niña sufría tanto, que miraba las estrellas y rogaba a Dios, a quien creía que estaba allá arriba, que me quitara de la tierra, porque estaba tan cansada. Una gran muralla de dolor parecía separarme de los placeres que los demás disfrutaban, y no podía explicar lo que sentía, porque nadie me podía entender. Pasaban los años, y vi desaparecer mi felicidad terrenal; me sentí desolada y no sabía qué hacer. Imploraba socorro día tras día y noche tras noche, aunque no estaba segura de lo que era Dios ni dónde estaba Él. Únicamente sabía que sufría y necesitaba ayuda, y que no había ayuda terrenal para mi mente ni para mi cuerpo. Siempre amé la pureza, la verdad y la rectitud, y por eso el mal me parecía una terrible realidad. Era incapaz de contender con ello y estaba desesperada. Ése era mi estado cuando comencé a leer *Ciencia y Salud*. Estaba en condiciones de recibir su mensaje; en aproximadamente diez días logré una maravillosa comprensión de la verdad que sana a los enfermos y consuela a los quebrantados de corazón. Todo dolor se desvaneció, y tuve una vislumbre del cielo nuevo y la tierra nueva y empecé a sentirme alimentada por el Amor divino.

Durante muchos años había sufrido de insomnio. Aquella noche descansé como una criatura y me desperté a la mañana siguiente sana y feliz. Una gran luz iluminaba diariamente las páginas del "librito", y la revelación que tiene para todos vino a mi corazón expectante. "La paz de Dios, que sobrepasa todo entendimiento" se posó sobre mí, y una felicidad demasiado profunda para ser expresada en palabras transformó mi vida. Mis plegarias encontraron respuesta, porque había encontrado a Dios en la Ciencia Cristiana.

La Biblia, que antes había conocido muy poco, llegó a ser mi estudio constante, mi gozo y mi consejera. El ejemplar que compré en la época en que sané, está marcado desde el Génesis hasta el Apocalipsis. Tan continuamente estuvo en mis manos durante tres años, que se gastaron las tapas y se aflojaron las hojas, de manera que he tenido que sustituirlo por uno nuevo. Entre dos y tres de la mañana frecuentemente me encontraba absorta en sus páginas, y cada día que pasaba éstas se me hacían más sagradas; la ayuda que recibí, en consecuencia, fue maravillosa, por lo que no encuentro palabras para expresar mi gratitud. — I. L., Los Ángeles, California, E.U.A.

TESTIMONIO ÚTIL

Las meras palabras no pueden expresar la gratitud que siento hacia Dios por la Ciencia Cristiana. Cuando leí *Ciencia y Salud* por primera vez, ya había probado todos los remedios que conocía. Pero no recuerdo haber sentido cambio alguno en la mente o en el cuerpo, hasta que leí la página 16 del capítulo llamado "La oración" en el libro *Ciencia y Salud.* Las primeras palabras del "sentido espiritual del Padre Nuestro", que hablan de nuestro Padre-Madre Dios, me permitieron vislumbrar la luz celestial. Me detuve y razoné, y me acordé de las enseñanzas de Jesús. Empecé a comprender la verdad del ser espiritual del hombre. Comprendí que no estaba sujeto a leyes mortales, tal como se me había enseñado toda mi vida. No sabía explicar cómo lo supe, pero ciertamente lo sabía. Por medio de la Ciencia Cristiana la Sra. Eddy me había dado lo que estaba anhelando toda mi vida —una Madre, un "Padre-Madre Dios" perfecto. Me había dado cuenta de que mucho faltaba, y en aquel entonces creía que el mundo ortodoxo poseía sólo la mitad de la verdad que Jesús vino a establecer. Al leer las palabras: "El pan nuestro de cada día, dánoslo hoy" y su interpretación espiritual, mis lágrimas empezaron a correr; todos los años de amargura, odio y temor se desvanecieron. Comprendí entonces, como también lo sé ahora, que nada satisface sino el Amor. Aquel mismo día comenzó la curación consciente, exterior e interior —tanto mental como física. ¡Jamás se me presentaron dudas! En la forma más absoluta sabía que la Ciencia Cristiana era y seguiría siendo la verdad. El dinero, los amigos y las cosas materiales, nada son al lado del conocimiento consciente de Dios, del hombre y del universo.

No necesité que se me diese tratamiento —el libro *Ciencia y Salud* era tan claro y bello. Antes no podía comprender la Biblia, pero ahora que conocía algo de la Ciencia Cristiana, se me iluminó. Durante los últimos diez años, no he tenido que acostarme una sola vez de día, a causa de enfermedad. Gozo ahora, y he gozado durante todos estos años, de perfecta salud. Cuando empecé a leer *Ciencia y Salud,* pesaba cuarenta y siete kilos, y ahora peso más de sesenta y dos. Esa mejoría en mi salud, sin embargo, no se puede comparar con mi felicidad —mi armonía, de la cual nadie me puede privar— puesto que es el don de Dios. Nada me ha demostrado con más claridad la perversidad de la mente humana que sus conclusiones referentes a mi curación. Aun cuando yo sentía y comprendía que había sanado, la gente constantemente decía, porque me veía flaca y delicada: "Usted no está bien. Cualquiera que la mire se dará cuenta". Ahora que he engordado, me dice: "Parece como si usted nunca hubiera tenido un solo dolor en toda su vida. No es posible que haya tenido tuberculosis".

Al recordar lo que era mi vida antes de conocer la Ciencia Cristiana, con seis años de resfriados, sufrimientos y tos, sin mencionar mi desesperación, quiero "trabajar, vigilar y orar" para que la Mente de Cristo sea manifestada en mí, para poder trabajar debidamente en la viña del Señor, y saber que, en realidad, lo que pertenece a uno pertenece a todos —que un solo Dios, o sea una sola Vida, Verdad y Amor, es todo. — A. C. L., Kansas City, Kansas, E.U.A.

DESAPARECE EL DESEO DEL LICOR Y DEL TABACO

Hace cuatro años que oí hablar por primera vez de la Ciencia Cristiana. En aquel entonces beber y fumar eran mi único consuelo. No tenía otros compañeros. Había vivido casi desde mi niñez en un medio ambiente malévolo. Aun cuando distaba mucho de estar contento con esas condiciones no se me ocurría cómo mejorarlas, hasta que leí *Ciencia y Salud*. De vez en cuando escuchaba algún sermón, pero los sermones no me daban más consuelo que mi pipa, por lo cual decidí que el concurrir a la iglesia no me proporcionaba satisfacción y que prefería seguir bebiendo y fumando. Al comenzar a leer *Ciencia y Salud,* me di cuenta de que ofrecía algo que era sustancial. Después de algunos meses de estudio, desapareció todo deseo de beber y de fumar. Yo no tuve que vencer esos apetitos; no me sacrifiqué en manera alguna, sino que sencillamente encontré algo mejor. Cabe mencionar que había fumado desde que tengo memoria. Fumaba desde años antes que terminara el colegio y, como la mayoría de los ingleses, me gustaba mi pipa, y casi prefería dejar de comer una de las comidas que no fumar. Solía creer que me traía consuelo.

Durante mis cuatro años de estudio de Ciencia Cristiana no he gastado un solo centavo en médicos ni en medicinas, ni tampoco he perdido un solo día de trabajo a causa de enfermedad, lo que destaca maravillosamente de los cuatro años anteriores. Tengo gran interés y placer en leer la Biblia y estudiar las lecciones en el *Cuaderno Trimestral*. Antes, me parecía que la Biblia era un libro muy misterioso, pero *Ciencia y Salud* la ha convertido en algo muy apreciado, haciéndola más comprensible, clara y sencilla.

Aprovecho esta oportunidad para expresar mi gratitud a la Sra. Eddy y al amigo que me invitó a concurrir al culto en el Auditorio hace años. También deseo agradecer por los beneficios que he recibido de las revistas *Journal* y *Sentinel*. Éstas me han ayudado notablemente. Si se estimara el valor de *Ciencia y Salud* y el de esas publicaciones en la forma en que los hombres de negocios estiman en general las cosas, es decir, por los resultados o beneficios que traen, ciertamente serían inapreciables para mí. Sería imposible medir su valor, puesto que he recibido algo de *Ciencia y Salud* que todo el dinero del mundo no podría comprar. — H. P. H., Chicago, Illinois, E.U.A.

EXPRESIÓN DE GRATITUD AFECTUOSA

En la primavera de 1893, mientras cursaba estudios teológicos, el libro *Ciencia y Salud* llegó a mis manos, y la verdad que contiene vino a ser para mí, al instante, la perla preciosa. Literalmente devoré el libro, leyéndolo durante unas dieciocho horas diarias. Su originalidad era asombrosa, trastornando mis opiniones preconcebidas acerca de Dios, del hombre y de la creación. Llamaron mi atención especialmente las dos frases siguientes: "La base de la discordia mortal es un concepto falso del origen del hombre" (pág. 262), y "A fin de razonar correctamente, debiera haber un solo hecho ante el pensamiento, a saber: la existencia espiritual" (pág. 492). Había encontrado la clave de la Ciencia del ser según se enseña en ese maravilloso libro, y persistí hasta vislumbrar el cielo nuevo y la tierra nueva, porque los antiguos conceptos iban desapareciendo. Con esa elevación espiritual, vino también el bienestar físico.

Había pasado toda mi vida medio inválido, y parecía estar destinado a una vida de sufrimientos. Tres semanas después de haber comenzado la lectura del libro *Ciencia y Salud,* con gran alegría y sorpresa me encontré enteramente bien, en perfecto estado físico y espiritualmente elevado. Había aprendido a vivir sobre una base nueva; las cosas viejas del sentido personal pasaban y todo se volvió nuevo. Aprendí que el bien infinito es el único Amigo con quien podemos contar en todo momento, y que es nuestro pronto auxilio en todas las tribulaciones, y que Sus hijos verdaderamente están gobernados en paz y armonía por la ley espiritual. A medida que se comprende correctamente dicha ley, las demás cosas pronto vienen y traen una paz que el concepto humano jamás puede conocer.

Durante los últimos doce años he dedicado todo mi tiempo a la práctica de la Ciencia Cristiana y he visto sanar por su influencia benéfica casi todas las enfermedades consideradas incurables. ¡Dios bendiga a nuestra querida Guía! Ella ha puesto delante de nosotros una puerta abierta, la cual nadie podrá cerrar; y es sólo cuestión de tiempo cuando el mundo entero la conozca mejor y la ame más. — E. E. N., Washington, Distrito de Columbia, E.U.A.

SANADO DE NEFRITIS

El 18 de agosto de 1902 fui atacado por lo que tres médicos diagnosticaron de nefritis, diciendo que no podría vivir un año más, o que, en el caso de que llegara a vivir más tiempo, quedaría mentalmente desequilibrado. El día 6 de diciembre de 1902 mi esposa me obsequió un ejemplar del libro *Ciencia y Salud* como regalo de cumpleaños, y por cierto que fue el mejor obsequio que jamás he recibido. Desde entonces lo he estado leyendo y estoy asistiendo a Segunda Iglesia de esta ciudad. Ni yo ni nadie en nuestra casa ha utilizado medicinas desde aquella fecha. Me encuentro en perfecto estado de salud y he dejado todos mis malos hábitos. Esta verdad nos ha elevado a todos espiritualmente, y no hallo palabras para expresar mi gratitud hacia la Sra. Eddy y todas las personas que me han ayudado en el camino. — T. V., Chicago, Illinois, E.U.A.

FIBROMA DESTRUIDO

Desde muy joven, me parecía que los predicadores no interpretaban la Biblia correctamente, puesto que yo no podía concebir a un Dios vengativo que fuera tan injusto como para permitir que Sus pequeños sufrieran dolor, miseria y muerte. Sin embargo, tenía la esperanza de que algún día la verdad sería revelada a un mundo que despertaría, mas no soñaba que aún en ese mismo momento ya existía una noble mujer de Dios que reflejaba suficiente pureza y santidad como para hospedar el "ángel de su faz" y tener comunión con el Dios verdadero.

Se suponía que yo tenía propensión a la escrófula, de manera que nunca fui una niña fuerte ni atractiva, y durante mi niñez y adolescencia rara vez estuve libre del temor a leyes de la materia y la debilidad. Se produjo la crisis cuando un médico me informó, después de semanas de tratamientos, que tenía un fibroma y que tendría que hacerme una operación. La situación era de lo más angustiosa, y estaba muy decaída de ánimo y decepcionada, cuando en enero de 1893 supe de la Ciencia Cristiana por una carta de una hermana muy querida que había experimentado grandes beneficios por su intermedio. Sin demora resolví visitar a un practicista, convencida de que ésta era la verdad por tanto tiempo perdida, que podría hacerme libre de mis enfermedades. Significaba un esfuerzo y un sacrificio muy grandes ir a Chicago en ese momento, pero el Amor divino me abrió el camino y llegué allí en marzo. No había estado más de unos cuantos días en la casa de mi hermana, leyendo *Ciencia y Salud,* casi de continuo, cuando le pregunté si no convendría que me dieran tratamiento para el tumor que tanto me había molestado. Ella me contestó: "¿Tú te sientes bien, verdad?" Le aseguré que antes de mi llegada a su casa nunca me había sentido tan bien. "Bien", me contestó con énfasis, "el tumor ha desaparecido, porque Dios nunca lo hizo", y sus afirmaciones resultaran ciertas, pues desde aquel día no hubo más síntomas. Desde entonces he sanado de afecciones crónicas de la garganta, de catarros causados por el heno y otros males, y sé que la Ciencia Cristiana es la verdad. — B. W. S., Coldwater, Michigan, E.U.A.

DE LAS TINIEBLAS A LA LUZ

He recibido tantos beneficios de los testimonios que he leído en las revistas *Sentinel* y *Journal,* que aquí envío el mío, esperando que aliente a algún corazón afligido. Fui criada por padres muy cariñosos y cristianos, y fui miembro de una iglesia ortodoxa durante más de veinte años, pero nunca me sentí satisfecha. Estaba llena de temores y atada por los falsos dioses de este mundo —el pecado, la enfermedad y la pobreza; de manera que encontraba desengaños en todo a lo que recurría y fracasos en todo lo que intentaba; pero Dios me estaba guiando hacia una vida diferente. Mi interés por la Ciencia Cristiana se despertó por primera vez hace unos trece años, y desde entonces he sido una discípula consagrada. La lectura del libro *Ciencia y Salud* me sanó de catarro y laringitis crónicos; además me hizo posible abandonar los anteojos. No sólo me ha ayudado la Ciencia Cristiana mental, moral y físicamente, sino que me ha traído lo que ha resultado ser la bendición mayor, a saber, la elevación espiritual que he experimentado y que me ha hecho comprender que Dios es capaz de cuidar de Sus hijos, y está dispuesto a hacerlo, si estamos nosotros dispuestos a hacer nuestra parte y tomar la cruz, que, aun cuando a veces parezca pesada, trae siempre galardón firme. La Ciencia Cristiana no solamente me ha ayudado, sino que me ha permitido ayudar a otras personas.

La Biblia me parece un libro nuevo. Ahora comprendo lo que Jesús quiso decir cuando declaró: "¡Venid a mí todos los que estáis trabajados y cargados, y yo os haré descansar!"

Mi corazón rebosa de gratitud hacia la Sra. Eddy por lo que ha hecho y aún está haciendo por el mundo, y siento muy profunda gratitud hacia Dios porque me ha guiado a la verdad para que tenga vida, y para que la tenga en abundancia. — Sra. M. M., Chicago, Illinois, E.U.A.

TESTIMONIO DE GRATITUD

"Lámpara es a mis pies tu palabra, y lumbrera a mi camino".

Eso me ha sido demostrado en todas las maneras concebibles. Cuando conocí la Ciencia Cristiana, estaba en muy mal estado físico, mental y económico, pero desde que la lectura de *Ciencia y Salud* volvió mi pensamiento hacia la luz, he encontrado que en la medida en que yo esté dispuesta a recibir la palabra y vivirla, me vienen toda clase de beneficios. Me siento especialmente agradecida por la ayuda espiritual que he recibido. Sé que las cosas que hice y pensé el año pasado ya no las haría o pensaría este año, y estoy satisfecha. Gracias al cuidadoso y consagrado estudio de *Ciencia y Salud,* he pasado de la enfermedad a la salud, del pesar a la paz, de la escasez a la abundancia y, lo más hermoso de todo, de las tinieblas a la luz. — Sra. H. S. C., Seattle, Washington, E.U.A.

SANADO DE TUBERCULOSIS Y ASMA

Es un placer reconocer los grandes beneficios que he recibido por medio de la Ciencia Cristiana. Hace casi diez años que empecé a investigar esta Ciencia consiguiendo que alguien me prestara un ejemplar de *Ciencia y Salud*. Sufría de asma, sin esperanza de curación, y la enfermedad a veces se agravaba tanto que me era casi imposible respirar. También fui víctima de esa enfermedad tan terrible llamada tuberculosis, que era hereditaria y de la cual habían fallecido casi todos los miembros de mi familia por ambos lados. Recurrí a la Ciencia Cristiana como un hombre que cuando se está ahogando se agarra de una paja. Sin embargo, me interesó mucho tan pronto como empecé a entenderla; y habiendo estudiado el libro en casi todas las horas disponibles durante unas cuantas semanas me mejoré tanto y me convencí de tal manera de su verdad, que mi esposa y yo destruimos todas las medicinas que había en casa, y desde entonces no hemos empleado más remedio que la Ciencia Cristiana. Seguí estudiando y llevando a la práctica sus enseñanzas lo mejor que pude, y en unos cuantos meses recuperé la salud.

Antes de investigar la Ciencia Cristiana, había sido un incrédulo declarado desde mi juventud; había leído extensamente esa clase de literatura y no sentía atracción alguna por las cosas que fuesen de índole religiosa —no habiéndome llamado nunca la atención las enseñanzas ortodoxas como una exposición racional de un Dios que era todo sabiduría. Actualmente no dudo más de la verdad de las enseñanzas del gran Mostrador del camino, Jesús de Nazaret, de lo que dudo de la exactitud de la ley básica de las matemáticas o de la música. No tengo duda alguna de que la Ciencia Cristiana me salvó de la tumba, y por eso fue un auxilio práctico y eficiente en una época de gran necesidad. A pesar del gran sufrimiento físico que pasé, no puedo menos que alegrarme de que por medio de él se abrió la puerta de mi consciencia para que penetrara la luz de la Verdad. De esa manera he progresado un poco en el conocimiento de Dios, el bien, según se revela en la Ciencia Cristiana. — C. B., Webb City, Misuri, E.U.A.

Índice alfabético de los términos definidos en el glosario

MARY BAKER EDDY

Pensadora, Sanadora, Escritora

Mary Baker Eddy pasó muchos años buscando soluciones prácticas y permanentes a los problemas que amenazaban su vida y su felicidad. Ella descubrió un método de curación espiritual que le permitió tener control sobre su propia vida y superar los obstáculos, tal como el divorcio, la pérdida de su hogar, el rechazo de la familia y una mala salud crónica.

La Sra. Eddy dedicó su vida a compartir con otros este sistema de curación puramente espiritual y científico, basado en la comprensión de que Dios es todopoderoso y completamente bueno. Además de sanar a miles, enseñar a otros a sanar, y dar charlas abiertas al público, ella escribió y publicó muchos libros y artículos explicando esas ideas revolucionarias.

Se han vendido en todo el mundo más de 9 millones de ejemplares de su obra principal, *Ciencia y Salud con Clave de las Escrituras*, el que ha sido traducido a 16 idiomas y al Braille en inglés.

OBRAS ESCRITAS POR LA AUTORA

CIENCIA Y SALUD CON CLAVE DE LAS ESCRITURAS

Uno de los primeros libros que plantea la conexión mente/cuerpo, *Ciencia y Salud* responde preguntas sobre espiritualidad y cómo funciona la curación espiritual. Incluye más de 100 páginas de testimonios de lectores. 700 páginas. Rústica: US$24. ISBN 0-87952-269-0

RETROSPECCIÓN E INTROSPECCIÓN

Ésta es la historia de Mary Baker Eddy. Ella escribe sobre su juventud, la publicación de *Ciencia y Salud con Clave de las Escrituras*, y sus experiencias como sanadora y escritora. 95 páginas. Rústica: US$10. ISBN 0-87952-231-3

ESCRITOS MISCELÁNEOS 1883-1896

Incluye charlas, cartas, poemas y artículos sobre temas tales como la curación mental, el perdón, los ángeles y el matrimonio. Ofrece puntos de vista que brindan inspiración e ideas prácticas que apoyan el crecimiento personal y mental, así como el bienestar físico. Incluye cartas de gente que fue sanada mediante la lectura de *Ciencia y Salud con Clave de las Escrituras*. 471 páginas. Rústica: US$16. ISBN 0-87952-229-1

RUDIMENTOS DE LA CIENCIA DIVINA

Responde a algunas de las preguntas más comunes sobre la Christian Science y cómo sana. 17 páginas.
Folleto: US$5.
ISBN 0-87952-274-7

LA IDEA QUE LOS HOMBRES TIENEN ACERCA DE DIOS –SUS EFECTOS SOBRE LA SALUD Y EL CRISTIANISMO

Analiza cómo la vida de la gente es influida por sus puntos de vista acerca de Dios, y el efecto de los ideales espirituales que transforman la vida. 14 páginas.
Folleto: US$5.
ISBN 0-87952-272-0

LA CURACIÓN CRISTIANA

Explica cómo las curaciones realizadas por Cristo Jesús y sus primeros seguidores, son posibles hoy. 20 páginas.
Folleto: US$5.
ISBN 0-87952-234-8

NO Y SÍ

Un análisis de la Christian Science en relación con otras religiones cristianas tradicionales, que invita a la reflexión. 46 páginas.
Rústica: US$10.
ISBN 0-87952-273-9

LA UNIDAD DEL BIEN

Muestra cómo una mejor comprensión de que Dios es completamente bueno, puede traer curación a su vida. Incluye "El ego", "El Alma", "Las cosas profundas de Dios", entre otros artículos.
64 páginas. Rústica: US$10.
ISBN 0-87952-233-X

También por Mary Baker Eddy:

POEMS

CHRIST AND CHRISTMAS

PULPIT AND PRESS

THE FIRST CHURCH OF CHRIST, SCIENTIST, AND MISCELLANY

MANUAL DE LA IGLESIA MADRE

CUATRO MENSAJES A LA IGLESIA MADRE

Para hacer su pedido en los Estados Unidos y Canadá, llame al 1-800-877-8400.

En otros países llame al 1-617-450-2790. Los precios están en US$. Se acepta VISA®, Mastercard®, American Express®, Discover® y cheques. Los cheques deben ser en US$ girados contra un banco de los Estados Unidos. Precios sujetos a cambio.

O escriba para mayor información a: Publisher, The Writings of Mary Baker Eddy, P.O. Box 174, Boston, MA 02117-0174, E.U.A.

Los escritos de Mary Baker Eddy también están disponibles en las Salas de Lectura de la Christian Science en todo el mundo.

SP0500SH